国家卫生健康委员会"十四五"规划教材

全国高等学校教材

供八年制及"5+3"一体化临床医学等专业用

肿 瘤 学
Oncology

第3版

主　　编　魏于全　赫　捷

副 主 编　张清媛　袁响林　丁克峰　王振宁

数 字 主 编　魏于全　赫　捷

数字副主编　张清媛　袁响林　丁克峰　王振宁

人民卫生出版社
·北　京·

图书在版编目（CIP）数据

肿瘤学 / 魏于全，赫捷主编. -- 3 版. -- 北京 ：人民卫生出版社，2024. 9. --（全国高等学校八年制及"5+3"一体化临床医学专业第四轮规划教材）. -- ISBN 978-7-117-36570-3

I. R73

中国国家版本馆 CIP 数据核字第 2024540MV1 号

人卫智网	www.ipmph.com	医学教育、学术、考试、健康，购书智慧智能综合服务平台
人卫官网	www.pmph.com	人卫官方资讯发布平台

肿 瘤 学
Zhongliuxue
第 3 版

主　　编：魏于全　赫　捷
出版发行：人民卫生出版社（中继线 010-59780011）
地　　址：北京市朝阳区潘家园南里 19 号
邮　　编：100021
E - mail：pmph @ pmph.com
购书热线：010-59787592　010-59787584　010-65264830
印　　刷：三河市国英印务有限公司
经　　销：新华书店
开　　本：850×1168　1/16　　印张：28　　插页：8
字　　数：828 千字
版　　次：2010 年 7 月第 1 版　　2024 年 9 月第 3 版
印　　次：2024 年 9 月第 1 次印刷
标准书号：ISBN 978-7-117-36570-3
定　　价：108.00 元

融合教材阅读使用说明

融合教材即通过二维码等现代化信息技术，将纸书内容与数字资源融为一体的新形态教材。本套教材以融合教材形式出版，每本教材均配有特色的数字内容，读者在阅读纸书的同时，通过扫描书中的二维码，即可免费获取线上数字资源和相应的平台服务。

本教材包含以下数字资源类型

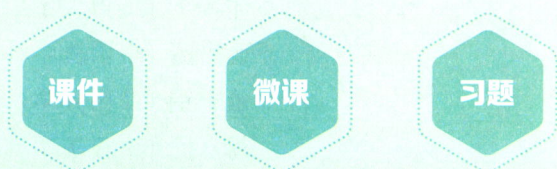

课件　微课　习题

获取数字资源步骤

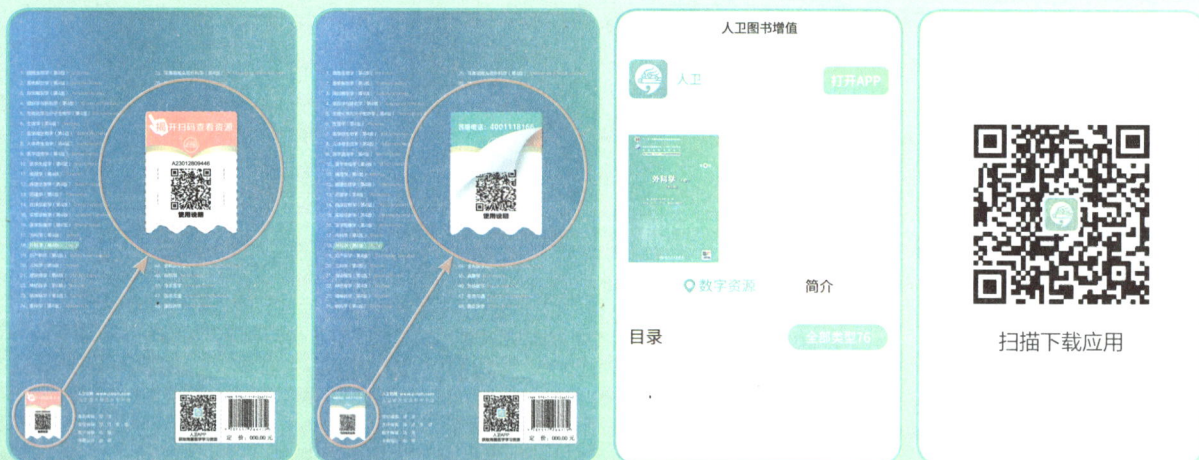

① 扫描封底红标二维码，获取图书"使用说明"。

② 揭开红标，扫描绿标激活码，注册/登录人卫账号获取数字资源。

③ 扫描书内二维码或封底绿标激活码随时查看数字资源。

④ 登录 zengzhi.ipmph.com 或下载应用体验更多功能和服务。

APP 及平台使用客服热线　　400-111-8166

读者信息反馈方式

欢迎登录"人卫e教"平台官网"medu.pmph.com"，在首页注册登录(也可使用已有人卫平台账号直接登录)，即可通过输入书名、书号或主编姓名等关键字，查询我社已出版教材，并可对该教材进行读者反馈、图书纠错、撰写书评以及分享资源等。

全国高等学校八年制及"5+3"一体化临床医学专业第四轮规划教材 修订说明

为贯彻落实党的二十大精神,培养服务健康中国战略的复合型、创新型卓越拔尖医学人才,人卫社在传承 20 余年长学制临床医学专业规划教材基础上,启动新一轮规划教材的再版修订。

21 世纪伊始,人卫社在教育部、卫生部的领导和支持下,在吴阶平、裘法祖、吴孟超、陈灏珠、刘德培等院士和知名专家亲切关怀下,在全国高等医药教材建设研究会统筹规划与指导下,组织编写了全国首套适用于临床医学专业七年制的规划教材,探索长学制规划教材编写"新""深""精"的创新模式。

2004 年,为深入贯彻《教育部 国务院学位委员会关于增加八年制医学教育(医学博士学位)试办学校的通知》(教高函〔2004〕9 号)文件精神,人卫社率先启动编写八年制教材,并借鉴七年制教材编写经验,力争达到"更新""更深""更精"。第一轮教材共计 32 种,2005 年出版;第二轮教材增加到 37 种,2010 年出版;第三轮教材更新调整为 38 种,2015 年出版。第三轮教材有 28 种被评为"十二五"普通高等教育本科国家级规划教材,《眼科学》(第 3 版)荣获首届全国教材建设奖全国优秀教材二等奖。

2020 年 9 月,国务院办公厅印发《关于加快医学教育创新发展的指导意见》(国办发〔2020〕34 号),提出要继续深化医教协同,进一步推进新医科建设、推动新时代医学教育创新发展,人卫社启动了第四轮长学制规划教材的修订。为了适应新时代,仍以八年制临床医学专业学生为主体,同时兼顾"5+3"一体化教学改革与发展的需要。

第四轮长学制规划教材秉承"精品育精英"的编写目标,主要特点如下:

1. 教材建设工作始终坚持以习近平新时代中国特色社会主义思想为指导,落实立德树人根本任务,并将《习近平新时代中国特色社会主义思想进课程教材指南》落实到教材中,统筹设计,系统安排,促进课程教材思政,体现党和国家意志,进一步提升课程教材铸魂育人价值。

2. 在国家卫生健康委员会、教育部的领导和支持下,由全国高等医药教材建设研究学组规划,全国高等学校八年制及"5+3"一体化临床医学专业第四届教材评审委员会审定,院士专家把关,全国医学院校知名教授编写,人民卫生出版社高质量出版。

3. 根据教育部临床长学制培养目标、国家卫生健康委员会行业要求、社会用人需求,在全国进行科学调研的基础上,借鉴国内外医学人才培养模式和教材建设经验,充分研究论证本专业人才素质要求、学科体系构成、课程体系设计和教材体系规划后,科学进行的,坚持"精品战略,质量第一",在注重"三基""五性"的基础上,强调"三高""三严",为八年制培养目标,即培养高素质、高水平、富有临床实践和科学创新能力的医学博士服务。

4. 教材编写修订工作从九个方面对内容作了更新：国家对高等教育提出的新要求；科技发展的趋势；医学发展趋势和健康的需求；医学精英教育的需求；思维模式的转变；以人为本的精神；继承发展的要求；统筹兼顾的要求；标准规范的要求。

5. 教材编写修订工作适应教学改革需要，完善学科体系建设，本轮新增《法医学》《口腔医学》《中医学》《康复医学》《卫生法》《全科医学概论》《麻醉学》《急诊医学》《医患沟通》《重症医学》。

6. 教材编写修订工作继续加强"立体化""数字化"建设。编写各学科配套教材"学习指导及习题集""实验指导/实习指导"。通过二维码实现纸数融合，提供有教学课件、习题、课程思政、中英文微课，以及视频案例精析(临床案例、手术案例、科研案例)、操作视频/动画、AR 模型、高清彩图、扩展阅读等资源。

全国高等学校八年制及"5+3"一体化临床医学专业第四轮规划教材，均为国家卫生健康委员会"十四五"规划教材，以全国高等学校临床医学专业八年制及"5+3"一体化师生为主要目标读者，并可作为研究生、住院医师等相关人员的参考用书。

全套教材共 48 种，将于 2023 年 12 月陆续出版发行，数字内容也将同步上线。希望得到读者批评反馈。

全国高等学校八年制及"5+3"一体化临床医学专业 第四轮规划教材　序言

"青出于蓝而胜于蓝",新一轮青绿色的八年制临床医学教材出版了。手捧佳作,爱不释手,欣喜之余,感慨千百位科学家兼教育家大量心血和智慧倾注于此,万千名医学生将汲取丰富营养而茁壮成长,亿万个家庭解除病痛而健康受益,这不仅是知识的传授,更是精神的传承、使命的延续。

经过二十余年使用,三次修订改版,八年制临床医学教材得到了师生们的普遍认可,在广大读者中有口皆碑。这套教材将医学科学向纵深发展且多学科交叉渗透融于一体,同时切合了"环境 - 社会 - 心理 - 工程 - 生物"新的医学模式,秉持"更新、更深、更精"的编写追求,开展立体化建设、数字化建设以及体现中国特色的思政建设,服务于新时代我国复合型高层次医学人才的培养。

在本轮修订期间,我们党团结带领全国各族人民,进行了一场惊心动魄的抗疫大战,创造了人类同疾病斗争史上又一个英勇壮举! 让我不由得想起毛主席《送瘟神二首》序言:"读六月三十日人民日报,余江县消灭了血吸虫,浮想联翩,夜不能寐,微风拂煦,旭日临窗,遥望南天,欣然命笔。"人民利益高于一切,把人民群众生命安全和身体健康挂在心头。我们要把伟大抗疫精神、祖国优秀文化传统融会于我们的教材里。

第四轮修订,我们编写队伍努力做到以下九个方面:

1. 符合国家对高等教育的新要求。全面贯彻党的教育方针,落实立德树人根本任务,培养德智体美劳全面发展的社会主义建设者和接班人。加强教材建设,推进思想政治教育一体化建设。

2. 符合医学发展趋势和健康需求。依照《"健康中国 2030"规划纲要》,把健康中国建设落实到医学教育中,促进深入开展健康中国行动和爱国卫生运动,倡导文明健康生活方式。

3. 符合思维模式转变。二十一世纪是宏观文明与微观文明并进的世纪,而且是生命科学的世纪。系统生物学为生命科学的发展提供原始驱动力,学科交叉渗透综合为发展趋势。

4. 符合医药科技发展趋势。生物医学呈现系统整合/转型态势,酝酿新突破。基础与临床结合,转化医学成为热点。环境与健康关系的研究不断深入。中医药学守正创新成为国际社会共同的关注。

5. 符合医学精英教育的需求。恪守"精英出精品,精品育精英"的编写理念,保证"三高""三基""五性"的修订原则。强调人文和自然科学素养、科研素养、临床医学实践能力、自我发展能力和发展潜力以及正确的职业价值观。

6. 符合与时俱进的需求。新增十门学科教材。编写团队保持权威性、代表性和广泛性。编写内容上落实国家政策、紧随学科发展,拥抱科技进步、发挥融合优势,体现我国临床长学制办学经验和成果。

7. 符合以人为本的精神。以八年制临床医学学生为中心，努力做到优化文字：逻辑清晰，详略有方，重点突出，文字正确；优化图片：图文吻合，直观生动；优化表格：知识归纳，易懂易记；优化数字内容：网络拓展，多媒体表现。

8. 符合统筹兼顾的需求。注意不同专业、不同层次教材的区别与联系，加强学科间交叉内容协调。加强人文科学和社会科学教育内容。处理好主干教材与配套教材、数字资源的关系。

9. 符合标准规范的要求。教材编写符合《普通高等学校教材管理办法》等相关文件要求，教材内容符合国家标准，尽最大限度减少知识性错误，减少语法、标点符号等错误。

最后，衷心感谢全国一大批优秀的教学、科研和临床一线的教授们，你们继承和发扬了老一辈医学教育家优秀传统，以严谨治学的科学态度和无私奉献的敬业精神，积极参与第四轮教材的修订和建设工作。希望全国广大医药院校师生在使用过程中能够多提宝贵意见，反馈使用信息，以便这套教材能够与时俱进，历久弥新。

愿读者由此书山拾级，会当智海扬帆！

是为序。

中国工程院院士
中国医学科学院原院长　　刘德培
北京协和医学院原院长
二〇二三年三月

主编简介

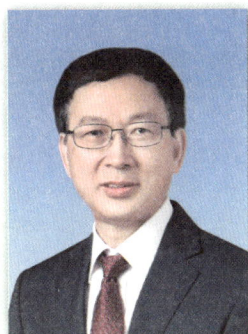

魏于全

　　魏于全，男，1959年6月生于四川南江。2003年入选中国科学院院士，中国医药生物技术协会理事长，四川大学生物治疗国家重点实验室主任，教授、博士生导师，教育部"长江学者奖励计划"第二批特聘教授，国家自然科学基金创新研究群体负责人。

　　1997年国家杰出青年科学基金获得者。主要从事肿瘤生物治疗的基础研究、应用开发与临床医疗实践，先后承担了国家自然科学基金委员会创新研究群体科学基金、国家重点基础研究发展计划（"973"计划）、国家高技术研究发展计划（"863"计划）等多项科研课题。作为生物治疗国家重点实验室主任，所带领的团队有长江/青年长江学者15人，杰出青年基金获得者18人，培育国家自然科学基金委创新研究群体2个，新获教育部"创新团队"3个，重大与重点计划首席科学家等牵头人10人。2020年9月，荣获"全国抗击新冠肺炎疫情先进个人"称号。

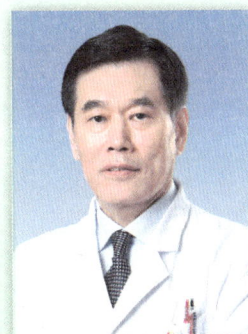

赫　捷

　　赫捷，男，1960年8月生于吉林。中国科学院院士，现任国家癌症中心主任、国家恶性肿瘤临床医学研究中心主任，中国医学科学院肿瘤医院胸外科主任医师，北京协和医学院长聘教授、博士生导师。兼任中华医学会副会长、中国临床肿瘤学会（CSCO）理事长、中国抗癌协会（CACA）副理事长、亚洲胸外科医师协会（ASTS）创始主席；被选为美国外科学院院士（FACS）、英国皇家外科学院院士（RCS）。

　　长期从事肺癌、食管癌等胸部恶性肿瘤的外科和规范化综合诊疗研究与教学，是我国最早创立肿瘤遗传资源库和转化研究实验室的临床肿瘤专家之一，主要开展胸部肿瘤分子分型与个体化诊疗的基础研究和临床试验，绘制了我国食管癌的基因突变图谱和食管鳞状细胞癌、肺鳞状细胞癌的非编码RNA表达谱，筛选发现并验证了IDH1等多个新的肿瘤分子标志物。作为第一作者或通信作者，在 *CA Cancer J Clin*，*Nat Genet*，*Lancet Oncol*，*JAMA Oncol*，*Gut*，*J Thorac Oncol* 等著名期刊发表论文百余篇，最高影响因子245，累计他引过万次；获得授权专利18项；牵头制定我国《食管癌规范化诊治指南》《肺癌规范化诊治指南》等行业标准，主编国家级规划教材《肿瘤学》《临床肿瘤学》以及十余部学术专著。作为第一完成人的"食管癌规范化治疗关键技术的研究及应用推广"项目获得国家科学技术进步奖一等奖。

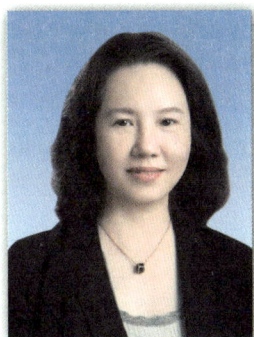

张清媛

张清媛,女,1965年2月生于黑龙江。现任哈尔滨医科大学附属肿瘤医院副院长,黑龙江省肿瘤防治研究所所长,中国抗癌协会淋巴瘤专业委员会主任委员,中国抗癌协会乳腺癌专业委员会副主任委员,国家百千万人才工程入选者,肿瘤学国家重点专科带头人,哈尔滨医科大学首席科学家。

从事高等教育教学工作31年,曾获全国优秀科技工作者、省优秀教师、省优秀博士生导师等荣誉称号。主持国家自然科学基金项目8项,科技部国际合作项目、"863"课题等多项重大课题。教育部"十二五"普通高等教育本科国家级规划教材《肿瘤学概论》(第2版)主编,国家卫生健康委员会"十三五"规划教材《肿瘤学概论》(第2版)副主编。

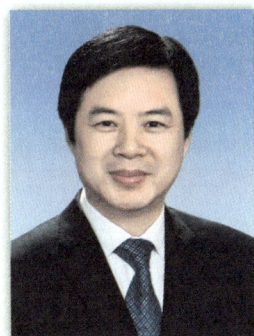

袁响林

袁响林,男,1964年10月生于湖北鄂州。二级教授、主任医师、博士生导师。现任华中科技大学同济医学院第二临床学院副院长、同济医院肿瘤中心主任。中国抗癌协会肿瘤支持治疗专业委员会主任委员、放射治疗委员会放射防护专业委员会副主任委员、肿瘤标志专业委员会副主任委员,中国临床肿瘤学会(CSCO)胃癌专业委员会/结直肠癌专业委员会副主任委员。

从事肿瘤临床、科研、教学35年,已在 *World Psychiatry*,*Lancet Oncol*,*Lancet Infect Dis*,*J Clin Oncol*,*Autophagy*,*Clinical Cancer Research* 及 *Annals of Oncology* 等国际著名期刊发表SCI论文70余篇。作为负责人先后主持科技部重大项目子课题1项,国家自然科学基金重点项目1项,国家自然科学基金面上项目4项。获"湖北省科技进步奖一等奖"1项。

副主编简介

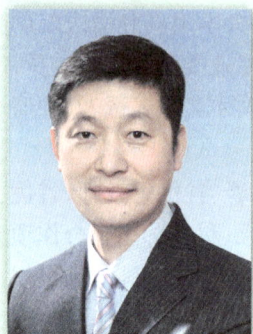

丁克峰

丁克峰，男，1967 年 5 月生于江苏无锡。浙江大学医学部教授、主任医师、博士生导师。现任浙江大学医学院附属第二医院副院长，国家重点研发计划首席科学家，浙江省"万人计划"杰出人才，浙江省卫生领军人才。浙江大学求是特聘医师，浙江大学肿瘤研究所副所长，浙江省医学分子生物学重点实验室主任。现担任中国抗癌协会大肠癌专业委员会候任主任委员；中国医师协会结直肠肿瘤专委会外科专委会主任委员。

从事教学工作 34 年，担任浙江大学肿瘤学学位点负责人，负责肿瘤学课程 4 项，教学经验丰富，累计培养硕士、博士 40 余名。

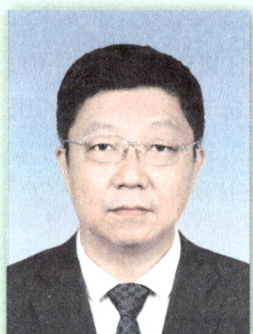

王振宁

王振宁，男，1972 年生于辽宁沈阳，中国医科大学党委常委、副校长，中国医科大学附属第一医院胃肠肿瘤外科主任，胃肠肿瘤精准诊疗教育部重点实验室负责人，辽宁省胃肠肿瘤临床医学研究中心负责人，兼任中华医学会肿瘤学分会副主任委员、胃癌学组组长等职务。

从事教学工作 23 年。主持多项国家自然科学基金及国家重点研发专项，获国家科学技术进步奖二等奖 1 项、省部级科学技术进步奖一等奖 3 项，在 *JAMA Oncology* 等国际期刊发表 SCI 论文 288 篇。被评为"万人计划"领军人才，获教育部"长江学者"特聘教授等称号。

前　言

　　恶性肿瘤严重危害我国人民生命健康。近年来,我国恶性肿瘤发病率持续上升,且总体 5 年生存率偏低,值得注意的是同期发达国家肿瘤发病率已开始下降,因而提高临床肿瘤诊疗水平非常重要。多年来,经过肿瘤学家的不懈努力,肿瘤学专科教学得到长足发展,各医学院校纷纷建立了肿瘤教研室,培养了一大批肿瘤学专业人才。然而,肿瘤学涉及学科面广,与外科学、内科学以及病理学等都有关联,系统学习和认识肿瘤学有一定困难。另外,肿瘤专业还存在各地发展不均,专业人员学习要求不能完全满足的现状。因此,推动肿瘤专科教学,提高医学生对肿瘤学系统知识的掌握在高校医学教育中极为重要,特别是长学制医学生教育,应该有更高的要求。

　　肿瘤学在近年来获得快速发展,肿瘤生物学、肿瘤免疫学等多个基础研究学科领域发展迅速,并快速向临床转化,基于靶点的新药研发速度大大加快,不断有分子靶向药物进入临床。恶性肿瘤的治疗水平不断改善,并开始进入恶性肿瘤的精准治疗时代。近年来一个重大突破是免疫治疗的突飞猛进,正在改变并且已经改变了很多肿瘤的治疗现状。肿瘤学的快速发展对临床医生提出了新的挑战,要求一名优秀的肿瘤科医生不仅要掌握临床诊治技术,还要充分了解肿瘤生物学基础知识,推动临床规范化和个体化治疗。

　　为适应我国高等医学教育改革和发展的需要,满足学科建设发展、知识领域不断扩大的需求,2009 年全国高等医药教材建设研究会与原卫生部教材办公室新增了《肿瘤学》教材。国内第一本八年制临床医学专业《肿瘤学》规划教材出版后,得到了广大师生的好评,同时他们也提出了很多中肯的意见。到 2014 年《肿瘤学》修订出版了第 2 版。在这一版中,我们强调了结合肿瘤学研究前沿,强调基础与临床转化的最新进展,特别重视临床实用性,希望能为长学制同学建立系统的肿瘤学知识框架,为今后进入临床奠定好的基础。

　　2021 年,人民卫生出版社启动了新一版教材的修订工作。为体现新时代新形势下肿瘤学的发展,在前两版教材的基础上,我们对本书结构做了较大的调整。总的原则是压缩与临床关联较小的基础部分,增加临床诊疗部分,特别是近年发展迅速并进入临床常规实践的新技术、新方法。我们认为长学制同学基础好,学习能力强,有需求、有必要适当了解一些学术前沿。同时,我们也尽量少涉及尚存争议的学术问题。

　　《肿瘤学》第 3 版共分为四篇,二十五章。第一篇介绍肿瘤流行病学与发病机制,第二篇介绍肿瘤恶性生物学行为,第三篇介绍肿瘤诊断,第四篇介绍肿瘤治疗。在第 2 版基础上,本书新列了表观遗传学、肿瘤早筛、组学、循环肿瘤细胞、ctDNA、人工智能、功能影像、基因编辑等内容,增加了"质子、重离子放疗"相关描述,同时将血管生成与肿瘤微环境进行了合并。对于肿瘤治疗,本书将第 2 版的内科治疗进行了细化,将化疗、靶向治疗、内分泌治疗、生物治疗单列了专章。

　　本书的编委来自全国 24 所院校。本书编者均为所在专业的知名专家,均长期工作在医、教、研第一线,有着丰富的临床及教学经验,保证了本教材的权威性和代表性。

　　天津医科大学郝希山院士组织编写的第 1 版教材为本书的修订奠定了坚实基础,在此致以衷心感谢!

　　虽然全体编写人员为本书付出了辛勤的工作,但由于编写时间仓促,加之编者水平有限,书中一定存在不尽完善之处,恳请广大读者不吝赐教,积极指正。

魏于全　赫　捷

2024 年 6 月

目　录

第一篇　肿瘤流行病学与发病机制

第二篇　肿瘤恶性生物学行为

第三篇 肿 瘤 诊 断

第四篇 肿 瘤 治 疗

第一篇
肿瘤流行病学与发病机制

第一章
肿瘤流行病学绪论

随着人口数量的增长、人口老龄化程度的加剧、平均寿命的延长和生活行为方式的改变,恶性肿瘤已成为严重威胁人类健康的重要疾病之一。根据国际癌症研究机构(International Agency for Research on Cancer,IARC)报告:2020年全球新发癌症病例1 929万,死亡996万;我国新发癌症病例457万,死亡300万。恶性肿瘤已成为我国乃至全球重大的公共卫生问题。

监测恶性肿瘤,探究恶性肿瘤发生的病因以及潜在生物学机制,对于制定肿瘤综合防治策略至关重要。肿瘤流行病学作为流行病学的分支,在肿瘤研究的各层面均发挥了重要的作用。近年来,随着各项肿瘤流行病学研究的广泛开展,肿瘤研究得到了飞速发展,在降低人群恶性肿瘤的发病率与死亡率中发挥了重要作用。

本章将对肿瘤流行病学概念、发展简史、应用、流行特征、研究内容、常用研究方法等进行重点阐述。

第一节　肿瘤流行病学概述

要点:
1. 肿瘤流行病学是流行病学的重要分支。
2. 肿瘤流行病学为肿瘤相关研究的开展奠定了重要理论支撑。
3. 肿瘤流行病学方法广泛应用于肿瘤研究的各方面。

一、肿瘤流行病学的定义

肿瘤流行病学(cancer epidemiology)是流行病学的一个重要分支,是研究肿瘤在人群中的分布特征及其影响因素,探索肿瘤的病因,进而制订相应预防策略和措施并加以评价,最终达到降低人群肿瘤发病率和死亡率的一门学科。肿瘤流行病学的研究内容可归纳为以下几个方面:

1. 掌握不同人群、时间和地区肿瘤的发病或死亡情况与分布规律。

2. 阐明肿瘤流行与发生的影响因素,包括环境因素、遗传因素及两者的交互作用,探究其发病的生物学机制。

3. 制订相应的预防策略和措施,涉及肿瘤的三级预防,包括消除和避免暴露致癌因素、针对病因与危险因素进行干预,提高早诊、早治及筛查效率,改善肿瘤患者预后等。

二、肿瘤流行病学发展简史

肿瘤流行病学是一门既古老又年轻的学科。1775年,英国医师Pott报道了清扫烟囱的儿童阴囊癌发生率较一般人群显著升高,首次发现职业暴露与肿瘤发生相关,在肿瘤流行病学发展史上具有里程碑作用。随后,Henry Butlin与Waldron发现清扫烟囱的童工阴囊癌的发生与是否采取防护措施相关,采取防护措施后阴囊癌的发病率显著下降。

19世纪人口统计学的发展使肿瘤流行病学得以快速发展。1915年,Hoffman发表的世界癌症死亡统计资料是世界上最早的、比较全面的肿瘤死亡资料。1926年,德国汉堡建立了第一个以人群为基础的肿瘤登记处,记录包括癌症发病情况等资料,至 1955 年,全世界约有 20 个国家建立了以人群为基础的肿瘤登记机构。

最早开展的病例对照研究可追溯到 1920 年 Broders 开展的关于使用烟斗吸烟与唇部鳞状上皮细胞癌关系的研究,然而,此研究并未描述对照的选择方式。1926 年,Lane-Claypon 报道了女性生育情况与乳腺癌关系的病例对照研究,在这项研究中 Lane-Claypon 强调了设置对照的重要性并讨论了如何选择对照。随后直至 1950 年以后,相继有多项关于吸烟与肺癌、吸烟饮酒与食管癌、乙肝病毒感染与肝癌等病例对照研究,在研究设计、统计分析方法等方面均有长足进展。

队列研究是肿瘤流行病学研究的重要组成部分。1954 年开展的两项队列研究是肿瘤流行病学发展史上的经典案例,一项是 Doll & Hill 在英国注册医师中开展的吸烟和肺癌发病关系的研究,为吸烟与肺癌发生的关联提供了最具说服力的流行病学证据。另一项是 Case & Pearson 在英国化学生产行业开展的膀胱癌危险因素的流行病学调查研究,解析了职业暴露与肿瘤发生的关系。尽管队列研究需要大量的经费、复杂设计及统计分析的支持,但在发展中国家也相继开展了多项队列研究,其中值得一提的是 1982 年 Geser 等人在 42 000 名乌干达儿童中开展的长达 7 年的关于 EB 病毒(Epstein-Barr virus,EBV)感染与 Burkitt 淋巴瘤关系的流行病学研究。

随着人们对肿瘤病因认识的逐渐深入,自 20 世纪 70 年代开始,针对病因开展了多项以人群为基础的干预研究,如 1971 年 Shapiro 等人开展的通过乳腺癌筛查降低乳腺癌发病率的干预研究,1987 年 Gambia 小组开展的乙肝疫苗接种预防肝癌的研究,另外还有多项营养素干预以及在中国和哥伦比亚开展的三项根除幽门螺杆菌感染预防胃癌的干预研究。

尽管肿瘤流行病学是 20 世纪中后期逐渐走向成熟的相对年轻的学科,但已发展成为一门研究肿瘤分布、探索肿瘤病因及发病规律、制定预防对策和评价预防措施的完整学科,在医学研究领域中十分活跃。世界卫生组织(World Health Organization,WHO)于 1985 年宣布,恶性肿瘤不再是不治之症,不仅可以治愈,而且可以预防,其中肿瘤流行病学发挥了十分重要的作用。

三、肿瘤流行病学的应用

随着现代流行病学的迅速发展及生物统计学方法、分子生物学与生物信息学技术的进步,肿瘤流行病学的应用越来越广泛,肿瘤流行病学方法已全面渗入到医药卫生和公共卫生事业各方面。根据研究方法和性质不同,可划分为营养流行病学、临床流行病学、分子流行病学以及移民流行病学等。

肿瘤流行病学的主要应用范围概括为以下几方面:

1. 恶性肿瘤的监测　恶性肿瘤监测(cancer surveillance)是预防和控制恶性肿瘤的重要对策,是贯彻预防为主方针的重要措施。恶性肿瘤监测是指长期、连续、系统地收集恶性肿瘤的动态分布及其影响因素的资料,经过分析将信息上报和反馈,以便及时制订与采取干预措施并评价其效果。我国目前已建立地区恶性肿瘤发病和死亡监测系统,部分恶性肿瘤高发省市建立了发病和死亡登记报告制度及阶段性全人口死因调查等体系,在掌握恶性肿瘤的流行状况、制订预防措施及评价干预效果中发挥了重要作用。

2. 肿瘤病因和危险因素的研究　恶性肿瘤发病原因复杂,是多种因素交互作用的结果。通过运用肿瘤流行病学方法,探究恶性肿瘤的病因和危险因素,并针对危险因素加以干预与控制,是肿瘤流行病学的重要用途之一。

我国幅员辽阔、人口众多,恶性肿瘤分布的地区差异大,为肿瘤病因及危险因素的研究创造了良好的条件。

3. 恶性肿瘤的预防与控制　肿瘤流行病学的主要研究内容和任务之一是肿瘤预防(cancer prevention)。肿瘤预防的最终目的是降低恶性肿瘤的发病率和死亡率,提高肿瘤患者的生活质量,这也是肿瘤三级预防的主体。

肿瘤流行病学在恶性肿瘤的预防与控制方面具有举足轻重的地位,并已取得令人瞩目的成就,如

NOTES

宫颈癌从病因的明确到积极采取有效筛查及预防策略,肿瘤流行病学发挥了重要作用。

4. 恶性肿瘤防治效果的评价　恶性肿瘤防治效果的最终评价必须通过肿瘤流行病学来实现。如在全社会范围内减少吸烟是否能降低肺癌等恶性肿瘤的发病率、在适龄女性人群中预防接种人乳头瘤病毒(human papilloma virus,HPV)疫苗能否有效降低宫颈癌发病率等,这些卫生措施效果都需要采用流行病学设计与分析方法去评价。

综上所述,肿瘤流行病学的用途非常广泛,既涉及探讨恶性肿瘤分布与病因,又涉及防治效果的评价,既涉及基础研究又涉及临床研究,触及医疗卫生领域的各方面。

第二节　常见恶性肿瘤的流行特征

要点:

1. 2010—2020 年,全球恶性肿瘤粗发病率和粗死亡率呈上升趋势,年龄标化发病率保持平稳,年龄标化死亡率呈下降趋势。

2. 我国恶性肿瘤流行病学特征与全球趋势一致。

一、全球恶性肿瘤发病的总体趋势

随着经济的发展和社会的进步,人类平均寿命延长,疾病谱也发生了巨大变化,多数传染性疾病得到了有效的控制,而慢性疾病如心血管病、恶性肿瘤已成为严重威胁人类健康的重要疾病。2010—2020 年,全球恶性肿瘤粗发病率和粗死亡率呈上升趋势,年龄标化发病率保持平稳,年龄标化死亡率呈下降趋势。据 IARC 发布的 2020 年全球最新癌症数据统计,全球新发癌症 1 929 万例,其中男性1 006 万例,女性 923 万例;死亡 996 万例,其中男性 553 万例,女性 443 万例。2020 年全球癌症数据库(GLOBOCAN)根据人类发展指数(human development index,HDI)将全球经济发展水平分为非常高、高、中、低 4 层。在男性中,癌症发病率随 HDI 的增加而增加,高 HDI 国家的男性癌症死亡率比中、低 HDI 国家高约 2 倍。在女性中,恶性肿瘤发病率与 HDI 也呈正向关联。但不同 HDI 国家的女性恶性肿瘤死亡率差别不大。

世界不同国家和地区恶性肿瘤的发病率明显不同,总的发病率以澳大利亚/新西兰、北美和西欧最高,西非最低。肺癌和前列腺癌在较高或较低 HDI 国家中均排在男性恶性肿瘤发病谱的前 2 位。在高或非常高 HDI 国家中,男性发病谱居第 3 位的是结直肠癌。在中或低 HDI 国家中,男性发病谱居第 3 位的是唇和口腔癌,该疾病在印度的疾病负担较重。在女性中,乳腺癌的发病率居全部恶性肿瘤之首,并且较高 HDI 国家发病率高于较低 HDI 国家。全球不同地区恶性肿瘤发病和死亡情况见表 1-1-1。

表 1-1-1　2012 年和 2020 年世界不同地区性别分层的恶性肿瘤年龄标化发病率和死亡率估计

地区	2012 年				2020 年			
	发病率 *		死亡率 *		发病率 *		死亡率 *	
	男性	女性	男性	女性	男性	女性	男性	女性
东非	120.7	154.7	103.8	110.5	112.9	148.1	82.5	102.4
中非	91.8	110.7	82.3	82.3	109.5	115.8	79.2	79.9
北非	133.5	127.7	99.9	75.7	145.7	140.1	104.6	77.6
南非	210.3	161.1	136.5	98.7	232.7	189	128.8	98.7
西非	78.7	112.4	68.5	75.7	100.6	123.2	74.8	83.6
加勒比地区	207.7	168	119.8	87.7	213.9	174.6	120.7	89.2

续表

地区	2012 年				2020 年			
	发病率 *		死亡率 *		发病率 *		死亡率 *	
	男性	女性	男性	女性	男性	女性	男性	女性
中美洲	125.8	141.9	76.6	72.1	140.9	141.1	70.2	63.1
南美洲	206.7	180.6	118	88.4	217.1	192.2	104.9	82.1
北美洲	344.2	295.4	123.2	91.7	397.9	332.6	98.9	77.7
东亚	225.4	151.9	159.3	80.2	242.3	196.4	157.4	93.0
东南亚	147.6	132.6	114.1	79.5	159.2	149.3	114.1	80.8
中南亚	98.4	103.3	74.8	64.7	103.2	102.5	71.2	63.1
西亚	192.8	150.2	129.3	81.3	198.3	162.3	123.5	79.1
东欧	260.0	193.5	173.4	91.6	293.8	220.9	165.6	88.7
北欧	298.4	263.9	126.2	94.4	343.7	296.5	115.1	87.9
南欧	297.6	220.4	137.9	78.9	317.8	249.9	126.9	76.3
西欧	343.7	263.7	131.3	83.6	365.3	294.3	127.1	83.9
澳大利亚/新西兰	365.3	277.9	115.3	82.6	494.2	405.2	100.7	73.1
美拉尼西亚	152.1	182.1	117.9	118.5	192.6	202.5	125.3	118.3
密克罗尼西亚/波利尼西亚	214.3	164.0	116.3	74.6	239.5	206.5	152.3	109.4
发达国家	308.7	240.6	138.0	86.2	—	—	—	—
欠发达国家	163.0	135.8	120.1	79.8	—	—	—	—
非常高 HDI 国家	—	—	—	—	335.3	267.6	122.9	79.9
高 HDI 国家	—	—	—	—	207.6	178.0	141.1	90.3
中 HDI 国家	—	—	—	—	109.2	108.7	76.7	66.9
低 HDI 国家	—	—	—	—	104.3	128.0	78.0	88.4

改编自 WHO/IARC, Global cancer statistics. 2012, 2020
注:* 发病率和死亡率单位均为 1/10 万。

从常见恶性肿瘤的流行趋势分析,乳腺癌已成为全球发病率最高的恶性肿瘤。乳腺癌新发病例达 226 万,占全部肿瘤新发病例的 11.7%;死亡病例 68 万,占全部肿瘤死亡病例的 6.9%;与 2000 年全球新发病例 167 万相比,新发病例增加了 35%。肺癌新发病例为 220 万,占全部肿瘤新发病例的 11.4%;死亡病例 179 万,占全部肿瘤死亡病例的 18%,死亡率居全部肿瘤之首。结直肠癌是全球第三大常见恶性肿瘤,2020 年全球结直肠癌新发病例 193 万,占全部肿瘤新发病例的 9.8%;死亡病例 93 万,占全部肿瘤死亡病例的 9.2%。按癌症类型看,全球发病率前十的癌症分别是:乳腺癌、肺癌、结直肠癌、前列腺癌、胃癌、肝癌、宫颈癌、食管癌、甲状腺癌和膀胱癌,这 10 种癌症占据新发癌症总数的 63%。癌症死亡人数前十的癌症分别是:肺癌、结直肠癌、肝癌、胃癌、乳腺癌、食管癌、胰腺癌、前列腺癌、宫颈癌和白血病,这 10 种癌症占据癌症死亡总数的 71%。

二、我国恶性肿瘤的发病趋势

国家癌症中心数据显示,2000—2016 年,我国恶性肿瘤粗发病率呈现上升趋势,女性的年龄标化发病率呈上升趋势,而男性的年龄标化发病率较为稳定,恶性肿瘤疾病负担沉重。按地区特征,发病率城市高于农村;按时间趋势,男性前列腺癌、女性宫颈癌及卵巢癌等的发病率呈逐年上升趋势,肺癌

NOTES

发病率趋向稳定,食管癌、胃癌和肝癌的发病率呈下降趋势。据 IARC 报告,我国 2020 年新发恶性肿瘤 457 万人,占全球的 23.7%,恶性肿瘤新增人数最多。在发病谱上,我国新增病例中,肺癌最多,其次是结直肠癌、胃癌、乳腺癌、肝癌。其中,男性以肺癌、胃癌、结直肠癌、肝癌和食管癌等为主,女性以乳腺癌、肺癌、结直肠癌、甲状腺癌和胃癌等为主。

国家癌症中心数据显示,2000—2016 年,我国恶性肿瘤粗死亡率呈现上升趋势,但调整人口年龄结构后,标化死亡率呈现下降趋势。年龄标化死亡率的降低,表明粗死亡率的上升大部分归因于老龄化人口的增长。按地区特征,死亡率农村高于城市;按时间趋势,大部分恶性肿瘤的死亡率呈下降或稳定趋势,如食管癌、胃癌、肝癌;但少数恶性肿瘤呈逐年上升趋势,如男性的结直肠癌、前列腺癌、白血病、胰腺癌,女性的卵巢癌、宫颈癌和甲状腺癌。据 IARC 报告,我国 2020 年恶性肿瘤死亡人数 300 万,占全球癌症死亡总人数的 30%。在死因谱上,肺癌死亡病例最多(71 万),其次是肝癌(39 万)、胃癌(31 万)、食管癌(30 万)、结直肠癌(28 万)。男性和女性的死亡首位均为肺癌。

总之,恶性肿瘤的流行趋势不容乐观,全社会应积极努力,以预防为主,力争在癌前病变阶段或肿瘤发生的早期阶段加以控制,最终达到降低恶性肿瘤发病率和死亡率、改善人类健康的目的。

第三节　肿瘤流行病学研究方法

要点:

1. 明确医学上常用的几种测量指标的意义和应用范围。
2. 研究设计根据是否实施干预措施,分为观察性研究和实验性研究。
3. 观察性研究包括描述性研究和分析性研究。
4. 实验性研究是指在人群中进行分组干预的试验。
5. 肿瘤流行病学通常把实验性研究分为临床试验和现场试验。

肿瘤流行病学是将流行病学常用研究方法应用于探索肿瘤病因、制订和评价肿瘤预防对策与措施的一门流行病学分支学科。按照研究设计类型,肿瘤流行病学研究可分为观察性研究(observational study)、实验性研究(experimental study)和理论性研究(theoretical study),每种类型又包括多种研究设计(图 1-1-1)。观察性研究包括描述性研究(descriptive study)和分析性研究(analytical study)。描述性研究主要是指对人群中有关疾病或健康状态以及相关特征和暴露因素的分布状况进行描述的方法,如人群中肿瘤的分布等,进而提供病因线索,提出病因假设;分析性研究包括病例对照研究和队列研究,用于检验或验证假设。实验性研究包括临床试验和现场试验,用于证实或确证假设。理论性研究是通过数学公式反映病因、宿主和环境之间的关系以阐明流行病学规律。各种流行

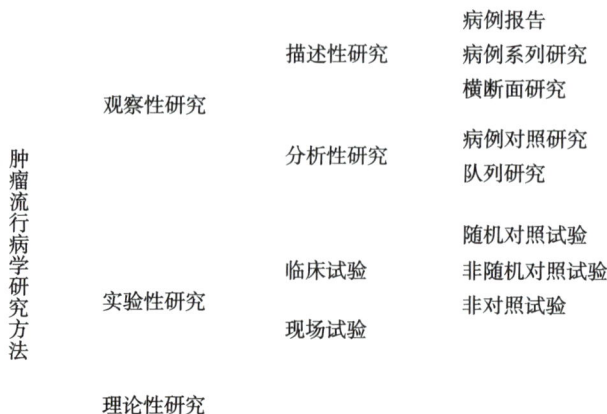

```
                                              病例报告
                          描述性研究          病例系列研究
                                              横断面研究
        观察性研究
                          分析性研究          病例对照研究
                                              队列研究

肿
瘤
流                                            随机对照试验
行        实验性研究        临床试验          非随机对照试验
病                                            非对照试验
学        现场试验
研
究
方
法
          理论性研究
```

图 1-1-1　肿瘤流行病学研究方法(按设计类型分类)

病学研究方法各有其适用性和优缺点,同时均无绝对的界限,是相互联系的。

一、恶性肿瘤的测量指标

描述恶性肿瘤在人群、地区、时间上的分布特征是肿瘤流行病学研究的起点。测量人群中某种恶性肿瘤频率的指标主要包括发病频率的指标、患病频率的指标、死亡频率的指标以及肿瘤相关的生命质量的评价指标。

1. 恶性肿瘤发病频率测量指标　恶性肿瘤发病率(cancer incidence rate)指在一定时期内(一般为 1 年),一定范围人群中恶性肿瘤新发生病例出现的频率。

$$恶性肿瘤发病率 = \frac{一定时期内某人群恶性肿瘤新发病例数}{同时期该人群人口数} \times 100\,000/10\,万$$

对于分母的计算,应注意已患病而在观察期内、不可能再成为新发病例者不应计入分母,即分母应为观察期内该人群中有可能发生所观察恶性肿瘤的人口数。但是在实际工作中不易区分,因此当计算某人群中恶性肿瘤发病率时,分母多用该地区观察期内的平均人口数。当观察人群的数量较大且比较稳定时,整个观察期内新发病例数除以观察开始时的人口数,即可得到该观察时期内的累积发病率(cumulative incidence rate),表示在一定时间内新发的病例数占该固定人群的比例,取值在 0~1。

另外,发病率可按不同人口学特征(如年龄、性别、职业、地区、种族等)分别计算,即发病专率。由于发病率受很多因素的影响,所以在对比不同来源的发病率资料时,应考虑年龄、性别等的人口构成,进行发病率的标准化处理,即选定某统一标准构成的人群,按照对比组各自的发生水平,计算得到理论的或预期的发生率后再作比较。

恶性肿瘤的发病率是用于衡量某时期一个地区人群中发生某种恶性肿瘤的危险性大小的指标。其准确性取决于肿瘤报告登记系统及诊断的准确性,常用于描述恶性肿瘤的分布、了解恶性肿瘤流行特征、探索病因及评价预防措施的效果等。

2. 恶性肿瘤患病频率的指标　恶性肿瘤患病率(cancer prevalence),也称现患率,是指某特定时间内一定人群中恶性肿瘤新旧病例所占比例,是用于衡量某一时点(或时期)人群中某种恶性肿瘤存在多少的指标。

患病率可按观察时间的不同分为时点患病率(point prevalence rate)和期间患病率(period prevalence rate),时点患病率一般不超过 1 个月,期间患病率通常多超过 1 个月。

$$时点患病率 = \frac{某一时点一定人口中现患恶性肿瘤新旧病例数}{该时点人口数} \times 100\,000/10\,万$$

$$期间患病率 = \frac{某观察期间一定人口中现患恶性肿瘤新旧病例数}{同期平均人口数} \times 100\,000/10\,万$$

患病率是横断面研究常用的指标,通常用于反映恶性肿瘤的流行情况及对人群健康的影响程度。患病率可为医疗设施的规划、卫生资源的需要量、医疗费用的投入等提供科学的依据。需要注意的是,患病率的高低受发病率和病程两个因素的影响,患病率升高或降低的实际意义应具体分析,如肿瘤患病率的升高不一定意味着其发病率升高,因为可因疗效的改进和患者的寿命延长而使患病率增加。

3. 恶性肿瘤死亡频率的指标

(1)恶性肿瘤死亡率(cancer mortality rate):表示在一定期间内,某人群中死于恶性肿瘤的人数在该人群中所占的比例,是测量人群中恶性肿瘤死亡危险最常用的指标。

$$死亡率 = \frac{某期间内恶性肿瘤死亡总数}{同期平均人口数} \times 100\,000/10\,万$$

　　根据上述公式计算得出的死亡率也称粗死亡率（crude mortality rate）。死亡率也可按不同特征（如年龄、性别、种族等）分别计算，即死亡专率。对不同地区死亡率进行比较时，需将死亡率进行标化后才可进行比较。对于病死率高的恶性肿瘤，死亡率与发病率十分接近，而且死亡率的准确性高于发病率，因此常用作病因探讨的指标。

　　然而，当某观察人群对象数目较少，结局事件的发生率比较低时，无论观察的时间长或短，都不宜直接计算率，而应该以全人口死亡（发病）率作为标准，计算出该观察人群理论死亡（发病）人数，即预期死亡（发病）人数作为分母，再用该观察人群实际死亡（发病）人数作为分子，得到标化死亡（发病）比（standardized mortality ratio，SMR；standardized incidence ratio，SIR）。标化比是在特殊情况下用于替代率的指标，但实际上不是率。

　　（2）恶性肿瘤生存率（cancer survival rate）：又称存活率，是指接受某种治疗的恶性肿瘤患者，经过 n 年（通常为 1，3，5 年）随访后，尚存活的病例数所占的比例。

$$生存率 = \frac{随访满 n 年尚存活的病例数}{随访满 n 年的病例数} \times 100\%$$

　　生存率反映了恶性肿瘤对生命的危害程度，也可用于评价某种治疗的远期疗效。5 年生存率是临床评价肿瘤预后的重要指标。

4. 临床常见恶性肿瘤的测量指标

　　（1）总生存期（overall survival，OS）：指从恶性肿瘤的诊断开始至因任何原因引起死亡（death）的时间（失访患者，为最后一次随访时间；研究结束时仍然存活的患者，为随访结束日）。

　　中位生存期又称半数生存期，表示恰好有 50% 的个体尚存活的时间。由于截尾数据的存在，中位生存期的计算不同于普通的中位数，需利用生存曲线，计算为生存率等于 50% 时的生存时间。

　　（2）无进展生存期（progression free survival，PFS）：指从恶性肿瘤的诊断开始到肿瘤发生（任何方面）进展或（因任何原因）死亡之间的时间。PFS 与 OS 相比，增加了恶性肿瘤"发生进展"这一节点，而其往往早于死亡，因此 PFS 通常比 OS 更短。PFS 的改善包括"未恶化"和"未死亡"两方面，即间接和直接地反映了临床干预的获益。

　　PFS 考虑了死亡的影响，可以更好地反映药物的毒副反应，因此与 OS 有更好的相关性。然而，如果评估 PFS 的过程中发现大部分患者不是死于恶性肿瘤，而是其他疾病，这时得到的 PFS 会有很大偏倚。此时就不得不说与 PFS 类似的另一个评估指标——疾病进展时间（time to progress，TTP），即从恶性肿瘤的诊断开始到第一次肿瘤客观进展的时间。由于 TTP 未考虑死亡的影响，因此在导致死亡的非肿瘤原因多于肿瘤原因的情况下，TTP 是一个更为合适的恶性肿瘤测量指标。

　　（3）无病生存期（disease-free survival，DFS）：指从恶性肿瘤的诊断开始至恶性肿瘤复发或（因任何原因）死亡之间的时间，又称为无复发生存期（recurrence-free survival，RFS）。在临床试验中，DFS（RFS）通常用于恶性肿瘤治疗方案效果的评价。

　　（4）客观缓解率（objective response rate，ORR）：指肿瘤体积缩小到预先规定值、并能维持最低时限要求的患者所占比例，为"完全缓解"和"部分缓解"两个比例之和。缓解期通常是指从开始出现疗效直至证实出现肿瘤进展的这段时间。ORR 是一种直接衡量药物抗肿瘤活性的指标，通常用于单臂试验中对药物作用的评价。ORR 的缓解标准应在试验开始前的方案中提前定义，评估内容包括缓解程度、缓解持续时间以及完全缓解率（没有可测量到的肿瘤）。

二、肿瘤流行病学研究设计

　　根据是否对研究对象实施干预，流行病学研究方法分为观察性研究和实验性研究两大类。观察性研究是在不实施人为干预的情况下，即不改变研究对象目前的暴露和疾病状态，在人群中开展流行病学研究。根据研究设计阶段是否设立对照，观察性研究分为描述性研究和分析性研究。实验性研究根据研究目的、研究对象的不同，又分为现场试验（field trial）和临床试验（clinical trial）。

（一）描述性研究

描述性研究是描述恶性肿瘤在人群、时间和空间（地区）的频率分布，是开展肿瘤流行病学研究首先采用的方法。资料通常来自肿瘤监测资料或通过专门调查获得的数据资料。描述流行病学是流行病学研究工作的起点，也是其他流行病学研究方法的基础。

1. 横断面研究　横断面研究（cross-sectional study）又称现况研究，或现患率研究（prevalence study），是描述性研究的主要研究类型。通过系统地收集特定时间和特定范围人群中恶性肿瘤的患病、死亡及人口学资料，描述恶性肿瘤以及相关因素在人群中的分布，提供病因线索和病因学假说，作为深入开展病因研究的初步依据。现况研究在研究开始时一般不设对照组，仅为确立因果联系提供线索，不能据此做出因果推断。

现况研究包括普查和抽样调查。普查（census）即全面调查，是对特定时期、特定范围内的全部人群进行调查，如特定人群中妇女宫颈癌、乳腺癌的普查等。抽样调查（sampling survey）是相对于普查的一种更常用的现况研究方法，指通过抽样的方法，对特定时间点、特定范围内人群的一个代表性样本进行调查，即通过对样本中研究对象的调查来推断其所在总体的情况。

2. 生态学研究　生态学研究（ecological study）又称相关性研究（correlational study），或对比研究。它是在群体的水平上研究某种恶性肿瘤与暴露因素之间的关系，即以群体为观察、分析单位，通过描述不同人群中某因素的暴露与恶性肿瘤频率，分析该暴露因素与肿瘤之间的关系。根据对人群中恶性肿瘤的频率与某因素的暴露情况的比较和分析，产生病因学假设；此外，通过对人群中干预措施的实施情况及恶性肿瘤发病或死亡频率的比较分析，可以对该干预措施的效果予以评价。

生态学研究可分为生态比较研究和生态趋势研究。生态比较研究（ecological comparison study）是比较不同人群或地区某种疾病与某因素的分布差异，探索该差异产生的原因，如描述胃癌在全国各地区的分布，比较胃癌高发地区与低发地区在环境因素（如饮食结构等）上的差异，提出某些环境因素可能是胃癌的危险因素。生态趋势研究（ecological trend study）是连续地观察人群中某暴露因素的变化与某恶性肿瘤的发病率或死亡率的变化情况，或者比较暴露水平变化前后恶性肿瘤的变化情况，通过比较它们的变化趋势来探索二者的联系，如通过时间序列分析环境 PM2.5 暴露与肺癌的关系研究。

（二）分析性研究

分析性研究是在描述性研究提供初步病因假说的基础上，采用周密设计，检验或验证描述性研究提出的病因假设。分析性研究通常包括病例对照研究和队列研究。

1. 病例对照研究　病例对照研究（case-control study）是分析流行病学方法中最基本、最常用的研究类型之一。病例对照研究是以确诊的某种疾病（如恶性肿瘤）患者作为病例，以不患有该病但具有可比性的个体作为对照，通过调查、实验室检查等回顾性地收集既往可能的暴露因素，比较病例组与对照组各暴露因素的比例，推断出某些暴露因素是否是该疾病的危险因素。病例对照研究是一种回顾性的、由结果探索病因的研究方法。根据对照来源不同，病例对照研究又分为以人群为基础的（population-based）和以医院为基础的（hospital-based）病例对照研究，前者的代表性优于后者。

（1）主要设计类型：病例对照研究的主要设计类型包括病例与对照匹配及病例与对照不匹配两种。

1）匹配：匹配（matching），即要求对照在某些因素或特征上与病例保持一致，目的是对两组进行比较时排除混杂因素的干扰。如以年龄作为匹配因素，在分析比较两组资料时，可避免由于两组年龄构成的差别对肿瘤和暴露因素关系的影响。匹配分为频数匹配和个体匹配。频数匹配（frequency matching）：匹配因素在对照组中的分布与在病例组中的分布一致。频数匹配不一定要求病例和对照的绝对数相等，重要的是比例相同，如病例组中男、女各半，则对照组中性别比例应一致。频数匹配应首先统计匹配变量每一层的病例数，然后从备选对照中每层选择对照，如以年龄进行匹配，应统计

40~45 岁组、46~50 岁组等各组的病例数,然后从备选对照中选择每个年龄段要求的数目。个体匹配(individual matching):以病例和对照个体为单位进行匹配称为个体匹配。1∶1 匹配又称配对(pair matching)。

在病例对照研究中,匹配的目的是提高研究效率和控制混杂因素。病例和对照的匹配比例一般为 1∶1~1∶4,再增加对照的比例对统计学效能的影响不大,反而增加研究难度。匹配时要注意匹配指标范围宽泛会导致较大的残余混杂(residual confounding),难以达到匹配目的。将不必要的因素列入匹配会造成匹配过头(over-matching),从而增加了工作难度,降低了研究效率。一旦某种因素作了匹配,将不能再分析该因素与肿瘤的关系,也不能分析它与其他因素的交互作用。此外,还可以采用计算倾向性评分(propensity score,PS)的方法进行匹配,其原理是对多个混杂因素的影响用一个综合的倾向性评分来表示,然后计算综合的倾向性评分进行匹配,可以降低协变量的维度。需要注意的是,匹配不局限于病例对照研究,也可以在其他研究类型中应用。

2)不匹配:在规定的病例和对照人群中,分别抽取一定量的研究对象,一般对照数目应等于或多于病例人数。对照选择时没有特殊规定。

(2)病例对照研究的衍生设计:衍生的病例对照研究包括巢式病例对照研究(nested case-control study)、病例队列研究(case-cohort study)、单纯病例研究(case only study)、病例交叉设计(case-crossover design)等,其中巢式病例对照研究是肿瘤流行病学研究中经常采用的一种研究方法。

巢式病例对照研究:是将传统的病例对照研究和队列研究进行结合后形成的一种研究方法,即对一个事先确定好的队列进行一段预定时间的随访观察,以队列中随访观察期内发生的研究肿瘤的全部新发病例作为病例组,再根据发病时间,在研究队列的非病例中进行危险集抽样,为病例选择对照,然后抽取队列基线收集到的病例组和对照组的相关信息进行统计分析。

巢式病例对照研究是在某特定队列中嵌套了病例对照研究设计,因此兼顾了队列研究和病例对照研究的优点,统计效率和检验效率较高。

(3)关联强度:传统的病例对照研究由于不能计算发病率,所以不能计算相对危险度(relative risk,RR)。病例对照研究中,表示疾病与暴露之间关联强度的指标为比值比(odds ratio,OR)。OR 的含义与相对危险度相同,表示暴露组发病或死亡的危险是非暴露组的多少倍。OR 的 95% 置信区间 >1,说明暴露与疾病之间为"正"关联;OR 的 95% 置信区间 <1,说明暴露与疾病之间为"负"关联;OR 的 95% 置信区间包含 1,说明暴露与疾病之间不具有统计学相关性。

1)不匹配的病例对照研究:资料整理及 OR 的计算方法见表 1-1-2。这是病例对照研究资料分析的基本形式。

表 1-1-2   不匹配的病例对照研究资料整理及统计方法

	病例	对照
暴露	a	b
非暴露	c	d

$$比值比(OR)=\frac{ad}{bc}$$

2)1∶1 匹配的病例对照研究:资料整理及 OR 的计算方法见表 1-1-3。

表 1-1-3   1∶1 匹配的病例对照研究资料整理及统计方法

对照	病例	
	暴露	非暴露
暴露	a	b
非暴露	c	d

$$比值比（OR）=\frac{c}{b}（b\neq0）$$

2. 队列研究　队列研究（cohort study）也称纵向研究（longitudinal study）或随访研究（follow up study），是分析流行病学研究中的重要方法之一。它通过收集特定人群中与肿瘤发病有关的资料，随访观察并比较不同暴露状况人群的结局，如发病率及死亡率等，探讨暴露因素与所观察结局的关系，从而验证病因假说。队列研究与病例对照研究相比，其检验病因假设的能力优于病例对照研究。因此，队列研究在肿瘤流行病学病因研究中广泛应用。

（1）队列研究的主要研究类型：队列研究是在一个特定人群中选择所需的研究对象，根据待研究的暴露因素将研究对象分为暴露组和非暴露组，或根据不同的暴露水平进行分组，随访观察一段时间后，比较各组肿瘤发病率或死亡率。队列研究依据研究对象进入队列时间及终止观察的时间不同，分为前瞻性（prospective）队列研究、回顾性（retrospective）队列研究和双向性（ambispective）队列研究。

1）前瞻性队列研究：前瞻性队列研究是队列研究的基本形式。研究对象的分组是根据研究对象当前的暴露状况而定的，此时研究的暴露因素对肿瘤发生的影响结局还没有出现，需要前瞻观察一段时间才能得到。

前瞻性队列研究的优点是可以直接获取关于暴露与结局的第一手资料，避免了回忆偏倚和研究者的主观偏差，结果可信。其缺点是所需观察的人群样本大、观察时间长、花费大，因而影响其可行性。

2）回顾性队列研究：研究对象的分组是根据研究开始时研究者已掌握的有关研究对象在过去某个时点的暴露状况的历史资料做出的，研究开始时研究的结局已经出现。

历史性队列研究收集资料的方法是回顾性的，但其性质仍属前瞻性观察，具有省时、省力的特点，该方法是一种广受欢迎的快速的队列研究方法。其缺点是资料收集时未进行质量控制，且某些重要变量可能没有涉及，研究质量受限。

3）双向性队列研究：双向性队列研究也称混合型队列研究，即在历史性队列研究的基础上，继续前瞻性观察一段时间。它是将前瞻性队列研究与历史性队列研究结合起来的一种设计模式，可在一定程度上弥补各自的不足。

（2）关联强度：前瞻性队列研究的最大优点是可以直接计算出研究对象中恶性肿瘤的发病率，因此可以直接计算相对危险度（RR）。RR 表示暴露组发病或死亡的危险是非暴露组的多少倍。RR 的 95% 置信区间 >1，说明暴露与疾病之间为"正"关联；RR 的 95% 置信区间 <1，说明暴露与疾病之间为"负"关联；RR 的 95% 置信区间包含 1，说明暴露与疾病之间不具有统计学相关性。队列研究资料整理及 RR 的计算方法见表 1-1-4。

表 1-1-4　基于累积发病率的前瞻性队列研究资料整理及统计方法

	病例	对照	累积发病率
暴露	a	b	$a/(a+b)$
非暴露	c	d	$c/(c+d)$

$$相对危险度（RR）=\frac{a}{a+b}\bigg/\frac{c}{c+d}$$

（三）实验性研究

实验性研究又称干预试验（interventional trial），是指研究者根据研究目的，按照预先确定的研究方案将研究对象分配到试验组和对照组，对试验组人为地施加或减少某种因素，然后追踪观察该因素的作用结果，比较和分析各组人群的结局，从而判断干预措施的效果。实验性研究是流行病学研究的主要方法之一。

目前关于实验流行病学研究的类型，尚没有统一的分类标准。根据不同研究目的和研究对象，可把实验性研究分为临床试验和现场试验,前者是以患者为研究对象的试验,后者是指对一般人群开展的试验。

1. 临床试验 临床试验是以已确诊某病的患者作为研究对象,以临床治疗措施(药物或治疗方案)为研究内容,通过观察和比较试验组与对照组的临床疗效和安全性,从而对临床各种治疗措施的效果进行科学评价。临床试验干预措施产生的结局往往有很多方面,一般会选择一项关键的结局终点事件作为主要结局指标,而其他相关的指标作为次要结局指标。样本量估算也是基于主要结局指标来计算,以保证其统计分析具有足够的把握度。临床试验是肿瘤流行病学研究中常用的方法,常用于评价新药临床试验及临床上不同治疗方案的效果评价,为肿瘤治疗和预防提供科学依据。

(1)临床试验遵循的原则:临床试验必须是前瞻性的,并在严格的质量控制条件下进行。临床试验根据设计类型,一般遵循以下原则:

1)随机化:在分配研究对象时应遵循随机化原则,使两个试验组间对影响治疗效果和测量结果的背景资料尽可能相似。

2)设立对照:临床试验中常采用标准疗法作对照,即以常规或现行的最好疗法作对照,要求两组的研究对象具有可比性。

3)盲法:采用盲法以避免研究者和研究对象的主观因素对研究效果的影响。

4)多中心研究:多中心临床试验是指有多名研究者按同一试验方案、采用相同的方法同步进行的临床试验。多中心临床试验可避免单一研究机构可能存在的局限性。

5)符合伦理道德:符合伦理道德是临床试验的基本前提。

(2)临床试验设计类型:根据设计方案,可把临床试验分为随机对照临床试验、非随机对照临床试验和非对照试验三大类。

1)随机对照临床试验(randomized controlled trial,RCT):是指随机分组的临床试验。又可以根据不同的设计方案将 RCT 分为平行设计、交叉设计、析因设计和序贯设计等。

① 平行设计(parallel design):研究对象被随机分配到两组(或多组),分别接受不同的处理,两组同时开始进行研究,同时分析和比较研究结果。平行设计的双盲随机对照临床试验被认为是临床试验的"金标准"。

② 交叉设计(cross-over design):对两组研究对象使用不同的处理措施,然后互相交换处理措施,从而将结果进行对比分析的设计方法。这种设计的优点是所需样本量小,但缺点是试验周期可能较长,而且第一阶段的干预效应可能对第二阶段有影响,即产生遗留效应(carry-over effect)或交互效应。

③ 析因设计(factorial design):是指将处理因素交叉形成不同的处理组合,并对它们进行同时评价,可以评价不同处理的单独作用和联合应用的交互效应。其优点是可以分析联合作用,不足是设计和分析较为复杂。

④ 序贯设计(sequential design):是指在试验前不规定样本量,患者按进入的先后用随机化方法分配到试验组和对照组,并随时对结果进行分析,一旦可以判定结果时即可停止试验。其优点是符合临床患者陆续就医的实际,节省研究样本数;缺点是不适用于慢性病、病程长的随访研究。

2)非随机对照临床试验(non-randomized controlled trial):指研究对象不是随机分组的临床试验。由于在实际操作过程中的困难和医学伦理上的问题,无法实施随机对照临床试验,因此只能采用非随机对照设计。

3)非对照试验(uncontrolled trial):是指不设立对照组,观察比较研究对象应用干预措施前后的变化,也称为自身前后对照的临床试验。由于缺少真正意义上的对照组,试验结果的真实性可能会受到影响。

(3)临床试验的分期:肿瘤新药的临床试验研究根据研究的阶段和深入程度不同,可分为四期。

1)Ⅰ期临床试验:Ⅰ期临床试验的目的是确定一个合适的剂量供Ⅱ期临床试验使用。Ⅰ期临床试验是起始的小规模试验,主要是观察药物的安全性,确定用于临床的安全有效剂量,因此主要进行的是临床药代动力学研究,包括患者对药物的最大耐受剂量(MTD)、剂量限制性毒性(DLT)等。由于I期临床试验的研究重点不是抗肿瘤作用,一般选择对常规治疗不再有效、经确诊的晚期癌症患者,但需要一般状况良好,肝、肾、心脏等脏器有正常的功能,以便客观评价药物的毒副反应。

2)II期临床试验:II期临床试验的目的是找出对该药有效的肿瘤类型,并初步评价药物的疗效,注意观察疗效与剂量及给药方案的关系,进一步评价药物的安全性。II期临床试验应该首先在最可能产生疗效的患者中试用,而这些患者通常无其他有效的治疗方案可采用。II期临床试验最好是在从未接受过化疗的患者中使用。

3)III期临床试验:III期临床试验一般也称为随机对照临床试验(RCT)。其目的是在较大的范围内进一步评价新药的疗效、适应证、不良反应、药物相互作用等,为药政部门批准新药从试生产转为正式生产提供科学依据。III期临床试验应采用多中心,入选标准也应具有普遍性,以便推广应用。

4)IV期临床试验:IV期临床试验是新药上市后开展的进一步研究,通常是开放试验或者队列研究,其目的是在更大的患者群体和更长的时间内监测用药效果、药物的新适应证、药物的相互作用疗效以及远期的或罕见的不良反应等。

2. 现场试验　现场试验是在现场环境下进行的干预研究,常用于对某种干预措施的效果进行评价。现场试验以自然人群作为研究对象,研究样本大,观察时间长。与临床试验相似,现场试验也是前瞻性研究,也需遵循随机、对照及双盲的原则。

(1)人群的选择:现场试验的研究人群应该在试验前确定,要首先确定符合要求的入组和排除标准,才能确定研究人群。研究人群应具有代表性,并能满足研究所需要的样本量,即在一定时期内能产生足够数量的结果使试验组和对照组之间具有统计学差异。

(2)干预终点的选择:针对肿瘤进行的干预研究一般均以某种肿瘤的发病率和死亡率作为研究终点,但也可选择替代性研究终点(中间结局变量),如癌前病变等。选择替代性研究终点可以使观察期限缩短,并可以减少所需的样本量。

(3)随机化和双盲法:通过随机化分组,使每个研究对象都有同等的机会被分配到各组,以平衡试验组和对照组的混杂因素,提高两组的可比性。另外,为避免研究对象和研究者主观因素的影响,干预试验一般采用双盲法,即研究者和研究对象均不了解试验分组。

(4)研究对象的随访和质量控制:研究对象是否有较好的依从性,对干预试验具有重要影响,良好的依从性是保证获得真实效应的重要条件之一。同时,严格的质量控制也是成功的关键,质量控制主要包括干预药物、受试人群及实验室检测等方面。

(四) 真实世界研究

由于随机对照试验在实际临床研究中存在一定的困难性,近年来真实世界研究(real-world study,RWS)因其根植于真实的临床实践,具有外部效度高、无须严格设定、研究易于开展等优势而受到研究者的重视。

真实世界研究是在真实的医疗环境中采用较大的样本量,覆盖更具代表性的广泛人群的基础上,根据患者的实际病情和意愿非随机地选择治疗措施,开展长期评价,并注重有意义的治疗结局,以进一步评价干预措施的外部有效性和安全性。真实世界研究的数据来源包括电子健康档案、理赔单和账单、药品和疾病登记表、个人健康设备所收集的信息等。RWS与其他研究方法的本质区别主要在于获取数据的环境,即真实世界研究的数据来源于医疗机构、家庭和社区,而非存在诸多严格限制的科研场所。实际上,真实世界研究不仅可以是观察性研究,还可以是干预性研究,甚至是采用类似RCT设计的随机对照研究。目前RWS主要包括临床注册研究、病例回顾研究及监测数据研究。

相比RCT,RWS以真实临床场景为研究环境,不进行过多人为限定,因此更适用于在整体人群中评价新疗法的实际效果和安全性。由于所有干预可以在受试者知情选择下进行,且不存在接受无效

NOTES

治疗的情况,因此RWS易满足伦理学要求,样本量和研究持续时间不受无伤害原则制约。通过收集和整合多种来源的电子信息,样本量较大,因而具有更高的统计效能,更易发现罕见不良反应。RWS纳入的研究对象异质性高,可进行亚组分析,并建立特定人群的风险-获益模型。因研究持续时间不受限制,故RWS可对具有更广泛临床意义的结局指标进行评价,如治愈率、病死率、复发率、伤残情况等,更好地反映新疗法的远期效应和安全性。为进一步指导和规范真实世界证据用于支持药物研发和审评的有关工作,保障药物研发工作质量和效率,国家药品监督管理局相继组织制定了《真实世界证据支持药物研发与审评的指导原则(试行)》和《用于产生真实世界证据的真实世界数据指导原则(试行)》等一系列政策文件,从真实世界数据的定义、来源、评价、治理、标准、安全合规、质量保障、适用性等方面,对真实世界数据给出了具体要求和指导性建议,以帮助申办者更好地进行数据治理,评估真实世界数据的适用性,为产生有效的真实世界证据做好充分准备。

第四节　肿瘤流行病学研究中的偏倚

要点:

1. 偏倚是一种系统误差,在肿瘤流行病学研究设计、实施和资料分析等各环节都有可能产生,通过严谨的设计和细致的分析,可以识别和控制。

2. 常见的偏倚包括选择偏倚、信息偏倚和混杂偏倚。

肿瘤流行病学研究期望对暴露与肿瘤结局之间的关系做出客观、可靠及真实的评价,但在实际研究过程中,研究结果往往会受到各种误差的影响而偏离真实情况。统计学上,误差(error)是指实测值与真实值之差。根据误差产生原因分为随机误差和系统误差,后者也称为偏倚(bias)。统计学处理的是随机误差,而流行病学则更关心偏倚。

一、偏倚的概念

偏倚是指研究设计、实施、分析和推断过程中存在的各种对暴露与结局关系之间的错误估计,系统地歪曲了暴露与结局之间的真实联系,所得结果系统地偏离了真实值,从而得出错误的结果和结论。

在流行病学研究中,偏倚是影响研究结果真实性的重要因素,因此在研究中必须充分认识偏倚的来源及其产生的原因,最大限度地控制偏倚的发生,以保证研究的真实性。

二、偏倚的分类及控制

偏倚的种类很多,一般按照其性质和产生的原因分为三大类,即选择偏倚、信息偏倚和混杂偏倚。

1. 选择偏倚　选择偏倚(selection bias)是指研究纳入的研究对象与未纳入者在特征上的差异所造成的系统误差。选择偏倚在各类流行病学研究设计中均可发生,以病例对照研究和横断面研究最为常见,包括入院率偏倚(admission rate bias)、现患病例-新发病例偏倚(prevalence-incidence bias)、检出症候偏倚(detection signal bias)、无应答偏倚(non-response bias)、病程长短偏倚(length bias)等。例如在肿瘤流行病学研究中,肿瘤恶性程度较低的患者病程可能更长、更易被纳入研究;而恶性程度较高的患者可能因病程较短而死亡,无法被及时纳入研究,从而低估了结局风险。因此,应对研究对象的疾病分期、病程长短等做出具体规定。

了解选择偏倚有两个目的:一是在研究设计时就要充分考虑到研究中可能出现哪些偏倚,如何加以控制;二是在分析与下结论时要慎重。选择偏倚一旦发生,很难消除或校正其对结果的影响。因此,为控制选择偏倚的发生,应采用科学的研究设计、严格按照纳入与排除标准选择研究对象、提高研究对象的应答率、采用多种对照等方法。

2. 信息偏倚　信息偏倚（information bias）又称观察偏倚（observational bias），是指在研究实施过程中，获取研究对象暴露、结局或其他研究信息时所出现的系统误差或偏差。信息偏倚在各类流行病学研究中均可发生，可来自研究对象、研究者、研究使用的测量工具等，包括回忆偏倚（recall bias）、调查偏倚（investigation bias）、报告偏倚（reporting bias）、测量偏倚（measurement bias）、错分偏倚（misclassification bias）等。例如某项评估肿瘤患者预后的研究涉及敏感问题（如死亡），若调查者担心引起患者负性情绪，对该题不询问而直接跳过，或凭主观判断而随意勾选答案，必然导致结果不真实，从而出现调查偏倚。

选择精确稳定的测量方法、调准仪器、严格实验操作规程、同等地对待每个研究对象、提高临床诊断技术、明确各项标准和严格按规定执行等是防止信息偏倚的重要措施。此外，还应认真做好调查员培训，提高询问调查技巧，统一标准，并进行有关责任心和诚信度的教育。

3. 混杂偏倚　混杂偏倚（confounding bias）是指在流行病学研究中，因一个或多个潜在的混杂因素的影响，掩盖或夸大了研究因素与结局之间的联系，从而使两者之间的真实联系被扭曲的系统误差。混杂偏倚在各类流行病学研究中均可发生，以分析性流行病学常见。

在流行病学研究中，混杂偏倚的发生是由于存在一个或多个混杂因素（confounding factor），即与研究因素和结局事件均有关，而且在各比较组人群中分布不均，可以扭曲研究因素与结局事件真实联系的因素。在研究中，应首先识别某因素是不是混杂因素，然后是如何控制混杂因素的作用。

混杂因素必须具备 3 个基本特征：①与所研究结局有关，是该结局的一个危险因素之一；②与所研究因素有关，两者存在统计学上的联系；③不是研究因素与结局因果链上的中间环节。如果一个因素满足上述 3 个特征，就可判定为混杂因素。但是存在混杂因素不一定产生混杂偏倚，只有当混杂因素在各比较组人群中分布不均时，才可导致混杂偏倚的发生。性别和年龄是最常见的混杂因素。例如关于吸烟与肺癌的病例对照研究中，年龄具备上述混杂因素的 3 个基本特征，如果年龄在病例组和对照组分布不均衡，即可产生混杂偏倚，导致对吸烟与肺癌关系的错误估计。

混杂偏倚可通过以下措施予以控制：在研究的设计阶段，可以限制研究对象的选择标准、匹配某些潜在的混杂因素、通过随机抽样选择研究对象并随机分组；在统计分析阶段，可通过一定的统计学处理，如分层分析、多因素分析等。

第五节　结语与展望

21 世纪以来，人类面临着气候变化、环境污染、人口老龄化和城市化等诸多问题，肿瘤流行病学研究也面临着全新的挑战和发展机遇。国家卫生健康委员会等部门于 2019 年 9 月联合制定了《健康中国行动——癌症防治实施方案（2019—2022 年）》，强调癌症防治全方位整体推进，并坚持"预防为主、防治结合"的方针，提出八项主要行动，包括危险因素控制行动、癌症防治能力提升行动、癌症信息化行动、早诊早治推广行动、癌症诊疗规范化行动、中西医结合行动、保障救助救治行动和重大科技攻关行动。

近年来，高通量组学检测、人工智能、互联网与信息化等技术的迅猛发展以及健康医疗大数据的应用，大大拓展了肿瘤流行病学的研究范畴，也为肿瘤的精准化防治提供了重要机遇。肿瘤流行病学研究深入探索环境因素和遗传因素的交互作用在肿瘤发生发展中的作用，阐明恶性肿瘤发生发展的危险因素，评估个体疾病发生风险，确定特定疾病的高危人群，建立切实有效的预防控制措施，这对于预防肿瘤发生和降低肿瘤死亡都具有重要意义。此外，以深度学习为代表的人工智能技术在肿瘤大数据分析中的应用，基于新一代基因测序技术的液体活检在肿瘤预防、筛查、诊断、预后等领域的应用，都有望成为肿瘤流行病学研究新的突破口。

（吕　明）

思考题：

1. 肿瘤流行病学的定义是什么？肿瘤流行病学主要应用于哪些方面？
2. 常见肿瘤在人群、地区、时间上的分布特征是什么？
3. 发病率、患病率与病程的关系是什么？
4. 肿瘤流行病学常用的研究设计类型有哪些？
5. 实验性研究的对照组应该如何选择，依据哪些标准？
6. 肿瘤流行病学研究中偏倚的类型有哪些？如何控制偏倚？

第二章
肿瘤分子流行病学及预防

肿瘤分子流行病学是肿瘤流行病学的一个分支,其产生和发展得益于分子生物学理论和方法的迅速发展以及不同学科间的相互渗透。肿瘤分子流行病学把群体研究与微观研究有机地结合起来,为肿瘤流行病学研究开辟了一个崭新的领域,同时也给肿瘤流行病学研究带来了生机。

第一节　肿瘤分子流行病学

要点:
1. 肿瘤分子流行病学是肿瘤流行病学的一个分支。
2. 肿瘤分子流行病学主要研究致癌物在体内暴露引起的生物学作用及癌变机制。
3. 致癌物暴露的检测方法主要包括:免疫法、荧光法和 ^{32}P-后标记法等。
4. 分子标志物的筛选是肿瘤分子流行病学研究的重要内容。

一、概述

肿瘤分子流行病学(cancer molecular epidemiology)是采用流行病学研究方法,结合肿瘤分子生物学的理论和技术,在有代表性的人群中用定性或定量方法研究致癌物在体内暴露引起的生物学作用及癌变机制的学科。

随着分子生物学技术的发展和进步,肿瘤分子流行病学研究的内容和方法也得到了迅速发展。肿瘤分子流行病学主要研究内容包括:测量环境及内源性致癌物在体内暴露的剂量;了解致癌物在体内代谢过程的个体差异;确定致癌物与靶器官作用的生物有效剂量及对 DNA 造成的损伤;评价个体对肿瘤的易感性;在分子水平上评价干预效果等。

在肿瘤发生、发展的多阶段演变过程中,贯穿着一系列分子事件的发生,包括癌基因激活、抑癌基因失活等。此外,个体的遗传易感性在肿瘤的发生、发展中也起重要作用。近年来,随着流行病学研究的不断深入和分子生物学技术的发展,大多数肿瘤的病因已经明确。例如:目前已证实宫颈癌与人乳头瘤病毒(HPV)感染密切相关;吸烟是导致肺癌的首要危险因素;长期大量的紫外线照射是引起皮肤癌的重要危险因素之一。然而,目前还有部分肿瘤发生的详细机制并不清楚,致癌的环境因素如何启动癌变过程,如何引起癌基因或抑癌基因的改变,个体的遗传因素在致癌物的代谢、激活、与大分子结合、对 DNA 损伤修复能力等方面的作用尚不十分明确,需要用肿瘤分子流行病学方法去探索、研究。

二、致癌物暴露的检测

肿瘤分子流行病学可通过调查癌症患者和对照有关因素的暴露史或直接测定环境中某些可疑致癌物获得信息。如在研究肝癌的致病因素时,除乙型肝炎病毒(hepatitis B virus,HBV)感染外,黄曲霉毒素也是人们高度怀疑的致病因素,通过在高发区对肝癌患者食用发霉食品进行调查,间接测定对黄曲霉毒素的可能暴露剂量。另外,在肿瘤分子流行病学研究中越来越多地采用已成熟的技术直接测定人体内致癌物-DNA 加合物及致癌物代谢产物,即通过对体液如尿液、血清,以及组织细胞中

DNA 加合物及致癌物代谢产物的直接定量测定,来评价致癌物在体内暴露的水平,如在研究肝癌危险因素时,可应用免疫亲和纯化联合高效液相色谱测定尿液中黄曲霉毒素 B_1 的鸟嘌呤加合物,从而获得暴露信息。

由于致癌物在体内暴露的剂量低,因此要采用灵敏度高、特异性强、重复性好的检测方法。比较常用的检测方法包括:免疫法、荧光法、^{32}P-后标记法等。免疫法的灵敏度可达 1 个加合物/$10^{7\sim8}$ 核苷酸。荧光法中的色谱/质谱法灵敏度可达 0.1~1 个加合物/10^8 核苷酸,但每次分析需要大量的 DNA。^{32}P-后标记法灵敏度可达 1 个加合物/$10^{8\sim10}$ 核苷酸,每次分析所需的 DNA 量仅为 5~10μg,因此被广泛应用。

1. ^{32}P-**后标记法**　^{32}P-后标记法是 1981 年由 Randerath 和 Gupta 等首先建立的一种 DNA 加合物检测分析方法,目前已成为灵敏度最高、应用最为广泛的 DNA 加合物检测方法。该方法的基本步骤包括:将完整的 DNA 降解为脱氧 3′-单核苷酸;在 T4 多聚核苷酸激酶的作用下,将 ^{32}P 标记到单核苷酸的 5′端,使之形成 3′,5′-二磷酸核苷;经过薄层色谱法(thin layer chromatography,TLC)分离出 ^{32}P 标记的加合物;通过放射活性测定加合物的含量。^{32}P-后标记法分析测试 DNA 加合物可以对所测试的加合物进行定量,并且重现性好,但缺点是不安全且有污染性。

^{32}P-后标记法可以检测亚硝基化合物、多环芳烃、烷化剂等与 DNA 形成的加合物。

2. **荧光法**　高效液相色谱(high performance liquid chromatography,HPLC)是目前许多实验室普遍拥有的设备,操作简单,分离效果好,其附带的紫外检测器和荧光检测器能够有效检测出具有紫外特定波长吸收特征和荧光特性的物质。如应用高效液相色谱法可以检测苯并(a)芘与 DNA 形成的加合物;此外,应用液相色谱-电化学法可以检测丙烯醛与 DNA 形成的加合物 8-羟基脱氧鸟苷(8-hydroxydeoxyguanosine,8-OHdG)。表面增强拉曼光谱术(surface-enhanced Raman spectroscopy,SERS)具有更高的灵敏度以及光谱分辨率,可以实现痕量物质的检测。

3. **免疫法**　免疫法测定 DNA 加合物是基于抗原-抗体特异性反应形成免疫复合体的原理。1977 年,Poirier 等率先报道用竞争性放射免疫测定(radioimmunoassay,RIA)测定 DNA 加合物,这种方法利用同位素标记物质与核苷酸结合后,与无同位素标记的核苷酸竞争结合特异性加合物受体,根据所生成免疫复合物的放射性强度对 DNA 加合物进行定量。此后,逐渐发展了酶联免疫吸附法(enzyme linked immunosorbent assay,ELISA)、放射免疫吸附试验(radioimmunosorbent test,RIST)等。如采用 ELISA 方法可检测 8-甲氧基补骨脂素(8-methoxypsoralen,8-MOP)与 DNA 形成的加合物。

总之,DNA 加合物的形成被认为是导致肿瘤发生的一个重要阶段。对 DNA 加合物的检测方法已成为肿瘤流行病学研究的较为成熟的方法,对肿瘤流行病学研究具有重要意义。

三、分子标志物的筛选

肿瘤分子流行病学研究中很重要的一部分内容是分子标志物的筛选。从环境致癌物的暴露到肿瘤的发生、发展过程中,可以从以下几方面考虑筛选分子标志物:环境致癌物在体内暴露的指示物、致癌物代谢的中间产物、致癌物与体内大分子形成的加合物、致癌物造成的 DNA 损伤、遗传易感性因素等。根据研究目的和研究类型不同,筛选不同的标志物。

虽然研究者不断探索和尝试用分子标志物去评价人类对致癌物的暴露及其生物作用,但由于人类对肿瘤的病因及发病机制尚不完全明确,研究范围有限,同时受到样本量、检测方法、混杂因素等限制,分子标志物的研究尚有待深入。

分子标志物的研究需注意以下几方面:

1. 实验研究方法需完善,寻找更加敏感、特异且重复性好的检测方法。

2. 应考虑个体在代谢致癌物能力上的差异,因此,需发展新的手段在评价体内暴露剂量高低的同时区别个体危险性的大小。

在研究分子标志物时,通常采用的方法包括:横断面研究、病例对照研究、前瞻性研究和干预研究。横断面研究用于了解分子标志物的检出率,建立外环境暴露与体内暴露的联系和剂量反应关系。病例对照研究用于评价分子标志物与肿瘤发生发展的关系。在进行病例对照研究时,病例和对照的选择应具有代表性。前瞻性研究是通过对特定人群的生物标志物进行追踪,以了解过去暴露、新的暴露以及影响生物标志物的因素。干预研究是肿瘤预防的重要手段,生物标志物的检测为客观评价干预试验的效果提供了重要手段。

目前,已经用于临床诊断的生物标志物有:糖类抗原 125(carbohydrate antigen 12-5,CA12-5),应用于绝经后妇女的早期卵巢癌筛查;血清前列腺特异性抗原(prostate specific antigen,PSA),用于前列腺癌的早期诊断、治疗监测和预测复发;癌胚抗原(carcinoembryonic antigen,CEA),多用于结直肠癌的辅助诊断和疗效监测;EB 病毒血清学标志物如 VCA-IgA、EA-IgA,用于高发区鼻咽癌的筛查及临床辅助诊断;甲胎蛋白(alpha fetoprotein,AFP),是发现最早且应用最广的肝癌标志物,但 AFP 诊断肝癌的特异性和灵敏度均不高,目前临床上主要运用 AFP 结合影像学及病理检查进行肝癌的早期诊断。

第二节　肿瘤遗传易感性研究

要点:

1. 肿瘤的发生是多因素参与的多阶段过程,是环境因素与遗传因素共同作用的结果。
2. 单核苷酸多态性是基因多态性的最主要形式,是决定个体之间遗传差异的重要物质基础。
3. 全基因组关联分析是肿瘤遗传易感性研究的新策略。

肿瘤的发生是多因素参与的多阶段过程,是环境因素与遗传因素共同作用的结果。宿主的遗传差异是造成个体对肿瘤易感性不同的主要因素。如何区别和明确不同个体的遗传差异,确定高危个体,有针对性地进行个体化治疗,仍然是肿瘤研究领域面临的重要科学问题。

事实上遗传性肿瘤只占极少部分,大多数常见肿瘤是散发性而不是家族性的,散发性肿瘤的遗传易感性因素尚未被完全阐明。近年来,国内外学者对肿瘤易感基因进行了大量研究,发现一些易感基因多态性与常见的一些散发性肿瘤的发病风险密切相关。

基因多态性在本质上是染色体 DNA 中核苷酸排列顺序的差异性,在人群中出现的频率不低于 1%。其中单核苷酸多态性(single nucleotide polymorphism,SNP)是最主要的多态形式,是决定个体之间遗传差异的重要物质基础,占所有已知多态性的 90% 以上。SNP 在人类基因组中广泛存在,平均每 500~1 000 个碱基对中就有 1 个,估计其总数可达 300 万个甚至更多。大量存在的 SNP 位点可以用于高危个体的发现及疾病相关基因的鉴定等。

目前研究较多的肿瘤易感基因包括:代谢酶基因,免疫反应相关基因,DNA 损伤修复基因,与细胞生长增殖相关的癌基因、抑癌基因以及微小 RNA 等。

1. 代谢酶基因　环境致癌物大多数是前致癌物,没有直接的致癌作用,前致癌物需经过体内代谢活化形成终致癌物。使前致癌物激活的酶为 Ⅰ 相酶,如细胞色素 P450(cytochrome P450,CYP)酶系统。使致癌物降解失去致癌活性的酶被称为 Ⅱ 相酶,如谷胱甘肽硫转移酶(glutathione S-transferase,GST)。代谢酶基因多态性可以影响酶的活性,因此,研究代谢酶基因多态性对于评价个体对环境致癌因素的危险性具有重要意义。

2. 免疫反应相关基因　许多肿瘤的发生与生物致病因素有关,如胃癌的发生与幽门螺杆菌(*Helicobacter pylori*,Hp)感染密切相关。免疫反应相关基因多态性可能影响个体对生物致病因素引起的炎症反应的强度以及对肿瘤的易感性,目前研究较多的有白细胞介素 1(interleukin-1,IL-1)、白细胞介素 8(interleukin-8,IL-8)、白细胞介素 10(interleukin-10,IL-10)和肿瘤坏死因子 α(tumor necrosis factor-α,TNF-α)等基因多态性与肿瘤的遗传易感性。

3. DNA 损伤修复基因　人类细胞具有一系列 DNA 修复系统,以保护基因组的稳定和完整性。

NOTES

在极其复杂的 DNA 损伤修复体系中,已发现某些基因存在多态性,目前研究比较多的有 5,10-亚甲基四氢叶酸还原酶(MTHFR),碱基切除修复系统的重要基因如 X 线损伤修复交叉互补基因 1(XRCC1)、着色性干皮病基因 D(XPD)、O-6-甲基鸟嘌呤-DNA 甲基转移酶(MGMT)、8-羟基鸟嘌呤-DNA 糖基化酶(OGG1)等,这些基因多态性将造成个体对 DNA 损伤修复能力的差异。

4. 癌基因、抑癌基因　肿瘤发生过程中涉及众多癌基因的激活和抑癌基因的失活,肿瘤相关基因的多态性如果影响到基因表达调控或其产物的功能,就必然会影响到个体对肿瘤的易感性。p53 抑癌基因在细胞周期调控和凋亡中都有重要作用,是与肿瘤发生相关性最高的抑癌基因之一。研究发现,p53 基因第 72 位密码子基因多态性与许多肿瘤的易感性有关;另外,p21、L-myc 基因多态性也与肿瘤的发病风险相关。

5. 微小 RNA(microRNA,miRNA)　miRNA 是一类高度保守的、内源性非蛋白编码的长度为 21~24 个核苷酸的单链小分子 RNA。miRNA 能够通过与靶 mRNA 特异性的碱基互补配对,引起靶 mRNA 的降解或者抑制其翻译,在基因调控中扮演重要角色。miRNA 基因及其附近区域的 SNP 改变可能通过影响 miRNA 的表达水平、成熟能力或与靶基因结合能力而与肿瘤的遗传易感性相关联。

上述根据基因功能选择基因的单个或者多个 SNP 进行关联研究的策略是候选基因策略,这种策略具有一定的局限性,因为肿瘤是多基因参与的复杂性疾病,候选基因策略无法观察到因实际上存在的多因素间相互作用产生的结果。近年来,随着高通量技术的迅速发展,全基因组关联分析(genome-wide association study,GWAS)应运而生。GWAS 是基于连锁不平衡原理同时选择全基因组范围内数百万个 SNP,应用高通量基因分型平台进行检测,以寻找与疾病或性状关联的基因及遗传变异。GWAS 一般所采用的研究样本量非常大,并要进行多个独立验证,既能比较全面地观察全基因组遗传变异,又能有效避免候选基因策略的局限性。例如采用基因芯片,在全基因组水平上同时检测几百万个 SNP 并加以分析,通过 SNP 与性状的关联来寻找易感基因。因此,GWAS 是研究肿瘤相关基因的一项创新性研究方法,它不是事先根据生物功能提出假设,是无偏倚的全面筛查手段。目前国内外科学家运用 GWAS 在人类肿瘤研究中取得了一系列重要研究成果,例如我国科学家运用 GWAS 对多种肿瘤如肝癌、胃癌、肺癌、食管癌、胰腺癌、前列腺癌等进行研究,发现了多个肿瘤易感基因,为肿瘤病因的研究提供新的思路和方法。

第三节　肿瘤的预防

要点:

1. 肿瘤的病因学预防属于一级预防,至少有 1/3 的肿瘤是可以预防的。
2. 发现肿瘤的高危人群并对高危人群进行及时干预和治疗,是肿瘤二级预防的关键。
3. 肿瘤化学预防是肿瘤预防的重要组成部分。
4. 理想的化学干预剂应具备无毒或毒副反应极小、高效、方便口服、防癌机制明确等特点。
5. 常见的肿瘤化学干预剂包括非甾体抗炎药、他莫昔芬类化合物、5-alpha 还原酶抑制剂、天然产物、新鲜的蔬菜和水果以及维生素等。

一、概述

肿瘤预防(cancer prevention)是以人群为对象、以降低肿瘤发病率和死亡率为目的的肿瘤学分支,是人类抗癌活动的重要组成部分。肿瘤预防涵盖的范围很广泛,包括某种肿瘤有针对性的人群预防(如以健康生活方式为主的行为干预和化学预防)、某种肿瘤的人群筛查(如有针对性地早期发现、早期诊断和早期治疗)、全民范围的健康教育、肿瘤患者的康复治疗和姑息治疗等。肿瘤预防范畴还包括危险因素评估、肿瘤发病登记、人群监测、相关法律法规的制定以及由政府主导的国民健康工程和涉及社会、生产、生活、教育导向及卫生资源等众多肿瘤控制的相关内容。

肿瘤的发生是外部环境因素和机体内在因素共同作用的多阶段病理过程,这个过程可能持续多年。由于目前对恶性肿瘤的发病机制缺乏足够的认识,并且大多数恶性肿瘤临床发现多为中晚期,治疗效果差。因此对于恶性肿瘤来说,预防胜于治疗。通过调整公共卫生资源和策略,开展积极有效的预警、早诊及干预,可以显著降低肿瘤发病率和提高治愈率。世界卫生组织指出:1/3 的肿瘤是可以预防的;1/3 的肿瘤是可以通过早期发现、早期诊断、早期治疗而治愈的;另外 1/3 的肿瘤可以通过治疗减轻患者痛苦、延长生命、提高生活质量。只要各国政府、医务工作者和广大民众采取积极行动,将肿瘤防治研究的重点转为预防,1/3 以上甚至近一半的肿瘤是可以预防的。

自 20 世纪 80 年代以来,世界范围内多个国家和地区开展了肿瘤预防工作,通过预防已使肿瘤的发病率大幅度降低。据统计,美国通过控烟、推行肿瘤筛查、改变饮食结构等措施,26 年间(1991—2017 年)肿瘤的总死亡率下降了 29%。我国通过乙型肝炎的控制和肝炎疫苗的使用,以及针对不同地区肝癌病因进行改水、防霉、补硒等预防措施,使肝癌的发病率在局部地区呈现下降趋势。另外,我国通过开展大规模的妇女宫颈癌普查,使宫颈癌标化死亡率在 30 年内下降了 83%。这些肿瘤的预防措施及早诊早治的实践均充分表明,肿瘤是可以预防的。

二、肿瘤的三级预防

世界卫生组织将肿瘤的预防划分为三级:一级预防主要针对肿瘤发生的病因进行干预;二级预防着重于早期发现、早期诊断和早期治疗;三级预防主要是改善肿瘤患者的生活质量和预后等。

(一)一级预防

一级预防即病因预防,针对消除致癌因素所采取的措施均属于一级预防。大量的研究结果证明,对致癌因素不明确的大多数肿瘤类型,控制及消除危险因素是预防最具成本-效益的措施。对一些已知的肿瘤发病危险因素,如职业致癌因素(石棉、橡胶、氯气等)和环境污染(粉尘、重金属污染等),各级政府已经进行严格管理和限制,用立法的手段进行严格控制。此外,日常生活中吸烟、不良的饮食和生活习惯、体重超重及缺乏体育锻炼等,均与某些肿瘤的发生密切相关。研究表明 40% 的肿瘤可以通过戒烟、健康膳食和预防感染等方式来预防,经济条件、国家研究资金的投入和社会医疗保障影响了饮食、文化发展、预防药物的使用,也是近年来肿瘤一级预防新的研究领域。

1. 减少和消除肿瘤危险因素

(1)控制环境中的化学致癌因素:凡能引起人或动物肿瘤形成的化学物质称为化学致癌物。近年来研究发现,对动物有致癌作用的化学物质达 2 000 多种,其中部分与人类肿瘤的形成有关。加强对已明确的环境化学致癌物的检测、控制和消除,制定其环境浓度标准,防治环境污染。尽力去除或取代与职业接触相关的职业致癌因素;不能去除这些因素时,应限定工作环境中这些化合物的浓度,提供有效的防护措施,尽力防止人员接触;对经常接触化学致癌因素的职业人员,应定期体检,及时诊治。

(2)控制物理致癌因素:物理致癌因素主要包括各种电离辐射,如 X 线、紫外线、高频电流、微波、物理损伤和噪声等。目前比较肯定的与肿瘤发生相关的因素包括 X 线、紫外线和热损伤等。因此应避免长期日光暴晒,通过屏蔽防护、距离防护等措施尽量减少和消除环境中的物理致癌因素,避免接触放射线和减少接触时间,尤其是妊娠期妇女尽量不做诊断性照射,避免 65℃ 以上热饮和热食对口腔和食管黏膜造成的损伤。

(3)控制生物致癌因素:生物因素包括病毒、细菌和寄生虫等。与肿瘤发生相关的生物因素主要包括 HBV 感染、HPV 感染及幽门螺杆菌(Hp)感染等。通过切断传播途径、接种疫苗、根治感染等方式防治上述感染是预防肿瘤的有效途径。如通过切断母婴传播、保证输血安全及新生儿接种乙型肝炎疫苗等措施,可控制 HBV 感染,预防肝癌的发生。通过分餐制和避免交叉感染等方式减少 Hp 感染和及时治疗 Hp 感染等手段,可预防胃癌及胃黏膜相关淋巴瘤的发生。通过采取公共卫生手段进行性教育,降低 HPV 的感染,同时,随着 HPV 疫苗的广泛接种,宫颈癌将有望通过疫苗接种而得到全面控制。提高机体免疫功能也是肿瘤一级预防的重要策略,是当前的研究热点。

2. 改变生活方式 已有研究证实某些不良的生活方式与癌症的发生有关,改变不良的生活方式,建立良好的生活习惯已经成为预防肿瘤发生的有效手段。

(1)控制烟草:目前认为烟草使用是全世界癌症的单一最大可预防的致癌因素。烟草燃烧后的烟雾中含有烟焦油、尼古丁及苯并芘等多种致癌物质,吸烟与肺癌的因果关系已被多项流行病学研究所明确,并被发达国家的控烟实践所证明。吸烟年龄越早,数量越多,发生肺癌的机会越大;吸烟还可以增加头颈部肿瘤、食管癌、膀胱癌、宫颈癌、胃癌和肝癌等的发病风险。控制吸烟可减少80% 以上的肺癌和20% 的总癌症死亡率。戒烟后罹患癌症的风险度逐渐下降,5 年后可保持在比一般人略高的水平。故全民开展控烟活动,对预防肺癌等与烟草相关疾病,提高人群健康水平及降低国家疾病负担具有重大意义,受益者是包括吸烟者及被动吸烟者在内的每一个人。控烟措施主要包括三方面:一是吸烟者个人戒烟,二是营造无烟环境,三是通过立法手段在公共场合禁止吸烟,以及提高烟草税,并通过健康教育改变人们的不良行为。

(2)控制饮酒:酒精已被世界卫生组织列为一级致癌物,已经被证实会导致多种癌症。酒精代谢产物乙醛可造成 DNA 损伤,酒精可以改变口腔细胞与食管细胞中致癌物质的代谢,通过致癌物在一定器官中诱导癌症的产生;还可以作为溶剂使烟草或饮食中的致癌物进入上皮细胞;并能抑制人体免疫系统,降低人体的免疫功能,使人易罹患癌症或其他疾病。目前认为饮酒与肝癌、口腔癌及食管癌等肿瘤的发生有关,可以通过控制饮酒来预防肿瘤的发生。世界癌症研究基金会(World Cancer Research Fund,WCRF)的数据表明,即使少量的酒精摄取也会增加患癌风险,因此建议最好不要饮酒。

(3)调整膳食结构和饮食习惯:食物原料中未清洗的农药、化肥等污染物;食物在加工制作时添加防腐剂、人工甘味剂(糖精等)、着色剂(红色二号、奶黄油)及保存剂(抗氧化剂)等添加剂;变质发霉食物中可能含有的黄曲霉毒素;高温烟火熏烤食品中所含有的苯并芘等均可能诱发癌症。高脂肪、高蛋白和低纤维素的饮食习惯是结直肠癌、胃癌等肿瘤的高危因素。因此可通过减少食用加工过的食品及红肉,建立合理的膳食结构、采用适当的食物保存及烹饪方式、改变不良的饮食习惯等措施预防肿瘤的发生。具体措施如下:减少不必要的食品添加剂的应用;饮食多元化,以谷类为主,多食蔬菜、瓜果类食物,适当进食富含膳食纤维的食物;常吃豆类及奶类制品,适量食用禽、鱼、蛋、瘦肉类等;避免食用发霉、变质食物;少食烟熏、腌制、油炸、烧烤类食物,多吃蒸、煮类食物;养成良好的饮食习惯,饥饱适当,避免食用过硬、过烫食物,避免暴饮暴食。

(4)控制体重:积极参加体育运动,保持健康体重,可以减少癌症发病率和死亡率。结肠癌、直肠癌和乳腺癌等多数癌症的发生都与缺乏充足的体力活动、体重超重有关。经常参加体力活动能增加肌肉力量,同时有助于缓解紧张情绪,降低胆固醇和血压,减少体内多余脂肪,使一些癌症发生的风险明显降低。世界癌症研究基金会最新建议要保持健康体重,坚持日常锻炼,成人每周至少要参加150 分钟中等强度锻炼或者75 分钟高强度锻炼,减少坐卧不动的时间,如看电视、使用电脑等活动。

此外,在提倡健康生活方式的同时,还应提倡注意口腔卫生以防止口腔癌、舌癌等;注意性卫生以预防宫颈癌、阴茎癌;注意心理平衡,保持乐观心态,从而增强机体抗癌能力。

(二)二级预防

二级预防也称发病学预防,主要针对特定高风险人群筛查癌前病变或早期肿瘤病例,抓住肿瘤治疗的最佳时期,使肿瘤患者得到及时治疗而康复痊愈。二级预防的意义在于早期发现、早期诊断和早期治疗,从而降低患者的死亡率。通过简便可行的筛查和早期诊断,对高危人群进行预防性筛检,积极治疗癌前病变,阻断癌变的发生。世界卫生组织估计,约有 1/3 癌症可因早期诊断而治愈。常用的二级预防方法有筛检普查,发现和治疗恶性肿瘤高危人群,警惕肿瘤的早期信号,根治癌前病变和合理治疗早期肿瘤等。

1. 做好癌症的筛检普查工作　肿瘤早筛,是指针对表面健康、尚未出现明显异常症状的目标人群进行早期癌症和癌前病变的筛查。一直以来,早期筛查和早诊早治都是全世界普遍认同的降低癌症发病率、死亡率的有效手段。数据显示,早期癌症的治愈率可高达90%。癌症的筛查普查包括选择合适的被筛检肿瘤类型,采用有效的筛检方法及确定高危人群等方面。

（1）适合筛查的癌症需满足的条件:发病率、死亡率高,危害严重;筛查方法简单、安全、准确、易操作,受检者易于接受;具有有效的手段发现早期病变;具有有效的手段根治早期病变,早期治疗的预后明显优于中晚期治疗的预后;符合成本-效益原则。

（2）有效的筛查方法需满足的条件:具有较高的灵敏度和特异性,并能与当地社会发展及经济水平相适应。国际公认的比较有效的筛检方法包括:宫颈脱落细胞涂片检查及HPV筛查;胃镜及幽门螺杆菌检查;乳腺自检、临床检查、X线钼靶摄影及超声检查;大便隐血、肛门指检、结肠镜检查;血清前列腺特异性抗原检测;肝脏超声及AFP检测等。

（3）确定肿瘤的高危人群并进行及时干预:通过大量的临床实践和流行病学资料证实,在某些具有一定群体特点的人群中,一些特定的肿瘤有较高的发病率,在流行病学上将这类人群称为该肿瘤的高危人群。目前应用最广泛的高危人群筛查法为分级筛查法,即根据病史、家族史及年龄等,在自然人群中确定被检对象,然后应用肿瘤标志物及其他特异检测手段、方法,对被检测对象进行检测,例如:对乳腺癌的高危人群定期进行钼靶检查,对结肠癌的高危人群定期进行结肠镜检查,对胃癌的高危人群定期进行幽门螺杆菌检测及胃镜检查,对宫颈癌高危人群定期进行宫颈脱落细胞涂片及HPV检查。对检测阳性者做癌前危险性程度的评估,对高危对象做干预性治疗和长期监护。

2. 警惕肿瘤的早期信号　肿瘤的早期表现通常没有特异性,故应该加强健康教育,使全部人群都能注意可能为肿瘤早期信号的症状:①长期不明原因的发热和贫血;②身体任何部位的非外伤性溃疡,特别是经久不愈的;③不正常的出血或分泌物,如中年以上妇女出现阴道不规则流血或分泌物增多;④进食时胸骨后闷胀、灼痛、异物感;⑤久治不愈的干咳和痰中带血;⑥长期消化不良、腹胀、进行性食欲减退且原因不明者;⑦大便习惯改变或有便血;⑧鼻塞、鼻出血者;⑨黑痣突然增大或有破溃出血者;⑩无痛性血尿。医务人员遇有上述症状的患者时,应注意鉴别并尽早做出诊断。

3. 及时治疗癌前病变　癌前病变是指那些病变本身不是癌,但在致癌因素的长期作用下,其中一小部分可能发展为癌的疾病状态。在有些情况下,及时治疗癌前病变可以逆转癌前病变发展成恶性肿瘤,对预防癌症的发生具有积极意义。常见的癌前病变为:黏膜白斑、皮肤角化症、皮肤慢性溃疡、瘘管及黑痣等皮肤和黏膜癌前病变;常发生于肠、胃、食管及子宫颈等部位的息肉;子宫颈糜烂、外翻;萎缩性胃炎、胃的胼胝性溃疡;肝病如肝硬化等(图1-2-1)。

4. 合理治疗早期肿瘤　作为二级预防的主要目的,同时对早期病例进行根治性手术或放、化疗综合治疗,可使很多肿瘤患者长期无病生存或治愈。临床实践中,在早期胃癌、结直肠癌、乳腺癌、食管癌及鼻咽癌等治疗中已经获得了可喜的成果,患者5年生存率超过90%。但也有一些早期患者因为不恰当的治疗,短期内复发、转移,甚至死亡。因此,必须强调合理的治疗,特别是早期、中期肿瘤的局部根治性切除,应依据循证医学和权威机构制定的肿瘤诊治指南进行规范化治疗。

此外,还可以通过防癌健康教育、社区早诊早治等方法来促进癌症的二级预防。

（三）三级预防

三级预防也称康复预防,主要通过临床治疗,定期复查随诊,防治转移,监测新的病灶,同时对晚期患者进行止痛、康复或姑息治疗以减轻患者痛苦,提高生存质量和延长生命。

随着现代诊治水平的不断提高及对肿瘤发病机制研究的不断深入,应积极倡导综合治疗和个体化治疗,积极开展对肿瘤患者的康复和姑息治疗,以减少患者痛苦,提高肿瘤患者的生活质量。其主要治疗方法包括手术治疗、化学治疗、放射治疗、内分泌治疗、免疫治疗、靶向药物治疗、中医中药治疗、止痛治疗和临终关怀等。

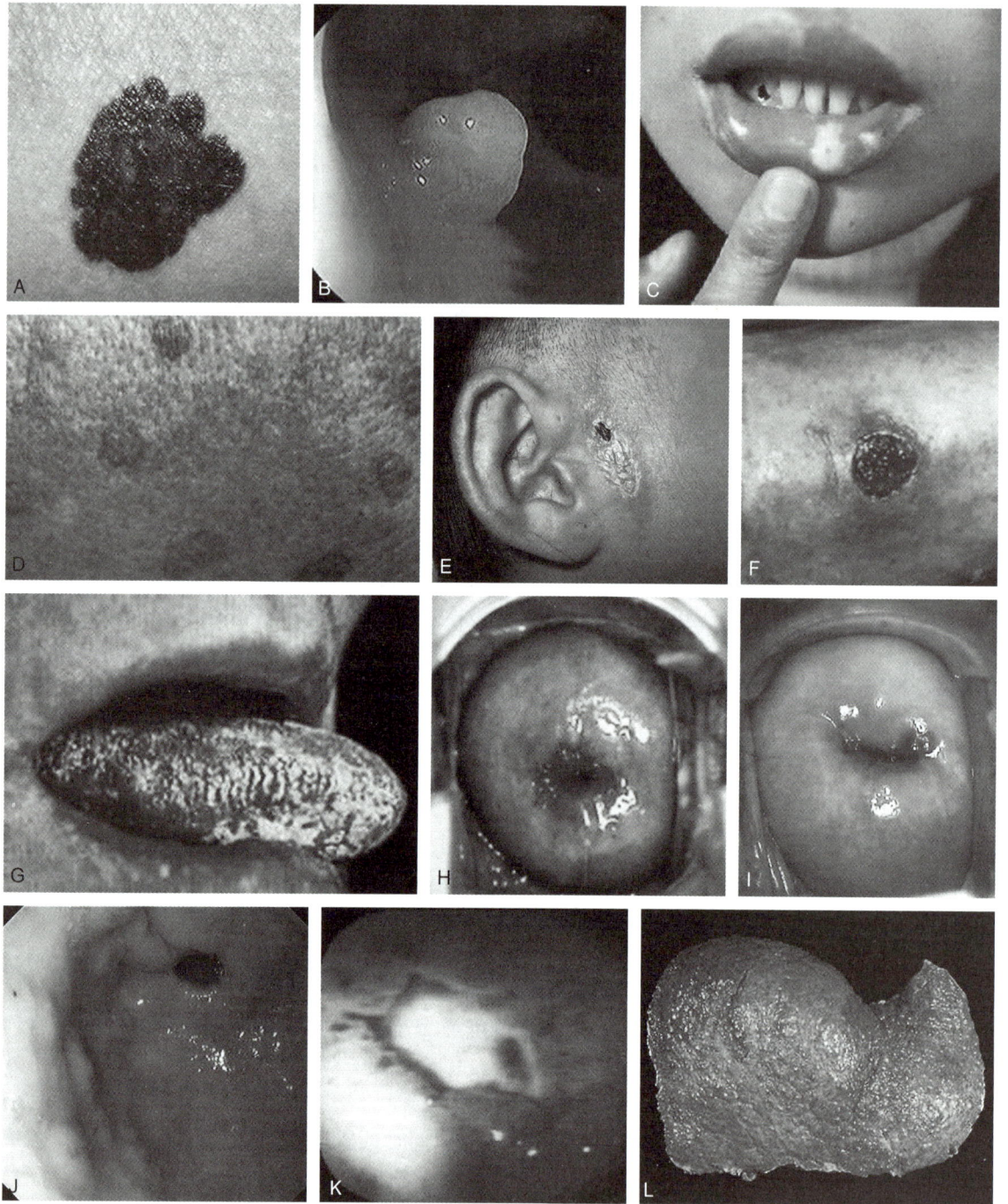

图 1-2-1　临床常见的癌前病变类型
A. 黑痣；B. 息肉；C. 黏膜白斑；D. 皮肤角化症；E. 瘘管；F. 皮肤慢性溃疡；G. 黏膜癌前病变；H. 子宫颈糜烂；I. 子宫颈外翻；J. 萎缩性胃炎；K. 胃溃疡；L. 肝硬化

三、肿瘤的化学预防

肿瘤化学预防（cancer chemoprevention）是肿瘤预防的重要组成部分。化学预防也称化学干预（chemointervention），是指利用某些天然或合成的化合物对肿瘤发生的过程进行抑制、逆转或预防，并将明确的研究成果在健康人群中推广并应用，最终达到降低肿瘤发病率和死亡率的目的。

肿瘤化学预防可应用于肿瘤三级预防的各环节，因此受到了广泛的关注，成为研究的热点。例如：他莫昔芬可用于预防绝经前和绝经后高危妇女乳腺癌的发生，还可以预防乳腺导管原位癌、非浸润性乳腺癌的复发以及对侧乳腺发生癌变;长期使用低剂量阿司匹林可以降低结直肠腺瘤和结直肠癌的发生率等。

理想的化学干预剂应具备无毒或毒副反应极小、高效、方便口服、防癌机制明确等特点。目前,真正用于人群化学干预并且干预机制明确的药物并不多,常见的肿瘤化学干预剂包括:非甾体抗炎药、他莫昔芬类化合物、5-alpha 还原酶抑制剂、天然产物、新鲜的蔬菜和水果以及维生素等。

(一)非甾体抗炎药(NSAID)

以阿司匹林为代表的非甾体抗炎药(nonsteroidal anti-inflammatory drug,NSAID)是有效的解热镇痛及抗炎药。近年来,大量研究证明 NSAID 能预防某些肿瘤的发生。NSAID 主要是通过抑制环氧合酶(cyclooxygenase,COX)的活性,从而抑制前列腺素的合成而发挥作用的。其抗肿瘤作用机制包括抑制细胞增殖、抑制血管生成、促进凋亡、抑制细胞侵袭等。NSAID 一般分为两大类,非选择性抑制剂和选择性 COX-2 抑制剂。非选择性抑制剂以阿司匹林(aspirin)为代表,选择性 COX-2 抑制剂以塞来昔布(celecoxib)为代表。目前应用 COX-2 抑制剂进行的干预试验主要是针对结直肠癌和胃癌,多项干预试验证明 COX-2 抑制剂能明显降低家族性腺瘤性息肉病(familial adenomatous polyposis,FAP)患者息肉的大小和数目,进而降低结直肠癌的发病率。多项研究也表明,阿司匹林是预防结直肠癌的一种保护因子,长期使用低剂量阿司匹林可以降低结直肠腺瘤和结直肠癌的发生率。

(二)他莫昔芬类化合物

他莫昔芬类化合物是一类选择性雌激素受体拮抗剂,可预防乳腺癌转移并对早期乳腺癌有辅助治疗作用。他莫昔芬(tamoxifen)是他莫昔芬类化合物的主要代表,在临床试验中观察到,在医生监督下使用他莫昔芬治疗可以预防乳腺导管原位癌和非浸润性乳腺癌的复发,而且可以预防对侧乳腺发生癌变。世界卫生组织将他莫昔芬列为治疗雌激素受体阳性乳腺癌的基本药物。他莫昔芬也是美国食品药品监督管理局(Food and Drug Administration,FDA)批准的第一个癌症化学预防药物,用于降低绝经前和绝经后高危妇女的乳腺癌发病率。

(三)5-alpha 还原酶抑制剂

5-alpha 还原酶(5-alpha reductase,5-AR)抑制剂度他雄胺(5-AR 的 1 型和 2 型同工酶抑制剂)和非那雄胺(5-AR 的 2 型同工酶抑制剂)已被证明是前列腺癌的化学预防药物,能够降低前列腺癌的风险。

(四)天然产物

由于天然产物易获得、毒副反应小,越来越多的天然产物被用于癌症的化学预防研究。目前,在癌症化学预防领域研究较多的天然产物主要包括茶多酚(tea polyphenol)、姜酚(gingerol)、姜烯酚(shogaol)、姜黄素(curcumin)等。茶多酚具有抗菌、抗病毒、抗炎、抗氧化和抗肿瘤的作用,在不同的动物模型中显示出对肿瘤的抑制作用,包括肺癌、口腔癌、食管癌、胃癌等。姜酚和姜烯酚是生姜的主要成分,研究表明,这几种成分在动物实验中对胃癌、肺癌、乳腺癌和结直肠癌等有预防作用,这些酚类物质能参与调控多种与癌症相关的细胞信号通路,从而抑制肿瘤的生长。姜黄素是从姜科植物姜黄中提取的一种色素,也存在于其他姜科植物中。研究表明,姜黄素可以调节多条细胞信号通路,如促炎细胞因子、凋亡蛋白、NF-κB、COX-2、STAT3、C 反应蛋白、黏附分子、蛋白激酶等,从而预防不同类型的癌症,包括结直肠癌、胰腺癌、肺癌、乳腺癌、前列腺癌、多发性骨髓瘤和头颈部肿瘤。尽管大量的研究显示天然产物能够起到癌症化学预防的作用,但目前仍有待临床试验证实。

(五)新鲜的蔬菜、水果和维生素

世界癌症研究基金会(WCRF)建议更多地食用非淀粉类蔬菜和水果(400g/d),有助于预防一些呼吸系统和消化系统(口腔、咽、食管、胃、结肠、直肠、胰腺、肺、肝等)癌症和其他(乳腺、膀胱、子宫颈、子宫内膜、前列腺等)癌症。维生素 C 和维生素 E 广泛存在于食物中,尤其存在于新鲜的蔬菜水果和许多植物油中,是人体重要的抗氧化剂。20 世纪 80 年代,中国医学科学院肿瘤研究所与美国国家癌症研究所(National Cancer Institute,NCI)合作,对河南省林县食管癌高发区的 2 万名人群进行营养干预,干预措施包括服用维生素 E、硒和 β-胡萝卜素。5 年之后与对照组人群相比,干预组人群总癌症死亡率下降 13%,食管癌死亡率下降 4%,胃癌死亡率下降 21%。然而,目前大多数营养素干预试验没有观察到明显效果,没有足够的证据证明服用复合维生素和矿物质补充剂或单一维生素或矿物质可以预防癌症。因此,维生素在癌症化学预防中的作用需要进一步的研究验证。

第四节   肿瘤预防与控制策略

要点:

1. 我国正在逐步加强癌症防控,也面临着巨大挑战。
2. 肿瘤预防是降低肿瘤发病率和死亡率的重要策略。

近些年人们逐渐认识到尽管花费了大量的人力、物力使肿瘤的诊疗水平不断提高,但仍不能有效阻止肿瘤发病率的逐年上升。越来越多的国家和政府逐渐认识到恶性肿瘤对于国家造成的巨大财政负担。尽快遏制肿瘤发病率和死亡率的上升势头,已成为亟待解决的重大公共卫生问题。许多国家开始把重点从治疗转向预防,从战略上、政策上、财政上对肿瘤预防加以支持。

自 20 世纪 80 年代中后期,美国肿瘤研究进行了重大战略转移,加强了以预防为目的的基础性和流行病学研究,通过控烟、倡导健康的生活方式和饮食习惯等预防措施的实施,使常见恶性肿瘤的发病率持平或下降。进入 90 年代,美国癌症发病率以每年 0.7% 的速度下降,其中包括肺癌、结肠癌和前列腺癌。1991—1995 年共下降了 2.6%,其中男性下降了 4.3%,女性下降了 1.1%。美国恶性肿瘤发病率和死亡率上升的势头终于得到了有效的遏制。截至 2017 年,美国恶性肿瘤死亡率相较于 1991 年下降了 29%。

我国的公共卫生政策也在持续优化完善。2003 年末,卫生部颁发了《中国癌症预防与控制规划纲要(2004—2010)》,明确提出要以"预防为主"的工作方针,纲要中强调要控制主要危险因素,特别是控烟、控制感染、倡导合理膳食和科学运动;加强早诊早治,在全国逐步开展宫颈癌的筛查和早诊早治;在农村高发区的高危人群中,开展食管癌、胃癌、肝癌及鼻咽癌的筛查及早诊早治;在有条件的城镇社区,开展结直肠癌和乳腺癌的筛查及早诊早治。自 2005 年,卫生部又正式启动了中央转移支付癌症早诊早治项目,在部分癌症高发现场开展早诊早治的示范工作,宫颈癌、食管癌、肝癌、结直肠癌和鼻咽癌已包括在此项目中,目前该项目已扩展到胃癌、肺癌等其他癌种。2006 年起,以癌症为重点的全国第三次死因回顾抽样调查在卫生部和科技部的主持下开始实施,通过回顾调查,明确我国癌症死亡率和流行变化趋势,为癌症的防控工作奠定重要基础。2019 年,国家卫生健康委等 10 部门联合制定了《健康中国行动——癌症防治实施方案(2019—2022 年)》,实施方案中再次强调坚持预防为主、防治结合、开展全民健康促进,将癌症防治知识作为学校、社区、养老机构等重要健康教育内容,加强对农村居民癌症防治宣传教育;促进相关疫苗接种,鼓励有条件的地区逐步开展成年 HBV 感染高风险人群的乙肝疫苗接种工作,加强 HPV 疫苗接种的科学宣传,促进适龄人群接种。我国已开始逐渐调整卫生策略,在癌症预防方面投入的人力、物力和财力都有了大幅度的增长。

另外,烟草的干预有两种策略,一是针对预防青少年开始吸烟的长期干预策略,二是旨在辅助吸烟者戒烟的近期干预策略。前者主要是系统的烟草控制措施,如通过法律规定的条款限制烟草市场、保障室内清洁空气以及禁止部分群体接触烟草,并利用税收等市场经济手段调节烟草消费行为。后一种策略主要是通过药物(如使用尼古丁替代品)或行为干预等手段帮助吸烟者成功戒烟,行为干预包括心理辅导、技巧培训以及社会关爱等措施。2022 年,我国《"十四五"国民健康规划》指出将继续开展控烟行动,大力推进无烟环境建设。《健康中国行动(2019—2030 年)》相关政策规定到 2030 年,我国 15 岁以上人群吸烟率将低于 20%;全面无烟法规保护的人口比例将达到 80% 及以上。总之,目前从政府到团体、研究人员、公共卫生人员,都开始高度重视肿瘤的预防。

　　然而,由于我国人口众多,区域经济社会发展不均衡,以致癌症防控面临着巨大挑战,目前的现实目标应是尽快遏制肿瘤发病率和死亡率的上升势头,提高早诊率及治愈率。要达到上述目标,需要全社会的共同努力,以预防为重点,最终达到降低肿瘤发病率和死亡率、改善人类健康的目的。

(董子钢)

思考题:

1. 肿瘤分子流行病学的主要研究内容是什么?
2. 目前研究较多的肿瘤易感基因是什么?
3. 肿瘤一级预防的措施有哪些?
4. 癌症是否能够作为一个慢性病与人类长期共存? 措施是什么?
5. 肿瘤化学预防的优势是什么?
6. 肿瘤化学预防制剂有哪些? 可能的作用机制是什么?

第三章
肿瘤的致癌因素

第一节 化 学 致 癌

要点：

1. 化学致癌物是指所有能引发癌症的化学物质。
2. 代谢活化是绝大多数化学致癌物致癌的重要环节。
3. 化学致癌的过程主要分为启动、促进和进展三个阶段。
4. 基因与环境的相互作用是化学致癌的基石。

1775年，英国医生发现伦敦扫烟囱的工人患阴囊癌的发生率很高，首次提出环境中的化学物质可能致癌；20世纪初，日本学者通过在兔耳上反复涂抹煤焦油使兔耳患上皮肤癌，首次证实了化学致癌物（chemical carcinogen）的存在。进一步研究发现，大部分化学致癌物需要经过代谢活化才能导致肿瘤发生，化学致癌是一个多步骤的过程。目前研究表明，不良居住环境和生活方式的长期暴露是人类癌症发生的主要决定因素；而宿主患癌风险高低与自身的遗传易感性密切相关。

一、化学致癌物的概念与分类

化学致癌物是指所有能引发癌症的化学物质。

根据化学致癌物的作用方式，可将其分为直接致癌物、间接致癌物和促癌物（肿瘤促进剂）。直接致癌物是指进入机体后无须代谢就能与体内细胞直接作用，诱导细胞癌变的化学致癌物，如致癌性烷化剂；间接致癌物是指进入机体后需经代谢活化才具有致癌作用的化学致癌物，大多数化学致癌物属于这一类；促癌物是指单独作用于机体时无致癌作用，但能促进其他致癌物诱发细胞癌变的化学物质，如苯巴比妥。

根据化学致癌物与肿瘤的关系，可将其分为确认致癌物（proved carcinogen）、可疑致癌物（suspected carcinogen）和潜在致癌物（potential carcinogen）。确认致癌物是指在流行病学调查及动物实验中均有明确证据表明对人和实验动物均有致癌作用的化学物质，如砷，石棉等；可疑致癌物是指虽已证明与肿瘤发病有关，但缺乏流行病学证据或动物实验结果不恒定的化学物质，如亚硝胺、黄曲霉毒素等；潜在致癌物是指在动物实验中已有阳性结果，但缺乏对人体同样具有致癌性证据的化学物质，如铅、汞等。

国际癌症研究机构（IARC）通过收集和评价全球各地已有的致癌相关研究，根据化学致癌物对人体的致癌危险性将其分为4级，级别越低，致癌的可能性越大。

二、化学致癌物的代谢活化与致癌过程

1. 化学致癌物的代谢活化 大部分化学致癌物属间接致癌物，需经人体的代谢激活（activation）后活化为亲电子的终致癌物（ultimate carcinogen），后者能不同程度且无区分地和 DNA、RNA 或蛋白质的某些亲核部位作用并最终导致肿瘤发生。此外，这些化学致癌物也可通过代谢减毒（detoxication）而失去致癌作用。

代谢酶是化学致癌物代谢活化过程中的关键因素。以细胞色素氧化酶 CYP1A2 为例,许多化学致癌物如芳香胺类均可在 CYP1A2 的催化作用下经 N-氧化反应被活化为终致癌物:如 4-氨基联二苯经 CYP1A2 催化生成 4-羟联二苯,后者经肾脏排泄或血液循环进入膀胱,在膀胱内被重吸收后与 DNA 结合成为芳香胺-DNA 化合物,从而导致继发性膀胱癌的发生。

在上述过程中,化学致癌物与 DNA 分子特异性位点结合形成的共价结合物被称为 DNA 加合物(DNA adduct)。DNA 加合物可以将烷基、芳基转移到 DNA 碱基的特定位点,并且其相互作用具有一定的选择性,不同物质会选择性作用于嘌呤或嘧啶。由化学致癌物到 DNA 加合物,并最终导致 DNA 突变这一进程,主要决定于致癌物靶向的核苷酸序列、宿主细胞以及选择性的 DNA 修复过程。动物实验显示,终致癌物形成 DNA 加合物的能力与诱导肿瘤形成的能力呈明显的正相关关系。

2. 化学致癌的多步骤过程　化学致癌是一个多步骤的过程。目前较为公认的学说将化学致癌的过程分为 3 个阶段:启动(initiation),促进(promotion),进展(progression)。

肿瘤启动是化学致癌的第一步,指的是化学致癌物直接作用于 DNA 导致其损伤,DNA 损伤经过一次或多次的细胞分裂增殖固定下来,使单个或少量细胞发生永久性不可逆的遗传性改变。这一过程通常较为迅速,并且一旦启动通常无法再逆转。DNA 加合物的形成在这一过程中是较为常见的形式,也是化学致癌理论的中心环节,被认为是肿瘤发生的一个必需条件和细胞恶性转化的启动事件。启动阶段最终形成的细胞被称为启动细胞,具有启动作用的物质被称为启动剂(initiator)。

化学致癌的第二阶段为促进阶段,指的是启动细胞在某些因素的促进下进行选择性克隆扩增形成细胞群的过程。新形成的细胞群构成前肿瘤细胞团集点,即良性肿瘤。这一阶段的早期是可逆的,如果在细胞恶性转化发生前停止给予肿瘤促进剂,那么这种前恶性或者良性损害可能消退。具有促进作用的物质被称为促癌剂或促进剂(tumor promoter),肿瘤促进剂无须代谢激活就能发挥其生物学活性,其作用一方面增加了组织对致癌物的敏感性,另一方面扩增了启动细胞的数量,启动细胞数量的增多以及肿瘤促进剂导致的细胞分裂加快,增加了这些细胞恶性转化的风险。巴豆油就是一种广泛用于小鼠皮肤癌模型的肿瘤促进剂。

启动与促进两个阶段所致的损伤需要经过另一过程才能转变为恶性肿瘤,这一阶段即进展。在这一阶段中,细胞在形态、功能代谢等方面逐渐表现出肿瘤的特征性表现,标志性特征为遗传不稳定性增加和细胞无控制生长的趋势。在这一过程中可能发生进一步的基因改变,如点突变、基因过度表达、染色体片段扩增等引起的原癌基因激活,以及等位基因的点突变及缺失、重组或染色体不分离等引起的抑癌基因失活等,这些改变均赋予细胞生长优势和侵袭的能力,最终形成转移播散。同时具有启动、促进和进展作用的化学致癌物被称为完全致癌物(complete carcinogen)。

三、化学致癌的相关影响因素

化学致癌的基石是基因与环境的相互作用。宿主相关基因的变异决定了不同个体对化学致癌易感性的差异,而个体间蛋白(包括各类酶、表面受体、细胞周期控制蛋白等)的功能多态性使接触相同化学致癌物的不同个体表现出明显不同的结果。

1. 致癌物代谢的差异　大多数化学致癌物进入人体后需经过代谢活化才具有致癌活性,已有大量研究表明人群中肿瘤易感性与代谢酶基因多态性相关;与此同时,体内也存在相应的解毒途径使部分化学致癌物失活并排出体外,代谢活化与代谢减毒之间的平衡和效率同样影响着人体对致癌物的易感性。

致癌物代谢过程中有多种酶参与:参与不同化学致癌物代谢的酶可能不同,而同种酶对不同类型的化学致癌物的代谢作用也可能不同。此外,激活和去毒的途径是竞争性的,在这过程中相关酶表达水平或功能的差异导致了致癌物的不同转归,而化学物质的暴露也可引起致癌物代谢相关基因表达的上调或抑制,导致了个体间对致癌物代谢更大的差异。以上种种因素,均使致癌过程变得更为复杂,因而影响了个体对致癌物的易感性。

2. DNA 损伤和修复的差异　致癌物的代谢仅是基因-环境相互作用的一方面,另一重要方面是化学致癌物所致的基因改变。

化学致癌物可改变 DNA 的化学结构,包括大块的芳香族型加合物的形成、烷化作用、氧化作用、二聚化和脱氨基作用。化学致癌物还可引起表观遗传的改变,如改变 DNA 的甲基化状态,导致特异性基因表达的沉默。DNA 加合物是强致突变剂,可引起碱基错配和小的缺失,导致错义和无义突变,也可引起大的基因损伤如染色体断裂和大的缺失。

致癌过程中产生的 DNA 损伤可通过一些机制来修复,修复速度和修复准确性的差异影响了 DNA 加合物形成的程度和基因损伤累积的总量。为了保持遗传的稳定性,人体内存在多种对 DNA 损伤进行修复的酶。DNA 修复酶作用于化学致癌物 DNA 的损伤位点,通过不同的修复机制和修复途径对 DNA 损伤进行修复。目前已知的主要修复机制包括:直接 DNA 修复、核苷切除修复、碱基切除修复、双链断裂修复、错配修复和复制后修复;而每种修复途径均有各自特殊的酶参与,目前已发现超过 70 个人类基因涉及了至少 5 种的 DNA 修复途径,这些基因负责 DNA 修复的准确度,它们的缺陷可导致基因突变和突变表型的增加。研究发现许多癌症易感患者存在 DNA 修复缺陷,如着色性干皮病患者的切除修复能力明显降低,核苷切除修复的主要作用是帮助去除转录链上的加合物从而保护蛋白质的合成,相关酶基因的突变可导致 DNA 修复缺陷综合征而使患癌率增加,因此,着色性干皮病患者发生皮肤癌的风险较高。

第二节 放射致癌

要点:

1. 电离辐射包括天然辐射和人造辐射两大类。
2. 电离辐射的损伤包括亚致死性损伤、潜在致死性损伤及致死性损伤。
3. 电离辐射的致癌机制与基因不稳定、DNA 甲基化相关。
4. 癌症的发生与传能线密度、遗传易感性相关。

在物理致癌因素中,有直接证据的包括电离辐射(ionizing radiation),紫外线(ultra-violet light,UV light)和石棉(asbestos)等。这些因素的致癌性已十分明确。电离辐射是最主要的物理性致癌因素,本章节主要讨论电离辐射致癌的相关问题。

一、电离辐射的概念及分类

电离辐射是指携带足够能量使物质原子或分子中的电子成为自由态,从而使这些原子或分子发生电离现象的辐射。电离辐射主要包括以短波和高频为特征的电磁波的辐射以及电子、质子、中子、α 粒子等的辐射。根据来源,电离辐射主要分为天然辐射和人造辐射两大类。

天然辐射主要来自自然界的土壤、岩石、植物以及建筑材料等。其中,氡是最大的天然辐射源之一。另外,我们还暴露在宇宙辐射中,高海拔地区居住的人遭受的宇宙辐射高于海平面地区。这些天然的辐射又称为本底辐射。根据海拔、地理、房屋建造的主要建材类型的不同,本底辐射各不相同。

人造辐射是另一重要的辐射来源。人造辐射的主要来源有核设施、核技术应用以及核爆炸产生的辐射,而绝大多数人造辐射源来自医疗,包括影像诊断、核医学和肿瘤放射治疗。这些辐射源射线主要是 γ 射线、X 射线和电子线。依据射线在组织中沿着次级粒子径迹上的线性能量传递(linear energy transfer,LET)大小,可以将射线分为低传能线密度(或称为低 LET 射线)和高传能线密度(或称为高 LET 射线)。

二、电离辐射的损伤与修复

电离辐射作用于细胞导致 DNA 的损伤,主要表现为单链断裂和双链断裂。哺乳动物细胞的放射损伤常分为3种：

1. 亚致死性损伤　指细胞受到辐射后，在一定时间内能完全修复的损伤。

2. 潜在致死性损伤　指细胞受到辐射后，在适宜条件下损伤能修复，否则这种损伤将转化为不可逆损伤。

3. 致死性损伤　指细胞所受的辐射损伤在任何情况或条件下都不能修复。

三、辐射致癌的机制

辐射初期会引发与细胞衰老和端粒缩短相关的克隆性端粒不稳定的自然过程。由于辐射相关的端粒重排和不稳定的染色体易位连接，辐射后一部分错配的基因损伤会倾向于在其子代中出现第二次改变。某些放射相关癌症的发生即与这种病理过程有关，这在乳腺癌中已得到证实。

基因的不稳定性，特别是功能异常的端粒更倾向于与辐射诱导的双链断裂相互作用，增加了错配的可能性。这种情况在单链断裂和双链断裂相对不足或低剂量时特别重要。这可解释在 <50cGy 辐射时诱导的基因不稳定性呈剂量依赖的关系，而当剂量更高时，诱导的不稳定性则呈平台式。

近年来研究发现，电离辐射导致的基因的不稳定性与 DNA 甲基化改变密切相关。21 世纪初已证实 DNA 低甲基化导致基因的不稳定性，并有潜在的致癌作用。随后发现低剂量电离辐射暴露后，DNA 甲基化水平降低，从而导致基因的不稳定性。

单个细胞启动进展成肿瘤的可能性受到周围组织细胞和全身宿主因子的影响，而辐射能影响细胞-细胞、细胞-组织以及宿主因素之间的相互关系。

四、传能线密度辐射与患癌风险

1. 低传能线密度辐射　理解患癌风险与辐射剂量之间的关系，对于评估一般人群在日常情况下遭受低剂量辐射暴露时的风险有重要意义。低剂量暴露下风险的准确评估，对于调整环境和职业暴露是十分必要的，特别是对于评估某些医用放射的利弊，并决定其是否使用或怎样使用，都具有重要的意义。典型的例子就是关于儿童进行 CT 扫描的风险评估。通常这种检测使人体所遭受的辐射剂量是一般 X 线摄片的 10~15 倍，该剂量被认为可以直接增加癌症发生风险。儿童对辐射诱癌有较高的敏感性，而 CT 检查在儿科医学中的应用正逐渐增加。研究者正在评估这一潜在的风险，以考虑是否对儿童患者尽量减少这种操作或降低所遭受的辐射暴露剂量。

根据在细胞和分子水平的辐射理论模型和流行病学与实验研究，主要有 2 种剂量反应模式。一种是线性模式，一种是线性-平方模式。线性模式是指辐射剂量与患癌风险成正比；线性-平方模式是指低剂量时患癌风险与辐射剂量成正比，而高剂量时其风险则与剂量的平方呈函数关系，即表现为迅速增加。两种模式均显示，在总的暴露剂量较低时（如 <200mGy），多分次的低剂量暴露所致的风险累加起来，与遭受总量相当的单次暴露所致的患癌风险相当。而在总剂量达到 2~3Gy 时，线性-平方模式则提示了时间依赖的不同，单次高剂量的暴露较多分次剂量的暴露具有更高的风险。这提示，当总剂量达到或高于 2~3Gy 时，分次给予比一次性给予的癌症发生风险要小。

2. 高传能线密度辐射　普通人群接受的高 LET 辐射最主要的来源是氡暴露。氡作为气体，能够从岩石和土壤中进入到空气。地下的矿物特别是铀矿，常含有高水平的氡气。氡具有辐射性，但化学上是惰性的和不带电的。而氡自发衰变释放出的次级射线粒子可吸附在灰尘颗粒上，当被人体吸入时，能沉积在肺导致肺的 α 粒子辐射损伤。对遭受高剂量氡暴露的地下矿工的研究明确显示了肺癌风险的增加。这种风险是肺特异性的，未观察到其他实体瘤和白血病发病的增加。研究还提示了肺癌风险和氡暴露之间的线性剂量关系。美国的相关研究和统计表明，氡是肺癌的第二大诱因。

经低剂量的高 LET 辐射后，细胞出现的旁观者效应也是目前研究的重点。在旁观者效应中，被射线如 α 粒子直接击中的细胞，能发出信号给邻近的未被射线直接击中的细胞，这些信号使未受照射的细胞出现基因的损伤。这种机制仅发生在低剂量且仅部分细胞被直接击中的情况下。

更高剂量的高 LET 辐射不存在这种旁观者效应。这对理解氡和其他高 LET 辐射在低剂量时的效应具有重要的意义。关于低 LET 辐射在低剂量时是否有旁观者效应尚不清楚。

五、辐射与癌发生的关系

1895 年伦琴发现了 X 线后，医学界很快意识到它在诊断和治疗中的价值。但几乎同时，也发现了辐射暴露的危险，其中癌的发生是最主要的风险。皮肤癌是第一种被认识到与辐射暴露有关的肿瘤，其报道于 1902 年，距发现 X 线仅 7 年时间，在那以前，工人常用手来检测 X 线管的输出情况，后来发现遭受高剂量暴露的皮肤易患皮肤癌。1911 年又报道了放射工作人员与辐射诱导相关的白血病的关系。由于是较高剂量暴露的原因，一度认为患癌风险的增加可能是由组织的损伤引起的，并没有意识到低剂量的潜在风险。但随后的观察研究证实了低剂量辐射暴露致癌风险。

1. **原子弹爆炸后遗效应的观察** 日本广岛和长崎在原子弹爆炸中的幸存者是研究人类辐射暴露后癌发生风险的最大规模人群。接受非致死剂量辐射的幸存者接受到的辐射暴露剂量是不同的，多数幸存者受到的平均辐射剂量少于 0.3Sv 剂量当量，这提供了低剂量暴露人群的风险信息。对该人群的分析数据初步表明，很多人类患癌风险与剂量呈函数关系，人体不同的组织器官易感性也不同。由于诱导实体瘤发生的潜伏期很长，低剂量致实体瘤风险的信息还在进一步观察中。

2. **医源性电离辐射暴露的人群观察** 接受医源性辐射的人群主要有两类，一是影像诊断患者和接受放射治疗的肿瘤患者，二是从事辐射诊断和治疗职业的医务人员。对前一类人群而言，由于是局部低剂量或分次低剂量累计辐射，观察结果主要反映的是特定器官组织的患癌风险。后一类人群尽管辐射安全防护技术和措施有了极大的提高与完善，但依然被纳入高危职业人群，而需定期体检并密切观察。

目前没有证据表明常规影像诊断的辐射会导致成人患癌风险增加，但通常对儿童患者应考虑尽量减少常规影像诊断所带来的辐射暴露，尤其是不必要的频繁 CT 扫描检查。

放射治疗曾用于多种疾病的治疗，包括胸腺和扁桃体增生、头癣、强直性脊柱炎以及消化性溃疡等良性疾病。有数据已经显示了这些人群中白血病、甲状腺癌、乳腺癌和胃癌的发病风险有不同程度的增加。目前放疗主要针对恶性肿瘤的治疗，但是否会明显增加第二肿瘤的患病风险尚无定论。有资料显示，在鼻咽癌等头颈部原发肿瘤放疗后，会诱发肉瘤等第二原发肿瘤，这种放射诱发肿瘤是放射治疗最严重的并发症。而美国国立卫生研究院对数据库中的乳腺癌患者进行了长达 13 年的随访，分析显示，多数患者发生的第二肿瘤与其接受的放射治疗无关。因此，目前尚无确切的证据表明癌症患者在接受中低剂量放疗的部位，其第二肿瘤的患病风险会增加。尽管如此，通过遗传易感基因的研究表明，一些存在抑癌基因缺陷的特定患者人群，其第二肿瘤的发生风险会增加。

3. **其他职业暴露的人群观察** 铀矿和其他地下矿工的研究提供了许多关于慢性和延长电离辐射暴露所致风险的数据，该数据表明了氡暴露与患癌风险的重要关系。

六、辐射致癌的影响因素与遗传易感性

1. **年龄** 暴露时的年龄是辐射诱导癌的易感性影响因素。甲状腺癌风险的增加主要是在儿童期遭受辐射暴露的人，然而在接受辐射暴露的成人中则风险很小甚至忽略不计。就乳腺癌而言，儿童和青少年风险最大；相比于年幼者，20 多岁和 30 多岁的年轻妇女风险较低；对于 45~50 岁的妇女则几乎没有影响。如果暴露发生在生命的早期，诱发急性白血病、结肠癌、中枢神经系统肿瘤和皮肤癌的风险更大。对整个患癌风险的估计是，幼童是中年成人敏感性的 10~15 倍。

20 世纪 50 年代中期发表的报道第一次提示，因诊断操作遭受宫内辐射暴露的孕妇，其子代儿童期患白血病和其他肿瘤的风险增加。目前认为，宫内遭受每剂量当量的辐射暴露，儿童期患癌风险增加 6%。

2. **遗传易感性** 多年来人们知道人群中存在罹患自发性癌的高风险个体。通过这些个体及其

家族的研究发现,人类存在一系列涉及特异性肿瘤遗传易感性的基因,从中也发现了许多癌症病理发生的重要概念。

存在这种易感性的个体,其一生中发生特异性肿瘤的概率超过50%,某些情况下更高。幸运的是,影响这种癌易感性的突变相对罕见。通常在人群中,已知的高外显基因能够解释的癌症约占癌症总数的5%,但尚不清楚普通人群中更常见的低外显突变或多态性对患癌风险的潜在影响。用传统的流行病学方法很难检测这些功能多态性的存在及其影响。但是动物模型和人类细胞水平的研究显示了这种多态性的存在以及其对辐射诱导癌的影响。基于已知的辐射诱导损伤和癌症发展的机制,可以预见,与DNA双链断裂修复相关的基因和增加染色体畸变敏感性相关基因的改变是重点研究对象。

关于易感基因与辐射风险的一些重要信息来自放射治疗后第二原发癌的研究。研究显示,对于遗传性视网膜母细胞瘤的患者,其放射诱发的骨肉瘤和软组织肉瘤发病率增加。对基底细胞癌综合征患者的研究显示,在受照射区基底细胞癌和卵巢癌的风险增加。另外,Li-Fraumeni综合征患者放射诱发癌的风险也增加。在这些例子中,患者均有相应的抑癌基因缺陷,如RB基因、PTCH基因、p53基因等。相似的,在p53、PTCH或APC基因杂合缺陷的小鼠动物模型也发现了辐射诱导癌的风险增加。来自人和鼠的资料均支持抑癌基因的生殖突变不仅增加自发性癌的风险,也增加辐射诱导癌的风险的观点。

另外,在运动失调性毛细血管扩张症中也发现辐射诱导癌,尤其是乳腺癌的易感性增加。运动失调性毛细血管扩张症是一种因为ATM基因缺失或突变引起的隐性遗传综合征,它对急性辐射的细胞杀伤效应具有高度敏感性。该基因是DNA损伤信号转导和反应途径的重要成员,该基因纯合缺失的患者其患癌或辐射诱导癌的风险均有增高。ATM基因杂合突变个体的风险尚不确定,但这些个体对急性辐射效应的敏感性尚在正常范围。

总之,癌症的发生是一个多病因、多步骤的复杂过程,除了包括化学、物理、生物致癌因子等环境致癌因素的作用外,个体的遗传易感性在癌的发生和进展中起到了重要的作用。虽然对癌症的病因和发病机制目前还没有完全阐明,但随着医学科学技术研究的进步,癌症发生过程正变得逐渐清晰。环境致癌物是癌症发生的源头,认识和鉴定环境中的致癌物,了解致癌物在癌症发生机制中的作用,对癌症预防和治疗都具有关键性的意义。去除或减少环境中的致癌物是降低癌发生风险的有效办法。

第三节　微生物组与肿瘤

要点:

1. 微生物感染是生物致癌的重要因素之一。
2. 病毒通过癌基因的插入整合及相关转录蛋白和信号通路促进细胞恶性转化。
3. 幽门螺杆菌通过损伤胃黏膜上皮细胞和产生毒素蛋白,促进胃癌发生发展。
4. 疫苗接种和抗病毒药物治疗对于防治肿瘤有重要作用。

高等生物是由不同体细胞组成的功能性器官系统。正常体细胞的生长和分化在基因水平受到系统、精确的调控。但在物理、化学或生物因素的作用下,它们可能发生调节失控,其中一部分细胞获得自我生长能力,在其所在组织部位异质性增生形成肿瘤。微生物感染是生物致癌的重要因素之一,与肿瘤的发生、发展、治疗及预后有密切联系,在微生物致癌领域内的许多重大发现也直接提高了人们对肿瘤发生的认识,并产生新的防治策略。1989年诺贝尔生理学或医学奖授予了J.Michael Bishop和Harold Varmus,以表彰他们对src基因的研究证明了病毒癌基因的细胞起源;2005年诺贝尔生理学或医学奖授予了Barry J.Marshall和J.Robin Warren,以表彰他们"发现了幽门螺杆菌以及该细菌对消化性溃疡病的致病机制";2008年Harald zur Hausen因"发现导致宫颈癌的HPV"获得诺贝尔生理学或医学奖。针对微生物的疫苗及抗病毒药物的成功开发大大降低了微生物相关肿瘤的发病率,推动了人类战胜肿瘤的步伐。

一、病毒与肿瘤

1. 致瘤病毒的发现   100 年前人们便发现了致瘤病毒,Vilhelm Ellermann 和 Olaf Bang 首次证实白血病细胞的过滤提取物(含有病毒)或者被感染的鸡血清可诱导鸡白血病的发生。不久,Peyton Rous 证明肉瘤细胞提取物接种鸡,可以产生实体瘤。这些致瘤病毒属于反转录病毒家族,具有明确的转化功能,不直接杀伤宿主细胞。在大多数情况下,感染的病毒以一种短暂的病毒血症形式出现,不引起明显病症。具有快速转化及高致癌性的反转录病毒株,恶变的可能性更大,如 Rous 分离的劳斯肉瘤病毒(Rous Sarcoma Virus,RSV)。

致瘤反转录病毒会通过不同的机制引发肿瘤。反转录病毒基因组中的癌基因(oncogene)可编码相关蛋白,引起细胞恶性转化或肿瘤发生。此外,当病毒整合到宿主细胞基因组的原癌基因(proto-oncogene)附近,原癌基因的转录就会被不恰当地激活。病毒结构基因组中隐藏着使正常细胞转化的癌基因,癌基因启动一系列分子事件促使细胞发生转化。表 1-3-1 中我们列举一些致瘤病毒及其携带的癌基因。

表 1-3-1   致瘤病毒及其癌基因

病毒名称	DNA 类型	基因大小	癌基因	基因启始	癌基因作用
多瘤病毒	双链 DNA	5~6kb	T 抗原	早期病毒基因	失活抑癌基因
单纯疱疹病毒	双链 DNA	~8kb	E6 E7	早期病毒基因	失活抑癌基因
腺病毒	双链 DNA	~7kb	E1A E1B	早期病毒基因	失活抑癌基因
乙肝病毒	双链 DNA	6~9kb	前 S1 基因 X 基因	早期病毒基因	活化致癌通路
EB 病毒	双链 DNA	172kb	LMP-1 LMP-2A BARF1	早期病毒基因	活化致癌通路

2. 致瘤病毒及机制   目前认为,由微生物感染引发的肿瘤占整体肿瘤发病率的 20% 左右,病毒感染是宫颈癌、肝癌等肿瘤发病的主要诱因。尽管致瘤病毒归属不同家族,但它们仍然有许多共同特征。理论上讲,任何病毒只要能编码蛋白促进细胞周期的进行或抑制细胞凋亡,就有转化细胞并导致肿瘤发生的潜能。致瘤病毒一个很重要的特性就是病毒具有感染却不杀伤宿主细胞的能力。有的病毒能诱导分泌某些蛋白或细胞因子,从而刺激未感染细胞生长,诱导组织增生,或者下调免疫系统对感染细胞的杀伤作用,这类病毒也有导致肿瘤发生的潜能。当致瘤病毒感染细胞后,其遗传物质往往会整合到细胞的染色体上,引起细胞癌变,称为细胞转化(cellular transformation)。转化作用可使细胞生长不受控制,并最终形成肿瘤。被致瘤病毒转化的细胞核中通常保留了病毒 DNA,这些 DNA 序列是感染的 DNA 基因组的全部或部分序列,或者是在反转录病毒感染的细胞中合成的前病毒 DNA。病毒 DNA 的整合作用(virus DNA integration)指某些致瘤病毒感染细胞后,其遗传信息整合到宿主细胞核的基因组中,并能够作为正常细胞的一部分随细胞的增殖由亲代垂直传递给子代。病毒整合酶对前病毒 DNA 的整合是反转录病毒生命周期的重要一步。这种前病毒可随机整合于细胞 DNA 的任何位点,并保持病毒基因与对照序列的固定顺序。如果病毒携带的病毒癌基因可使细胞发生癌变,那么它整合于细胞基因组的哪个位点并不重要(前提是病毒转录子不会被细胞染色体的转录惰性区域所屏蔽)。病毒整合于细胞基因组的特定区域是诱导肿瘤发生的关键,病毒通过激活整合位点附近的癌基因表达而促进细胞转化。

病毒 DNA 还可在转化细胞内以一种稳定的染色体外附加体存在,例如 EB 病毒和人乳头瘤病毒。伴随着细胞 DNA 的合成,病毒基因组也进行复制,并有秩序地将复制的病毒 DNA 分配到子代细胞,从而在每个细胞中保持有几十到上百个拷贝的病毒附加体。因此,为了持久改变细胞生长性状,除了需要病毒直接调控细胞生长和增殖的编码基因,还需要病毒进行附加体复制的编码基因。

（1）RNA 病毒:RNA 致瘤病毒在分类上属于反转录病毒科。反转录病毒生活周期是以 RNA 和 DNA 为模板进行遗传物质的扩增。首先,病毒感染细胞后,利用宿主细胞的 RNA 聚合酶将病毒 RNA 反转录成单链 DNA,然后合成双链 DNA,最后整合到宿主基因组中,此时双链 DNA 可转录成感染性 RNA,以这种方式整合到染色体的病毒基因参与了反转录前病毒颗粒的产生,当其与人群接触时可横向传染新的人群。因此,反转录病毒是通过垂直或纵向传递遗传物质(病毒将遗传物质整合到宿主染色体形成原病毒,然后将病毒遗传物质传给后代),其形式不同于 DNA 病毒的横向感染(即通过受感染的宿主细胞传播给邻近的细胞)。

由于病毒的基因组结构差异,根据体外培养中是否需要辅助病毒产生完整的病毒颗粒,又可分为非缺陷型和缺陷型 RNA 致瘤病毒。带有 *src* 癌基因的肉瘤病毒含有完整的 *gag*、*pol* 与 *env* 基因,属于非缺陷型病毒;缺陷型 RNA 致瘤病毒基因结构缺失 *pol* 和 *env* 基因,但含有与病毒致瘤相关的癌基因,需要在辅助病毒的协助下才能产生完整的病毒颗粒。RNA 致瘤病毒根据在动物体内的致瘤能力及时间,分为急性和慢性 RNA 致瘤病毒。急性 RNA 致瘤病毒接种动物后 3~4 周可诱发肿瘤;慢性 RNA 致瘤病毒导致动物发生肿瘤的过程可达到 5~12 个月时间周期,它们不携带癌基因,只能通过长末端重复序列(long terminal repeat,LTR)整合到宿主细胞的 DNA,使插入部分以下的基因过度表达而引起肿瘤。

人类 T 细胞淋巴病毒(Human T-cell leukemia virus,HTLV)是首个被发现的致瘤 RNA 反转录病毒。1980 年以来,美国的 Gallo 和日本的 Miyoshi 团队分别从成人 T 细胞白血病(adult T-cell leukemia/ lymphoma,ATLL)患者外周血培养的 T 细胞中分离出一种反转录病毒,1982 年又从一名变异的多毛细胞白血病患者中分离出人类 T 淋巴细胞病毒 2 型(human T cell leukemia virus type-2,HTLV-2)。下述四点证据支持 HTLV-1 可能促进 ATLL 的发生:①ATLL 高发区域与 HTLV-1 在人群中的分布相似;②HTLV-1 在体外可以使人类 T 细胞永生化;③在 ATLL 细胞整合有单克隆 HTLV-1 前病毒 DNA;④所有的 ATLL 患者都有针对 HTLV 的抗体。HTLV-1 阳性者发生 ATLL 累积发生率约为 0.5%~7%,一般需要经过 20~30 年的潜伏期,甚至有长达 60 年的潜伏期,可见单纯 HTLV-1 感染尚不足以导致 ATLL,尚需其他因素的共同参与。

HTLV-1 的 Tax 蛋白是重要的致瘤蛋白,可通过 LTR 上调病毒基因的表达,激活 NF-κB 信号途径,上调 IL-2Rα、IL-2、IL-6、IL-15、粒细胞-巨噬细胞集落刺激因子(GM-CSF)和 B 细胞淋巴瘤因子(BcL-XL)等与凋亡和细胞周期相关基因的表达。另一方面,ATLL 细胞也通过多种机制抑制 Tax,比如 39% 的患者通过 5′-LTR 的缺失使细胞不表达 Tax,5′-LTR 的甲基化也能使细胞 Tax 表达缺失。Tax 虽然可以促进 CD4$^+$淋巴细胞的增殖,但它也是细胞毒 T 细胞识别和杀伤 HTLV-1 感染细胞的重要靶抗原,因此,Tax 对 HTLV-1 感染细胞的生存既有有利的一面,也有不利的一面。在 30% 的 ATLL 患者可以发现 *p53* 的突变,还可发现 *p16^{INK4A}* 的缺失,这两种基因改变都与疾病的进展有关。

（2）DNA 病毒:DNA 病毒感染细胞后即可启动早期基因的转录,这些早期基因的表达产物通常是激活中晚期基因表达的转化蛋白。DNA 病毒基因组由单链、双链或部分双链的核苷酸组成。带有双链 DNA 基因组的病毒可以分成 22 个家族,其中感染哺乳动物的病毒有腺病毒科、疱疹病毒科、乳头瘤病毒科、多瘤病毒科及痘病毒科。这些双链 DNA 基因组有线形的,也有环形的。这些病毒 mRNA 的合成依赖于宿主的 RNA 聚合酶。带有部分双链 DNA 的有缺口的病毒基因组,如嗜肝 DNA 病毒科,其缺口要在 mRNA 合成之前修补成完整的双链。合成的 RNA 作为带缺口 DNA 基因组复制的模板,该过程需要病毒编码的反转录酶,类似于反转录病毒。目前和人类肿瘤发病相关的 DNA 致瘤病毒有乙肝病毒(HBV)、人乳头瘤病毒(HPV)、EB 病毒(EBV)等,它们分别可引起肝癌、宫颈癌、淋巴瘤及鼻咽癌等肿瘤。

1）HBV 与肝癌:1970 年,Dane 从肝炎患者血清中分离到乙型肝炎病毒颗粒。HBV 是一种包膜 DNA 病毒,又称 Dane 颗粒,直径约 42nm。其外膜脂蛋白结构主要成分为表面抗原(HBsAg),

核心颗粒蛋白为核心抗原(HBcAg),HBsAg 与肝癌的发生有显著关系。HBV 的 DNA 分子量为 $(1.6\sim2)\times10^6$ Da,为双链不完全环形 DNA 分子,全长 3 200bp。

HBV 属于嗜肝 DNA 病毒科,所有嗜肝 DNA 病毒的主要复制都是在肝细胞中。HBV 感染可能是急性的(3~12 个月发病),也可能是持续或终身的。世界上不同国家的持续感染人群占比为 0.1%~25%,HBV 持续感染发展为肝癌的风险非常高,每年约有 100 万人死于这种疾病。HBV 可通过以下几种方式促进肝癌的发生发展:①HBV 编码的 X 蛋白(HBx)直接作用于肝细胞,刺激其增殖能力;HBx 通过结合 DDB1 并扰乱 CRL4WDR70 泛素酶复合体,抑制组蛋白 H2B 单泛素化在断点附近的延伸,从而阻断 DNA 双链断裂的末端回切过程,通过扰乱 DNA 双链断裂位点的切割处理,引起宿主细胞同源重组修复缺陷(homologous recombination repair defects,HRD);HBx 蛋白具有广泛的反式激活功能,参与调节胞质内 c-Raf-1 信号通路、Ras 通路、JAK-STAT 等信号通路,激活相关转录因子的表达。②HBV 基因插入宿主基因组,融合后促进相关转录基因及信号通路的激活。转录组学测序发现宿主基因组中某些区域,在没有 HBV 基因融合时通常是沉默的,但 HBV 基因融合的情况下在 8 号染色体短臂(chr.8p11)上的 HBV 插入位点发现一段长散在重复序列 1(LINE1)。HBV 基因插入导致的嵌合转录物(HBx-LINE1)可导致细胞由上皮表型向间质表型变化(EMT),同时 HBx-LINE1 激活 Wnt/β-catenin 通路。通过 HBV 相关肝癌患者的癌组织和配对癌旁肝组织样本进行蛋白基因组研究,发现染色体 4q 和 16q 的缺失会通过反式效应影响细胞周期相关蛋白并促进肝癌的发生发展。③长期 HBV 感染刺激宿主免疫反应,HBsAg 可导致先天性免疫和适应性免疫的缺陷,诱导 T 细胞和 B 细胞的耗竭表型及功能障碍,通过死亡受体途径介导病毒特异性 CD8$^+$T 细胞的耗竭;诱导产生抑制性单核细胞,启动调节性自然杀伤(NK)细胞分化,导致 T 细胞发生抑制,抑制肝细胞的固有免疫反应,降低抗病毒细胞因子的表达水平,维持 HBV 感染,降低免疫系统对肝癌细胞的清除能力,发生免疫逃逸,逐渐发生肝炎、肝硬化、肝癌的转化过程。

2)HPV 与宫颈癌:目前有约 200 种已知类型的 HPV,大多数亚型可引起良性肿瘤(如尖锐湿疣),但人乳头瘤病毒的两种亚型(HPV16、HPV18)所编码的蛋白 E6 和 E7 可引起被感染细胞的永生化,诱发产生宫颈癌。E6 通过 E6AP-泛素途径降解 P53 蛋白,降低 P53 介导的细胞周期停滞和细胞凋亡,使细胞恶性增殖;E6 可与 P53、TNFR1 或 P52 结合干扰细胞凋亡信号,从而抑制细胞凋亡;E7 可优先结合 pRb,导致 pRb/E2F 复合物无法形成,失去对细胞周期的负向调控作用,从而促进细胞分裂增殖加快;E6、E7 过表达可导致中心体数目增多,增加基因组不稳定性,HPV 病毒可通过以上途径促进细胞的恶性转化。

3)EB 病毒:Epstein 和 Barr 于 1964 年首次分离出与淋巴肿瘤相关的病毒,命名为 EB 病毒。EB 病毒是多种肿瘤的病原,归属疱疹病毒属,可引起传染性单核细胞增多症、鼻咽癌、非洲 Burkitt 淋巴瘤和其他淋巴细胞增生性疾病。EBV 通过与淋巴细胞表面的 CR2(CD21)受体吸附而感染宿主细胞。EBV 感染有明显的种属和宿主依赖性,该病毒体外感染淋巴细胞可使其永生化,也可使宿主细胞转化,并发现转化细胞中有残留的 EB 病毒基因序列。EBV 潜伏感染宿主细胞,病毒的核抗原(EBNA)、潜伏膜蛋白 1(LMP1)、潜伏膜蛋白 2(LMP2)以及 EBV 编码小 RNA(EBER)是病毒的主要功能蛋白,参与了病毒转化细胞的某些重要环节。LMP1 是一个细胞膜整合蛋白,作为组成性活化的受体起作用。在缺乏配体的情况下,LMP1 蛋白可发生寡聚化,在细胞膜上形成通道,活化细胞转录调节因子 NF-κB。当定位在细胞膜上时,仅 LMP1 C 末端的胞内结合区就足以引起 B 细胞的永生化和细胞转录调节因子的活化。在其他的 EB 病毒蛋白缺失的情况下,LMP1 的持续性信号传递可引起细胞性质及基因表达的改变,这些改变与被 EBV 感染发生永生化的原代 B 细胞的典型变化一样,包括细胞黏附和凝集的增加。LMP-2A 能提高 LMP1 的稳定性,从而增强它的信号传递。

二、细菌与肿瘤

虽然目前对于微生物致瘤机制的了解主要集中在病毒领域,但是随着对基因组学和测序方法的发展与相关研究的深入,细菌致癌的机制也逐步得到揭示。

幽门螺杆菌(Hp)附着于胃上皮细胞,并导致炎症及活性氧(ROS)或活性氮(RNS)的产生,持续刺激上皮细胞并作用于基因组 DNA,促进恶性转化。Hp 还可通过Ⅳ型分泌物系统将细胞毒素相关蛋白 A(CagA)从细菌转运至胃黏膜上皮细胞胞内。CagA 可损伤胃黏膜,增加 DNA 损伤导致细胞突变;CagA 与 SHP-2 蛋白结合,导致细胞骨架的重排以及细胞的恶性转化;CagA 能够激活 ERK/MAPK 级联反应,激活肝细胞生长因子(HGF)受体 c-MET,上调 Toll 样受体(TLR)的表达,抑制钙黏蛋白 E-cadherin 介导的细胞黏附等促进细胞增殖和转移;CagA 可激活上皮细胞内的 NF-κB 信号,上调细胞因子 IL-8、IL-1、TNF-α 以及 COX-2 的表达及 NOX1/ROS 信号转导通路,引起上皮细胞周期调控蛋白表达异常,导致细胞增殖和凋亡失衡;Hp 通过 miRNA 影响机体防御、引起免疫功能紊乱、诱导胃癌发生、促进胃癌发展。另外,Hp 能够通过促进 DNA 甲基化等表观遗传学机制沉默,包括 $CDH1$、$TFF2$、$RUNX3$、$FLNc$、$HAND1$、$THBD$、$p14^{ARC}$、$HRASLs$ 以及 LOX 等抑癌基因的表达。这些分子和细胞水平的改变诱导了胃上皮细胞恶性转化的发生。

研究发现,在结直肠肿瘤中具核梭杆菌的转录本是正常组织中的数百倍。具核梭杆菌通过 FadA 黏附素附着于宿主的上皮细胞和内皮细胞,使细胞内化病原体,引发 NF-κB 和 IL-6 信号通路的级联反应。具核梭杆菌还能通过结直肠上皮细胞分泌 TNF-α 和 IL-8 引发炎症反应,有助于上皮细胞的间充质转化,促进肿瘤细胞的侵袭与转移。

随着基因组学和测序方法的发展,研究发现肿瘤内微生物(intratumoral microbes)可能会影响肿瘤微环境,包括肺癌和胰腺癌中的肺炎克雷伯菌,胰腺癌和乳腺癌中的阴沟肠杆菌、梭杆菌、肠杆菌等。肠道上皮屏障的损伤可导致微生物随血液扩展在肿瘤组织内定植,这些微生物可对 CagA 介导或 gdT 细胞分泌的 IL-17 导致的炎症起作用;胰腺癌中的肿瘤内微生物通过吉西他滨的胞苷脱氨酶降解,或在结直肠癌中增加自噬产生化疗耐药。

三、微生物与肿瘤的转化医学

微生物感染在癌症发生过程中起着至关重要的作用,通过预防感染、开发新的疫苗和抗微生物药物有望降低肿瘤发病率,预防肿瘤发生。另一方面,利用某些病毒在肿瘤中特异性繁殖的特点,可以开发溶瘤病毒进行肿瘤治疗。

(一)疫苗

疫苗是将病原微生物(如细菌、立克次体、病毒等)经过人工减毒、灭活,或利用基因工程的方法制备微生物蛋白并用于预防传染病。疫苗在保留病原微生物免疫原性的同时去除微生物的致病性。当人体接触到这种不具伤害力的病原微生物后,免疫系统便会产生一定的抗体等保护物质;再次接触到同样的病原微生物时,免疫系统便会激活二次应答来阻止病原微生物的伤害。疫苗的发明是人类发展史上一件具有里程碑意义的事件。威胁人类几百年的天花病毒在牛痘疫苗出现后便被彻底消灭了,迎来了人类用疫苗迎战病毒的第一个胜利。目前用于人类疾病防治的疫苗有 20 多种,根据技术特点分为传统疫苗和新型疫苗。传统疫苗主要包括减毒活疫苗和灭活疫苗,新型疫苗则以基因工程疫苗为主。目前获批接种的肿瘤相关疫苗主要有乙肝疫苗和宫颈癌疫苗:

1. 乙肝疫苗　我国首支血源性乙肝疫苗研制于 1975 年 7 月 1 日,故称为"7571 疫苗"。但由于血源性疫苗价格昂贵及安全隐患的问题,随着基因蛋白质组学的发展进入到基因工程疫苗阶段,目前利用基因工程乙肝疫苗的技术已相当成熟,主要的抗原蛋白是 HBsAg,其本身不具有传染性,只有抗原性。中国已实施新生儿国家免疫规划,乙肝疫苗即是免费且强制性接种的疫苗之一。乙肝疫苗的接种对乙型肝炎及肝硬化、HCC 的预防和源头控制起着重要作用。

2. HPV 疫苗　子宫颈癌是妇科常见的恶性肿瘤之一,发病率仅次于乳腺癌,位居第 2 位。2018 年 WHO 统计全世界每年有 57 万新发病例,每年约有 31.1 万人死于子宫颈癌。其中我国每年有 10.6 万新发宫颈癌病例,并有约 4.8 万例死亡。2002—2012 年,子宫颈癌的发病率呈稳步上升和年轻化趋势。但随着宫颈癌疫苗的研发和接种,宫颈癌的发病率有所下降。美国默沙东公司(Merck)研制成功的一种专门针对人乳头瘤病毒(HPV)的疫苗 Gardasil 于 2012 年获得 FDA 的上市批准,是世界上第一个获准上市的用于预防子宫颈癌的疫苗。目前我国上市的 HPV 疫苗包括二价、四价和九价 HPV 疫苗:二价 HPV 疫苗含有 HPV 16 型和 18 型,推荐用于 9~45 岁的女性;四价 HPV 疫苗含有 6、11、16 和 18,推荐用于 20~45 岁的女性;九价 HPV 疫苗含有 6、11、16、18、31、33、45、52 和 58 型,推荐用于 16~26 岁的女性。HPV 疫苗的接种大大降低了宫颈癌的发病率,起到早期预防作用。

(二)抗病毒药物

乙肝疫苗的接种大大降低了 HBV 的感染及其引发的相关病理改变,但我国仍存在大量 HBV 感染患者。HBV 的自身复制以及抗肿瘤治疗(放化疗、介入、靶向治疗)也可激活 HBV 的复制和活跃,可进一步损伤患者的肝功能及影响抗肿瘤治疗的进行。积极的抗病毒治疗可降低病毒复制,改善肝脏炎症,减轻甚至逆转肝脏纤维化,从而减少肝硬化失代偿、肝癌、肝衰竭等并发症的发生。核苷酸类似物恩替卡韦于 2005 年被批准用于治疗病毒复制活跃、ALT 持续升高或有肝脏组织学显示活动性病变的成人慢性乙肝患者,其抗病毒作用高效、耐药发生率极低;替诺福韦酯于 2008 年被批准上市治疗慢性乙肝患者,靶向肝脏,血浆稳定性高,其抗病毒作用强,安全性及耐受性良好,均成为肝癌患者抗病毒治疗的推荐药物。

(三)溶瘤病毒

溶瘤病毒是一类具有复制能力的肿瘤杀伤型病毒,主要通过感染并选择性杀伤肿瘤细胞和诱导全身抗肿瘤免疫的双重作用机制,实现抗肿瘤效果。Martuza 于 1991 年便发现转基因单纯疱疹病毒 HSV 在恶性胶质瘤治疗中有一定的效果,后续采用 HSV 进行的溶瘤病毒治疗的研究便日益增多。通过对自然界存在的一些致病力较弱的病毒进行基因改造制成特殊的溶瘤病毒,利用靶细胞中抑癌基因的失活或缺陷从而选择性地感染肿瘤细胞,在其内大量复制并最终摧毁肿瘤细胞(相关内容可参见第四篇第四章生物治疗)。随着溶瘤病毒疗法的研究进展,会为肿瘤患者提供更多的治疗选择。

第四节　DNA 损伤修复与肿瘤

要点:

1. 紫外线、电离辐射、烷化剂、DNA 自发损伤等,都可以引起 DNA 损伤。

2. DNA 损伤的形式分为:DNA 交联、DNA 链断裂、碱基突变、插入或缺失、DNA 重排等。

3. DNA 损伤的修复方式包括直接修复、切除修复、重组修复、细胞周期检查点调控。

4. DNA 修复不良、细胞周期检查点失调以及细胞凋亡抵抗都有可能导致癌症的发生。

5. 参与 DNA 损伤应答的蛋白和信号通路大致分为四类:DNA 修复、辅助 DNA 修复、DNA 损伤信号以及细胞生存。

DNA 作为大多数生物的遗传物质,具有高度保守性,以确保物种的遗传稳定性。在物种生命活动中,DNA 不断复制或暴露在生存环境中,易发生 DNA 损伤(DNA damage),生物体可以通过复杂的修复机制、损伤耐受以及调控点(checkpoint)信号来抵抗这些损伤,确保基因组稳定性。此外,DNA 损伤还可以激活细胞内高度保守的抗肿瘤、抗老化、抗凋亡反应,抑制细胞代谢、生长以及启动一些防御机制来维持细胞本身的完整性。

DNA 损伤与修复频繁发生,一旦产生的损伤不能修复或不能完全修复,将会产生一系列后果。一方面,从进化的角度来看,部分损伤可能是生物体的适应性反应,有利于生物体的生存,这些损伤进一步被保留下来,作为生存优势遗传给后代;另一方面,一部分损伤可能影响生物体的关键生命活动,这些损伤将在细胞或器官内聚集,造成生物体的功能性异常、疾病、衰老甚至死亡(图 1-3-1)。此外,有些损伤所致的突变并不引起表型的改变,只是在群体中形成基因组多态性片段,或成为与疾病相关

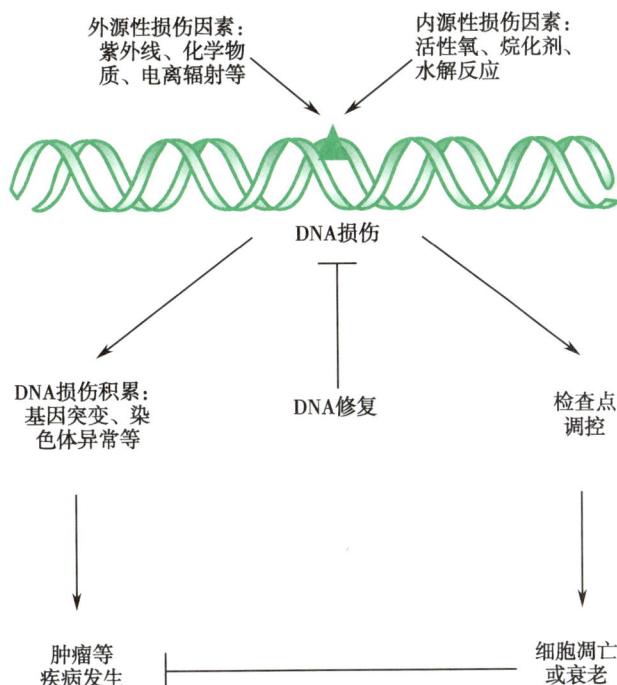

图 1-3-1 DNA 损伤修复与疾病发生

的因素保留于生物体的基因组内。

一般情况下,突变频率越高导致疾病的概率就越高,DNA 损伤修复成为许多疾病机制研究的重要领域。本节将主要学习 DNA 损伤修复及其与肿瘤发生和治疗的关系。

一、DNA 损伤的诱发因素及其机制

DNA 主要由碱基、脱氧核糖和磷酸构成,这些成分都可能受到损伤。其中,碱基作为荷载遗传信息的关键物质,其损伤对宿主最为严重。宿主的内、外环境因素均可诱发 DNA 损伤,其诱发损伤的机制各不相同,进而产生不同后果。

(一)多种因素可以引起 DNA 损伤

1. 紫外线(UV) 当 DNA 暴露于 260nm 波长的紫外线时,相邻的胸腺嘧啶通过 5,6-双键的饱和作用形成共价结合的环状结构,被称为胸腺嘧啶二聚体。此外,紫外线还可引起 DNA 之间、DNA 与蛋白质之间的交联,甚至导致 DNA 链的断裂。紫外线不能穿透人的皮肤,紫外线照射导致的 DNA 损伤仅局限在皮肤内,不易造成皮下组织的损伤。

2. 电离辐射 电离辐射可通过多种机制导致 DNA 损伤,其中·OH 等氧自由基的产生是 DNA 损伤的主要原因。这些自由基一方面可以作用于碱基,使 DNA 碱基发生氧化修饰,导致过氧化物的形成,碱基环的破坏和脱落等;另一方面,自由基还可与脱氧核糖及磷酸发生作用,破坏脱氧戊糖或使磷酸二酯键断裂,从而使 DNA 键断裂。电离辐射还可导致 DNA 链交联,高剂量的电离辐射可直接导致 DNA 链的断裂,这种直接损伤与辐射剂量存在依赖关系。如 1945 年日本的广岛和长崎遭受原子弹的袭击,幸存者在事后的数年,白血病、乳腺癌、肺癌、皮肤癌等恶性肿瘤的发病率明显高于其他地区。1979 年美国三哩岛压水堆核电站燃料元件损坏事故,以及 1986 年前苏联切尔诺贝利沸水堆核电站事故的受害群体的癌症发病率比普通人群高 7 倍。

3. 烷化剂 常见烷化剂如芥子气、硫酸二乙酯、甲基-亚硝基脲、化疗药物环磷酰胺、白消安等,几乎都是亲电子化合物。此外,机体还可产生一些内源性烷基化合物,这些烷化剂都带有一个或多个活性烷基,可致碱基或主链上的磷酸基发生烷基化。碱基的烷基化不仅导致碱基的配对障碍,还可能

导致碱基的脱落或缺失。DNA 磷酸基的二酯键发生烷基化，形成不稳定的磷酸三酯键，易使核糖与磷酸之间的化学键发生水解，导致 DNA 断裂。此外，烷化剂也可导致 DNA 交联，造成 DNA 链内、链间以及 DNA 与蛋白质间的交联，引起 DNA 复制障碍及蛋白功能失调。

4. DNA 自发损伤（DNA spontaneous lesion）　细胞中 DNA 复制、损伤修复过程中，DNA 可能发生自发性损伤，如复制过程中的碱基错配、碱基丢失、结构移位导致 DNA 的错配，以及在修复过程中的碱基错配等。

5. 其他因素　一些天然或人工的碱基类似物，可以掺入到 DNA 链而干扰正常的核酸代谢或 DNA 复制，如抗肿瘤药物氟尿嘧啶（5-FU）、2-氨基腺嘌呤（2-AP）等。此外，一些化学物质也能通过烷化剂相似的化学修饰引起 DNA 链上的碱基变化，或通过影响 DNA 复制而改变碱基序列，例如致癌物亚硝酸盐和黄曲霉毒素。

（二）DNA 损伤的形式

根据 DNA 分子不同的结构改变情况，DNA 损伤可分类如下：

1. DNA 交联　主要分为 DNA 链内和链间共价交联。其中，紫外线和电离辐射等可导致 DNA 链内的碱基发生共价交联，使此位点丧失 DNA 复制的模板作用；而烷化剂等可导致 DNA 链间发生共价交联。

2. DNA 链断裂　DNA 暴露于电离辐射、活性氧、化学试剂等，都可能发生链内磷酸二酯键断裂，继而导致 DNA 单链或双链的断裂。

3. 碱基突变　根据突变的碱基对数目不同，可分为单点突变和多点突变。点突变又可分为转换和颠换。

4. 插入或缺失　DNA 双链中可发生单个或多个碱基，甚至是一段核苷酸序列插入或缺失。

5. DNA 重排　又称 DNA 重组，是指 DNA 分子内发生较大片段的交换，可以在同一染色体的两条链之间发生，也可以在不同染色体之间发生，且 DNA 重排的方向可以是正向或反向。

二、DNA 损伤修复

DNA 在生物体的绝大部分细胞内只有一个拷贝，DNA 也是唯一依靠分子修复的生物大分子，不能像其他蛋白质、脂肪酸等生物大分子一样可以重新合成，因而 DNA 损伤一旦不能修复，这些损伤就可能在生物体的生命周期中不断聚集，并可能引起细胞或机体的衰老或疾病。大量研究表明，DNA 损伤修复（DNA damage repair）过程是一个保持基因完整性的复杂过程，这一过程需要大量修复相关的蛋白质和相关分子参与，其修复方式及其机制简单介绍如下：

（一）DNA 损伤的直接修复

直接修复是最简单的 DNA 损伤修复方式，但可被直接修复的损伤类型十分有限。

1. DNA 断裂口的直接修复　在 5′-P 端和 3′-OH 端未受损伤的情况下，连接酶能够直接修复 DNA 断裂口。

2. DNA 二聚体的光复活酶直接修复　生物体内存在一种光复活酶，也称 DNA 光解酶、脱氧核糖二嘧啶光解酶，在波长 300~500nm 的可见光照射下，光复活酶二聚体可直接转化为单体，目前尚未在真核生物体内发现这类酶的存在。

3. 烷基化碱基的直接修复　O^6-甲基鸟嘌呤-DNA 甲基转移酶（MGMT）是 DNA 损伤修复中的一种重要的酶，它可以同时发挥甲基转移酶和甲基受体的作用。将甲基从 O-6-甲基鸟嘌呤转移到自身的半胱氨酸残基上，使 DNA 链上的鸟嘌呤得以恢复，同时酶本身发生不可逆失活。该酶可以切除甲基和其他小的烷基，对保护细胞免受烷化剂的损害、防止癌变和死亡有重要作用。

（二）切除修复

切除修复远比直接修复复杂，由多种修复酶和蛋白参与，是细胞内最普遍的修复机制。修复过程主要可分为：①识别，由 DNA 特异内切酶或糖苷酶识别 DNA 受损位点；②切除，在损伤位点的 5′ 上游及 3' 下游由外切酶分别切断 DNA 链并去除 DNA 损伤部分;③合成,DNA 聚合酶在缺口处催化 DNA 合成并沿 5'-3' 方向延伸,以新合成的 DNA 片段取代整个损伤的 DNA 片段;④连接,通过 DNA 连接酶将新合成的 DNA 与原 DNA 链的未受损部分连接,从而恢复 DNA 原有结构。

根据切除片段大小,切除修复可分为单个核苷酸切除修复(base excision repair,BER)和核苷酸片段切除修复(nucleotide excision repair,NER)。BER 主要参与切除损伤的非正常的单个核苷酸,如碱基错配,而 NER 可以修复 DNA 双链中发生的所有损伤。

(三)重组修复

当 DNA 损伤范围较大时,切除修复方式难以完全修复损伤的 DNA,非同源重组和同源重组(HR)是 DNA 双链断裂(double-strand break,DSB)修复的主要机制。非同源重组是通过断端重连,有可能造成碱基的缺失或增加,因此是一种不精确修复,主要发生在复制之前。复制完成后,同源重组通过一系列的 DNA 转录,辨别姐妹染色单体,修复错配的序列并且连接断端。

(四)细胞周期检查点调控

通过调控细胞周期检查点(checkpoint)来对 DNA 损伤作出应答是真核细胞对损伤的一种重要反应。当 DNA 损伤发生在复制期(S 期)和有丝分裂期(M 期)时,细胞除了诱导修复基因的转录外,还可暂时阻断细胞周期,防止受损 DNA 继续复制,如无法修复,则可诱导细胞凋亡。

三、DNA 损伤修复与肿瘤

(一)DNA 损伤修复与肿瘤发生

DNA 损伤后若不能有效修复,将可能破坏基因组的稳定性,部分关键基因的损伤即可能促进细胞转化或诱发癌症。在损伤修复过程中,DNA 修复不良、细胞周期检查点失调以及细胞凋亡抵抗都有可能导致癌症的发生。

放疗、化疗是肿瘤治疗的主要手段,通过 DNA 损伤诱导肿瘤细胞凋亡是放化疗治疗肿瘤的主要机制,但基于电离辐射的放疗及部分化疗药物同时也导致了正常体细胞的 DNA 损伤,严重者导致体细胞突变,这就可能导致治疗后的继发肿瘤。

p53 在细胞周期调控、DNA 修复、细胞衰老、分化、凋亡等过程中都有重要作用。它与肿瘤的发生发展关系密切,其功能失活是人类肿瘤中非常普遍的现象,约 50% 的恶性肿瘤存在 *p53* 突变。*p53* 突变或缺失导致 P53 蛋白对 DNA 的修复能力减弱,同时导致周期调控以及细胞凋亡的减少,进而导致 DNA 损伤的累积,促进肿瘤的发生。

(二)DNA 损伤修复与肿瘤靶向治疗

近年来,DNA 损伤反应蛋白的不断发现以及相关信号通路的逐步阐明(图 1-3-2),把 DNA 损伤修复领域从基础研究推向了临床应用,为靶向特异的 DNA 损伤应答分子的抗肿瘤治疗奠定了基础。参与 DNA 损伤应答的蛋白和信号通路大致分为四类:DNA 修复、辅助 DNA 修复、DNA 损伤信号以及细胞生存。

1. 靶向 DNA 损伤的修复通路 放疗和许多化疗药物的抗癌作用依赖于 DNA 损伤。细胞在癌变中由于 DNA 损伤监视机制的丧失,造成了获得性 DNA 修复缺陷,这一修复缺陷为癌症特异性治疗提供了新的途径。而靶向不同的 DNA 修复途径将有望提高肿瘤治疗的效果。

(1)靶向 DSB:辐射诱发的 DSB 可通过非同源末端连接(NHEJ)或 HR 来修复。依赖于 DNA 的蛋白激酶(DNA-PK)在 NHEJ 途径中扮演着重要的角色,目前已经研制出许多干预其激酶活性或表达水平的特异性靶向化合物,如苯丁酸(phenylbutyrate),西妥昔单抗(cetuximab),这些抑制剂能够显著地增强肿瘤细胞对射线的敏感性。因此,DSB 修复抑制剂同放疗相结合的临床应用将显著提升治疗疗效。

(2)靶向 BER 和甲基转移酶:细胞利用 BER 途径来修复内源及外源的氧化剂和烷化剂对 DNA 链造成的碱基损伤和单链断裂。通过抑制 BER 途径内的 APE1/REF1 酶,可以增加癌细胞对烷化

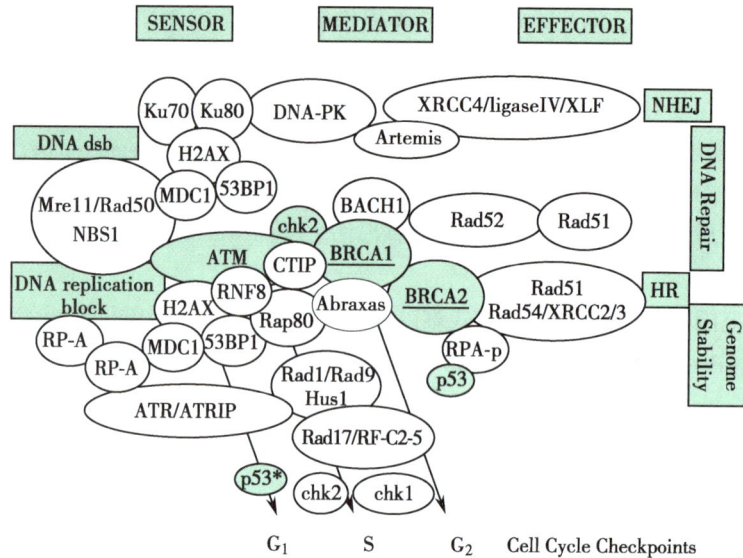

图 1-3-2　DNA 损伤修复的分子机制

剂的敏感性。MGMT 是一种介导烷化剂耐受的蛋白,它可以通过直接的逆转机制将潜在突变的 O-6-甲基基团从 DNA 的鸟嘌呤碱基中移除,特异性的 MGMT 抑制剂 O-6-苄基鸟嘌呤和洛美呱曲 (lomeguatrib)可以有效提高癌细胞对卡莫司汀和替莫唑胺等烷化剂的敏感性。

（3）靶向 NER:NER 途径主要用于解除紫外线辐射造成的 DNA 变形损伤,这一修复途径也用于修复许多化疗药物(如顺铂)造成的损伤。近期研究显示 EGFR 的抑制剂西妥昔单抗也可以通过减少 NER 途径中两种关键蛋白 XPF 和 ERCC1 的表达来增加癌细胞对顺铂的敏感性。ERCC1 的高表达水平同顺铂耐受密切相关。因此,西妥昔单抗及其类似化合物均可通过抑制 EGFR 介导的肿瘤生长和干扰 NER 途径继发的顺铂增敏这两种机制协同发挥作用。

（4）靶向 DNA 复制和修复合成:DNA 聚合酶是 DNA 复制、BER 和错配修复中主要的 DNA 合成酶,DNA 聚合酶抑制剂可通过选择性地靶向增殖细胞从而在癌症治疗中发挥作用。此外,这些聚合酶在 NER 和 BER 中也发挥着重要作用,因此,将这些抑制剂同 DNA 损伤剂联合使用可提升治疗疗效。如将 DNA 聚合酶抑制剂替莫唑胺与顺铂联用时,可以废除核苷酸切除修复系统而增加细胞死亡。

2. 靶向 DNA 修复辅助因子　涉及 DNA 损伤修复的辅助因子包括多聚腺苷二磷酸核糖聚合酶 1(PARP1)、BRCA1/2 等。以 PARP1 为例,PARP1 作为一种核蛋白,可在 DNA 断裂之后的数秒内被激活,从而进一步完成 BER、对 DNA 损伤处 MRN 复合体的募集,以及 ATM 的活化等。因此,以 DNA 修复为靶点可以提高 DNA 损伤剂的功效。例如,利用 PARP 抑制剂治疗 *BRCA1/2* 突变的肿瘤。这是基于"协同致死"(synthetic lethality)效应的原理,如 PARP 抑制剂奥拉帕尼(olaparib),可导致 DSB 损伤加重,从而选择性地导致肿瘤细胞死亡,而正常细胞由于保留了正常的 DSB 修复能力而对 PARP 抑制剂耐受,因而毒性非常小。

3. 靶向 DNA 损伤调控点　细胞发生 DNA 损伤后会激活多条信号转导途径,从而调控细胞周期检查点和/或引起细胞死亡(如凋亡)。因此针对有特定缺陷的肿瘤细胞,靶向 DNA 损伤的调控点可以促进肿瘤细胞死亡。例如,存在 *p53* 缺陷的肿瘤细胞被削弱了对检查点的调控,而引入野生型 *p53* 可以恢复肿瘤细胞对 DNA 损伤的敏感性。

4. 靶向细胞存活及增殖　细胞在恶性转化的过程中获得了异常的细胞增殖和存活的能力,特异性靶向细胞存活和增殖途径可以增强基于 DNA 损伤的抗肿瘤治疗。例如,凋亡是受到严密调节的程序性细胞死亡,肿瘤细胞的某种获得性突变可导致抗细胞凋亡因子(如 Bcl-2、Bcl-XL、Mcl-1、Survivin 以及 XIAP 等)的过表达,从而导致对许多抗肿瘤药物的治疗抵抗。特异性抑制抗凋亡分子,或是增强促凋亡因子的活性是肿瘤治疗的另一种策略(参见第二篇第二章细胞死亡与肿瘤)。

(刘先领)

思考题:

1. 化学致癌的多步骤过程具体是什么?
2. 电离辐射的损伤如何分类?
3. 哪些病毒与肿瘤相关? 具体机制是什么?
4. 目前获批的肿瘤相关疫苗有哪些?
5. 哪些因素可引起 DNA 损伤?
6. DNA 损伤的形式及修复方式各是什么?

第四章
癌基因、抑癌基因与表观遗传学

癌基因（oncogene）、抑癌基因（tumor suppressor gene）、表观遗传学（epigenetics）调控网络的发现，在肿瘤研究史上具有划时代的意义，使人类对癌症病因和发病机制的认识不断深入，开始从分子水平认识肿瘤的发生过程。自从 20 世纪 70 年代第一个癌基因 src 和第一个抑癌基因 RB1 被克隆鉴定以来，癌基因和抑癌基因的范围已经从蛋白编码基因扩展到了非编码基因，人们对这些基因表达的上游调控网络和发挥作用的下游信号通路的认识越来越清楚。这些基因广泛存在于正常细胞内，参与细胞增殖、分化、凋亡等正常生理过程，是多细胞生命体内不可或缺的组分。当细胞受到致癌因素打击时，癌基因或抑癌基因结构或表达出现异常，导致癌基因激活或抑癌基因失活，进而促进细胞转化和克隆扩增，最终形成肿瘤。这些驱动基因的发现不仅为肿瘤的预警和诊断提供了标志物，而且为肿瘤的靶向治疗药物开发提供了靶分子，推动了肿瘤防治手段的进步。

第一节　癌　基　因

要点：
1. 癌基因能诱导细胞转化；原癌基因是细胞正常组分，没有转化作用。
2. 在致癌因素的打击下，原癌基因可激活为癌基因。
3. 原癌基因激活的主要方式有点突变、易位、扩增、DNA 去甲基化。
4. 癌基因用途：发病预警、早期筛查、辅助诊断、预后判断、病情监测、疗效预测和肿瘤治疗药物靶标。

癌基因表达产物能够引起正常细胞转化，也称为转化基因。癌基因首先发现于以 Rous 肉瘤病毒为代表的反转录病毒基因组中，随后发现在人和动物正常细胞基因组中也存在病毒癌基因的同源基因。在正常条件下这些同源基因无转化作用，称为原癌基因（proto-oncogene），其表达产物参与细胞增殖、分化等重要生命过程。当细胞受到致癌因素打击时，原癌基因可通过点突变、重组、易位、扩增等 DNA 结构或表达异常，成为能促进细胞转化的癌基因，引起肿瘤发生。

一、癌基因的发现与验证

（一）从病毒中发现癌基因 src

1. 肿瘤病毒与癌基因　癌基因的发现与肿瘤病毒密不可分。早期科学家们一直在寻找肿瘤发生的病因，到 20 世纪 70 年代已经明确，部分动物恶性肿瘤可由一类叫做 RNA 肿瘤病毒的反转录病毒（retrovirus）感染引起（详见本篇第三章）。因为在人群中没有找到具有传染病特性的典型癌症病例，推测潜伏在人体内的反转录病毒会被致癌物激活，开始在潜伏病毒中寻找癌基因，并成功克隆出病毒癌基因 src。也有人推测人体细胞本身就存在有致癌潜能的癌基因，并成功克隆出多个癌基因。人们最终发现，原癌基因存在于每一个正常细胞基因组中，病毒癌基因（viral oncogene）并非病毒基因组的固有组分，而是在与宿主细胞基因重组过程中获得的宿主细胞癌基因（cellular oncogene），只有那些携带有癌基因的反转录病毒才有致瘤性。

2. 从鸡 Rous 肉瘤病毒中分离 *src*　早在 1911 年，Peyton Rous 就已发现同种接种鸡肉瘤组织可形成肿瘤，进而又发现同种接种鸡肉瘤组织的无细胞滤液也能致瘤。几十年后，他发现使鸡产生肿瘤的病原体为 Rous 肉瘤病毒（RSV），因此获得 1966 年诺贝尔生理学或医学奖。1970 年，Temin 和 Batimore 发现 RSV 是一种反转录病毒，并获 1975 年诺贝尔生理学或医学奖。同年，Varmus 和 Bishop 从 RSV 中分离出了病毒癌基因 *src*。当他们用 *src* 的互补 DNA（cDNA）与不同物种来源的动物基因组 DNA 杂交时，惊奇地发现 *src* 的同源序列普遍存在于不同种属的细胞中，并从中克隆获得了动物细胞 *src* 基因。随后发现，动物细胞中的原癌基因可直接突变为癌基因。无论是致癌因素诱变还是病毒感染，最终都可导致正常细胞内出现具有转化作用的癌基因。

现在已经清楚，*src* 基因编码一种酪氨酸激酶，能够催化靶蛋白酪氨酸磷酸化，参与细胞增殖相关的信号转导，是细胞正常组分。在 RSV 等反转录病毒的基因组 RNA 进行复制时所合成的 cDNA，可以前病毒（provirus）的形式整合到宿主细胞基因组 DNA 中，导致 *src* 基因拷贝数扩增和过度表达，促进细胞增殖。

（二）从肿瘤细胞中发现癌基因

1. 癌基因鉴定策略的演变　无论是物理因素还是化学因素，都可以通过使细胞中关键的生长控制基因突变来诱发肿瘤，问题是如何找到这些基因。在早期研究中，一般直接提取转化细胞或肿瘤细胞的 DNA，将其导入正常细胞，观察被导入细胞是否会发生转化来鉴定癌基因。如今，随着人类基因组计划（human genome project，HGP）和肿瘤基因组图谱（The Cancer Genome Atlas，TCGA）项目的完成以及 CRISPR/Cas9 基因编辑、类器官培养、转基因动物等新技术的涌现，癌基因的鉴定策略已发生翻天覆地的变化。人们可以参考成千上万个人类肿瘤基因组中的基因突变、扩增和缺失数据，初筛出候选癌基因，构建这些基因的表达载体，再将这些基因的表达载体直接导入细胞培养物或者动物胚胎干细胞（ESC）内，根据细胞转化情况或动物肿瘤发生情况来鉴定癌基因。或者针对这些基因分别设计引导 RNA（gRNA），转染正常细胞或者动物胚胎干细胞，高通量地快速诱导目的基因突变或失活，根据这些细胞对致癌物转化作用灵敏度的变化，或动物自发和诱发性肿瘤发生率的变化，鉴定人和动物癌基因或抑癌基因。对遗传性肿瘤家系中的患者和非患者进行全基因组差异比较，也是鉴定癌基因或抑癌基因的重要途径。

2. 从人肿瘤细胞中发现癌基因 *RAS*　*ras* 基因的命名来自大鼠肉瘤（rat sarcoma），是 1964 年从大鼠肉瘤中具有急性转化作用的反转录病毒中分离获得的。1982 年，Weinberg 和 Barbacid 把人膀胱癌细胞 DNA 导入小鼠 NIH3T3 细胞，诱发了其转化，而人正常细胞 DNA 无此作用。他们进而又从转化细胞中分离出一个转化基因，最终发现是大鼠肉瘤病毒 *ras* 基因的同源基因，现称 *HRAS*。这是从人类肿瘤细胞中分离得到的第一个癌基因。同年 Krontiris 从人肺癌细胞中发现了 Kirsten 鼠肉瘤病毒基因的同源物（paralog），现称 *KRAS*。随后人们又在人神经母细胞瘤 DNA 转化的小鼠细胞中发现了另外一个 *ras* 同源物，现称 *NRAS*。这三个 *RAS* 基因的表达产物均为分子量 21kDa 左右的小分子 G 蛋白，是酪氨酸激酶受体信号通路的重要组分，参与细胞生长和分化的调控，与多种肿瘤的发生发展有关（见文末彩图 1-4-1）。

（三）原癌基因与癌基因的关系

尽管从膀胱癌细胞和从正常细胞中分离出来的 *HRAS* 基因在 DNA 序列上非常相似，但前者能够使小鼠细胞转化，而后者无此作用。通过 DNA 序列比较发现，二者区别仅在于编码第 12 位氨基酸的密码子中第 2 个鸟嘌呤点突变成了胸腺嘧啶（G>T），即从正常细胞的 GGC 变为肿瘤细胞的 GTC，导致编码的氨基酸从甘氨酸变成了缬氨酸（G12V）。这是人们第一次从体细胞中找到了能引起细胞转化的基因突变，是癌基因研究史上的一个里程碑事件。

RAS 等基因的研究说明，原癌基因是细胞中存在的正常基因，其表达产物控制细胞生长、分化和信息传递。在物理和化学等致癌因素的打击下，原癌基因会发生 DNA 碱基序列、基因拷贝数、染色体位置等结构性变化，或者其染色质构象和可及性、启动子 CpG 岛甲基化状态、核小体组蛋白种类或修

饰状态、转录因子表达水平等改变,被激活为具有转化作用的癌基因。人体消化道黏膜、肝、造血组织中有增殖潜能的组织干细胞数目较多,更新速度快,损伤修复能力强,对致癌物的打击非常敏感,DNA损伤容易固化为碱基突变。组织干细胞的原癌基因一旦激活,很容易克隆增殖,形成肿瘤。

二、癌基因的主要激活方式

(一) 突变引起蛋白结构与功能的变化

突变是癌基因激活的一种主要方式,包括碱基点突变和碱基插入/缺失。点突变指基因的核苷酸数目没有变化但是序列发生了变化,插入/缺失指基因的核苷酸数目发生了增减,最终导致其编码的蛋白质氨基酸序列和功能改变。三个 *RAS* 基因编码的 RAS 蛋白均具有三磷酸鸟苷 GTP 酶活性,在多种信号转导通路中起分子开关作用。当 RAS 结合 GTP 时即成为活性形式,可活化下游分子;而当其中的 GTP 水解成为二磷酸鸟苷 GDP 时,RAS 则恢复到非活性状态。与正常 RAS 一样,突变的 RAS 也可以结合 GTP。由于常见的 RAS 突变位点位于 RAS 的 GTP 酶活性区域,这些点突变使 RAS 的 GTP 酶活性降低或丧失,不能水解 GTP,导致突变的 RAS 一直处于结合 GTP 的活化状态,下游信号通路持续激活,细胞无限生长。

对 TCGA 中泛癌症图谱(PanCancer Atlas)计划所研究的 10 967 份肿瘤样品全基因组或外显子组测序数据分析可见,*KRAS*、*NRAS*、*HRAS* 的 DNA 序列/结构变异频率分别为 9%、4%、2.2%,以 KRAS G12、NRAS 或 HRAS Q61 位氨基酸点突变最常见(见文末彩图 1-4-1)。在胰腺癌和结直肠癌组织中,这三个基因点突变率超 40%。拷贝数扩增亦是 *KRAS* 基因激活的重要方式之一。此外,这三个 *RAS* 基因的序列/结构变异相互排斥,分别存在于不同的肿瘤样品中,说明在人正常细胞恶性转化过程中,仅需一个 *RAS* 基因突变激活即可。

表皮细胞生长因子受体基因(*EGFR*)在多种肿瘤细胞中存在变异,包括第 21 外显子的第 858 位外显子(CTG)发生的 T>G 点突变(氨基酸:L858R)及第 19 外显子的拷贝数缺失,导致所编码的 EGFR 激酶活性升高及下游信号通路激活,进而促进细胞的增殖与转移。针对相关突变的酪氨酸激酶抑制剂已成为临床重要的癌症靶向治疗药物(相关内容请见第四篇第五章靶向治疗)。

(二) 基因扩增导致拷贝数增加

MYC 是一个常见的癌基因,因拷贝数增加而引起表达水平的升高是 *MYC* 功能异常的重要原因。在肿瘤细胞中,*MYC* 的拷贝数要远远超过正常细胞中的拷贝数。在约 30% 的儿童神经母细胞瘤组织中能检测到 *MYCN* 基因拷贝数增加和蛋白表达水平增加。MYC 蛋白具有促进细胞增殖的作用,当MYC 蛋白过表达时,细胞生长就会失去控制。在恶性早幼粒细胞白血病、乳腺癌、膀胱癌、前列腺癌、大肠癌、食管癌等多种肿瘤细胞中,都存在 *MYC* 基因扩增现象。

人表皮生长因子受体 2(HER2)由 Erb-B2 受体络氨酸激酶 2(ERBB2)基因编码,EGFR 家族的成员之一。在大多数人类肿瘤中,*ERBB2* 原癌基因的激活方式是基因扩增。1987 年,Slamon 等首次发现 *ERBB2* 在乳腺癌细胞中存在扩增现象,此后很快在肺癌、膀胱癌、结肠癌等多种肿瘤中都发现了 *ERBB2* 的扩增。目前,以 *ERBB2* 的蛋白产物 HER2 为靶点的单克隆抗体药物曲妥珠单抗或 HER2 的激酶活性抑制剂拉帕替尼均已用于治疗存在 *ERBB2* 基因拷贝数扩增的肿瘤,是乳腺癌的重要靶向治疗药物,也用于存在 *ERBB2* 基因拷贝数扩增的胃癌(请见第四篇第五章靶向治疗)。

(三) 染色体易位使癌基因高表达或形成融合蛋白

染色体易位是癌基因激活的另一种常见形式,尤其在血液肿瘤和淋巴瘤中最为常见。迄今为止,已经发现了近 400 种不同的染色体易位现象。

1. 染色体易位使癌基因转录水平升高 染色体易位是指某一染色体的片段与另一染色体的片段融合在一起的非同源重组现象,可导致原来低转录活性的原癌基因易位至强启动子或增强子附近而活化,伯基特淋巴瘤就是一个典型的例子。伯基特淋巴瘤在中非和东非的儿童中较为常见,与疟原虫和 EBV 的感染有关。人们在研究该肿瘤病因时发现,淋巴瘤细胞中 8 号染色体上的 *MYC* 原癌基因与 14 号染色体上的免疫球蛋白重链基因产生了融合,使 *MYC* 基因与具有强转录活性的免疫球蛋白启动子串联在一起,导致 *MYC* 基因转录增加,产生大量 MYC 蛋白,驱动淋巴细胞恶性增殖,引发肿瘤。其原因可能是疟原虫慢性感染使儿童的抵抗力降低,使他们容易被 EBV 感染。EBV 感染改变了相关染色质的构象,促进了 *MYC* 原癌基因的易位,并最终导致肿瘤的发生。

2. 染色体易位使癌基因融合　在对慢性髓细胞性白血病的研究中发现,超过 95% 的患者都携带一种不同于伯基特淋巴瘤中的染色体易位,即位于 9 号染色体的 *ABL* 原癌基因与位于 22 号染色体的断点集簇区(BCR)发生融合,融合基因 *BCR-ABL* 编码产生一种新的蛋白,即 BCR-ABL 融合蛋白。该融合蛋白具有酪氨酸激酶活性,可通过活化 RAS、PI3K-AKT 等不同信号通路,促进细胞的持续增殖,最后导致癌变。因融合后的异常短小染色体是 1960 年由美国费城的两位细胞学家从慢性髓细胞性白血病细胞中发现的,故称其为费城染色体。继 *BCR-ABL* 被发现以后,又有多个产生融合蛋白的染色体易位被陆续发现。大部分易位都发生在血细胞起源的恶性肿瘤(如白血病、淋巴瘤)中,因此检测其染色体易位已成为临床血液系统恶性肿瘤诊疗中的一种常用方法,对这类疾病的诊断、分型以及治疗都有重要的指导作用。

(四)病毒插入激活宿主细胞原癌基因

反转录病毒的长末端重复序列含强启动子和增强子,当反转录病毒的长末端重复序列插入宿主细胞原癌基因附近或内部时,就会使该原癌基因获得强启动子和增强子的调控,而不再受细胞本身信号通路的正常调控,进而处于不可控的高表达状态。例如人 *MYC*、*TERT*、*ZIC1* 基因,本来其表达或阻抑受细胞外信号水平的调控,当发生鸟白血病病毒感染时,病毒复制过程中合成的 cDNA 可非随机地整合到基因组 DNA 的整合热点中,造成这些基因的持续异常表达。不同反转录病毒的整合热点不同,并且存在宿主细胞特异性。

三、癌基因的功能与肿瘤的发生发展

癌基因与原癌基因的发现,促使人们进一步思考的一个核心问题是:癌基因如何通过其编码的蛋白质,最终使细胞发生恶变。如前所述,原癌基因的表达产物广泛作用于生命活动的各环节,其发挥作用的形式也多种多样,它们可作为信号通路中的不同组分参与细胞的信号转导,尤其是促细胞增殖、运动等重要信号通路的转导。一旦这些原癌基因表达产物的功能发生异常,甚至通过基因融合等方式获得新功能,将导致细胞生长和运动等的异常,最终引起肿瘤的发生与发展。

(一)原癌基因产物参与重要信号通路

原癌基因虽然同癌症的发生密切相关,但它之所以能在长期的生物进化中得以保留,其功能绝非仅仅是促进癌症的发生。事实上,原癌基因的产物参与了许多重要信号通路的组成,这些信号通路对调节细胞增殖、分化、凋亡等均具有十分重要的作用,是维持细胞正常生命活动所不可缺少的。只有当这些原癌基因产物发生突变或非正常高表达导致其处于失控的高活性状态时,才能促进癌症的发生。酪氨酸激酶受体通路是最重要的信号通路之一,各种生长因子刺激信号、细胞因子、抗原信号等,都离不开酪氨酸激酶受体信号通路。癌基因产物可作为该通路上的某一组分而使其活化,如癌基因产物 ERBB2 可作为活化的酪氨酸激酶受体使该通路处于活化状态、RAS 作为分子开关是酪氨酸激酶受体通路中的重要分子、MYC 作为转录因子是该通路的下游效应分子等。由此可见,癌基因产物可作为信号通路的细胞外、胞膜、胞质及胞核等不同部位的不同组分,参与调节信号通路的活性。此外,不同的癌基因产物与 G 蛋白、WNT 等信号通路的组成及活性状态也均密切相关(详见本篇第五章细胞信号转导通路与肿瘤)。

(二)癌基因产物通过不同机制导致肿瘤发生发展

1. 癌基因产物促细胞增殖　在上述"原癌基因产物参与重要信号通路"中提及的酪氨酸激酶受体信号通路,是促进细胞增殖的主要信号通路,几乎所有生长因子均通过该通路发挥作用。各类生长因子如表皮样生长因子(EGF)、血管内皮生长因子(VEGF)、肝细胞生长因子(HGF)、血小板源性生长因子（PDGF）等，均通过与相应的酪氨酸激酶受体结合，使后者形成二聚体而被活化，并通过 RAS 活化下游的 MAPK 信号通路，最后通过转录因子 MYC、JUN 对不同基因的转录调节，进而促进细胞的增殖。酪氨酸激酶受体信号通路中任何环节功能异常导致的过度活化，均可促进细胞的异常增殖。RAS 的突变使其始终处于结合 GTP 的持续活化状态；MYC 的过表达可上调许多促增殖相关基因的转录。过度增殖是肿瘤细胞最重要的特征之一，许多癌基因的主要功能都是通过不同途径促进细胞的增殖或抑制凋亡，而抑制其活性往往可以逆转肿瘤细胞的异常增殖。因此，上述分子如 ERBB2、EGFR、RAS 等也成为肿瘤靶向治疗药物的靶分子。

2. 癌基因产物抗细胞凋亡　B 细胞淋巴瘤-2 基因（*BCL-2*）是一个癌基因，同时又是一个重要的抗凋亡基因，它编码的线粒体膜蛋白能抑制多种因素引起的细胞凋亡。*BCL-2* 最初是在 B 细胞淋巴瘤中发现的，过表达 *BCL-2* 的 B 细胞淋巴瘤能够抵抗凋亡。随后的研究发现，*BCL-2* 在前列腺癌、乳腺癌、结肠癌等许多肿瘤中均呈高表达。由于 *BCL-2* 在肿瘤细胞抗凋亡中发挥重要作用，因此其蛋白产物 BCL-2 也成为肿瘤治疗的一个靶点分子，人们正在寻找能够抑制 BCL-2 通路的各种药物，以期达到治疗肿瘤的目的。

3. 癌基因产物促肿瘤细胞转移　侵袭与转移是导致肿瘤患者死亡的主要原因。不少癌基因可通过不同途径参与肿瘤的侵袭与转移过程，如上述提到的 *Bcl-2* 就是其中之一。*Bcl-2* 可以和血管内皮生长因子（VEGF）等相互作用，从而影响肿瘤组织中的血管生成，高表达 *Bcl-2* 能够抑制细胞凋亡，增加细胞的转移潜能；抑制 *Bcl-2* 的反义寡核苷酸能够抑制肿瘤血管生成，从而抑制肿瘤的转移。此外，*MDM2* 也是一个与肿瘤转移密切相关的癌基因，它是 1992 年从一个含有双微体的自发转化的小鼠 BALB/3T3DM 细胞中克隆出来的，*MDM2* 在这种细胞中高度扩增，其拷贝数是正常细胞的 50 倍以上。在多种人类肿瘤中存在 *MDM2* 基因突变与扩增，在软组织和骨肉瘤中尤其普遍，与肿瘤发生发展和浸润转移均有关。*MDM2* 促肿瘤转移机制与其能够结合 TP53 蛋白，促进 TP53 泛素化降解有关。随着 TCGA 研究计划的完成，已经发现了许多与肿瘤转移等预后相关的新的癌基因。

（三）癌基因与临床常见的肿瘤

迄今为止，人们已经发现了数百个癌基因，而且仍然不断有新的癌基因被发现。从功能角度分类，它们可以是调节蛋白活性的各类酶分子、调节细胞周期的分子伴侣或转录因子等，其中最重要的是具有激酶活性的分子。这些分子也成为开发新型靶向治疗药物的靶分子。表 1-4-1 主要列出了具有激酶活性的重要癌基因及它们的变异、与临床常见肿瘤的关系和针对这些基因产物研发的抗肿瘤靶向药物。如需进一步了解相关知识，请参阅有关专著。

表 1-4-1　激酶类癌基因与临床常见肿瘤及相关靶向药物

基因/通路	变异类别	肿瘤类型	靶点药物
受体酪氨酸激酶			
EGFR	突变、扩增	肺癌、胶质母细胞瘤	吉非替尼、厄洛替尼
ERBB2	扩增	乳腺癌	拉帕替尼
FGFR1	易位	慢性粒细胞白血病	PKC412、BIBF-1120
FGFR2	扩增、突变	胃癌、乳腺癌、子宫内膜癌	PKC412、BIBF-1120
FGFR3	易位、突变	多发性骨髓瘤	PKC412、BIBF-1120
PDGFRA	突变	胶质母细胞瘤、胃肠间质肿瘤	舒尼替尼、索拉非尼、伊马替尼
PDGFRB	易位	慢性粒单核细胞白血病	舒尼替尼、索拉非尼、伊马替尼
ALK1	突变、扩增	肺癌、神经母细胞瘤、间变性大细胞淋巴瘤	克唑替尼
MET	扩增	吉非替尼耐受非小细胞肺癌、胃癌	克唑替尼、XL184、SU11274

续表

基因/通路	变异类别	肿瘤类型	靶点药物
IGF1R	通过胰岛素样生长因子2配体激活	大肠癌、胰腺癌	CP-751、871、AMG479
KIT	突变	胃肠间质肿瘤	舒尼替尼、伊马替尼
FLT3	内部串联重复	急性髓细胞性白血病	来他替尼、XL999
RET	突变、扩增	甲状腺髓样癌	XL184
非受体酪氨酸激酶			
ABL	BCR-ABL易位	慢性粒细胞白血病	伊马替尼
JAK2	V617F突变、易位	慢性粒细胞白血病、骨髓增生障碍	来他替尼、INCB018424
src	过表达	非小细胞肺癌、卵巢癌、乳腺癌、肉瘤	KX2-391、达沙替尼、AZD0530
丝氨酸/苏氨酸蛋白激酶			
BRAF	V600E突变	黑色素瘤、结肠、甲状腺癌	SB-590885、PLX-4032、RAF265、XL281
AURKA	过表达	乳腺癌、结肠癌、白血病	MK-5108
AURKB	过表达	乳腺癌、结肠癌、白血病	MK-5108
PLK1/2/3/4	过表达	乳腺癌、肺癌、结肠癌、淋巴瘤	BI2536、GSK461364
mTOR	过度激活	肾细胞癌	替西罗莫司、BEZ235
PI3K	突变	结肠直肠癌、乳腺癌、胃癌、胶质母细胞瘤	BEZ235
细胞循环素D激酶			
CDK4	扩增	脂肪肉瘤	帕博西尼

注:采用国际人类基因命名委员会(Human Gene Nomenclature Committee,HGNC)制定的统一基因名称格式[Genomics, 2002,79:464-470]:人类的基因用全大写斜体拉丁字母(或阿拉伯数字),蛋白产物用全大写正体拉丁字母;鼠类的基因用首字母大写斜体拉丁字母,蛋白产物用首字母大写正体拉丁字母;低等生物的基因用全小写斜体拉丁字母,蛋白产物用全小写正体拉丁字母。

四、癌基因在肿瘤诊断治疗中的作用

(一)作为肿瘤筛查和早诊标志物

既然癌基因参与了肿瘤的发生发展过程,对癌基因的检测就有助于对肿瘤的诊断。胰腺癌是 RAS 基因突变率很高的肿瘤,并且 KRAS 基因突变发生在胰腺癌的早期,因此血浆 DNA 中 KRAS 突变的检测对胰腺癌的诊断具有一定的参考价值。此外在大肠癌患者的粪便、肺癌患者的痰标本中都可以检测到来自肿瘤细胞 RAS 基因的突变。白血病与淋巴瘤普遍具有特异的细胞遗传学和分子生物学的标志,尤其是染色体易位现象,对疾病诊断及分型有重要意义,现已在临床广泛应用。目前,内镜等活检/筛查技术不断成熟和普及,越来越多的临床前病灶,甚至是癌前病变,都可以被发现,在早期将致命性的恶性病变与非致命的惰性/良性病变相区分,已经成为重要的临床需求。随着数字 PCR 等高灵敏度基因突变分析技术的完善,对靶组织中高频的癌基因激活性突变进行检测将在这方面发挥出更大的作用(参见第三篇第二章肿瘤分子诊断)。

(二)作为肿瘤预后判断和病情监测标志物

因为许多癌基因同肿瘤的转移及复发密切相关,所以对癌基因的检测有助于对某些肿瘤进行预后判断及病情监测。如癌基因 ERBB2 过表达能增加乳腺癌的侵袭性,存在 ERBB2 基因的扩增和过表达的乳腺癌患者往往易复发、预后较差。有研究表明,如果在单个细胞中 ERBB2 基因拷贝数超过

5个,则肿瘤患者生存率降低。ERBB2 蛋白表达正常的患者中位生存期为 6~7 年,而高表达患者只有 3 年。因此,通过荧光原位杂交(FISH)方法检测 *ERBB2* 基因拷贝数或用免疫组化方法检测其蛋白含量,已成为临床上判断乳腺癌患者预后和监测病情的常用手段。随着 TCGA 研究计划的完成,已经发现了大批的肿瘤预后标志分子。

(三)作为新型抗肿瘤药物作用的靶分子

传统的化疗药物由于缺乏肿瘤细胞特异性,在治疗肿瘤的同时往往对正常细胞也造成极大伤害,这是长期困扰肿瘤治疗的一个重大问题。而针对肿瘤细胞中特异存在的癌基因产物进行靶向治疗则有可能从根本上解决这个问题。目前作为抗肿瘤药物靶点的癌基因主要分为 4 类,一是酪氨酸激酶,如 BCR-ABL、KIT、HER2、EGFR 等;二是促血管生成相关分子,如 VEGF、PDGF、VEGFR 等;三是细胞周期相关激酶,如循环素 D 激酶(CDK)、AURORA 激酶等;四是其他重要信号通路分子,如基质金属肽酶(MMP)、雷帕霉素激酶机制性靶点(mTOR)、丝氨酸/苏氨酸激酶(AKT)、WNT 等。

针对癌基因及其编码蛋白的靶向药物已成为抗肿瘤药物研发及未来肿瘤药物治疗的主要方向和手段,其中一个非常成功的例子源于人们对白血病中染色体易位产生的融合基因 *BCR-ABL* 的研究。由于 *BCR-ABL* 基因只存在于恶性肿瘤细胞中,因此针对 *BCR-ABL* 融合基因的治疗药物有很强的特异性,不会损伤正常细胞,而且 *BCR-ABL* 融合是慢性髓细胞性白血病(CML)的主要致病机制,因此针对 BCR-ABL 开发的小分子药物伊马替尼(imatinib)已成为治疗 CML 的理想药物,取得了很好的临床疗效。近年来,已有大量靶向药物陆续进入临床应用(相关内容参见第四篇第五章靶向治疗)。一些常见肿瘤的重要癌基因变异及针对这些癌基因研发的靶向药物见表 1-4-1。

(四)预测肿瘤靶向治疗药物的疗效

对癌基因及相关信号通路的研究除了为开发靶向药物提供靶标外,同时对预测靶向药物疗效,指导靶向药物的临床使用也具有重要意义。如大部分携带有表皮细胞生长因子受体 *EGFR* 突变的非小细胞肺癌对靶向药物吉非替尼的治疗有效,但如果其下游基因 *RAS* 因突变而被激活,则其疗效就会变得非常有限甚至无效。相关内容参见第四篇第五章靶向治疗。

总之,癌基因的研究与靶向治疗之间的关联是一个交替进行的动态过程。靶向治疗源于对癌基因的相关研究,而在靶向治疗中出现的耐药现象又会促使人们对癌基因及其相关问题开展深入研究,以不断提高靶向治疗的临床疗效。

第二节 抑 癌 基 因

要点:

1. 抑癌基因能促进 DNA 损伤修复、抑制细胞增殖、诱导细胞凋亡。
2. 抑癌基因通过点突变、拷贝缺失、启动子 CpG 岛甲基化等方式失活。
3. 抑癌基因会在致癌因素的作用下失活,驱动细胞转化和肿瘤发生。
4. 抑癌基因的用途:发病预警、肿瘤溯源、治疗药物靶标等。

从 20 世纪 80 年代早期开始,科学家陆续发现了一组基因,其编码的蛋白质能诱导细胞分化、抑制细胞增殖、促进细胞凋亡,故称作肿瘤抑制基因、抑癌基因,这类基因的失活或拷贝缺失能够促进肿瘤的形成。抑癌基因的失活与原癌基因的激活一样,在肿瘤形成中起着非常重要的作用。

众所周知,人体细胞是二倍体细胞,包含父源和母源的两套单倍体(haploid)。超过半数的单拷贝基因必须依赖两套单倍体的两个等位基因同时表达,才能维持细胞正常的生命活动;如果一个等位基因失活细胞会出现异常,这种现象称为单倍体功能不充分(haploinsufficient),与显性遗传疾病发生有关。如果仅一个等位基因表达即可维持细胞正常的生命活动,这类基因称为单倍体功能充分(haplosufficient)基因,如 X 染色体上的基因和其他印记基因(imprinted gene),与隐性遗传疾病发生有关。抑癌基因也包括单倍体功能不充分和充分两类，前者如 *TP53*、*PTEN*、*APC*、*RB1*，后者如 *CDH1* 和 *CTNNB1*。

需要指出的是，对维持物种繁衍和基因组稳定性至关重要的单倍体功能充分类基因而言，往往存在多个重复或功能类似的冗余基因，例如控制细胞周期的 *CDKN1/2* 基因家族，当一个等位基因失活时，其他基因可以代偿其功能，表型不明显；当多个基因同时失活或失代偿时，则形成肿瘤等明显的疾病表型。

一、第一个抑癌基因 *RB1* 的发现与功能

（一）"二次打击学说"的建立

视网膜母细胞瘤（retinoblastoma）是一种罕见的儿童期肿瘤，主要发生在 8 岁以前。有家族性视网膜母细胞瘤家族史的儿童，发病年龄较早，常为双侧眼多发肿瘤，这些患儿在青春期患骨肿瘤的概率亦较正常人高出 500 多倍，以后也容易罹患其他器官肿瘤，早期手术或放疗等也不能降低这些肿瘤的发病率。这些患者的后代中有一半的孩子将患有家族性视网膜母细胞瘤。没有视网膜母细胞瘤家族史的孩子表现为单眼单个肿瘤，可通过手术将肿瘤清除，以后不会有罹患对侧眼视网膜母细胞瘤或其他肿瘤的风险。

通过对上述家族性和散发性视网膜母细胞瘤的发病现象进行研究，1971 年 Knudson 提出了"二次打击学说（two-hit hypothesis）"，以解释上述两类患病情况。该学说认为：在家族性患者中，患者通过受精卵获得了一个有缺陷的 *RB1* 等位基因，包括视网膜细胞在内，其全身所有细胞都仅携带了一个正常的野生型 *RB1* 等位基因，如果这一仅存的等位基因发生体细胞突变失活，细胞将完全缺乏 *RB1* 基因，从而导致肿瘤的发生。因为体细胞基因的突变易于发生，故家族性视网膜母细胞瘤常表现为发病年龄早、易双眼多发。而对散发性视网膜母细胞瘤患者而言，必须在细胞内的两个 *RB1* 等位基因都发生了体细胞突变失活时才会发生肿瘤。同一个体双眼视网膜细胞的 2 个等位基因都发生二次突变的概率极低，故散发性视网膜母细胞瘤多为单眼单个肿瘤，发病年龄相对较晚。

（二）第一个抑癌基因 *RB1* 的发现

杂合性缺失（LOH）是指基因的两个等位基因之一发生部分或完全拷贝缺失，与抑癌基因失活有关。当单倍体功能不充分抑癌基因的两个等位基因都正常时，能够抑制肿瘤发生；当其发生杂合性缺失时，细胞就容易转化。通过对视网膜母细胞瘤细胞的染色体核型分析，1978 年发现了 13 号染色体 13q14 区频繁丢失现象，提示这个区段存在抑癌基因。在 *RB1* 基因尚未被克隆出来的条件下，*RB1* 的发现很大程度上依赖于与其相邻的一个酯酶 D 基因（*ESD*）。*ESD* 基因定位在 13q14 区，该基因的两个等位基因编码的蛋白在凝胶电泳中呈现不同的迁移速度，很容易检测，为 *RB1* 基因杂合性缺失检测提供了一个替代性标志物。1986 年，*RB1* 被成功克隆，如人们所预测，肿瘤细胞中一条染色体上的 *RB1* 等位基因仍然存在，另一条染色体相关区域则缺失了。如果与抑癌基因相邻的是一些功能未知的 DNA 序列，则可利用限制性内切酶片段长度多态性分析来测定其杂合性缺失。人们用此方法成功克隆出了 *FHIT* 和 *VHL* 等抑癌基因。今非昔比，随着人类基因组计划的完成，了解基因的物理定位及功能线索已变得非常容易，但对这些基因编码的蛋白质功能的网络调控及不同研究汇聚的海量信息，依然需要我们在研究思路及方法学上的不断创新。

二、抑癌基因失活的主要机制

抑癌基因失活的方式多种多样，对多数抑癌基因来说，可能通过多种失活方式共同作用，其中以点突变、拷贝缺失和转录起始点（TSS）周围 CpG 岛甲基化（简称启动子 DNA 甲基化）三种方式最为常见，具有基因和细胞类型特异性。在肿瘤形成过程中，抑癌基因常常发生单一等位基因杂合性缺失或两个等位基因纯合性缺失，早期根据这一特点，人们寻找到了不少抑癌基因。后来又发现许多抑癌基因的转录会发生表观遗传失活。

NOTES

TP53 基因主要以点突变失活为主，CDKN2A 基因以拷贝缺失和启动子 DNA 甲基化失活为主，RB1 和 PTEN 基因以拷贝缺失和点突变为主。在人类 TCGA 泛癌症图谱研究的 10 967 份肿瘤样品中，CDKN2A 和 RB1 基因的结构变异频率分别为 17% 和 7%，两个基因的变异呈互斥分布，存在于不同的肿瘤样品中。这两个基因位于同一条信号通路上，任何一个基因失活都会造成通路功能不足，以致肿瘤发生。TP53 和 PTEN 的结构变异频率分别为 36% 和 12%，这两个基因的变异同样呈互斥分布。但是 CDKN2A/RB1 与 TP53/PTEN 变异可共同存在于同一肿瘤中，提示它们之间可能存在协同转化细胞的作用。在食管癌、头颈鳞状细胞癌等许多肿瘤中均存在高频的抑癌基因结构变异失活（见文末彩图 1-4-2）。

三、抑癌基因失活与肿瘤发生

RB1、CDKN2A、TP53 是已经研究得比较充分的抑癌基因，其中 RB1 蛋白主要通过影响细胞周期来发挥作用，而 TP53 蛋白既可影响细胞周期又可影响细胞凋亡。CDKN2A 有两个转录起始点，所转录的 mRNA 分别编码 P16^{INK4A} 和 P14^{ARF} 蛋白。P16^{INK4A} 抑制 CDK4/6 激酶活性，进而抑制 RB1 单磷酸化；P14^{ARF} 通过抑制 MDM2 的泛素化酶活性使 TP53 和 CDKN1A/P21^{CIP1} 蛋白免于降解，从而抑制 RB1 多磷酸化激活和维持细胞的凋亡能力（见文末彩图 1-4-3）。这是细胞内极其重要的一个抑癌基因网络，人们以 CDK4/6 为分子靶标，开发出了多种 CDK 抑制剂（CDKi）类肿瘤靶向治疗药物。以 MDM2 为靶标的肿瘤治疗药物亦在开发中。

（一）抑癌基因 RB1 失活与肿瘤发生

1. RB1 是调控细胞周期的重要分子

（1）RB1 主要通过与转录因子 E2F 的结合调控细胞周期：RB1 基因编码一个 105kDa 的蛋白，并在磷酸激酶作用下磷酸化，称为 pRB1。在多种肿瘤中都有该蛋白的缺失或结构缺陷。RB1 的磷酸化状态决定细胞的增殖或休眠。RB1 磷酸化状态的这种作用是通过与转录因子 E2F 的结合来发挥作用的：当 RB1 处于未磷酸化或被 CDK4/6-CCND1 单磷酸化时，能够结合 E2F 并抑制其转录因子活性；当单磷酸化的 RB1 被 CDK2-CCNE1 多磷酸化时，E2F 与 pRB1 解离，解离后的 E2F 可以激活 CCNA 等下游基因的转录，促进细胞周期 G_1-S 期转换（见文末彩图 1-4-3）。实际上，RB1 能够结合多种转录因子，但对于调控细胞周期而言，E2F 无疑是最重要的。

（2）RB1 功能异常导致细胞周期紊乱：如前所述，RB1 是细胞周期调控的重要分子，其功能异常必然会导致细胞周期紊乱，很多致癌因素都是通过影响 RB1 功能，从而引起细胞转化的。如 HPV 感染是宫颈癌和头颈鳞状细胞癌的主要致癌因素，该病毒编码的 E6 癌蛋白能够结合 TP53 蛋白，该病毒编码的另外一个癌蛋白 E7 则能直接与 RB1 形成复合物，阻滞其与 E2F 的结合，使 E2F 处于高活性状态。SV40 病毒编码的大 T 蛋白同样能够结合并阻断 TP53 和 pRB1 的功能，使细胞永生化。除了病毒编码的蛋白之外，其他癌蛋白，如 MYC，也能够干扰 RB1 磷酸化，使之失去对细胞周期的调控功能，造成细胞周期的紊乱。

2. 多种肿瘤存在 RB1 基因的异常　既然 RB1 在细胞周期调控中非常重要，那么我们很容易理解 RB1 在很多人类肿瘤中都出现功能丧失这一现象。RB1 基因最早在视网膜母细胞瘤中被发现，后来发现在很多成人肿瘤中都存在 RB1 基因的结构缺失或功能失活，如膀胱癌、乳腺癌、肺癌等。

（二）抑癌基因 TP53 突变与肿瘤发生

1. 发现抑癌基因 TP53 的曲折过程　TP53 是重要的抑癌基因，在目前检测过的所有人类肿瘤中，TP53 突变频率最高，其发现过程也非常曲折。早在 1979 年，当小鼠成纤维细胞被 SV40 病毒转化后，发现除了 SV40 的大 T 蛋白外，在分子量为 53kDa 处还出现一条特异性条带，只在转化细胞中存在，在未转化细胞中不存在。随后，人们在许多未感染过 SV40 的人类和啮齿类肿瘤细胞中都检测到其存在。因为其编码的蛋白大小为 53kDa，故称为 p53（正式名称为 TP53），后来发现 TP53 是人细胞 TP53 基因编码的正常蛋白质。化学致癌物转化的小鼠细胞同样表达 p53；将源自人肿瘤细胞的 TP53 cDNA 转染大鼠胚胎成纤维细胞，发现它可以与 *RAS* 基因一起共同促进细胞转化。因此，人们一度认为 *TP53* 是一个癌基因。随后的研究发现，只有来自肿瘤细胞的 *TP53* cDNA 可使细胞转化，而来自正常细胞的 *TP53* cDNA 不仅无转化作用，甚至有抑制细胞转化作用。比较两种 *TP53* cDNA 序列发现，源自肿瘤细胞的 *TP53* cDNA 常常存在碱基突变，编码的氨基酸也随之发生改变。这种改变不但使 TP53 蛋白失去了正常功能，并且因其不易降解而在细胞内堆积。因此，在转化细胞或癌细胞中出现了 TP53 蛋白含量升高的现象，造成 *TP53* 是癌基因的假象。事实上，野生型 *TP53* 基因是一个具有重要功能的抑癌基因。

2. TP53 调节细胞凋亡、细胞周期和 DNA 损伤修复　*TP53* 编码的 TP53 蛋白的半衰期只有 20 分钟左右，是一个高度不稳定蛋白，在细胞内合成后不久即被降解。很多因素如 X 线、紫外线、引起 DNA 损伤的化疗药物、低氧等都能诱导 TP53 的表达，导致细胞中 TP53 水平快速升高。而 TP53 作为转录因子，可激活上百种靶基因转录，这些由 TP53 诱导表达的靶基因直接参与细胞周期的调控和 DNA 损伤的修复，同时也参与细胞衰老、分化及凋亡的调控。

3. TP53 失活与肿瘤发生

（1）TP53 与 Li-Fraumeni 综合征：TP53 的功能如此重要，人们很容易联想到 TP53 的功能异常可能会引起肿瘤的发生，这在临床上也得到了证实。1982 年，两位人类遗传学家发现了一种被称为 Li-Fraumeni 综合征的家族性肿瘤综合征，与前面提到的视网膜母细胞瘤家族性发病仅限于视网膜母细胞瘤及骨肿瘤不同，Li-Fraumeni 综合征家族对许多肿瘤都有高度的易感性，如恶性胶质瘤、白血病、乳腺癌、肺癌、胰腺癌、肾母细胞瘤和软组织肉瘤等。在这些家族中，过半数成员都被上述肿瘤所困扰，其中有 2/3 的人在 22 岁之前就有这些肿瘤的发生，有些成员甚至同时并发多种肿瘤。1990 年，研究者发现 Li-Fraumeni 综合征的大多数病例存在 17p13 异常，而这恰恰是 *TP53* 基因所在区域。研究发现，在这些肿瘤多发家族的 70% 成员中，*TP53* 等位基因突变遵循孟德尔遗传法则，从亲代传给子代。

（2）肿瘤组织中广泛存在 *TP53* 的突变：除了上述 Li-Fraumeni 综合征这种极端的例子外，在 30%~50% 的人类散发性肿瘤中存在 *TP53* 基因的突变，是目前为止发现突变类型最多、在肿瘤中分布最广泛的基因突变。在人类肿瘤中，绝大多数 *TP53* 突变类型是点突变，迄今为止人们已经发现了众多的 *TP53* 点突变类型，70% 为胞嘧啶脱氨基突变（C>T）。其中 75% 的突变都是能引起编码氨基酸改变的错义突变，如 R273C、R248Q、R175H 等。90% 的食管鳞状细胞癌组织存在 *TP53* 点突变，头颈鳞状细胞癌、非小细胞肺癌、卵巢上皮癌中的 *TP53* 点突变频率也在 60% 以上。人们曾经尝试用重组腺病毒等 *TP53* 表达载体矫正肿瘤细胞中该基因的功能，对肿瘤进行基因治疗，未获得预期结果。深度测序分析发现，结肠癌等患者的非癌组织和健康的老年人正常组织中就存在 *TP53* 点突变，提示该基因突变不是肿瘤特异性现象，而是一个细胞老化过程中持续积累的过程，与老年人患癌风险上升有关。

（三）抑癌基因 *CDKN2A* 失活与肿瘤发生

1. *CDKN2A* 基因控制细胞周期和衰老　人 9 号染色体 21 区（9p21）遗传性的杂合性缺失会导致黑色素瘤-胰腺癌综合征（melanoma-pancreatic cancer syndrome）等显性遗传性疾病的发生。9p21 位点中存在两个抑癌基因 *CDKN2A* 和 *CDKN2B* 及多个癌基因（*ANIRL*、*P14AS*、*miR-31*）。鼷鼠细胞还能从 *Cdkn2b* 和 *Cdkn2a* 连续转录本中剪接出一种额外的 mRNA 来，指导合成蛋白质 Alt$^{INK4a/b}$，有很强的抗肿瘤发生能力。*CDKN2B* 编码的 P15^{INK4B} 蛋白与 *CDKN2A* 编码的 P16^{INK4A} 一样，抑制 CDK4/6 激酶活性，防止 CCND1 过度激活。*CDKN2A*、*CDKN2B*、*RB1*、*TP53* 基因的功能可以互为补偿，任一基因功能不足都会诱发其他基因的代偿性高表达。

2. *CDKN2A* 基因的失活机制及后果　TCGA 研究结果显示，在各种肿瘤组织中，*CDKN2A* 基因的 R80Q 等点突变频率为 4%，体细胞拷贝缺失频率为 13%，*P16^{INK4A}* 启动子 DNA 甲基化的频率为 30%。*CDKN2A* 基因拷贝缺失频率在人食管鳞状细胞癌组织中超过 60%，在胶质母细胞瘤和胸膜瘤中超过 40%。大部分肿瘤细胞中的 *CDKN2A* 基因拷贝缺失都是两个等位基因同时丢失,即纯合性缺失。北京大学一项研究发现,在肿瘤细胞中 90% 以上的 *CDKN2A* 基因体细胞拷贝缺失都包括一个从 *P16^{INK4A}* 启动子到第二内含子的共同缺失区。这个共同缺失区包括编码 P14^{ARF} 和 P16^{INK4A} 所需的第二外显子,其缺失会导致 P16^{INK4A} 完全缺失和 P14^{ARF} 蛋白截短突变(见文末彩图 1-4-3)。令人诧异的是,绝大部分遗传性肿瘤家系中发现的 *CDKN2A* 基因点突变都位于该共同缺失区。已知人食管鳞状细胞癌是从癌前病变食管上皮异型增生病灶演变而来,他们发现体细胞 *CDKN2A* 基因拷贝缺失在食管上皮异型增生组织中就已非常普遍,存在该共同缺失区缺失的食管上皮异型增生病灶难以消退,容易进展为肿瘤,可用作这种癌前病变的预后标志分子。

P16^{INK4A} 启动子 CpG 岛完全甲基化不仅能够在细胞分裂过程中非常稳定地传递给子代细胞,而且直接抑制该基因转录。*P16^{INK4A}* 启动子 CpG 岛完全甲基化不仅经常存在于各种消化系统肿瘤细胞中,在人口腔、食管、胃黏膜上皮异型增生组织中亦经常出现,增加其癌变风险。P16^{INK4A} 不仅是控制细胞周期 G_1-S 期转换的主要成分,还为细胞衰老所需。当发生 *P16^{INK4A}* 启动子 CpG 岛完全甲基化时,细胞增殖速度加快,老化速度明显降低,这可能是 *P16^{INK4A}* 启动子 CpG 岛完全甲基化影响肿瘤发生的机制。需要注意的是,在各种炎症组织中就开始出现的 *P16^{INK4A}* 启动子 CpG 岛甲基化,多为少数 CpG 位点的部分甲基化,这种部分甲基化不稳定,会随炎症的消失而逆转;如果炎症长期持续存在,甲基化位点则会扩展到整个 CpG 岛,形成稳定的 *P16^{INK4A}* 启动子 CpG 岛完全甲基化沉默。

P16^{INK4A} 在正常细胞中是一种核蛋白,在人体各种肿瘤组织中则多异常定位于细胞质而无法发挥作用,这是 *P16^{INK4A}* 基因功能失活的又一机制。HPV-16/18 亚型编码的 E6 和 E7 蛋白能够直接结合 TP53 和 RB1 蛋白,阻断它们的正常功能,导致 P16^{INK4A} 代偿性高表达。然而,在发生 HPV-16/18 亚型感染的宫颈和口腔黏膜等非肿瘤上皮组织中,P16^{INK4A} 同样会在细胞质中大量积累,表明这是 HPV 感染诱发的、无效的 *P16^{INK4A}* 代偿性高表达,是 HPV-16/18 感染导致细胞恶性转化的机制之一。

(四)其他抑癌基因及其功能

抑癌基因可通过多种途径阻滞肿瘤的发展,功能千差万别,它们的唯一共性是都能够抑制肿瘤的发生,统称为抑癌基因。它们中一些基因的功能是直接抑制细胞增殖,另外一些则是通过代谢失衡或基因组损伤反应而间接抑制细胞增殖。到目前为止,已被确证的癌基因远远多于抑癌基因,这可能与癌基因的作用常为显性,而抑癌基因的作用常为隐性而不易被发现有关。表 1-4-2 列举了大部分已被克隆的抑癌基因及其主要功能。虽然它们可通过多种方式发挥抑制肿瘤生长的作用,但许多基因的功能机制尚不完全清楚。即便是同一个抑癌基因,其作用方式也是多种多样的,上述的 *TP53* 就是一个典型例子。揭示抑癌基因的功能,尤其是在肿瘤发生发展中的作用,将有助于我们更好地了解肿瘤,了解生命的复杂性和多样性。

表 1-4-2　抑癌基因及其编码蛋白的主要功能

基因名称	染色体定位	遗传性肿瘤综合征名称	肿瘤部位	编码蛋白功能
RUNX3	1p36	—	胃	转录因子
HRPT2	1q25-32	甲状旁腺肿瘤、颌骨骨化性纤维瘤	甲状旁腺	染色质蛋白
FH	1q42.3	家族性平滑肌瘤	—	延胡索酸酶
FHIT	3p14.2	—	多种器官	二腺苷三磷酸水解酶
RASSF1A	3p21.3	—	多种器官	多种功能
TGFBR2	3p2.2	遗传性非息肉性大肠癌	结肠、胃、胰腺	TGF-β 受体
VHL	3p25	von Hippel-Lindau 综合征	肾	HIF 泛素化
hCDC4	4q32	—	子宫内膜	泛素链接酶

续表

基因名称	染色体定位	遗传性肿瘤综合征名称	肿瘤部位	编码蛋白功能
APC	5p21	家族性腺瘤性息肉	结直肠、胰腺、前列腺	β-catenin 降解
P16^{INK4A}	9p21	家族性黑色素瘤	不同器官	CDK4/6 抑制因子
P14^{ARF}	9p21	—	不同器官	MDM2 抑制因子
PTC	9q22.3	痣样基底细胞癌综合征	髓母细胞	Hedgehog 生长因子受体
TSC1	9q34	结节性硬化	—	mTOR 抑制因子
BMPR1	10q21-22	幼年性息肉病	—	BMP 受体
PTEN	10q23.3	Cowden 病,乳腺癌、胃肠癌	胶质母细胞、前列腺、乳腺、甲状腺	PIP$_3$ 磷酸酶
WT1	11p13	Wilms 肿瘤	肾	转录因子
MEN1	11p13	多发性内分泌腺瘤		组蛋白修饰、转录阻遏
CDKN1C	11p15.5	Beckwith-Wiedemann 综合征		P57^{kip2} CDK 抑制因子
ATM	11q22.3	胰腺癌	乳腺	DNA 损伤修复
SDHD	11q23	家族性副神经节瘤	嗜铬细胞	线粒体蛋白
BRCA2	13q12	家族性乳腺癌、卵巢癌		同源重组
RB1	13q14	视网膜母细胞瘤、骨肉瘤	视网膜母细胞、膀胱、乳腺、食管、肺	转录阻遏
TSC2	16p13	结节性硬化	—	mTOR 抑制因子
CYLD	16q12-13	圆柱瘤		去泛素化酶
CDH1	16q22.1	家族性胃癌	侵袭性癌	细胞间黏附
BHD	17p11.2	Birt-Hogg-Dube 综合征	肾	未知
TP53	17p13.1	Li-Fraumeni 综合征	不同器官	转录因子
NF1	17q11.2	神经纤维瘤 I 型	结直肠、星型细胞	Ras-GAP
BRCA1	17q21	家族性乳腺癌、卵巢癌	—	DNA 损伤修复
BECN1	17q21.3	—	乳腺、卵巢、前列腺	自噬作用
PRKAR1A	17q22-24	多发性内分泌腺瘤	内分泌腺	PKA 亚基
DPC4	18q21.1	幼年性息肉病	胰腺、结肠	TGFB 转录因子
LKB1/STK11	19p13.3	Peutz-Jeghers 综合征	结肠	丝氨酸/苏氨酸激酶
RUNX1	21q22.12	家族性血小板紊乱	髓样细胞	转录因子
SNF5	22q11.2	横纹肌性综合征	横纹肌	染色体重建
NF2	22q12.2	神经纤维瘤	神经鞘、脑室	细胞骨架与膜连接
CHK2	22q12.1	乳腺癌、前列腺癌	乳腺	细胞周期调节

第三节　表观遗传网络

要点:

1. 表观遗传是一种不改变 DNA 序列的可遗传的基因转录控制机制。
2. 表观遗传机制包括 DNA 甲基化、组蛋白修饰、染色质构象等内容。
3. 表观遗传影响细胞分化、环境适应、基因组稳定性。
4. 表观遗传不仅是肿瘤标志物,而且是肿瘤靶向治疗药物靶标。

　　人体内存在 200 余种形态不同的细胞,它们均从一个基因组 DNA 序列完全相同的受精卵分化发育而来。在人体胚胎发育过程中,全能的胚胎干细胞(ESC)基因组不断稳定地关闭不同区域,按固定的分化模式,分别增殖为胚外胚层(胎盘等)、内胚层、中胚层、外胚层细胞及其组织/器官。这些细胞对其身份的记忆极其牢固,即使是在恶性转化或离体培养条件下,也不会完全改变其细胞类型。细胞分化特异性的基因关闭过程主要通过 DNA 甲基化、核小体组蛋白 3(H3)N-端第 9 位赖氨酸三甲化(H3K9me3)及其与异染色质蛋白 1(HP1)的结合和染色质三维结构变化来完成。这些变化不仅决定了各种转录因子能否与靶基因启动子结合和靶基因的可转录性,并且在细胞分裂过程中能够稳定地传递给子代细胞,故称表观遗传。

　　此外,出生后的人体组织为了适应不同的营养和生存条件,各种细胞会发生适应性的表观遗传改变,这种适应性表观遗传网络的稳定性比分化相关表观遗传网络的稳定性差。在肿瘤细胞/转化细胞中,同时存在细胞去分化/转分化和适应致癌物打击两类改变,前者如控制细胞周期的 $P16^{INK4A}$ 基因启动子 DNA 甲基化沉默和肠型胃癌细胞中 *TFF1* 基因启动子 DNA 甲基化沉默,后者如肿瘤细胞耐药性形成过程中 O-6-甲基鸟嘌呤-DNA 甲基转移酶基因(*MGMT*)和多药耐药基因 *ABCB1*(*MDR1*)启动子 DNA 去甲基化激活。

一、CpG 位点 DNA 甲基化与肿瘤发生

（一）启动子 CpG 岛高甲基化

　　在进化过程中,高等多细胞生物基因组 DNA 中的大部分 CpG 二核苷酸位点会发生一种被称为"CpG 抑制"的胞嘧啶脱氨基反应,人肿瘤基因组中大部分碱基点突变都是由这种胞嘧啶脱氨基而来。在正常细胞基因组中,残留下来的 CpG 位点在进化上非常保守,往往有重要功能,特别是那些 CpG 位点密集的 CpG 岛(>500bp),多与蛋白编码基因分布区域重叠,几乎所有的管家基因和 50%的组织特异性表达基因都含有 CpG 岛。这些 CpG 位点容易发生胞嘧啶甲基化,形成 5-甲基胞嘧啶(5mC),是最早发现的表观遗传修饰类型。当一个基因启动子 CpG 岛周边的甲基化种子 CpG 位点开始发生甲基化时,即转入低转录活性状态;当这种甲基化扩展到整个启动子区 CpG 岛时,该基因就完全沉默了,称为表观遗传失活。DNA 甲基化的发生依赖于核小体 H3 组蛋白 N 端的第 27 位赖氨酸三甲基化(H3K27me3)的存在,由 DNA 甲基转移酶(DNMT1/3A/3L)催化完成。*DNMT3B* 基因胚系突变会造成先天性免疫缺陷、脸部发育畸形等 ICF 综合征;*DNMT3A* 基因在 1/4 的急性髓系白血病中存在点突变。当一个基因的启动子染色质与转录因子等结合时,可预防 H3K27me3 和 DNA 甲基化的形成,维持基因的可转录性或可接近性。不同分化类型的细胞有不同的 DNA 甲基化谱,据此可以对原发部位不明的肿瘤进行溯源。在各种环境致癌物打击下,靶细胞的抑癌基因容易发生异常的启动子甲基化失活,导致肿瘤发生。与维持细胞分化相关的表观遗传一样,部分基因异常的表观遗传失活也可在体细胞分裂过程中稳定传递,影响疾病发生进程。例如 DNA 错配修复基因 *MLH1* 启动子甲基化导致林奇综合征(Lynch syndrome),一种遗传性非息肉性结肠癌的发生。又如 *CDKN2A* 基因在人体肿瘤中的平均甲基化频率大于 30%,为其拷贝缺失频率的 2 倍以上。再如 DNA 修复基

因 *BRCA1/2* 在乳腺癌组织中常常甲基化失活。此外，某些在正常分化细胞中甲基化沉默的原癌基因，也可在 DNA 氧化酶（TET1/2/3）或胞嘧啶脱氨基酶催化下，发生启动子 DNA 的 5-甲基胞嘧啶氧化和去甲基化激活，如 *HOX11* 基因在急性 T 细胞淋巴母细胞白血病（T-ALL）细胞中去甲基化激活。

对印记基因而言，在正常细胞中仅需要一个父本或母本的等位基因保持转录活性，另外一个等位基因则通过 DNA 甲基化而沉默，沉默的等位基因来源是固定的，具有基因特异性。如果发生基因印记紊乱（缺失或获得），容易导致某些特殊肿瘤的发生，如 *H19* 和 *IGF2* 基因印记异常者容易患肾母细胞瘤（Wilms tumor）。每个女性细胞中的 X 染色体也是以印记方式随机失活的。CpG 岛高甲基化不仅发生在基因启动子区或增强子区，抑制基因转录，还发生在外显子和内含子等基因躯干部位（gene body），抑制潜在转录起始点与转录因子和 RNA 聚合酶的结合，预防异常转录发生。

（二）全基因组 DNA 低甲基化

基因组 DNA 中大量存在的重复转座元件（transposable element）也是 CpG 位点密集的序列，例如 *LINE-1* 和 *ALU* 元件，参与细胞的同源和非同源重组。在正常细胞基因组中，这些重复元件大部分处于甲基化沉默状态。在致癌物的打击下，以这些重复元件为主的全基因组 DNA 主动去甲基化，使得基因组稳定性降低，同源和非同源重组事件大量发生，细胞变异快速增加，以获得适应新环境的生存能力，并为肿瘤进展提供动力。这种通过基因组快速重组来适应环境的潜能，对多细胞生命的物种延续至关重要，细胞恶性转化和肿瘤基因组异质性的形成都是这种潜能发挥的表现形式。

（三）DNA 甲基化异常的用途

基因 CpG 岛异常甲基化非常稳定，易于检测，已经用作临床的肿瘤预警、筛查、诊断、预后及疗效预测等标志物，如通过检测血浆游离 DNA 中 *SEPTIN9* 基因或粪便脱落细胞 DNA 中 *SDC2* 基因甲基化来筛查结肠癌，通过检测 *RASSF1A* 和 *SHOX2* 基因甲基化来区分肺活检组织的良/恶性，通过检测血液 *MGMT* 基因 DNA 甲基化来预测肿瘤对烷化剂治疗的敏感性等。在肿瘤细胞中普遍高表达的 DNMT1 也是肿瘤治疗的靶分子，DNMT1 阻断剂 5-氮杂-2'-脱氧胞苷和 5-氮杂-胞苷及它们与其他药物的组合，已经用于慢性粒细胞白血病、骨髓增生异常综合征和急性髓细胞性白血病等多种肿瘤治疗。地西他滨在低剂量时仅抑制 DNA 甲基化，高剂量时还抑制 DNA 复制合成。阿扎胞苷则同时抑制 DNA 和 RNA 的合成，毒性比地西他滨大。

二、核小体组蛋白置换和修饰异常与肿瘤发生

（一）核小体组蛋白置换

组蛋白 H3.3 和 H2A.X 是进化早期形成的组蛋白，在正常人细胞染色质核小体内已经被组蛋白 H3 和 H2A 替代。在正常细胞中，有丝分裂相关组蛋白在 S 期合成，用于组装新核小体。H3.3 和 H2A.X 在非 S 期合成，用于 DNA 损伤识别、修复。在肿瘤细胞中，H3.3、H2A.X 及 H2A.Z 等进化早期组蛋白表达明显上调，出现了"返祖"现象。小鼠卵子的 H3.3 在使胚胎干细胞（ESC）获得全能性过程中发挥着关键作用。早期组蛋白表达高的肿瘤进展快，预后差，可能在细胞转化过程中发挥作用。

（二）组蛋白修饰

核小体组蛋白存在赖氨酸（K）和精氨酸（R）甲基化、赖氨酸乙酰化和泛素化、丝氨酸（S）磷酸化等多种修饰，在决定核小体、染色质的三维空间结构及其与转录因子的结合与否方面发挥了核心作用。一般将一个完整的基因分为增强子、启动子、外显子、内含子等区域，不同区域的核小体组蛋白修饰的种类和功能不同。例如，高转录活性基因启动子核小体组蛋白以 H3K4me3 和 H3K27ac 修饰为特征；弱转录活性基因启动子核小体组蛋白以 H3K4me3 和 H3K27me3 修饰为特征；不转录基因启动子的核小体组蛋白以 H3K4ac 和 H3K27me3 修饰为特征；长期不转录基因的启动子以组蛋白 H3K27me3 和 H3K9me3 修饰为特征。在肿瘤细胞基因组中，比 DNA 结构变化

NOTES

更普遍的是原癌基因表达上调和抑癌基因表达下调甚至完全沉默。不论是细胞分化状态类的稳定性表观遗传改变还是细胞适应环境因素类的临时性改变,都是从这些核小体组蛋白修饰改变开始的。

组蛋白修饰的变化不仅从局部上影响核小体染色质的带电性、染色质密度、与各种转录因子和RNA聚合酶的结合能力,H3K27me3还可伴发大区段染色质DNA甲基化状态改变;H3K9me3与HP1结合则可大范围地改变染色质的拓扑结构,使之从转录活跃的常染色质区转为无转录活性的异染色质区。各种组蛋白修饰由不同的酶催化完成。如组蛋白脱乙酰酶(histone deacetylaseHDAC)催化组蛋白H3K27ac去乙酰化,然后在EZH2催化下形成H3K27me3。在肿瘤组织中EZH2和HDAC均表达升高,导致总H3K27me3水平高,H3总乙酰化水平降低。

(三) 组蛋白修饰酶是肿瘤靶向治疗药物的靶分子

组蛋白脱乙酰酶是一个超基因家族,已经发现4类14个成员。Ⅰ类仅分布于细胞核,是催化组蛋白去乙酰化的主力军;Ⅱ、Ⅲ、Ⅳ类同时分布于胞核和胞质,催化组蛋白和非组蛋白去乙酰化。由于在大部分肿瘤组织中HDAC家族成员表达水平普遍升高,并且有促进肿瘤细胞生长的作用,这些HDAC分子成为了肿瘤靶向治疗药物开发的靶分子。自2006年以来,先后有伏立诺他(vorinostat)、罗米地辛(romidepsin)、贝利司他(belinostat)、西达本胺(chidamide)和帕比司他(panobinostat)五个组蛋白脱乙酰酶抑制剂(HDACi)药物批准上市,主要用于外周或皮肤T细胞淋巴瘤治疗。其中西达本胺由我国药企研发,与芳香化酶抑制剂(aromatase inhibitor,AI)联合可用于治疗激素受体阳性和ERBB2阴性的晚期乳腺癌。由于各种HDAC成员结果类似,上述HDACi药物多为靶向各HDAC分子的泛HDACi,毒副反应仍然明显。与HDAC协同催化H3K27me3形成的EZH2在各种肿瘤中高表达,并有促进肿瘤细胞生长的作用,亦成为肿瘤治疗药物开发的靶分子。

三、ncRNA 表达异常与肿瘤发生

人类基因组中98%以上的DNA序列不编码蛋白,50%以重复序列的形式存在,这些非编码区域具有一定的转录活性,所转录出的RNA统称为ncRNA。除一小部分ncRNA的功能已经比较明确外,大部分ncRNA的功能尚不明确。

(一) miRNA 的 RNA 干扰作用

miRNA是最先被发现的一类ncRNA,2 000个左右的miRNA基因占人类基因组的5%。miRNA基因的原始转录本能够形成发夹样结构的双链RNA(dsRNA),然后经Dicer酶切加工成小干扰RNA(siRNA),siRNA出核后被Dicer酶进一步降解为21~23bp的单链miRNA,通过碱基配对的机制与靶mRNA的3'端序列结合,促进靶mRNA降解,下调靶基因表达,在细胞生长分化、环境适应、肿瘤发生过程中发挥作用。siRNA干扰现象及其作用机制的发现者Craig C. Mello和Andrew Fire获2006年诺贝尔生理学或医学奖。miRNA基因的表达有组织特异性,在肿瘤组织中存在众多的miRNA表达异常,影响肿瘤发生发展。例如具有致癌作用的*miR-31*和*miR-21*普遍表达升高,具有抑制肿瘤干细胞生长作用的*let-7*普遍表达下调。miRNA对核酸酶降解不敏感,稳定性高,是良好的肿瘤标志分子。siRNA干扰技术不仅广泛应用于生物学实验中,而且是潜在的肿瘤分子治疗手段。目前RNA药物递送技术已经取得突破,siRNA干扰类肿瘤治疗药物的研发也将迎来春天。

(二) 长链 ncRNA(lncRNA)

大于200bp的ncRNA称为lncRNA,在RNA高通量测序平台上读出的人lncRNA多达数万种,绝大部分功能不清。*XIST*和*H19*是最知名的lncRNA,前者为X染色体的灭活所需,后者为*H19-IGF2*位点印记所需。目前研究得比较多的lncRNA多源自蛋白编码基因反义链和miRNA基因正义链,这些lncRNA常常参与调节宿主基因的转录活性,如*ANRIL*和*P14AS*能够顺式调节转录抑制因子CBX7与*CDKN2A/B*基因启动子的结合,上调$P16^{INK4A}$ mRNA的稳定性。还有一些lncRNA转录自基

因间区（特称为 lincRNA），也能影响肿瘤的发生发展，如 *HOTAIR* 能够促进肿瘤细胞生长，*MALAT1* 和 *NEAT1* 能够促进肿瘤转移。RNA 高通量测序结果显示，大部分 lncRNA 的转录丰度较低，70% 以上被加工成仅含 2 个外显子的 lncRNA。lncRNA 或者充当 miRNA 海绵，发挥竞争性 RNA（ceRNA）作用，使 mRNA 免于与 miRNA 结合和降解，或者与 RNA 结合蛋白质相互作用，调节基因转录和其他 RNA 的命运。

由于技术手段的限制，占基因组 50% 以上的转座子元件及其转录本的功能研究尚为空白。这些转座元件能够调节染色质构象、同源和非同源重组，肿瘤基因组中染色体断裂/易位热点大部分都出现在 *ALU* 重复序列上，推测这些重复序列在基因组稳定性的维持和快速适应环境能力的获得方面能够发挥作用。长片段 DNA 测序技术的出现，使这些非编码 DNA 元件及其 lncRNA 转录本的功能研究成为可能，包括 DNA 重复元件在内的各种基因拷贝数和大尺度染色体结构变异在肿瘤发生发展的作用将会不断被揭示。

第四节　结语与展望

对癌基因和抑癌基因的研究成果改变了人们对细胞癌变分子生物学过程的认识，所鉴定出的基因不仅成为临床上广泛应用的肿瘤标志物，而且还是肿瘤靶向治疗和免疫治疗的重要靶标，大幅度改变了当前肿瘤精准治疗的面貌。早期癌基因研究的历史也是分子生物学和细胞生物学的开拓历史，人们不仅认识到这些基因是人类的正常基因，而且极大地推动了人类基因组学研究的发展，在 21 世纪初完成了划时代的人类基因组计划，随后又带动了包括表观遗传组学在内的人类基因组元件大百科全书（ENCODE）、组织-基因型转录组（GTEx）等大研究计划的完成，为肿瘤基因组变异研究提供了宝贵的参考序列等资源。与此同时，规模更加宏大的 TCGA 计划也同步完成，将近 5 万个肿瘤样品的基因组/外显子组或转录组测序工作已经完成，为研究肿瘤发生发展过程提供了极其丰富的基因组、转录组和临床病例特征等资料。这些不仅完全改变了肿瘤生物学的研究面貌，而且使我们对正常生命和细胞转化本质的认识有了质的飞跃。

然而，我们还必须认识到，上述大科学计划所依赖的 DNA 高通量测序平台存在短板：读长过短，不能反映大片段 DNA 结构变化和重复序列重组事件。目前所获得的肿瘤基因组结构改变信息集中在占基因组比例 2% 的蛋白编码基因和 5% 的 miRNA 基因上。对于肿瘤细胞基因组中广泛存在的大片段 DNA 结构变化，特别是拷贝缺失和扩增、基因重组、倒置、易位，以及占基因组 90% 以上其他 DNA 序列的变异与功能，仍然所知甚少，极大地限制了我们认识物种延续、正常生命维持、细胞转化过程的全貌。此外，已发现的大量肿瘤相关基因变异，哪些具有驱动肿瘤发生的作用、哪些可以作为治疗靶标都有待深入研究。

新出现的第三代高通量测序平台可用于测定大片段 DNA 结构变化。各种单细胞基因组/转录组测定技术的出现，又为鉴定组织中数目极少的组织干细胞、肿瘤启动细胞、肿瘤转移干细胞、原发耐药细胞、抗体分泌细胞，以及抗体基因等提供了新手段。类器官转化模型和基因敲除动物的普及应用，亦为鉴定未知癌基因和抑癌基因提供了新方法。互联网和人工智能，以及新一代细胞超微结构显示技术在蛋白质等生物大分子高级结构及其与药物相互作用的预测中的应用，亦将大幅度加速基因功能和肿瘤治疗药物的研发。随着各种新技术的不断出现和使用成本的降低，人类对细胞转化和正常生命过程本质的认识将迎来新的突破。

（邓大君）

思考题：

1. 原癌基因、癌基因、病毒癌基因的相互关系是什么？
2. 抑癌基因的正常生物学功能是什么？失活的途径有哪些？
3. 表观遗传网络如何影响癌基因和抑癌基因的功能？
4. ncRNA 如何影响肿瘤的发生发展？
5. 肿瘤治疗靶分子与疗效预测分子之间存在什么差别？

第五章

细胞信号转导通路与肿瘤

第一节 绪 论

要点：

阐明信号转导通路对肿瘤发生、发展至关重要。

细胞是构成生物体的基本单位，是生命活动的基础。细胞感受生存环境的刺激、综合内外部因素控制基因表达，即细胞通过细胞膜或细胞内受体，感受外界信息分子的刺激，经细胞内信号转导系统转换，引发细胞内的一系列级联反应，从而影响细胞的代谢、增殖、分化及凋亡等功能活动和过程，也使单细胞生物在长期的适应与进化过程中建立了一系列的细胞生物化学网络，这些细胞内复杂的通信过程称为细胞信号转导（signal transduction）。

细胞信号转导概念于 20 世纪 70 年代被正式提出，但相关研究可以追溯到 20 世纪初。在信号转导领域产生了多项诺贝尔生理学或医学奖，如信号分子【胰岛素、生长因子、多巴胺、一氧化氮（NO）】的发现，第二信使假说的提出、G 蛋白的鉴定、蛋白可逆磷酸化修饰、糖原分解代谢的机制和调节研究以及肾上腺素受体、嗅觉受体的提出等。1971 年，萨瑟兰由于"第二信使假说"的提出，而被誉为"信号转导之父"。

细胞信号转导不仅是细胞内、细胞间，也是生物结构间信息交流的一种最基本、最原始和最重要的方式。信号转导过程发生障碍或异常，会导致细胞一系列生物学行为及机体生长发育异常，引起各种疾病甚至肿瘤发生。因此，阐明细胞信号转导的机制将有助于认识生命活动的本质，同时有助于深入认识疾病的发病机制。特别是深入研究肿瘤细胞信号转导机制，阐明细胞信号转导与肿瘤发生发展的关系，为肿瘤的诊断提供新的标志物，并采用生物工程的技术和手段，靶向某个特定的分子靶标或某一信号转导通路，阻断肿瘤生长的信号转导途径，从而达到抑制肿瘤发生发展的目的。

第二节 信号转导通路的基本组成

要点：

1. 细胞外信号分子、受体及细胞内信号转导分子组成细胞信号转导通路。
2. 离子通道型受体、G 蛋白偶联受体和酶联受体是膜受体的 3 种类型。

在生物体内，各种细胞在功能上的协调统一是通过细胞间复杂的网络联系来实现的。细胞信号转导通路在构建这种复杂的网络联系中发挥着不可或缺的作用，其主要由细胞外信号分子、受体及细胞内信号转导分子组成。

一、细胞外信号分子

细胞所接收的信号包括物理信号、化学信号及生物信号，其中体内细胞所感受的外源信号主要是化学信号,该信号分子又称为配体,能与细胞受体蛋白分子特异性结合,并引起细胞反应,又称为"第一信使"。根据细胞外信号分子的作用特点不同,化学信号分子分为膜结合型和可溶性两种形式。

膜结合型信号分子需要通过相邻细胞之间的特异性识别和相互作用来传递信息。细胞膜表面含丰富的蛋白质、糖蛋白类等物质,可当作信号分子与相邻细胞的膜表面受体特异性结合,并将信号传递入靶细胞内,进而引发细胞内的一系列反应。

可溶性化学信号是由细胞分泌并且能够调节机体功能的一大类生物活性物质,主要包含蛋白质、多肽、氨基酸及衍生物、类固醇激素及 NO 等物质。大部分信号分子呈水溶性,如乙酰胆碱、生长因子等,不能直接通过细胞膜,主要与细胞膜受体结合发挥作用;而少部分呈脂溶性,可以直接通过细胞膜到达细胞内发挥作用,如类固醇激素、甲状腺素、维生素等。

二、信号受体

受体是存在于细胞膜或细胞内的一类生物大分子,主要结构为蛋白质或糖脂。受体能够特异性识别并结合细胞外信号分子,进而激活一系列的细胞反应,产生对细胞外刺激的效应。根据在细胞结构中的分布,受体可分为膜受体和细胞内受体两大类。

(一)膜受体

膜受体又称细胞表面受体,存在于细胞膜上,主要识别无法穿过细胞膜的水溶性信号分子和膜结合型信号分子等。根据信号转导机制和受体蛋白类型的不同,膜受体可分为三大类:离子通道型受体、G 蛋白偶联受体和酶联受体。

1. 离子通道型受体　离子通道型受体由配体结合部和离子通道两部分组成,可以将化学信号转变为电信号;当受体接受配体信号刺激时,离子通道开放,细胞膜对特定离子的通透性急剧增加,继而引起细胞电位的改变,实现电信号的传递。根据受体与配体的结合部位,离子通道型受体可分为两类:第一类受体与配体在胞外结合,主要分布于神经细胞与肌肉的接头处,如烟碱型乙酰胆碱受体(nicotinic acetylcholine receptor,nAChR)、γ-氨基丁酸受体(γ-aminobutyric acid receptor,GABAR)、甘氨酸受体等;第二类受体与配体的结合部位在细胞膜的穿膜部位,如光受体、嗅神经受体和肌质网膜上的 Ca^{2+} 通道等。

2. G 蛋白偶联受体　G 蛋白偶联受体(G protein-coupled receptor,GPCR)是参与信号转导的重要膜受体家族,调节神经传递、内分泌和外分泌腺中激素及酶的释放、免疫反应等关键生理功能。GPCR 在结构上为单体蛋白,分为细胞外、细胞膜和细胞内 3 个区域,含有 7 个跨膜区段,又称七次跨膜受体。

3. 酶联受体　酶联受体的配体主要是细胞因子和生长因子,通过蛋白质修饰或蛋白间相互作用来传递信息。根据酶联受体自身是否具有蛋白激酶的活性,可分为两类:一类受体自身具有蛋白激酶活性,当配体与受体结合时首先激活受体自身胞内域的蛋白激酶;另一类受体自身没有蛋白激酶活性,需要通过蛋白质间相互作用激活另外一种蛋白激酶的活性,进而激活下游信号转导分子。常见的酶联受体包括酪氨酸激酶受体、酪氨酸激酶结合型受体、鸟苷酸环化酶受体和丝氨酸/苏氨酸激酶受体等。

(二)细胞内受体

细胞内受体主要存在于细胞质或细胞核中,是由 400~1 000 个氨基酸组成的单体蛋白,主要由转录激活区、配体结合区、DNA 结合区以及铰链区组成。根据在细胞内分布情况的不同,细胞内受体可分为细胞质受体和核受体。常见的细胞质受体包括糖皮质激素、盐皮质激素的受体,核受体包括维生素 D、维 A 酸受体等。此外,一些特殊的受体可同时存在于细胞质及细胞核中,如雌激素受体、雄激素受体等。细胞质受体在结合配体后其构象发生改变,受体核内转移部位及 DNA 结合部位显现,配体-受体复合物向细胞核内转移;核受体则直接结合进入细胞核内的配体,形成的配体-受体复合物进一步结合 DNA 分子上的激素反应元件(hormone response element,HRE),调控基因的转录。由于不论细胞质受体还是核受体,结合配体后都要转入细胞核内发挥作用,所以有时把细胞内受体统称为核受体。

三、细胞内信号分子

细胞外信号经受体传递至细胞内后,通过细胞内的相应信号分子进一步在胞内传递,引起细胞的相应变化,这些能够在细胞内传递信号的分子称为细胞内信号分子。根据细胞内信号分子的作用特点及方式,可将其分为三类:小分子"第二信使"、酶调节信号和信号调节蛋白。

(一) 小分子"第二信使"

细胞受体受细胞外信号分子刺激后,在细胞内产生能介导细胞外信号转导的小分子活性物质,又称为"第二信使"。目前已经发现多种细胞内信号分子,如环腺苷酸(cyclic adenosine monophosphate,cAMP)、环鸟苷酸(cyclic GMP,cGMP)、甘油二酯(diacylglycerol,DAG)、三磷酸肌醇(inositol trisphosphate,IP3)、Ca^{2+}、NO 及 CO 气体小分子等,均在细胞内信号转导中发挥重要作用。

1. cAMP　cAMP 是最为重要的一种胞内信号分子,它是由细胞膜的腺苷酸环化酶(adenylate cyclase,AC)催化 ATP 形成,并可被特异的环核苷酸磷酸二酯酶(cyclic nucleotide phosphodiesterase,cPDE)迅速水解为 5'-AMP,失去信号转导功能。因此,cAMP 的含量水平可以受 AC 及 cPDE 双重调节。生成的 cAMP 可以激活 cAMP 依赖性蛋白激酶,进而导致下游信号通路蛋白丝氨酸/苏氨酸残基的磷酸化激活。此外,cAMP 还可作用于细胞内其他非蛋白类酶类分子,比如对离子通道的别构调节。

2. cGMP　cGMP 由鸟苷酸环化酶(guanylate cyclase,GC)催化并水解 GTP 形成。cGMP 可通过激活下游蛋白 cGMP 依赖性蛋白激酶 G,使相应蛋白发生磷酸化,从而引起细胞的相应效应。同时,cGMP 可以通过细胞内的磷酸二酯酶(phosphodiesterase,PDE)而水解,失去信号转导功能。

3. DAG 和 IP3　DAG 和 IP3 是细胞内重要的两种信号分子,其主要由细胞外信号分子与膜受体结合后,由细胞膜上特定的 G 蛋白激活磷脂酶 C(phospholipase C,PLC)催化胞膜磷脂内层的 4,5-二磷酸磷脂酰肌醇(phosphatidylinositol-4,5-biphosphate,PIP2)水解形成。其中 DAG 是脂溶性分子,它生成后仍留在膜上,在 Ca^{2+} 及磷脂酰丝氨酸辅助作用下激活蛋白激酶 C(protein kinase C,PKC)。而 IP3 是水溶性分子,其生成后从膜内脱落后可扩散至内质网或肌质网膜上,与质网膜中的相应受体结合,使膜上的 Ca^{2+} 通道开放,从而使 Ca^{2+} 从细胞钙库中释放。

4. Ca^{2+}　Ca^{2+} 在细胞内的信号转导作用主要通过上游信号调节钙离子的分布来实现。当细胞外信号分子与受体结合后,可使细胞膜钙离子通道受体开放,进而引起细胞外或钙库中的 Ca^{2+} 往细胞质中转移,使得胞内 Ca^{2+} 浓度急剧升高。钙离子流进一步与细胞内靶酶和蛋白质结合后发生功能变化,从而产生细胞效应。此外,细胞质中的 Ca^{2+} 又可通过钙库膜或细胞膜上的钙泵(Ca^{2+}-ATP 酶)返回细胞外或钙库中,从而维持细胞内的低钙水平。

5. 小分子气体　NO、CO 及 H_2S 等小分子气体也被发现具有细胞内信使功能,其中 NO 由细胞内 NO 合成酶催化,分解精氨酸生成。

(二) 酶调节信号

酶类是细胞内信号转导分子的重要组成部分,通过酶促反应传递信号。作为信号转导分子的酶主要分两大类,一类是催化第二信使产生或分解的酶。当细胞接受外来信号后,需要通过一些具有催化活性的酶生成第二信使,从而实现细胞外信号向细胞内的转导。这类酶主要包括腺苷酸环化酶(Adenylate Cyclase,AC)、环核苷酸磷酸二酯酶(cPDE)和磷脂酶 C(phospholipase C)等。另一类是蛋白激酶,它可将 ATP 末端的磷酸盐共价连接至细胞内底物,从而活化底物、激活信号转导通路。酪氨酸激酶与丝氨酸/苏氨酸激酶是目前研究最广泛的蛋白激酶。

1. 酪氨酸激酶　主要包括表皮生长因子受体(epidermal growth factor receptor,EGFR)家族、血管内皮生长因子受体(vascular endothelial growth factor receptor,VEGFR)、成纤维细胞生长因子受体(fibroblast growth factor receptor,FGFR)等,其异常激活与新生血管生成、肿瘤侵袭及转移密切相关。

NOTES

2. 丝氨酸/苏氨酸激酶　主要包括编码 RAF 家族丝氨酸/苏氨酸蛋白激酶、丝裂原活化蛋白激酶（mitogen-activated protein kinase，MAPK）、蛋白激酶 B（protein kinase B，PKB）以及极样激酶（polo-like kinase，PLK），在调节细胞的生长、增殖和凋亡等过程中发挥重要作用。

（三）信号调节蛋白

1. G 蛋白　广义的 G 蛋白是指所有能与 GTP/GDP 结合的具有 GTPase 活性的一类蛋白质。根据序列同源性、分子质量和亚基结构等，将 G 蛋白又细分为 3 类：异三聚体 G 蛋白、小 G 蛋白或单亚基 G 蛋白。其中异三聚体 G 蛋白，一般称之为经典 G 蛋白或大 G 蛋白。异三聚体 G 蛋白和小 G 蛋白在信号转导过程中发挥重要作用。

（1）异三聚体 G 蛋白：异三聚体 G 蛋白由 α、β 和 γ 三个亚基构成，其 α 亚基可结合 1 分子鸟苷酸（GTP/GDP），并具有水解 GTP 的酶活性。G 蛋白在静息状态下无活性，当细胞膜受体与不同的配体如激素、多肽、氨基酸、光粒子等结合后，α 亚基与 GDP 的亲和力下降，结合的 GDP 为 GTP 取代。α 亚基结合了 GTP 后即与 β 和 γ 亚基解离，并分别与下游的靶蛋白相互作用，调节相关酶活性，在细胞内产生第二信使进而发挥作用。这种活化状态将一直持续到 GTP 被 α 亚基自身具有的 GTP 酶水解为 GDP。一旦发生 GTP 的水解，α 亚基又再次与 β 和 γ 亚基形成复合体，回到静止状态，等待接受新的化学信号。G 蛋白偶联型受体的信号转导通路中的第一个信号传递分子是 G 蛋白，所以此活化过程称为 G 蛋白循环（图 1-5-1）。

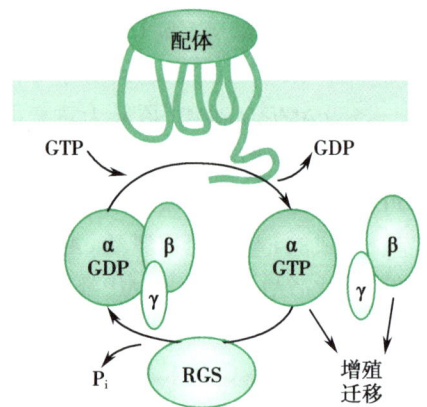

图 1-5-1　G 蛋白循环

激动剂→受体活化 G 蛋白→G 蛋白构象改变→α 亚基与 GDP 的亲和力下降，与 GTP 结合→α 亚基与 β、γ 亚基发生解离→成为活化状态的 α 亚基→启动细胞增殖迁移信号。

（2）小 G 蛋白：小 G 蛋白因分子量只有 20~30kDa 而得名，第一个被发现的小 G 蛋白是 Ras，它是 *Ras* 基因的产物，其他的还有 Rho，SEC4，YPT1 等。小 G 蛋白在结合 GTP 后被活化，并可作用于下游分子；当发挥 GTP 酶活性将 GTP 水解成 GDP 时，则恢复为非活化状态。

小 G 蛋白的活性可以被小 G 蛋白调节因子所调节，如鸟苷酸交换因子（guanine nucleotide exchange factor，GEF）和鸟苷酸解离抑制因子（guanine nucleotide dissociation inhibitor，GDI）可增强小 G 蛋白的活性，而 GTP 酶活化蛋白（GTPase activating protein，GAP）则可降低小 G 蛋白活性。

2. 接头蛋白和支架蛋白

（1）接头蛋白（adaptor）：不具有催化活性，但其包含一些特殊结构，在胞内不同功能蛋白质相互结合时发挥重要作用。与信号转导密切相关的典型蛋白结合区域有：SH2 结构域（src homology 2 domain）、SH3 结构域、PH 结构域（Pleckstrin homology domain）及死亡结构域（death domain，DD）等。

（2）支架蛋白（scaffold protein）：带有多个蛋白质结合域，可将同一信号转导途径中相关的信号转导分子结合在一起，使之容纳于一个隔离而稳定的信号转导途径内，避免与其他信号转导途径发生交叉反应。

第三节　细胞信号转导的主要通路及功能

要点：

1. 与细胞生长相关的信号转导通路包括 Hedgehog、TGF-β、Wnt、核受体、Notch、受体及非受体酪氨酸激酶、Hippo-Yap、mTOR 等。

2. 与细胞凋亡相关的信号转导通路有肿瘤坏死因子受体（TNFR）、Fas、核转录因子-κB（NF-κB）

介导的信号转导通路。

　　3. 黏附分子介导的肿瘤细胞浸润和转移。

　　一方面随着研究深入,信号转导通路不断有新的调控功能被发现;另一方面信号转导通路之间常存在错综复杂的交互关系,使得信号通路的功能并不是唯一、固定的。本节将从影响细胞生长、凋亡、浸润转移等三方面概述几条研究得较为清楚的经典信号转导途径。

一、与细胞生长相关的信号转导通路

　　迄今为止,研究发现多种信号通路在多细胞生物的生长中发挥关键作用,包括 Hedgehog、TGF-β、Wnt、核受体、Notch、受体及非受体酪氨酸激酶、Hippo-Yap、mTOR 等。

(一) Hedgehog 信号转导通路

　　早在 1980 年,Nusslein-Volhard 和 Eric Wieschaus 等在果蝇身上进行研究时发现,当 *Hedgehog* 基因发生突变时,果蝇幼虫表皮上会长满小的刺突,形似刺猬(hedgehog),故命名为 Hedgehog。这条信号通路在胚胎发育和胚胎形成后细胞的生长和分化过程中都起着重要的作用。Hedgehog 信号通路的异常也与多种人类恶性肿瘤的发生密切相关。

　　Hedgehog 信号通路由 Hedgehog 配体、两个跨膜蛋白受体 Patched(PTC)和 Smoothened(SMO),一些中间传递分子以及下游转录因子 GLI 蛋白等组成。在哺乳动物中存在 3 个 *Hedgehog* 同源基因,即 *Sonic Hedgehog*(*Shh*)、*Indian Hedgehog*(*Ihh*)及 *Desert Hedgehog*(*Dhh*),分别编码 Shh、Ihh 和 Dhh 蛋白,均为分泌性蛋白。

　　Hedgehog 信号的传递受靶细胞膜上两种跨膜蛋白受体 PTC 和 SMO 的调节,PTC 是 12 次跨膜的受体蛋白,由肿瘤抑制基因 *Patched* 编码,在哺乳动物中有两个 *PTCH* 基因,即 *PTCH1* 和 *PTCH2*,能与三种 Hedgehog 蛋白(Shh、Ihh 和 Dhh)结合;而受体 SMO 由原癌基因 *Smoothened* 编码。SMO 为 7 次跨膜蛋白,通过一系列胞内信号级联将信号向下转导,并通过调节核转录因子 GLI 家族,影响 Hedgehog 靶基因的转录与表达。

　　在正常的成熟组织或器官中,有活性的 Hedgehog 配体(HH)缺失或极少量存在,相反的,与 PTC 竞争 Hedgehog 配体的 Hip(Hh interaction protein)蛋白明显高表达。未被 Hedgehog 配体(HH)结合的 PTC,抑制 SMO 蛋白的活性,此时 GLI 蛋白与微管结合蛋白形成复合体并附着在微管上,GLI 逐渐被 PKA 磷酸化,在蛋白酶体(proteasome)内被截断分解,其中羧基端(GLIr)进入细胞核内,抑制下游信号通路;当 Hedgehog 配体与 PTC 分子结合后,该复合物被内吞入细胞内,PTC 被细胞降解,其对 SMO 的抑制作用被解除,引发 SMO 向细胞表面移位,并定位于初级纤毛,激活信号通路,抑制 GLI 的降解,全长的 GLI(GLIa)与 Hh 信号通路的负性调节因子 SUFU(Suppress of FU)以复合物的形式进入纤毛,随后与 SUFU 分离进入细胞核,调控相应下游靶基因的表达。在整个信号通路中,Hedgehog 蛋白及 SMO 起正调节作用,而 PTC 则起着负调节作用。Hedgehog 信号转导过程可概括为图 1-5-2。

(二) TGF-β 信号转导通路

　　转化生长因子 β(transforming growth factor-beta,TGF-β)信号通路在调控组织发育、增殖、分化、凋亡和内稳态中发挥着重要作用。该信号通路主要包括 TGF-β 超家族(配体)、TGF-β 受体家族(受体)及 Smad 家族(下游信号通路)等。TGF-β 家族由哺乳动物的 33 个基因编码,这些蛋白质以一种前体形式合成,在分泌的过程中被切割,并生成成熟的二聚体配体,包括 TGF-βs、骨形态发生蛋白(bone morphogenetic protein,BMP)、生长分化因子(growth differentiation factor,GDF)、激活素(activin)、Nodal 和抗米勒管激素(anti-Müllerian hormone,AMH)。TGF-β 家族成员通过与靶细胞表面的 I 型和 II 型受体结合传递信号。这两种类型的受体都包含一个胞质激酶域,具有丝氨酸/苏氨酸激酶活性和酪氨酸激酶活性,因此被归类为双特异性激酶。

　　经典的 TGF-β 信号转导途径(也称 Smad 依赖途径)的传递过程简单概括为:TGF-β 超家族(配体)

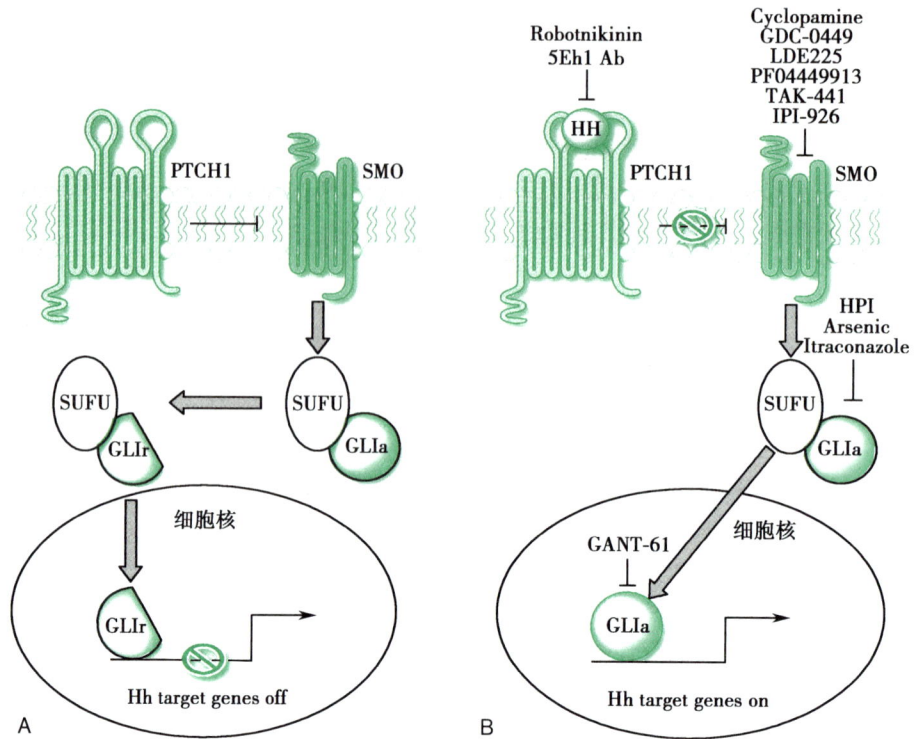

图 1-5-2　Hedgehog 信号转导通路

在正常情况下,PTC 抑制 SMO 蛋白活性,从而抑制下游通路,这时下游的 GLI 蛋白在蛋白酶体内被截断,并以羧基端被截断的形式(GLIr)进入细胞核内,抑制下游靶基因的转录。当 PTC 和 Hh 结合以后,解除对 SMO 的抑制作用,促使 GLI 蛋白以全长 GLIa 形式进入核内调控下游靶基因的转录。

成员首先与 TGF-β Ⅱ 型受体相结合,募集并激活 TGF-β Ⅰ 型受体形成受体复合物,活化的 Ⅰ 型受体磷酸化受体调节型 Smads(R-Smad)C 端的丝氨酸残基,并进一步将信号传递给细胞内的 Smads。其中 TGF-β、激活素、Nodal 激活 TGF-β Ⅰ 型受体后可磷酸化 Smad2 及 Smad3;而 BMP 及 GDFs 等磷酸化 Smad1、Smad5、Smad8。R-Smad 活化后从细胞膜受体上脱离下来,在细胞质内结合 Smad4 后进入细胞核。R-Smad 在细胞核内,与其他转录因子、共激活因子和共抑制因子相互作用,以调节靶基因的表达,发挥相应的生物学功能。在细胞内,抑制性 Smads(Smad6 和 Smad7)是 TGF-β 信号通路的关键负调控因子,它们既能在细胞质中抑制受体 R-Smad 活性,也能作为转录抑制蛋白在细胞核中发挥作用。经典的 TGF-β 信号转导过程可概括为图 1-5-3。

非经典(或非 Smad)信号通路涉及多个信号通路的成员,包括 ERK/MAP、PI3K/AKT、p38/JNK 和 NF-κB、TGF-β Ⅰ 型受体胞内结构域信号通路、JAK-STAT 信号通路等。在某些非 Smad 通路中,泛素连接酶肿瘤坏死因子受体相关因子 6(TNF receptor associated factor 6,TRAF6)起着至关重要的作用。TGF-β 信号可促进 TRAF6 与 TGF-β Ⅰ 型受体的结合及活化,被激活的 TRAF6 随后泛素化 TAK1,导致其活化。被 TAK1 激活的 MAP 激酶(MAPK kinase,MKK)3 或 6 可进一步激活 p38 MAP 激酶,而该途径的 3 种激酶都与 Smad7 结合,Smad7 作为支架蛋白,使激酶相互靠近,接近 TGF-β Ⅰ 型受体,从而促进 TGF-β 诱导的 p38 激活。另一种泛素连接酶,X 染色体连锁的凋亡抑制蛋白(X-linked inhibitor of apoptosis protein,XIAP)与乳腺癌细胞的 TGF-β Ⅰ 型受体相结合,促进 TAK1 的泛素化,进而激活 NF-κB 等的转录活性。

(三)Wnt 信号转导通路

　　1982 年,H.E. Varmus 和 R. Nusse 在小鼠乳腺癌中克隆得到第一个 *Wnt* 基因,这是一条在进化上

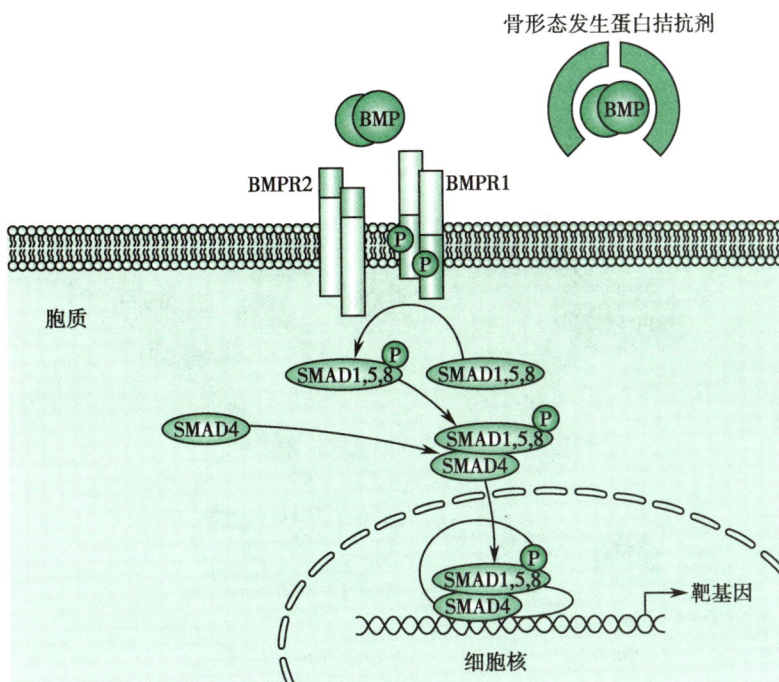

图 1-5-3　Smad 依赖性 TGF-β 经典信号通路

TGF-β、激活素、Nodal 等激活 TGF-β I 型受体后可磷酸化 Smad2 及 Smad3；而 BMP 及 GDFs 等磷酸化 Smad1、Smad5、Smad8。上述 Smads 在细胞质内结合 Smad4 后进入细胞核。在细胞核内与其他因子相互作用，调节靶基因的表达，发挥相应的生物学功能。

保守的信号通路，这一基因与果蝇的无翅（wing less）基因同源，故称为 *Wnt* 基因。

在人类基因组中有 19 个 *Wnt* 基因，均编码分泌脂糖蛋白，这些脂糖蛋白在控制细胞类别、细胞间相互作用、干细胞自我更新和胚胎发育过程中发挥着重要作用。Wnt 家族蛋白与不同的受体结合，激活不同的下游通路。Wnt 信号通路通常分为 β-连环蛋白（β-catenin）依赖（典型）和非依赖（非典型）信号通路。

典型的 Wnt 信号通路主要有 Wnt 家族（配体）、跨膜受体 Frizzled（Frz）家族、LRP5/6、β-catenin、Dishevelled（Dsh）、β-catenin 降解复合体（由 APC、AXIN1、CSNK1A 及 GSK-3β 组成）以及转录因子 TCF/LEF 家族等组成。当 Wnt 配体存在时，通过与细胞膜上的 Frz 受体家族成员作用，激活 Dsh 并抑制 GSK-3β 的功能，从而抑制 β-catenin 降解复合体的活性，使细胞内游离的 β-catenin 增多，促其进入核内与转录抑制因子 P300、Groucho 等竞争性地与 T 细胞因子/淋巴样增强因子（T cell factor/lymphocyte enhancer factor，TCF/LEF）结合，并形成 β-catenin-TCF/LEF 转录复合体，最终激活 Wnt 信号的有关靶蛋白，如 Cyclin D1、c-Myc 等表达增高，促进细胞增殖。而在缺乏 Wnt 配体时，由于 β-catenin 降解复合物的持续激活，胞内的 β-catenin 发生泛素化降解而处于低水平，导致该信号通路受到抑制。

此外，Wnt 信号通路可以通过非典型（即 β-catenin 非依赖）机制进行。非典型 Wnt 信号通路由 Wnt 配体与 Frz 受体和各种辅助受体（如 Ror1/2 和 Ryk）结合激活，分为 Wnt-平面细胞极性信号通路（planar cell polarity，PCP）和 Wnt-Ca^{2+}信号通路。典型的 Wnt 信号转导过程可概括为图 1-5-4。

（四）核受体信号转导

核受体成员众多，是转录因子中最大的一个家族，故又称为核受体超家族。因其天然配体主要为类固醇、甲状腺激素、活性维生素 A（维 A 酸）和维生素 D 等重要调节因子，核受体在机体的生长发育、新陈代谢、细胞分化及体内许多生理过程中发挥着重要作用。

NOTES

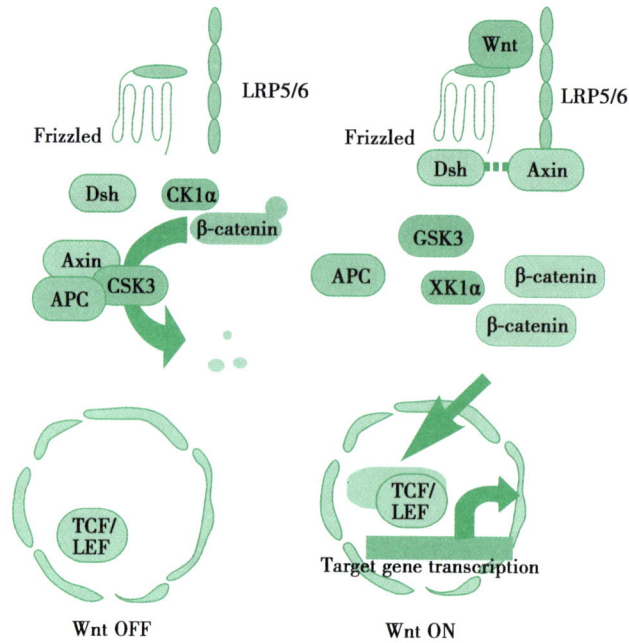

图 1-5-4   Wnt 信号转导通路

Wnt → Frz → Dsh → β-catenin 的降解复合体解散 → β-catenin 积累,进入
细胞核 → TCF/LEF → 基因转录。

β-catenin 的降解复合体:主要由 APC、Axin、CSNK1A 及 GSK-3β 等构成。

　　根据核受体信号转导机制,可将核受体大致分为两类。第一类核受体可位于细胞质、也可位于细胞核中,该类包含大多数类固醇激素受体,如糖皮质激素、盐皮质激素、雌激素、雄激素、孕酮等受体;第二类核受体位于细胞核,包括甲状腺激素受体、维生素 D 受体、维 A 酸受体、过氧化物酶体增殖物激活受体和几种孤儿受体(指具有核受体超家族成员的基本特征,但还未找到相应配体的受体)。

　　类固醇激素受体,属于第一类核受体。在没有配体的情况下,与热休克蛋白 HSP90、HSP56 等分子伴侣结合形成非活性形式,称为脱辅基受体复合物。当类固醇激素进入细胞内与相应受体复合物结合后,释放伴侣蛋白,启动受体向细胞核内转运并充分暴露 DNA 结合域(DNA-binding domain,DBD),使受体与靶基因特异序列[即激素反应元件(HRE)]及核内其他与转录有关的蛋白分子结合,从而启动基因的转录和表达。类固醇激素受体一般以同源二聚体形式与 HRE 结合,两个受体单体发挥协同作用。

　　第二类核受体由于其配体在化学结构上多种多样,与类固醇激素受体介导的信号转导相比,有更多活化途径。该类受体活性不受热休克蛋白控制,在未与配体结合的情况下,就与相应 HRE 结合作为基因转录的抑制因子,在配体存在时,则表现为激活作用。

　　与其他转录因子一样,核受体结构呈模块化,不同区域对应不同功能。典型核受体含 3 个主要功能结构域:①高度可变的氨基末端区(A/B),许多受体在该区包含一个自主转录激活基序,称为 AF-1,它有助于受体的组成性配体依赖性激活。②核受体最保守的、富含半胱氨酸的 DBD,也称为 C 区,DBD 包含两个高度保守的锌指结构:CX2CX13CX2C(锌指Ⅰ)和 CX5CX9CX2C(锌指Ⅱ),每个锌指结构由 2 个半胱氨酸和中心部位的 1 个锌离子螯合而成,该区作用为与下游靶基因的激素反应元件结合。③进化保守的激素结合结构域(ligand binding domain,LBD),也称为 E 区,通过与激素结合活化受体,LBD 的 COOH 末端存在第二个转录激活基序,称为 AF-2,与 AF-1 域不同,AF-2 在核受体超家族成员中具有严格的配体依赖性和保守性。一些受体还包含一个功能未知的羧基末端区(F 区)(图 1-5-5)。

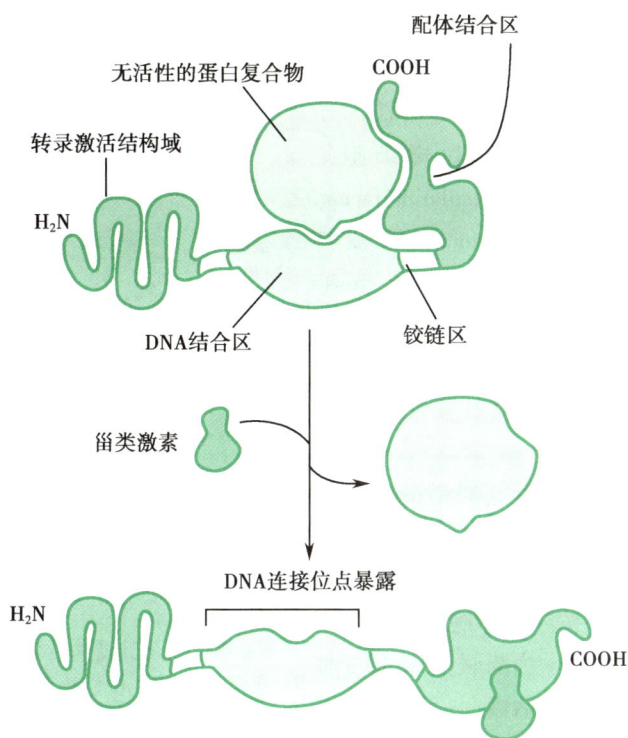

图 1-5-5　核受体结构图

(五) Notch 信号转导通路

1917 年，Morgan 及其同事在果蝇体内发现一种基因，因其功能部分缺失可造成果蝇的残翅，故得名。随后的研究发现，Notch 是一类约 300kDa 的跨膜受体，从无脊椎动物到脊椎动物的多个物种中均有 Notch 表达。目前，在果蝇中发现了 1 种 Notch 受体，2 种 Notch 配体 (Delta 和 Serrate)；在哺乳动物中发现了 4 种 Notch 受体 (Notch1、2、3、4)，5 种 Notch 配体 (又为 DSL 蛋白，包括 DLL1、DLL3、DLL4、Jagged1 和 Jagged2)。Notch 信号通路由 Notch 受体、Notch 配体、CSL [CBF1、Su (H) 和 LAG-1] DNA 结合蛋白、其他的效应物和 Notch 的调节分子等组成。其家族成员的结构具有高度保守性，在细胞分化、发育中起着关键作用。

Notch 信号以"三步蛋白水解模型"而活化。首先，Notch 以单链前体模式在内质网合成，分子量约 300kDa，经分泌运输途径，在高尔基体内被 Furin 样转化酶切割成分子量为 180kDa 左右的氨基端 (含胞外区) 和 120kDa 的羧基端 (含跨膜区和胞内段)。两个片段通过 Ca^{2+} 依赖性的非共价键结合为异源二聚体，然后被转运到细胞膜，成为 Notch 的成熟形式。当 Notch 配体与受体结合，Notch 受体相继发生 2 次蛋白水解。第一次由 ADAM (a disintegrin and metalloprotease) 家族的肿瘤坏死因子 α 转移酶 (tumor necrosis factor-α-converting enzyme，TACE) 切割为 2 个片段：氨基端裂解产物 (胞外区) 被表达配体的细胞内吞，而羧基端裂解产物随后经 γ-分泌酶复合体酶 (presenilin，nicastrin，presenilin enhancer-2、APH1) 等切割释放出 Notch 受体的活化形式——细胞内结构域 (Notch intracellular domain，NICD)。NICD 进入细胞核后，与 DNA 结合蛋白 CSL 和共激活因子 Mastermind (Mam) 一起，激活下游基因的转录，发挥生物学功能。Notch 介导细胞与细胞间的局部信号传递及相应的信号级联反应，最终决定细胞命运，影响器官形成和形态发生。Notch 信号转导过程可概括为图 1-5-6。

(六) 受体及非受体型酪氨酸激酶介导的信号转导通路

酪氨酸激酶 (tyrosine kinase，TK) 是一类催化 ATP 的磷酸基转移到下游蛋白的酪氨酸残基上的激酶，在细胞生长、增殖、分化中具有重要作用。根据酪氨酸激酶是否存在于细胞膜，可将其分成受体型和非受体型。受体酪氨酸激酶 (receptor tyrosine kinase，RTK) 本身是受体，一般位于细胞膜上，

NOTES

能与相应的配体结合,并通过自磷酸化激活其酪氨酸激酶活性,常见的如 EGFR 家族、胰岛素受体(insulin receptor)家族、血小板源性生长因子(platelet-derived growth factor,PDGF)/巨噬细胞集落刺激因子(macrophage colony-stimulating factor,M-CSF)/干细胞因子(stem cell factor,SCF)受体家族、成纤维细胞生长因子受体(fibroblast growth factorreceptor,FGFR)家族等。而非受体酪氨酸激酶(non-receptor tyrosine kinase,nrPTK)本身不是受体,与激活的受体结合后激活其酪氨酸激酶活性,一般位于细胞质或细胞核内,如 src 家族、Tec 家族、ZAP70 家族、JAK 家族等胞质酪氨酸激酶或 Abl、Wee 等核内酪氨酸激酶。

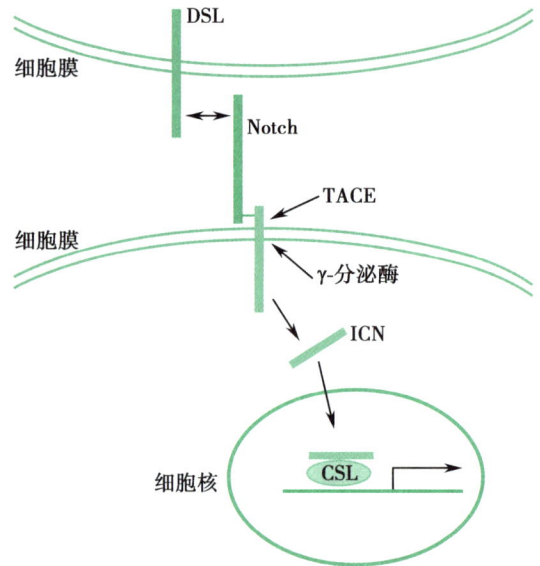

图 1-5-6 Notch 信号转导通路

Notch 配体与其受体结合→触发 Notch 信号→ Notch 受体分别经 TACE 及 γ-分泌酶剪切,释放其胞外域及胞内域 NICD → NICD 进入细胞核,在相关辅助因子的参与下,与 CSL 蛋白相结合并使之活化,激活下游靶基因的转录。

1. RTK 介导的信号转导通路 RTK 是一个大的跨膜蛋白受体家族。按照受体胞内结构域是否有酶活性,分为两大类:其一为酶联受体,即受体中的固有蛋白具有酪氨酸激酶活性,一旦激活即具有酶活性并放大信号,故又称催化受体(catalytic receptor)。这类受体转导的信号通常与细胞的生长、增殖、分化有关。其二为缺少细胞内催化活性的受体,其胞内段有与酪氨酸激酶特异结合的位点,配体与受体结合后,通过该位点结合胞内酪氨酸激酶,进而磷酸化胞内靶蛋白的酪氨酸残基,启动信号转导过程,这类受体也称为细胞因子受体超家族。

RTK 在没有与信号分子结合时是以没有活性的单体形式存在的;当细胞外配体(如胰岛素、EGF 等)与 RTK 结合,后者则被激活。但这一过程相当复杂,首先是配体介导的二聚化(dimerization),通过二聚化形成同源或异源的二聚体,进而磷酸化受体胞内区域的酪氨酸残基,即实现受体的自磷酸化(autophosphorylation)。受体的自磷酸化在信号转导过程中起重要作用:催化结构域内的酪氨酸残基磷酸化对提高受体蛋白激酶活性具有调节作用;催化结构域外的酪氨酸残基磷酸化给下游信号蛋白提供停泊位点。由于酪氨酸激酶上磷酸化的酪氨酸残基有多个,可以结合多种靶蛋白,因而可启动多个下游信号途径,如 Ras/MAPK 通路、PI3K 通路、JAK-STAT 途径,促进与细胞增殖、转移、耐药性等相关基因的转录(图 1-5-7)。

(1)Ras/MAPK 通路:目前研究最广泛的 RTK 激活的下游信号通路是 Ras/MAPK 信号转导通路。EGF、PDGF 和 IGF-1 等多种细胞外生长因子均可激活该信号通路,该途径主要是调控胚胎发育、细胞分化、细胞增殖和细胞死亡。受体磷酸化后可与一类本身不具有任何催化活性,但含有信号分子间的识别结构域、起联结蛋白作用的接头蛋白结合,如 Grb2 的 SH2 结构域结合。同时 Grb2 还可通过其 SH3 结构域与下游的 G 蛋白交换因子(如 son of sevenless,SOS)结合,SOS 从细胞质中募集 Ras-GDP 至细胞膜,使之转化成活性的 Ras-GTP,Ras 可以依次激活细胞内的蛋白激酶传递信号,如 Raf(MAP kinase kinase kinases,MAPKKK)、MEK(MAP kinase kinase,MAPKK)和 MAPKs 等。激活的蛋白激酶催化相应底物蛋白的磷酸化,从而调控细胞内酶、离子通道、转录因子等的活性。

MAPK 是细胞内部通信的一组重要的蛋白激酶,属丝氨酸/苏氨酸激酶,MAPK 是 MAP 激酶转导通路中的重要中继站和枢纽。MAPK 超家族至少有 11 个成员,主要分为 3 个亚组,分别是 ERK(ERK1、ERK2)与细胞增殖有关;c-Jun N 端激酶(JNK、JNK2 和 JNK3)与细胞应激及细胞凋亡有关;p38(p38α、p38β、p38γ、p38δ)与炎症反应有关。细胞接受不同刺激后,MAPK 被激活,磷酸化各自特异性的底

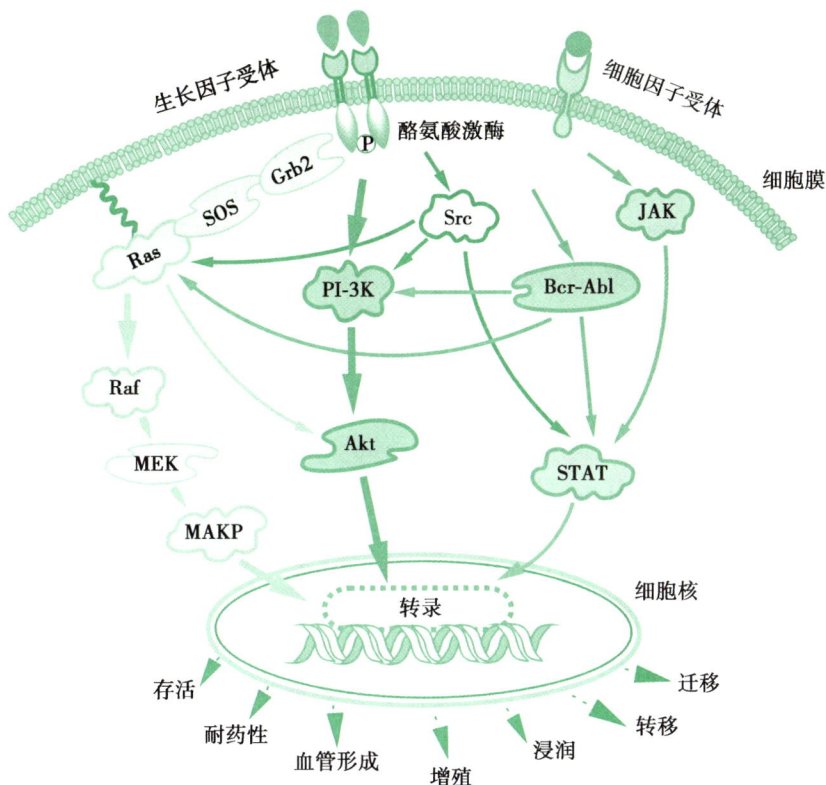

图 1-5-7 酪氨酸激酶介导的信号通路

配体(如生长因子、细胞因子)在胞外与受体结合并引起构象变化,导致受体形成
同源或异源二聚体,在二聚体内彼此相互磷酸化胞内段酪氨酸残基,激活受体本
身的酪氨酸激酶活性,活化的受体型酪氨酸激酶分别激活 Ras/MAPK 通路、PI3K
通路、JAK-STAT 等途径,促进与细胞增殖、转移、耐药性等相关基因的转录。

物。MAPK 信号转导路径的复杂性及特异性保证了细胞对外界信号反应的准确性。MAPK 位于胞质内,
一旦激活即迅速转运到细胞核内,直接激活转录因子(如 Elk1、Etsl、c-Myc 等)或激活另外一些蛋白激
酶,启动或关闭一些特定基因的转录,对刺激信号做出必要的反应。

值得一提的是:尽管大多数生长因子、激素等通过各自的受体都能激活 MAPK,但 MAPK 转导通
路并不是胞质内唯一的激酶转导通路。其他的一些重要激酶通路还有生长因子受体激活 PI3K 通路;环
化核苷酸(cAMP、cGMP)激活 PKA、PKG 通路;DAG 激活 PKC 通路;钙离子、钙调蛋白激活 CAMK 通路。

(2)PI3K 通路:PI3K 是 RTK 信号转导通路中另一个非常重要的通路。PI3K 通路的异常可导
致细胞生长、增殖、分化、黏附、迁移等多种细胞功能的变化。PI3K 是由调节亚基 p85 和催化亚基
p110 组成的异二聚体。RTK 磷酸化后,与 p85 的 SH2 结构域结合,将 p85-p110 复合物聚集到细胞
膜上并使之激活,活化的 PI3K 促使 PIP2 转化成磷脂酰肌醇三磷酸酯(phosphatidylinositol 3,4,5-
trisphosphate,PIP3)。PIP3 作为第二信使激活下游的效应分子如 AKT 等;AKT 转移至细胞核内,通过
磷酸化调控多种转录因子(如 FKHRL1、NF-κB、Bcl-2 等),从而抑制凋亡基因的表达;AKT 还能磷酸
化 GSK3 和哺乳动物雷帕霉素靶蛋白(mammalian target of rapamycin,mTOR),从而上调 Cyclin D 以及
磷酸化一系列周期蛋白依赖性激酶抑制因子(如 P21 和 P27),引起细胞周期加速,从而导致肿瘤发生。

2. nrPTK 介导的信号转导通路 nrPTK 位于胞质,或在细胞膜内侧与跨膜受体结合,所以又称
为胞质型酪氨酸激酶。与大多数生长因子受体不同,细胞因子受体通常在胞质区没有酪氨酸激酶
活性结构域,nrPTK 可以介导细胞因子与其受体结合后的信号蛋白分子级联活化反应。与细胞生
存和增殖相关的 nrPTK 有 src 激酶家族(src family kinases,SFKs)和其他酪氨酸激酶,如 JAK(janus

kinase)、FAK(focal adhesion kinase)、Ack 等。在肿瘤组织中,活化的 nrPTK 再激活下游的信号转导通过如 STAT 通路,促进细胞增殖、抑制细胞凋亡,从而促使肿瘤发生和发展。

src 激酶家族是非受体酪氨酸激酶家族中最大的激酶亚家族,该家族有九个成员:Src、Yes、Fyn、Fgr、Lck、Hck、Blk、Lyn 和 Yrk。所有的成员都具有一组保守的结构域,包括氨基端 Src 同源结构域(SH4)、一个独特结构域(SFKs,各成员之间的各不相同)、两个 src 同源结构域(SH3 和 SH2)、一个蛋白酪氨酸激酶结构域(SH1)和一个短的羧基端调节尾端。SH4 结构域是一个包含脂肪酸修饰信号的区域,SFKs 对每个 src 家族蛋白都有特异性,并被认为负责与特定受体和蛋白靶标相互作用。SH2 及 SH3 结构域参与和其他蛋白的相互作用,调节酪氨酸激酶活性。SH1 催化 ATP 末端磷酸基团转移到蛋白质底物的酪氨酸残基上。在生理条件下,src 呈现一种封闭和不活跃的构象,当上游激酶将羧基端特定的酪氨酸残基磷酸化后,发生结构重排,形成开放的活性构象,此时 src 激酶能够结合 ATP 和合适的肽底物,并将 ATP 上的磷酸基团转移到底物酪氨酸上。人类 src 基因产物 c-src 在人类多种肿瘤细胞中过度表达并高度激活,且 Scr 的活化将激活与肿瘤恶化有关的 MAPK、PI3K/Akt 等途径。

JAK-STAT 通路是 nrPTK 激活的重要的下游信号通路之一。JAK 是一类非受体型酪氨酸激酶家族,有四个家族成员,即 JAK1、JAK2、JAK3 和 TYK1,其结构不含 SH2、SH3 结构域。当配体与受体结合后,诱导受体异二聚化,招募两个 JAK 激酶,相互磷酸化后被激活。激活的 JAK 催化受体发生酪氨酸磷酸化,为带有 SH2 结构域的 STAT 蛋白提供了识别和结合位点。STAT 与受体结合后,也被 JAK 催化发生酪氨酸的磷酸化。磷酸化的 STAT 与受体分离,形成同源或异源二聚体并进入细胞核启动下游基因的表达。

(七) Hippo-Yap 信号转导通路

Hippo 信号通路最早在果蝇中被发现,并且在哺乳动物中高度保守,由一系列相关激酶的相互作用和级联磷酸化来传递信号,用以调节多种生物学功能,如细胞增殖和凋亡、组织器官体积控制、干细胞自我更新及肿瘤发生发展的调控等。在哺乳动物中,Hippo 信号通路有 4 个主要激酶成分:MST1/2(对应于果蝇 Hippo 通路中的 Hippo)、SAV1、LATS1/2 和 Mob1,并由这 4 个主要激酶调控 Yes 相关蛋白(Yes-associated protein,Yap)的活性。

当 Hippo 信号通路感知到外界刺激(如细胞密集接触)时,通过一系列激酶(MST1/2、SAV1、LATS1/2 和 Mob1)复合物的磷酸化级联反应,Yap 蛋白被磷酸化产生一个 14-3-3 蛋白结合基序,被胞质中的 14-3-3 蛋白募集后 Yap 滞留于胞质中,而没有被 14-3-3 蛋白募集的磷酸化 Yap 则通过蛋白酶体途径降解,从而有效抑制细胞增殖。

在缺乏或阻断 Hippo 信号转导的情况下,非磷酸化的 YAP 进入细胞核作为转录激活因子,结合并激活 TEA 结构域家族转录因子 TEA-domain(TEAD),促进靶基因的转录表达,从而促进细胞分裂增殖和干细胞、祖细胞的自我更新,抑制细胞凋亡(图 1-5-8)。

(八) mTOR 信号转导通路

1991 年,人们在酵母中发现了雷帕霉素(rapamycin)的作用靶点,取名为 TOR(target

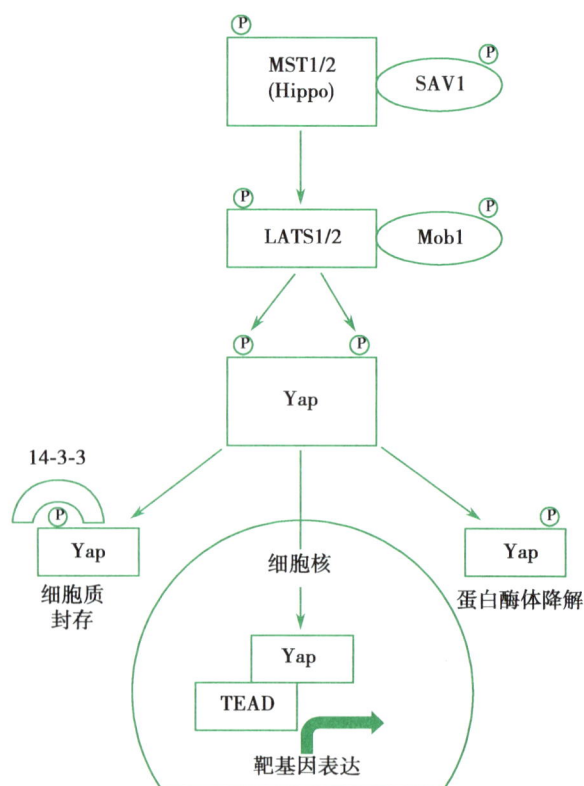

图 1-5-8　Hippo-Yap 信号转导通路

of rapamycin，TOR）。与酵母相比，哺乳动物的 TOR 蛋白在进化和功能上高度保守，也就相应地称为 mTOR（mammalian TOR，mTOR）。mTOR 是一种非典型丝氨酸/苏氨酸蛋白激酶，由 2 549 个氨基酸组成，分子量为 289kDa，属于 PI3K 相关激酶（phosphoinositide 3-kinase related kinase，PIKK）蛋白质家族成员。在细胞中，mTOR 以两种结构和功能不同的多蛋白复合物（mTORC1 和 mTORC2）形式存在，其中 mTORC1 对雷帕霉素敏感且是细胞生长和增殖的关键调节分子，可接受生长因子（胰岛素和胰岛素样生长因子）、营养（各种氨基酸和葡萄糖）、能量等多种信号的刺激；而 mTORC2 含雷帕霉素不敏感亚基，目前人们对其功能的认识尚处于初步阶段。mTOR 位于 PI3K/AKT、Ras/ERK 信号通路及 AMPK 信号通路等的下游，这些通路的异常活化促进蛋白合成和肿瘤细胞的生长，而对 mTOR 信号通路的抑制可以使细胞停滞在 G_1 期而触发细胞凋亡。

1. PI3K/AKT/ mTOR 通路　如前所述，在生长因子的刺激下，PI3K 通过一系列反应磷酸化 AKT，活化的 AKT 可磷酸化并失活一种肿瘤抑制因子——结节性硬化复合物（tuberous sclerosis complex，TSC）的复合体 TSC1/TSC2，使其解除对 mTOR 关键激活酶 GTP 酶 Rheb 的抑制，从而激活 mTOR 及其下游信号通路，使细胞内蛋白质合成增加，促进细胞增殖。

2. Ras/ERK/ mTOR 通路　生长因子与细胞表面的 RTK 结合，诱发生长因子受体胞质中的酪氨酸残基自主磷酸化，并通过接头蛋白 Grb2 和鸟苷酸释放因子 SOS 激活 Ras 蛋白。Ras 活化后，位于细胞质中的 Raf 蛋白移位到细胞膜内侧并与 Ras 结合从而被激活，活化的 Raf 能使 MEK1 和 MEK2 磷酸化继而磷酸化 ERK，最后活化的 ERK 抑制 TSC1/TSC2 从而激活 mTOR。

3. AMPK/ mTOR 通路　与生长因子激活通路不同，细胞低能状态主要通过 AMPK 途径激活 mTORC1。AMPK 受细胞内 ATP/AMP 的调节，当 ATP/AMP 比例下调时，AMP 激活 AMPK，活化的 AMPK 可磷酸化并激活 TSC1/TSC2，抑制 mTOR，反之亦然。

在哺乳动物细胞中，mTOR 经过上述途径被活化后，可将信号传递给 S6K1（p70S6 kinase）和 4E-BP1（eIF4E-binding protein）。S6K1 和 4E-BP1 是 mTOR 下游的直接作用底物，它们的磷酸化启动了蛋白翻译过程。由此可见，mTOR 对正常细胞的生长、增殖起着极为重要的作用。许多肿瘤中都存在有编码 mTOR 信号通路相关蛋白的基因突变，这些蛋白的表达异常可引起 mTOR 通路的异常激活。mTOR 信号转导通路见图 1-5-9。

二、与细胞凋亡相关的信号转导通路

与细胞凋亡相关的信号转导通路内容详见细胞凋亡章节，本节仅就肿瘤坏死因子受体、Fas、核转录因子-κB（NF-κB）介导的凋亡信号转导通路简要介绍：

（一）肿瘤坏死因子受体介导的信号转导通路

肿瘤坏死因子受体（tumor necrosis factor receptor，TNFR）广泛分布于正常细胞表面，也存在于多种肿瘤细胞表面。TNFR 是一种跨膜蛋白，其胞外段含有 3 个保守的半胱氨酸富含区，胞质区通过是否含死亡结构域（death domain，DD）被分为两类。含有 DD 区的 TNFR，如 Fas、TNF 相关诱导凋亡配体受体（TRAIL-R1，TRAIL-R2）和 TNFR1，通过招募死亡结构域的接头蛋白来启动凋亡信号，如 Fas 相关死亡结构域蛋白（Fas associated DD-containing protein，FADD），随后活化 caspase（半胱-天冬氨酸蛋白酶），最终引起细胞的凋亡。而另一种 TNFR 虽然不含 DD 区，却含有一个短肽识别序列，可识别并结合 TNFR 相关因子（TNFR-associated factor，TRAF），进一步活化下游转录因子如 NF-κB、JNK/SPAK，促进细胞增殖，抑制凋亡基因转录。

（二）Fas 介导的信号转导通路

Fas 介导的信号通路最早被证明在细胞凋亡中起着重要的作用。Fas 是一种跨膜蛋白，属于肿瘤坏死因子受体超家族成员，它与 FasL 结合可以启动凋亡信号的转导引起细胞凋亡。它的活化包括一系列步骤：首先配体诱导 Fas 受体三聚体化，然后在细胞膜上形成凋亡诱导复合物（death-inducing signaling complex，DISC），这个复合物中包含带有死亡结构域的 Fas 相关蛋白 FADD。FADD 通过激活

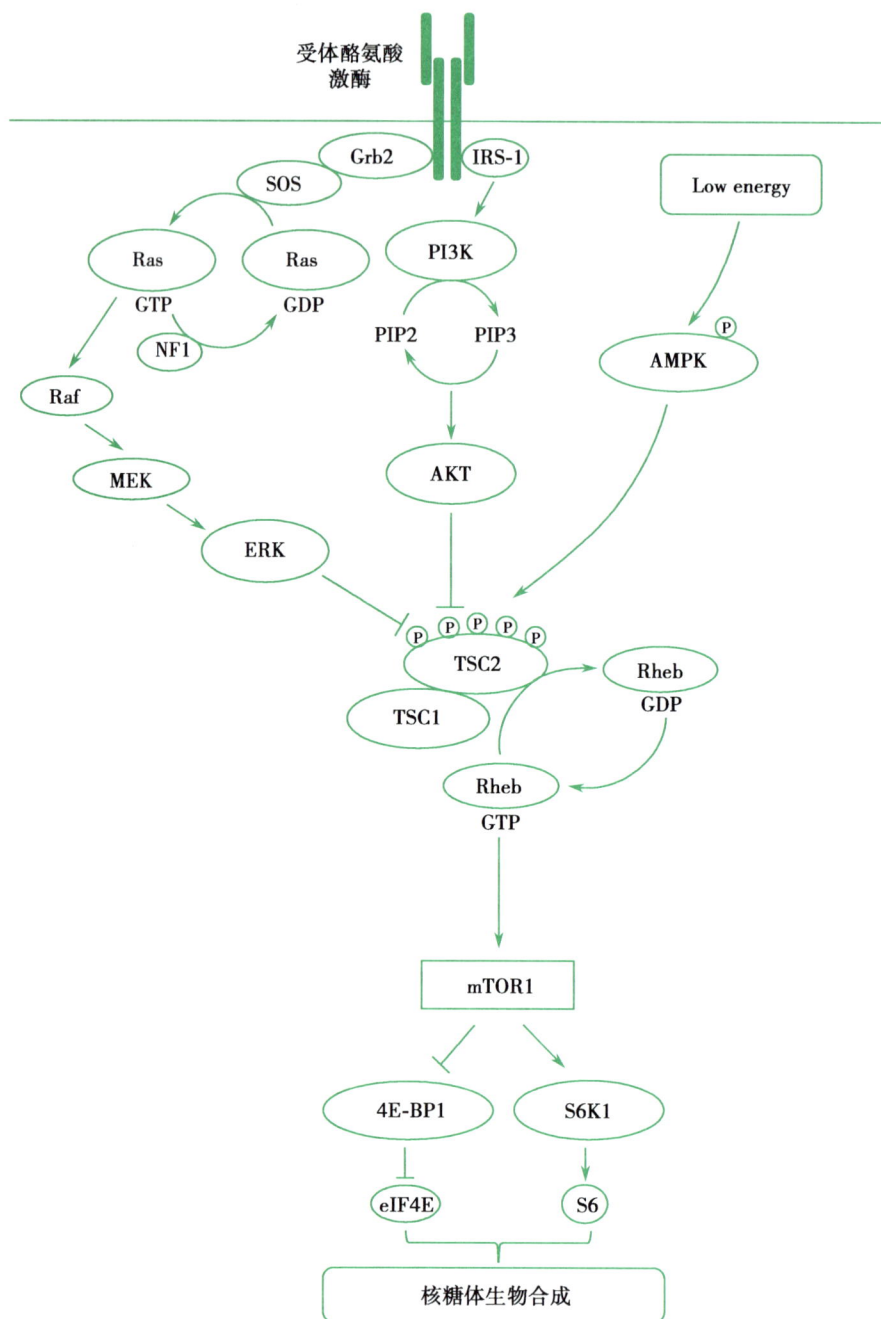

图 1-5-9　mTOR 信号转导通路

caspase 家族蛋白酶级联反应,最终激活 caspase 3,使细胞死亡。此外,FADD 也可通过激活线粒体中的细胞色素 c（cytochrome c，cyto c），介导细胞死亡。

（三）核转录因子-κB 信号通路

核转录因子-κB（nuclear factor-kappa B，NF-κB）是 1986 年从 B 淋巴细胞的细胞核抽提物中找到的转录因子,它能与免疫球蛋白 κ 轻链基因的增强子 B 序列 GGGACTTTCC 特异性结合,促进 κ 轻链基因的转录,故而得名。

NF-κB 是真核细胞转录因子 Rel 家族成员之一,广泛存在于各种哺乳动物细胞中。迄今为止,在哺乳动物细胞内共发现 5 种 NF-κB/Rel 家族成员,分别是 RelA（p65）、RelB、c-Rel、NF-κB1（p50/p105）和 NF-κB2（p52/p100）。这些成员均有一个由约 300 个氨基酸构成的 Rel 同源结构域（Rel homology domain,RHD）。这个高度保守的结构域介导 Rel 蛋白形成同源或异源二聚体,该结构域也是 NF-κB 与靶基因 DNA 序列的特异性结合区域。

NF-κB 具有明显的抑制细胞凋亡的功能,主要通过诱导或促进抗凋亡基因的表达来实现,如激活 *IAPs*、*Bcl-2* 家族和 *IEX-1* 等基因。另外 NF-κB 还与肿瘤的发生、生长和转移等多个过程密切相关。

三、与肿瘤细胞浸润转移相关的信号转导通路

黏附分子(adhesion molecule)可以介导细胞与细胞以及细胞与基质的相互黏附作用,这不仅是胚胎发育过程中细胞迁移所必需的,而且在炎症、伤口愈合以及免疫反应等过程中也发挥着重要作用。近年来的研究表明,黏附分子参与了肿瘤细胞的侵袭与转移等重要的病理过程。根据黏附分子的结构及功能特征,大致将黏附分子分为五大类:整合素家族黏附分子、选择素家族黏附分子、免疫球蛋白超家族黏附分子、钙离子依赖的细胞黏附素或钙黏蛋白家族黏附分子等,以及一些未归类的黏附分子。以下着重介绍整合素家族黏附分子相关的信号通路。

整合素家族(integrin superfamily)是一类在体内分布广泛的细胞表面受体。在肿瘤生长和浸润、炎症反应、凝血以及创伤修复等生理过程中起着重要作用。

整合素由 α(120~185kDa)和 β(90~110kDa)两个亚单位形成异二聚体。整合素的胞外配体大多数是胞外基质,如纤维连接蛋白和胶原等,配体结合后诱导整合素受体的交联和聚集成簇,并激活介导进一步的信号转导。整合素信号转导的第一步,是非受体酪氨酸激酶 Syk 的激活,进而 src 激酶、FAK、ILK 的激活,并募集桩蛋白、She、Grb2 等中继蛋白。更进一步,整合素信号传递经肌动蛋白、踝蛋白(talin)和其他蛋白连接到肌动蛋白细胞骨架,影响细胞的移动等。

RhoA、Rac1 和 Cdc42 是 3 个具有代表性和研究比较多的 Rho 家族蛋白,它们属于小分子 G 蛋白,并参与了整合素-细胞外基质接触的形成。RhoA 诱导收缩性的肌动蛋白组装,建立张力丝,调节细胞骨架网络的构成和胞体运动,是肿瘤细胞在迁移穿过血管内皮所必需的蛋白。Rac1 参与调控细胞内膜交通(membrane traffic),调节片层伪足的形成及膜皱褶样运动,也可导致上皮细胞极性丧失,无法固定在细胞外基质上。RhoA 和 Rac1 都可以调节细胞骨架蛋白 ezrin、moesin、radixin 的功能,将这三种蛋白和细胞骨架连接更加紧密,有利于细胞的运动。Cdc42 的活化是形成丝状伪足所必需的,可调节伪足的定向运动。三种蛋白以不同的方式影响细胞骨架的组装及基因转录,在细胞运动、侵袭、细胞极性改变、细胞外信号转导到细胞内发挥重要作用。

第四节　信号转导异常与肿瘤

要点:

1. RTK 信号通路、JAK-STAT 信号通路、PI3K/AKT/mTOR、TGF-β 信号转导通路的异常均与肿瘤的发生密切相关。

2. Notch、Hedgehog、Wnt 等信号通路与肿瘤干细胞关系密切。

一、信号转导异常与肿瘤发生发展

肿瘤细胞分子水平的改变可以发生在从配体到受体、从细胞内的信号分子到细胞核内的转录因子等各个不同的环节上,但最终都导致细胞增殖失控和播散生长。一般认为,特定的信号转导通路在肿瘤的发生和发展中起关键作用。

(一) RTK 信号通路异常与肿瘤

在信号转导异常与肿瘤发生至关重要的是由 MAPK 及其激活的 RTK 共同组成的 RTK-RAS-RAF-MEK-ERK 信号轴。生长因子、有丝分裂刺激、氧化应激及炎症细胞相关因子等可与 RTK 的胞外配体结合,进而招募 Ras 至细胞膜,依次激活 Raf、MEK 及 ERK,从而干扰细胞周期和细胞增殖过程,

最终导致肿瘤形成。RTK 可分为 20 个家族,包括 EGFR、血小板源性生长因子受体(platelet-derived growth factor receptor,PDGFR)、胰岛素受体及血管内皮生长因子受体等。RTKs 的激活机制是基本一致的:首先为配体结合细胞外结构域后,两个 RTK 在细胞膜上发生二聚化,在形成二聚化之前,RTK 激酶催化位点封闭,无法接触 ATP;当二聚化后 ATP 可以进入其中一分子 RTK 的催化位点,并发挥激酶活性催化另一分子 RTK 磷酸化,从而引起肿瘤的发生及进展。

EGFR 家族:人表皮生长因子与受体酪氨酸激酶结合后,通过细胞信号转导激活下游的 Ras、PI3K/AKT。表皮生长因子受体家族(epithelial growth factor receptor,EGFR/ErbBs)家族由 4 个密切相关的 I 型跨膜酪氨酸激酶受体组成:EGFR/ErbB1、HER2/ErbB2、HER3/ErbB3、HER4/ErbB4。EGFR 及其配体的表达失调与肿瘤生成密切相关。已有众多证据表明表皮生长因子受体家族在一系列恶性肿瘤(乳腺、卵巢、膀胱、结肠、食管、宫颈、前列腺、肺及头颈部癌)的发生、发展中起重要作用,并且 EGFR 高表达的恶性肿瘤患者预后较差。HER2/ErbB2 是 EGFR 家族的重要成员,在正常上皮细胞中表达较低,但在包括乳腺癌、胃癌和结直肠癌等多种肿瘤类型中过表达或扩增,易与 HER 其他家族受体形成异源二聚体,导致受体酪氨酸残基磷酸化并启动包括 MAPK、PI3K、JAK、STAT3、PKC 等多种信号通路,从而导致细胞增殖和肿瘤发生。HER2 在 15%~25% 的胃癌及 15%~20% 的乳腺癌患者中过度表达,是最常见的胃癌及乳腺癌靶点之一。

PDGFR 家族:PDGFR 为酪氨酸蛋白激酶家族成员,该家族包括 PDGFR 家族成员、FLT3、KIT 受体和集落刺激因子 1 受体(colony stimulating factor 1 receptor,CSF1R),与肿瘤的发生发展有密切关系。肿瘤细胞释放的 PDGF 能诱导血管内皮细胞、平滑肌细胞和肿瘤细胞的增殖和迁徙,并抑制其凋亡,对肿瘤血管发生起着直接的作用;PDGF 还可以通过诱导 VEGF 表达,促进血管形成及肿瘤细胞生长。研究认为,PDGF 及其受体的过度表达是肿瘤的常见特征之一。在肺癌、乳腺癌、子宫内膜癌、宫颈癌、前列腺癌及多种消化道肿瘤中均可检测到高水平的 PDGF 及其受体的异常表达。乳腺癌细胞能产生 PDGF,刺激具有 PDGF 受体的相邻的成纤维细胞增生,引起肿瘤内结缔组织形成,支持肿瘤细胞的生长、浸润和转移,这也是乳腺癌常见的特征之一。PDGF 还可通过自分泌和旁分泌信号机制促进肿瘤的发生和发展,进而导致骨肉瘤、肺癌的发生。肉瘤及胶质细胞瘤可异常地自分泌 PDGF,作用于肿瘤自身细胞,促进肿瘤异常增殖。PDGF 自分泌信号除了提供肿瘤细胞的增殖刺激,在某些上皮细胞类型肿瘤中还具有促进肿瘤细胞侵袭与转移的能力。

(二) JAK-STAT 信号通路异常与肿瘤

JAK-STAT 由三部分组成:接收信号的酪氨酸激酶相关受体、传递信号的酪氨酸激酶 JAK 和产生效应的转录因子 STAT。当多种细胞因子/生长因子与受体结合后可以磷酸化激活 JAK,进而磷酸化下游靶蛋白的酪氨酸残基,招募并磷酸化转录因子 STAT,使其以二聚体的形式进入细胞核内与靶基因结合,调控下游基因的转录,进而调节细胞的增殖、分化、凋亡过程。在正常细胞中,JAK-STAT 信号通路激活后对 STAT 的激活是快速且短暂的,仅持续数分钟或数小时,其关闭方式包括经典的受体内吞及 JAK-STAT 信号通路的激活诱导表达的细胞因子信号转导抑制蛋白(suppressor of cytokine signaling,SOCS)家族的多种负反馈调节。在肿瘤细胞中,由于信号通路中 JAK-STAT 或调节基因 SOCS 基因突变,肿瘤微环境对 JAK-STAT 通路的持续激活,使肿瘤细胞具有了免疫逃逸功能,降低机体对肿瘤细胞的免疫杀伤功能。JAK-STAT 信号传递途径的异常活化与肿瘤、白血病等多种疾病的发生、发展和预后有密切的相关性,尤其在白血病细胞中,JAK 和 STAT 发生了持续的表达和磷酸化活化,细胞依赖于 JAK 和 STAT 生长,使用 JAK 和 STAT 抑制剂可有效抑制细胞增殖、诱导细胞凋亡。

(三) PI3K/AKT/mTOR 信号通路异常与肿瘤

在肿瘤发生、发展的过程中,由于酪氨酸激酶受体过表达或突变、*PI3KCA* 突变、*PTEN* 突变或缺失、*AKT* 扩增或突变等导致 AKT 持续活化。多种生长因子(如 EGF、PDGF、IGF、HGF、NGF 等)、胰岛素、细胞因子等也可通过 PI3K/AKT 通路刺激 AKT 的活化。当 AKT 被过度激活后,能够向细胞质或细胞核转运,并与相应部位的底物蛋白发生作用,使底物蛋白特定部位的丝氨酸/苏氨酸发生磷酸化,从而激活或灭活底物蛋白,如 Bad、FOXO、GSK3β、P27、P21、caspase-9、IKK、Mdm2、mTOR、EZH2、内皮细胞 NO 合成酶、端粒酶和基质金属蛋白酶等,进而抑制肿瘤细胞凋亡,促进肿瘤细胞增殖、转移,促进肿瘤生长、血管生成,同时在介导肿瘤耐药而导致化疗和放疗抵抗方面发挥重要作用。

PIK3CA 突变:*PIK3CA* 为致癌基因,在肿瘤细胞中,其激酶活性增强能持续刺激下游 AKT 信号通路,使细胞不依赖生长因子增殖,增强细胞侵袭与转移能力,*PIK3CA* 基因在肿瘤发生发展中起重要作用,是较好的干预治疗的靶点。*PIK3CA* 突变会引起 PI3K 处于持续激活状态,增强细胞内信号的转导,导致整个通路紊乱,*PIK3CA* 突变约 80% 发生在螺旋区(helical)和激酶区(kinase)这两个热点区域,最常见的三个突变是位于外显子 20 的 H1047R 及位于外显子 9 的 E542K 和 E545K。*PIK3CA* 突变在许多不同类型的实体肿瘤中均存在,如肺癌、结直肠癌和乳腺癌。

PTEN 突变或缺失:*PTEN* 被认为是继 *p53* 基因后,另一改变较为广泛的与肿瘤发生关系密切的抑癌基因,是迄今发现的第一个具有双重特性磷酸酶活性的肿瘤抑制基因,有脂质磷酸酶和蛋白磷酸酶双重特异性,在细胞内多条信号转导途径调控中起着重要作用。PTEN脂质磷酸酶的活性可使 PIP3 去磷酸化转变为 PIP2 而失活,继而抑制 PI3K/AKT 通路,抑制细胞的生长、调控细胞周期。癌细胞中 PTEN 功能的缺失会导致 PIP3 的积累和相关的 AKT 信号的激活。PTEN 缺失也被证明可以通过依赖 PIP3 的信号激活多种途径,包括 Ras-MAPK、Wnt /β-catenin、Notch、Hippo 途径。*PTEN* 基因主要通过等位基因缺失、基因突变和甲基化方式使其失活,可导致乳腺癌、膀胱癌及肝癌等多种恶性肿瘤的发生。

(四) TGF-β 信号转导异常与肿瘤

TGF-β 信号转导异常与包括肿瘤在内的许多疾病相关。随着对肿瘤发病机制的深入研究,TGF-β 在肿瘤的发展过程中可表现为双向作用:在正常细胞及肿瘤早期,它可作为肿瘤抑制因子。由于 TGF-β 可诱导细胞合成 CDK 抑制因子,抑制 CDK4,使细胞阻滞于 G_1 期,进而抑制细胞增殖和促进细胞分化及凋亡;而在肿瘤进展过程中,肿瘤细胞及其周围基质细胞可大量产生 TGF-β,TGF-β 对肿瘤的抑制增殖作用消失;在肿瘤生长晚期,TGF-β 就会从肿瘤抑制因子转变为促进肿瘤细胞增殖和存活的诱导促进因子,通过诱导 EMT、促进血管生成、免疫抑制、胞外基质重塑等来刺激肿瘤的生长、浸润及转移。这一角色转换既涉及肿瘤细胞基因组的遗传,又涉及表观遗传学,尤其与 I-Smad 及两种癌蛋白 Ski 和 SnoN 的负反馈调节有关。一方面,TGF-β 可诱导 I-Smad 表达,后者抑制 TFGRI 磷酸化 R-Smad,从而抑制 TGF-β 信号转导;另一方面,TGF-β 起初诱导 Ski 和 SnoN 蛋白迅速降解,后来则诱导其强烈表达,Ski 和 SnoN 可与 Smad 复合物结合,使其虽与靶基因的调节元件结合,但不再激活转录,从而抑制 TGF-β 转导。此外在不同肿瘤中,TGF-β 表达可表现为截然不同的生物学效应,可抑制或刺激细胞生长。因此,TGF-β 存在肿瘤抑制因子和促进因子的双重角色。

总之,肿瘤发生与发展是一个多因素、多基因参与,经过多个阶段才最终形成的极其复杂的生物学现象。细胞信号转导通路的研究,极大地丰富了人们对细胞癌变机制的认识。大部分人类肿瘤都伴随着信号转导通路的异常,促使细胞过度增殖、凋亡受阻、血管形成、浸润与转移。

二、信号转导异常与肿瘤干细胞

肿瘤干细胞具有自我更新、增殖和分化的潜能,虽然数量少,却在肿瘤的发生、发展、复发和转移中起着重要作用,由于其众多性质与干细胞相似,所以这些细胞被称为肿瘤干细胞。目前研究认为 Notch、Hedgehog、Wnt 等信号通路与肿瘤干细胞关系密切(图 1-5-10)。

Notch 信号通路:Notch 信号通路在调节胚胎发育和维持肿瘤干细胞及转移中至关重要。Notch 信号通路的致癌作用包括抑制凋亡和促进耐药,诱导上皮-间质转化(epithelial-mesenchymal transition, EMT),维持肿瘤干细胞样表型和促进转移,同时也会诱导血管生成和与其他肿瘤间质相互作用。目前阻断 Notch 信号通路策略分为非选择性和选择性两类。非选择性抑制剂包括 Notch 封闭剂、γ-分泌酶的特异性抑制剂(γ-secretase inhibitor, GSI)、胞内 MAML1 显性负相抑制物等。过去人们对 GSI 的

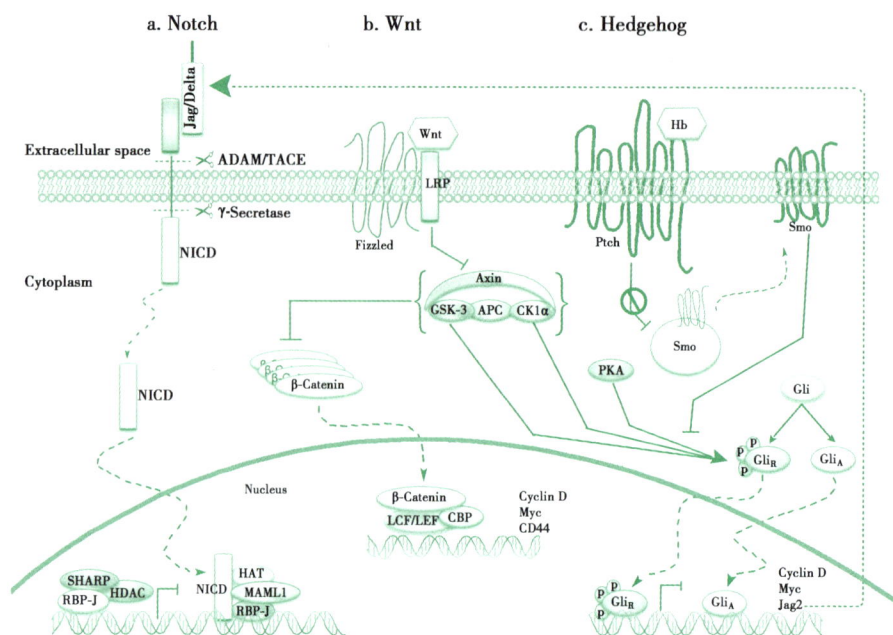

图 1-5-10　与肿瘤干细胞关系密切的 Notch/Wnt/Hedgehog 信号转导通路示意图

研究主要是集中在阿尔茨海默病的治疗,近年来,多项临床研究证实 GSI（RO4929097）对一些 Notch 表达异常的肿瘤具有明显的抗肿瘤作用,如晚期/转移性黑色素瘤、卡波西肉瘤、软组织肉瘤、尤因肉瘤等。DAPT（LY-374973）是新型 GSI,目前临床上主要用于治疗阿尔茨海默病,但研究发现它在抗肿瘤方面有潜在作用,DAPT 能抑制胶质瘤干细胞的生长和增殖。另外,其可选择性抑制 Notch 受体,包括应用反义 RNA、RNA 干扰、单克隆抗体和针对不同类别 Notch 的小分子抑制物,都是具有应用前景的抗肿瘤药物。

　　Hedgehog 信号通路:在脊椎和无脊椎动物的诸多发育过程中,Hedgehog 信号通路控制细胞命运、增殖与分化。研究发现该通路中每一个关键成分的变化都可能导致通路的异常激活,而致多种肿瘤的发生与发展。Hedgehog 信号转导通路抑制剂的研发已成为近年来肿瘤治疗领域的热点。维莫德吉（vismodegib）是一种可选择性阻断 Hedgehog 通路的口服抗肿瘤药物,可用于治疗皮肤基底细胞癌。

　　Wnt 信号通路:Wnt 信号通路是一个复杂的调控网络,目前认为它包括三个分支:经典 Wnt 信号通路（Wnt/β-catenin 信号通路）,Wnt/PCP 通路及 Wnt/Ca^{2+}通路。Wnt/β-catenin 途径调控着干细胞的多能分化、器官的发育和再生,同时 Wnt 信号通路与肿瘤干细胞所导致的耐药也有一定的关系。针对 Wnt/β-catenin 信号通路的抑制剂近年来备受瞩目,如 PRI-724 已完成多项针对晚期实体肿瘤的临床研究。

第五节　结语与展望

　　本章节介绍了目前研究得较为清楚的几种通路,但细胞中存在的信号转导方式错综复杂。不能简单地认为细胞信号转导仅仅是一种刺激、通过一种信号转导途径、产生一种细胞反应。信号转导存在通路的多样性,不同的信号可以激活同一条转导通路,而同一信号往往也能够激活多条转导通路。阐明不同信号转导通路的特异性,以及转导通路与特定细胞生命活动的有机联系,并以此为基础设计合成具有特异抑制活性的药物,成为信号转导研究领域的热点和难点。

　　在生物体及细胞内,多样、复杂的信号转导通路之间通过复杂的相互作用形成信号网络（signaling network）。蛋白质的结构并非仅仅具有结构生物学上的意义,蛋白质分子之间的相互作用及每个蛋白质分子的功能决定了基本的信号转导途径,如蛋白质分子中的一些特征性的结构域,在信号识别和转导中起着重要作用。各种 G 蛋白、蛋白激酶包括酪氨酸激酶和丝氨酸/苏氨酸激酶、蛋白水解酶、磷脂激酶及磷脂酶,它们作用的结构基础已成为信号转导研究领域中的一大课题。这些结构还决定信号转导过程中蛋白与蛋白的相互作用。

现代生命科学的进展已使人们清楚地认识到一个重要的事实,众多被称为癌基因和抑癌基因的 DNA 序列编码的蛋白质分子,本质上是作用非常广泛的不同类型的信号传递分子,如各种转录因子、GTP 结合蛋白、蛋白质激酶或生长因子受体等。它们在结构、功能、位点与数量上的变化均可产生不同程度的生物学效应。如何进一步分析它们之间的相互联系和相互对话(cross-talking),成为当前信号转导研究的一大难题。

此外,基因的表达与调控是生命活动的基本过程之一,它既可以是信号转导的终点或结果,也可以是信号转导的起点或原因。基因的表达与调控的整个过程都是和不同途径、性质的信号转导密切相关。将细胞生命活动及信号转导通路联系起来,注重信号转导和基因表达调控之间的功能联系,也可能是未来的一大研究方向。

由于大多数恶性肿瘤都受多靶点、多环节的调控,其发生、发展涉及多种因子、多条信号通路形成的网络,这些网络之间相互联系决定着恶性肿瘤细胞的增殖和分化,阐明各信号转导通路的功能及调节机制,进一步探讨与其他通路的 cross-talking,有助于更好地理解肿瘤细胞的恶性行为特征,为肿瘤个性化治疗及精准靶向治疗提供新的策略。

(张国君)

思考题:

1. 请简述研究肿瘤细胞信号转导的意义。
2. 简要概述钙离子在细胞内信号转导中所发挥的作用。
3. 简述经典的 Notch 信号通路的转导过程。
4. 细胞信号转导障碍导致肿瘤过度增殖的机制是什么?
5. 简述蛋白质结构在信号转导中的意义。

第二篇
肿瘤恶性生物学行为

第一章

肿瘤的异常增殖和生长

细胞增殖是机体生长、发育、繁殖和遗传的基础。细胞通过细胞周期，以分裂的方式进行增殖，补充体内衰老或死亡的细胞。机体正常的细胞在各种致瘤因素作用下，生长调控发生严重紊乱，导致肿瘤的发生。肿瘤细胞与正常细胞增殖最主要的区别在于，前者增殖不受机体的调控，而后者则受机体调控。恶性肿瘤的自然生长史可以分为几个阶段：一个细胞的恶性转化→转化细胞的克隆性增生→局部浸润→远处转移。在整个自然生长史中，恶性转化细胞的内在特点和宿主对肿瘤细胞或其产物的反应共同影响肿瘤的生长与演进。

第一节　肿瘤的生长方式

要点：

1. 肿瘤的生长方式有膨胀性、外生性和侵袭性生长三种。
2. 侵袭性生长是恶性肿瘤重要的生物学特性。

肿瘤的生长方式主要取决于肿瘤细胞的生物学特性、肿瘤的发生部位以及机体的防御能力。按照不同肿瘤的生物学特性，肿瘤的生长方式可分为三种（图2-1-1）。

一、膨胀性生长

许多良性肿瘤呈膨胀性生长（expansive growth）。这些肿瘤生长较慢，不侵袭周围正常组织。当肿瘤的周围无明显阻碍时，向四周均匀扩张，机械性地挤压邻近组织，遇到较大阻力时，肿瘤可被塑成

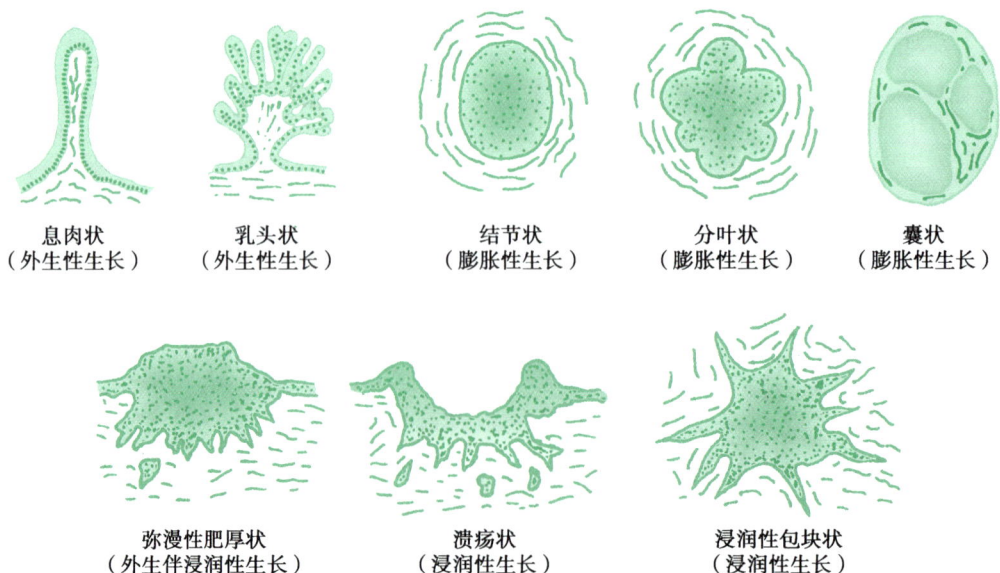

息肉状 （外生性生长）	乳头状 （外生性生长）	结节状 （膨胀性生长）	分叶状 （膨胀性生长）	囊状 （膨胀性生长）

弥漫性肥厚状 （外生伴浸润性生长）	溃疡状 （浸润性生长）	浸润性包块状 （浸润性生长）

图 2-1-1　肿瘤的生长方式

椭圆、扁圆或哑铃形等。随着肿瘤体积的逐渐增大,肿瘤推开或挤压周围组织,与周围组织分界清楚,可以在肿瘤周围形成完整的纤维性被膜。有被膜的肿瘤触诊时常常可以被推动,手术容易摘除,不易复发。这种生长方式对局部器官、组织的影响,主要是挤压或阻塞。一般均不明显破坏器官的结构和功能。此外,部分恶性肿瘤亦可呈膨胀性生长,如早期的肉瘤、甲状腺滤泡癌、肾癌、部分肝细胞型肝癌,但在镜下检查时可发现有包膜浸润;通常有包膜的恶性肿瘤无论包膜完整与否,都较无包膜者预后好。

二、外生性生长

体表肿瘤和体腔(如胸腔、腹腔)内面的肿瘤,或管道器官(如消化道、泌尿生殖道)腔面的肿瘤,常向表面生长并形成突起,呈乳头状、息肉状、蕈状或菜花状,这种生长方式称为外生性生长(exophytic growth)。良性肿瘤和恶性肿瘤都可呈外生性生长,但恶性肿瘤在外生性生长的同时,其基底部往往有浸润。以外生性方式生长的恶性肿瘤由于生长迅速,肿瘤中央部血液供应相对不足,肿瘤细胞易发生坏死,坏死组织脱落后形成底部高低不平、边缘隆起的恶性溃疡。

三、侵袭性生长

恶性肿瘤多呈侵袭性生长(invasive growth)。主要表现为肿瘤细胞沿周围组织间隙或淋巴管向周围组织伸展,类似树根长入泥土,浸润并破坏周围组织,从而使肿瘤组织与周围正常组织界限不清,相互交错。侵袭性生长是造成恶性肿瘤转移的基础,也是恶性肿瘤区别于良性肿瘤最重要的形态指标。浸润性肿瘤没有被膜,与邻近的正常组织无明显界限。临床触诊时,肿瘤固定,活动度小。手术切除这种肿瘤时,需要比较广泛地切除一部分周围正常组织,因为这些部位也可能有少量肿瘤细胞浸润。若切除不彻底,术后容易复发。

侵袭性生长的肿瘤依据其生长的部位及恶性程度不同,可显示不同的形态。发生于内脏深处者常呈不规则的结节状,而发生在空腔器官的肿瘤,依其恶性程度、生长状况,形态可不同。恶性程度低者可突出于表面呈结节状或乳头状,基底部向周围浸润较轻;恶性程度高者由于肿瘤细胞从基底部不断向周围浸润而呈片状增厚的斑块,重者腔壁弥漫性增厚、变硬,如皮革袋状胃癌。

第二节　肿瘤生长的动力学

要点:

1. 了解肿瘤生长动力学是理解肿瘤生物学特性的基础,也是临床进行肿瘤治疗的前提。
2. 影响肿瘤生长速度的因素众多,主要包括肿瘤细胞生长的倍增时间、生长分数、生成和死亡的比例等。

不同肿瘤的生长速度差别很大。一般来讲,分化程度高的良性肿瘤生长较缓慢,肿瘤生长的时间可为数年甚至数十年。如果其生长速度突然加快,要考虑发生恶性转变的可能。恶性肿瘤生长较快,特别是分化程度低的恶性肿瘤,可在短期内形成明显的肿块,并容易发生坏死、出血等继发改变。肿瘤的生长速度与以下 3 个因素有关:

一、肿瘤细胞生长的倍增时间

肿瘤细胞的倍增时间(doubling time)是指从一个细胞分裂繁殖为两个子代细胞所需的时间。研究资料显示,多数恶性肿瘤细胞的倍增时间并不比正常细胞更短,而是与正常细胞(24~48 小时)相似或比正常细胞更长。因此,肿瘤细胞倍增时间缩短可能不是引起恶性肿瘤生长迅速的主要原因。

NOTES

二、肿瘤细胞的生长分数

生长分数（growth fraction）是指肿瘤细胞群体中处于增殖状态（S 期+G$_2$ 期）的细胞比例。恶性肿瘤形成初期，细胞分裂繁殖活跃，生长分数高。随着肿瘤的持续生长，不断有肿瘤细胞发生分化，大多数肿瘤细胞进入静止期（G$_0$ 期），分裂繁殖停滞。许多抗肿瘤的化学治疗药物是通过干扰细胞增殖起作用。因此，生长分数高的肿瘤（如高度恶性的淋巴瘤）对于化学治疗药物敏感。如果一个肿瘤中非增殖期细胞数量较多，即生长分数低（常见于实体瘤，如结肠癌），则它对化学药物的敏感性可能就比较低。对于这种肿瘤，临床上可以先进行放射治疗或手术治疗，缩小或去除大部分瘤体，残余的 G$_0$ 期瘤细胞可再进入增殖期，从而增加肿瘤对化学治疗的敏感性（图 2-1-2）。

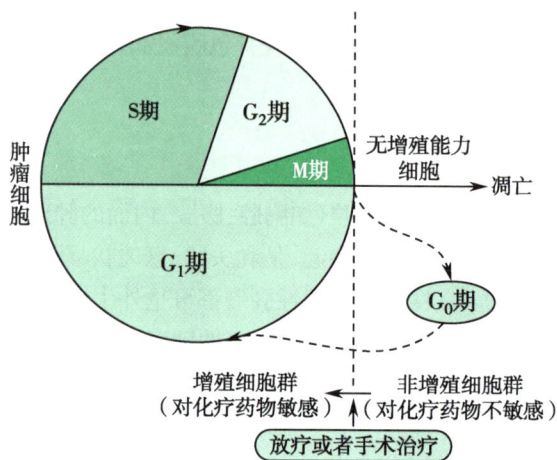

图 2-1-2　肿瘤细胞的生长分数及其对化疗的敏感性

三、肿瘤细胞的生成与丢失

肿瘤细胞的生成与丢失是影响肿瘤生长速度的一个重要因素。在肿瘤生长过程中，由于营养供应和机体抗肿瘤反应等因素的影响，一些肿瘤细胞会死亡，并且常常以凋亡的形式发生。肿瘤细胞的生成与丢失的比例，可能在很大程度上决定肿瘤是否能持续生长。生长分数相对高的肿瘤（如急性白血病和小细胞肺癌），瘤细胞的生成远大于丢失，其生长速度明显超过那些瘤细胞生成稍大于丢失的肿瘤（如结肠癌）。因此，促进肿瘤细胞死亡和抑制肿瘤细胞增殖，是肿瘤治疗的两个重要方面。

第三节　肿瘤细胞增殖和去生长抑制的调控机制

要点：

1. 肿瘤细胞的增殖和生长受到许多因素的影响。
2. 肿瘤细胞生长信号自足和对生长抑制信号不敏感对肿瘤细胞生长起主要作用。

肿瘤从本质上来说是基因病，环境（外因）和遗传性（内因）致癌因素以协同或序贯的方式引起细胞非致死性 DNA 损伤，从而激活原癌基因或/和灭活抑癌基因，继而引起细胞周期调控基因、凋亡调节基因和/或 DNA 修复基因表达的改变，使靶细胞发生恶性转化，并最终形成肿瘤。在此过程中，肿瘤细胞的增殖和生长过程受到许多因素的影响，主要包括生长促进和抑制信号异常、端粒酶活性增加、细胞凋亡减少（见本篇第二章细胞死亡与肿瘤）、肿瘤血管持续生成（见本篇第五章肿瘤的微环境）、细胞代谢改变（见本篇第六章肿瘤的异常代谢）以及肿瘤干细胞自我更新（见本章第四节）等（图 2-1-3）。

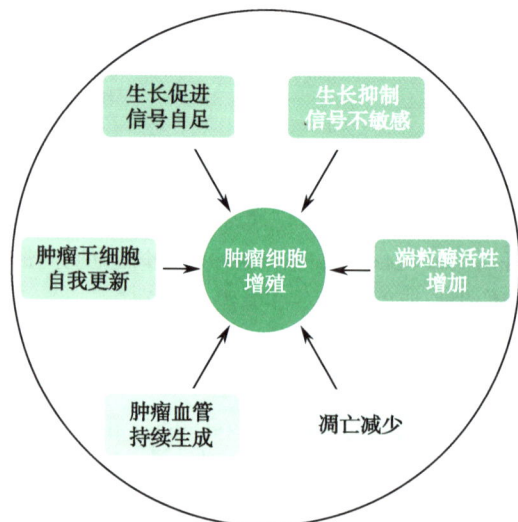

图 2-1-3　肿瘤细胞增殖和去生长抑制的调控机制

一、生长信号自足对肿瘤细胞生长的作用

（一）生长因子和受体对肿瘤生长的影响

1. 生长因子和受体的作用　生长因子（growth factor，GF）是指在体内外对细胞的生长和增殖具有刺激作用的一类多肽、蛋白质或糖蛋白，如表皮生长因子（epidermal growth factor，EGF）、转化生长因子（transforming growth factor，TGF）、血管内皮生长因子（VEGF）、成纤维细胞生长因子（fibroblast growth factor，FGF）、血小板源性生长因子（PDGF）等。它们普遍存在于机体的各种组织中，具有促进细胞增殖、分化和运动的生物学效应。生长因子通过与细胞膜专一的受体结合，激活细胞内一系列信号通路，最终将生长因子的刺激信号传递到核内，引发一系列促进细胞增殖、分化和运动的生物学效应。不同种类的细胞表达生长因子受体的种类不同，同一种细胞也可以同时表达几种不同的受体，接受不同生长因子的顺序性调控。

2. 生长因子对肿瘤生长的影响　生长因子及其受体与许多癌基因编码的蛋白相关。肿瘤的发生发展是多步骤、多阶段、多基因突变的结果。在此过程中诸多癌基因发生突变，导致某些生长因子分泌水平或信息传递增加，促进细胞增殖和生长，如 IL-1、IL-2、TNF、IL-3、M-CSF、GM-CSF、IL-9 和 EGFR 均能促进肿瘤的发生和演进。VEGF 与肿瘤发展的关系为一特例，VEGF 既能促进血管内皮细胞生长，诱导肿瘤附近产生新生的血管，形成肿瘤组织血管化，使肿瘤细胞随血管通路转移至其他组织器官，又能增加血管的通透性，促进营养物质的进入和代谢废物的排出，有利于肿瘤细胞的生长和增殖。

（二）信号转导蛋白对肿瘤生长的影响

下游信号转导蛋白接受来自被活化的生长因子受体的信号后，通过第二信使或者信号转导分子的相继激活，将信号转导入细胞核内。信号转导蛋白编码基因的突变在肿瘤的自主性生长过程中发挥着重要的作用，比如 RAS 基因的突变（肿瘤中的 RAS 基因异常参见第一篇第四章）。最近几年靶向 RAS 信号通路的抗肿瘤药物研究取得了很大的进展，以 K-RAS G12C 抑制剂 AMG-510 为代表的直接靶向 RAS 疗法取得了重大突破。此外，RAS 突变检测在个性化用药方面具有重要的意义。比如在结直肠癌患者中，EGFR 靶向药物对于 KRAS 野生型患者疗效显著，而突变型患者疗效较差，故在个性化用药中要先检测 KRAS 基因状态再选择用药（见第四篇第五章靶向治疗）。

（三）细胞周期对肿瘤细胞生长的影响

在每一个生命个体中都存在着一个精密的程序或"生物钟"，它决定着细胞的生长、分裂或死亡，这个精密的程序或"生物钟"就是细胞周期调控机制。细胞周期在相关基因的控制下，依据一定的规则和节奏运行，调控细胞的生长、分裂和死亡，细胞周期紊乱则引起肿瘤的发生。

1. 肿瘤是一类细胞周期疾病　肿瘤是一类多步骤发生、多基因突变所致的细胞克隆性、进化性疾病，几乎所有癌基因、抑癌基因的功能效应均与细胞周期机制有关，许多癌基因、抑癌基因直接参与细胞周期的调控。基因的突变导致了细胞周期的失控，包括细胞周期启动、运行和终止的异常，使细胞获得以增殖过多、凋亡过少为主要形式的失控性生长特征。

细胞周期调控机制的核心是细胞周期蛋白依赖性激酶（cyclin-dependent kinase，CDK）和细胞周期蛋白（cyclin）。CDK 和 cyclin 形成复合物，引起关键的靶蛋白发生磷酸化，促使细胞进入分裂周期。突变能使 cyclin 和 CDK 不能激活而影响细胞的增殖，在肿瘤恶性转化过程中最常受累的是 cyclin D 和 CDK4。在肿瘤恶性转化过程中，cyclin D-CDK4/6 的活性可能会因为 CDK4 和 CDK6 扩增、CDK4 突变或 INK4 失去抑制而增加。靶向这些分子是潜在的肿瘤治疗途径。例如在乳腺癌治疗的临床试验中，CDK4/6 特异性抑制剂帕博西尼（palbociclib）可延缓 HER2（+）、ER（+）的绝经后乳腺癌患者疾病的进展。此外，cyclin D 在转录上与有丝分裂信号通路相关，cyclin D 在整个细胞周期中表达，但可被 GSK3β 降解，这表明 cyclin D 可能是抗肿瘤药物开发的一个重要靶点。

2. 肿瘤细胞周期机制的破坏　细胞基因组完整性的改变，是肿瘤发生的物质基础。细胞周期监

NOTES

控机制是细胞基因组完整性的重要保证。监控机制的破坏导致遗传的不稳定性,它是所有癌前细胞和癌细胞的本质特征。DNA 监控机制的破坏将导致染色体重排,如基因缺失、扩增和移位。纺锤极体监控机制的破坏可导致有丝分裂过程中染色体不能分开,从而引起子代细胞中染色体的丢失或增加。纺锤极体监控机制的破坏可导致染色体组倍性的改变。这 3 种基因组改变如染色体重排、异倍体和多倍体均常见于肿瘤细胞进化过程中。

二、生长抑制信号不敏感对肿瘤细胞生长的影响

肿瘤细胞除了通过癌基因突变维持和促进肿瘤生长外,还必须设法逃避细胞增殖的负性调节机制,这些机制多数依赖抑癌基因的活性而发挥作用。研究显示,在许多人类恶性肿瘤中都存在着抑癌基因的突变或缺失,进而引起生长抑制信号异常,导致细胞无限制增殖,促进肿瘤的发生和演进。

(一) Rb:细胞周期的调速器

Rb 基因(retinoblastoma gene)的相关介绍见第一篇第四章癌基因、抑癌基因与表观遗传学。Rb 蛋白以其磷酸化和去磷酸化的形式决定着转录因子 E2F 的活性,在细胞周期调控中处于中心环节,从而控制着细胞的生长和分化,因此被视为细胞周期的"调速器"(governor of cell cycle)。

细胞分裂增殖必须通过两个关键的细胞周期调控点,即 G_1/S 和 G_2/M 调控点,Rb 蛋白是 G_1/S 调控点的关键调节因子。未受到生长信号刺激时,周期蛋白依赖性激酶抑制因子(cyclin-dependent kinase inhibitor,CKI)通过抑制 cyclin-CDK 复合物的活性,使 Rb 保持去磷酸化状态,去磷酸化的 Rb 与 E2F 形成复合物,阻断了 E2F 的转录活性;生长因子如 PDGF、EGF、IL-2 等与其相应受体结合,通过信号传递促进 cyclin 基因表达,cyclin 与相应的 CDK 结合为激酶复合物对 Rb 进行磷酸化;磷酸化的 Rb 释放 E2F,促进相关基因的转录,推动细胞周期的演进。

Rb 基因的突变或缺失与人类多种肿瘤的发生具有密切的关系,是一类重要的抑癌基因。*Rb* 基因的突变或缺失使其丧失细胞周期"调速器"的功能,导致细胞周期失控,细胞异常增殖。在视网膜母细胞瘤、前列腺癌、乳腺癌、食管癌、非小细胞肺癌和神经胶质母细胞瘤等中均存在着 *Rb* 基因的突变或缺失。

(二) p53:基因组的守护者

p53 基因的介绍请见第一篇第四章癌基因、抑癌基因与表观遗传学。*p53* 基因是细胞生长周期中的负调节因子,与细胞周期的调控、DNA 修复、基因组稳定性的维持、细胞分化、细胞凋亡等重要的生物学功能有关,被称为"基因组的守护者"(guardian of the genome)。

(三) TGF-β 信号通路

TGF-β 信号通路的介绍请见第一篇第五章细胞信号转导通路与肿瘤。它在肿瘤演进的不同阶段发挥着不同作用,兼有抑制和促进肿瘤的作用。在肿瘤形成的早期阶段,TGF-β 的主要功能是抗增殖效应。但是在许多肿瘤形成的晚期,由于引入突变或发生表观遗传修饰,癌细胞逐渐耐受 TGF-β 信号的抑制作用,反而激活相关信号通路,促进细胞增殖、免疫抑制、血管生成、肿瘤干细胞自我更新、上皮间充质转化以及转移。

(四) 细胞接触抑制

二维培养的正常细胞由于细胞数量密集,形成细胞与细胞之间的接触,进而抑制细胞的增殖,该机制被称作细胞接触抑制(contact inhibition)。细胞接触抑制是体内维持正常组织稳态机制在体外的一种反映,但是肿瘤细胞却丧失了这种接触抑制(图 2-1-4)。细胞接触抑制与 Hippo 和生长因子受体等信号通路相关,某些肿瘤相关基因的异常表达能够调节这些信号通路的活性,进而导致肿瘤细胞丧失细胞接触抑制的能力,比如神经纤维瘤病Ⅱ型(neurofibromatosis type 2,*NF2*)基因。

NF2 基因是一种抑癌基因,*NF2* 缺失与神经纤维瘤病的发生具有密切的关系。*NF2* 基因编码 Merlin 蛋白,该蛋白通过使细胞表面黏附分子结合到跨膜受体酪氨酸激酶上(如 EGF 受体)调控细胞接触抑制。此外,Merlin 蛋白阻止生长因子与生长因子受体的结合,有效地限制了促有丝分裂信号的传导,抑制细胞增殖。

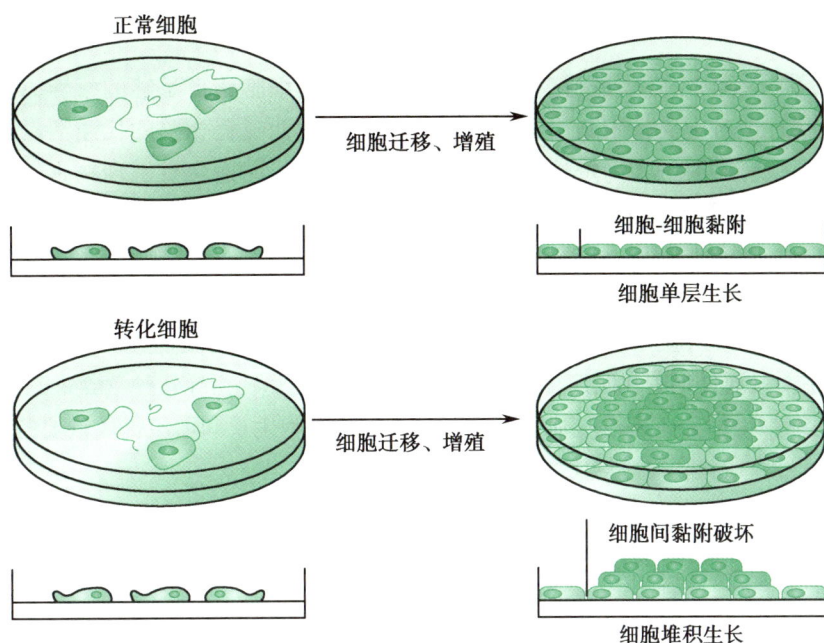

图 2-1-4　肿瘤细胞丧失接触抑制

三、肿瘤细胞端粒酶活性增加

1. 端粒与端粒酶　正常细胞分裂一定次数后就进入老化阶段,失去了复制的能力。而控制细胞 DNA 复制次数的是位于染色体末端的 DNA 重复序列,称为端粒(telomere)。细胞复制一次,其端粒就缩短一部分。细胞复制一定次数后,端粒缩短使得染色体相互融合,导致细胞死亡。所以端粒可以称为细胞的生命计时器。端粒酶(telomerase)是一种将端粒重复片段添加到端粒 DNA 末端的特殊 DNA 聚合酶。在生殖细胞,由于端粒酶的存在可使缩短的端粒得以恢复,故细胞具有强大的自我复制能力。而在大多数体细胞中,由于端粒酶活性较低,复制大约 50 次后便发生死亡。

2. 端粒酶活性与肿瘤细胞生长　绝大多数的恶性肿瘤细胞都具有较高的端粒酶活性,端粒酶活性增高使缩短的端粒得以恢复,肿瘤细胞无限制增殖。在肿瘤多步骤演进的早期,肿瘤细胞不能表达较高水平的端粒酶,起始肿瘤细胞通常经历端粒缺失诱导的生存危机;相反在肿瘤形成的晚期,肿瘤细胞表达较高水平的端粒酶。端粒酶活性的延迟出现有助于产生促肿瘤演进相关的突变,这些突变赋予肿瘤细胞无限制增殖的能力,最终产生临床上明显的肿瘤。

四、细胞衰老

细胞衰老是一个动态、多步骤的过程,导致细胞周期永久性停滞。衰老过程伴随着大量生物活性分子的释放,这些分子统称为衰老相关分泌表型(senescence-associated secretory phenotype,SASP)。长期以来,衰老被认为是一种肿瘤抑制机制,通过限制受损细胞的增殖来防止肿瘤恶性转化的风险。但现在越来越多的证据表明,在某些情况下,衰老细胞会不同程度地刺激肿瘤发生和恶性进展。衰老癌细胞促进肿瘤发生的机制可能是通过旁分泌的方式向周围的存活癌细胞以及肿瘤微环境中的其他细胞输送信号分子,从而增强增殖信号转导、避免凋亡、诱导血管生成、促进侵袭与转移以及抑制肿瘤免疫等。此外,肿瘤相关成纤维细胞(cancer-associated fibroblast,CAF)也会经历衰老,衰老的 CAF 通过向肿瘤微环境中的旁分泌作用促进肿瘤进展。部分由自然衰老或环境损伤产生的正常组织中的衰老成纤维细胞也通过其 SASP 参与重塑组织微环境,从而为局部侵袭和邻近肿瘤的远处转移提供旁分泌支持。

NOTES

五、肿瘤代谢

在细胞增殖的过程中,必须进行广泛的代谢重组,以使细胞获得足够的营养,如葡萄糖、氨基酸、脂质和核苷酸,这对于支持细胞生长和应对因与合成代谢过程相关的代谢活动增加而产生的氧化还原挑战是很有必要的。确定这种细胞生长和增殖的代谢适应机制现在是一个主要的研究重点。理解指导合成代谢的原理可能最终增强治疗涉及细胞生长和增殖失控的疾病的方法,如癌症。

细胞增殖需要细胞内生物量的积累,如蛋白质和脂质,以产生子细胞。同时,必须进行 DNA 复制才能传递遗传信息。因此,蛋白质、脂质和核酸的净生产对于成功复制细胞分裂至关重要。这些大分子的生物合成主要是通过细胞代谢途径网络实现的,这些代谢途径指导各种营养来源的获取和利用。因此,描述这些细胞生物合成途径的基本原理可以为理解细胞生长和增殖提供重要的见解。详细内容请参见第二篇第六章肿瘤的异常代谢。

第四节　肿瘤干细胞的特征

要点:

1. 肿瘤干细胞的主要特征包括自我更新、不对称性分裂和诱导分化潜能。
2. 肿瘤干细胞是肿瘤复发与转移的主要原因,也是未来药物研发的重要靶点。

干细胞是指能进行不对称分裂的原始细胞,具有自我更新和多向分化潜能。在肿瘤的研究中发现,肿瘤细胞群体中有少量肿瘤细胞具有干细胞的特征,即为肿瘤干细胞(cancer stem cell,CSC)。CSC 是一种异常的干细胞,主要特征包括自我更新、不对称性分裂和诱导分化潜能,与肿瘤的发生、治疗、预后、复发和转移关系极为密切。CSC 与正常干细胞生物学特性类似,通过对称分裂与不对称分裂进行扩增与分化,可表达干细胞类似标志物。目前,已经在白血病、乳腺癌、肺癌、前列腺癌、结直肠癌等中证实了肿瘤干细胞的存在。但迄今还没有一种公认的、能鉴定所有干细胞的标志物,需要联合应用多种标志物,并结合细胞生物学特征来最后鉴定。

肿瘤细胞团是一个异质性的群体,具有特定的层级结构,CSC 在肿瘤细胞的最顶端,其次是肿瘤祖细胞,最终分化为终末阶段的肿瘤细胞(成熟肿瘤细胞)。CSC 形成肿瘤分裂增生的储备细胞池,肿瘤祖细胞具有分裂和分化能力,可分化为肿瘤前体细胞,但最终均分化为终末阶段肿瘤细胞。终末阶段肿瘤细胞具有分裂增生能力,不再分化,最后凋亡。只要 CSC 存在,肿瘤就不能完全消除,并且可以导致恶性肿瘤重新复发和增殖。

一般情况下 CSC 处于 G_0 期,呈休眠状态,使得针对杀灭增殖阶段肿瘤细胞的治疗策略无效,因此可以认为 CSC 是天然的放、化疗抵抗细胞。CSC 不对称分裂使一个干细胞进入增殖分化,产生不同分化程度的子代肿瘤细胞,具有较强的分裂增生能力;另一个干细胞成为 G_0 期的自我储备细胞。肿瘤治疗途径的理论是彻底杀灭 CSC,从根源上铲除肿瘤增殖细胞池。现阶段的肿瘤治疗药物(如化疗),大多针对处于增殖活跃阶段的子代肿瘤细胞,这种方式只能使肿瘤暂时缩小,不能根除 CSC,这是肿瘤复发与转移的主要原因。CSC 分化的储备性、耐药性、抵抗放疗,在当今肿瘤治疗过程中难以被清除,导致肿瘤复发与转移。了解干细胞的休眠和生长调节很重要,维持干细胞静止并抑制其增殖可能具有治疗价值。因此,研制开发靶向作用于 CSC 的药物,对根治恶性肿瘤具有重要的临床价值(图 2-1-5)。

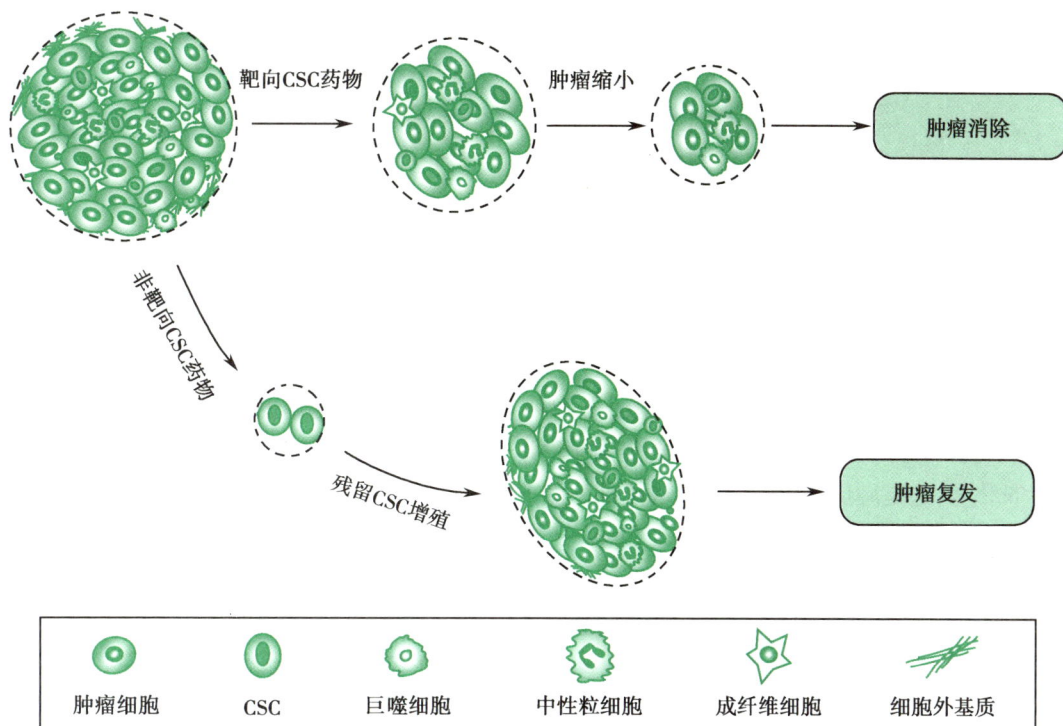

图 2-1-5　靶向 CSC 治疗恶性肿瘤

第五节　结语与展望

　　人体正常细胞在体内外各种致瘤因素作用下，生长调控发生严重的紊乱，导致肿瘤的发生。肿瘤从本质上来说是基因病，环境和遗传性致癌因素引起细胞非致死性 DNA 损伤，原癌基因激活或/和抑癌基因失活，凋亡调节基因和/或 DNA 修复基因表达的改变，最终使正常组织细胞发生恶性转化。在此过程中，肿瘤的增殖和生长过程受到许多因素的影响，主要包括生长促进信号的自足、生长抑制信号的不敏感、细胞接触抑制丧失、端粒酶活性增加、细胞凋亡减少、肿瘤血管的持续生成、肿瘤干细胞的自我更新等。此外，肿瘤细胞异常的代谢为肿瘤细胞的恶性生长和增殖提供了物质基础，也为临床的诊断和治疗提供新的思路。因此，深入认识肿瘤细胞增殖和去生长抑制的机制，深入阐明肿瘤恶性增殖、失控生长的情况下细胞代谢特征及其机制，将为恶性肿瘤的诊断和治疗开辟更为广阔的前景。

（林　洁）

思考题：

1. 肿瘤生长方式分为哪几种？
2. 影响肿瘤生长速度的因素有哪些？
3. 细胞周期调控机制在肿瘤细胞生长中起什么作用？
4. 肿瘤干细胞为什么是肿瘤复发与转移的主要原因？
5. 如何增加肿瘤细胞对化学治疗的敏感性？
6. 谈谈你对肿瘤干细胞临床应用的看法。

第二章
细胞死亡与肿瘤

细胞死亡（cell death）是多细胞生物体发育和维持自稳态的重要生理过程与调节方式。生理状态下，细胞死亡参与组织重塑和清除受损细胞，以防止其对机体正常细胞的损害。病理状态下，细胞死亡受阻将打破正常组织中细胞增殖与死亡的平衡，如果此平衡不能恢复，细胞数量将不断增加，表现出生长优势，这是肿瘤形成的基础。肿瘤细胞的死亡与生长、增殖、侵袭一样，都是肿瘤细胞生命活动中不可或缺的重要组成部分。

肿瘤细胞死亡的现象早在 19 世纪就被发现，其主要通过形态学及组织外在表现判定。20 世纪中期，临床肿瘤生长过程中伴随的坏死（necrosis）受到关注，尤其是肿瘤治疗（放疗和化疗）后引起的肿瘤细胞坏死。1972 年，细胞凋亡（apoptosis）的概念首次被提出，其形态变化与坏死显著不同，与细胞稳态、组织重塑和肿瘤发生密切相关。凋亡概念的提出及机制解析的重大意义在于发现了细胞死亡受胞内精密的分子机制调控，称之为程序性细胞死亡（programmed cell death，PCD）。近年来，新的细胞死亡方式的发现以及新的调控机制的阐明，推动了这一研究领域的飞速发展，并成为肿瘤研究的关注焦点。死亡是细胞的共同归宿，然而死亡不是肿瘤细胞的"终点"。肿瘤细胞的死亡与肿瘤微环境变化以及肿瘤生长与转移密切相关，因此，持续深入解析肿瘤细胞死亡的方式及机制，尤其是死亡抵抗这一重要特征，将为肿瘤发生发展机制、诊断、预后判断及干预治疗等提供新的方向及机遇。

第一节　肿瘤细胞死亡的方式和特点

要点：

1. 细胞死亡是指细胞重要功能永久性丧失，其标准为细胞永久丧失细胞膜的屏障功能或者细胞彻底碎裂成为离散的小体。

2. 细胞死亡根据传统形态学可分为凋亡、自噬和坏死三类，根据机制可分为事故性和可控性两类，多数细胞死亡是可控的。

3. 传统意义上的坏死可分为两类，即坏死和可控性坏死，后者主要包括坏死性凋亡和parthanatos。

4. 凋亡是一种程序性细胞死亡，细胞崩解为凋亡小体，被吞噬细胞吞噬清除，一般不诱发炎症反应，可分为内源性凋亡和外源性凋亡。

5. 除坏死和凋亡外，肿瘤细胞死亡方式还包括自噬性死亡、焦亡、铁死亡、有丝分裂灾难、嵌入式细胞死亡、溶酶体依赖性细胞死亡等。

细胞死亡，即细胞重要功能永久性丧失。但实际上，细胞活性和功能的这种不可逆性丧失和可逆性改变之间是难以精准界定的。2015 年，细胞死亡命名委员会（Nomenclature Committee on Cell Death，NCCD）提出了鉴定细胞死亡的两条标准：细胞永久丧失细胞膜的屏障功能，或者细胞彻底碎裂成为离散的小体。

一、细胞死亡的分类

(一)细胞死亡的形态学分类

细胞死亡伴随有明显的形态学变化，在显微镜下能够明确观察到，所以细胞死亡最早是根据形态学分类的。细胞死亡的传统形态学分为Ⅰ、Ⅱ、Ⅲ类。Ⅰ类细胞死亡即凋亡，细胞死亡后形成的凋亡小体会被吞噬细胞吞噬清除；Ⅱ类细胞死亡即自噬（autophagy），自噬过程形成自噬囊泡（通常称为"自噬体"），自噬囊泡和溶酶体融合后被消化，而细胞残骸会被吞噬细胞所吞噬；Ⅲ类细胞死亡即坏死，表现为各种细胞器的肿胀、胞膜的破坏等，但吞噬细胞和溶酶体不参与细胞残骸的处理。细胞死亡的这种形态学分类尽管有不少的局限性，但现在仍被广泛使用。

(二)细胞死亡的机制分类

根据发生机制不同，细胞死亡可以分为事故性和可控性两类（图2-2-1）。事故性细胞死亡（accidental cell death，ACD）是由严重的伤害导致的，包括物理性刺激（如高温或高压）、化学性刺激（如去垢剂或pH的极端变化）和机械性刺激（如剪切力）等。该过程相当快速，ACD对任何种类的药物或基因干预不敏感，ACD是不受控的被动性死亡。

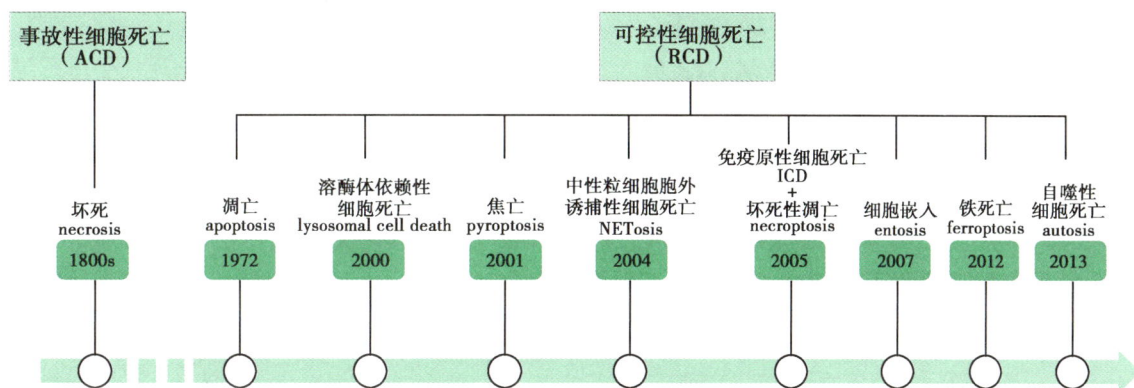

图 2-2-1 细胞死亡类型

根据发生机制不同，细胞死亡可分为事故性（ACD）和可控性（RCD）死亡。ACD主要为坏死，而RCD包括其他类型的死亡方式，如凋亡、溶酶体依赖性细胞死亡、焦亡、中性粒细胞胞外诱捕性细胞死亡、坏死性凋亡、免疫原性细胞死亡、细胞嵌入、铁死亡、自噬性细胞死亡等。

与ACD不同，可控性细胞死亡（regulated cell death，RCD）涉及基因编码的分子机制。因此，RCD过程可以被特定的药物或者基因干预所改变。与ACD相比，RCD发生相对较慢，始于细胞试图恢复细胞稳态时的适应性反应。RCD取决于起始刺激因素，RCD反应可以先涉及一个细胞器变化，也可发生于整个细胞层面（比如自噬）。与ACD不同，通过抑制致死性信号转导或提高组织细胞对应激因素的适应性能力，RCD过程在一定程度上可以被调控（延迟或加速）。完全生理状态下的RCD通常称为程序性细胞死亡（PCD），PCD的概念提出较早，PCD是机体生长发育过程的重要一环，可维持成熟机体的生理性组织稳态。目前发现的绝大部分细胞死亡属于RCD。

二、肿瘤细胞死亡的类型

(一)坏死及坏死性凋亡

传统上，坏死是指细胞在受到环境中的物理或化学因素刺激时所发生的细胞被动死亡，其主要形态学特点表现为细胞肿胀、细胞膜快速崩解、细胞器崩溃。细胞膜的崩解使得细胞内容物及炎症因子释放，趋化炎症细胞浸润而引起炎症反应，以去除有害因素及坏死细胞并进行组织重建。所以，凋亡与坏死的重要区别之一就是凋亡一般不会引起炎症反应，而坏死则会。但是两者也存在相关性，凋亡在一定条件下可以转化为坏死,两者在多种病理状态下往往是伴随发生的。

坏死曾被看作是非程序性的,即不受调控的细胞死亡形式。在受到严重理化因素损伤(如高温、去垢剂引起的细胞溶解等)情况下,细胞存在这种不受调控的非程序性的坏死。但越来越多的证据显示,细胞存在半胱氨酸蛋白酶caspase非依赖性途径的可控性坏死。在受到严格调控的发育过程中,坏死也可发挥作用,如动物指/趾发育过程中的指间细胞死亡。因此,坏死不都是非程序性的,其中这可能涉及细胞信号活化和转导。因此传统意义上的坏死可分为两类,即坏死和可控性坏死,后者研究最多的是坏死性凋亡(necroptosis)。

在多种死亡方式中,肿瘤坏死的现象及概念是最早发现并提出的。肿瘤细胞坏死通常由组织缺血缺氧、免疫清除(如细胞因子作用和免疫细胞杀伤)以及肿瘤干预治疗(如放疗和化疗)等诱发。主要类型及机制有:①DNA损伤诱导的坏死:目前很多化疗药物以及放疗会导致DNA的损伤,大量DNA损伤可导致多腺苷二磷酸核糖聚合酶1[poly(ADP-ribose)polymerase 1,PARP1]过度活化,进而导致坏死性细胞死亡。PARP1过量活化可通过催化NAD^+水解为烟酰胺(nicotinamide)和聚腺苷二磷酸核糖[poly(ADP-ribose),PAR]而清除NAD^+,导致ATP耗尽、不可逆的细胞能量衰竭和坏死性细胞死亡;其次,聚腺苷二磷酸核糖聚合物在线粒体的累积可导致线粒体外膜通透化(mitochondrial outer membrane permeabilization,MOMP)。PARP1介导的细胞死亡需要受体相互作用蛋白1(RIP1)和肿瘤坏死因子受体相关因子2(TRAF2)活化,这种PARP1依赖性的可控性坏死称为"parthanatos"。除了大量DNA损伤,氧化应激、缺氧、低血糖或者炎性信号等也可导致parthanatos。②死亡受体诱导的坏死:TNFR1、Fas和TRAIL-R等死亡受体受到相应配体(TNF、FasL和TRAIL)活化后均可诱导坏死性凋亡,尤其是在caspase抑制剂存在的情况下。RIP1是关键起始分子,在caspase-8活性缺失时,RIP1招募并磷酸化RIP3促坏死复合体(necrosome)形成导致坏死。③细胞应激诱导的坏死:肿瘤在复杂的微环境中经历多种应激反应,如低氧应激、内质网应激及氧化应激等,产生活性氧簇(ROS)、Ca^{2+}、钙蛋白酶、磷脂酶和组织蛋白酶等,一旦肿瘤细胞不能耐受上述应激,会引起细胞大分子物质的损伤、线粒体外膜崩解、膜通透性改变、离子转运异常等,促发肿瘤细胞坏死。

(二)凋亡

凋亡是指细胞在一定的生理或病理条件下,受内在分子机制调控的程序性细胞死亡,可以进一步分为内源性凋亡(intrinsic apoptosis)和外源性凋亡(extrinsic apoptosis)。两种途径最终都必须经过caspase家族成员介导的蛋白酶级联反应过程,最终导致凋亡(图2-2-2)。

内源性凋亡是由一系列的微环境变化(包括生长因子缺乏、DNA损伤、内质网应激、活性氧超载、复制应激、微管改变或有丝分裂缺陷等)导致的,通过线粒体发挥作用,受B淋巴细胞瘤-2(BCL-2)家族蛋白调控,其特征是MOMP。在细胞自稳态下,抗凋亡的BCL-2家族成员(BCL-2和BCL-XL)可阻止促凋亡BCL-2家族成员(BAX和BAK)引起DNA损伤,从而保持线粒体完整性。在细胞应激状态下,唯BH3(Bcl-2-homology 3)蛋白(BH3-only protein)被活化,可拮抗BCL-2家族成员的抗凋亡作用,从而解除对BAX和BAK的抑制,促使后者寡聚化并在线粒体膜上形成通道,导致MOMP,进而导致细胞色素c(cytochrome c)释放到胞质。细胞色素c与凋亡蛋白酶激活因子1(apoptosis protease-activator factor 1,Apaf-1)及ATP结合,构成募集和活化caspase-9的平台,称为凋亡复合体(apoptosome)。活化的caspase-9切割并激活下游的执行分子caspase-3,-6,-7,这是凋亡性细胞死亡执行阶段的关键步骤,最终表现为caspase-6介导的核膜崩解,很多胞内蛋白(如PARP)的裂解,基因组DNA崩解成核小体结构。此外,在MOMP过程中,还从线粒体释放了其他促凋亡蛋白,如第二线粒体源性caspase激活剂(second mitochondria-derived activator of caspase,SMAC),可拮抗凋亡蛋白抑制物(inhibitor of apoptosis protein,IAP)(如cIAP1,2和XIAP)的作用,从而促进凋亡。

TNFR家族死亡受体(如TNFR1/2、Fas和TRAIL-R)受到相应配体(TNF、FasL和TRAIL)刺激活化后可诱导外源性凋亡。TNFR家族死亡受体所传导的信号可诱导多种细胞应答,包括增殖、分化和细胞死亡,Fas和TRAIL-R结合配体后传递的信号可诱导形成死亡诱导的信号复合体(death-inducing

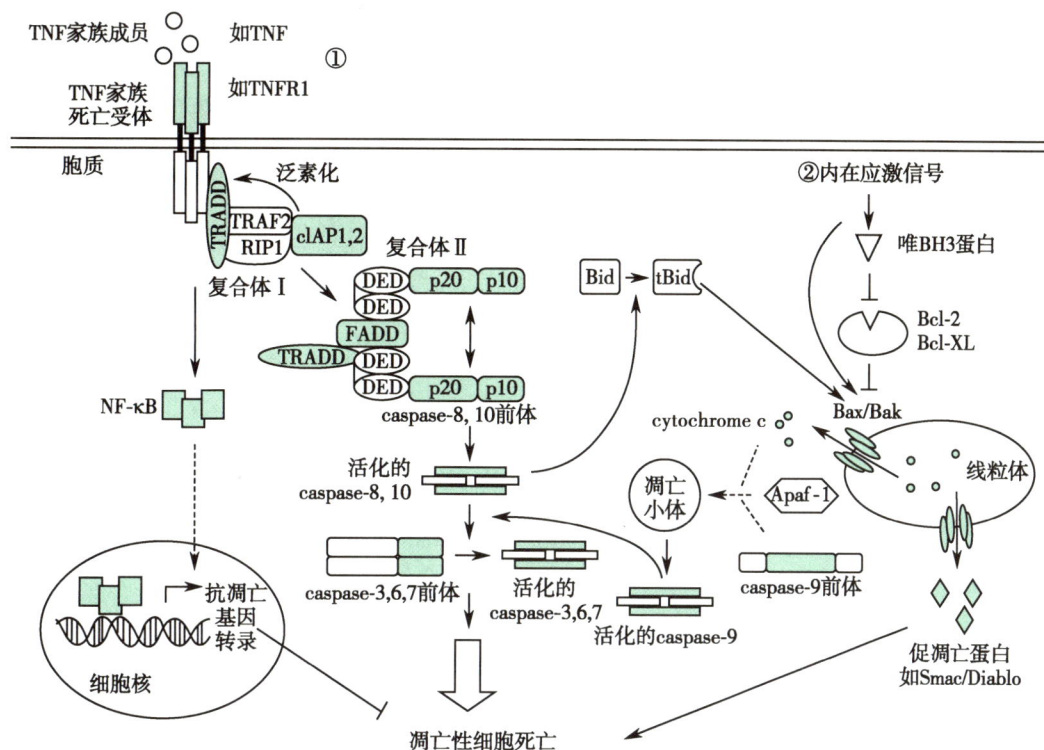

图 2-2-2　肿瘤细胞凋亡与抗凋亡信号通路模式图

①死亡受体（如 TNFR1）受到相应配体的刺激可触发外源性凋亡。TNF 刺激后形成复合体Ⅰ，导致 NF-κB 活化和后续抗凋亡基因的转录；TNFR1 内吞后，形成复合体Ⅱ，募集并活化 caspase-8；后续执行 caspase 分子的活化引起底物切割活化并最终导致细胞死亡。②内源性凋亡是在线粒体水平由胞内应激信号诱发的。BAX 和 BAK 的活化引起几种线粒体凋亡介质的释放，后续凋亡复合体的形成引起 caspase-9 活化。此外，caspase-8 介导的 BID 切割可通过活化线粒体途径而扩大外源凋亡信号。

signaling complex，DISC）。在 DISC 中，Fas 相关死亡结构域（Fas-associated death domain，FADD）通过死亡结构域的同型相互作用而募集起始分子 caspase-8 和/或 caspase-10，caspase-8 和 caspase-10 的活化引起下游的执行 caspase 分子活化。TNFR1 诱导的信号与 Fas 和 TRAIL-R 存在一定差别。TNFR1 受配体刺激发生聚集后引起两种复合体的序贯形成：复合体Ⅰ形成于细胞膜附近，包含 TNFR1、TNFR 相关死亡结构域（TNFR-associated death domain，TRADD）、TRAF2、RIP1、cIAP1 和 cIAP2，这些蛋白是 TNF 诱导的 NF-κB 和 MAPK 活化的重要介质；TNFR1 被内吞后形成复合体Ⅱ，这一复合体与 Fas 和 TRAIL-R 诱导的 DISC 类似，包含 TRADD、FADD、caspase-8 和/或 caspase-10。DISC 一经形成即诱发细胞凋亡。此外，caspase-8 介导的唯 BH3 蛋白 BID 裂解可激活线粒体凋亡途径，从而扩大死亡受体诱导的细胞死亡进程。

细胞凋亡是在生理和病理条件下受细胞自身调控的主动过程，是一系列分子活动引起的级联反应的结果。凋亡调控的紊乱会造成一系列疾病，尤其是肿瘤的发生。肿瘤发生发展过程中，细胞生长失控，正常凋亡程序受阻而形成细胞的恶变和无限增殖（见第二篇第一章肿瘤的异常增殖和生长）。因此，促进肿瘤细胞凋亡是肿瘤治疗的重要策略之一。

（三）自噬性死亡

自噬是一种进化保守的代谢途径，该途径能使真核细胞降解并回收细胞组分进行再利用。自噬细胞的典型特征是胞内存在用于包裹被降解物的双层膜囊泡，称为自噬体（autophagosome）。适度的自噬能够使细胞适应营养匮乏的不良环境，但当发生过度的自噬时将引起细胞的死亡，这种死亡方式称为自噬性细胞死亡（autophagic cell death）。自噬性细胞死亡不同于凋亡，其表现为细胞中出现大量包裹着细胞质和细胞器的自噬体,而且通常不依赖于 caspase 家族的活性。自噬与凋亡、坏死性细胞死亡之间也存在不可分割的联系。

自噬在肿瘤发生发展过程中具有双向调控功能。首先,自噬通过调节细胞内过氧化物浓度、改善体内蛋白代谢紊乱状态、保持内环境稳定,从而抑制肿瘤的形成。因此,自噬功能降低则会增加氧化应激,增加致瘤性突变的积累;自噬也可以通过诱导自噬性细胞死亡,抑制肿瘤细胞的生长,许多抑癌基因和调控自噬功能的分子参与这一过程,如 Beclin1、PTEN 和 p53 等。然而,当肿瘤细胞持续分裂增殖,肿瘤呈进展阶段时,肿瘤外周细胞因靠近微血管仍持续增殖,而位于实体肿瘤内部血供不良的肿瘤细胞利用自噬机制对抗营养缺乏和缺氧,此时自噬发挥的是促进肿瘤细胞死亡抵抗及生长存活的作用。

(四) 焦亡

细胞焦亡(pyroptosis)是由 caspase 介导,并伴随炎症反应和参与机体免疫应答的一种程序性细胞死亡方式。在炎症过程中,胞内细菌、病毒或宿主危险信号刺激 NOD 样受体(NLR)家族成员(NALP1、IPAF 和 NALP3 等),可通过 ASC(apoptosis-associated speck-like protein containing a CARD)等接头蛋白募集 caspase-1,再通过同型相互作用组成炎症复合体(inflammasome)。活化的 caspase-1 是焦亡的关键执行分子,它能加工处理打孔蛋白 D(gasdermin D,GSDMD)成一个 30kDa 的片段,后者能够寡聚化和锚定到胞膜中形成离子通透性孔道,引起水分子流入,细胞肿胀,最终导致细胞裂解死亡。细胞裂解后会释放出损伤相关的分子模式(damage associated molecular patterns,DAMPs),如高迁移率族蛋白 1(high mobility group box 1,HMGB1),从而促进炎症反应。此外,caspase-1 活化后细胞产生促炎症细胞因子 IL-1β 前体和 IL-18 前体,caspase-1 裂解活化这些细胞因子后释放到胞外而引发炎症反应。caspase-1 缺失时,胞内 LPS 可以活化 caspase-4、caspase-5、caspase-11,继而切割活化 GSDMD,导致细胞焦亡。除了 GSDMD,其他打孔蛋白家族分子,如打孔蛋白 A(gasdermin A,GSDMA)、打孔蛋白 B(GSDMB)、打孔蛋白 C(GSDMC)和打孔蛋白 E(GSDME)等,也可参与细胞焦亡的诱导过程。

细胞焦亡有抑制和促进肿瘤发生发展的双重作用。一方面,焦亡可促进肿瘤的炎症细胞死亡,抑制肿瘤细胞的增殖和转移。在原发性肝癌、结肠癌等肿瘤组织中,焦亡相关的炎症复合体的表达降低,并与肿瘤低分化以及患者预后差密切相关。另一方面,某些肿瘤中焦亡相关炎症复合体的高表达及持续活化,也可以形成适宜肿瘤细胞生长的炎性微环境,起到促肿瘤的作用。如膀胱癌、非小细胞肺癌等肿瘤中,炎症复合体的高表达与肿瘤复发及耐药相关。因此,研究焦亡及相关炎症复合体在肿瘤中的双重功能,将更好地阐释肿瘤发生发展的机制。

(五) 铁死亡

铁死亡(ferroptosis)是一种铁依赖的、严重的脂质过氧化反应介导的膜损伤导致的可控性细胞死亡。铁死亡在形态学上表现的是坏死样的特征。铁死亡的发生有两条途径:外源性或者转运蛋白依赖的途径和内源性或者酶调节的途径。铁死亡是由氧化剂和抗氧化剂之间产生的氧化还原作用失衡导致的,该失衡是由多种具有氧化还原活性的酶的异常表达和活化引起的,这些酶类可以产生解毒自由基和脂质氧化产物。谷胱甘肽过氧化物酶 4(glutathione peroxidase 4,GPX4)是铁死亡关键的调控因子,GPX4 可以特异且高效地清除脂质过氧化物,从而抑制铁死亡的发生。

与细胞焦亡类似,在不同的肿瘤类型中,铁死亡具有促进或者抑制肿瘤形成的作用。机体可以通过诱导铁死亡抑制肿瘤的发生,一些固有或获得性耐药的肿瘤细胞对铁死亡的诱导表现出高度敏感;然而,铁死亡导致的 DAMPs 释放也可以通过诱导炎性肿瘤微环境促进肿瘤的进展。

(六) 其他方式的细胞死亡

有丝分裂灾难(mitotic catastrophe)(或称有丝分裂危象)是有丝分裂检查点(checkpoint)有缺陷的细胞发生异常有丝分裂时所发生的细胞死亡。DNA 损伤时,细胞无法进行完全的分裂,从而导致四倍体或多倍体出现。在肿瘤细胞中有丝分裂灾难很常见,破坏微管系统和/或引起 DNA 损伤的药物均可导致有丝分裂灾难。细胞有丝分裂灾难作为一种死亡机制,可以使这种非正常分裂的细胞在有丝分裂中期或接近中期时或后续试图分裂时发生死亡。因此,有丝分裂灾难被看作是一种抑制肿瘤发生的机制。有丝分裂灾难由多种分子调控,如 caspase-2、CDK1、p53 及 Survivin 等,其死亡信号传递有很大一部分与凋亡重叠。

细胞嵌入(entosis)是发生于健康哺乳动物组织和恶性肿瘤中的一种细胞吞噬形式,指非吞噬细胞吞噬相同类型或不同类型活细胞的过程,也称为细胞内细胞(cell-in-cell)现象,被吞噬的细胞称为嵌入细胞(entotic cell),通常会死亡,这种细胞死亡方式称为嵌入式细胞死亡(entotic cell death)。细胞嵌入是一种主动嵌入或者入侵的过程,而不是被动吞噬的过程。嵌入细胞最终可被细胞内的溶酶体水解酶消化,其释放的营养成分可供宿主细胞使用。嵌入式细胞死亡已经在很多种人类肿瘤中被发现,该过程被猜测是作为一种抗癌机制。通过化学抑制剂破坏细胞嵌入过程,能够促进肿瘤细胞的生长。

溶酶体依赖性细胞死亡(lysosomal cell death)是细胞内稳态紊乱起始的,以溶酶体膜通透化(lysosomal membrane permeabilization,LMP)为特征的一种可控性细胞死亡。在生物化学水平,溶酶体依赖性细胞死亡继发于 LMP,LMP 可导致溶酶体内容物释放到胞内,包括组织蛋白酶家族的蛋白水解酶。在肿瘤治疗方面,肿瘤细胞可能对亲溶酶体药物更加敏感,这通常导致肿瘤细胞对 LMP 更加不耐受。因此,研发诱导肿瘤细胞溶酶体依赖性死亡的药物是肿瘤治疗的一个方向。

中性粒细胞胞外诱捕网(neutrophil extracellular traps,NETs)是指在各种炎性刺激下,中性粒细胞能够释放由核染色质、组蛋白和颗粒性抗菌蛋白组成的具有杀菌功能的结构,用于诱捕和分解入侵体内的微生物,该过程称为中性粒细胞胞外诱捕(NETosis)。经历 NETosis 的细胞会死亡,表现为胞质大量的空泡化、染色质快速解凝集、核膜和颗粒膜破裂,称为中性粒细胞胞外诱捕性细胞死亡(NETotic cell death)。虽然 NETs 是细胞杀伤的机制之一,但在肿瘤中却与肿瘤的进展和转移相关。肿瘤患者血浆、组织中 NETs 的水平高于健康对照组,且高水平的 NETs 与不良临床预后相关。肿瘤细胞募集的中性粒细胞和 NETs 的形成有密切的联系,NETs 能捕获循环中的肿瘤细胞并促进肿瘤的转移,也能够唤醒休眠的肿瘤细胞,促进肿瘤的复发和转移。

免疫原性细胞死亡(immunogenic cell death,ICD)是指刺激状态下,死亡细胞可以通过多种机制由非免疫原性转化为免疫原性,促发机体对细胞抗原的免疫应答。一般认为,机体内的细胞凋亡之后会立即被吞噬细胞吞噬清除,不会引起炎症反应。但是,近年来的研究发现化疗或放疗导致肿瘤细胞凋亡或其他形式的细胞死亡后,由于肿瘤细胞具有免疫原性,能够引发炎症反应和免疫应答。免疫原性细胞死亡(ICD)的免疫原性是由 DAMPs 介导的。肿瘤经放、化疗后,死亡的肿瘤细胞能够表达暴露于细胞表面的钙网蛋白(surface-exposed calreticulin,ecto-CRT)、分泌型 ATP 和 HMGB1,诱导有效的抗肿瘤免疫应答。此外,能够启动 ICD 的 DAMPs 还有 I 型干扰素、肿瘤细胞来源核酸、膜联蛋白A1(annexin A1,ANXA1)等。这些肿瘤释放的 DAMPs 可以增强抗原提呈细胞对肿瘤抗原的摄取及抗原提呈,并增强促炎细胞因子的释放,激活特异性抗肿瘤免疫应答。

第二节　肿瘤细胞死亡抵抗的机制

要点:

1. 肿瘤细胞死亡抵抗的内源性因素包括 *TP53* 基因突变、BCL-2 家族基因突变或异常表达、TNF及其受体家族基因突变或异常表达、细胞自噬等。

2. 外源性因素包括肿瘤微环境提供的促生存信号、异常的营养供给、免疫抑制和炎症以及肿瘤治疗对死亡抵抗及耐药细胞的筛选等。

抵抗细胞死亡是肿瘤标志性特征之一。肿瘤通过内源性和外源性因素抵抗细胞死亡,是其发生发展以及耐药的重要机制,也是肿瘤治疗的常见干预环节(见文末彩图 2-2-3)。

一、肿瘤内源性因素

细胞死亡信号识别、整合和执行的相关分子突变与异常表达均可能导致肿瘤发生。目前研究得比较清楚的是抑癌基因 *TP53* 突变、BCL-2 家族基因突变或表达异常及 TNF 受体家族蛋白的突变等。此外，细胞自噬等也可以促进肿瘤细胞营养物质的循环利用，抵抗细胞死亡。

（一）*TP53* 基因突变　　*TP53* 基因的编码蛋白 p53 号称"基因组卫士"（参见第一篇第四章癌基因、抑癌基因与表观遗传学）。p53 可诱导多种促凋亡蛋白（PUMA、NOXA、BAX 等）转录表达而启动凋亡，维持机体基因组的稳定。突变或缺失的 P53 蛋白丧失了诱导细胞周期阻滞和凋亡的能力，导致突变频率增加，细胞基因组不稳定，这是一种诱导细胞发生癌变的状态，并可随之诱发癌基因和抑癌基因的进一步改变。

（二）BCL-2 家族基因突变或异常表达　　在细胞凋亡过程中，BCL-2 家族蛋白主要调控凋亡信号的整合。BCL-2 在淋巴瘤、乳腺癌、肺癌、结肠癌、前列腺癌等很多肿瘤细胞内的表达水平均显著升高，另一个家族分子 BCL-XL 在多种血液肿瘤中高表达。在慢性髓细胞性白血病（chronic myelocytic leukemia，CML）中，染色体易位产生 BCR-ABL 融合蛋白，其激酶活性显著增高，可激活转录因子 STAT 和 PKC，从而使 BCL-XL 稳定高表达。抑凋亡蛋白 BCL-2/BCL-XL 的过高表达，打破了正常的细胞凋亡机制，使肿瘤细胞获得了生存优势，弱化了促凋亡信号，使肿瘤细胞得以抵抗常规化疗和放疗，并且高表达的 BCL-2/BCL-XL 与肿瘤的预后不良有一定关系。此外，促细胞凋亡家族成员的基因失活也与肿瘤发生有密切关系。在相当一部分结肠癌中，*BAX* 基因突变后功能丧失，导致肿瘤细胞凋亡被抑制，*BAK* 等突变和表达异常也与肿瘤发生相关。

（三）TNF 及其受体家族基因突变或异常表达　　TNF 家族及其受体家族在机体免疫和细胞死亡中起重要作用，突变细胞可以受到 TNF 的攻击而发生凋亡，从而避免肿瘤的发生。目前发现，肿瘤细胞的 TNF 受体家族及其信号分子经常发生突变。如在人类非霍奇金淋巴瘤中，11% 存在 Fas 突变；在人胃癌中，11% 的 Fas 死亡功能域发生突变，导致肿瘤细胞表达一种缺少胞内死亡功能域的"诱骗（decoy）"受体。此外，许多肿瘤细胞表面高表达 Fas 配体（FasL），而 Fas 受体表达降低。这样肿瘤细胞不但能够逃避免疫细胞的攻击，而且其表达的 FasL 反而能够攻击表达有 Fas 受体的 T 细胞，导致 T 细胞凋亡。其他信号分子如 Fas 信号转导的抑制分子 FLIP 在多种肿瘤（如黑色素瘤）中高表达。这些均有助于肿瘤细胞逃避 T 细胞的杀伤。

（四）细胞自噬　　除上述相关分子突变和异常表达，肿瘤细胞进化出多种策略来限制或规避细胞死亡。自噬是一种重要的细胞生理反应，与细胞凋亡一样，通常基础水平较低，但在某些细胞应激状态下可被强烈诱导，其中以营养缺乏时最为明显。自噬程序使细胞能够分解细胞器，如核糖体和线粒体，由此产生的分解代谢物被循环利用，用于生物合成和能量代谢。其中，被称为自噬体的细胞内囊泡包裹细胞内细胞器，然后与溶酶体融合，发生降解，由此产生低分子量的代谢物，以支持肿瘤细胞在营养匮乏的环境中生存。

二、肿瘤外源性因素

（一）肿瘤微环境提供的促生存信号　　肿瘤与周围各种细胞以及细胞外基质等形成了支撑肿瘤发生发展的微环境（microenvironment）。肿瘤微环境的相关介绍请见第二篇第五章肿瘤的微环境。肿瘤细胞抵抗细胞死亡以及耐药，与微环境密切相关。微环境中的细胞可以通过膜接触或分泌活性因子直接向肿瘤细胞提供促生存及抗凋亡信号等，维持肿瘤细胞的存活。例如，慢性淋巴细胞白血病细胞离开淋巴结微环境后，在体外会迅速发生凋亡。

（二）肿瘤微环境中异常的营养供给　　肿瘤的快速增长以及旺盛的代谢需求，决定着肿瘤必须从外界环境中摄取更多的营养物质以及氧气等。肿瘤细胞以及宿主微环境中的基质细胞可以通过分泌多种促血管生成因子如血管内皮生长因子（VEGF）、成纤维细胞生长因子（FGF）及血管生成素等，共同促进肿瘤血管生成,满足肿瘤细胞的代谢需求,抑制因营养匮乏、氧气不足及酸碱紊乱等导致的肿瘤细胞死亡。因此,靶向血管生成是目前肿瘤治疗的重要手段之一。同时,肿瘤细胞的代谢异常也是肿瘤的重要特征(请见第二篇第六章肿瘤的异常代谢)。与正常细胞相比,肿瘤细胞可以竞争性消耗微环境中的营养物质如葡萄糖、氨基酸等,通过代谢重编程,高效地利用营养物质,提供肿瘤细胞增殖所需的物质来源。

(三)肿瘤微环境中免疫抑制和炎症　机体免疫系统的免疫监视功能能够清除癌变的细胞,诱导肿瘤细胞的死亡,以限制肿瘤发生发展。然而,肿瘤可通过多种机制逃避免疫系统的攻击,这部分内容请见第二篇第三章肿瘤与免疫。靶向免疫抑制性细胞或抑制性分子是目前肿瘤免疫治疗的主要策略(请见第四篇第四章生物治疗)。

此外,肿瘤死亡诱发的炎症也参与了肿瘤的发生发展。炎症与肿瘤关系的描述请见第二篇第五章肿瘤的微环境。肿瘤细胞的坏死,虽然表面上有利于限制肿瘤的生长,但有可能反而通过诱导肿瘤相关炎症起到促肿瘤的作用。

(四)肿瘤治疗对死亡抵抗及耐药细胞的筛选　随着肿瘤的发展,基因组的不稳定性增加了肿瘤细胞的多样性与异质性。虽然肿瘤治疗(如化疗或放疗)可以杀死部分肿瘤细胞,然而这些治疗也可以促发肿瘤的耐药性,使得抵抗细胞死亡的肿瘤细胞存活并得到生长优势,这一类似达尔文选择的过程一定程度上促进了肿瘤治疗耐药性的发生。

第三节　肿瘤细胞死亡的临床意义

要点:

1. 对细胞死亡信号通路及死亡抵抗中的关键基因或蛋白的检测,有助于肿瘤的诊断与预后判断。

2. 以细胞毒类药物为代表的肿瘤化学治疗以及放射治疗是传统的、应用最广的肿瘤治疗手段。

3. 肿瘤细胞凋亡分子机制的研究为药物研发提供了新靶点和新思路,使特异性抗癌新药的研发成为可能。

4. 直接靶向自噬、焦亡和铁死亡等其他细胞死亡方式的抗肿瘤策略依然较少,仅仅停留在实验研究阶段。

5. 基于 ICD 及免疫治疗的肿瘤联合治疗前景可期。

如前文所述,肿瘤细胞死亡方式和机制的阐述以及抵抗死亡的机制解析,为研究肿瘤发生发展的机制提供了重要的理论依据,并为肿瘤诊断及预后判断提供了有效的靶标。更为重要的是,肿瘤细胞死亡的研究为有效地靶向诱导肿瘤细胞死亡提供了治疗靶点及策略,这也是肿瘤治疗的目的所在。肿瘤存在多种抵抗死亡的机制,在直接诱导肿瘤死亡的同时,靶向上述重要通路及关键蛋白,逆转肿瘤细胞的死亡抵抗,是目前肿瘤治疗的一个重要研究方向。

一、细胞死亡与肿瘤的诊断及预后判断

基于肿瘤细胞死亡在肿瘤发生发展中的重要作用与意义,对细胞死亡信号通路及死亡抵抗中的关键基因或蛋白的检测有助于肿瘤的诊断与预后判断。例如,作为重要的抗凋亡蛋白,BCL-2 是在人类 B 细胞淋巴瘤细胞异位染色体 t(14;18)上克隆的,可以作为淋巴瘤诊断的重要依据。BCL-6 是生发中心来源的淋巴瘤尤其是弥漫大 B 细胞淋巴瘤的诊断分型及预后判断的标志物。此外,BCL-2 家族成员(如 BCL-XL、MCL-1 等)在多种实体肿瘤中高表达,是肿瘤诊断的重要参考指标。细胞铁死亡调控蛋白 GPX4 在多种肿瘤组织中高表达,如结直肠癌、肺腺癌、肾透明细胞癌、前列腺癌及子宫内膜癌等,且与部分肿瘤患者的预后不良相关。细胞焦亡调控蛋白 GSDMD 在胃癌组织中低表达,然而却

在非小细胞肺癌中表达水平明显增高,其与肿瘤分期高、预后差密切相关。可见,细胞死亡相关蛋白在各类型肿瘤中的表达不尽相同,甚至在肿瘤发生发展中其表达水平也会发生变化,其在某些肿瘤中的作用尚存争议。因此,多种相关蛋白作为肿瘤诊断和预后判断的标志物尚需进一步临床验证,并结合其他肿瘤标志物进行综合评判。

二、细胞死亡与肿瘤治疗

(一)传统诱导细胞死亡的肿瘤治疗

以细胞毒类药物为代表的肿瘤化学治疗以及放射治疗是传统的、应用最广的肿瘤治疗手段。大多数传统的肿瘤化疗方法,包括烷化剂、抗代谢类、拓扑异构酶抑制剂和抗微管生物碱等,都是通过阻断 DNA 合成、破坏 DNA 结构或抑制 DNA 复制而发挥作用的,细胞毒类药物也是应用最广泛和最有效的肿瘤化疗药物。细胞毒类药物的机制为通过抑制 DNA 功能以及细胞周期,产生细胞毒性,诱导肿瘤细胞坏死和凋亡。如果肿瘤细胞长时间暴露在浓度足够高的化疗药物中,即使没有被立即诱导死亡,也不能够再进行 DNA 复制和细胞分裂。然而,这些治疗方法对正常细胞有同样的毒性作用,尤其是对那些快速增殖的细胞,如骨髓或肠道中的干细胞,从而产生药物的毒副反应。因此,研发毒副反应小的药物以及靶向精准给药是肿瘤化疗的重要方向。此外,长时间的药物治疗可以诱导肿瘤产生耐药,抵抗药物引起的细胞死亡,这也是肿瘤化疗需要解决的重要问题。

放射治疗是另一种传统肿瘤治疗手段,其基本原理是利用射线诱导细胞的 DNA 损伤(如碱基损伤、DNA 链断裂、DNA 链交联等)、蛋白质结构改变和功能失活以及细胞膜结构的直接破坏,最终导致细胞死亡。为减少放疗对正常组织细胞的损伤以及增强放疗效果,需借助于放射影像学技术等,提高肿瘤放疗部位的精准性。新放射源(如粒子放疗)的研究与应用也较传统的光子射线增强了放疗的疗效。同时,放疗与其他肿瘤治疗手段如化疗或免疫治疗的联合应用,大大增强了对肿瘤的杀伤效应。

(二)靶向肿瘤细胞凋亡的肿瘤治疗

肿瘤细胞凋亡分子机制的研究为药物研发提供了新靶点和新思路,这使特异性抗癌新药的研发成为可能。以凋亡调节分子作为抗肿瘤药物筛选靶点的目的是促进肿瘤细胞凋亡,方法是激活凋亡信号以及阻断凋亡抑制信号,特别是阻断 BCL-2/BCL-XL 蛋白。

传统的细胞毒性药物可以通过激活固有的细胞凋亡通路发挥功能,如 DNA 损伤剂(如烷化剂)以及 γ 射线照射都可以通过 TP53 介导的促凋亡蛋白 PUMA 和 NOXA 的激活来诱导细胞凋亡。酪氨酸激酶抑制物伊马替尼(imatinib)可通过上调促凋亡 BCL-2 家族成员 BIM 和 BAD 而杀伤 CML 细胞,其研发成功是基于对细胞凋亡和信号转导的基础研究。TNF 家族死亡受体诱导的细胞凋亡能够提高抗肿瘤药物治疗的响应性,这些药物可以提高死亡受体的表达,提高肿瘤细胞对其配体(如 TRAIL 和 Fas)诱导的凋亡敏感性,如 TRAIL 受体的激动剂 DR3 和 DR4 已被证明可以在体内外杀死肿瘤细胞。

针对 BCL-2 蛋白在多种肿瘤细胞内高表达,降低胞内 BCL-2/BCL-XL 水平和阻断 BCL-2/BCL-XL 蛋白的抑凋亡活性成为抗肿瘤药研发重点,例如靶向 BCL-2 家族蛋白相互作用的重要结构 BH3 沟槽是目前小分子抗肿瘤药研发的重要策略,称为 BH3 模拟物(BH3 mimetics)。这些 BH3 模拟物(如 ABT -737、ABT -263、ABT -199 等)通过结合和抑制 BCL-2 家族蛋白发挥促凋亡作用。例如,ABT-737 和 ABT-263 两种化合物针对 BCL-2、BCL-XL 和 BCL-W,ABT-199 针对 BCL-XL 或 MCL-1。然而,靶向 BCL-XL 的药物可损伤血小板,限制了该药物的应用。ABT-199 是针对 BCL-2 的特异性药物,用于避免 BCL-XL 抑制引起的血小板减少症,现已被批准用于慢性淋巴细胞白血病的治疗,其在某些类型的多发性骨髓瘤和急性髓系白血病的治疗方面也显出疗效。此外,研发的几种 MCL-1 特异性 BH3 模拟物也已进入临床试验,但这些药物对心脏、肝、肠道和神经系统有损害。

凋亡抑制蛋白(IAP)是细胞凋亡的重要调控因子,线粒体释放的促凋亡因子 SMAC 蛋白能够拮抗细胞中 IAP 的功能,因此近年来研发靶向 IAP 的 SMAC 模拟物(SMAC mimetics)也备受关注。研究证实,SMAC 模拟物在多种不同类型的恶性肿瘤中具有一定的抑瘤效应。

(三) 靶向其他程序性细胞死亡的肿瘤治疗

目前,直接靶向其他细胞死亡方式的抗肿瘤策略依然较少,仅仅停留在实验研究阶段,但很多药物可通过诱导肿瘤的这些细胞死亡方式而发挥抗肿瘤作用。

自噬作为细胞对外界因素和内部环境的有效反应机制,可加快大分子物质循环和隔离有害物质,保护细胞免于死亡。因此,抑制自噬作用能够使肿瘤细胞无法应对代谢压力,诱发细胞死亡,例如,自噬途径的特异性抑制剂[如脂肪甘油三酯脂肪酶(adipose triglyceride lipase,ATGL)激酶抑制剂]可以通过抑制自噬而抑制肿瘤的生长。但由于自噬作用的缺失可以造成细胞突变的累积,形成肿瘤甚至转移灶,故可通过抑制 mTOR 等促进自噬作用,预防肿瘤的发生发展,或使肿瘤在过度的自噬作用下发生自噬性死亡。目前的许多化疗药物及放疗可以增加肿瘤细胞中的自噬体数量,如三氧化二砷作用于恶性神经胶质瘤细胞时,可导致 G_2/M 期滞留和自噬性细胞死亡。放射线照射乳腺癌、前列腺癌和结肠癌细胞可以诱导自噬性细胞死亡,他莫昔芬(tamoxifen)可以提高乳腺癌细胞的自噬水平,并且促进肿瘤细胞的死亡。

细胞焦亡机制的研究,对于开发新型抗肿瘤策略尤其是针对凋亡抵抗的肿瘤治疗具有重要意义。研究发现,现有的化疗药物不但能促进肿瘤细胞凋亡,还能够诱发焦亡。基于 GSDMD,多柔比星等蒽环类抗生素以及顺铂等铂类配合物等抑制 DNA 复制和转录的药物可以通过活化 GSDMD 诱导细胞焦亡。针对 GSDME 表达较低的细胞,DNA 甲基化酶抑制剂地西他滨(decitabine)能促进肿瘤细胞 GSDME 的表达,因此将地西他滨和多柔比星等化疗药物联用,可以增强对肿瘤细胞的杀伤。拓扑异构酶抑制剂和蒽环类抗生素等还可激活非经典焦亡途径,具体为先启动细胞凋亡通路,再经活化的 caspase-3 切割 GSDME,介导细胞凋亡转化为焦亡。此外,免疫治疗(如 CAR-T 细胞)能激活肿瘤细胞 caspase-3 并活化 GSDME 诱导肿瘤细胞焦亡。然而,由于焦亡诱导促进炎症微环境或细胞因子风暴的发生,该过程往往伴随着炎症的发生。因此,在诱导焦亡的同时给予 IL-1 受体拮抗剂抑制细胞因子效应,有可能提高基于焦亡的肿瘤治疗疗效。

基于铁死亡的发生机制及功能,铁死亡诱导剂(ferroptosis-inducing agents,FINs)被应用于肿瘤治疗并显出较好的效应。FINs 主要通过 4 种机制诱导肿瘤细胞的铁死亡:一是消耗细胞内的谷胱甘肽;二是直接靶向 GPX4;三是通过 SQS-mevalonate 通路消耗 GPX4 和辅酶 CoQ_{10};四是通过增加胞质不稳定铁池(LIP)或氧化铁诱导脂质过氧化反应。研究发现,FINs 有助于提高或改善常规治疗的效应,尤其是针对其他治疗抵抗的肿瘤。例如,FINs 应用于靶向蛋白激酶和免疫治疗抵抗的黑色素瘤,有效地诱导了肿瘤细胞铁死亡。GPX4 在多种耐药性肿瘤中高表达,因此 GPX4 抑制剂用于 E 盒结合锌指蛋白 1(ZEB1)高表达的耐药性间叶细胞肿瘤可高效地诱导铁死亡,直接靶向 GPX4 的 FINs 也可以有效治疗药物抵抗的神经母细胞瘤。因此,诱导肿瘤细胞铁死亡,是解决肿瘤治疗中因抵抗其他细胞死亡而出现耐药问题的有效策略。

(四) 基于 ICD 及免疫治疗的肿瘤联合治疗

重塑机体免疫系统、逆转肿瘤诱导的免疫抑制来杀伤清除肿瘤是有效、可行的治疗手段。肿瘤免疫治疗,如免疫检查点阻断疗法(PD-1/PD-L1 和 CTLA-4 阻断剂)、CAR-T 细胞治疗等,在肿瘤治疗中取得了较好的效果,显著提高了部分患者的长期生存率(详见第四篇第四章生物治疗)。

然而,肿瘤细胞往往因为免疫原性较低,难以激发有效的抗肿瘤免疫或对免疫治疗不敏感。基于免疫原性细胞死亡(ICD)的机制,死亡细胞释放的 DAMPs 能够促进抗原提呈细胞的招募和激活,使得非免疫原性转化为免疫原性,激发系统性、特异性抗肿瘤免疫反应。因此,化疗、放疗以及靶向抗肿瘤药物等通过 ICD 的诱导,再与肿瘤免疫治疗联用(如 PD-1/PD-L1 阻断剂),可以显著增强治疗效果。ICD 诱导剂的筛选与验证是该领域研究的热点。从在研的临床试验来看,化疗和免疫治疗的联合是目前最主要的联合治疗策略,化疗中常用的药物,如烷化剂(环磷酰胺)、蒽环类药物(多柔比星、米托蒽醌等)、奥沙利铂、博来霉素等已被证实能够诱导 ICD,广泛用于肿瘤的联合治疗。放疗可诱导局部

NOTES

肿瘤细胞DNA损伤和细胞死亡,通过诱导ICD刺激全身性T细胞抗肿瘤应答,产生远隔效应(abscopal effect)。除了放、化疗及靶向治疗,基于纳米技术的靶向药物以及精准的物理治疗被开发并应用,可以诱导肿瘤ICD,在减少药物副作用的同时取得较好的抗肿瘤疗效。此外,人们尝试通过构建体内外检测ICD标志物的方法,评估药物诱导ICD的效应,以发现新的抗肿瘤药物,开发个性化的抗肿瘤方案以及联合应用策略,用于肿瘤的联合治疗。随着肿瘤免疫及肿瘤相关炎症的持续深入研究,肿瘤免疫治疗将发挥更好的肿瘤治疗效应,并与其他肿瘤治疗手段联合应用以取得更好的抗癌疗效。

第四节　结语与展望

近年来,细胞死亡的研究受到了广泛关注并已取得了重要进展,尤其是针对肿瘤细胞死亡新方式及新机制的研究,有助于阐明肿瘤发生发展中死亡抵抗的机制,为肿瘤治疗提供了有效靶点和新策略。然而,对于肿瘤细胞死亡的调控机制,多种死亡方式之间的区分与相互联系,以及如何特异地有效诱导肿瘤细胞死亡等问题,依然有待于深入研究。

在肿瘤细胞死亡方式及死亡抵抗机制的研究方面,尽管凋亡是研究得最为透彻的程序性细胞死亡,但对凋亡启动以及下游信号通路的研究依然有待完善,尤其是促凋亡及抗凋亡蛋白家族成员之间的相互调控仍需深入探究,这些问题的解决将更全面地认识肿瘤的凋亡抵抗。对于其他的可控性细胞死亡方式(如焦亡和铁死亡),目前调控机制的研究尚不深入,某些新死亡方式尚缺乏公认的判定标准,有些死亡方式在肿瘤发生发展或治疗中的作用尚有争议。此外,是否存在新的细胞死亡方式以及发现肿瘤死亡新机制、其是否可以成为肿瘤干预治疗的新靶点或者用于治疗凋亡抵抗的肿瘤,也是尚待突破的研究方向。

在靶向诱导细胞死亡的肿瘤治疗方面,虽然众多的化疗药物可以通过诱导细胞死亡来治疗肿瘤,但绝大部分作用机制非常广泛,特异性地靶向肿瘤死亡信号通路的药物在临床中的应用依然较少,很多尚处于基础或临床研究阶段,究其原因是死亡信号通路在正常细胞中也可以被诱导,这些药物也会导致正常细胞死亡而导致副作用发生。因此,如何根据肿瘤细胞死亡特点设计针对性及靶向性的药物,是未来研究的重点。此外,联合治疗是目前肿瘤治疗的趋势,死亡诱导药物、生物制剂及物理疗法之间的联用在一定程度上解决了肿瘤耐药的问题。其中,筛选并验证有效的新ICD诱导剂,与肿瘤免疫治疗联用,是目前研究和临床试验的热点方向之一。

因此,研究肿瘤细胞的"死",与研究肿瘤细胞的"生"一样,为揭示肿瘤细胞生命活动的全貌提供了理论依据,并在肿瘤诊断与治疗转化应用方面具有良好前景。

(曹雪涛)

思考题:

1. 请简述细胞死亡的定义、标准和分类。
2. 凋亡与肿瘤发生发展有什么关系,具体机制如何?
3. 除凋亡、坏死和自噬外,细胞还有哪些死亡方式,有何特征?
4. 肿瘤细胞死亡抵抗的机制是什么?有哪些内源性及外源性因素?
5. 如何针对肿瘤细胞死亡方式及抵抗死亡机制,设计肿瘤治疗新策略?

第三章

肿瘤与免疫

肿瘤的发生与人体的免疫功能,特别是免疫监视功能密切相关。中医古籍记载了数千年来中医对于肿瘤与免疫关系的理解,如《黄帝内经》中所述"正气存内,邪不可干"。1909 年,Paul Ehrlich 首次提出体细胞恶变是一个常见现象,而免疫系统可以控制这种恶变。20 世纪 50 年代,研究发现来自肿瘤移植小鼠的免疫细胞可以清除近交系小鼠体内肿瘤,证实肿瘤特异移植抗原的存在以及机体免疫系统具有抗肿瘤作用。1957 年,Burnet 和 Thomas 提出"肿瘤免疫监视学说",认为机体的免疫系统可以通过细胞免疫机制识别并清除癌变的细胞。随着研究的深入,Schreiber 和 Dunn 等人于 2002 年提出了"肿瘤免疫编辑学说"(图 2-3-1),发现免疫系统与肿瘤之间发生了一系列复杂的动态相互作用,免疫系统既具有抵抗肿瘤的保护性功能,同时又对肿瘤细胞实施免疫选择压力,使肿瘤细胞免疫重塑,弱免疫原性细胞得以进一步生长,导致肿瘤的发生。对于肿瘤发生发展的免疫学机制的认识,可为肿瘤的免疫诊断和免疫治疗提供理论依据。

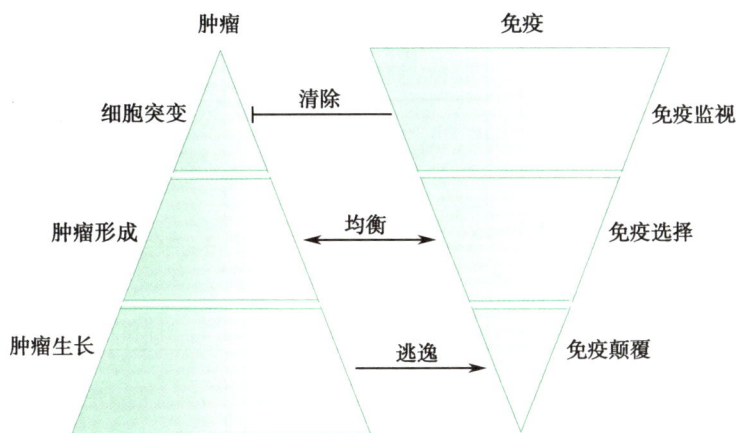

图 2-3-1　肿瘤免疫编辑学说

肿瘤免疫编辑学说反映了一个动态发展过程,分为清除期、均衡期及逃逸期。清除期即传统的肿瘤免疫监视过程;均衡期指未被机体完全清除的肿瘤细胞,处于和免疫系统相持的阶段,在此阶段肿瘤细胞经历了免疫重塑过程,即免疫系统清除高免疫原性的肿瘤细胞,选择弱免疫原性的肿瘤细胞变异体继续生存,使肿瘤细胞逃逸免疫系统识别或者肿瘤本身获得了免疫抑制功能的过程;逃逸期即肿瘤克服了免疫系统对它的抑制作用,进入临床期。

第一节　肿瘤抗原

要点:

1. 肿瘤抗原是免疫系统识别肿瘤细胞的"标志",包括肿瘤特异性抗原与肿瘤相关抗原两大类。
2. 肿瘤抗原的发现与检测,对临床中疾病诊断与治疗选择具有重要的指导价值。

肿瘤抗原的发现和应用,推动了肿瘤免疫学这一重要分支学科的发展。目前已在动物自发性肿瘤和人类肿瘤细胞表面发现近 3 000 种肿瘤抗原,根据肿瘤抗原的产生机制及表达范围,可将肿瘤抗原分为肿瘤特异性抗原(tumor specific antigen,TSA)和肿瘤相关抗原(tumor associated antigen,TAA)两大类。

一、肿瘤特异性抗原

TSA 是指只存在于某种肿瘤细胞表面而不存在于正常细胞的新抗原。由于此类抗原是通过动物肿瘤移植排斥实验所证实,因此又称为肿瘤特异性移植抗原(tumor specific transplantation antigen,TSTA)或肿瘤排斥抗原(tumor rejection antigen,TRA),主要诱导特异性 T 细胞免疫,并能被所诱导产生的细胞毒性 T 淋巴细胞(cytotoxic T lymphocyte,CTL)所识别(图 2-3-2)。寻找肿瘤特异性抗原并确定其基因和表位特征,对于肿瘤的诊断和防治十分关键。20 世纪 80 年代,Stauss 建立了分子生物学克隆肿瘤抗原基因的方法,20 世纪 90 年代 Boon 成功发现了人类特异性肿瘤抗原表位。物理或化学因素诱生的肿瘤抗原、病毒诱导的肿瘤抗原及自发性肿瘤抗原多属于肿瘤特异性抗原。

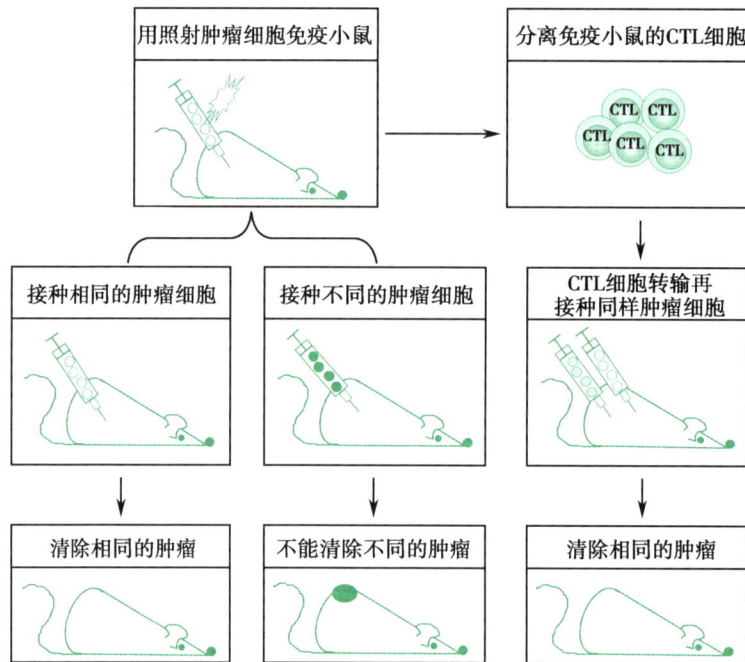

图 2-3-2　肿瘤特异性抗原存在的证据

用预先照射肿瘤细胞对小鼠进行免疫接种后,再用同样肿瘤细胞给免疫小鼠荷瘤,该小鼠体内已有的对肿瘤排斥抗原的特异性应答将肿瘤细胞清除,小鼠不能形成肿瘤;若用不同于免疫小鼠的肿瘤细胞给该免疫小鼠荷瘤,该小鼠体内已有的对初次荷瘤产生的肿瘤排斥抗原的特异性应答不能将其他肿瘤细胞清除,小鼠形成肿瘤;若将免疫小鼠的 CTL 转输给同系小鼠再用同样肿瘤细胞给该小鼠荷瘤,小鼠体内过继的对肿瘤排斥抗原特异性的 CTL 将肿瘤细胞清除,小鼠不能形成肿瘤。

1. 理化因素诱发的肿瘤抗原　物理辐射或化学致癌剂直接作用于细胞,导致某些基因发生非同义突变、染色体断裂和异常重排。恶性转化的肿瘤细胞表达突变基因编码的新抗原,大多数为细胞内蛋白,亦可以是整合到细胞膜中的糖蛋白。由于人类很少暴露于这种强烈的化学、物理的诱发环境中,此类人肿瘤抗原相对较少。

2. 病毒基因编码的抗原　病毒诱发的肿瘤抗原主要通过其DNA 或 RNA 整合到宿主细胞DNA 中,使细胞发生恶性转化并表达出可为免疫系统所识别的新的病毒相关的肿瘤抗原,同一种病毒诱发的不同类型肿瘤均可表达相同的抗原,并且具有较强的免疫原性。目前已发现 600 多种动物肿瘤病毒,例如 EB 病毒与淋巴瘤和鼻咽癌的发生有关、人乳头瘤病毒(HPV)与头颈部鳞状细胞癌及宫颈癌有关等。

3. **突变基因或癌基因编码的抗原**　在不同致癌因素和特定条件下,原癌基因可被激活或抑癌基因发生突变,异常表达产物的出现可导致正常细胞癌变。①突变癌基因编码蛋白:如人类许多肿瘤中存在着突变的 *Ras* 基因编码蛋白;②突变的抑癌基因编码蛋白:在人类多种肿瘤中均能检测到抑癌基因 *P53* 基因的多种突变及其产物;③染色体易位产生的融合蛋白:如 *BCR-ABL* 融合基因,在两种白血病(急性淋巴细胞白血病和慢性髓细胞性白血病)中与细胞的恶性转化密切相关。

4. **静止基因异常活化后表达的肿瘤抗原**　正常状态下的静止基因,除人的睾丸细胞外,一般只在恶性细胞中被激活而呈高表达,其编码蛋白可被机体免疫细胞所识别,因此又称为肿瘤-睾丸抗原(cancer-testis Ag,CT 抗原)。从人黑色素瘤、肺癌和乳腺癌等肿瘤中已发现多种此类基因,其中黑色素瘤抗原编码基因(melanoma antigen-encoding gene,MAGE)已发现有 14 个成员(MAGE-1~MAGE-14)。此类抗原肽通过主要组织相容性复合体 I(major histocompatibility complex I,MHC I)类分子提呈,可激活 CTL 细胞应答,故已尝试通过人工合成已知的 8 肽或 9 肽作为疫苗,用于肿瘤的治疗。

二、肿瘤相关抗原

TAA 是指肿瘤细胞和正常组织细胞均可表达,但在细胞癌变时其含量显著增高的抗原。TAA 无严格的肿瘤特异性,也称为共同肿瘤抗原(shared tumor antigen)。TAA 难以刺激机体产生细胞免疫应答,但可被 B 细胞识别并产生相应的抗体,因此 TAA 在肿瘤的临床实践中具有很重要的作用,不仅可作为肿瘤早期诊断的辅助指标及靶向治疗的靶点,而且对疗效的评估、复发转移及预后的判断均有一定的指导意义。目前所发现的肿瘤抗原多为 TAA,如胚胎抗原、组织特异性分化抗原等。

1. **胚胎抗原**　在胚胎发育阶段由胚胎组织产生的正常成分,在胚胎后期减少,出生后逐渐消失或仅存留极微量。当细胞恶变时,相应编码基因可被激活呈异常表达。胚胎抗原实际上是一种"返祖抗原",由于胚胎抗原在其发育阶段是以自身蛋白形式出现,宿主 T 细胞免疫组库已经历过该类抗原的阴性筛选,故在宿主体内难以激发 CTL 抗肿瘤免疫应答。目前在人类肿瘤中已发现多种胚胎抗原,其中研究最为深入的为甲胎蛋白(AFP)和癌胚抗原(CEA)。AFP 和 CEA 已作为一类肿瘤标志物,定量检测患者血清中的胚胎抗原水平,可作为肿瘤临床诊断、复发和预后判断的辅助性指标。

2. **组织特异性分化抗原**　是指细胞在分化成熟不同阶段出现的抗原,不同来源、不同分化阶段的细胞可表达不同的分化抗原。此类抗原高表达于特定组织肿瘤,相应正常组织仅低表达,在其他正常组织或其他肿瘤可不表达。例如,黑色素细胞分化抗原,不同患者黑色素瘤的分化抗原结构高度同源,其机制可能涉及黑色素瘤细胞在生长发育的特定阶段,发生基因的异常激活或调节基因发生突变,引起编码蛋白异常表达和细胞恶性转化。已发现的酪氨酸激酶、Pmel 17/gp100、Melan-A^{MART-1} 及 gp75^{TRP1} 等,可通过加工提呈,激活 CTL 细胞应答和 B 细胞产生相应的抗体。

3. **过量表达的抗原**　某些肿瘤细胞癌基因与原癌基因表达产物过量,例如,HER-2/neu(P185)为一种原癌基因编码的受体样跨膜蛋白,在人类乳腺癌和卵巢癌等肿瘤中该编码基因被异常激活,造成其产物 P185 的过度表达,导致细胞的恶性生长,目前已作为肿瘤的恶性程度、复发和预后判断指标。另外,TAA 还包括某些过量或异常表达的糖脂和糖蛋白抗原。例如,人类脑肿瘤和黑色素瘤中的神经节苷脂 GM2 和 GD2,卵巢癌中的 CA-125、CA-129 等糖蛋白以及乳腺癌中的上皮细胞黏蛋白或多肽性上皮黏蛋白(MUC-1)呈现异常表达,这类异常的糖脂和糖蛋白可导致新表位形成和隐蔽表位的暴露,成为可被免疫系统识别的肿瘤相关抗原,诱发 B 细胞产生抗体和激活 CTL 应答。应用相应单抗检测其含量,可为肿瘤诊断和预后判断提供参考。

三、肿瘤抗原的筛选与鉴定

鉴定肿瘤抗原是目前肿瘤免疫研究的重要目标,20 世纪 90 年代以来多种肿瘤抗原鉴定方法的出现推动了这一领域的快速发展。主要的方法包括：①体外利用 CTL 克隆筛选人类肿瘤抗原，该方法需要在体外建立自体的 CTL 克隆和瘤细胞株，发现了包括 MAGE 等 CT 抗原、MART-1 等黑色素分化抗原、β-catenin 等基因突变抗原以及 HER-2 等过表达抗原等多种抗原。筛选出的抗原可进一步利用多肽洗脱法，通过肽结合实验和 CTL 细胞毒性实验筛选出合适的抗原多肽。②利用血清学鉴定重组 cDNA 表达文库（serological analysis of recombinant cDNA expression libraries，SEREX）筛选肿瘤抗原，该方法筛选到的抗原并不一定都是肿瘤特异性抗原，需要进一步确定其对 CD4+T 及 CD8+T 细胞的免疫原性。③利用组合肽库技术，获得可能的 T 细胞的模拟表位，再进一步分析识别该表位的特异性 T 细胞在肿瘤患者中出现的频率，例如白血病 JL1 模拟表位。运用肽库技术不需要靶蛋白的任何结构，为肿瘤疫苗的设计提供了很大方便，但是也存在密码子表达偏性、库容量限制以及转化效率对肽段种类的影响等问题。④利用基因分析方法，联合 DNA 数据库系统性地鉴别肿瘤抗原，如比较基因组杂交技术，根据 DNA 增减变异导致的突变特性来分离肿瘤抗原，例如黑色素瘤特异性抗原 PAX3d。⑤利用蛋白质组学技术，如自身抗体介导的抗原鉴定（autoantibody-mediated identification of antigens，AMIDA）技术筛选出 27 个潜在的癌抗原，并鉴定出 cytokeratin 8。此外，利用蛋白芯片技术，联合高解析质谱法和生物信息学技术，能够将恶性标本从良性标本中鉴别出来，例如前列腺 WCX2（weak cation exchange protein chip）蛋白芯片。

四、基于肿瘤抗原的免疫诊断和治疗

临床上已将肿瘤抗原作为肿瘤标志物来辅助诊断，例如 AFP 诊断肝癌、PSA 诊断前列腺癌、CEA 诊断结肠癌等，包含多种肿瘤标志物的蛋白芯片已投入市场使用。针对某种 TSA 的抗体可用于肿瘤的诊断，例如抗 MART-1 的单抗已广泛用于黑色素瘤的诊断。患者血清中抗肿瘤抗原的抗体水平变化亦可作为预后诊断的指标，例如血清中抗尾型同源框转录因子 2（CDX2）抗体。

TSA 和 TAA 的发现及应用，推动了机体特异性抗肿瘤免疫治疗。通过灭活的自体肿瘤细胞、提取的肿瘤抗原、人工合成的肿瘤抗原肽以及编码多表位的 DNA 疫苗等，可激发机体针对肿瘤抗原的特异性免疫应答及免疫记忆细胞的形成，是一种理想的特异性主动免疫治疗手段。将编码肿瘤抗原的基因导入肿瘤细胞中可提高肿瘤细胞疫苗的免疫原性；利用肿瘤抗原基因修饰抗原提呈细胞（如 DC）亦是一种优化的瘤苗设计方案。目前多种疫苗已进入临床试验阶段，如 MUC1、PSA 等。另外，利用基因改造技术表达肿瘤特异性嵌合抗原受体（chimeric antigen receptor，CAR）的治疗技术，通过将识别 TSA 或 TAA 的单链抗体（scFv）和胞内信号域免疫受体酪氨酸激活模体（immunoreceptor tyrosine-based activation motif，ITAM）在体外重组，再导入 T 细胞内，让 T 细胞表达肿瘤抗原受体。CAR-T 细胞以抗原依赖、非 MHC 限制性的方式结合肿瘤抗原，启动并活化特异性 T 细胞抗肿瘤应答。目前已知的 TSA 较少，除了针对前列腺特异性膜抗原（PSMA）和表皮生长因子受体Ⅲ等外，大多数针对 TAA，其中以针对 CD19、CD20、CD22 等靶抗原治疗 B 细胞恶性肿瘤的研究最多。尽管目前临床应用可能存在一些问题有待解决，如脱靶效应、插入突变等，但是该技术展示了巨大的应用潜力和发展前景。

第二节　机体抗肿瘤的免疫效应机制

要点：

　　1. 机体抗肿瘤免疫机制包括固有免疫应答和适应性免疫应答。

　　2. 适应性免疫应答分为 T 细胞介导的细胞免疫和抗体介导的体液免疫，是机体清除肿瘤的主要和决定性力量。

　　3. 固有免疫细胞主要包括 NK 细胞、巨噬细胞、γδT 细胞、树突状细胞、NKT 细胞、中性粒细胞。

　　4. 适应性免疫细胞主要包括 CD8+T 细胞、CD4+T 细胞，以及 B 细胞。

机体抗肿瘤免疫效应的本质是免疫系统针对肿瘤细胞或肿瘤抗原发生的固有免疫应答和适应性免疫应答,这些免疫效应机制相互影响,相互调节。对于大多数免疫原性强的肿瘤,适应性免疫应答是重要的;而对于免疫原性弱的肿瘤,固有免疫应答可能具有更重要的意义。机体抗肿瘤的免疫效应不仅与肿瘤免疫原性有关,还与宿主的免疫功能以及机体其他相关因素如肿瘤微环境等密切相关。

一、抗肿瘤固有免疫

固有免疫系统由固有免疫屏障、固有免疫细胞和固有免疫分子组成,是机体抵御感染和肿瘤的第一道重要防线。重要的抗肿瘤固有免疫细胞包括以下几种。

(一) NK 细胞

NK 细胞(natural killer cell,NK)是固有免疫淋巴细胞,占所有循环淋巴细胞的 15% 左右,不需要抗原激活即可直接识别并杀伤肿瘤。

NK 细胞的识别和杀伤功能主要通过活化性受体和抑制性受体之间的相互平衡来维持。正常情况下,NK 细胞的抑制性受体通过识别自身细胞表达的 MHC Ⅰ类分子产生抑制性信号,从而避免对"自己"的攻击;而肿瘤细胞为逃避 CTL 的杀伤作用低表达或不表达 MHC Ⅰ类分子,导致抑制性信号减弱或消失,从而诱导 NK 细胞活化并诱发其杀伤功能。另外,肿瘤细胞可诱导表达 NK 细胞活化性受体的配体分子,如 MICA、MICB 及 ULBPs 等,诱导 NK 细胞的活化和杀伤功能。NK 细胞主要通过四种方式发挥杀瘤效应。

1. 直接杀瘤效应　通过胞吐作用释放穿孔素/颗粒酶等途径,直接诱导肿瘤细胞凋亡和靶细胞的溶解破裂。

2. 膜肿瘤坏死因子(tumor necrosis factor,TNF)家族分子介导的杀瘤效应　活化的 NK 细胞可表达膜 TNF 家族分子,如 FasL(Fas ligand),TRAIL(TNF-related apoptosis-inducing ligand)等,这些膜分子与肿瘤细胞表达的相应配体结合,从而行使肿瘤杀伤功能。

3. 抗体依赖性细胞介导的细胞毒作用(antibody-dependent cell-mediated cytotoxicity,ADCC)　NK 细胞表达 FcγR,通过与结合在肿瘤细胞表面的抗肿瘤抗体 IgG1 和 IgG3 的 Fc 段结合,杀伤靶细胞。细胞因子如 IFN-γ、TNF 和 IL-2 等可有效地促进 NK 细胞 FcγR 的表达,增强其 ADCC 作用。

4. 细胞因子介导的免疫调节作用　通过释放 IFN-γ、TNF-α、GM-CSF 等,调节 DC、T 细胞等免疫细胞的抗瘤免疫效应,或通过产生 CCL3、CCL5 及 CCL10 等,促进免疫细胞进入肿瘤部位。

(二) 巨噬细胞

巨噬细胞(macrophage,Mφ)是肿瘤局部数量最多的一群免疫细胞,是机体固有免疫的重要组成细胞,同时又是一类主要的抗原提呈细胞。Mφ 在肿瘤免疫中具有功能异质性,一方面,活化的 Mφ 可发挥抗肿瘤效应;另一方面,在肿瘤微环境调控下,Mφ 转变为促肿瘤状态即肿瘤相关巨噬细胞(TAM,参见第二篇第五章肿瘤的微环境),成为诱导免疫耐受的重要抑制细胞。

Mφ 主要通过 3 种方式发挥杀瘤效应。

1. 直接杀瘤效应　静止期的 Mφ 杀伤肿瘤细胞的活性较弱,IFN-γ 等能有效激活 Mφ。活化的 Mφ 与肿瘤细胞结合后,吞噬肿瘤细胞;或通过释放氧自由基、TNF 及溶细胞酶等细胞毒性因子杀伤肿瘤细胞。

2. 加工提呈肿瘤抗原　Mφ 能够加工提呈肿瘤抗原,诱导 Th1 型特异性抗肿瘤细胞免疫应答。

3. 借助 ADCC 效应发挥抗肿瘤作用　Mφ 表面表达 FcγR,可通过特异性抗体介导 ADCC 效应。

(三) γδT 细胞

根据 TCR(T cell receptor)组成不同,可将 T 细胞分为 αβT 及 γδT 细胞。与 αβT 细胞不同,γδT 细胞以不受 MHC 限制的方式介导抗肿瘤反应,属于固有免疫细胞,多为 CD4⁻CD8⁻ T 细胞,少数为 CD8⁺ T 细胞。主要分布于皮肤、小肠、肺以及生殖器官等黏膜及皮下组织。在各种肿瘤中,γδT 细胞识别由 CD1 分子提呈的脂类抗原,或是通过受体 NKG2D 识别配体分子而被激活。活化的 γδT 细胞杀伤机制与 NK 细胞和 CTL 相似,包括 ADCC、穿孔素/颗粒酶途径和 Fas/FasL 途径等。此外,活化的 γδT 细胞可在局部迅速释放 IL-2、IL-4、IL-5、IL-6、IL-10、IFN-γ、GM-CSF、TNF-α 等多种细胞因子,增强机体非特异性免疫应答。

(四)NKT 细胞

NKT 细胞(natural killer T cell,NKT)是 T 细胞的一个特殊亚群,除表达 TCR 和 CD3 等 T 细胞表面特有标志外,还同时表达 NK 细胞表面标志分子。NKT 细胞分布于胸腺和外周淋巴器官,在肝脏中比例较高,占肝脏淋巴细胞总数的 20%~30%。与传统 T 细胞不同,NKT 细胞主要识别非经典 MHC Ⅰ 类似分子 CD1d 所提呈的内源性及外源性糖脂及磷脂类抗原。活化的 NKT 细胞可直接或间接靶向杀伤肿瘤细胞,主要通过分泌 IFN-γ,TNF,IL-2 等增强 NK、DC 和 CTL 的抗瘤效应;或通过 CD40/CD40L 及 CD1d/TCR 途径招募和诱导 DC 细胞成熟;也可通过穿孔素/颗粒酶途径和 Fas/FasL 途径等直接杀伤肿瘤细胞。

(五)树突状细胞

成熟的树突状细胞(dendritic cell,DC)是功能最强的抗原提呈细胞,其表面表达 MHC Ⅰ/Ⅱ类分子及 T 细胞活化所需的共刺激分子等,识别肿瘤抗原诱导特异性抗肿瘤免疫应答。DCs 的分类较为复杂,目前主要分为髓系来源的 DC1 及 DC2,以及浆细胞来源的 pDCs。DC1 对于肿瘤抗原的有效提呈至关重要,研究表明 DC1 缺失小鼠不能从免疫治疗中获益。DC2 可捕获肿瘤细胞表面的 MHC 复合体蛋白并装饰在自身表面,伪装成肿瘤细胞触发强烈的 T 细胞抗瘤效应。新近研究也发现了"富含免疫调节分子的成熟 DC 细胞"(mregDCs)限制机体抗瘤免疫应答。

(六)中性粒细胞

中性粒细胞(neutrophil)是血液中数目最多的白细胞,占外周血白细胞的 50%~70%。肿瘤周围组织可见大量中性粒细胞聚集及浸润。中性粒细胞的抗瘤效应机制与 Mφ 有许多共同之处,未经活化的中性粒细胞抗瘤作用很低,活化后通过细胞内的酸性 pH 环境、溶菌酶和防御素及释放活性氧、细胞因子(如 TNF 和 IL-1 等)、分泌弹性蛋白酶或通过抗体介导的 ADCC 效应发挥抗肿瘤作用。此外,中性粒细胞还可调节 γδT 细胞、调控 αβT 细胞激活,介导抗瘤免疫。

二、抗肿瘤适应性免疫

肿瘤抗原激活机体适应性免疫应答是清除肿瘤的主要和决定性力量,由 T 细胞介导的细胞免疫和抗体介导的体液免疫两条重要分支组成。

(一)T 细胞

T 细胞介导的细胞免疫是控制具有免疫原性肿瘤细胞的主要方式。参与抗瘤效应的 T 细胞主要包括 CD8⁺ 及 CD4⁺T 细胞,以 MHC 限制性的方式识别抗原后,活化、增殖、分化成为效应 T 细胞,特异地识别带有相应抗原的肿瘤细胞,通过分泌细胞因子和行使细胞毒作用来发挥效应(图 2-3-3)。

1. **CD8⁺ T 细胞(CTL)抗瘤免疫效应**　CTL 通过抗原受体识别肿瘤细胞上的特异性抗原,并在 Th 细胞辅助下活化,释放穿孔素、颗粒酶、淋巴毒素、IFN-γ 及 TNF 等,致使肿瘤细胞裂解和凋亡;通过 ADCC 及 Fas/FasL 途径诱导杀伤肿瘤。CTL 是肿瘤浸润淋巴细胞(tumor infiltrating lymphocyte, TIL)中主要的效应细胞。另外,CTL 分泌 IFN-γ 抑制肿瘤组织内血管的形成。

2. **CD4⁺ T 细胞抗肿瘤免疫效应**　CD4⁺T 细胞主要通过膜表面分子和分泌的细胞因子对免疫应答起辅助和调节作用。如:①分泌细胞因子如 IL-2、IFN-γ 等,可辅助 CTL、NK、Mφ 和 DC 等细胞活化,增强效应细胞的抗瘤作用;②释放 IFN-γ、TNF 等细胞因子,促进肿瘤细胞 MHC Ⅰ类分子表达,提高靶细胞对 CTL 的敏感性;③促进 B 细胞增殖、分化和产生抗肿瘤的特异性抗体;④少数 CD4⁺T 细胞可识别某些肿瘤细胞 MHC Ⅰ类分子提呈的抗原肽,直接杀伤肿瘤细胞。

(二)B 细胞

B 细胞是体液免疫的主导细胞,主要通过分泌抗体及抗原提呈介导免疫应答。抗体主要通过 5

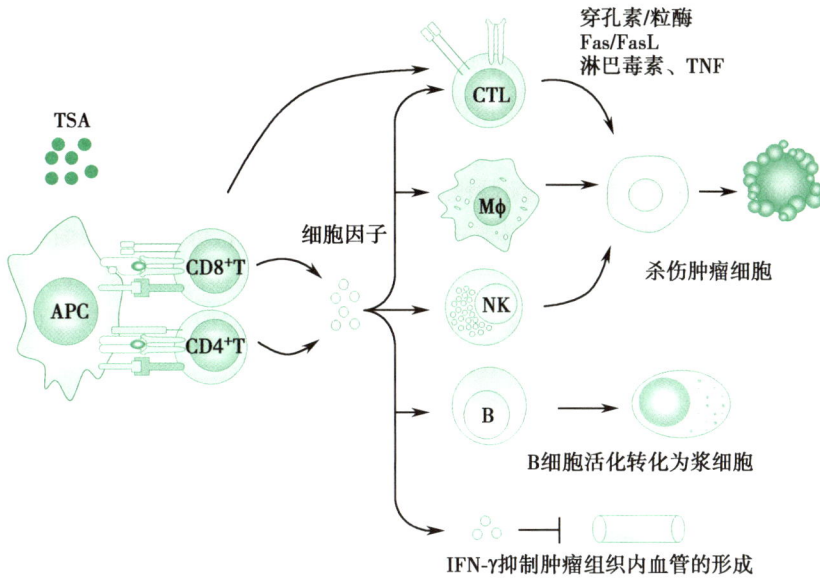

图 2-3-3　T 细胞的抗肿瘤免疫效应机制

由 MHC I 类分子提呈的肿瘤抗原肽活化 CD8⁺ T 细胞并分化为 CTL,特异性地识别并杀伤肿瘤细胞。由 MHC II 类分子提呈的肿瘤抗原肽活化 CD4⁺ T 细胞,通过分泌细胞因子如 IL-2、IFN-γ、TNF 等,辅助 CTL、NK 细胞、Mφ 等的活化,增强效应细胞的抗肿瘤作用;促进 B 细胞增殖并分化为浆细胞;IFN-γ 可抑制肿瘤组织内血管的形成。

种方式发挥抗瘤效应(图 2-3-4)。针对肿瘤细胞表面的肿瘤抗原所制备的特异性单克隆抗体,已广泛应用于临床肿瘤诊断和抗肿瘤的各种免疫治疗(参见第四篇第四章生物治疗)。

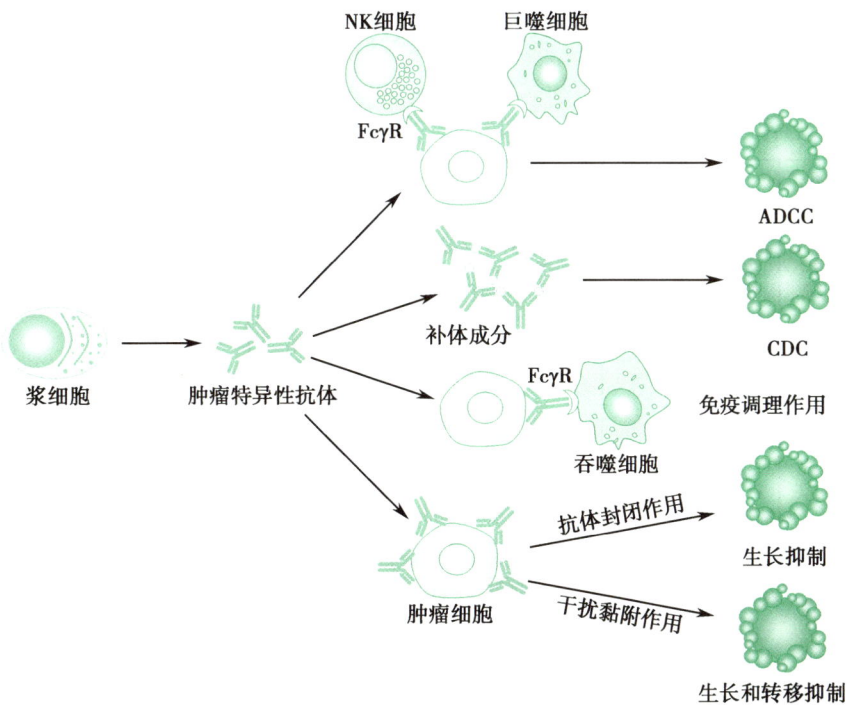

图 2-3-4　B 细胞的抗肿瘤免疫效应机制

肿瘤特异性抗体可通过 NK 和 Mφ 等细胞介导的 ADCC 作用破坏肿瘤细胞;通过激活补体介导肿瘤溶解作用;通过吞噬细胞表面 FcγR 介导免疫调理作用;亦可直接通过与肿瘤细胞结合,发挥抗体封闭作用或干扰黏附作用,从而抑制肿瘤生长与迁移。

NOTES

1. 产生肿瘤特异性抗体 B 细胞可产生针对肿瘤抗原特异性的 IgG 类抗体,其 Fc 段能与 Mφ、NK、中性粒细胞等多种效应细胞表面的 FcγR 结合,发挥 ADCC 效应;通过调理作用增强吞噬细胞对肿瘤细胞的吞噬作用;激活补体系统后所形成的攻膜复合物裂解肿瘤细胞,即补体依赖的细胞毒作用(complement dependent cytotoxicity,CDC)。

2. 抗体的封闭作用 抗体可通过封闭肿瘤细胞表面的某些受体,影响肿瘤细胞的生物学行为。

3. 抗体干扰肿瘤细胞黏附作用 抗体与肿瘤细胞抗原结合后,可修饰其表面结构,使肿瘤细胞黏附特性发生改变甚至丧失,从而有助于控制肿瘤细胞的生长和转移。

4. 作为肿瘤抗原的提呈细胞 B 细胞通过识别肿瘤抗原后提呈给 T 细胞,诱导 CD4[+]T 细胞分化、促进 CTL 增殖,增强释放颗粒酶、穿孔素及 IFN-γ 等效应分子能力。

5. 有助于三级淋巴器官(tertiary lymphoid structure,TLS)的形成 在肿瘤组织内,B 细胞、T 细胞、滤泡型 DC 等形成三级淋巴器官参与抗瘤免疫。TLS 相关介绍请参见第二篇第五章肿瘤的微环境。

更多关于 NK 细胞、DC 细胞、T 细胞、B 细胞和 TLS 的描述可参见第二篇第五章肿瘤的微环境。

第三节 肿瘤的免疫逃逸机制

要点:

1. 肿瘤细胞免疫原性减弱或缺失。
2. 肿瘤细胞诱导免疫抑制作用。

尽管机体内具有一系列的免疫监视机制,但仍难以阻止肿瘤的发生和发展。某些恶性肿瘤细胞逃避机体免疫系统的攻击而继续生长的现象即肿瘤免疫逃逸(tumor immune escape)。肿瘤的免疫逃逸机制涉及多个免疫应答环节(图 2-3-5)。在肿瘤的发生和发展过程中,肿瘤抗原发生调变或基因突变,使肿瘤抗原表达减弱或抗原性发生改变,这种变异的肿瘤细胞可成为优势的细胞群,免疫系统难以识别,细胞得以增殖,这一过程称为免疫选择(immunoselection)。

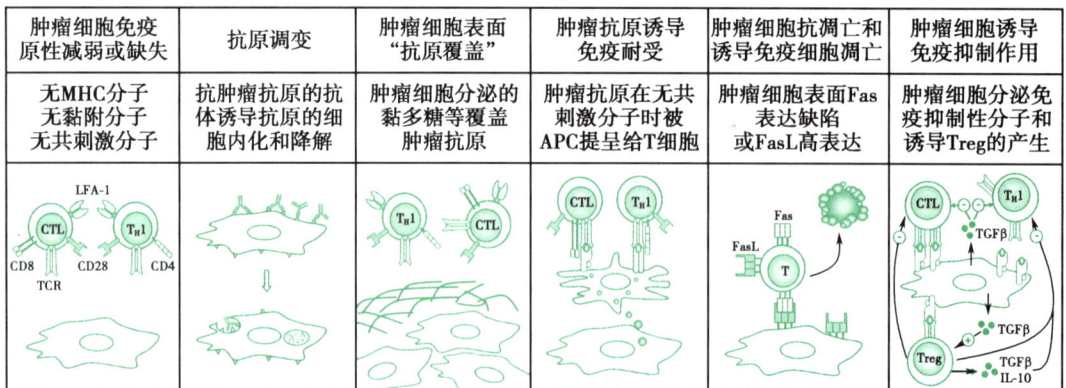

肿瘤细胞免疫原性减弱或缺失	抗原调变	肿瘤细胞表面"抗原覆盖"	肿瘤抗原诱导免疫耐受	肿瘤细胞抗凋亡和诱导免疫细胞凋亡	肿瘤细胞诱导免疫抑制作用
无MHC分子 无黏附分子 无共刺激分子	抗肿瘤抗原的抗体诱导抗原的细胞内化和降解	肿瘤细胞分泌的黏多糖等覆盖肿瘤抗原	肿瘤抗原在无共刺激分子时被APC提呈给T细胞	肿瘤细胞表面Fas表达缺陷或FasL高表达	肿瘤细胞分泌免疫抑制性分子和诱导Treg的产生

图 2-3-5 肿瘤细胞可通过多种机制逃避机体的免疫攻击

一、肿瘤细胞免疫原性减弱或缺失

(一)肿瘤细胞 MHC 分子表达降低或缺失

MHC I 类分子是 CTL 识别肿瘤抗原和发挥功能所必需的。在多数肿瘤中,MHC I 类分子表达明显减少或丢失,致使 CTL 对肿瘤细胞上的抗原不能被识别,肿瘤细胞得以逃避宿主的免疫攻击,例如

Burkitt 淋巴瘤、小细胞肺癌、神经母细胞瘤、黏液性结肠癌及黑色素瘤等。MHC I 类分子降低或缺失的主要机制是编码 MHC I 类分子基因的降低表达或缺失。

(二) 肿瘤细胞抗原的加工、提呈功能障碍

巨大多功能蛋白酶(LMP)和抗原加工相关转运体(TAP)是肿瘤抗原加工过程中的重要功能分子,肿瘤细胞遗传的不稳定可能造成 LMP 和 TAP 基因的突变、丢失。人肿瘤细胞系中 LMP-2、LMP-7、TAP-1、TAP-2 四种蛋白的 mRNA 表达和蛋白水平均有不同程度下降;黑色素瘤、乳腺癌和宫颈癌的手术切除标本均显示不同程度的 TAP 蛋白和 MHC I 类分子的丢失。

(三) 肿瘤细胞黏附分子和共刺激分子的缺乏

某些淋巴瘤细胞表面不表达或低表达 LFA-1;某些 Burkitt 淋巴瘤细胞不表达 ICAM-1 或 LFA-3;许多肿瘤细胞缺乏 B7 分子或其他黏附分子,均无法为 T 细胞激活提供第二信号,诱导产生 T 细胞耐受。人黑色素瘤细胞多次刺激 T 细胞后诱导 T 细胞无能,然而,将 B7 分子通过转基因技术导入黑色素瘤细胞后可直接激活 CTL。另外,通过激活共刺激信号(OX40、4-1BB 等)促进 T 细胞活化的单抗也正在开发中。

二、抗原调变

宿主对肿瘤抗原的免疫应答导致肿瘤细胞表面抗原减少、减弱或消失,从而使肿瘤细胞不能被免疫系统识别,得以逃避宿主的免疫攻击,这种现象称为抗原调变(antigenic modulation)。抗肿瘤细胞表面抗原的抗体可诱导肿瘤抗原的细胞内化作用或抗原-抗体复合物脱落、降解,导致抗原分布改变直至该抗原消失。抗原调变这一现象在生长快速的肿瘤中普遍存在。

三、肿瘤细胞表面"抗原覆盖"或被封闭

由于肿瘤细胞可高表达包括唾液酸在内的黏多糖或其他肿瘤激活的凝聚系统,这些成分覆盖肿瘤抗原而干扰免疫效应细胞的识别与攻击。如某些胶质细胞瘤可合成并分泌糖蛋白,这些糖蛋白分布于肿瘤细胞表面,阻止 CTL 对肿瘤细胞的识别与杀伤。血清中存在的封闭因子(blocking factor)如抗体、可溶性抗原或抗原-抗体复合物可封闭肿瘤细胞表面的抗原表位或效应细胞的抗原识别受体,从而使肿瘤细胞不易被机体免疫系统识别,逃避 CTL 的攻击。许多肿瘤患者血清中抗原-抗体复合物水平都有不同程度升高。

四、肿瘤抗原诱导免疫耐受

肿瘤细胞在宿主体内长期存在和不断扩增的过程中,其肿瘤抗原可作用于处在不同分化阶段的抗原特异性淋巴细胞,其中处于幼稚阶段的淋巴细胞接触肿瘤抗原后即可被诱发免疫耐受。肿瘤抗原作为自身抗原被抗原提呈细胞摄取、加工、提呈给 T 细胞,由于缺乏共刺激分子,导致 T 细胞对该肿瘤抗原的耐受。肿瘤特异性 T 细胞耐受主要由 DC 的不成熟状态所诱导,初始 T 细胞遭遇负载肿瘤抗原的不(半)成熟 DC 后,诱导 T 细胞凋亡或无能。

五、肿瘤细胞抗凋亡和诱导免疫细胞凋亡

(一) Fas/FasL 途径

在人类多种肿瘤细胞中,Fas 的转录水平下调,有些肿瘤细胞发生 Fas 基因突变而失活,从而抑制免疫细胞 FasL 介导的肿瘤细胞凋亡。某些肿瘤细胞表面 Fas 表达明显低下的同时 FasL 高表达,通过 Fas/FasL 反击,与免疫细胞表达的 Fas 结合,激活免疫细胞的凋亡信号途径,导致进入肿瘤组织部位的免疫细胞凋亡。

(二) PD-1/PD-L1 途径

PD-1(programmed cell death 1)是主要表达在活化 T 细胞上的抑制性受体,与其配体 PD-L1(Programmed cell death 1 ligand 1)结合,可显著抑制 T 细胞的活化和增殖,并调节细胞因子的分泌和表达。许多肿瘤细胞株表面可表达 PD-L1 或在 IFN-γ 诱导作用下高表达 PD-L1,通过与 T 细胞上的受体 PD-1 结合,导致肿瘤抗原特异性的 T 细胞凋亡。临床研究表明多种人类肿瘤大量表达 PD-L1 分子,与患者的临床病理特征及预后密切相关,成为肿瘤检出、免疫治疗及预后判断的生物学指标。除肿瘤细胞外,肿瘤微环境中的巨噬细胞、DC 细胞等也表达 PD-L1,同样可以与 T 细胞上的 PD-1 结合并诱导其功能抑制。药物阻断 PD-1/PD-L1 途径可以解除 T 细胞抑制,从而达到杀死肿瘤细胞的目的,是一种有效的治疗癌症的方法(参见第四篇第四章生物治疗)。

PD-1、PD-L1、细胞毒性 T 淋巴细胞抗原 4(cytotoxic T lymphocyte antigen 4,CTLA-4)是肿瘤免疫检查点的代表分子。针对这些免疫检查点开发的药物已经先后被批准用于临床治疗,并取得显著的疗效,包括黑色素瘤、淋巴瘤、肺癌、肾癌、头颈部肿瘤、膀胱癌、肝癌等。免疫检查点药物联合其他免疫治疗靶点也正在进行临床试验,部分也取得了令人鼓舞的阶段性成果。鉴于免疫检查点药物在癌症治疗领域的突破性进展,"Science"杂志将肿瘤免疫治疗列为 2013 年十大科学进展榜首。为表彰发现通过抑制负性免疫调节来治疗癌症,2018 年诺贝尔生理学或医学奖授予 James P. Allison 和 Tasuku Honjo 两位科学家。

六、肿瘤细胞诱导免疫抑制作用

(一)肿瘤细胞分泌免疫抑制性分子

肿瘤细胞可以分泌多种免疫抑制因子和表达某些膜蛋白分子,直接参与宿主的免疫抑制。这些抑制物积累聚集于肿瘤局部,形成一个较强的免疫抑制区,使进入其中的免疫细胞失活。

1. IL-10 是一种重要的负向免疫调节因子,在多种肿瘤中过量表达。IL-10 可拮抗 IL-2、IFN-γ 等 Th1 型细胞因子的作用;在单核细胞存在的前提下,可直接抑制 T 细胞的增殖;可抑制 Mφ、DC 等细胞的 MHCⅡ类分子、共刺激分子、黏附分子等的表达;可通过抑制一氧化氮(NO)的产生来干扰 IFN-γ 对 Mφ 的活化;可通过抑制 Th1、CD8$^+$ T 细胞及 NK 细胞产生 IFN-γ 来间接抑制免疫效应细胞的活性。

2. TGF-β 是一种强效免疫抑制因子,在多种肿瘤中大量表达。诱导肿瘤相关中性粒细胞的促肿瘤作用;诱导单核以及巨噬细胞的肿瘤浸润;抑制由 IFN-γ 诱导的巨噬细胞诱导型一氧化氮合酶(iNOS)的表达;抑制 DC 细胞的成熟和抗原特异性 T 细胞活化;活化肿瘤相关成纤维细胞(CAF);抑制 NK 细胞的杀伤活性;可抑制淋巴细胞产生 IL-2;抑制 Th1 细胞分化,促进 Th17 和 Treg 成熟;抑制 CTL 对肿瘤细胞的杀伤活性等。有些肿瘤如乳腺癌、结肠癌、肝癌、胃癌及肺癌等组织中 TGF-β 的表达与它们的进展和预后有关。

3. sTNF-BP 肿瘤细胞可表达可溶性 TNF 结合蛋白(sTNF-BP),通过与 TNF 结合,阻止其与肿瘤细胞的 TNF 受体结合,抑制对肿瘤细胞的杀伤作用。

4. 前列腺素 E$_2$(PGE$_2$) PGE$_2$ 能诱导抑制性 T 细胞和 Mφ 的产生;降低 LAK 细胞的活性;降低 NK 细胞对肿瘤的细胞毒作用;抑制 CD3 单抗诱导的 T 细胞增殖;下调肿瘤细胞表面的 MHCⅡ类分子;促进 DC 产生 IL-10,直接或间接发挥抑制 DC 功能的效应。乳腺癌、头颈部癌等患者血清中 PGE$_2$ 水平明显增高,其升高程度与免疫抑制呈正相关。

5. NO 有些肿瘤可产生 NO,藉此可显著抑制 T 细胞的活化。iNOS 抑制剂可明显拮抗此抑制作用。

6. IDO 吲哚胺 2,3-双加氧酶(indoleamine-2,3-dioxygenase,IDO)是哺乳动物肝外组织色氨酸代谢成为犬尿氨酸的限速酶,在多种肿瘤中被认为是免疫抑制分子。肿瘤细胞在 IFN 作用下可产生 IDO,使得其所处的微环境出现"色氨酸饥饿",抑制 T 细胞增殖;同时色氨酸代谢产物对 T 细胞亦存在细胞毒作用。IDO 能将 CD25$^-$ T 细胞转化成为 CD25$^+$ Treg,从而抑制肿瘤抗原特异性 CD8$^+$ T 细胞的增殖和促进 CD4$^+$ T 细胞的凋亡。

7. 肿瘤细胞的某些代谢产物 如在乏氧代谢的条件下,肿瘤细胞通过不同方式释放 ATP 到细胞外,经过胞外核苷酸酶(CD39 和 CD73)的降解后产生高水平的腺苷(adenosine,ADO)。ADO 在肿瘤局部环境中积累、聚集,可诱导 MDSC 的肿瘤浸润;可通过阻断杀伤细胞对肿瘤的识别和黏附作用而干扰免疫细胞对肿瘤细胞的攻击。

(二)肿瘤诱导抑制性免疫细胞的产生

1. 调节性 T 细胞(Treg) 相比于正常组织,Treg 在肿瘤组织中有更多的聚积,包括黑色素瘤、肝癌、非小细胞肺癌、乳腺癌、胰腺癌等。肿瘤微环境产生的趋化因子可通过 CCL17 和 CCL22 与其受体 CCR4 结合,将体内 nTreg 趋化至肿瘤局部;肿瘤微环境产生的血管内皮生长因子(VEGF)、TGF-β、IL-10 等能够影响 DC 的分化,进而诱导 Treg 的产生;同时肿瘤微环境中 DC 对 nTreg 具有扩增作用;肿瘤微环境中的多种抑制性分子亦能将 $CD4^+CD25^+$ T 细胞转化为 $CD4^+CD25^+Foxp3^+$ Treg。肿瘤 Treg 可通过多种机制削弱机体的抗肿瘤效应:通过产生 IL-10 和 TGF-β 抑制抗肿瘤的效应 T 细胞;通过释放穿孔素和颗粒酶,直接杀伤效应细胞;通过干扰细胞代谢,如消耗 IL-2、促进 ADO 的产生等影响效应细胞功能;通过自身表达的免疫抑制性分子影响 DC 的功能,进而影响 T 细胞的活化。Treg 和 CD8 T 细胞的更高比率在多种肿瘤中提示其更差的预后。去除肿瘤患者体内的 Treg 可增强抗肿瘤免疫,使肿瘤免疫治疗更加有效,甚至导致肿瘤消退。

2. 髓源性抑制细胞(myeloid-derived suppressor cell,MDSC) MDSC 是一群异质性细胞,主要来源于骨髓祖细胞以及脾造血前体细胞,可分化为 DC、Mφ 和粒细胞。肿瘤细胞释放的免疫抑制因子招募 MDSC 从骨髓到外周,并进入肿瘤组织。MDSC 可以表达多种促血管生成因子如 VEGF、bFGF 和 MMPs 等,直接促进肿瘤血管的形成;MDSC 促进癌前转移微环境(pre-metastatic niche)的形成,帮助肿瘤远处转移;MDSC 还可通过表达高水平的精氨酸代谢酶(ARG1)、IDO、诱导型一氧化氮合酶(iNOS)、活性氧簇(ROS)及 IL-10 等,抑制 T 细胞介导的特异性抗肿瘤免疫和 NK 细胞及 Mφ 介导的非特异性抗肿瘤免疫。

3. 肿瘤相关巨噬细胞(tumor-associated macrophage,TAM) TAM 是肿瘤微环境中比例较高的一群免疫抑制细胞,具有 M2 型的 Mφ 表型。TAM 能够产生高水平的 NO 和 ARG1。TAM 表达和分泌大量的促进肿瘤细胞增殖和存活的因子,包括 EGF、PDGF、TGF-β、HGF、bFGF 等;分泌多种 MMPs 破坏组织结构和基底膜,上调蛋白水解酶、纤溶酶等调节细胞外基质的溶解,直接促进肿瘤的生长、侵袭与转移;TAM 释放大量的促血管生成因子如 TGF-β、VEGF、PDGF 等促进血管生成;TAM 表达 SIRPα(signal regulatory protein α),与肿瘤细胞 CD47 相互作用抑制 TAM 吞噬肿瘤细胞;TAM 抑制适应性免疫应答,一方面具有很低的抗原提呈能力,另一方面抑制 T 细胞增殖。TAM 分泌多种免疫抑制因子如 IL-10,显著降低抗原特异性的抗肿瘤免疫;释放趋化因子如 CCL17、CCL18、CCL22 等,优先趋化免疫抑制性细胞亚群 Th2、Treg 等到达肿瘤局部,招募幼稚 T 细胞并诱导其无能。临床研究表明,在肺癌、乳腺癌等肿瘤组织中,TAM 越多则预后越差。

4. 肿瘤相关树突状细胞(tumor-associated DC,TADC) 在肿瘤组织,肿瘤细胞分泌的免疫抑制性细胞因子如 VEGF、TGF-β、IL-10、IL-6、IDO 等能够抑制肿瘤内 DC 的正常分化成熟,导致 DC 功能障碍。TADC 抗原加工和提呈能力、诱导同种异体反应性、分泌 IL-12 等能力均下降。此外,未成熟的 DC 反复刺激初始 T 细胞,使其分化为产生 IL-10 的 T 细胞,在 IL-10 和 Treg 作用下变为无能 T 细胞。

(三)肿瘤抑制免疫效应细胞的功能

1. NK 细胞 肿瘤细胞表面的 MICA 和 MICB(NK 细胞活化性受体 NKG2D 的配体)表达降低,可溶性的 MICA/MICB 封闭 NK 细胞表面的 NKG2D。肿瘤细胞产生的多种免疫抑制因子及诱导产生的抑制性细胞均可抑制 NK 细胞功能。

2. T 细胞信号转导缺陷 某些肿瘤(如肾细胞癌、结肠癌及纤维肉瘤等)患者或荷瘤动物体内肿瘤抗原特异性 T 细胞 CD3 分子 ζ 链和信号转导过程中的某些分子如 p56lck 和 p59fyn 等的表达出现异常,导致 T 细胞的活化障碍,主要表现为 $CD4^+$T 细胞的免疫耐受与 $CD8^+$T 细胞的活化抑制。

NOTES

3. CTL   CTL 最突出的特征是特异、高效的杀肿瘤活性。因某些肿瘤局部 CTL 缺乏杀伤活性所需的细胞因子,可导致 CTL 分化异常而失去抗肿瘤作用。肿瘤组织中的 Treg、MDSC、TAM 和肿瘤细胞产生的一系列免疫抑制因子均可抑制 CTL 的活性。

肿瘤及其微环境可诱导抗瘤免疫应答细胞进一步分化为抑制性免疫应答细胞,是肿瘤免疫逃逸的重要机制,因此通过阻断、剔除、诱导分化等策略,针对免疫抑制性细胞及抑制性分子已成为肿瘤免疫治疗的新思路。例如,控制肿瘤患者体内 Treg 的数量和功能,如阻断 Treg 向肿瘤局部的趋化和聚集、靶向 Treg 功能相关的分子如 CTLA-4 等抑制 Treg 功能、靶向干扰 Foxp3 分子抑制 Treg 分化以及提高效应 T 细胞抵抗 Treg 抑制作用等。针对 TAM 进行的抗肿瘤思路主要包括剔除肿瘤组织中 TAM、靶向 TAM 的极化和活化、靶向 TAM 效应分子、抑制 TAM 的生物学效应等。靶向 MDSC 的肿瘤免疫治疗常用的策略是促进 MDSC 分化成熟、抑制 MDSC 的扩增和活化、合理剔除已扩增和活化的 MDSC 以及阻断 MDSC 的功能等。相信这些免疫疗法将能为肿瘤免疫治疗带来更多新的突破。

第四节   肿瘤相关性炎症的细胞及分子机制

要点:

1. 肿瘤与炎症连接关系的两种机制:外源性途径和内源性途径。
2. 肿瘤相关性炎症中的关键因素:转录因子及炎症细胞因子。
3. 肿瘤相关性炎症中的关键细胞发挥什么作用,如何促进肿瘤相关性炎症。
4. 肿瘤抑制性炎症。

炎症与肿瘤发生发展的关系是一个古老的科学问题。早在 19 世纪,人们已经开始注意到肿瘤常常发生于慢性炎症的部位。并且在 1863 年,Rudolf Virchow 发现肿瘤组织中存在大量的炎症细胞浸润,并提出肿瘤起源于慢性炎症的假说。迄今为止,一系列的流行病学调查和实验室研究已证实:慢性炎症参与了恶性肿瘤的发生发展、侵袭与转移等过程。肿瘤相关性炎症(cancer-related inflammation)被认为是恶性肿瘤的主要生物学特征之一,它主要表现为:肿瘤微环境存在大量的炎症细胞和炎症介质(细胞因子、趋化因子、前列腺素等),以及肿瘤组织可见广泛存在的组织重构和血管生成等,具有慢性炎症反应特征的过程。

一、炎症与肿瘤的关系途径:外源性途径和内源性途径

外源性途径是指由炎症环境介导的导致患癌风险增加的途径,主要包括感染和非感染性炎症。一般情况下,可控性炎症(resolving inflammation)是自限性的,可通过诱导损伤细胞的凋亡,避免细胞损伤的积累导致恶性转化的发生。但是在某些因素的持续存在下,炎症无法得到有效控制,称为非可控性炎症(non-resolving inflammation)。在非可控性炎症中,促炎因子能够通过诱导上皮细胞的增殖和炎症细胞的聚集,促进炎症细胞释放活性氧和活性氮等物质,导致细胞 DNA 损伤,诱发基因突变、染色体重排或缺失等;炎症因子也能够通过抑制抑癌基因的活性,促进细胞增殖、抑制细胞凋亡等途径,形成一个对 DNA 损伤缺乏反应的环境,增加癌基因突变的机会。长期慢性的非可控性炎症可诱导肿瘤的发生发展,并在肿瘤病程及转归中发挥重要作用。例如:15%~20% 的肿瘤发生与慢性感染有关,如幽门螺杆菌与胃癌及胃黏膜淋巴瘤、HBV 和 HCV 与肝癌、人乳头瘤病毒与宫颈癌、EB 病毒与鼻咽癌等。某些非感染性炎症亦可增加罹患肿瘤的风险,如反流性食管炎与食管癌、炎性肠道疾病与结肠癌、前列腺炎与前列腺癌等。

内源性途径是指被遗传事件激活而导致的癌症发生的途径,包括各种类型的癌基因突变、染色体重排或扩增以及抑癌基因的失活等。经炎-癌转化的内源性途径所产生的肿瘤会分泌大量的炎症因子,并由此维持一个炎性的肿瘤微环境。探索炎-癌转化内源性途径的一个很好的临床场景来自人

甲状腺乳头状癌。人甲状腺乳头状癌发病早期常出现蛋白酪氨酸激酶 RET 所在的染色体重排,并且是其形成肿瘤的充要条件。RET 激活的肿瘤细胞表现为:CSF,IL-1β 以及 COX-2 等炎症因子的显著上调,促进了肿瘤的发生。

内源性途径和外源性途径相互作用,最终导致肿瘤细胞中转录因子的激活,主要包括核因子-κB(NF-κB),信号转导子和转录激活子 3(STAT3)以及缺氧诱导因子 1α(HIF1α)。这些转录因子协同作用诱导炎症介质的产生,包括细胞因子和趋化因子,以及环氧合酶 2(COX-2)和前列腺素等,进一步招募活化多种白细胞。诱导产生的细胞因子等将进一步活化炎症细胞、基质细胞以及肿瘤细胞中的关键转录因子,导致更多炎症介质的释放,最终形成肿瘤相关性炎症微环境(图 2-3-6)。

二、肿瘤相关性炎症中的关键因素

肿瘤相关性炎症中所涉及的关键内源性因素已被明确,主要包括转录因子和炎症细胞因子等。

(一)转录因子

在肿瘤或潜在的肿瘤细胞、炎症细胞中,NF-κB 均是关键的转录因子。微生物或组织损伤诱导的 TLR-MyD88 信号、炎症细胞因子 TNF-α 和 IL-1β 介导的信号以及细胞自主基因改变(扩增、突变或缺失)激活的信号均可由 NF-κB 向下游转导。肿瘤微环境中的炎症细胞可通过释放细胞因子激活 NF-κB 信号通路,进而上调 COX-2、iNOS、TNF-α、VEGF、趋化因子及其他活性物质等表达和释放,强化肿瘤的炎症环境。肿瘤细胞中的 NF-κB 活化后,可上调抗凋亡蛋白(如 Bcl-2、Bcl-XL)和细胞周期蛋白(如 cyclin D1、cyclin D2 及 cyclin B)的表达水平。

STAT3 亦是多种致癌信号通路中的关键分子,在肿瘤细胞和免疫细胞中结构性活化,并且促进肿瘤形成及抑制细胞凋亡。肿瘤细胞中 STAT3 的活化被证实能够通过抑制 DC 细胞的活化,从而增强肿瘤细胞免疫逃逸的能力。

(二)炎症细胞因子

在肿瘤炎症环境中,细胞因子是各种细胞间相互作用的重要调节者。巨噬细胞游走抑制因子(macrophage migration inhibitory factor,MIF)、TNF-α、IL-1、IL-6、IL-8、IL-17、IL-23、IL-10 和 TGF-β 等与肿瘤的发生发展密切相关。

TNF-α 是经典的促炎症细胞因子,肿瘤细胞和肿瘤浸润的炎症细胞均可产生 TNF-α,促进 RNS 和 ROS 所诱发的癌变。TNF-α 还可增强肿瘤细胞的存活和侵袭能力,促进肿瘤血管生成;通过抑制 T 细胞功能、抑制活化的 Mφ 而降低机体对肿瘤的免疫监视能力。

MIF 是连接炎症和肿瘤的重要介质,可抑制 Mφ 游走,促进 Mφ 在炎症局部浸润、增生、激活并分

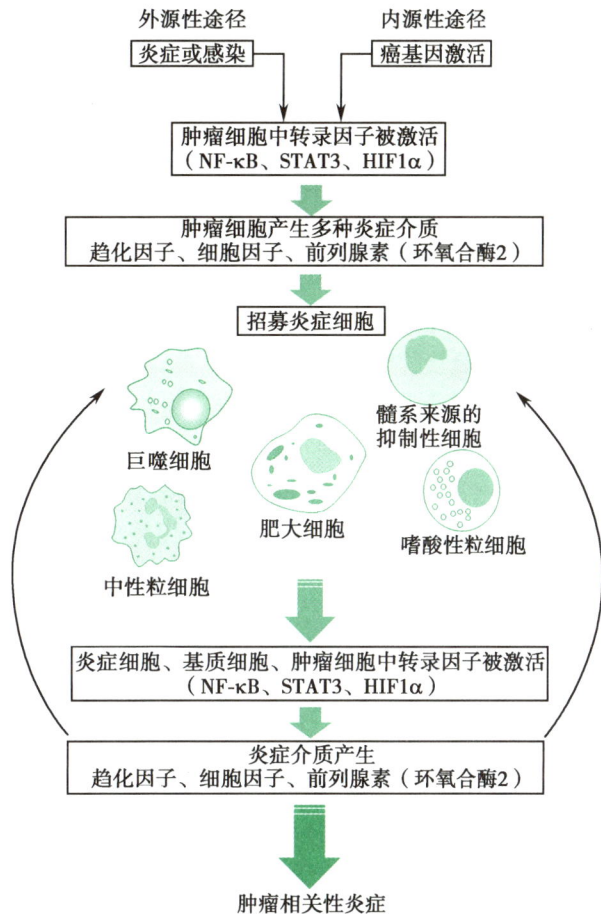

图 2-3-6　肿瘤相关性炎症的外源性途径和内源性途径

肿瘤与炎症之间的连接关系有两种机制:外源性途径和内源性途径。炎症或感染激活外源性途径;遗传事件激活内源性途径。

泌 TNF-α、IL-8、IL-1 等。MIF 与 TNF-α 协同诱导 Mφ 产生 NO,进而加重细胞内的 DNA 损伤。MIF 可通过启动 MAPK 信号通路引起 NF-κB 的激活、COX-2 和 NOS2 的增加等,促进肿瘤血管形成,提高肿瘤的侵袭与转移能力。MIF 可通过抑制 P53 的功能,增强肿瘤的异质性、肿瘤细胞的增殖及抗凋亡能力。此外,MIF 还作为垂体激素和糖皮质激素的调节剂,以负反馈方式作用于垂体,拮抗皮质激素的抗炎作用和免疫抑制作用。

在肿瘤微环境中,IL-6 通过激活 STAT3 及 NF-κB 信号通路,调节细胞周期相关基因的表达,增强肿瘤细胞的生存、增殖能力,并可促进肿瘤干细胞自我更新;促进肿瘤血管生成;促进肿瘤局部炎症反应,增强肿瘤的侵袭与转移能力。

(三) 环氧合酶

环氧合酶(cyclooxygenase,COX)是花生四烯酸合成前列腺素(PG)的限速酶,包括 COX-1 和 COX-2 两种亚型。在生理状态下,COX-2 呈现低表达;而在炎症、缺氧等状态下,表达水平迅速上调,诱导前列腺素合成,激活 Wnt 信号通路,促进肿瘤生长和进展。COX-2 可增强抗凋亡蛋白及 MMPs 的表达水平,促进肿瘤细胞的抗凋亡、侵袭与转移能力等。前列腺素抑制 CD103+DC 的募集和激活,因此,联合 PD-1 抗体和塞来昔布(COX-2 抑制剂)可以显著增强其抗肿瘤效果。

三、肿瘤相关性炎症中的关键细胞

肿瘤组织中免疫细胞浸润是一个普遍现象,主要包括 TAM 及其相关细胞(MDSC 及 DC)、肥大细胞以及 T 细胞。肿瘤部位的炎症细胞参与肿瘤的发生以及肿瘤的浸润与转移。

如前所述,肿瘤诱导抑制性免疫细胞的产生是其免疫逃逸机制之一(本章第三节),包括肿瘤相关性炎症中的关键细胞 TAM、DC、MDSC 等。TAM 在肿瘤微环境中所占比例最大,占炎症细胞总数的 30%~50%。TAM 可分泌细胞因子直接刺激肿瘤的生长和转移,尤其是与肿瘤的血管生成和淋巴管生成密切相关;可分泌多种因子抑制机体抗肿瘤免疫应答。肿瘤微环境中的 DC 在胸腺基质淋巴生成素(thymic stromal lymphopoietin,TSLP)刺激下,通过 OX40L-OX40 途径促进 Th2 分泌 IL-4、IL-13 等,IL-13 可通过促进纤维化、血管生成、抗凋亡及促进类固醇激素代谢等方式促进肿瘤的增殖和进展。IL-4/IL-13 亦可通过间接或直接的途径调节 TAM,进而发挥促瘤或免疫抑制效应。在肿瘤相关性炎症进程中,MDSC 可被肿瘤微环境中的 IFN-γ、IL-4、IL-13 及 TGF-β 等炎症因子激活。

在特定的组织微环境中,Th17 细胞可促进肿瘤组织血管生成、招募 MDSC 及中性粒细胞进入肿瘤微环境,诱导中性粒细胞分泌弹性蛋白酶。肿瘤组织中浸润大量的 Th2,表达 IL-4、IL-13 及 TNF-α 等细胞因子。肿瘤微环境中的 NKT 分泌 IL-13,诱导髓样细胞产生 TGF-β,进而促进调节性 T 细胞的发育,抑制 CD8+ T 细胞的功能。B 细胞分泌的 IgG 抗体可透过血管,在肿瘤实质内沉积,并与肥大细胞和 Mφ 的 FcγR 结合,促血管生成和启动免疫抑制基因的表达;B 细胞分泌 IL-10 和 TNF-α 等,亦可激活髓样抑制细胞。

肿瘤微环境中的中性粒细胞、肥大细胞等通过分泌细胞因子、趋化因子、ROS、RNS 及多种蛋白酶等,促进肿瘤生长、浸润和转移等。例如,ROS、RNS 可以引起细胞内大分子尤其是 DNA 分子的损伤,导致抑癌基因突变,以及与细胞凋亡、DNA 修复、细胞周期检查点等相关的蛋白失活,促使肿瘤细胞抗凋亡及无限增殖,加速肿瘤的恶化。

四、肿瘤抑制性的炎症

尽管多数实验证据和临床数据提示炎症发挥促进肿瘤作用,然而在一些特殊的环境和条件下,炎症也能够发挥抗肿瘤作用。例如,嗜酸性粒细胞的大量浸润常提示结肠癌患者的预后良好;TAM 的浸润情况与一部分乳腺癌患者和结肠癌患者预后良好相关。目前已证实,特定条件下的某些特殊极化状态的免疫细胞具有抗肿瘤的能力。比如,尽管 Th17 细胞被证实能够促进结直肠癌的肿瘤发生,然而在放射治疗中,Th17 对于放射治疗的治疗效应至关重要。因此,发现能够把肿瘤促进型炎症微环境（Th2 及 M2 巨噬细胞为主）转变为肿瘤抑制型炎症微环境（Th1 细胞及 M1 型巨噬细胞为主）的有效策略,是未来亟待解决的、重要的肿瘤免疫学问题。

五、肿瘤相关性炎症的临床意义

多数情况下,肿瘤微环境中慢性持续性的炎症通过多种机制发挥促肿瘤效应,包括:①促进细胞的增殖、存活以及上皮-间质转化;②促进血管生成和淋巴管生成;③促进肿瘤细胞的迁移、浸润和转移;④破坏抗肿瘤适应性免疫应答;⑤改变恶性细胞对激素和化疗药物的反应性等。临床上广泛使用的抗炎药物如阿司匹林和非甾体抗炎药物,正逐渐成为肿瘤预防和治疗的有力工具。靶向肿瘤微环境中免疫抑制细胞及抑制分子的治疗策略已成为肿瘤免疫治疗的新思路。肿瘤相关性炎症的细胞与分子机制的揭秘,将为肿瘤的诊断和治疗提供新的靶标。

第五节　结语与展望

恶性肿瘤的发生发展与免疫系统密切相关,肿瘤免疫学就是通过对肿瘤免疫和免疫逃逸机制的研究,找出有效的诊断、治疗和预防肿瘤的免疫学方法。肿瘤免疫学在肿瘤研究领域打下了坚实的基础,并且持续蓬勃发展。

肿瘤通过免疫监视、免疫选择、免疫颠覆等与机体免疫系统发生了一系列动态的复杂的相互作用。肿瘤抗原在肿瘤的发生、发展和诱导机体抗瘤免疫效应中起重要作用,针对肿瘤细胞表面的肿瘤抗原所制备的特异性单克隆抗体已得到广泛应用,发现更多具有诊断和治疗价值的肿瘤抗原十分重要。机体通过抗肿瘤细胞免疫和体液免疫机制相互协作,共同杀伤肿瘤细胞,但是肿瘤细胞可通过多种机制实现免疫逃逸,包括免疫原性减弱或缺失、抗原调变、"抗原覆盖"或被封闭、诱导免疫耐受、抗凋亡和诱导免疫细胞凋亡、诱导免疫抑制等。认识肿瘤微环境中负向免疫应答细胞和免疫抑制分子,有助于揭示肿瘤免疫和免疫逃逸机制,也可为肿瘤免疫治疗提供新的思路。基于负向免疫调控机制的肿瘤免疫治疗,主要包括靶向负向免疫调节细胞如 Treg、MDSC 等和靶向负向免疫调节分子如 CTLA-4、PD-1、CD137 等,已显现了良好的效果。肿瘤相关性炎症作为肿瘤的第七种特征,对其细胞与分子机制的逐步揭秘,也将为肿瘤的诊断和治疗提供新的靶标。相信随着对肿瘤免疫机制的深入认识,肿瘤免疫治疗能获得更大的突破。

（朱　波）

思考题:

1. 试述机体抗肿瘤的免疫效应机制有哪些?

2. 请描述肿瘤免疫逃逸的机制有哪些?

3. 肿瘤与炎症连接关系的两种机制——外源性途径和内源性途径如何相互作用,最终促进肿瘤发生?

第四章
肿瘤的侵袭与转移

侵袭(或浸润)(invasion)与转移(metastasis)是恶性肿瘤危及生命的最主要生物学特性,两者是恶性肿瘤生长发展中密不可分的阶段。

所谓肿瘤侵袭(浸润)是指肿瘤细胞通过各种方式破坏周围正常组织结构,脱离原发肿瘤并异常地分布于周围组织及其间隙的过程。它是恶性肿瘤发生远处转移的前提步骤,但部分良性肿瘤也具有向周围组织及其间隙浸润的特性。没有发生或者侵袭程度较为局限的恶性肿瘤通常可以通过手术等多学科综合治疗手段达到根治的目的。然而,大多数恶性肿瘤逐渐显露出其侵袭潜能:随着时间的推移,从原位癌、腺瘤或上皮细胞增殖紊乱发展为明显的恶性肿瘤。一旦肿瘤变得具有侵袭性,就可以通过淋巴管和/或血管通道传播。

所谓转移是指恶性肿瘤细胞脱离其原发部位,在体内通过各种途径的转运,到达与原发部位不连续的组织继续增殖生长,并形成与原发肿瘤同样病理性质的继发肿瘤的全过程。具有远处转移特性是恶性肿瘤区别于良性肿瘤的最主要特征之一。

局部侵袭通过对局部正常器官的压迫、损毁,抑制并影响正常器官组织的功能。而转移的出现标志着肿瘤发展的关键转折,一旦出现远处转移往往意味着肿瘤进入晚期阶段,单凭局部治疗难以达到治愈目的。

因此肿瘤的早期筛查愈加重要,目前采用的宫颈细胞学涂片筛查宫颈癌、乳腺 X 线摄片筛查乳腺癌等都已经取得了非常好的效果。尽管如此,仍有近 30% 的患者在明确恶性肿瘤诊断之初就已经发现有远处转移,而另有近 30% 的患者可能已经存在隐匿的转移病灶。

有关肿瘤转移的基础与临床研究数据表明:

1. 超过 60% 的患者在明确恶性肿瘤诊断的同时,通常都已经有显性或隐性的转移病灶存在。

2. 侵袭表型的获得是恶性肿瘤进展的早期征象。

3. 恶性肿瘤患者每天会有超过百万计的肿瘤细胞进入血液循环,其中有约 0.01% 的肿瘤细胞可形成转移灶。

4. 肿瘤血管形成对于恶性肿瘤的远处播散与转移是必要的,是带有普遍性规律的早期事件。

5. 侵袭与转移通常共有细胞信号转导途径。

6. 即便没有形成转移灶,循环中仍然有肿瘤细胞可以检测到。

7. 通常情况下,转移灶与原发灶对于治疗的敏感性是基本一致的。

恶性肿瘤转移的主要途径包括血道转移、淋巴道转移和种植转移。

尽管目前对肿瘤的侵袭与转移的认识在不断深入,但是对隐匿性恶性肿瘤的早期发现,即在肿瘤发生侵袭转移之前,给予明确诊断仍然相对滞后。这往往使得相当比例的恶性肿瘤患者难以达到满意的治疗效果。

第一节　肿瘤侵袭与转移的主要过程及微环境

要点:

1. 侵袭与转移是恶性肿瘤最主要的生物学特性。

2. 肿瘤侵袭转移是一个多步骤、多因素的级联反应过程,受肿瘤细胞本身与宿主环境等多种因素的影响。

3. 肿瘤转移过程包括原发肿瘤扩散浸润、肿瘤细胞脱落、转送和继发部位生长等环节。

一、侵袭与转移的主要过程

无论是在分子水平或细胞水平,肿瘤侵袭转移都是一个复杂的多步骤级联反应过程,包含一系列的复杂环节,在这些环节中,处处受到肿瘤细胞本身与宿主环境等多种因素的影响。在这个复杂过程中至少包括以下几个阶段、各阶段可能的作用机制如下:

1. **肿瘤初始生长阶段** 致癌因素侵犯、癌基因被激活、染色体失去稳定性。

2. **启动进展阶段** 基因突变、相关生长因子分泌、抑制基因失活丢失。

3. **无序增殖阶段** 自分泌生长因子及其受体、细胞基质激活。

4. **血管生成阶段** 各种促血管生长因子从组织以及肿瘤中释放。

5. **局部组织、血管、淋巴管浸润阶段** 血清中化学亲和物质、自分泌驱动因子、受体结合、酶降解、蛋白酶抑制因子表达失活。

6. **进入循环中的肿瘤细胞外侵突破血管阶段**

(1)与血管内皮细胞黏附:肿瘤细胞同质或异质聚集。

(2)血管内皮细胞皱缩:肿瘤细胞与纤维原、血小板、凝集因子接触,肿瘤黏附,内皮细胞、基质细胞与整合素作用。

(3)与基底膜黏附:细胞外基质蛋白受体。

(4)基底膜降解:金属蛋白酶、丝氨酸蛋白激酶、肝素酶、组织蛋白酶。

7. **在继发部位形成克隆生长阶段** 自分泌驱动因子、化学毒性物质、血管生成因子、转移抑制/激活因子的失活或者过度表达。

8. **逃避宿主监控治疗(免疫逃逸)阶段** 抵制宿主免疫细胞的杀伤、肿瘤特异性抗原表达被阻断或者不表达、耐药基因扩增。

二、肿瘤侵袭与转移的器官选择性

1889年,英国皇家医院的外科医师Stephen Paget在对735例乳腺癌尸体解剖的研究基础上,提出恶性肿瘤转移"种子-土壤"学说,认为肿瘤的转移是特殊的肿瘤细胞(种子)在适宜的组织环境(土壤)中生长发展的结果,即肿瘤转移的发生与分布很大程度上依赖于原发肿瘤的组织类型以及肿瘤侵袭转移过程中局部的微环境。这一理论至今仍被认为是肿瘤研究历史上的重要里程碑之一。

肿瘤细胞本身的组织学类型及其分化等级、恶性程度、生长快慢、病程早晚等因素决定了肿瘤细胞侵袭与转移的潜能差异,而肿瘤侵袭与转移的器官选择性,则可能与以下几方面因素有关。

(一)解剖结构因素

肿瘤远处转移最常见的部位通常发生在循环过程中与之相遇的第一站毛细血管床和淋巴网络。这也就解释了为什么肺和肝常常成为全身转移最常见部位的原因,这可能归结为肺和肝血管丰富等独特的解剖学特点。

(二)器官趋向性因素

远处血源性转移的常见部位是肝、肺和骨骼(表2-4-1)。许多肿瘤的常见转移部位,如果仅用解剖学特点这一独立因素是难以解释的。在这种情况下还可能与肿瘤细胞对不同器官的趋向性差异等因素有关。乳腺癌、前列腺癌与肺癌更容易发生骨转移,在某种程度上反映了这种器官趋向性。不同组织器官与肿瘤细胞的黏附程度差异是可能的解释之一。

表 2-4-1   人类肿瘤的常见转移部位

肿瘤类型	常见转移部位	肿瘤类型	常见转移部位
乳腺癌	肺、肝、骨、脑	肾癌	肺、肝、骨
前列腺癌	骨、肺、肝	卵巢癌	腹膜、肝、肺
结肠癌	肝、腹膜、肺	胃癌	肝、肺、骨
肺癌	骨、肾上腺、肝、脑	膀胱癌	骨、肺、腹膜
恶性黑色素瘤	肺、肝、脑	子宫内膜癌	肺、肝
胰腺癌	肝、肺、腹膜		

1. 肿瘤细胞的解离过程基本类似,但转移"定居"的部位却存在差异,原因其中之一是:不同的肿瘤细胞只选择性地生长在可以适合其分泌各种细胞因子和生长因子的组织微环境之中。

2. 由于肿瘤细胞分泌的特异性蛋白可以与对应的血管内皮细胞产生特异性的结合,导致循环中的肿瘤细胞只特异性地黏附在靶器官的血管内皮细胞。

(三)免疫调节因素

越来越多的证据显示宿主局部的免疫状态与肿瘤侵袭转移的器官选择性密切相关。一方面是因为局部足够数量与质量的免疫细胞可以抵御肿瘤细胞的侵袭;而另一方面则是因为,调控肿瘤与血管形成过程中的微环境可能是免疫系统新的作用角色。

骨髓血管内皮前体细胞,CD34 阳性骨髓细胞,可能是新的肿瘤血管细胞的来源。这也是树突状细胞(DC)前体细胞通过血管内皮生长因子(VEGF)等生长因子调节肿瘤血管形成过程的新的机制。这一发现确定了一类特殊的树突状细胞前体亚群的存在,此细胞类型兼具淋巴细胞与内皮细胞的双重功能。

三、肿瘤组织间质与宿主微环境

如果将肿瘤细胞的增殖扩增→肿瘤细胞分离脱落→最终通过迁移运动促使肿瘤血管形成这一侵袭过程视为整体步骤的话,其中从原发肿瘤脱落穿透周边结缔组织被视为必备关键步骤。

而此周边结缔组织主要成分为细胞外基质(extracellular matrix,ECM),是构成肿瘤侵袭与转移微环境的主要结构骨架。细胞外基质主要由胶原蛋白、弹性蛋白、糖蛋白和蛋白多糖等组成,是构成肿瘤侵袭与转移局部微环境的主要成分。

这一骨架结构材料主要由围绕在上皮细胞和内皮结构周围的基底细胞膜以及独立的组织间隔构成。恶性肿瘤细胞的生长对正常组织间隔起到了一个扰乱的作用,破坏了正常组织间的界限与连接。通常情况下这种组织之间以及细胞与细胞之间的间隔依靠基底膜来维持,在正常条件下,对于来自不同组织的细胞之间的结合是具有抑制作用的。

正常组织细胞之所以能够停留在其各自的"领地",也正是因为周边的细胞及其细胞外基质具有失活或者过度表达的"识别监察"作用。在组织形态形成过程以及伤口愈合过程中,对组织基质细胞的筛选识别需要一定的信号刺激。

在肿瘤细胞从原位向侵袭肿瘤的转换过程中,肿瘤细胞穿透基底膜进入其下的间隙基质中。这一侵袭过程通常伴随肿瘤细胞基因表型的变化,致使恶性肿瘤在转移过程中对正常的信号调节与刺激无法识别、错误识别或者漠视这种信号刺激的存在。

基底膜的成分是由Ⅳ型胶原、糖蛋白(层粘连蛋白、纤维蛋白原)、蛋白多糖等构成形成网络。基底膜连续一体化结构的缺失是恶性形态的特殊表现。而良性增殖是不会造成表皮基质结构变化的。

肿瘤发展过程中每一阶段都具有与宿主相关的微环境依赖生存的关系。一旦肿瘤形成后,就在原位按自己特有规律生长。该阶段肿瘤实体与微环境的关系是肿瘤进展的重要条件。由于恶性实体瘤生长快,实体瘤所存在的环境中产生缺氧及酸性增加,瘤细胞可能会快速对抗缺氧和酸性环境,调节细胞内外 pH 以及分泌血管生成因子,刺激血管内皮细胞增殖与迁移,从而诱发新生血管形成,促使肿瘤细胞能得到充足氧和血液供应,为向周围组织侵袭创造条件(见文末彩图 2-4-1)。

这种肿瘤细胞和肿瘤间质细胞之间的相互作用形成独特的肿瘤微环境。肿瘤的微环境本身也有一定的自我调节作用。这种独特的微环境诱导肿瘤细胞及间质细胞产生大量趋化因子募集骨髓来源的髓系细胞,如单核巨噬细胞、肿瘤相关巨噬细胞、血管生成细胞、骨髓来源的抑制细胞、中性粒细胞、嗜酸性粒细胞、肥大细胞和树突状细胞等。这些髓系细胞除了能够介导肿瘤免疫反应外,更重要的是能够影响肿瘤血管生成。它们不仅能合成和分泌大量的促血管生成因子,同时也直接参与血管结构的构建。

第二节　肿瘤侵袭与转移的分子生物学基础

要点:

1. 肿瘤的侵袭与转移过程涉及细胞黏附分子、基质金属蛋白酶、血管内皮生长因子、癌基因与抑癌基因等多个因素参与。

2. 抗肿瘤血管生成已经成为目前阻断肿瘤侵袭与转移的重要临床治疗手段。

3. 肿瘤干细胞和肿瘤侵袭与转移密切相关。

一、细胞连接及肿瘤侵袭与转移

细胞之间的连接通过细胞黏附分子稳定组织的完整性。相反,如果这些细胞表面的蛋白丢失或改变,将使得转移的可能性大大增加。

黏附可分为同质型黏附和异质型黏附。同质型黏附指相同细胞之间的黏附,如肿瘤细胞与肿瘤细胞之间的黏附;而异质型黏附通常是指肿瘤细胞与宿主细胞和宿主基质的黏附。

肿瘤细胞之间同质型黏附力降低,导致其从原发瘤母体分离。

在侵袭过程中,肿瘤细胞与血管内皮细胞及内皮下的基底膜产生的异质型黏附以及在瘤细胞穿出血管壁后与实质细胞的异质型黏附,都是转移过程的重要步骤。

黏附作用主要是由存在于细胞表面的细胞黏附分子(cell adhesion molecule,CAM)所介导。黏附分子在肿瘤侵袭与转移中的作用日益明确。黏附分子种类繁多,钙黏蛋白与整合素是和肿瘤侵袭与转移关系最为密切的两种。

(一) 钙黏蛋白

钙黏蛋白(cadherin)是一组跨膜糖蛋白,主要参与同源细胞间的连接,分为 E、P 和 N 三种。E-钙黏蛋白主要分布在各种上皮组织,P 类主要分布在上皮组织和胎盘的基底层,而 N 类多分布在神经组织、心脏骨骼肌和角膜组织等。

研究最多的 E(epithelia)钙黏蛋白(E-cadherin)主要参与上皮细胞之间的细胞联系,在细胞上以蛋白复合物的形式与胞质内蛋白如 α-连环蛋白、β-连环蛋白、γ-连环蛋白(catenin)发生联系。

有明确证据表明,E-钙黏蛋白是 3 种钙黏蛋白中影响肿瘤侵袭转移较重要的一种。上皮-间质转化(epithelial-mesenchymal transition,EMT)认为当肿瘤细胞 E-钙黏蛋白表达下调时,细胞发生形态改变,转变为间质细胞表型,纤维粘连蛋白(fibronectin)、波形蛋白(vimentin)及 N-钙黏蛋白等表达上调,导致细胞间紧密连接及细胞极性被破坏,细胞间黏附减弱,细胞由多边形转变为梭形,运动性增强,可使非侵袭性肿瘤变为高侵袭性肿瘤。到达远处存活的肿瘤细胞会再次发生细胞形态的改变,恢复上皮细胞形态,进一步增殖成为转移瘤,这种逆转 EMT 过程的称为间质-上皮转化(mesenchymal-epithelial transition,MET)。EMT 已经被证明是一种重要的侵袭转移方式。

NOTES

(二)整合素

整合素(integrin)是一类膜镶嵌糖蛋白,由 α 和 β 两个亚单位非共价形成异二聚体复合物。由于亚单位的变异使整合素形成一个庞大的家族,目前已发现 14 种 α 亚单位和 11 种 β 亚单位,可形成 20 多种整合素。

整合素作为细胞表面受体,在细胞信号转导过程中扮演重要角色,分别与凋亡抑制、细胞增殖、侵袭与转移、血管形成等关系密切。其配体包括各类细胞外分子,如 Ⅰ 型和 Ⅳ 型胶原层粘连蛋白、纤维粘连蛋白、玻璃体结合蛋白、纤维蛋白原等。

整合素介导的信号转导很大程度上依赖于细胞局部连接与黏附的形成,以及细胞特定部位膜内外信号转导复合结构的形成。这类信号转导复合结构调节细胞形态、细胞迁移、细胞增殖等细胞活动,并构成细胞信号转导的主要框架结构,与蛋白磷酸化、钙离子组装、GTP 转运等细胞信号转导扩增关系密切。同时与其他跨膜受体如酪氨酸激酶受体具有交互作用(crosstalk)。

由于各种肿瘤细胞表面整合素种类不同,而各类整合素在肿瘤生长的各阶段表达水平也不同,这种差异在一定程度上决定肿瘤细胞的转移潜能的高低。此外,整合素在肿瘤细胞固定到血管内皮细胞过程中起着重要作用。

整合素 αvβ3 在肿瘤血管形成与肿瘤侵袭过程中起着决定性的作用,其主要通过调节细胞与细胞外基质蛋白的黏附以及与酪氨酸激酶受体的交互作用产生影响。αvβ3 在正常细胞或者静息状态下的血管内皮细胞中表达很低,但在新生血管形成过程中的血管内皮细胞中表达却是明显升高的。

除钙黏蛋白与整合素之外,尚有免疫球蛋白类黏附分子、选择素、透明质酸受体等其他黏附分子参与肿瘤侵袭与转移的过程。

二、蛋白降解

(一)细胞外基质降解

前面提到,细胞外基质(ECM)的主要成分由胶原、糖蛋白、蛋白多糖和氨基葡聚糖等组成。ECM 在上皮或内皮细胞的基底部以基底膜的形式存在;在细胞间黏附结构以间质结缔组织形式存在。胶原是 ECM 的主要成分,目前已发现至少有 12 种不同胶原类型,其中以 Ⅰ、Ⅱ、Ⅲ 和 Ⅳ 型胶原的研究较多。 Ⅰ、Ⅱ、Ⅲ 型胶原是间质结缔组织中的主要成分,而 Ⅳ 型胶原主要存在于基底膜内。

肿瘤的侵袭与转移是一个包含蛋白合成与降解在内的主动的动态过程。其中,基底膜胶原的降解是肿瘤侵袭的重要早期事件。它不但依赖于蛋白酶的种类数量,还同蛋白酶与其抑制物之间的平衡整合有关。

肿瘤细胞侵袭能力的体外测定,常以各种类型组织的基底膜作为侵袭屏障模型,如小鼠膀胱、人羊膜、胎盘膜等。侵袭性与转移性潜能强的肿瘤细胞可以穿过这些屏障,而非侵袭转移性癌细胞或正常细胞,如成纤维细胞、上皮细胞等则不能穿过这种屏障。在肿瘤细胞侵袭穿透基底膜的过程中,蛋白酶对 ECM 的降解已被大量实验研究所证实。

(二)基质金属蛋白酶

在对卵巢、肺、前列腺、胰腺、乳腺等恶性肿瘤的研究中发现,基质金属蛋白酶(matrix metalloproteinase,MMP)的活性程度与肿瘤的侵袭转移潜能关系密切。

基质金属蛋白酶主要包括五种亚类:

1. 间质胶原酶　又称基质金属蛋白酶 1(MMP-1),其功能是降解 Ⅰ、Ⅱ、Ⅲ 型胶原。

2. Ⅳ型胶原酶　又称明胶蛋白酶 2(MMP-2),除可降解 Ⅳ 型胶原外,还具有降解 Ⅴ、Ⅶ 型胶原及明胶的活性。

3. 基质溶解素　又称蛋白多糖酶(MMP-3),可降解众多的基质,包括蛋白多糖、胶原链的非螺旋区、弹力蛋白、纤维连接蛋白和层粘连蛋白等。

4. 膜型基质金属蛋白酶(MT-MMP)　正常情况下,MMP 的合成、分泌及降解活性受到严格的控制和调节。而当 MMP 活性增强时,可促进肿瘤细胞侵袭与转移。许多实验证明,具有高转移能力的肿瘤细胞系要比非转移性的肿瘤细胞系有更强的降解Ⅳ型胶原的能力。

(三)金属蛋白酶组织抑制剂

基质金属蛋白酶的活性可被众多金属蛋白酶组织抑制物(tissue inhibitor of metalloproteinase, TIMP)调控抑制。

细胞外基质的降解与合成之间的平衡与否,决定了肿瘤侵袭与转移过程中的微环境稳定程度,而 MT-MMP、MMP、TIMP 各自及其相互之间的活性水平在其中起着决定性的作用。

如前所述,MMP-2 可选择性地降解基底膜的主要成分Ⅳ型胶原。长期以来,MMP-2、TIMP 与肿瘤侵袭与转移潜能,三者之间的密切联系已被熟知。

有研究证实金属蛋白酶组织抑制物能够在体内抑制血管内皮细胞的增殖与迁移。

(四)血纤维蛋白溶解酶原激活因子

血纤维蛋白溶解酶原激活因子(plasminogen activator,PA)的生理功能是将血纤维蛋白溶解酶原激活转变成有活性的纤维蛋白溶解酶,继而降解诸多 ECM 成分,如纤维蛋白原层粘连蛋白、Ⅳ型胶原等。

PA 有两种类型,即尿激酶型(urine type plasminogen activator,uPA)和组织型(tissue type plasminogen activator,tPA)。

目前认为与肿瘤侵袭转移关系较为密切的是 uPA。uPA 在细胞介导的蛋白降解、胚胎形成、伤口愈合等过程中扮演重要角色,除此之外,还能通过激活 MMPs 影响肿瘤的转移侵袭;uPA 可直接或间接地激活有关生长因子,诸如肝细胞生长因子(HGF)、肿瘤转化生长因子(TGF)等;uPA 与 uPA 受体结合,形成 uPAR-uPA 复合物,调控细胞外基质的合成与降解。

产生 PA 的细胞通常也同时产生 PA 的抑制物 PAI(PA inhibitor),PAI 可特异地抑制 PA 的活性。对肿瘤提取物的研究发现,uPA 与 PAI 的同时高表达,与肿瘤的复发转移、不良预后密切相关。

三、肿瘤细胞迁移

细胞迁移运动对许多正常生命过程是相当重要的,如胚胎发育、组织形态形成、伤口愈合及免疫细胞的功能等。

同样,生理条件下的细胞浸润或是恶性状态下的肿瘤细胞的侵袭,在其最初时刻也都伴有细胞迁移运动。炎症发生时,免疫细胞浸润至感染部位;血管形成时,内皮细胞从静息状态进入新生血管形成阶段;转移发生时,肿瘤细胞从原发部位脱离。

在肿瘤侵袭的过程中,肿瘤细胞对于诸如宿主来源的趋化因子与生长因子、细胞因子、细胞外基质成分等都具有驱动反应。

同时,肿瘤细胞的自身运动也是必不可少的,主要表现为伪足样突出、膜流动性等。这种运动能力与肿瘤细胞的转移倾向呈正比关系。

目前已知许多因子可促使肿瘤细胞运动,其中包括:①刺激肿瘤细胞运动和侵袭的因子,如自分泌运动因子(AMF);②刺激肿瘤细胞生长和运动的因子,如表皮生长因子(EGF)、类胰岛素样生长因子、肝细胞生长因子(HGF),以及多种细胞因子包括 IL-1、IL-3 和 IL-6 等;③刺激肿瘤细胞运动但抑制其生长的因子,如转化生长因子(TGF)、干扰素等。

四、血管生成

20 世纪 60 年代,美国科学家 Judah Folkman 最早提出肿瘤生长的新生血管形成(angiogenesis)学说,并于 1971 年在《新英格兰医学杂志》发表,开启了恶性肿瘤基础与临床研究的一个新的时代。

恶性肿瘤生长到一定程度,必须依赖新生血管形成为其提供氧气以及其他营养物质以帮助其进一步生长,同时也依赖血管清除其相关的代谢产物。

肿瘤新生血管的形成对原发肿瘤细胞本身的增殖和生长是必不可少的,同时也是肿瘤侵袭转移的必要条件,贯穿于肿瘤转移的全过程。多数研究结果表明,反映肿瘤血管生成的相关参数,譬如微血管密度(MVD)、外周血血管内皮生长因子水平等,可作为判断肿瘤患者预后的良好生物学指标。

但肿瘤血管生成只是肿瘤发生转移的必要条件,出现血管生成并不都意味着最终导致肿瘤转移的发生。因为血管生成只是肿瘤侵袭转移诸多步骤中的一个阶段,如果其他步骤未能完成,都会使得肿瘤的转移得以中断。

肿瘤细胞和宿主的内皮细胞、上皮细胞、间皮细胞及白细胞等都可分泌释放各种各样的细胞活性因子,诱导肿瘤血管生成(图 2-4-2)。这些活性因子包括血管内皮生长因子(VEGF)、成纤维细胞生长因子(FGF)、表皮生长因子(EGF)、血小板源性生长因子(PDGF)、肿瘤坏死因子(TNF-α)、白细胞介素-6(IL-6)等。在这些活性因子中,对内皮细胞具有特异性靶向调节作用的血管内皮生长因子是目前诸多基础与临床研究的焦点之一,希望通过阻断肿瘤细胞分泌血管内皮生长因子或者阻断血管内皮生长因子与靶细胞的结合,来达到控制或阻断肿瘤转移的最终目的。

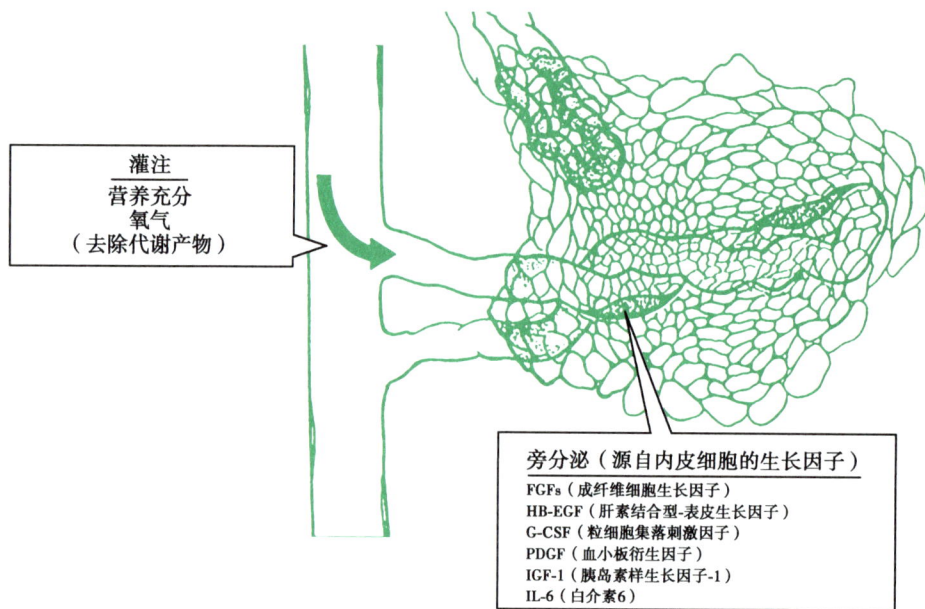

灌注
营养充分
氧气
(去除代谢产物)

旁分泌(源自内皮细胞的生长因子)
FGFs(成纤维细胞生长因子)
HB-EGF(肝素结合型-表皮生长因子)
G-CSF(粒细胞集落刺激因子)
PDGF(血小板衍生因子)
IGF-1(胰岛素样生长因子-1)
IL-6(白介素6)

图 2-4-2   肿瘤血管形成示意图
内皮细胞本身也可分泌诸多血管形成刺激因子。

因此,通过抑制肿瘤血管生成,特别是针对调控肿瘤血管形成的有关细胞因子作为治疗靶点,已经成为目前阻断肿瘤侵袭转移的重要临床治疗手段,并成为恶性肿瘤未来治疗趋势之一(请参见第四篇第四章生物治疗)。

五、基因调控

侵袭与转移是一个多步骤的复杂过程,需要多基因而非单基因调节。任何抑癌基因的缺失或是致癌基因的过度表达与活性增强,都会导致侵袭与转移的发生。

(一) 转移抑制基因

由于有肿瘤抑制基因的存在,导致转移抑制基因理论假说的问世。早期的研究结果发现,当大鼠胚胎纤维细胞在转染 c-Ha-ras 基因之后,具有明显的转移性能特征,但是当 c-Ha-ras 与腺病毒 EIA 共同转染时,细胞发生转化失去转移性能,因此 EIA 被认为具有抑制肿瘤生长与转移的作用。

同样,TIMP-1 与 TIMP-2 也具有转移抑制作用,其对肿瘤转移的抑制作用主要表现在侵袭阶段,最近还有实验证明 TIMP 可能具有抑制血管生成的作用。

另一重要的转移抑制基因为 nm23。nm23 的表达水平与肿瘤的侵袭与转移关系极为密切。在小鼠模型中,nm23 的表达高者具有低转移性,而 nm23 表达低者常伴有高转移性。

(二)转移促进基因

研究资料表明,至少有 10 余种癌基因证实可诱发或促进癌细胞的侵袭与转移,如 *Myc*、*Ras*、*Raf*、*Fes*、*Fms*、*Ser*、*Fos*、*p53*(突变型)、*Erb-B-2* 等。其中最具特征的是 *Ras* 基因,*Ras* 基因作为原癌基因类的家族包括 N-Ras、K-Ras 和 H-Ras 三类,它们对某些动物和人类恶性肿瘤的发生、发展起重要作用。

研究发现,将激活的或突变的 *Ras* 癌基因转染给鼠源性成纤维细胞瘤(NH3T3)会引起肿瘤转移。与 *Ras* 癌基因转染引起的转移有关的几种效应蛋白是Ⅳ型胶原、组织蛋白酶以及与迁移能力有关的细胞因子。

六、肿瘤干细胞

肿瘤干细胞(cancer stem cell,CSC)是肿瘤组织内一小部分具有自我更新和无限增殖能力的肿瘤细胞,是肿瘤转移产生的重要因素。在乳腺癌研究中显示,mRNA-200c/141 通过上调蛋白激酶 1,激活 β-catenin 而调节 CSC 异质性,促进肿瘤细胞侵袭。CSC 通过表观遗传学修饰改变代谢途径和表型特征也是肿瘤细胞侵袭转移的重要原因。

(一)肿瘤干细胞与肿瘤的侵袭

肿瘤干细胞是肿瘤细胞中一群高度活跃的细胞亚群。Hermann 等发现,在胰腺癌组织中,CD133$^+$细胞被认为是胰腺癌干细胞;根据是否表达 CXCR4 分子,将 CD133$^+$胰腺癌细胞分为 CD133$^+$ CXCR4$^-$和 CD133$^+$ CXCR4$^+$两个亚型,研究发现在肿瘤侵袭的前缘(肿瘤周边)聚集着大量的 CD133$^+$ CXCR4$^+$胰腺癌细胞,提示胰腺癌转移主要由 CD133$^+$ CXCR4$^+$胰腺癌干细胞引发的。因此,肿瘤干细胞在肿瘤转移中起着至关重要的作用。

(二)肿瘤干细胞与 EMT

当细胞分化程序在上皮细胞发生转化的过程中受到侵袭时,细胞也会失去获得间质特征与上皮细胞特性,从而产生抗凋亡、转移以及侵袭的表型等癌细胞特征。这样的情况导致其细胞本身具备了较强的耐药性,从而逃脱了免疫系统的全程监控,同时获得干细胞的复制性能。目前多数研究已经证实 EMT 是影响肿瘤干细胞形成的重要因素,可以视为肿瘤发生转移情况的形成机制之一。

(三)肿瘤干细胞的休眠与肿瘤转移

肿瘤患者在放化疗后不久,肿瘤又出现复发,这可能与肿瘤干细胞的休眠现象有关。肿瘤干细胞具有许多类似于正常干细胞的生物学特性,如高表达化疗药物转运蛋白、降低细胞内的药物浓度,也具有强大的 DNA 修复和抗凋亡能力。肿瘤细胞播散至靶器官将受到局部微环境稳定机制的抵抗,只有少数具有较强抗凋亡能力和 DNA 修复能力的肿瘤干细胞才能适应靶器官的缺氧微环境而诱导肿瘤细胞休眠。总之,肿瘤干细胞通过耐药、抵抗放疗和休眠等机制,提高了其抗凋亡能力和生存概率,成为肿瘤复发与转移的根源。

第三节　针对肿瘤侵袭与转移的治疗策略

要点:
1. 蛋白质组学、基因测序技术的发展在筛选肿瘤转移相关分子中取得了很大进展。
2. 抑制肿瘤侵袭与转移的策略大致分为基因治疗和分子靶向治疗。
3. 肿瘤分子靶向治疗成为当今肿瘤治疗的研究热点。

一、新技术进展

(一)激光捕获显微切割技术

目前研究肿瘤侵袭与转移的最大的技术性挑战来自如何能够在原位进行研究,保证组织形态不受影响,从而避免因为体外培养等造成的技术性偏差。这一设想目前已经成为可能。

激光捕获显微切割(laser capture microdissection,LCM)可以使用常规方法,在载玻片上制作冷冻或者石蜡切片以及染色的基础上,借助显微镜观察,利用能量较低的近红外激光激发,从而能够快速、安全、准确地获得细胞亚群甚至单个细胞,并进行相关的 DNA、RNA、蛋白等检验分析,自问世以来被广泛用于基于组织类型的大分子研究,取得了高灵敏和良好重复性的结果。

这也使得对正常、癌前、恶性、侵袭、转移等不同阶段的细胞进行高分辨的分离与识别并进行相关诸如蛋白质组学、基因类型、基因表达等分子生物学的研究成为可能,同时为进一步分析比较不同恶性转换程度、侵袭进展程度的蛋白活性成为现实。此外,也为肿瘤侵袭与转移过程中以及肿瘤血管形成过程中相关细胞信号转导的研究创造了良好的条件,更为这一领域中病原学诊断标志物、个体化治疗等研究提供了坚实的技术支持。

LCM 甚至被认为是继 PCR 技术、组织芯片技术之后的第三大分子生物学技术革命。

(二)蛋白质组学研究

蛋白质组学(proteomics)是研究特定环境下特定细胞内全部蛋白质的组成和动态变化的一门新兴学科(请参见第三篇第二章肿瘤分子诊断)。

蛋白质组学在筛选肿瘤转移相关蛋白等领域取得了许多进展。通过比较从原发性和转移性肿瘤或来自同一亲本细胞系但具有不同转移能力的临床标本的蛋白表达谱,会发现和识别可能与癌症进展和转移形成相关的差异表达蛋白。若找到与肿瘤转移有关的蛋白质,就可以早期发现肿瘤转移,同时针对其设计抗体、化疗药物等来阻止肿瘤转移,这将极大丰富临床治疗肿瘤的手段,提高肿瘤患者的生存率。

蛋白质组学与生物化学、细胞生物学、分子遗传学和化学等实验方法的结合,以及新技术的发展和现有方法的改进,将继续拓展蛋白质组学在肿瘤转移研究中的应用。

(三)循环肿瘤细胞技术

循环肿瘤细胞(circulating tumor cell,CTC)是近年来备受重视的检测技术(请参见第三篇第二章肿瘤分子诊断)。CTC 是肿瘤转移的种子,在肿瘤转移过程中起到关键作用。目前为止,循环肿瘤细胞已经在许多肿瘤类型中被发现,包括乳腺癌、前列腺癌、结直肠癌等。相比有创性组织活检,CTC 检测具有非侵入性、实时性以及可以反复取样的特点,可实现无创、更灵敏地监测肿瘤动态变化,以便在治疗过程中评价治疗疗效、复发转移监测以及靶向药物伴随诊断,在辅助临床治疗方案制订中具有重要意义。

二、针对肿瘤转移的基因治疗

基因治疗是指通过导入遗传物质(DNA 或 RNA)至靶细胞,增补新基因,置换、编辑或移除缺陷基因,从而防治疾病的一种治疗方式。相关内容参见第四篇第四章生物治疗。本章介绍几种直接针对肿瘤转移基因以及肿瘤转移抑制基因的基因治疗方法。

1. *nm23*　肿瘤转移抑制基因 *nm23* 的表达水平能够影响肿瘤侵袭转移行为早已得以证实,将此基因转染肿瘤细胞成为肿瘤基因治疗的优选方法之一,特别是通过基因转染改变肿瘤细胞高转移潜能、低 *nm23* 表达的状态,对控制肿瘤转移具有较高的治疗价值。

对 *nm23* 低表达且高转移的细胞株进行 *nm23* 基因转染后,接种于动物体内,发现原高转移潜能的肿瘤细胞转移倾向大为改观。另有研究者在动物体内以卵巢癌及前列腺癌进行 *nm23* 原位转染,发现远处转移瘤灶出现的时间大大延后,而且病灶也明显稀少。类似结果在乳腺癌和结肠癌的基础与临床研究中也有报道。

2. **tPA 与 PAI**　除直接恢复肿瘤转移抑制基因表达水平外,通过基因转染改变肿瘤细胞凋亡蛋白的活性以阻断肿瘤转移也是目前重要的研究课题。有人选用低 tPA 表达且低转移属性的肿瘤细胞株,将 tPA 全长 cDNA 进行体外转染,经转染后细胞 tPA 表达明显升高,其低转移属性转变为高发转移瘤灶。另选用高 tPA 表达的高转移肿瘤细胞株,将 PAI-1 cDNA 插入肿瘤细胞内后,其高转移特性得以向低转移特性逆转。

3. Ras 基因 Ras 基因表达与肿瘤的侵袭转移能力密切相关,Ras 基因转染 NH3T3 细胞后可使其赋有较强的迁移运行能力。实验设计 Ras 反义寡核苷酸片段,通过载体导入肿瘤细胞后,使反义序列与 Ras 基因互补结合,阻断其表达活性,最终达到抑制肿瘤侵袭与转移的目的。

三、针对侵袭与转移的分子靶向治疗

(一)酪氨酸激酶抑制剂(TKI)

处于调控肿瘤转移以及血管形成关键部位的酪氨酸激酶受体家族(RTKs),目前是肿瘤分子靶向治疗的主要作用点。

目前针对激酶最主要的靶向药物包括模拟 ATP 结构阻断或废除其相关转导途径的小分子药物以及结合受体及其配体的单克隆抗体。至今,此类酪氨酸激酶受体(RTKs)包括表皮生长因子受体(EGF)、血管内皮生长因子的配体与受体、Ⅲ型酪氨酸受体(c-kit,abl)、血小板源性生长因子(PDGF)受体等。

目前美国食品药品监督管理局(FDA)已经批准针对上述靶点的药品上市,包括吉非替尼、厄洛替尼、西妥昔单抗、曲妥珠单抗等(请参见第四篇第三章靶向治疗)。

(二)抗黏附治疗药物

尽管直接影响肿瘤以及血管内皮细胞黏附的药物种类有限,但有几种正在接受临床试验以及研究开发之中。其中针对 αvβ3 靶点的药物颇具治疗前景。αvβ3 之所以重要,是因为其主要在未成熟的血管内表达,主要通过以下途径影响肿瘤的侵袭与转移。

1. 激活内皮细胞 αvβ3 能促进内皮细胞、肿瘤细胞分泌和诱导蛋白水解酶如基质金属蛋白酶(MMP)的激活。此外,αvβ3 可同时黏附 MMP 和细胞外基质(ECM),从而使 MMP 导向靶目标,通过MMP 降解 ECM 成分为内皮细胞迁移提供便利条件。此外,MMP 对 ECM 的降解可使以储存形式而无生物学活性的 VEGF 从 ECM 中释放出来并具有生物活性,而 EGF 是内皮细胞的特异性激活因子。因此认为 αvβ3 通过 MMP 参与了内皮细胞的激活和迁移。

2. 内皮细胞增殖 激活后的内皮细胞增殖是微血管生成的一个重要步骤。整合素信号则能控制内皮细胞从 G_1 期进入 S 期过程。内皮细胞的增殖需要通过整合素与生长因子的紧密协同作用。整合素 αvβ3 与生长因子能通过 CyclinD1 和 P21 的表达,进而控制内皮细胞从 G_1 期进入 S 期。αvβ3表达异常可使肿瘤细胞和内皮持续增生。

3. 抑制内皮细胞凋亡 研究发现 αvβ3 与胞外配体结合后能抑制 p53 的生物学活性,降低细胞周期抑制剂的表达,抑制内皮细胞的凋亡,促进内皮细胞存活。相反,应用 αvβ3 的单克隆抗体后则可以引起内皮细胞凋亡。进一步研究发现,αvβ3 与配体的结合激活了核因子 κB(NF-κB)活性,从而抑制内皮细胞凋亡。

αvβ3 影响肿瘤侵袭转移的其他途径还包括参与 bFGF 及 VEGF 诱导的血管生成。

鉴于此,阻断 αvβ3 的功能可以导致血管的凋亡、调控血管的成熟,并最终影响新生血管的形成。

(三)抗血管生成治疗

恶性肿瘤激活内皮细胞促成肿瘤血管形成,与正常生理状态下伤口修复形成的血管重塑过程基本一致,但是具体组成成分可能存在差异。目前美国食品药品监督管理局(FDA)已经批准多项抗肿瘤血管生成的药物进入临床应用,并已经取得令人振奋的治疗结果。抗血管生成药的研发方兴未艾,相应的药物和制剂请参见第四篇第四章生物治疗的相关描述。

(四)抗转移信号转导治疗

目前对于肿瘤预防与治疗的热点集中在细胞信号转导途径及选择性调节蛋白水平(表 2-4-2,表 2-4-3)。

表2-4-2　针对转移治疗的靶点与药物

靶点	药物举例	作用机制
生长因子	西妥昔单抗 厄洛替尼、吉非替尼	阻断 EGFR 信号,阻断增殖、侵袭
	贝伐单抗	通过与配体结合阻断 VEGFR 信号途径、抑制血管增殖
	酪氨酸激酶的多靶点抑制剂 索拉非尼	阻断 PDGFR、c-Kit、ABL、RAF、VEGFR
细胞黏附	抗 αvβ3 多肽	阻断内皮细胞与基质的连接、调控 MMP 活性
迁移运动	紫杉类	控制微管形成

表2-4-3　非激酶类的信号转导抑制剂

药物	靶点	活性
钙内流抑制剂(CAI)	钙内流	抑制肿瘤与基质细胞、迁移、血管形成
角鲨胺(squalamine)	钙调素抑制剂	抗血管形成
LY294002	PI3K 信号抑制剂	抑制迁移、增殖、血管形成
MAPK 抑制剂	MAPK 信号抑制剂	抑制侵袭、增殖

　　蛋白激酶活性、钙离子平衡以及肿瘤相关蛋白的活性都会驱动信号途径,因此有可能成为干预治疗的主要位点。蛋白激酶 C(PKCs)组成了酪氨酸激酶家族,调控生长因子、基质成分以及神经递质等信号转导途径的磷酸化过程。PKC 活性以多种方式与转移密切相关。星形孢菌素(staurosporine)具备总的蛋白激酶抑制活性,可抑制 PKC 继而抑制转移,但是由于其毒性太强而难以用于临床治疗。UCN-01 作为其异构体,具有广谱的抑制激酶作用,目前正在临床试验中并已经显示良好的应用前景。

　　胞质内钙离子平衡是跨膜信号转导与肿瘤侵袭、转移、血管形成的主要调控因素。CAI 是在筛选抗细胞移动的肿瘤药物中被发现同样也具有抗肿瘤血管形成的作用。CAI 口服用药发现患者的耐受性良好,近一半的患者病情处于稳定,其中与化疗药物紫杉醇联用的一项临床试验中,部分患者具有部分缓解的治疗结果。

　　作为抗转移细胞信号转导治疗的作用靶点,酪氨酸激酶受体家族是最大的一组生物分子靶点。通过小分子药物以及 ATP 模拟物结合阻断 ATP 激酶的作用,已经取得非常肯定的抗转移治疗疗效。另一较为常用的治疗手段是通过单克隆抗体的作用阻断相关信号转导途径的受体和配体,这也是目前临床疗效明显的治疗方法。

　　酪氨酸激酶受体的靶点主要包括:表皮生长因子受体(EGFR)、血管内皮生长因子(VEGF)受体及其配体、Ⅲ型酪氨酸激酶受体(c-kit,abl)、血小板源性生长因子(PDGF)等。

　　多种实体瘤 EGFR 高表达或功能失调,导致肿瘤增殖、侵袭与转移(参见第一篇第四章癌基因、抑癌基因与表观遗传学)。EGFR 结构包含三部分:细胞外配体结合部分(与配体结合)、跨膜部分(使受体镶嵌在细胞膜)和细胞基质酪氨酸激酶部分(引起磷酸化,激活细胞内效应级联反应)。目前已知的 EGFR 配体包括 EGF、TGF、Heparin 等。而肿瘤 EGFR 的配体主要是 EGF 和 TGF,当配体与 EGFR 相结合时,配体受体复合物发生二聚化,EGFR 酪氨酸残基发生自身磷酸化,并启动一系列细胞内的级联反应(信号转导)最后激活特定基因转录,从而促进肿瘤细胞增殖、分化及转移等多种生物学效应。

　　EGFR 过度表达可见于多种肿瘤细胞,不同肿瘤表达 EGFR 的比例不同,如头颈部鳞状细胞癌 EGFR 大多数过表达;非小细胞肺癌、乳腺癌、前列腺癌等常由于基因突变使 EGFR 发生变异,变异的 EGFR 可不经过与配体结合发生二聚化,激活酪氨酸激酶(配体非依赖性激活),使信号转导启动并加强;此外,不同受体之间也可形成异二聚化,它们之间的交互作用也是激活 EGFR 的主要方式之一。

EGFR 对调节肿瘤细胞的生长、血管生成、侵袭及转移起着关键的作用,大多数肿瘤 EGFR 的过度表达提示预后差。

作为另一主要作用靶点,肿瘤患者体内血管内皮生长因子(VEGF)水平与预后有关,直接影响侵袭与转移的进程,目前针对 VEGF 的抗转移治疗也已经取得了令人瞩目的治疗效果。

(五)持续低剂量化疗

由于认识到恶性肿瘤的治疗是一长期的过程,针对预防恶性肿瘤复发与转移的长期维持持续给药已经成为一种治疗模式,并在近年的多项临床试验中得到证实。譬如针对晚期胃癌的口服化疗药物以及针对晚期肺癌前期治疗有效的患者给予限定剂量、限定种类的维持给药,都起到了延长患者生存期以及改善患者生活质量的治疗目的。

特别值得说明的是,在相关的此类临床前研究中发现,这种低剂量的持续化疗,其作用机制不同于传统意义的细胞毒作用,而是与抑制肿瘤新生血管形成可能具有密切的关系,虽然其具体机制不尽明确,但可能的解释有二:

(1)直接作用:活化的血管内皮细胞对低剂量化疗具有敏感性。

(2)间接作用:低剂量持续化疗,药物浓度相对低,虽不能直接引起内皮细胞凋亡,却可以诱导血管。

内皮细胞产生内源性血管形成抑制因子,起到抑制肿瘤血管新生和血管生成的作用,最终促使肿瘤缩小。

尽管这仍然需要今后更大样本的临床研究证实,但却为今后针对恶性肿瘤转移治疗提供了一种新的化疗模式。

研究表明许多常规化疗药物具有抗血管生成的活性,并且这些化疗药物抑制血管生成所需的浓度明显低于其杀伤肿瘤细胞需要的浓度。有研究者分别测定了多柔比星、氟尿嘧啶、紫杉醇对人的内皮细胞以及乳腺癌细胞、黑色素瘤细胞、肝癌细胞、肺癌细胞、结肠癌细胞和肾癌细胞的细胞毒作用,结果显示这些药物对内皮细胞的 IC_{50} 明显低于其对于肿瘤细胞的 IC_{50}。可见,活性增殖的内皮细胞较肿瘤细胞对这些化疗药物更敏感。由此理论上我们可通过降低化疗药物的浓度以特异性地作用于肿瘤内皮细胞,达到抗肿瘤转移的目的。

研究表明这种抗血管生成给药方式显示出较好的治疗效果,对骨髓造血系统、胃肠黏膜等化疗敏感组织毒副反应小,可以长期持续使用,在延长患者生存期的同时,可以改善患者生活质量。

持续低剂量化疗极有可能成为传统细胞毒性化疗药物治疗恶性肿瘤的新的治疗模式。节拍化疗(metronomic chemotherapy)是持续低剂量化疗的一种,近年来在恶性肿瘤化疗领域备受瞩目。

第四节　结语与展望

近年来,对于恶性肿瘤侵袭浸润、血管形成以及远处转移过程的分子生物学基础研究取得了巨大的成果,这给恶性肿瘤的临床治疗带来了显著影响,并为今后特异性地根据肿瘤的基因与蛋白质组学等不同生物学特点来设计个性化的治疗方案提供了极大的可能。这也将使得恶性肿瘤治疗的针对性、靶向性更强。

而对于新生血管的形成过程,特别是对于恶性肿瘤侵袭过程中的血管形成过程的进一步认识,为针对肿瘤血管形成的抗侵袭转移治疗提供了坚实的依据。

此外,对于侵袭与转移全过程的细致分解与进一步了解,特别是对于侵袭与转移早期过程的了解,有助于我们设计理想的肿瘤标志物、筛查高危患者、优化治疗方案,为恶性肿瘤的早期诊断、早期治疗提供可能。

(许　青)

NOTES

思考题：

1. 肿瘤侵袭与转移的概念以及两者的关系是什么？
2. 影响肿瘤侵袭与转移的因素有哪些？
3. 肿瘤侵袭与转移的过程及分子机制是什么？
4. 根据肿瘤转移的过程和分子机制，分析阻止肿瘤转移的策略和手段有哪些？

第五章
肿瘤的微环境

第一节　肿瘤微环境的构成与特点

要点：

1. 肿瘤微环境是肿瘤发生、发展的局部病理环境，是肿瘤细胞赖以生存的复杂环境。

2. 肿瘤微环境是肿瘤细胞、宿主细胞、基质成分、蛋白酶类、细胞因子和趋化因子所构成的互动的微环境。

3. 肿瘤微环境通常表现为慢性炎症、低氧、血管（淋巴管）异常、血管通透性增加、细胞外 pH 低、间质液压力增加、有氧糖酵解增加等特点。

肿瘤微环境（tumor microenvironment，TME）是指肿瘤发生、发展的局部病理环境，是肿瘤细胞赖以生存的复杂环境。1889 年 Stephen Paget 提出的"种子与土壤"假说是肿瘤微环境概念的基础，该假说准确地预测到作为"种子"的肿瘤细胞定居于适合其生长的"土壤"中，肿瘤细胞必须与它周围的环境相互作用。1979 年，Lord EM 等提出了肿瘤微环境的概念。近年来，大量研究表明肿瘤的发生和发展不仅由恶性肿瘤细胞自身决定，而且与肿瘤微环境非肿瘤细胞成分密切相关。肿瘤微环境是一种非常复杂且动态的生态系统，是很多不同细胞群共存的地方，主要参与者包括肿瘤细胞、免疫细胞和支持细胞（如成纤维细胞、基质细胞和内皮细胞）。在肿瘤细胞、成纤维细胞或免疫细胞产生的趋化因子的趋化作用下，血液循环中的免疫细胞通过跨内皮过程迁移至肿瘤部位。在肿瘤组织内，免疫细胞局部增殖、分化、发挥功能、死亡，部分迁移回循环系统。

一、肿瘤微环境的构成

肿瘤的微环境是肿瘤细胞、宿主细胞、基质成分、蛋白酶类、细胞因子和趋化因子所构成的互动的微环境，其中宿主细胞包括成纤维细胞（fibroblast）、脂肪细胞（adipocyte）、内皮细胞（endothelial cell）、周细胞（pericyte）和各种免疫/炎症细胞，如巨噬细胞（macrophage）、中性粒细胞（neutrophil）、自然杀伤细胞（NK）、树突状细胞（DC）、肥大细胞（mast cell）和髓系祖细胞等（见文末彩图 2-5-1）。

1. 肿瘤相关成纤维细胞　参见本章第三节。

2. 肿瘤相关巨噬细胞　肿瘤相关巨噬细胞（tumor-associated macrophage，TAM）是 TME 中众多免疫/炎症细胞中的主要成员，占免疫/炎症细胞总数的 30%~50%。TAM 起源于循环血液中单核细胞或组织中的巨噬细胞。TAM 合成并分泌多种生长因子、细胞因子和趋化因子，促进血管生成，抑制免疫反应，促进肿瘤恶性进展，在肿瘤进展及转移的各步骤中起关键作用。

TME 中，由肿瘤细胞和间质细胞分泌的趋化因子（CCL2、CCL5）和集落刺激因子-1（colony stimulating factor-1，CSF-1）促使血液中循环的单核细胞/巨噬细胞向肿瘤区域募集。CSF-1 是由单核/巨噬细胞所产生并调节这些细胞自身的生长、分化与存活，CSF-1 与其受体 CSF-1R 相结合，进一步促进巨噬细胞向肿瘤部位募集。此外，在 CSF-1 介导下，肿瘤衍生因子（tumor derived factor，TDF）促进肿瘤浸润的单核细胞分化为具有免疫抑制功能的 M2 型巨噬细胞，从而促进肿瘤的发展。另外,由肿瘤细胞或肿瘤间质细胞分泌的 IL-10 可直接诱导单核细胞分化成巨噬细胞;同时,肿瘤分泌的血管内皮生长因子(VEGF)也可以促进循环中的巨噬细胞被募集到肿瘤部位。在缺氧的肿瘤微环境中,VEGF、内皮素、内皮性单核细胞活化多肽Ⅱ(endothelial monocyte activating polypeptide Ⅱ,EMAPⅡ)的表达与低氧诱导因子-1(hypoxia inducible factor-1,HIF-1)和 HIF-2 的表达密切相关,HIF-1 和 HIF-2 促进巨噬细胞向肿瘤缺氧部位募集。细胞外基质(ECM)同样可以将组织中的单核细胞、巨噬细胞招募到肿瘤部位。在许多实体肿瘤组织中,高表达的 I 型胶原蛋白可以诱导巨噬细胞向其周围聚集。当 I 型胶原蛋白的产生和分解处在一种稳定的状态时,其分解产物及其自身同样具有招募单核细胞和巨噬细胞的功能。肿瘤 ECM 中的透明质酸(hyaluronic acid,HA)也参与巨噬细胞的招募与转运。

巨噬细胞激活后极化为不同的表型,大致可分为两种:经典活化的 M1 型巨噬细胞和替代活化的 M2 型巨噬细胞,这种极化取决于微环境中不同因素的作用。在脂多糖 1(lipopolysaccharide 1,LPS1)、干扰素-γ(interferon-γ,IFN-γ)、肿瘤坏死因子-α(tumor necrosis factor-α,TNF-α)等作用下,单核细胞/巨噬细胞分化为成熟的经典活化的 M1 型巨噬细胞。M1 型巨噬细胞会产生高水平的 IL-1、IL-12、IL-23、TNF-α、CXCL10、一氧化氮合酶(NOS)等,而低表达 IL-10,对恶性肿瘤细胞具有杀伤和抑制作用。M1 型巨噬细胞还有提呈肿瘤特异性抗原的作用,从而间接抑制肿瘤的生长。另一方面,由辅助性 T 细胞 2(Th2)衍生的 IL-4、IL-13、IL-10,以及由嗜酸性粒细胞、嗜碱性粒细胞、肿瘤细胞衍生的前列腺素 E_2(prostaglandin E_2,PGE_2)、转化生长因子 β(TGFβ)等促使单核细胞/巨噬细胞向 M2 型巨噬细胞极化。M2 型巨噬细胞能够分泌 IL-10、CCL17、CCL18、CCL22 等,进而促进肿瘤的生长、血管生成和癌细胞的转移。

在新生的肿瘤中,巨噬细胞与 T 细胞和干扰素一起在免疫编辑的早期免疫“消除”阶段抑制肿瘤的生长。随着肿瘤的发展,在肿瘤免疫编辑的“平衡”阶段和“逃逸”阶段,巨噬细胞表型由 M1 转变为 M2,其抑制肿瘤的功能逐渐被破坏,转变为抑制免疫和促进肿瘤进展。

M2 型巨噬细胞释放的免疫抑制因子 IL-10 能够单独或与 IL-6 一起上调 B7-H4 基因的表达,进而抑制 T 细胞的活性与增殖。同时,M2 型巨噬细胞能够通过分泌 TGF-β,既发挥抑制 NK 细胞杀伤肿瘤的功能,还可以促进 DC 细胞的凋亡,减少其迁移速率,进而降低适应性免疫反应。TGF-β 还能促进 $CD4^+T$ 细胞分化为 Th2 型,从而抑制 $CD8^+T$ 细胞抗肿瘤的活性。此外,M2 型巨噬细胞产生的趋化因子 CCL18 具有抑制 T 细胞的功能,CCL17 和 CCL22 则可以促进调节性 T 细胞(regulatory T cell,Treg)和辅助性 T 细胞(Th2)的浸润,抑制抗肿瘤免疫,促进肿瘤的发展。在肿瘤 ECM 中,巨噬细胞产生多种酶类,如基质金属蛋白酶(MMP)、尿激酶纤溶酶原激活物(uPA)和 uPA 受体,促进基底膜的降解,改变基质的组成成分,进而促进肿瘤的转移。巨噬细胞分泌的促肿瘤血管生长因子和趋化因子,如 VEGF、血小板源性生长因子(PDGF)、碱性成纤维细胞生长因子(basic fibroblast growth factor,bFGF)、CCL2 和 CCL8 等,诱导肿瘤血管新生,为肿瘤生长提供支持。

3. **中性粒细胞**   中性粒细胞被认为是炎症发生过程中的关键因素,是最早被募集到受损组织的免疫细胞之一,可以通过吞噬作用、抗菌蛋白的分泌、中性粒细胞胞外诱捕网(NETs)的沉积和含蛋白酶颗粒的胞吐作用来消除病原体并调节炎症反应。浸润在 TME 中的中性粒细胞称为肿瘤相关中性粒细胞(tumor-associated neutrophils,TANs),与巨噬细胞的 M1/M2 表型相似,有人提出 TANs 以两种极化状态(N1 和 N2)存在,分别具有抗肿瘤和促肿瘤作用,由于尚缺乏这两个亚型的特定标记,这种分类仍有争议。虽然目前还缺乏特异性标志物来区分,但 TANs 明显存在功能异质性。TANs 募集主要由肿瘤细胞和基质细胞分泌的趋化因子(如 CXCL1、CXCL2、CXCL5、CXCL6 和 CXCL8 等)介导。此外,TGF-β 也与 TAN 募集和重编程有关。

在肿瘤微环境中,TANs 通过分泌多种细胞因子,在肿瘤的生长和进展中发挥复杂的调控作用。TANs 分泌的细胞因子包括:$TGFβ_2$、抑瘤素 M(oncostatin-M,白介素-6 超家族成员)、HGF、CXC 或 CC 家族趋化因子、IL-17α 等。

中性粒细胞弹性蛋白酶（neutrophil elastase，NE）属糜蛋白酶超家族成员，是 N2 型中性粒细胞分泌的一种丝氨酸蛋白酶，可作用于胰岛素受体底物-1（insulin receptor substrate-1，IRS-1），诱导 PI3K 上调进而促进肿瘤细胞增殖。中性粒细胞脱颗粒释放弹性蛋白酶和组织蛋白酶 G，导致抗肿瘤因子血小板反应蛋白-1（thrombospondin-1，Tsp-1）的水解，进而促进肺癌转移。TANs 分泌大量 MMP-9 以及 VEGF，从而促进肿瘤新生血管生成。通过降低 TANs 在肿瘤组织中的浸润，可减少肿瘤血管生成、抑制肿瘤生长。

活化的中性粒细胞向胞外释放一种网格状结构，即中性粒细胞胞外诱捕网（NETs），包含疏松的 DNA 骨架和 MMP-9、弹性蛋白酶、组织蛋白酶 G 和髓过氧化物酶（myeloperoxidase，MPO）等，与肿瘤的进展密切相关。

肿瘤细胞分泌的 IL-8 诱导中性粒细胞释放精氨酸酶-1（arginase-1，Arg1）降解胞间精氨酸，从而抑制 T 细胞免疫功能。肿瘤细胞分泌的 GM-CSF 通过 JAK-STAT 通路刺激 TANs 高表达程序性死亡配体 1（programmed death-ligand 1，PD-L1），进而抑制 T 细胞免疫功能。TANs 常产生大量过氧化氢抑制 T 细胞增殖，还可通过分泌 TNF-α 影响 T 细胞的肿瘤杀伤作用。TANs 可分泌趋化因子 CCL2 和 CCL17，招募巨噬细胞和调节性 T（Treg）细胞。TANs 通过以上多方面共同抑制 T 细胞功能，进而促进肿瘤进展。

4. 髓源性抑制细胞　髓源性抑制细胞（MDSC）是一类具有免疫抑制功能的处于不同分化阶段的异质表型未成熟型髓系细胞群体，主要由骨髓祖细胞、未成熟粒细胞、未成熟单核细胞和未成熟树突状细胞组成。人类 MDSC 的表型具有多样性，通常定义为 $CD14^-CD11b^+$，或者表达髓系标记 $CD33^+$，但不表达 MHC II 类分子 HLA-DR 的细胞，即 $LIN^-HLADR^-CD33^+$ 或 $CD11b^+CD14^-CD33^+$。而小鼠 MDSC 通常表现为 $GR1^+CD11b^+$。根据表型不同，MDSC 可分为粒细胞样的 G-MDSC 和单核细胞样的 M-MDSC。

肿瘤细胞或间质细胞产生可溶性因子（如 IL-1β、IL-6、IL-10、GM-CSF/M-CSF、VEGF、SCF、TGF-β、PGE_2 和 COX-2 等）、趋化因子（如 CCL2、CXCL1 和 CXCL2 等）和促炎蛋白（如 S100A8、S100A9 等）等诱导 MDSC 增殖。CCL2/CCL5 可促进 M-MDSC 募集到肿瘤组织，肿瘤组织募集 G-MDSC 则主要通过 CXC 家族趋化因子（如 CXCL1、CXCL5、CXCL6、CXCL8、CXCL12 等）。

MDSC 可通过多个途径介导免疫抑制效应。MDSC 可促进 Treg 细胞、TAM、CAF 的形成，促进肿瘤免疫耐受。MDSC 可通过产生过量的 NADPH 氧化酶（Nox2）、精氨酸酶（Arg1）、活性氧（ROS）、一氧化氮（NO）、S100A8/9 蛋白及多种炎症因子抑制 T 细胞活性，进而形成抑制性免疫微环境，促进肿瘤恶性生物学行为。

5. 肥大细胞　肥大细胞是一种人体内广泛分布的免疫细胞，来源于骨髓造血祖细胞，刚进入外周血时处于未成熟状态，待进入外周组织后成熟并定居。生理状态下，肥大细胞参与组织重塑、伤口修复，病理状态下肥大细胞分泌多种生物活性物质如组胺、白三烯，参与机体变态反应，还能释放多种生长因子（如 FGF-2、VEGF、TGF-β 等）诱导肿瘤血管形成，促进肿瘤的侵袭转移。TME 中的干细胞生长因子（stem cell factor，SCF）可募集肥大细胞到肿瘤组织，肥大细胞还可以与 MDSC 相互作用，增强 MDSC 的免疫抑制功能。

6. 自然杀伤细胞　自然杀伤细胞（NK）来源于骨髓共同淋巴祖细胞（common lymphoid progenitor cells，CLP），在 NK 发育过程中，表达免疫受体酪氨酸抑制性基序（ITIM），ITIMs 与 MHC I 相互作用，从而使其避免攻击正常健康细胞。NK 生存与发育依赖于细胞因子（尤其是 IL-2、IL-15）和转录因子（发育需要 Nfil3、Id2 和 Tox，成熟需要 EOMES 和 T-bet）。人类 NK 细胞的表面标志为 $CD3^-CD56^+$（$CD56^{bright}CD56^{dim}$）；小鼠 NK 细胞的表面标志为 $CD3^-NK1.1^+$ 和 $CD3^-CD49b^+$。

激活的 NK 成为细胞毒性或者效应性 NK，可以分泌细胞因子，体外（in vitro）以炎症细胞因子可诱导产生长期记忆样 NK，无抗原特异性。相对于特异性免疫细胞，NK 无须预免疫即可快速释放炎症细胞因子，起到杀伤细胞的作用。一定条件下，NK 可以获得免疫记忆，类似于获得性免疫细胞。

在免疫反应中,NK 可与其他免疫细胞和肿瘤细胞相互作用;在 NK 增殖及功能方面,DCs 通过分泌 IL-12 I 型干扰素和外泌体发挥重要的调节作用。极化的 M1 型巨噬细胞分泌细胞因子 IL-12、IL-18、IL-1β、IFN-β,非极化的 M1 型和 M2 型巨噬细胞分泌 IL-18,通过 Toll 样受体(toll-like receptor,TLR)激活 NK,发挥细胞毒作用。单核细胞通过分泌 IL-2、IL-12、IL-18 和 IL-21 等调节 NK 的增殖与功能。$CD4^+T$ 细胞分泌的 IL-2 对 NK 的存活与增殖至关重要。而 Treg 细胞通过分泌 TGF-β 抑制 NK 细胞增殖及活性。

基于 NK 细胞功能,将 NK 细胞上的受体分为两类,分别为激活性受体和抑制性受体。激活性受体包括:C 型凝集素受体(如 CD94/NKG2C、NKG2D、NKG2E/H 和 NKG2F),自然杀伤受体(如 NKp30、NKp44 和 NKp46),杀伤细胞 C 型凝集素受体(如 NKp65、NKp80)、FcγR[介导抗体依赖性细胞介导的细胞毒作用(ADCC)],SLAM 家族受体(2B4、SLAM6 和 SLAM7,在造血干细胞识别中起重要作用),杀伤细胞免疫球蛋白样受体(KIR,KIR-2DS 和 KIR-3DS),以及共刺激分子[DNAM-1 和 CD137(41BB)]。抑制性受体包括:KIR-2DL、KIR-3DL 和 C 型凝集素受体 NKG2A/B,这类受体识别 HLA- I 或 I 类样分子、免疫检查点(包括 PD-1、CTLA-4、TIM-3、TIGIT 等),从而传导抑制性信号。

健康细胞表达 HLA- I 类分子,与 NK 细胞的抑制性受体 KIRs 或 CD94/NKG2A/B 结合,使 NK 细胞不至于损伤自身。NK 细胞识别肿瘤细胞有 2 种方式,第一种为肿瘤细胞 HLA- I 类分子丢失,抑制性信号(KIRs 或 CD94/NKG2A/B)也丢失,从而使 NK 细胞激活,即 "missing-self" 识别模式;第二种为损伤相关蛋白(如 MICA/MICB、ULBPs)表达上调,与 NK 的激活性受体(NKG2D)结合,激发 NK 细胞毒活性,称之为 "压力诱导"(stress-induced)模式。

NK 细胞可以通过多种方式实现对肿瘤的杀伤效应,请参见第二篇第三章肿瘤与免疫。

实体瘤逃逸 NK 细胞攻击的机制可概括为:NK 趋化至肿瘤局部的数量不足,NK 功能或活化异常,NK 细胞激活性受体表达减少而抑制性受体表达上调,从而导致激活性受体与抑制性受体的平衡被打破,肿瘤细胞分泌抑制性因子(如 TGF-β、IL-6 和 IL-10 等),肿瘤微环境中的 Treg 或 MDSC 数量增多等。

7. 树突状细胞　树突状细胞(DCs)起源于骨髓造血祖细胞,也可由单核细胞分化产生,是免疫系统中功能最强的专职抗原呈递细胞(antigen presenting cells,APCs),是 $CD4^+T$ 和 $CD8^+T$ 初始细胞主要的激活细胞。DC 具有摄取和处理抗原的能力,表达主要组织相容性复合体(MHC)和共刺激分子(CD80、CD40、CD86 和 CD70),进而激活效应细胞。这些特征使其在诱导和维持抗肿瘤免疫方面发挥独特的作用(请参见第二篇第三章肿瘤与免疫)。然而,TME 中一些因素的影响也会促使 DC 递呈抗原的功能降低甚至完全丧失,从而限制效应 T 细胞的活性,促进肿瘤生长。

DC 激活 T 细胞需要三个条件。首先,DC 在捕获外源性或内源性抗原后分化成熟,并回到淋巴器官,同时将抗原处理成小肽段(抗原肽),抗原肽与 MHC 分子形成 MHC-抗原肽复合物,该复合物呈递到细胞表面与 T 细胞表面的 T 细胞受体(TCR)结合,其中,DC 通过 MHC I 分子将外源性抗原呈递给 $CD8^+T$ 细胞,而通过 MHC II 分子将内源性抗原呈递给 $CD4^+T$ 细胞;其次,DC 在细胞表面表达共刺激分子 B7(CD80 和 CD86),与 T 细胞表面的相应受体 CD28 结合;最后,DC 还会分泌一些细胞因子,触发 T 细胞中的特异性 STAT 激活途径。DC 上的模式识别受体(pattern recognition receptors,PRRs)通过对病原体相关分子模式(pathogen-associated molecular patterns,PAMPs)的识别,实现特异性的细胞因子分泌。模式识别受体包括 Toll 样受体(TLR)、NOD 样受体(NOD-like receptor,NLR)和 RIG-I 样受体(RIG-I-like receptor,RLR)。该识别过程还会导致 DC 的激活,同时可调节共刺激分子和 MHC 分子。除了适应性免疫以外,DC 还在先天性免疫中发挥作用,DC 能够检测病原体和细胞因子,从而促进多种先天性免疫细胞的活化,其中包括先天性淋巴细胞(innate lymphoid cells,ILCs)、自然杀伤细胞和中性粒细胞。

除诱导细胞免疫外,DC 还可以增强体液免疫。以往人们认为,滤泡树突状细胞(follicular dendritic cells,FDC)和 $CD169^+$ 巨噬细胞能够促进 B 细胞和初始抗原的结合。

8. T 细胞　根据表达的 TCR 类型,T 细胞可分为 αβT 细胞和 γδT 细胞(请参见第二篇第三章肿瘤与免疫),αβT 细胞又可分为 CD4⁺T 细胞和 CD8⁺T 细胞。CD4⁺T 细胞识别 MHC Ⅱ 类分子所提呈的外源性抗原肽,活化后主要分化为 Th。CD8⁺T 细胞识别 MHC Ⅰ 类分子所提呈的内源性抗原肽,活化后主要分化为细胞毒性 T 淋巴细胞(cytotoxic T lymphocyte,CTL)。

CD4⁺T 辅助细胞分为不同的亚型,包括 Th1、Th2、Th17、Tfh 和 Treg;每个亚群在抗肿瘤免疫反应中都发挥着特定的作用。总体而言,以 Th1 为导向的反应会抑制肿瘤生长,并且通常与良好的临床结果相关。Th1 细胞可通过产生包括 IL-2 和 IFN-γ 在内的几种细胞因子,在原位增强细胞毒性 T 细胞的抗肿瘤功能。Tfh 细胞与三级淋巴结构中的 B 细胞相互作用,以帮助产生抗体。

CD8⁺T 细胞在抗肿瘤免疫反应中发挥着非常重要的作用,负责识别和消除肿瘤细胞。肿瘤细胞在其表面表达的突变蛋白所形成的抗原通常称为新抗原(neoantigen),新抗原可诱导肿瘤特异性免疫反应。活化的 CD8⁺T 细胞通过释放颗粒酶和穿孔素,实现对肿瘤细胞的裂解。T 细胞表达抑制性受体(如 PD-1、Tim-3 和 Lag-3),其在生理情况下的功能是与其配体结合抑制免疫反应。许多肿瘤细胞可以利用这种抑制机制表达多种配体(如 PD-L1、PD-L2),从而抑制 T 细胞对肿瘤细胞的免疫反应,促进肿瘤细胞逃避 T 细胞的攻击。

T 细胞可以参与多种疾病产生的各种免疫反应,包括感染、癌症、自身免疫性疾病和过敏性疾病。在急性感染中,初始 T 细胞(naive T cell)在抗原刺激下迅速被激活并分化为效应 T 细胞(Teff)。抗原清除后,大多数 T 细胞死亡,但一小部分则分化成记忆 T 细胞,当相同的抗原重新出现时可激发快速免疫应答。记忆 T 细胞以抗原非依赖方式下调效应程序和自我更新能力。在慢性感染和癌症期间,由于持续暴露抗原导致 T 细胞功能受损,称为 T 细胞功能障碍。功能障碍的严重程度与抗原刺激水平有关。慢性抗原刺激可导致 NFATc1 介导的 T 细胞持续表达 PD-1。因此,抗原刺激的程度和持续性是导致 T 细胞功能障碍的重要因素,并与功能障碍的严重程度相关。

T 细胞功能障碍的特征是增殖、细胞因子产生和溶解靶细胞的能力逐步丧失。获得性功能障碍与多种抑制受体(inhibitory receptor,IRs)的共表达有关,包括 PD-1、细胞毒性 T 淋巴细胞抗原 4(CTLA-4)、T 细胞免疫球蛋白结构域和黏蛋白结构域-3(Tim-3)、淋巴细胞激活基因 3(LAG-3)、带有 Ig 和 ITIM 结构域的 T 细胞免疫受体(TIGIT)等。T 细胞耗竭(T cell exhaustion)是 T 细胞功能障碍的代表。耗竭性 T 细胞(Tex)不同于其他功能失调的 T 细胞(包括无能 T 细胞和衰老 T 细胞),无能 T 细胞是由次优刺激诱导的,而衰老 T 细胞由于反复刺激而进入一个终末分化的状态,这涉及不可逆的细胞周期阻滞和端粒缩短。T 细胞耗竭的特征如下。①效应功能累进式丧失:细胞因子产生缺陷,早期为 IL-2 和 TNF 产生缺陷,衰竭期则为 IFN-γ 产生缺陷,可能保留产生趋化因子的能力,包括 MIP-1α、MIP-1β、RANTES 等。②对稳态细胞因子的反应性改变:记忆性 T 细胞的一个关键特性是通过细胞因子 IL-7 和 IL-15,以不依赖抗原的方式维持细胞的功能及稳态自我更新,而耗竭性 T 细胞由于 IL-7Rα 和 IL-2/15Rβ 信号通路的缺陷,无法通过 IL-7 和 IL-15 介导稳态自我更新,耗竭性 T 细胞增殖是通过持续的抗原信号来维持的,但耗竭 T 细胞会失去对额外增殖信号的反应能力,并且对未来的相同抗原刺激没有反应,导致记忆稳态的丧失。③持续表达抑制性受体:耗竭性 T 细胞的一个关键特征是多种 IRs 的增加和持续表达,免疫检查点抑制剂可以部分地逆转 T 细胞耗竭。

阻断 PD-1 或其配体 PD-L1 可以逆转 T 细胞功能障碍,重新激活 T 细胞功能。通过使用针对 PD-1/PD-L1 的抗体,已经在多种癌症类型中观察到令人鼓舞的结果,如黑色素瘤、尿路上皮癌和非小细胞肺癌(参见第四篇第四章生物治疗)。然而,大多数患者对这种疗法的反应缺乏持久性,其部分原因可能是 T 细胞中存在其他抑制受体。

9. B 细胞 B 细胞具有多种免疫反应功能。各种实体瘤中均可见肿瘤浸润性 B 淋巴细胞(tumor-infiltrating B lymphocyte,TIBs)。在肿瘤发展过程中,TIBs 通过多种方式发挥免疫调节作用(参见第二篇第三章肿瘤与免疫)。

在体液免疫中,B 细胞及 B 细胞相关通路通过生发中心(germinal center,GC)反应起主导作用。DC 与 NK 细胞激活趋化因子受体 CCR7,并在趋化因子 CCL19 和 CCL21 作用下,通过淋巴血管迁移到次级淋巴器官（secondary lymphoid organ，SLO）的 T 细胞带。同样，带有 CCR7 的初始 T 细胞和 B 细胞在 CCL19 和 CCL21 作用下，通过高内皮细胞小静脉（high endothelial venule，HEV）迁移到 T 细胞带。DC 将抗原提呈给初始 T 细胞，促进初始 T 细胞向 T 滤泡辅助细胞（T follicular helper cell，Tfh）分化。随着 CCR7 表达的降低，Tfh 细胞趋化因子受体 CXCR5 的表达逐渐增加，并通过 B 细胞带基质细胞产生趋化因子 CXCL13 的浓度梯度向 B 细胞带迁移。Tfh 细胞和 B 细胞与滤泡 DC 相互作用促进 GC 反应免疫激活，导致 B 细胞分化为记忆 B 细胞和长期存活的浆细胞。然而，也有报道显示 CCR7 和 CXCR5 在癌细胞中表达，并通过 CCL-19、-21/CCR7 轴和 CXCL13/CXCR5 轴分别促进肿瘤的发展。因此，B 细胞和 B 细胞相关通路作为新的免疫相关治疗靶点的潜力仍有争议，值得进一步探讨。

调节性 B 细胞（regulatory B cell，Bregs）主要通过细胞因子分泌和细胞间接触发挥免疫调节功能。Bregs 产生的细胞因子有 IL-10、IL-35 和 TGFβ。B10 细胞是产生 IL-10 的 Bregs 细胞，通过释放 IL-10 抑制 $CD4^+T$ 细胞增殖和促炎细胞因子的产生，B10 细胞来源的 IL-10 通过诱导耐受表型损害 DC 和巨噬细胞的功能，Bregs 还可通过 IL-10 抑制 NK 细胞产生的 IFN-γ。与 IL-10 类似，TGF-β 是 Bregs 分泌的另一个调节免疫反应的关键介质，它可以诱导调节性 T 细胞（Tregs）的产生，并增加 Tregs 中 CTLA-4 和 Foxp3 的表达。由 Bregs 产生的 IL-35（IL-12 家族成员，T 细胞免疫的关键负调节因子）促进 Treg 增殖并损害 Th17 效应以增强免疫耐受。IL-35 可将 B 细胞转化为产生 IL-35 的 Bregs，从而建立一个正反馈回路。

除了细胞因子的分泌，Bregs 还通过细胞间接触调节免疫反应，包括 CTLA-4/CD86、CD40/CD40L 和 Fas/FasL 等配体受体的相互作用。细胞间接触是 Bregs 增加 Tregs 上 Foxp3 和 CTLA-4 表达的主要机制。CD28 和 CTLA-4 一般由 T 细胞表达，均为 CD80/CD86 的配体。Bregs 还通过 CD40/CD40L 调节效应 T 细胞，诱导 T 细胞死亡并抑制 T 细胞对自身抗原的应答。

10. 肿瘤组织中三级淋巴结构　三级淋巴结构（tertiary lymphoid structure，TLS）是位于非典型淋巴器官部位的异位淋巴细胞聚集的淋巴组织，类似于次级淋巴器官（secondary lymphoid organ，SLO）的结构、组织和功能，由富含 T 细胞和 B 细胞的区域组成，是效应和记忆 T 细胞和 B 细胞分化的部位，存在于肿瘤、感染性疾病、自身免疫疾病和器官移植等慢性炎症组织周围。在肿瘤中，TLS 的形成象征免疫细胞的浸润和对肿瘤杀伤作用的增强，是患者生存和预后的积极因素（见文末彩图 2-5-2）。

有许多免疫细胞参与 TLS 的组成，包括 B 细胞、浆细胞、滤泡状树突细胞（FDCs）、T 细胞、DC、中性粒细胞、巨噬细胞、成纤维网状细胞（fibroblastic reticular cells，FRCs）等。尽管对于有功能的 TLS 结构的定义尚不明确，有人将间质中的淋巴细胞聚集体（包括 FDC、FRC、HEV）定义为 TLS。事实上，TLS 的发展经历了连续的成熟阶段，可分为早期 TLS、初级 TLS 和次级 TLS。含有高内皮细胞小静脉（HEVs）的 TLS 称为早期 TLS，含有 HEVs 及 FDCs 的 TLS 称为初级 TLS，含有 HEVs、FDCs 及生发中心的 TLS 称为次级 TLS。

TLS 中主要细胞类型及其标志物：B 细胞表面标记为 CD20 或 CD19；某些生发中心 B 细胞表达胞内激活诱导脱氨酶（activation-induced deaminase，AID）和 Ki67。FDC 位于生发中心，表达 CD21（又称 CR2）、CD35（又称 CR1）和 CD23（又称 FcεRⅡ），这些分子也在 B 细胞中表达。浆细胞表达 CD138 和 CD269。T 细胞表达 CD3、CD8 或 CD4，Th1 细胞胞内表达 $T-bet^+$，Tfh 表达 PD-1，Treg 表达 CD25 以及胞内 FoXP3。树突状细胞（DC）表达 DC-LAMP、CD83 或 CD86。中性粒细胞表达 CD66b 或髓过氧物酶（MPO）。巨噬细胞表达 CD68。高内皮细胞小静脉（HEVs）表达 PNAd 和 meCA79。

11. 肿瘤相关脂肪细胞　脂肪细胞是 TME 中的重要组成成分。在恶性肿瘤细胞及恶性 TME 中发生异常的能量代谢时，脂肪细胞可通过去分化的作用转变成肿瘤相关脂肪细胞（cancer-associated adipocytes，CAAs）。肿瘤细胞可通过分泌 Wnt3a 激活脂肪细胞中的 Wnt/β-catenin 信号通路，介导脂肪细胞去分化形成 CAAs，并可演化成脂肪细胞源性成纤维细胞（adipocyte-derived fibroblasts，ADFs）。相比脂肪细胞，CAAs 具有去脂化、细胞萎缩、脂肪细胞标志物减少及促炎因子表达上调等特点；而 ADFs 在形态上与 CAFs 几乎不可分，但仅表达 FSP1/S100A4，而不表达 αSMA，可能为 CAFs 的亚型之一。这些 CAAs 会分泌多种与肿瘤相关的脂肪因子和炎症因子,并会产生一些代谢产物,对恶性肿瘤的生长具有明显的促进作用。肿瘤相关脂肪细胞分泌的脂肪因子可增强恶性肿瘤细胞的黏附性,并可促进其向周围的组织侵袭与转移。CAAs 的代谢产物游离脂肪酸(free fatty acids,FFA)可进入恶性肿瘤细胞的内部,为恶性肿瘤细胞的增殖提供相关的能量。

在恶性肿瘤细胞及恶性 TME 发生异常能量代谢时,CAAs 的脂解作用就会变得异常活跃,从而分泌包括瘦素(leptin)、抵抗素(resistin)、脂联素(adiponectin)、内脂素(visfatin)、IL-6、IL-8 等在内的与肿瘤相关的脂肪因子和炎症因子,并产生脂肪酸等代谢产物。

脂肪酸和甘油二酯是 CAAs 最常见的两种代谢产物。脂肪酸可参与前列腺癌细胞等多种肿瘤细胞的葡萄糖摄取过程,并可通过促进恶性肿瘤内炎症因子的释放、介导巨噬细胞和淋巴细胞向恶性肿瘤细胞募集来促进肿瘤的生长。甘油二酯可通过抑制人体内神经酰胺的释放来减少肿瘤细胞的凋亡。CAAs 还能分泌大量的炎症因子,主要包括 IL-6、IL-8、MCP-1、PAI-1、TNF-α 等。这些由 CAAs 分泌的炎症因子可促进恶性肿瘤内部炎症环境的形成,从而促进恶性肿瘤的生长和转移。

12. 内皮细胞　肿瘤微环境的基质成分中最突出的是形成肿瘤相关血管系统的内皮细胞(endothelial cell)。静止的组织毛细血管内皮细胞被血管生成调节因子激活,产生新生血管,伴有内皮细胞增殖和血管拟态发生。

内皮细胞还参与淋巴管的形成。由于实体瘤内的高间质压,瘤内淋巴管通常塌陷和无功能;在许多癌症类型中,在肿瘤周围和癌细胞侵入的邻近正常组织中,通常有功能性的、生长活跃的淋巴管,这些淋巴管可能是转移癌细胞在引流淋巴结中播种的通道。激活 VEGF-C/VEGFR3 的信号通路可诱导淋巴管内皮细胞形成新淋巴管,还可通过消除引流淋巴管和淋巴结的免疫刺激功能来促进抗肿瘤免疫的逃避。

13. 周细胞　周细胞(pericyte)是一种特殊的间充质细胞类型,与平滑肌细胞密切相关,呈手指状的突出物包裹着血管内皮管。在正常组织中,周细胞向静止的内皮细胞提供旁分泌支持信号。例如,周细胞分泌的 Ang-1 传递抗增殖稳定信号,内皮细胞表面表达的 Tie2 受体接收这些信号。一些周细胞也产生低水平的 VEGF,在内皮稳态中起营养作用。周细胞还与内皮细胞合作合成血管基膜,固定周细胞和内皮细胞,帮助血管壁承受血液产生的静水压力。

遗传和药理学上的干扰证明周细胞募集对肿瘤内皮细胞功能上的重要性。例如,以药物抑制肿瘤周细胞和骨髓源性周细胞祖细胞表达的血小板源性生长因子(PDGF)受体的信号转导可致肿瘤血管的周细胞覆盖率降低,进而破坏血管的完整性和功能,而正常血管的周细胞不容易受到这种药理学破坏。

14. 细胞外基质　细胞外基质(ECM)由多种蛋白组成,包括层粘连蛋白、纤连蛋白、Ⅳ型胶原蛋白、巢蛋白、蛋白多糖和蛋白聚糖。ECM 中还包含多种细胞因子、趋化因子和生长因子,近年来发现一类新的成分,即外泌体(exosome)。ECM 能够给基质中的细胞和周围的组织提供支撑。配体与 ECM 中的蛋白结合可激发多种细胞活性,诱发一系列信号转导。在肿瘤进展过程中,肿瘤细胞通过分泌 ECM 蛋白、翻译后修饰及蛋白水解重塑等来调节 ECM 成分。调节细胞内信号转导,改变细胞ECM 黏附作用或影响基质结构所造成的 ECM 成分改变,可影响肿瘤进程。

二、肿瘤微环境的特点

肿瘤微环境通常表现为慢性炎症、低氧、血管(淋巴管)异常、血管通透性增加、细胞外 pH 低、间质液压力增加、有氧糖酵解增加(瓦尔堡效应,Warburg effect)、谷氨酰胺成瘾和胆碱-磷脂代谢改变等。最近的证据表明,在肿瘤发生和进展的过程中,代谢重编程增加了更具侵略性的癌细胞易于适应代谢到最有利途径的能力,超越瓦尔堡效应,以确保他们在不同环境刺激下的生长和生存。肿瘤代谢改变可能影响细胞信号转导和细胞分化。

1. 慢性炎症　肿瘤相关性炎症是癌症的关键特征之一。肿瘤微环境中的成分触发免疫/炎症反应,组织学上呈现为天然和适应性免疫细胞浸润。慢性炎症在癌症的发生、发展、转移以及耐药过程中扮演重要角色。与慢性炎症反应及组织损伤修复类似，肿瘤相关炎症的特征包括：组织中持续存在炎症细胞、炎症介质、组织重塑、新生血管形成。早在1863年，Rudolf Virchow就发现了炎症和癌症之间的联系。各类细胞因子及趋化因子间以及其膜受体与可溶性受体间存在相互协同、抑制、拮抗等复杂关系，形成细胞因子网络，介导及调控炎症过程。

持续细胞增殖的环境中，丰富的炎症细胞、生长因子、激活的基质和DNA损伤剂诱发肿瘤生成。在组织损伤修复及再生过程中，细胞的增殖加快，当组织损伤性因素去除后，细胞增殖及炎症减弱，而当DNA损伤和/或诱变剂持续存在，为维持细胞增殖，微环境中就会富集炎症细胞、生长因子。从某种意义上说，肿瘤是一种无法愈合的伤口。

虽然有研究表明炎症细胞在肿瘤组织中的浸润与患者预后好相关。但是一般来说，慢性炎症的持续存在导致其在启动、维持、促进肿瘤生长中发挥重要作用。目前研究发现慢性炎症促癌的途径有两条：一是通过肿瘤改变免疫反应，使之变成促致瘤炎症（例如，活性氧或细胞因子可进一步促进肿瘤生长）；二是持续的慢性炎症在组织干细胞向肿瘤细胞转化过程中发挥积极作用。

局部炎症通常在肿瘤发展的早期阶段就很明显，并且可以明显地促进癌前病变向癌转变。此外，炎症细胞可以释放化学物质，特别是活性氧，对附近的癌细胞有积极的诱变作用，从而加速它们向恶性肿瘤状态的遗传进化。

炎症细胞可通过向TME提供信号分子，包括维持增殖信号的生长因子，抑制细胞死亡因子、生存因子、促血管因子、细胞外基质修饰酶（促进血管生成、侵袭与转移）以及导致EMT激活诱导信号等，促进多种恶性肿瘤特征性（Hallmarks）功能。

2. 低氧　肿瘤微环境内部低氧是实体瘤的一种普遍现象，并与恶性进展高度相关。造成TME内部低氧状态的主要因素为：肿瘤组织生长迅速，对氧气及能量物质需求增加，以及肿瘤体积高度膨胀，导致一部分肿瘤组织逐渐远离血管，从而出现肿瘤组织血供不足。低氧状态可激活PI3K/Akt/mTOR和AMPK信号通路，促进低氧诱导因子1α（HIF-1α）入核，启动其下游基因转录，参与调控肿瘤脉管形成，促进ECM重塑，促进肿瘤恶性进展。

3. 低pH　肿瘤代谢以糖酵解（有氧糖酵解和无氧糖酵解）为主，可造成局部乳酸堆积，存在于肿瘤细胞膜的多种离子转运体如V型ATP酶（V-ATPase），将肿瘤细胞内代谢产生的H^+泵出胞外，从而维持细胞质的中性，避免自身酸中毒。肿瘤的酸性微环境也可促进基质重塑，有利于肿瘤的侵袭与转移。

4. 间质高压　肿瘤微环境中，细胞与细胞之间的纤维、基质和可溶性物质构成了微环境的间质。与正常组织不同，TME中的脉管系统不完备，淋巴系统功能障碍，无法调节组织液的动态平衡，肿瘤血管脆性增加，具有高渗特性，造成渗透液明显增加，间质液体增多，而血管舒缩功能又明显降低，造成血管阻力增大，血液浓缩，回流减少，分解产物不能及时排出，这些因素综合造成了TME间质高压。

5. 血管高渗透性　肿瘤血管生成与正常组织不同，肿瘤组织血管形态上呈奇特的不规则螺旋状，血管内皮细胞不完整甚至缺失，基底膜中断或缺如，血管分布不均匀，毛细血管间距增大，血管内皮细胞运动能力增强，血管出现小孔，造成动静脉短路，促使间质液增多。

6. 代谢重编程特点　肿瘤代谢重编程可概括为：有氧糖酵解增加，谷氨酰胺成瘾，胆碱-磷脂代谢改变。相关肿瘤代谢内容请以参见第二篇第六章肿瘤的异常代谢。在肿瘤发展和进展的过程中，代谢重编程使得癌细胞更具侵略性，更易适应瓦尔堡效应的代谢途径，以确保他们在缺氧或营养供应有限等不同环境刺激下的生长和生存。肿瘤代谢的改变可能影响细胞信号转导和细胞分化。胆碱代谢活化的特征是磷酸胆碱（PCho）和总胆碱化合物（tCho）增加，称之为胆碱表型。

第二节　肿瘤的脉管形成

要点：

1. 肿瘤血管及淋巴管生成是肿瘤的基本生物学特征之一。

2. 肿瘤新生血管与正常生理条件的血管不同,结构紊乱,血流动力学异常。

3. 肿瘤的血管生成及淋巴管生成过程复杂,受到严格而精密的调控。

一、肿瘤的血管生成

血管生成(angiogenesis)是指从已存在的血管床产生新血管的过程。血管能携带氧气及养料到机体各器官与组织以维持代谢更新和生长,对胚胎器官发育和成人伤口愈合非常重要。正常生理情况下,血管生成受到促血管生成(pro-angiogenic)和抗血管生成(anti-angiogenic)分子的严密调控。在许多疾病特别在肿瘤中,两者之间的平衡遭到破坏。肿瘤常表现出持续、失控的血管生成。获得诱导血管生成的能力是肿瘤细胞的基本特征之一。近年来,肿瘤血管生成(tumor angiogenesis)研究得到飞速发展,抗血管生成已经成为肿瘤治疗中的一大研究热点。

100 多年前,即有学者观察到肿瘤组织周围有血管围绕生长的现象。1971 年,哈佛大学的年轻医生 Folkman 在《新英格兰医学杂志》发表论文,提出的假说认为肿瘤生长和转移依赖于血管生成,阻断血管生成是肿瘤的治疗策略。近 40 年来,肿瘤血管生成学说几经起伏,到今天,这个观点已得到广泛认可并持续成为肿瘤研究的热点。肿瘤抗血管生成治疗药物已经在临床得到广泛应用。Folkman 教授因在本领域做出的杰出贡献而获得诺贝尔生理学或医学奖提名。

迄今为止,分离和鉴定出的具有促血管生成活性的内源性分子已达数十种,包括血管内皮生长因子(VEGF)、血小板源性生长因子(PDGF)、成纤维细胞生长因子(FGF)、血管生成素(angiogenin,Ang)等。同时也发现了相当数量的抗血管生成分子,包括血管抑素、内皮抑素等。这些分子之间的动态平衡构成了血管生成"开关"(angiogenic switch),决定着肿瘤的血管生成。当促血管生成因子的活性与抗血管生成因子的活性达到平衡时,此"开关"处于"关"的状态;如果促血管生成的活性占优势,有利于血管生成时,此"开关"处于"开"的状态。很多信号可影响"开关"的状态,比如 TME 中的代谢刺激(包括低氧分压、低血糖、酸性环境等),机械刺激(细胞快速增殖产生的压力)及肿瘤细胞基因突变(许多癌基因的激活和抑癌基因的失活)。刺激血管生成的信号既可来源于肿瘤细胞外(TME),也可来源于肿瘤细胞内(基因突变)。调节血管生成的因子可以来源于肿瘤细胞,也可来源于肿瘤 ECM、基质细胞(stromal cell)、血细胞甚至是内皮细胞本身。在不同的肿瘤类型、不同部位、不同阶段、不同治疗中,各种信号不同程度刺激肿瘤血管生成,充分体现了肿瘤血管生成调控的复杂性。

1. 肿瘤血管的生成过程　正常成熟组织的血管系统处于相对静止状态,内皮细胞的更新极为缓慢(250~300 天)。而肿瘤发生血管生成时,内皮细胞的增殖更新周期可短至数天。肿瘤血管生成是一个细胞与细胞、细胞与基质之间相互作用,涉及多种因子的复杂过程。血管生成是指在原有微血管的基础上通过"芽生"的方式形成新生毛细血管的过程。新生毛细血管"出芽"的第一步是微血管周围基底膜(basement membrane)及 ECM 的局部降解,产生的基底膜缝隙为内皮细胞朝向肿瘤细胞的迁移做好准备。基底膜的降解可由肿瘤细胞或 TME 中基质细胞释放的蛋白酶所介导。这些蛋白酶包括 MMPs 和尿激酶纤溶酶原激活物(uPA)等。第二步是内皮细胞表面的黏附分子表达上调,并激活相关途径导致内皮细胞侵入周围基质。肿瘤细胞可产生促血管生成活性物质,具有趋化作用,吸引内皮细胞向肿瘤细胞迁移和增殖。最后,出芽的毛细血管成为新的血管环,外形重塑并形成管腔样结构。血管周围支持细胞(如平滑肌细胞、成纤维细胞等)等重新包绕血管,形成新的基底膜和 ECM,完成血管生成的过程。

新生血管的内皮细胞来源并不限于原有内皮细胞分裂产生的子代细胞,还可以来自骨髓动员的内皮祖细胞(endothelial progenitor cell)。内皮祖细胞缺乏造血细胞的标志物 CD45,但表达某些内皮细胞和干细胞的标志物。此外,还有一群骨髓细胞既表达 CD45 也表达内皮细胞相关标志物,能以旁分泌的方式促进肿瘤血管生成。内皮祖细胞进入肿瘤参与肿瘤血管内皮细胞层的形成,被称为血管发生(vasculogenesis)。肿瘤血管还能通过套叠(intussusception)的方式形成,即间质组织突入已经存在的血管腔,使肿瘤血管得以扩张和延伸。

肿瘤血管生成的"芽生"方式得到广泛的认同,但近来也有学者提出新的观点,认为肿瘤血管生成根据肿瘤生长的不同部位、不同类型肿瘤,其机制可能有所不同。

2. 肿瘤血管的结构组成与特征　肿瘤血管在细胞组成、组织结构及功能特点上与正常血管均不同。肿瘤血管结构紊乱,管腔高度无序、迂曲、膨胀、粗细不均、分支过多,进一步导致血流的紊乱、组织缺氧及酸性物质堆积区的形成。这些改变可能是由血管生成调控因子作用的不平衡造成的,特别是 VEGF 和血管生成素-1(Ang-1)活化的作用。TME 的改变能影响促血管和抗血管生成分子的产生与相互平衡,有利于肿瘤组织选择对缺氧不敏感的细胞克隆,恶性程度增高,对治疗抗拒。

肿瘤血管壁并非由均一的内皮细胞层构成,可能完全由肿瘤细胞所构成即血管拟态(vascular mimicry),或肿瘤细胞间以内皮细胞构成,称为血管镶嵌(vessel mosaic)。肿瘤的新生血管缺乏神经支配,对血管活性物质反应低下。此外,肿瘤血管缺乏完整的周细胞(pericyte),对氧浓度或激素浓度改变的适应性降低。周细胞位于血管内皮细胞外层,对于血管诸如舒缩及渗透等功能很重要。现在的观点认为周细胞是除内皮细胞之外另一个重要抗血管生成治疗靶标。同时抑制内皮细胞和周细胞可以增强抗血管生成治疗效果。

肿瘤血管具有高度的血管渗透性(permeability)。肿瘤血管壁的细胞间缝隙增宽,产生许多缺口,缺乏支持结构且基底膜不连续或缺失。此外,肿瘤血管内皮细胞形态异常、重叠生长、突入管腔。上述改变导致肿瘤血管的渗漏增加。肿瘤血管的渗漏随着时间、肿瘤的类型、肿瘤的生长部位以及治疗方式的不同表现出高度的不均一性,给肿瘤的治疗带来了更大的困难。

肿瘤细胞及肿瘤组织内的免疫细胞能分泌细胞因子,调节内皮细胞表面的黏附分子和其他分子的表达。VEGF 和肿瘤坏死因子 α(tumor necrosis factor alpha,TNF-α)能上调黏附分子表达,而 bFGF(FGF-2)及转化生长因子 β(TGF-β)则下调黏附分子的表达。血流紊乱以及黏附分子表达不均一,使白细胞与内皮细胞难以接触和相互作用。与静止的内皮细胞相比,肿瘤血管的内皮细胞增生活跃,肿瘤血管表面异常高表达正常不表达或低表达的分子,如 VEGF 受体和整合素(integrin)等。学者通过噬菌体展示库技术搜索到能相对特异地靶向到肿瘤血管的短肽序列(如 RGD 或 NGR 序列),此类短肽能将药物靶向转运到肿瘤血管。

肿瘤组织内缺乏正常的淋巴管结构,可能源于肿瘤细胞在受限的空间内快速增殖,产生机械压力,压迫了肿瘤内新生的淋巴管。淋巴回流受阻,使组织间隙压力过高,药物难以达到肿瘤内部。而肿瘤外围过量的 VEGF-C(VEGF 家族成员及功能介绍见下文)则造成淋巴管的扩张。扩张的淋巴管收集肿瘤组织"外渗"的组织间液及脱落的肿瘤细胞,促进肿瘤的淋巴管转移。

3. 肿瘤血管生成的分子机制　深入研究各种血管生成活性因子的作用机制及在肿瘤血管生成中的作用,对研发新的抗血管生成药物无疑具有重要意义。

肿瘤细胞能分泌 VEGF 等细胞因子,直接作用于内皮细胞表面的受体,引起内皮细胞的增殖活化。大多数促血管生成因子如 bFGF、PDGF 等通过刺激 VEGF 等表达或通过募集相关细胞而间接发挥促血管生成作用。直接作用的促血管生成分子对血管生成起主要作用,包括 VEGF 及其受体家族成员,Ang 及其受体家族成员(主要是 Tie-2)及 Notch 受体。

(1)VEGF 受体(VEGF-R)信号途径:VEGF 及其受体酪氨酸激酶(RTK)是最重要的促血管生成因子。VEGF 家族包括 6 大成员,即 VEGF-A、VEGF-B、VEGF-C、VEGF-D、VEGF-E 和 PLGF,都是二聚体糖蛋白。VEGF-A 是发现最早、研究最深入、表达最广泛、含量最高的 VEGF 家庭成员。通常文献提及的 VEGF 即指 VEGF-A。VEGF mRNA 经过不同的剪接可形成 5 种 VEGF 异构体,即 VEGF121、VEGF145、VEGF165、VEGF189、VEGF206。

VEGF 和特异性受体结合后才能发挥生物学功能。迄今为止,在人类中已经发现了 5 种 VEGFR:VEGFR-1(Flt-1)、VEGFR-2(Flk-1/KDR)、VEGFR-3(Flt-4)及 Neuropilin-1、Neuropilin-2。VEGFR-2 是介导血管生成的主要受体,主要分布在血管内皮细胞,少量分布在造血干细胞、巨噬细胞等。VEGFR-2 具有 7 个免疫球蛋白(Ig)样的细胞外区域,跨细胞膜区域以及含有酪氨酸激酶的细胞内功能区域(图 2-5-3)。

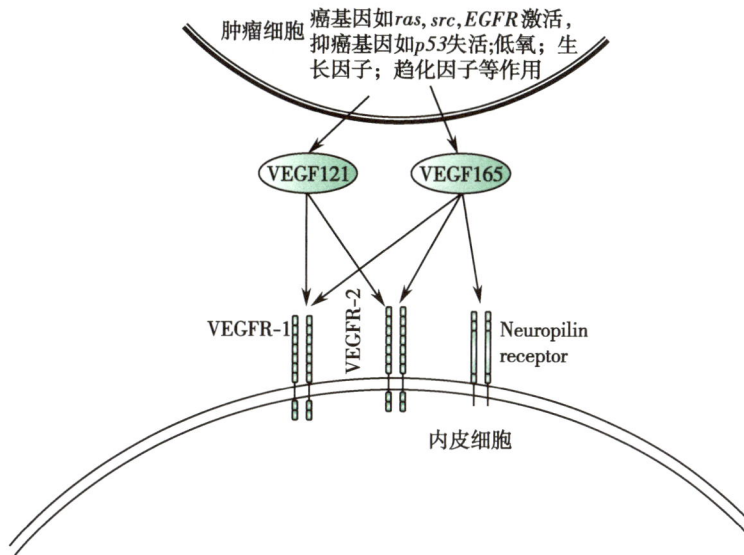

图 2-5-3　肿瘤细胞释放 VEGF 促进血管生成

大多数肿瘤细胞高表达 VEGF，这可能源自肿瘤细胞内的癌基因（如 *src* 基因）激活和抑癌基因（如 *VHL* 基因）失活。肿瘤细胞产生的 VEGF，通过旁分泌的方式作用于内皮细胞。内皮细胞表面高表达 VEGF-R，但很少产生 VEGF。机体细胞如血小板、肌细胞，以及肿瘤基质细胞也可产生足量的 VEGF 驱动血管生成。某些血液系统肿瘤细胞同时表达 VEGF-R（主要是 VEGF-R1）和 VEGF，表明 VEGF 也能通过自分泌的方式促进肿瘤细胞生长。而某些乳腺癌细胞其 VEGF-R 并不表达于细胞表面，而是存在于细胞内，VEGF 通过"胞内分泌"（intracrine）机制促进肿瘤细胞存活。

VEGF 与 VEGF-R2 结合后，VEGF-R2 受体二聚化，胞内信号分子主要包括磷脂酶 C（PLC）、蛋白激酶 C（protein kinase C，PKC）、三磷酸肌醇（inositol triphosphate，IP3）等。PKC 也能活化丝裂原活化蛋白激酶（MAPK）信号途径。总的来说，VEGF 的细胞内信号转导十分复杂，有些问题还有待于进一步阐明。但是，此信号途径的研究成果已经开始转化为临床治疗，目前发展的很多抗血管生成治疗靶点都集中于此信号途径中的关键分子。

VEGF 与 VEGF-R 结合后能增加微血管，尤其是毛细血管后静脉和小静脉的通透性。VEGF 是目前已知最强的血管通透因子，其作用比组胺大 50 000 倍，并且对内皮细胞无损伤，不能被抗组胺或抗炎制剂所抑制。VEGF 是一种很强的内皮细胞有丝分裂原，可特异性地作用于内皮细胞，促进内皮细胞变形、移动、增殖和分裂。VEGF 能改变血管内皮细胞的基因表达方式，促进纤维蛋白酶及间质胶原酶合成，后者可溶解血管基底膜和间质纤维，有利于新生血管生成。VEGF 能显著延长血管内皮细胞的寿命。

（2）Tie-2 受体信号途径：Tie-2 受体是血管内皮细胞表达的另一种酪氨酸激酶受体，在血管生成中发挥重要作用。Tie-2 的配体主要有血管生成素 1（Ang1）和 2（Ang2）。Ang1 是激活配体（agonist），而 Ang2 是拮抗配体（antagonist），但 Ang2 能与 VEGF 协同，促进血管生成。Ang1 和 Ang2 的功能是稳定新生血管，增强内皮细胞的存活，增加新生血管所覆盖的周细胞，促进血管成熟。血管生成素并不直接促进内皮细胞增殖。Tie-2 受体既存在激活配体，又存在拮抗配体，作用机制复杂。

（3）Notch 信号途径：Notch 受体位于细胞表面，与细胞增殖分化相关。Notch 受体的配体是相邻细胞跨膜蛋白，包括 jagged1、jagged2、Dll1（delta-like ligand）、Dll2 及 Dll4。Notch 与配体结合后，胞内段（具有 Notch 活性）在蛋白酶作用下裂解释放并进入细胞核内，与转录因子结合，激活拮抗基因的表达，阻碍分化基因的表达。Notch 途径的活化受到多个层次调节，包括配体的活化、受体的活化、Notch 受体的蛋白水解和泛素介导的 Notch 降解。血管内皮细胞表达 Notch1 和 Notch2 受体，以及 jagged1、Dll1 和 Dll4 配体。其中，Dll4 由内皮细胞特异性表达。

Notch-Dll4 途径是血管生成的一个主要刺激信号，但靶向 Dll4 的药物如中和抗体反而增加了肿瘤的血管生成,所产生的血管结构紊乱,功能异常,肿瘤内血流明显减少,肿瘤内部的缺氧可以升高到治疗前的 7 倍,最终肿瘤生长还是受到阻滞。VEGF 诱导血管生成,同时上调新生血管内皮的 Dll4 表达,高表达的 Dll4 分子又反过来阻碍新生血管的正常功能,因此 Dll4 分子可能是 VEGF 诱导血管生成作用的一个负反馈信号。VEGF 诱导血管生成的另一个负反馈信号可能来自 vasohibin。Vasohibin 由 VEGF 诱导,由活化的内皮细胞产生,属于内源性抗血管生成物。

(4)骨髓来源细胞的促血管生成作用:骨髓能动员多种细胞,归巢到血管生成的部位,放大血管生成反应。骨髓来源的促血管生成细胞包括两大类细胞,一类是 CD45$^+$造血细胞,很多单核细胞或髓样细胞表达内皮细胞标志物如钙黏蛋白(E-cadherin)、VEGF-R1、VEGF-R2 及 Tie-2 受体,也表达趋化因子受体,如能趋化淋巴细胞的趋化因子 CXCR4。中性粒细胞和巨噬细胞也具有促血管生成活性。另一类是骨髓来源的 CD45$^-$非造血细胞,即内皮前体细胞。内皮祖细胞可融入新生血管的血管壁,分化为内皮细胞。

二、肿瘤的淋巴管生成

1. 肿瘤淋巴管的生成与特征 淋巴系统由淋巴管、淋巴结、淋巴细胞和集合淋巴组织所组成。生理条件下,淋巴系统的主要功能是回收蛋白质、胃肠道的脂肪吸收,以及免疫细胞和抗原从外周到淋巴组织的运输。淋巴管包括淋巴干、集合淋巴管和毛细淋巴管,其内皮通常只有一层内皮细胞,有较大的细胞间隙,在维持血浆的容积、防止组织压升高和免疫系统的功能中起重要的作用。

淋巴管生成定义为在原有淋巴管的基础上形成新的淋巴管。在各种病理条件下都会诱导淋巴管生成以及淋巴管扩张,尤其在急慢性炎症、伤口愈合以及肿瘤组织中。肿瘤在生长过程中的淋巴管形成方式与毛细血管基本相似,即在已有淋巴管的基础上,以出芽方式生长。新生淋巴管与新生微血管相比比较稳定,出芽少,相互吻合少,不易回缩,并且在大小和形式上变化也少。肿瘤淋巴管生成可发生在原发肿瘤内和/或肿瘤周边,分别形成瘤内淋巴管(ILV)和瘤周淋巴管(PLV)。通常 ILV 口径较小,在组织切片上呈塌陷状,管腔很少开放,而且数量较少,这可能是由于肿瘤内高间质压或肿瘤细胞侵袭所致,因此 ILV 属于无功能淋巴管。PLV 通常表现为明显扩张,形态扭曲,管腔开放,数量较多,是原发肿瘤液体和细胞排出的主要途径,对肿瘤转移具有重要作用。淋巴管可为肿瘤生长提供营养物质,特别在转移瘤生长早期,其营养物质的提供主要靠弥散方式及微淋巴管、新生淋巴管通过扩张的形式提供,直到肿瘤长到 1~2mm 时,肿瘤血管中营养物质的提供才十分必要。肿瘤组织内淋巴管可协助血流中的氧、养分和其他淋巴成分的扩散,从而支持肿瘤的生长。肿瘤淋巴转移可能涉及两个途径:一方面肿瘤细胞通过血液循环到达淋巴结并在淋巴结中被捕获,也就是说在血液和淋巴循环的交叉点上实现淋巴结转移;另一方面是肿瘤通过侵入淋巴管实现的,由于肿瘤的新生淋巴管缺乏连续的基底膜,内皮细胞间连接较疏松,有较大的间隙,并且瘤周淋巴管较密集,管腔扩张,肿瘤细胞容易沿着这些间隙进入淋巴管,随淋巴液流动或进入血液至其他部位形成转移灶。

肿瘤淋巴管的解剖学特征包括:毛细淋巴管具有盲端,由一层淋巴内皮细胞所构成,壁薄且无孔;毛细淋巴管的内皮细胞连接不紧密,因而渗透性较强;集合淋巴管具有平滑肌细胞,毛细淋巴管没有平滑肌细胞覆盖,基底膜不完整;淋巴管的管腔比血管的大,且形态更加不规则;淋巴管通过毛丝连接 ECM,通过毛丝的牵拉使毛细淋巴管扩张,导致邻近的毛细淋巴管内皮细胞连接开放,形成内皮细胞间通道。淋巴管的这些特征有利于肿瘤细胞通过淋巴管扩散转移。

早期由于缺乏淋巴管内皮特异性标志物,对淋巴管的鉴别主要依靠形态学特征。目前已发现了多种淋巴管内皮特异性标志物,为研究淋巴管在肿瘤生物学中的作用创造了重要条件,其大致可分为以下几类:

VEGFR-3 表达于成人淋巴管内皮中,为淋巴管特异性标志物。有研究显示在体外培养条件下,VEGFR-3 可促进淋巴管内皮细胞增殖和移动,同时抑制其凋亡。但人们亦发现 VEGFR-3 不仅表达于淋巴管内皮,而且也表达于某些肿瘤的微血管内皮及肿瘤细胞中,因此 VEGFR-3 能否作为一种特异性的肿瘤微淋巴管标志物仍有待研究。

淋巴管内皮透明质酸受体-1（LYVE-1）是 CD44 糖蛋白的同系化合物，被认为是目前特异性最强的淋巴管内皮标志物之一。其均匀分布于淋巴管内、外腔面，起到从组织摄取透明质酸盐并转运至淋巴液的作用，LYVE-1 可特异性表达于不同组织来源的淋巴管的内皮细胞胞质内，与血管内皮标志物 CD34、vWF 无共表达，而与其他淋巴管内皮标志物如 PROX-1 在淋巴管内皮上共表达。LYVE-1 作为淋巴管内皮标志物，已证明肿瘤细胞可以通过表达淋巴管生成的调控因子 VEGF-C 和 VEGF-D 诱导淋巴管生成。然而，在不同类型的组织，甚至同一类型组织中 LYVE-1 的表达并不完全一致，尚需进一步的研究。

平足蛋白（podoplanin）是一种肾小球足状突细胞黏蛋白，Breiteneder Geleff 等人于 1999 年首次报道它仅表达于淋巴管内皮，其后有学者用抗 podoplanin 免疫组化技术标记微淋巴管获得成功。其目前已成为一种新的淋巴管内皮标志物，它主要表达于小淋巴管，而不表达于具平滑肌结构的大淋巴管，尚未见到 podoplanin 表达于血管的报道，因此利用 podoplanin 进行淋巴管鉴定有助于促进肿瘤更广泛的研究。

同源异型盒转录因子（Prox-1）与胚胎淋巴管芽的生长、延伸及淋巴管内皮细胞的表型改变密切相关。现已证实 Prox-1 可表达于多种非内皮细胞（晶状体、心脏、肝脏、胰腺、神经系统），其在内皮细胞中仅特异性地表达于胚胎淋巴管内皮细胞及成人正常组织及肿瘤内的淋巴管，但亦有研究显示 Prox-1 在正常胰腺中强表达，而在恶性胰腺肿瘤组织中表达减弱。

桥粒斑蛋白（desmoplakin）是一种新的淋巴管内皮标志物，通过结合因子Ⅷ免疫组化检测，可见 desmoplakin 并不表达于血管内皮，超微结构显示 desmoplakin 阳性区域呈现淋巴管结构特征，因此可将 desmoplakin 视为区分血管与淋巴管的特异标志物。

2. 肿瘤淋巴管生成的分子机制 淋巴管生成需要复杂的细胞之间协调，包括增殖、发芽、迁移和管道形成。淋巴管内皮细胞（LEC）的存活、增殖和迁移依赖于 VEGF-C 和 VEGF-D，这两个因子是驱动淋巴管生成最为重要的因子，在 TME 中的促炎因子或缺氧均可诱导肿瘤细胞和间质细胞（如巨噬细胞、成纤维细胞）表达 VEGF-C 和 VEGF-D，VEGF-C 和 VEGF-D 均通过其同源受体 VEGFR-3 和共受体 NRP-2 发挥促淋巴管生长活性，这两种受体主要表达在淋巴管内皮细胞上。VEGF-C 和 VEGF-D 都是以前体形式合成分泌到细胞外，需要蛋白水解酶作用去掉 N 端和 C 端的肽段才具有活性，以达到与 VEGFR-3 的最大亲和力。VEGF-C 和 VEGF-D 被激活后，与 LEC 上的受体 VEGFR-3 结合。VEGFR-3 与 VEGF-C 或 VEGF-D 结合后形成二聚体，促进其胞内酪氨酸残基磷酸化，并引起下游分子 Shc、Grb2 磷酸化，促进 LEC 增殖、迁移和存活，从而形成新生的毛细淋巴管。多个信号系统（如 WNT1、前列腺素等）可以调节 VEGF-C/VEGFR-3 和 VEGF-D/VEGFR-3 信号轴，从而影响肿瘤淋巴管生成。

在炎症病理状态下，VEGF-A 可以通过 VEGF-C 间接刺激淋巴管生成。近来有研究认为 VEGF-A 具有体外刺激内皮细胞存活的潜能。LEC 也可以表达 VEGFR-2，VEGF-A 可以与 LEC 上的 VEGFR-2 结合，促进肿瘤淋巴管生成。

血管生成素系统由配体 Ang-1、Ang-2 和 Ang-4（小鼠中为 Ang-3）及其受体 Tie-1 和 Tie-2 组成，他们在血管和淋巴管内皮细胞上表达。在实验肿瘤模型中，Ang-1 和 Ang-2 均能诱导淋巴管生成。

一些生长因子，如 bFGF、EGF、PDGF 和 IGF 等也与肿瘤淋巴管生成相关。某些炎症因子（如 COX-2）、趋化因子（如 CCL-21）和黏附分子（如 NCAD、整合素）也直接或间接参与肿瘤淋巴管生成调节。

第三节　肿瘤相关成纤维细胞

要点：

1. 肿瘤相关成纤维细胞是肿瘤微环境中主要的基质细胞，对肿瘤的发生发展起到重要的调控作用。

NOTES

2. 肿瘤相关成纤维细胞可以由不同的细胞分化而来。

3. 肿瘤相关成纤维细胞的活化受到严格的调控。

4. 肿瘤相关成纤维细胞与肿瘤微环境中各类细胞可以相互作用,调控肿瘤进展。

一、肿瘤相关成纤维细胞的定义、来源及分类

肿瘤相关成纤维细胞(cancer-associated fibroblast,CAF),是指肿瘤间质中的成纤维细胞群体,形态相似,功能具有较大异质性。形态上表现为细胞体积较大,呈梭形或星形,具有明显的细胞突起,细胞核常呈锯齿状,核仁明显;细胞质中有明显的嗜酸性或嗜双色型纤维,丰富的粗面内质网和发达的高尔基复合体。超微结构的特点是弹性纤维和纤维连接复合体与细胞连接。其最具特征性的标记是α-平滑肌肌动蛋白(α-smooth muscle actin,α-SMA),另外还表达波形蛋白(vimentin)、结蛋白(desmin)、成纤维细胞活化蛋白(fibroblast activation protein,FAP)等。在肿瘤组织中,CAF分布于肿瘤侵袭前沿、肿瘤-间质界面或肿瘤间质中靠近肿瘤血管内皮细胞并围绕癌巢。CAF在肿瘤的发生、发展和转移中均具有重要作用。

CAF的来源:①由正常组织中已存在的成纤维细胞(normal fibroblast,NF)经微环境中的TGF-β、基质细胞衍生因子1(SDF-1)等诱导转化而成CAF;②肿瘤基质中内皮细胞可通过内皮-间充质转化(EndMT)生成CAF,其表现为内皮标志物(如CD31)表达丢失,而FSP及α-SMA大量表达;③肿瘤上皮型细胞通过上皮间充质转化(EMT)途径转化为CAF;④脂肪细胞也可转化为CAF,Wnt/b-catenin信号通路活化可使脂肪细胞去分化获得CAF样表型,其表达PPAR-γ、RUNX2和转录因子SOX9;⑤间充质干细胞(MSC)是已知CAF来源最多的细胞群,MSC被CXCR6/CXCL16信号通路激活后转化为CAF(见文末彩图2-5-4)。

二、肿瘤相关成纤维细胞在肿瘤发生发展中的功能

CAF通过细胞因子、趋化因子、外泌体和ECM的分泌,以多种方式促进肿瘤发生发展,促进肿瘤细胞的生长增殖;加速肿瘤细胞的侵袭转移;引起某些抗肿瘤药物发生耐药。CAF还能调节肿瘤的血管生成、免疫系统并增强新陈代谢。

CAF能通过直接接触的方式与肿瘤细胞相互作用,也能通过旁分泌的方式分泌多种细胞因子促进癌症的发生发展。αSMA⁺CAF能够通过糖酵解活性的增强,将乳酸盐转运到肿瘤细胞,促进原位肿瘤生长。CAF分泌的VCAM-1对肿瘤细胞的增殖、迁移和侵袭具有促进作用。

CAF能够分泌多种促进血管生成的因子(如IL-6、VEGF等),在肿瘤血管内皮细胞的招募、增殖、以及血管芽的生成中发挥重要作用。CAF还可以通过分泌SDF-1、TNF-α等,促进肿瘤中的血管生成。

CAF与肿瘤细胞之间通过炎症信号相互作用,影响肿瘤细胞的迁移和侵袭。CAF能够通过招募肿瘤干细胞并保持其干细胞特性促进肿瘤转移,可能的机制是CAF通过分泌细胞因子、趋化因子实现,包括IL-6、CCL-2、CXCL-1、CXCL-8、SCGF-β、HGF和VEGF等。肿瘤细胞分泌的IL-1β能募集并激活CAF,并刺激CAF产生CXCL-1。CXCL-1可以上调CAF中MMP-1的表达和活性。

CAF与肿瘤细胞间细胞因子的作用是相互的,肿瘤细胞分泌的生长因子也能通过激活CAF对肿瘤发挥促进作用。Wnt7a是肿瘤细胞的重要分泌因子,其在肿瘤细胞中的高表达能促进成纤维细胞的募集和激活,进而促进肿瘤细胞在体内的侵袭与转移。

CAF可以通过分泌细胞因子作用于肿瘤细胞,激活肿瘤细胞中的下游信号通路,促进肿瘤的耐药性。在胃癌中,IL-8在化疗耐药患者胃癌组织的CAF中高表达,诱导肿瘤组织中的PI3K、磷酸化AKT(p-AKT)、磷酸化IKB(p-IKB)、磷酸化p65(p-p65)和ABCB1表达增强。CAF来源的IL-8通过激活NF-κB和上调ABCB1,促进人胃癌的化疗耐药性。CAF还可以通过分泌外泌体促进肿瘤细胞的化疗耐药。

肿瘤相关成纤维细胞在肿瘤发生发展中的功能示意图,见文末彩图2-5-5。

三、肿瘤相关成纤维细胞的活化

肿瘤细胞可以分泌一些生长因子,如 TGF-β、PDGF、EGF、CTGF 和 FGF,也可以释放外泌体,使成纤维细胞活化;与经典的创伤愈合类似,也可以通过损伤组织或坏死的肿瘤细胞释放反应以损伤相关分子模式(damage-associated molecular patterns,DAMPs)活化 CAF,成纤维细胞通过 NLRP3 炎症小体来感知这些信号。TME 中,肿瘤细胞、内皮细胞、炎症(或免疫)细胞可以分泌成纤维细胞活化的介质,活化的成纤维细胞也可以产生因子或基质自分泌的方式活化成纤维细胞(见文末彩图 2-5-6)。

活化的肿瘤相关成纤维细胞具有异质性。通常把表达 α-SMA 作为成纤维细胞活化的标记。活化的成纤维细胞通常叫肌成纤维细胞(myofibroblasts,myCAF),肌成纤维细胞通常源于创伤愈合,肌成纤维细胞与多种组织修复反应及瘢痕组织相关,在实体瘤微环境中与病理性纤维性增生反应有关。肿瘤组织微环境中 myCAF 仅代表活化的成纤维细胞的一种。肿瘤边缘或肿瘤邻近组织 myCAF 通常比较丰富,myCAF 增殖活性很高,这些部位 TGF-β 分泌较多,以维持组织硬度。炎性 CAF(inflammatory CAF,iCAF)表达 IL-6、CXCL12 和 Ly6C。iCAF 离肿瘤细胞巢通常较远,其可以促使肿瘤分泌 IL-1。还有一类为抗原提呈 CAF(antigen-presenting CAF,apCAF),表达 MHC Ⅱ 分子。

四、肿瘤相关成纤维细胞与免疫细胞之间的相互作用

CAF 通过分泌细胞因子、趋化因子和其他因子(如胶原蛋白、基质金属蛋白酶、层粘连蛋白),与免疫细胞相互作用,以调节 TME,促进肿瘤的发生、发展。在免疫治疗的背景下,CAF 不仅可以影响初始免疫反应,也决定免疫治疗的成功与否,因此更好地定义这些相互作用是特别重要的。值得注意的是,许多关于 CAF-免疫细胞相互作用的研究都是使用异质性 CAF 群体进行的,因此,具体的观察指标可能是多个亚群之间的平衡或一个主要亚群的表现。重要的是,不同亚群的表现可能会因体内环境的不同而发生显著变化。

CAF 能够促进肿瘤的免疫调节,通过分泌多种因子调节 T 细胞、MDSC、NK 细胞等免疫细胞的活性,促进肿瘤的免疫逃逸。FAP⁺CAF 是肿瘤中 CXCL12 的主要来源,能够引起肿瘤细胞失去对免疫检验点抑制剂的响应,引导肿瘤免疫逃逸。CAF 通过 SDF-1α/CXCR4 途径吸引单核细胞,并通过 IL-6 介导的 STAT3 活化诱导单核细胞分化为 MDSC。CAF 还可以通过调节 NK 细胞和 TAM 实现肿瘤免疫抑制。

肿瘤细胞、炎症细胞和 CAF 对 ECM 的重塑是调控 TME 的一个重要机制,因此,CAF 和免疫细胞之间的相互作用尤为重要。详见文末彩图 2-5-7。

第四节 结语与展望

一、单细胞转录组或多组学研究

肿瘤微环境细胞成分复杂,每一类细胞又可分为不同的亚型,这些细胞亚群的优势群族对微环境的性质具有较大的影响;另外,各细胞间相互作用也是决定肿瘤转归的重要因素。为此,科学家们试图描绘肿瘤微环境中的细胞组成、各类细胞亚型以及细胞间的相互作用,从而绘制 TME 细胞蓝图(landscape),以研制精准治疗策略。其中质谱流式细胞技术(mass cytometry,CyTOF)以及单细胞转录组测序技术(single cell RNA sequencing,scRNA-Seq)是最近发展起来的新兴技术。scRNA-Seq 在加深我们对肿瘤免疫微环境的认知方面发挥着重要作用。近年来,已经有大量的研究利用单细胞测序的方法研究肿瘤进展过程中免疫微环境的改变。如 Zhang 等人基于 scRNA-Seq 分析了肝癌 TME 中 T 淋巴细胞的转录组及 T 细胞受体(T cell receptor,TCR)序列,探索了 T 淋巴细胞各亚群之间的关系,揭示了肝癌中的 T 淋巴细胞在功能、分布和发展状态方面与其他部位的 T 淋巴细胞截然

不同。

肿瘤浸润淋巴细胞在其细胞类型、基因表达谱和功能特性方面具有高度异质性,这可能有助于解释癌症免疫治疗的不同反应。利用单细胞转录组测序技术,以基因表达特征鉴定肝细胞肝癌微环境中的 T 细胞亚型,共鉴定出现 11 个稳定 T 细胞簇群,其中 5 个为 CD8$^+$细胞簇,6 个为 CD4$^+$细胞簇。与 T 细胞类似,肿瘤微环境中 B 细胞、成纤维细胞等都可以应用单细胞转录组将其细分为多个亚群。

近年来发展起来的单细胞多组学技术以及空间单细胞多组学技术可以对复杂微环境中的细胞特征进行深入、细致的研究,以期更深入理解肿瘤发生发展的机制以及探索肿瘤治疗新策略。

二、以肿瘤微环境为靶的肿瘤治疗策略

肿瘤微环境可以促进或抑制肿瘤的侵袭与转移,这在疾病过程的不同阶段会发生变化,对这种动态相互作用的了解,使人们有可能在疾病的各阶段找到新的治疗方案和治疗靶点。

肿瘤微环境是个复杂的生态系统,其中的细胞在不同的阶段和理化条件下功能与表型会发生转化,对肿瘤生物学会起到不同的作用。因此,科学家们针对肿瘤微环境的特点,将促进肿瘤进展的表型转化为抑制或杀伤肿瘤的表型。

以 NK 细胞为例,从基因修饰 NK 细胞的过继性移植到现有的检查点抑制疗法和肿瘤抗原特异性抗体疗法,再到最新的设计双特异性分子来激发 NK 细胞应答的疗法,试图以多种策略利用 NK 细胞达到治疗癌症的目的。比如,诱导 NK 细胞的激活和扩增,以提高对肿瘤杀伤能力的策略,包括:①细胞因子,如 IL-15、IL-12 和 IL-18,生成细胞因子诱导的记忆样 NK 细胞(CIML-NK);②IL-15 超激动剂 ALT-803,使 IL-15 突变体(IL-15N72D)与可溶性 IL-15Rα-Fc 融合蛋白(IL-15Rα-Fc)二聚体结合;③IL-2 突变体与 NK 细胞上 IL-2Rβγ 高亲和力结合,而与 Treg 细胞上表达的 IL-2Rα 亲和力降低;④使用双特异性或三特异抗体(BiKE 或 TriKE)NK 细胞激活型受体结合,能够结合 NK 细胞上的 CD16 和肿瘤细胞上的 1 个/2 个肿瘤抗原(例如 CD19、CD22、CD33)或结合 NK 细胞的 CD16、NKp46 和一个肿瘤抗原;⑤肿瘤特异性抗体(IgG),能够诱导 NK 细胞的 ADCC 效应。

CAF 起源于多种细胞,是肿瘤微环境的重要组成成分,并参与肿瘤微环境的复杂调控,能促进肿瘤细胞的增殖、迁移和侵袭,降低肿瘤免疫抑制,介导肿瘤细胞对多种化疗药物的耐药性,在肿瘤发展的各阶段发挥重要作用。随着人们对肿瘤微环境认识的不断深入,越来越多的 CAF 相关的信号分子及其信号通路被研究报道,CAF 在肿瘤发生发展中的作用机制得到进一步阐释,逐渐成为肿瘤治疗的重要靶点。常通过以下途径对 CAF 进行靶向治疗:①阻断 CAF 的活化;②消灭或抑制 CAF 增殖;③阻断 CAF 对肿瘤细胞作用的信号通路。

研究较多的是靶向 CAF 及其信号通路相关分子的肿瘤治疗。FAP 是 CAF 的一个重要的标志物,在 CAF 中过表达,是研究较多的 CAF 治疗靶标。针对荷瘤小鼠的研究发现,靶向 FAP 的免疫治疗,能够在无明显病理改变的情况下诱导保护性免疫。研究人员构建了靶向成纤维细胞激活蛋白的 DNA 疫苗,通过 CD8$^+$T 细胞介导的肿瘤杀伤作用,抑制荷瘤小鼠的原发肿瘤以及肿瘤的肺转移,发现接种靶向 FAP 疫苗后的荷瘤小鼠寿命延长了 1.5 倍,并且未见明显的病理变化,表明 FAP 可能是一种有效的肿瘤排斥抗原。FAP$^+$细胞的耗尽能够增强肿瘤免疫从而抑制肿瘤生长,FAP$^+$肿瘤相关间质细胞能够通过过继转移 FAP 靶向的嵌合抗原受体(chimeric antigen receptor,CAR)T 细胞,以免疫非依赖性方式降低肿瘤组织血管密度,抑制肿瘤的生长,为实体瘤的成纤维细胞激活蛋白靶向治疗提供了研究发展的新方向。

以 TME 中各类细胞为靶点的治疗策略研究方兴未艾。

(刘炳亚)

思考题：

1. 简述肿瘤微环境的定义及其组成。
2. 肿瘤微环境有哪些特征？
3. 分别阐述肿瘤血管与淋巴管的特征。
4. 简述肿瘤相关成纤维细胞的来源。
5. 简述肿瘤相关成纤维细胞的活化途径。
6. 试述靶向肿瘤微环境的肿瘤治疗策略。

第六章

肿瘤的异常代谢

物质代谢是生命活动的基础和保障,食物营养素(糖、脂类和蛋白质等)经过复杂代谢过程,为生命活动提供能量和各种生物活性分子(酶、信号分子、转运蛋白、免疫分子和转录因子等),为组织细胞生长、增殖以及修复提供各种构件分子(蛋白质、脂类、多糖和核酸),维持机体内环境稳定等。因此,物质代谢稳态是健康的基础,而物质代谢紊乱是引起肿瘤和各种慢性疾病发生和发展的基础。

代谢重编程(metabolic reprogramming)是肿瘤的核心特征,决定肿瘤的生物学特征。肿瘤细胞代谢与正常细胞代谢相比有显著区别,表现为6大特征:①葡萄糖、氨基酸摄取异常(增加);②采用机会主义模式获取营养素;③利用糖酵解及 三羧酸(tricarboxylic acid,TCA)循环中间产物进行生物合成并生成还原型烟酰胺腺嘌呤二核苷酸磷酸(NADPH);④氮需求增加;⑤代谢驱动基因调节改变;⑥与周围微环境的代谢相互作用。大量葡萄糖和氨基酸等用于合成生物大分子(蛋白质、脂类和核酸等),从而有利于肿瘤恶性增殖、侵袭转移、适应不利生存环境以及抵抗放、化疗等。与此同时,由于肿瘤(恶性增殖和大量营养消耗)、炎症、神经内分泌紊乱,抗肿瘤治疗,肠道微生态紊乱以及食欲下降等因素导致组织器官(中枢神经系统、脂肪组织、胃肠系统、肝脏和肌肉等)高分解代谢改变,从而引起肿瘤患者营养不良,当分解代谢与合成代谢严重失衡时常常导致恶病质状态。研究显示:中国肿瘤患者的中度和重度营养不良发生率为58%,营养不良明显影响肿瘤患者的临床结局。本章将从肿瘤和宿主两方面来讨论能量、糖、脂类和蛋白质/氨基酸代谢变化及其机制。

第一节 肿瘤能量代谢

要点:

1. 肿瘤细胞以瓦尔堡效应方式分解葡萄糖获取能量,但肿瘤细胞代谢可塑性强,能利用乳酸、脂肪酸、氨基酸、酮体和乙酸等获取能量。

2. 肿瘤患者常常处于高代谢(高静息能量消耗和高分解代谢)状态,与病情进展和恶病质发生密切相关。

3. 肿瘤患者高代谢涉及多种因素和机制,如肿瘤负荷、肿瘤源性代谢因子、应激反应、全身性炎症、内分泌紊乱及抗肿瘤治疗等。

一、肿瘤细胞能量代谢

一切生命活动都需要能量来推动。无限增殖的肿瘤细胞需要更多能量来驱动合成代谢、细胞分裂、侵袭与转移等,所以总体上说肿瘤能量消耗要远远高于正常细胞,这也是肿瘤宿主常常处于一种慢性消耗性病理状态的主要原因之一。此外,肿瘤细胞获取能量的方式也与正常细胞有巨大差异。正常细胞90%以上ATP通过氧化磷酸化获得,而肿瘤细胞即使在氧供充足条件下也进行活跃的糖酵解,其50%以上ATP来自低产能效率的糖酵解。将肿瘤细胞这种有氧条件下的糖酵解称为有氧糖酵解,并称为瓦尔堡效应(Warburg effect),以纪念这一现象的发现者 Otto H. Warburg,它是肿瘤细胞能量代谢的最重要特征之一。同时,肿瘤细胞在能量利用上具有很强的可塑性,大部分肿瘤细胞主要依赖葡萄糖产生能量,但不同类型肿瘤以及在不同条件下(如供血不足和酸中毒),肿瘤细胞可以利用葡萄糖以外的能源分子(乳酸、脂肪酸、氨基酸、酮体和乙酸等)产生的能量。

目前,关于肿瘤细胞能量代谢异常,特别是瓦尔堡效应发生机制尚未完全阐明,研究表明可能与线粒体氧化磷酸化损伤或缺陷、糖酵解酶和转运载体异常(突变、表达和同工酶)、癌基因激活和抑癌基因失活、生长信号转导通路异常以及肿瘤微环境改变等相关。其中线粒体氧化磷酸化损伤或缺陷可能涉及线粒体DNA(mtDNA)突变、mtDNA拷贝数异常、mtDNA表达异常,以及编码线粒体氧化磷酸复合物和三羧酸循环酶的核基因异常;此外,癌基因如缺氧诱导因子-1(hypoxia-inducible factor-1,HIF-1)激活表达和抑癌基因如p53失活等都可导致线粒体氧化磷酸化功能下降,迫使细胞在有氧情况下利用糖酵解生成ATP。

二、肿瘤宿主能量代谢

在肿瘤和肿瘤相关因素(长期慢性炎症和内分泌紊乱等)影响下,肿瘤患者能量代谢发生很大变化,主要表现为高代谢,包括高静息能量消耗(resting energy expenditure,REE)和高分解代谢。研究提示高代谢是早期肿瘤恶病质的决定因素。2016年Nguyen TY等人对27项研究(包括1 453名肿瘤患者和1 145名正常对照个体)进行meta分析,发现肿瘤患者REE比正常对照组平均高10%左右。曹东兴等研究发现70.6%肿瘤患者处于高代谢状态。Vazeille C等研究发现49%患者出现高代谢并与负能量平衡、体重减轻、全身炎症和相关临床表现密切相关,多因素分析显示高代谢、饮食和C反应蛋白(C-reactive protein,CRP)水平是体重丢失>5%(即恶病质状态)的独立因素。肿瘤负荷对高代谢影响非常大,肿瘤患者根治性切除术后高代谢迅速恢复正常。高代谢还与肿瘤类型和分期等密切相关。研究发现食管癌、胃癌、胰腺癌、肺癌患者的REE/去脂体重(fat-free mass,FFM)比值显著高于结直肠癌患者和对照组。肿瘤腹膜转移患者常伴有高REE,肌肉质量下降和蛋白质分解代谢增加。Ⅳ期患者较早期肿瘤患者REE/FFM和实际测定REE(mREE)/公式计算REE(pREE)显著升高。肿瘤宿主体重丢失明显与高REE和炎症等密切相关。因此,正确评估肿瘤宿主能量代谢将有助于正确实施能量和营养素干预治疗,从而有助于防止体重下降和恶病质发生。

三、肿瘤患者高能耗代谢机制

肿瘤患者高能耗代谢紊乱因素是多样而复杂的,包括肿瘤恶性增殖和代谢重编程、肿瘤源性代谢因子、机体应激反应、全身性炎症、内分泌紊乱及抗肿瘤治疗等,这些因素交杂在一起并经历复杂机制等激活不同器官系统(中枢神经系统、脂肪组织、胃肠系统、肝脏和肌肉)的能量消耗过程。肿瘤和宿主来源的细胞因子引起全身炎症,通过下丘脑调节食物摄入神经肽,引起厌食,加剧了恶病质的身体消耗。除肿瘤来源的介质外,脂肪因子、肌肉细胞因子(肌动蛋白)和脑源性厌食因子也影响骨骼肌与脂肪的消耗,并增加肿瘤微环境的炎症。组织器官间对话直接或间接影响组织代谢和恶病质的严重程度。炎症细胞因子可增加白色脂肪组织(white adipose tissue,WAT)的脂解作用,释放出游离脂肪酸,进一步可导致脂肪组织棕色化、增加产热作用,促进脂肪和肌肉丢失。肌蛋白消耗会释放游离氨基酸,从而驱动肝脏的急性期反应。肿瘤常常引起宿主肠道微生物群紊乱,而肠道菌群紊乱导致肠屏障损害、细菌移位和内毒素血症等,这些造成机体炎症和消化吸收障碍等,从而导致肿瘤患者的能量负平衡。肿瘤骨转移时,破骨细胞活性增加,活化骨基质TGF-β,从而促进肌肉丢失并降低肌肉强度。胃肠道肿瘤或癌性肠梗阻的患者其能量物质的吸收常受到严重影响,高达83%的上消化道恶性肿瘤患者会发生体重减轻(见文末彩图2-6-1)。

1. **炎症**　炎症因子通过多种机制在肿瘤患者高REE中起着关键作用。高水平TNF-α和IL-6是引发高能量消耗和肌肉丢失的主要炎症因子。TNF-α可激活泛素E3连接酶-蛋白酶促进肌肉蛋白分解,是引起恶病质脂肪和骨骼肌消耗的主要细胞因子。研究显示:TNF基因的SNP与恶病质患者体重减轻和骨骼肌指数降低有关,表达TNF-α的肿瘤细胞会导致恶病质,而不表达TNF-α的肿瘤细胞则不发生恶病质。TNF-α可抑制脂肪细胞和肌细胞分化,刺激脂肪分解,损害胰岛素信号,影响食物摄入,直接导致肌肉萎缩。肿瘤患者骨骼肌中 TNF-α 可部分通过激活相关蛋白激酶和 IκB 激酶 β (IKKβ)/NF-κB 通路参与胰岛素抵抗,而 NF-κB 信号通路可刺激炎症因子和金属蛋白酶分泌,进一步促进肿瘤患者的肌肉减少和能量消耗。TNF-α 还可激活单核细胞趋化蛋白 1(monocyte chemotactic protein 1,MCP-1)的表达,招募单核细胞进入脂肪组织而促发炎症。TNF-α 还能激活细胞内果糖 6-磷酸和果糖 1,6-二磷酸之间的无效底物循环,形成能量消耗陷阱。脑室内给药 TNF-α 可引起体重减轻并激活棕色脂肪组织(brown adipose tissue,BAT),从而促进脂肪分解并释放热能。其他细胞因子 (IL-1b、IL-6、IL-10 和 IFN-γ)基因 SNP 也与胰腺癌和胃癌恶病质相关,循环 IL-6 水平与体重减轻和生存相关,IL-6 可促进 WAT 中 UCP1 的表达进而促进 WAT 脂肪分级和白色脂肪棕色化,IL-6 可与神经元细胞膜表面 gp130 受体结合,参与患者厌食症的发生,还可通过与肝细胞膜表面 gp130 受体结合而激活下游 JAK-STAT 通路,进而诱导急性期蛋白的转录和合成。IFN-γ 升高与肿瘤发展过程中的厌食、胰岛素抵抗、脂肪分解和体重减轻密切相关。总之,慢性炎症是影响大多数组织器官能量消耗而致恶病质发生和发展的主要因素之一。

2. 特异性代谢因子 肿瘤来源特异性代谢因子,包括脂质动员因子(lipid-mobilizing factor/zinc α2 glycoprotein,LMF/ZAG)和蛋白水解诱导因子(proteolysis-inducing factor,PIF),也是引发肿瘤患者高能耗代谢紊乱的重要因子。

LMF/ZAG 可增强脂肪细胞对脂解刺激的敏感性,促进脂肪分解和增加产热,将 LMF/ZAG 注入小鼠体内后引发脂肪动员、厌食和恶病质。除了肿瘤细胞外,肺、心脏、BAT 和 WAT 也表达 LMF/ZAG,脂肪细胞分泌的 LMF/ZAG 可能通过自分泌或旁分泌方式作用于局部脂肪组织分解脂肪。在脂肪组织下降60%的荷瘤鼠模型上,WAT 的 LMF/ZAG mRNA 表达水平增加 10 倍,BAT 增加 3 倍,而 WAT 的瘦素下降到 3% 左右。当体重下降达 24% 时,WAT 和 BAT 中 LMF/ZAG 蛋白质水平分别提高了 10 倍和 20 倍。LMF/ZAG 主要通过经典依赖 GTP 的腺苷酸环化酶-cAMP 通路激活激素敏感脂肪酶(hormone-sensitive lipase,HSL)分解脂肪。还与激活肾上腺能受体 3-腺苷酸环化酶-cAMP 通路而促进解偶联蛋白(uncoupling protein,UCP)1 和 UCP2 表达,促进脂肪氧化分解 LMF/ZAG;还增加脑、心脏、BAT 和骨骼肌利用葡萄糖及降低血糖,同时以依赖 GTP 方式激活腺苷酸环化酶而消耗肝糖原。多种机制可以调节 ZAG 的表达:过氧化物酶体增殖物激活受体(peroxisome proliferator-activated receptor,PPAR)激动剂罗格列酮可上调 ZAG 表达 3 倍,TNF-α 可上调 ZAG 表达 4 倍,肾上腺能受体 3 激动剂 BRL37344 和糖皮质激素也调节 ZAG。糖皮质激素拮抗剂 RU38486 可以明显减轻恶病质患者的体重下降和 WAT 的 ZAG 水平。细胞实验发现 ω-3 脂肪酸 EPA 可以减轻由地塞米松诱导人脂肪细胞的脂肪分解和 ZAG 表达,这可能与 EPA 治疗恶病质有关。

蛋白水解诱导因子(PIF)是一种分子量为 24kDa 的硫酸化糖蛋白,通过作用于肌肉和肝细胞膜上的 PIF 受体,激活 NF-κB 通路而抑制蛋白质合成和增加蛋白质分解。从 MAC16 肿瘤分离的 PIF 或胰腺癌恶病质患者尿液分离的 PIF 都可迅速降低小鼠体重,24 小时内体重下降达 10%,并且专一性消耗瘦肉组织,小鼠腓肠肌下降 64%,比目鱼肌下降 17%。PIF 特异性地增加腓肠肌泛素、E214k 和 C9 蛋白酶体亚基表达,通过增加泛素-蛋白酶体通路分子表达,促进骨骼肌蛋白分解。研究揭示 PIF 的作用需要通过激活 NF-κB 信号通路发挥作用;激活 NF-κB 还可抑制肌源性转录因子 MyoD 表达,导致肌球蛋白合成下降。白藜芦醇通过抑制 NF-κB 可明显减轻荷瘤小鼠恶病质状况,明显缓解体重下降和肌肉蛋白分解等,说明 NF-κB 激活对恶病质肌肉分解的重要意义。

3. 肠道微生态 肠道菌群是机体的一个器官,与机体消化吸收、免疫、神经内分泌以及代谢稳态等密切相关。肿瘤患者肠道菌群常常发生紊乱,通过影响肠屏障和肠瘘引起机体内毒素血症和炎症,从而影响宿主营养素消化和吸收、代谢效率和能量消耗。结肠黏膜细胞主要依赖肠道菌群产生的短链脂肪酸作为能源,每日提供机体能量需求的 10%。肠道菌群紊乱导致从短链脂肪酸氧化代谢转变为糖酵解,导致宿主细胞 ATP 不足。研究表明菌群-肠道-肌肉轴与肌肉消耗有关,选择性调节乳杆菌属可影响小鼠白血病恶病质模型肌肉丢失和炎症标志物水平,而恢复乳酸菌水平后可减轻恶病质小鼠肌肉丢失程度。补充合生元制剂(益生菌+益生元)恢复肠道微生物特征后,可以成功治疗恶病质的肌肉丢失和体重减轻。因此,合生元或菌群移植可能是未来恶病质治疗的潜在方法之一。

4. 内分泌紊乱　肿瘤患者常常存在明显的内分泌紊乱,主要表现为合成激素减少如胰岛素分泌减少和抵抗;同时分解激素如糖皮质激素、儿茶酚胺类和血管紧张素等分泌增加。

糖皮质激素通过上调泛素-蛋白酶体通路引起肌肉丢失。血管紧张素 II (angiotensin II , ANG II)与 PIF 类似,通过蛋白激酶 R (protein kinase R , PKR) 激活泛素-蛋白酶体通路以及通过 PKC/ NADPH 氧化酶/ROS/NF-κB 通路抑制蛋白质合成和促进蛋白质分解。IGF-1 可对抗 ANG II 作用,通过诱导 PP1 表达,使 PKR 去磷酸化而抑制 NF-κB 和泛素-蛋白酶体通路激活,同时通过降低 eIF2 的亚基磷酸化而减轻蛋白质合成的抑制作用。儿茶酚胺增强 BAT 的活性,而普萘洛尔阻断 β 肾上腺素可以阻止产热消耗。近 50% 转移性肿瘤的男性患者的睾丸激素降低,肌肉量和性功能减退。睾丸激素降低和促分解激素增加是导致恶病质相关骨骼肌分解的重要因素。甲状旁腺激素及其受体在晚期慢性肾病的肌肉丢失和恶病质发生中发挥新的作用,肺癌通过细胞外囊泡释放甲状旁腺激素相关蛋白(parathyroid hormone related protein , PTHrP),诱导肿瘤恶病质的脂肪分解和脂肪组织棕色化,并与肌肉丢失密切相关。

神经内分泌肽和神经递质通过自主神经系统与内分泌系统作用于靶器官,参与食欲、肠蠕动和胃酸分泌以及脂肪和葡萄糖代谢,从而达到对能量的动态调节。瘦素通过下丘脑神经肽降低食欲并增加能量消耗。饥饿状态或体内脂肪减少时会导致瘦素减少,使体内能量处于正平衡状态。胃饥饿素(ghrelin)、神经肽 Y (neuropeptide Y , NPY)和其他食欲刺激性神经肽的增加,促肾上腺皮质激素释放因子(corticotropin-releasing factor , CRF)和黑皮质素等激素的活性降低介导了这种代偿反应。而肿瘤会产生诱导或模仿瘦素过多的负反馈信号,导致补偿反应无法进行,引起持续厌食(食欲缺乏)和恶病质(肌肉丢失和体重下降)。另外,在肿瘤患者血浆和脑中发现色氨酸和 5-羟色氨酸(5-hydroxytryptophane , 5-HT)水平显著升高。5-HT 可能与饱腹感相关,是导致厌食症及恶病质的重要效应因子之一。

5. 底物无效循环　慢性消耗性疾病,如肿瘤引起的恶病质、败血症和烧伤等具有许多相似的代谢表型,即生物化学上热量消耗的无效循环反应,包括经典 Cori 循环、脂质周转和肌酸激酶依赖的无效循环,但是对于这些底物无效循环认识仍非常有限。

由于肿瘤患者存在内分泌紊乱,如胰岛素分泌不足或胰岛素抵抗等导致肝脏糖异生通路异常活跃而消耗大量能量。肿瘤与肝脏之间类 Cori 循环增加:肿瘤细胞糖酵解能力是正常细胞的 20~30 倍,最高可达到正常的 200 倍。因此,肿瘤组织不断摄取葡萄糖而排出大量乳酸,乳酸经循环进入肝脏糖异生,肝脏产生的葡萄糖又大量被肿瘤细胞摄取。这样在肿瘤与患者肝脏之间形成类似 Cori 循环,即葡萄糖-乳酸循环。研究证实转移性结直肠癌患者比对照组具有较高效率的葡萄糖-乳酸循环,每日通过 Cori 循环消耗能量达到 300kcal。另外发现肿瘤乳酸水平可能与肿瘤转移和复发呈正相关,而与患者生存呈负相关。其他一些代谢物(甘油和生糖氨基酸等)也可进入肝脏进行糖异生而消耗能量,如恶病质状态下,脂肪组织和骨骼肌分解加强,产生大量的甘油和氨基酸进入肝脏糖异生而消耗大量能量。还有肿瘤患者肝细胞内糖酵解和糖异生之间无效底物循环也增加。此外,脂肪组织内脂肪分解释放甘油和游离脂肪酸(free fatty acid , FFA),FFA 除了氧化分解外,还可以再酯化生成三酰甘油(triacylglycerol , TG),即 TG-FFA 底物循环同样会消耗能量。在荷瘤小鼠模型中发现 TG-FFA 循环率显著高于非荷瘤小鼠组。另一个无效循环是线粒体的质子循环,由于肿瘤患者炎症等因素导致 UCP 表达升高,而致线粒体解偶联的无效质子循环而增加无效消耗。

6. 白色脂肪棕色化　某些恶病质患者高 REE 可能与 BAT、白色脂肪棕色化以及肌肉组织产热作用增强有关,并且发现肿瘤恶病质早期就发生白色脂肪棕色化。尸检结果显示 80% 恶病质患者肾上腺周围存在大量 BAT。BAT 和肌肉组织产热源于其表达大量的 UCP,UCP 可使线粒体内氧化磷酸化产生的质子梯度转化为热能释放,与能量消耗相关的 UCP 主要包括 UCP1、2 和 3。研究发现恶病

NOTES

质患者和动物模型脂肪组织都高表达 UCP1。骨骼肌过表达 UCP3 转基因小鼠食欲旺盛而体重低于对照动物,并且脂肪组织明显减少。当荷瘤小鼠(MAC16 结肠腺癌)体重丢失达 24% 时,棕色脂肪组织 UCP1 mRNA 水平明显升高,骨骼肌 UCP2 和 UCP3 mRNA 水平也明显升高;而在易产生恶病质的荷瘤小鼠(吉田腹水肝细胞癌)也出现骨骼肌的 UCP2 和 UCP3 mRNA 水平明显升高,且骨骼肌 UCP3 mRNA 水平直接与血清游离脂肪酸水平相关。在大鼠恶病质模型中,UCP 增加同时伴有 2 倍以上的血液游离脂肪酸升高。降糖药曲格列酮可以选择性激活过氧化物酶体增殖物激活受体-γ(PPAR-γ),显著降低小鼠骨骼肌 UCP2 和 UCP3 的 mRNA 水平,提示 PPAR-γ 配体可降低恶病质能量消耗,曲格列酮类药可能对肿瘤患者有一定应用价值。

有证据表明某些细胞因子和肿瘤脂质动员因子(LMF)可以增加 BAT 和骨骼肌中的 UCP 表达。慢性炎症和 IL-6 可促进 WAT 中 UCP1 的表达,抑制炎症或 β-肾上腺素能阻断剂可降低 WAT 褐变和改善恶病质的严重程度。肿瘤来源 PTHrP 可激活脂肪组织 UCP1 表达,促进脂肪棕色化和产热,中和 PTHrP 可以阻止脂肪组织棕色化,还可抑制肌肉质量和力量的下降、控制或改善恶病质症状。这表明 PTHrP 在恶病质发生和发展中发挥多方面作用。因此,抑制白色脂肪棕色化可能是改善肿瘤恶病质的一种潜在治疗策略。

第二节　肿瘤糖代谢

要点:

1. 肿瘤活跃摄取大量葡萄糖,并主要通过有氧糖酵解(瓦尔堡效应)方式分解,以获取能量、生物大分子前体物和增强抗氧化能力,从而有利于肿瘤细胞恶性生长、侵袭转移、适应不利环境和抵抗化疗药物等。

2. 肿瘤瓦尔堡效应发生机制:线粒体损伤、糖代谢相关酶和转运载体异常表达和突变、同工酶谱、癌基因激活、抑癌基因失活、生长信号通路异常活化,以及肿瘤微环境改变。

3. 肿瘤患者典型糖代谢表现:空腹血糖升高、胰岛素抵抗和葡萄糖利用障碍,肝脏糖异生增强等,其机制可能与肿瘤代谢重编程、慢性炎症、内分泌紊乱和应激等密切相关。

一、肿瘤糖代谢

(一)肿瘤糖代谢变化

快速增殖的肿瘤细胞需要消耗大量能量和合成原料,同时还要不断适应由于旺盛代谢产生更多活性氧(reactive oxygen species,ROS)自由基而带来的氧化应激,以及不利的微环境变化等压力,上述这些挑战迫使肿瘤细胞代谢发生一系列改变。肿瘤细胞糖代谢典型表现为:有氧糖酵解,大量摄取葡萄糖并酵解产生乳酸,同时磷酸戊糖通路也大大增强,糖有氧氧化即线粒体氧化磷酸活性相对下降,耗氧减少,同时大量糖酵解和磷酸戊糖通路中间物不断进入合成代谢、并发挥抗氧化作用。

瓦尔堡效应有利于肿瘤细胞恶性生长、侵袭转移、适应不利环境和抵抗化疗药物等。尽管糖酵解较线粒体氧化磷酸化产能效率较低,但恶性肿瘤细胞可从活跃的糖酵解代谢中获益(见文末彩图 2-6-2):第一,与氧化磷酸化相比,糖酵解产生 ATP 效率尽管低,但产生速度快,这对于快速增殖的肿瘤细胞极为有利,实体肿瘤由于血管构建缺陷和不足,常使许多肿瘤细胞处于氧气和营养素供应不足状态下,氧化磷酸化过程受到不同程度的抑制,糖酵解代谢可尽快补充 ATP;第二,肿瘤细胞可通过糖酵解获取大量中间代谢物用于合成脂肪、蛋白质和核酸,以满足其增殖旺盛所需要的合成;第三,糖酵解通过影响线粒体外膜通透性使肿瘤细胞获得拮抗细胞凋亡的能力,提高对放化疗等促凋亡作用的耐受;第四,从糖酵解和磷酸戊糖通路中获取大量抗氧化代谢物(NADPH+H$^+$ 和 NADH+H$^+$)以抵抗旺盛代谢带来的氧化应激压力;第五,糖酵解产生大量乳酸,导致微环境酸化,有助于肿瘤侵袭和免疫逃逸。肿瘤发生发展是一个不断变异选择的过程,当耐酸的肿瘤细胞株形成后,这种微环境则对肿瘤细胞有着保护作用,因为酸性环境对正常细胞具有一定毒性,可导致细胞基质的分解和外源性碱性抗肿瘤药物的失效,从而有利于肿瘤细胞的生长与转移;第六,糖酵解还直接促进 HIF-1 表达,HIF-1 通过其下游的信号转导途径促进肿瘤细胞增殖、启动肿瘤血管新生、躲避细胞凋亡程序等,同时 HIF-1 反过来可直接促进肿瘤细胞糖酵解。肿瘤细胞的适应性改变,使其对缺氧条件的耐受能力增强,在与正常细胞的营养竞争中获得内部生长优势,并通过改变代谢来适应微环境。

(二) 肿瘤糖代谢变化机制

肿瘤瓦尔堡效应发生机制并未完全阐明,一般认为线粒体结构与功能缺陷、糖代谢相关酶和转运载体变异,以及异常胚胎型同工酶谱表达、癌基因($HIF-1$,Myc,Ras 等)激活、抑癌基因($p53$,$PTEN$,$LKB1$)失活、生长信号转导通路(PI3K /Akt/mTOR 等)异常活化以及肿瘤微环境改变等都与瓦尔堡效应相关。

1. 线粒体缺陷 德国生物化学家 Otto H. Warburg 发现肿瘤细胞瓦尔堡效应后,就认为肿瘤细胞糖酵解代谢活跃的原因归结于肿瘤线粒体呼吸功能的损伤,肿瘤细胞氧化磷酸化功能发生了不可逆性损伤,迫使细胞在有氧情况下利用糖酵解生成 ATP,并认为糖酵解替代有氧呼吸是肿瘤发生的主要驱动因素。后来的一些研究显示肿瘤细胞线粒体数量、形态、结构和功能,以及线粒体 DNA 等方面确实发生了明显改变,一系列的胞质杂交实验以及线粒体氧化磷酸化酶基因干预的研究揭示:线粒体缺陷可导致正常细胞代谢转向瓦尔堡效应,同时伴随细胞的恶性转化;但是最新研究发现单纯糖代谢紊乱也可引发肿瘤,体外高糖培养可以诱导正常胰腺细胞癌变,其机制是糖代谢紊乱导致核苷酸失衡引发 $KRAS$ 突变。

2. 葡萄糖代谢酶和转运载体改变 肿瘤细胞糖代谢相关酶和载体的表达量、酶活性和同工酶谱等方面发生明显改变。肿瘤细胞优先表达古老型或胚胎型同工酶,这些酶有多方面动力学优势:高底物亲和力、高催化活性、无产物抑制等,这有助于肿瘤细胞摄取更多葡萄糖和更高活性有氧酵解,从而为肿瘤细胞不断增殖提供能量和合成前体分子(见文末彩图 2-6-2)。葡萄糖转运体(glucose transporter,GLUT)1 和 3 是不依赖胰岛素的高亲和力葡萄糖转运体,高表达 GLUT1 或 3 的肿瘤细胞可持续不断地大量摄取葡萄糖,甚至可达到正常细胞的 10 倍以上。糖酵解代谢活跃的肿瘤细胞膜上高表达外排乳酸的单羧酸转运载体 4(monocarboxylic acid transporter 4,MCT4),而有氧代谢为主的肿瘤细胞膜上是摄取乳酸的 MCT1。这两种肿瘤细胞可以形成代谢共生体。己糖激酶(hexokinase,HK)是糖酵解第一个限速酶,有 4 种 HK 亚型,肿瘤细胞高底物(葡萄糖和 ATP)亲和力、高催化活性和无产物抑制特性的 HK-Ⅱ 高表达,而在脂肪、肌肉和心肌组织中微量表达。HK-Ⅱ 可与线粒体膜电压依赖性阴离子通道(voltage-dependent anion channel,VDAC)结合,抑制线粒体凋亡通路而抵抗细胞凋亡作用。磷酸果糖激酶-1(phosphofructokinase-1,PFK-1)有 3 种同工酶(M、L、P),肿瘤细胞以 L 型和 P 型为主,对 F-2,6-BP 更敏感,对 ATP 和柠檬酸的变构抑制不敏感。胚胎型丙酮酸激酶 M2(pyruvate kinase M2,PKM2)具有高活性四聚体和低活性二聚体之间转换的能力,从而调节肿瘤细胞糖酵解流量。高活性 PKM2 有利于糖酵解代谢,而二聚体 PKM2 有利于为细胞生物合成提供代谢中间物。这两者可进行周期性转换,以满足肿瘤细胞能量和合成代谢的需求。乳酸脱氢酶 A(lactate dehydrogenase A,LDHA)主要在肿瘤细胞中表达,该酶对丙酮酸亲和力高,有利于转变为乳酸。

3. 癌基因和抑癌基因 肿瘤的发生和发展与癌基因激活和/或抑癌基因失活密切相关,这两类基因异常可明显影响糖代谢,许多研究显示两者在糖代谢调节作用上恰恰相反:癌基因($HIF-1$、Ras、Myc 等)促进葡萄糖摄取和糖酵解,同时抑制线粒体氧化磷酸化;而抑癌基因($P53$、$PTEN$、$LKB1$)抑制葡萄糖摄取和糖酵解,促进线粒体氧化磷酸化(见文末彩图 2-6-3)。

HIF-1 调节参与缺氧适应、炎症和生长等相关 100 多种靶基因表达,可促进葡萄糖摄入和糖酵解,抑制线粒体呼吸调节血管生成;HIF-1α 还可通过转录活化丙酮酸脱氢酶激酶(pyruvate dehydrogenase kinase 1,PDK1),后者磷酸化丙酮酸脱氢酶(pyruvate dehydrogenase,PDH)而抑制线粒体有氧呼吸,致使细胞糖代谢由线粒体氧化磷酸化方式转向糖酵解。HIF-1 可与癌蛋白 Myc 协同诱导 HK-Ⅱ 和

PDK1 表达促进瓦尔堡效应,可协同诱导 VEGF 表达。Myc 转录因子通过促进糖酵解酶 HK-Ⅱ、醛缩酶、GAPDH、烯醇化酶、PK 和 LDHA 等表达促进糖酵解,其他如 Ras 和 src 通过 GLUT 表达增加糖摄取。相反,抑癌蛋白 p53 促进重要靶基因细胞色素 c 氧化酶合成蛋白 2(synthesis of cytochrome c oxidase 2,SCO2)表达,从而有利于线粒体有氧呼吸,同时通过 TIGAR(TP53-induced glycolysis and apoptotic regulator)抑制 FBP2 和 HK-Ⅱ表达而抑制糖酵解。然而研究发现 50% 以上肿瘤细胞的 *p53* 基因是突变失活的,*p53* 失活的肿瘤细胞常常表现为高糖酵解和低线粒体有氧呼吸。

4. 生长信号通路　调控细胞增殖的生长信号通路同时调控代谢,为细胞生长增殖提供物质基础和能量。涉及的信号通路复杂多样,如 PI3K-AKT/mTOR 和 Hippo 通路等。

如文末彩图 2-6-4 所示,癌基因产物(绿色表示)组成两条经典生长信号通路,而抑癌基因产物(红色表示)起相应的抑制作用。生长因子作用于其膜受体激活受体酪氨酸激酶(RTK),后者可分别激活 PI3K-Akt 和 Ras-Raf-ERK 通路,最终抑制 TSC1-TSC2 复合物形成,从而使信号通路的开关分子 G 蛋白 Rheb 处于 GTP 结合的活化状态(Rheb-GTP),Rheb-GTP 激活雷帕霉素靶蛋白复合物 1(mammalian target of rapamycin complex 1,mTORC1),后者通过不同机制(磷酸修饰转录和翻译相关蛋白)介导肿瘤细胞物质代谢重编程:增加葡萄糖摄取和有氧酵解,并促进糖酵解和磷酸戊糖通路中间物进入合成代谢途径,为不断增殖的细胞合成所需的大分子(脂类、蛋白质和核苷酸等)。

Hippo 通路控制细胞增殖、器官大小和组织稳态。它由 MAPK 家族、MST1/2、LATS1/2 以及转录共激活因子 YAP 和 TAZ 组成。在许多类型的癌症中,YAP/TAZ 活性大大提高,通过直接和间接提高糖酵解酶(GLUT3、HK2、PFKFB3 等)活性来促进糖酵解。

二、肿瘤宿主糖代谢

(一) 肿瘤宿主糖代谢紊乱

一般而言,宿主糖代谢常常与肿瘤相反,肿瘤宿主表现为一定程度的胰岛素抵抗和葡萄糖利用障碍。约 30% 的肿瘤患者血糖升高(空腹血糖 >6.1mmol/L),胰岛素敏感性和处理葡萄糖能力降低、糖耐量异常,肿瘤患者葡萄糖诱导胰岛素分泌的幅度减少 40%~50%。研究显示肿瘤患者的糖尿病风险会明显增加,且不同肿瘤的风险有所不同。国内一项研究通过分析 2 048 例恶性肿瘤患者的糖代谢情况,发现肿瘤患者糖尿病或糖代谢异常的发病率高达 28%,其中肝癌、胰腺癌患者更易发生糖代谢紊乱(表 2-6-1)。据统计,约 85% 胰腺癌患者在确诊前 3 年内会出现空腹血糖异常,提示血糖异常是胰腺癌的早期特征表现之一。

表 2-6-1　不同类型肿瘤患者空腹血糖异常发生率

肿瘤类型	病例总数 n(%)	HFPG		LFPG	
		n(%)	P	n(%)	P
肺癌	364 (15.1)	99(27.2)	0.002	17(4.7)	0.000
肠癌	301 (12.5)	96(31.9)	0.000	17(5.6)	0.000
肝癌	242 (10.1)	86(35.5)	0.000	18(7.4)	0.000
乳腺癌	169 (7.0)	44(26.0)	0.049	0(0.0)	0.694
白血病	160 (6.7)	55(34.4)	0.000	20(12.5)	0.000
胃癌	157 (6.5)	35(22.3)	0.319	2(1.3)	0.553
鼻咽癌	134 (5.6)	29(21.6)	0.437	7(5.2)	0.000
食管癌	91 (3.8)	20(22.0)	0.476	11(12.1)	0.000
颅内肿瘤	87 (3.6)	26(30.0)	0.000	5(5.7)	0.000
淋巴瘤	78 (3.2)	28(35.9)	0.003	7(9.0)	0.000

续表

肿瘤类型	病例总数 n(%)	HFPG		LFPG	
		n(%)	P	n(%)	P
甲状腺癌	73 （3.0）	13(17.8)	0.922	3(4.3)	0.000
宫颈癌	70 （2.9）	19(27.1)	0.137	1(1.4)	0.365
膀胱癌	59 （2.6）	16(27.2)	0.172	3(5.1)	0.000
前列腺癌	42 （1.7）	12(28.6)	0.179	1(2.4)	0.611
皮肤癌	41 （1.7）	10(24.3)	0.424	0(0.0)	1.000
胰腺癌	35 （1.5）	20(57.1)	0.000	1(2.9)	0.521
对照组	2 016 （100）	370 （18.4）		11 （0.5）	

HFPG：FPG 6.1mmol/L；LFPG：FPG3.9mmol/L。

HFPG，high fasting plasma glucose，空腹血糖升高；LFPG，low fasting plasma glucose，空腹血糖降低；FPG，fasting plasma glucose，空腹血糖。

糖尿病或高血糖可增加肿瘤发生风险。一项涉及全球 2 000 万人群的研究发现，与无糖尿病人群相比，女性糖尿病患者的肿瘤风险升高了 27%，男性患癌风险升高了 19%。空腹血糖每升高 0.56mmol/L，胰腺癌发病率会增加 14%。约 90% 胰腺导管腺癌的癌基因突变最早发生在 $KRAS$，高糖引起糖代谢紊乱驱动 $KRAS$ 突变是其可能的分子机制。高血糖引发细胞内糖代谢明显紊乱，糖酵解中间代谢物葡萄糖-6-磷酸和果糖-6-磷酸堆积，大量转变为 UDP-乙酰氨基葡萄糖，后者糖基化修饰磷酸果糖激酶（PFK）和核糖核苷酸还原酶（ribonucleotide reductase，RNR），导致其酶活性下降，PFK 活性下降进一步加重糖酵解中间代谢物积累，RNR 活性降低使核苷酸池中 4 种脱氧核苷酸（dNTPs）比例显著下降、使 DNA 复制时碱基突变增加、引起 $KRAS$ 突变。高糖环境抑制体内 AMPK 活性也是导致肿瘤发生的原因之一。另外，高胰岛素血症可减少性激素结合球蛋白、增加游离睾酮的浓度，影响雌激素产生，进而增加乳腺癌发生的风险。胰岛素抵抗或高胰岛素血症可引起卵巢细胞过度增殖，最终生成过量的雌酮，是糖代谢异常促进子宫内膜癌高发的主要机制。

肿瘤患者糖代谢的另一个主要表现是肝脏糖异生能力显著增加，导致耗能显著提高。肝脏糖异生增强主要是由于糖异生原料（乳酸、甘油和氨基酸）增加和内分泌紊乱等所致，表现为乳酸-葡萄糖循环（即 Cori 循环）和丙氨酸-葡萄糖循环增强，肝脏内葡萄糖-6-磷酸和果糖-6-磷酸以及果糖-1,6-二磷酸之间无效循环增加，上述循环不断进行时会消耗大量 ATP，导致肿瘤患者高能耗代谢。这也是大部分肿瘤患者 REE 升高和消瘦的部分原因。

（二）肿瘤宿主糖代谢紊乱机制

肿瘤宿主外周组织糖代谢异常原因可能涉及的肿瘤因素有：肿瘤相关内分泌紊乱，包括某些非内分泌器官肿瘤可能分泌激素或激素样物质，或内分泌肿瘤产生正常情况下不产生的某些激素，从而引起内分泌功能紊乱，这些肿瘤包括肺燕麦细胞癌、胃肠胰类癌、某些胸腺瘤及甲状腺滤泡旁细胞瘤髓样癌等。更重要的是肿瘤引起的慢性炎症释放许多细胞因子（TNF-α、IL-1、IL-6 等），胰岛素抵抗往往伴随着炎症因子水平升高。炎症因子通过血液和/或旁分泌干扰胰岛素信号转导而导致胰岛素抵抗，从而影响宿主肌细胞和脂肪细胞对葡萄糖的摄取和利用。

第三节　肿瘤脂类代谢

要点：

1. 肿瘤细胞不受控制的脂类合成和摄取，以提供能量、生物膜和脂筏形成、信号转导等，从而促进肿瘤细胞恶性增殖、侵袭与转移；其分子机制涉及：癌基因和抑癌基因、脂类代谢酶和载体、微环境等异常改变。

2. 肿瘤患者代谢改变：脂肪分解增强和脂肪组织消耗、白色脂肪棕色化、外源脂类利用下降，血浆脂蛋白和血脂水平改变；其因素和机制涉及：炎症、内分泌紊乱、特异性脂肪代谢因子、营养和治疗等。

一、肿瘤细胞脂类代谢

脂类除了储能和供能外，还有多方面的重要作用：细胞膜系统的主要结构和功能成分，脂类相关信号分子，重要活性分子如前列腺素类和白三烯，以及胆汁酸等。在肿瘤发生、发展及转移等过程中，细胞内脂类代谢发生了明显改变，且与细胞恶性程度密切相关，恶性程度越高则脂类代谢变化越明显。许多研究认为脂代谢紊乱可能与人类肿瘤的发生和发展密切相关，而靶向肿瘤脂代谢可抑制肿瘤生长。

（一）肿瘤细胞脂类代谢变化

为了满足癌细胞增殖，需要不断合成细胞膜。肿瘤细胞脂类代谢主要表现为：不受控制的不断合成脂类（脂肪酸、脂肪、磷脂和胆固醇等），同时摄取外源性脂类显著增强，尤其是处在缺血和缺氧状态下的肿瘤细胞表现为不断摄取环境中脂类分子并贮存在胞质中形成脂滴，形态类似于脂肪细胞，而这类细胞显示侵袭转移能力更强。

同时，肿瘤脂类代谢物结构和比例发生改变或失衡，不饱和脂肪酸/饱和脂肪酸比例下降、胆固醇/磷脂升高，磷脂酰胆碱/心磷脂（cardiolipin，CL）比例升高，而这些改变会影响膜流动性和信息传递。心磷脂富集于线粒体膜，与多种复合体酶结合，维持膜电位和氧化磷酸化关键分子，故心磷脂减少或未成熟会导致细胞呼吸和能量代谢降低而代偿性增强瓦尔堡效应。癌细胞脂代谢紊乱打破了血管形成的正、负信号平衡，抑制血管发芽和棕榈酰化过程，使新生血管基膜不完整、周细胞减少而成为"无效血管"，导致实体瘤内供血不足而促进瓦尔堡效应。研究发现，脂筏中胆固醇含量与生长信号和凋亡通路密切相关。当脂筏中胆固醇含量升高时，肿瘤细胞 Akt 生长信号通路明显激活，细胞膜上黏附分子整合素和糖蛋白 CD44 下降，从而促进癌细胞侵袭与转移；与此同时，凋亡活性显著抑制，脂筏中凋亡蛋白 FasR 和 TRAIL 下调。另外，胆固醇氧化（酶促反应或 ROS 直接氧化）生成羟胆固醇是促进炎症反应和肿瘤（结肠癌、肺癌、乳腺癌、皮肤癌和胆管癌）发生的一个重要因素。在代谢应激状态下，脂肪酸氧化作用（fatty acid oxidation，FAO）对于多种癌细胞稳定能量和 NADPH 供应非常重要。许多恶性肿瘤中 FAO 酶过度表达，阻断 FAO 可抑制肿瘤生长，如抑制 FAO 限速酶肉碱棕榈酰转移酶 1 可以延缓原位异种移植三阴性乳腺癌和原位胶质母细胞瘤的生长，动物生存期延长。

乙酰 CoA 是合成脂肪酸和胆固醇的前体分子，还参与诸如组蛋白乙酰化以及类异戊二烯为基础的蛋白质修饰。乙酰 CoA 有两个来源：其一，主要来自 TCA 循环的柠檬酸，后者出线粒体进入胞质并在柠檬酸裂解酶催化裂解为乙酰 CoA 和草酰乙酸，而瓦尔堡效应为主的肿瘤细胞从葡萄糖来补充柠檬酸减少时，可以通过增加谷氨酰胺摄取和分解产生 α-酮戊二酸，回补 TCA 循环来补充柠檬酸。因此，肿瘤细胞对于葡萄糖和谷氨酰胺消耗非常大，且二者相互促进肿瘤细胞摄取。其二，肿瘤细胞直接从胞外摄取乙酸并在乙酰 CoA 合酶催化生成乙酰 CoA（见文末彩图 2-6-5）。血液中的乙酸主要来自食物或肠道菌群代谢产生，研究发现肿瘤患者血清中乙酸水平明显低于健康对照者，这是由于肿瘤摄取乙酸增加的缘故。

肿瘤细胞还可以摄取外周微环境中的脂类并在胞质中积累脂肪滴，而这些脂肪滴似乎会促使癌细胞变得更有侵袭性和转移能力。肿瘤细胞可以通过多种途径摄取脂类，包括低密度脂蛋白受体（low density lipoprotein receptor，LDLR）介导细胞内吞摄取 LDL 颗粒，还可以通过 CD36 脂肪酸转运载体和脂肪酸结合蛋白摄取脂肪酸。实体瘤内部往往是一种缺氧、低 pH 及缺少营养物质的不良环境，这种环境中的细胞被称为"压力细胞"，然而这些细胞往往具有高度的侵袭性；为了在肿瘤组织内部生存，压力细胞就会进入静止状态，这使得放化疗对其失去作用，而且压力细胞会利用脂肪滴作为能量,并且构建自身细胞膜或者合成信号物质,有助于细胞后期生长和扩散。研究者认为抑制肿瘤细胞摄取脂肪滴可以阻断这种恶性细胞生长,如抗凝血药肝素可减少癌细胞摄取脂肪粒。对数千例患者研究表明,使用肝素的肿瘤患者比不用肝素患者有较好的预后。据此可以说明这样的事实,肥胖患者的肿瘤往往更具侵袭性和较差预后,这可能与肥胖个体血脂较高使得压力细胞比较容易积累脂肪有一定关系。

(二) 肿瘤细胞脂类代谢变化的分子机制

导致肿瘤细胞脂类代谢变化的分子机制与糖代谢变化的机制基本是一样的,包括脂类代谢关键酶和转运载体表达增强和突变,癌基因(*HIF-1*、*Myc*、*ErbB2* 等)激活,抑癌基因(*p53*、*PTEN*、*LKB1*)失活、生长信号通路(PI3K /Akt/mTOR 和 Hippo 通路等)异常活化,以及肿瘤微环境改变。mTORC1 通过磷酸化和抑制磷脂酸磷酸酶促进类固醇激素反应元件结合蛋白(steroid hormone response element binding protein,SREBP)入核,促进脂类合成相关基因表达增加,如 ATP-柠檬酸裂解酶(ATP citrate lyase,ACL)、乙酰 CoA 羧化酶 a(acetyl-CoA carboxylase a,ACCa)、脂肪酸合酶(fatty acid synthase,FAS)、羟甲基戊二酸单酰辅酶 A 还原酶(hydroxymethylglutaryl CoA reductase,HMG-CoA R)、单酰基甘油脂酶(monoacylglycerol lipase,MAGL)。ACL 表达增加外,还可以直接磷酸化修饰 ACL 提高其催化活性,从而促进脂肪酸从头合成。另外研究发现高糖条件下癌细胞中 ACL 多肽链 540、546 和 554 赖氨酸残基(3K)位点乙酰化修饰水平升高而阻断 ACL 的同位点 3K 的泛素化修饰和降解,从而提高 ACL 稳定性。这些结果表明 ACL 乙酰化和泛素化之间通过竞争相同的赖氨酸残基而调控响应葡萄糖的脂肪酸合成和细胞生长。许多肿瘤尤其是强侵袭性肿瘤细胞中 FAS 表达水平明显升高,常常是肿瘤发生和发展过程中的早期事件,并且其表达水平可指示肿瘤发展从早期向晚期的转变,与肿瘤预后密切相关。ACCa 是脂肪酸合成的限速酶,在乳腺癌和前列腺癌中高表达,而抑制 ACCa 导致脂肪合成下降和细胞凋亡。*EGFR* 基因异常的多形性胶质母细胞瘤(glioblastoma multiforme,GBM)细胞质膜的磷脂成分发生了变化,导致质膜上致癌受体 EGFR 更稳定,传递和放大生长信号。研究发现,溶血磷脂酰胆碱酰基转移酶 1(lysophosphatidylcholine acyltransferase 1,LPCAT1)蛋白酶异常高表达与膜磷脂成分改变和质膜重塑密切相关,而下调 LPCAT1 表达后质膜上 EGFR 随之减少,GBM 细胞生长抑制,GBM 鼠肿瘤生长显著减缓,总生存期则明显提高。LPCAT1 酶很有可能在多种肿瘤类型中发挥重要作用。在肺癌、卵巢癌、膀胱癌和侵袭性乳腺癌等多种恶性肿瘤中,超过 30% 的患者 LPCAT1 基因拷贝数增加。肾癌、肝癌、宫颈癌和黑色素瘤等多种肿瘤中,LPCAT1 表达升高还与患者总生存率降低有对应关系。研究还发现 LPCAT2 高表达与结肠癌细胞脂滴积累以及抵抗化疗药(氟尿嘧啶和奥沙利铂)有关。SREBP-2 活性与前列腺肿瘤细胞 PC-3 和 LNCaP 生存和增殖呈正相关。甲状腺素反应相关蛋白(Spot14)可调节脂类合成相关酶 ACCa 和 FAS 等表达,Spot14 的水平与乳腺癌侵袭性和预后差密切相关。MCF-7 乳腺癌细胞转染过表达 *ErbB2* 癌基因后,涉及脂肪酸从头合成的酶和不同脂类(甘油磷脂、鞘磷脂和前列腺素)周转相关酶表达明显改变。MAGL 在许多肿瘤中表达和活性增强,并且与肿瘤发生和侵袭及转移有关。

Hippo 通路是细胞生长的主调节因子,YAP/TAZ 激活可积累脂类,直接调节胆汁酸成分,从而增强癌细胞的转移潜能。同时,当癌细胞中脂肪酸代谢增强会异常激活 RhoA,并通过抑制 LATS 来增强 YAP/TAZ 的活性。

二、肿瘤宿主脂类代谢

(一) 肿瘤宿主脂类代谢紊乱

1. 肿瘤患者血脂变化　肿瘤患者整体代谢紊乱最终会在血脂和血浆脂蛋白水平,以及血脂代谢方面都会发生异常变化。肿瘤不断增殖需求、炎症、激素紊乱以及肿瘤治疗等因素会导致肿瘤患者体内脂类代谢明显改变,主要包括:脂肪组织分解动员增强,外源性脂类利用下降,血清 FFA、TG 和 VLDL 升高,总胆固醇(total cholesterol,TC)水平下降。如乳腺癌患者血清 TC、TG 水平普遍升高,

HDL-C 和 LDL-C 水平偏高或偏低,LDL、HDL 水平变化趋势不明显。结直肠癌患者血清游离胆固醇和 TG 水平及癌组织中 TC、HDL-C 水平与 TNM 分期和癌症转移显著相关。肺癌患者血清 HDL-C、LDL-C、TC 水平低于正常对照组,而 TG 显著升高。口腔癌患者血清 TC、TG、HDL、LDL 水平较健康人低,但也有研究表明患者 TG、TC 水平略有升高。血液 TC 水平与肺癌发生呈负相关。Fiorenza 等发现大部分恶性肿瘤患者的血脂代谢特征:LDL-C 和 HDL-C 均低于健康人群,而 TG 普遍升高。张国华等发现,肺癌患者血清 TC 较正常者低,而化疗后明显升高,并且认为血清 TC 会影响免疫细胞细胞膜的稳定性,进而减弱自身防御功能。

2. 脂肪组织脂代谢紊乱　肿瘤患者体内脂肪组织最显著的变化是随着病程发展,脂肪分解增加而合成减少,致脂肪组织不断萎缩,脂肪细胞体积缩小,白色脂肪棕色化增加,在恶病质状态下脂肪组织消耗得更快和更明显,结果是整体性消瘦,体重不断下降。

脂肪分解是肿瘤患者病程过程中的早期事件,明显早于瘦组织的分解,并且内脏脂肪分解要早于皮下脂肪分解,即使非侵袭性肿瘤和没有发生营养摄入下降的患者均显示腹膜后储存脂肪严重下降。研究证实肿瘤细胞会产生和释放一类分解脂类的物质,如 HSL、脂肪甘油三酯脂肪酶(ATGL)和 LMF/ZAG 等,炎症因子 TNF-α、IL-1 和 IL-6,以及脂解激素等(见文末彩图 2-6-6)。卵巢癌患者血清和腹腔液中 HSL 活性是正常人的 2.3 倍,认为 HSL 在卵巢癌患者脂类代谢紊乱中可能发挥主要作用。在脂肪组织下降 60% 的荷瘤鼠模型上显示:WAT 中 LMF/ZAG mRNA 表达水平增加 10 倍,BAT 增加 3 倍,表明 LMF/ZAG 在肿瘤患者脂肪代谢紊乱和恶病质发生过程中发挥着重要作用。LMF/ZAG 主要通过经典依赖 GTP 的腺苷酸环化酶-cAMP 通路激活 HSL,同时通过激活肾上腺素能受体 b3-腺苷酸环化酶-cAMP 通路,促进 UCP1 表达而促进脂肪酸氧化分解。LMF/ZAG 存在于脂肪细胞和肿瘤细胞内,PPARγ 激动剂罗格列酮可以诱导人脂肪细胞 LMF/ZAG 表达上调达 3 倍,TNF-α 可上调 LMF/ZAG 的 4 倍。糖皮质激素也可能是恶病质 LMF/ZAG 表达升高的主要调节因素:糖皮质激素拮抗剂 RU38486 可以明显减轻恶病质患者的体重下降和 WAT 的 LMF/ZAG 水平;血浆皮质醇水平与体重丢失呈正比,皮质醇增强是恶病质早期特征。LMF/ZAG 还受到肾上腺素能受体 b3 激动剂 BRL37344 和儿茶酚胺类的调节。

3. 肿瘤患者肝脏脂代谢紊乱　肝脏是机体最重要的代谢器官,同样在脂类的消化、吸收、分解、合成及加工和转运等代谢过程中均起非常重要作用。因此,肿瘤等疾病状态下肝脏脂代谢也会发生非常明显的改变。目前有关荷瘤状态下肝脏脂代谢的研究报道比较少,早期有研究发现移植人肺癌鼠模型的肝脏脂肪酸组成和胆固醇代谢明显发生改变:荷瘤鼠肝脏磷脂分子中的饱和脂肪酸/不饱和脂肪酸比例显著高于对照组(1.17/0.17vs.0.84/0.04)。但是肝细胞癌(HCC)肝组织变化相反,Hanai 等评估了 17 例肝切除病例(12 例 HCC 和 5 例转移性肝癌)发现,肝癌组织 α-亚麻酸(LA)和二十二碳六烯酸(DHA)的水平显著低于肿瘤周围正常组织中的水平。Wood 等分析了 14 例 HCC 患者肝组织,证明肿瘤组织中饱和脂肪酸/不饱和脂肪酸比例持续低于相应的非肿瘤组织。同时,荷瘤鼠肝脏胆固醇合成活性(^{14}C 乙酸盐掺入法)显著增强(是对照组肝脏的 6 倍)。但是荷瘤鼠肝脏胆固醇含量和血浆胆固醇水平都是下降的,这提示荷瘤状态下,宿主肝脏胆固醇合成和代谢转化都是增加的。

4. 肿瘤患者肌肉脂类代谢紊乱　癌症恶病质的主要临床特征是慢性炎症、骨骼肌和脂肪的不断消耗、胰岛素抵抗、厌食症和肌生成受损。其中肌肉消耗是恶病质的主要特征和预后不良的标志。肌肉消耗除了肌肉蛋白质代谢失衡外,也与肌肉细胞内脂类等代谢紊乱相关。有研究发现低肌肉放射性密度与多种癌症类型的死亡率有关。研究报道 75 例癌症患者腹直肌(RA)放射性密度降低。用脂肪油红-O 染色显示,胰腺导管腺癌(PDAC)小鼠肌肉阳性染色肌纤维数比对照组增加了 30 倍以上。PDAC 动物模型研究发现,肌肉消耗伴有系统性炎症,炎症细胞(巨噬细胞等)浸润到骨骼肌,并伴有肌细胞脂滴上调,同时鼠肌肉细胞内脂肪生成基因和胰岛素样生长因子结合蛋白 3(IGFBP-3)mRNA 水平显示出惊人的增加,且调节脂肪生成和巨噬细胞分化的基因上调与 IGFBP-3 增加一致。因此,提出了恶病质肌肉消耗的蛋白质合成代谢失调相关三联征,涉及病理性肌细胞脂肪堆积、IGFBP-3 上调和炎症。IGFBP-3 过表达会抑制 IGF-1 刺激成肌细胞增殖,增强泛素化蛋白质降解、蛋白质合成抑制和细胞凋亡。

（二）肿瘤宿主脂代谢紊乱机制

肿瘤宿主脂代谢紊乱的因素和机制涉及：炎症、内分泌紊乱、特异性脂代谢因子、营养和治疗等。TNF-α是肿瘤恶病质患者脂肪消耗的主要细胞因子之一，TNF-α可以通过抑制毛细血管内皮细胞表面的LPL活性，从而限制外源性脂肪摄取利用，或通过直接促进脂肪分解等途径导致恶病质患者的脂肪丢失（见文末彩图2-6-7）。研究证实，TNF-α可以促进脂肪细胞和肿瘤细胞表达与释放LMF/ZAG，上调可达4倍。TNF-α促进脂肪分解的机制涉及MAPK p44/42和JNK通路激活。MAPK通路激活后，一方面可以抑制脂滴包被蛋白（perilipin，PLIN）表达，同时磷酸修饰PLIN使之脱离脂肪滴表面，促进脂肪分解；TNF-α还可以激活NF-κB通路促进脂肪水解。此外，研究还发现肿瘤患者脂肪分解与其发生白色脂肪棕色化密切相关，具体内容见本章第一节肿瘤能量代谢。

第四节 肿瘤蛋白质/氨基酸代谢

要点：

1. 肿瘤细胞不断摄取和合成氨基酸，用于合成蛋白质和提供能量；其机制与包括PI3K/AKT/mTOR、Rho GTPase、Hippo通路、Myc等相关。

2. 肿瘤患者蛋白周转率提高，骨骼肌蛋白分解，低蛋白血症等，可能涉及炎症因子、PIF、内分泌紊乱、放化疗，以及营养摄入减少等因素和机制。

一、肿瘤细胞蛋白质/氨基酸代谢

（一）肿瘤蛋白质/氨基酸代谢变化

为了满足肿瘤细胞不断增殖需要而大量合成蛋白质。同时，肿瘤细胞不断摄取大量氨基酸，如谷氨酰胺、甲硫氨酸、精氨酸、支链氨基酸、丝氨酸和甘氨酸等，以及合成非必需氨基酸，以满足蛋白质和各种含氮活性分子（包括碱基、多胺类、磷脂酰胆碱、磷脂酰乙醇胺和肌酸等）合成、回补TCA循环和增强抗氧化能力等。

葡萄糖和谷氨酰胺是肿瘤细胞消耗的两个主要底物。细胞水平研究显示肿瘤细胞谷氨酰胺酶（glutaminase，GA）的活性显著高于非转化细胞，其摄取和消耗谷氨酰胺量是其他氨基酸的10倍左右。肿瘤细胞糖酵解中间物大量用于合成代谢导致乙酰CoA减少而影响TCA循环。为此，许多肿瘤细胞消耗大量谷氨酰胺以回补TCA循环、补充NADPH+H$^+$和乙酰辅酶A，这些对于从头合成脂肪酸、补充还原型谷胱甘肽是非常重要的。同时谷氨酰胺还是核苷酸合成重要的前体分子。因此，谷氨酰胺代谢是一个多功能途径，即提供能量、合成代谢和抗氧化等。

必需氨基酸甲硫氨酸（methionine，Met）除了合成蛋白质外，还通过甲硫氨酸循环和一碳单位代谢提供活性甲基，用于甲基化修饰和参与50余种重要活性分子（如碱基、胆碱、肉碱、肾上腺素、肌酸等）合成，以及促进细胞增殖的多胺（精胺、亚精胺和腐胺）合成，还可以通过转硫途径参与谷胱甘肽合成等。许多肿瘤细胞高度依赖Met的可能原因：一是Met需求量大大增加，二是某些肿瘤（结直肠癌、乳腺癌、急性淋巴细胞白血病等）由于Met补救合成相关酶突变或缺失，如N^5,N^{10}-亚甲基四氢叶酸还原酶、甲硫氨酸合成酶（图2-6-8）。Met缺失可以逆转肿瘤细胞周期失控，诱导三阴乳腺癌细胞死亡受体TRAIL-R2升高，从而提高了靶向抗体治疗的敏感性等。可见，肿瘤细胞对Met依赖特点可用于探索营养素干预或靶向甲硫氨酸相关代谢酶等代谢调节治疗肿瘤的方法。

支链氨基酸（branched chain amino acid，BCAA）是必需氨基酸，包括亮氨酸、异亮氨酸和缬氨酸BCAA及其代谢物直接和间接影响mTOR等信号通路、表观遗传学和HIF的稳定性等，导致一系列基因（癌基因、抑癌基因、BCAA和其他营养素代谢酶等）表达，影响蛋白质合成、氧化供能以及回补TCA循环等肿瘤组织高度活跃摄取和代谢BCAA，如脑肿瘤摄取缬氨酸是正常脑皮质的22倍，非小

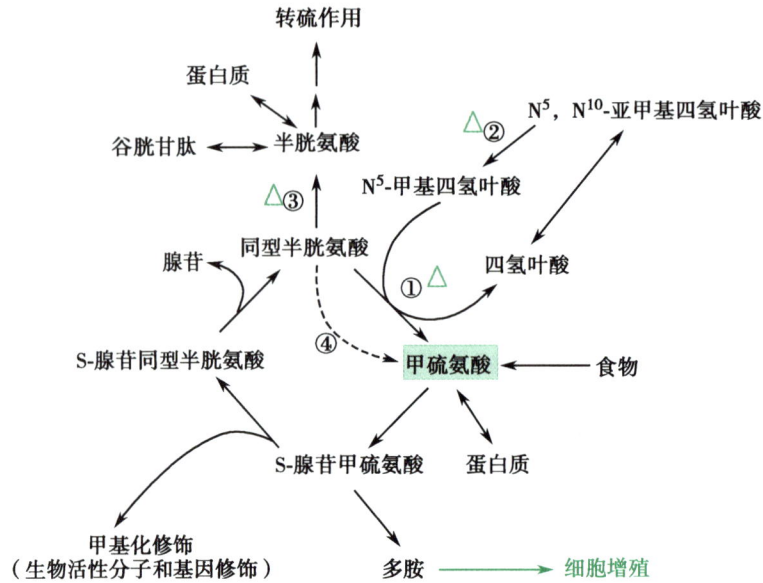

图 2-6-8   甲硫氨酸代谢和作用

注:①甲硫氨酸合成酶;②N^5,N^{10}-亚甲基四氢叶酸还原酶;③胱硫醚合酶;④甜菜碱合酶。

细胞肺癌可活跃分解 BCAA 以满足核苷酸合成的氮需求。肿瘤组织 BCAA 摄取和代谢增加可能与 BCAA 的 L 型氨基酸转运载体(L-type amino acid transporter,LAT),代谢关键酶支链氨基酸氨基转移酶(branched chain amino acid aminotransferase,BCAAT)和支链酮酸脱氢酶(branched-chain ketoacid dehydrogenase,BCKDH)密切相关。在多种肿瘤细胞系中发现 LAT1 表达增加促进支链氨基酸摄取; BCKDH 活性受其激酶和磷酸酶调节,TNF-α 可激活 BCKDH 的活性。肿瘤细胞内 BCAA 升高可直接激活 mTOR 信号通路,促进细胞生长和增殖。BCAA 代谢改变与抗肿瘤治疗疗效相关。EGFR 抑制剂治疗 EGFR 突变肺癌时发现 BCAT1 表达上调而增强肿瘤耐受氧化应激的能力;BCAT1 蛋白水平升高的乳腺癌可明显抵抗治疗,而患者生存率降低。

精氨酸作为条件必需氨基酸,在促进细胞增殖和伤口愈合方面发挥重要作用。促炎症因子和细胞因子可增加肿瘤细胞摄取精氨酸,同时可激活诱导型一氧化氮合酶和精氨酸酶等促进精氨酸分解代谢。一些肿瘤(肝细胞癌、黑色素瘤和肾癌等)存在精氨酸代琥珀酸合成酶表达缺陷致瓜氨酸再合成精氨酸障碍,使得这些肿瘤对精氨酸的依赖性更强,缺少精氨酸可明显抑制这些肿瘤的生长。

丝氨酸和甘氨酸参与细胞内许多重要的代谢过程和生理作用:包括蛋白质、脂肪酸、磷脂、核苷酸等合成,生物活性分子(肌酸、儿茶酚胺、胆碱等)合成,线粒体蛋白翻译起始甲酰甲硫氨酰 tRNA(fMet-tRNA)形成,表观遗传的甲基化修饰,参与 NADPH 和 GSH 合成以维持氧化还原稳态,糖酵解关键酶 PKM2 激活剂等。因此,肿瘤生长需要大量丝氨酸和甘氨酸,同时细胞还可以通过糖酵解中间物 3-磷酸甘油酸进入丝氨酸合成途径(serine synthesis pathway,SSP)来合成丝氨酸和甘氨酸,特别是 *Kas* 突变肿瘤如胰腺癌和肠癌等 SSP 活性很高。尽管可以细胞内合成,但是当食物摄入不足时仍会影响肿瘤生长,饮食中缺失丝氨酸和甘氨酸时会明显抑制小鼠淋巴瘤和肠癌的生长。

(二) 肿瘤蛋白质/氨基酸代谢变化机制

调控糖脂代谢的生长信号通路不仅可以促进蛋白质合成,同时活跃进行氨基酸摄取和代谢。PI3K/AKT 通路增加 Myc 翻译,并通过 GSK3 和 FOXO3A 抑制 Myc 的降解,Myc 提高线粒体谷氨酰胺酶(GA)表达,诱导谷氨酰胺转运载体 ASCT2 和 SN2 表达,进而上调谷氨酰胺摄取和利用。Rho GTPase(Cdc42、Rac 和 RhoC)通路通过激活 NF-κB 显著提高 GA 活性,癌基因 Dbl 转化细胞的 GA 和 GAC 表达与活性显著高。*Kas* 突变驱动肿瘤活跃地进行丝氨酸合成。Hippo 通路的 YAP/TAZ 增强谷氨酰胺代谢,增加乳腺癌细胞中谷氨酰胺转运体 SLC1A5 和 SLC7A5 的表达。YAP/TAZ 和 TEAD 上调氨基酸转运体表达,促进谷氨酰胺等氨基酸代谢。

　　总之,氨基酸代谢可以影响从细胞信号、蛋白质合成到表观遗传调控等。肿瘤细胞氨基酸代谢失调可通过影响这些过程有助于肿瘤的发生、发展和侵袭转移。进一步确定肿瘤特定氨基酸代谢失调及机制,将有助于更好地开发靶向氨基酸相关代谢途径药物和治疗策略。

二、肿瘤宿主蛋白质/氨基酸代谢

(一)肿瘤宿主蛋白质/氨基酸代谢紊乱

　　肿瘤患者蛋白质/氨基酸代谢的典型表现是整体蛋白合成和分解都是升高的,即蛋白质周转率提高。1990年,Melville S 等通过给9名肺癌患者和9名血管疾病对照组患者持续输注[1-^{13}C]亮氨酸后,测量全身蛋白质周转率和氨基酸氧化率,同时观察在通宵禁食或每小时少量进食两种情况下的蛋白质代谢情况。结果显示肿瘤患者无论是禁食还是进食状态下蛋白合成和分解显著高于对照组,也就是高蛋白质周转率,两组患者禁食时蛋白质分解率显著高于进食组,其中肺癌患者更显著,这表明进食情况对整体蛋白质分解影响比较大。

　　肿瘤患者蛋白质合成增加大多是肝脏分泌蛋白,如急性期反应蛋白(acute phase protein,APP),但白蛋白合成是减少的。急性期反应引发肝脏大量合成 APP 包括 CRP、血清淀粉样蛋白 A、纤维蛋白原、α$_2$-巨球蛋白、α$_1$-抗胰蛋白酶,而肝白蛋白(albumin,Alb)合成和输出降低,出现明显低白蛋白血症,但总蛋白合成率在晚期肿瘤患者和健康人无明显差异。在肺癌、黑色素瘤、多发性骨髓瘤、淋巴瘤、卵巢癌、肾癌、胰腺癌、胃肠道肿瘤患者血清 CRP 升高,CRP 浓度与体重降低程度、高代谢、厌食症发生、疾病复发和生存率降低呈显著正相关。Komura N 等探讨了 CRP、Alb、CRP/Alb 对卵巢癌患者预后的影响,发现 CRP,CRP/Alb 升高都是短期疾病特异性生存率的独立预测因子。

　　肿瘤患者恶病质状态时往往处在高分解代谢,其主要表现为骨骼肌不断分解、瘦组织群下降、内脏蛋白消耗、蛋白周转率升高、低蛋白血症和负氮平衡。恶病质患者体重下降30%时,75%的骨骼肌蛋白丢失,且食物补充不能逆转肌肉消耗。不同类型骨骼肌纤维丢失速率不同,一般是Ⅱ型快肌纤维(如胫前肌和腓肠肌)丢失速率高于Ⅰ型慢肌纤维(如比目鱼肌)。而非肌肉蛋白保持不变,结构和内脏蛋白相对保持完好。

　　肿瘤患者氨基酸代谢同样出现明显紊乱致血清氨基酸谱改变。肿瘤患者血浆氨基酸谱典型变化主要为:生糖氨基酸、核苷酸合成氨基酸、BCAA 和精氨酸等水平下降,芳香族氨基酸(aromatic amino acid,AAA)水平以及 AAA/BCAA 比值升高。但胰腺癌例外,其循环 BCAA 早期升高,可能与组织蛋白分解相关。氨基酸通过血脑屏障时,不同类型氨基酸之间存在竞争关系,所以当 AAA/BCAA 比例升高时,AAA 进入脑组织增加。色氨酸水平升高在进行性营养物质消耗中起关键性作用,其代谢物5-羟色胺(5-hydroxytryptamine,5-HT)在脑组织升高导致食欲下降,还有色氨酸代谢中间物犬尿氨酸可抑制机体免疫功能。

(二)肿瘤宿主蛋白质/氨基酸代谢紊乱机制

　　肿瘤患者骨骼肌分解代谢的机制仍未完全阐明,可能涉及:炎症因子、蛋白降解诱导因子(proteolysis-inducing factor,PIF)、内分泌紊乱以及放化疗等,这些因素作用下导致蛋白质代谢严重失衡,包括骨骼肌蛋白质和白蛋白等合成代谢下降,而蛋白质分解不断增强,最终导致骨骼肌萎缩为主要特征的恶病质发生。

　　肿瘤炎症的相关细胞因子 TNF-α、IL-1、IL-6、IFN-α 和 PIF 都参与骨骼肌蛋白质分解通路ATP-泛素-蛋白酶体途径的激活。同时,TNF-α 和 IL-6 通过下调 IGF-1 或抑制 IGF-1、Akt 和 mTOR 等,发挥抑制骨骼肌蛋白质合成作用(图2-6-9)。PIF 通过作用于肌肉和肝脏细胞膜上的 PIF 受体,激活NF-κB 通路而增加泛素-蛋白酶体通路分子表达,促进骨骼肌蛋白分解。

　　神经-内分泌紊乱在肿瘤患者高分解代谢中发挥重要作用。肿瘤异位内分泌,如肺燕麦细胞癌、肺及胃肠胰类癌、某些胸腺瘤及甲状腺滤泡旁细胞瘤髓样癌等可分泌激素样物质和细胞因子等,手

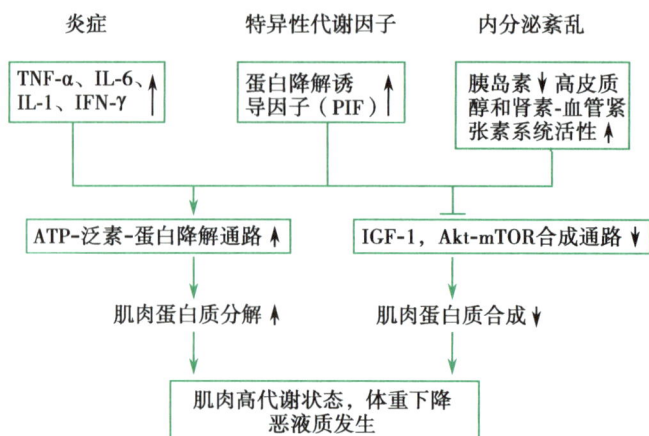

图2-6-9   肿瘤恶病质患者骨骼肌高代谢的可能机制

注：IFN-γ, interferon-γ, 干扰素-γ；IGF-1, insulin-like growth factor-1, 胰岛素样生长因子-1；IL-1, interleukin-1, 白介素-1；IL-6, interleukin-6, 白介素-6；TNF-α, tumor necrosis factor alpha, 肿瘤坏死因子-α；PIF, proteolysis-inducing factor, 蛋白降解诱导因子。

术创伤和肿瘤患者心理应激等因素导致高皮质醇和肾素-血管紧张素系统活性增强，以及肿瘤患者长期炎症状态导致胰岛素相对分泌不足和胰岛素抵抗等，上述这些因素综合作用的结果导致肌肉的高分解代谢（图2-6-9）。糖皮质激素通过上调泛素-蛋白酶体通路引起肌肉萎缩。血管紧张素Ⅱ（angiotensinⅡ, ANGⅡ）与PIF类似通过蛋白激酶（protein kinase, PK）激活泛素-蛋白酶体通路，抑制蛋白质合成和促进蛋白质分解。而IGF-1可对抗ANGⅡ作用而改善蛋白质合成。近50%转移性肿瘤男性患者的睾丸激素降低，肌肉量和性功能降低。睾丸激素降低和促分解激素增加是导致恶病质相关骨骼肌分解的重要因素。最新动物研究发现路易斯肺癌通过细胞外囊泡释放甲状旁腺激素相关蛋白（parathyroid hormone-related protein, PTHrP），诱导肿瘤恶病质。

其他激素如瘦素、胃饥饿素、神经肽Y（NPY）和5-羟色胺（5-HT）等紊乱可以通过下丘脑影响食欲和能量消耗，进而影响肿瘤患者的蛋白质代谢。饥饿状态或体内脂肪减少时会导致瘦素减少，使体内能量处于正平衡状态，胃饥饿素、NPY和其他食欲刺激性神经肽的增加，促肾上腺皮质激素释放因子（CRF）和黑皮质素等激素的活性降低介导了这种代偿反应。肿瘤会产生诱导或模仿瘦素过多的负反馈信号，导致补偿反应无法进行，引起持续厌食和恶病质。5-HT与饱腹感（早饱）相关，是导致厌食症及恶病质的重要效应因子之一。

第五节   肿瘤代谢异质性

要点：

1. 肿瘤代谢高度异质性，即肿瘤代谢的高度可塑性，表现为代谢通路、碳源和氮源的多样性选择，以适应不同微环境的生成和发展。肿瘤代谢高度异质性表现为代谢通路、碳源和氮源的多样性选择，也即肿瘤代谢的高度可塑性以适应不同微环境的生成和发展。

2. 肿瘤代谢异质性机制涉及不同癌症基因、信号通路和代谢酶（同工酶谱）的差异表达和激活，以及肿瘤微环境异质性等。

代谢异质性是肿瘤代谢的本质特征。由遗传、表观遗传和肿瘤微环境差异等因素不同导致肿瘤细胞代谢呈现高度异质性，表现为不同肿瘤之间、同一肿瘤不同部位肿瘤细胞之间、原位肿瘤和转移肿瘤之间可呈现显著的代谢差异。肿瘤代谢改变是肿瘤细胞为适应环境而做出的代谢调整能力，这是由于不同肿瘤细胞群之间、肿瘤与基质之间，以及与宿主之间的代谢相互作用的结果。肿瘤代谢异质性是抗肿瘤治疗的最大挑战之一。

一、不同癌基因驱动肿瘤细胞代谢不同

不同癌基因如 *EGFR* 突变和 *FGFR* 扩增驱动肿瘤呈现不同糖代谢特征：前者糖酵解中间物 3-磷酸甘油酸主要进入 SSP 而减少乳酸产生，而后者葡萄糖主要进入糖酵解产生大量乳酸。*Kras* 突变驱动的胰腺癌和肠癌等高度依赖丝氨酸和甘氨酸，不仅摄取丝氨酸和甘氨酸增加，同时 SSP 的 3-磷酸甘油酸脱氢酶（phosphoglycerate dehydrogenase，PHGDH）的表达明显升高，丝氨酸和甘氨酸合成增强。三阴性乳腺癌和雌激素受体阳性乳腺癌有着完全不同的代谢特征：三阴性乳腺癌表现为典型的瓦尔堡代谢方式，葡萄糖和乳酸转运蛋白以及乳酸脱氢酶的表达增加，大量摄取葡萄糖和分泌乳酸。而雌激素受体阳性的乳腺癌细胞主要依赖有氧氧化。良性前列腺肿瘤和高分化前列腺癌以氧化磷酸化为主，而低分化及激素抵抗的前列腺癌则以有氧糖酵解为主。

二、不同组织类型肿瘤细胞代谢不同

肿瘤不同亚型也呈现不同的代谢特征。大部分鳞状细胞癌包括肺、皮肤、食管和宫颈等鳞状细胞癌主要表现为瓦尔堡效应为主的代谢特征，如肺鳞状细胞癌特异性高表达 GLUT1，高度依赖葡萄糖和糖酵解代谢，而肺腺癌 GLUT1 表达不高，与正常细胞一样并不大量摄入葡萄糖和糖酵解，提示鳞状细胞癌可能对糖酵解代谢抑制剂敏感。人胶质瘤细胞系 U251MG 和 U87MG 为典型的有氧糖酵解表型，对葡萄糖饥饿敏感，但对呼吸链抑制剂的耐受能力强，而胶质瘤细胞系 D-54MG 则为氧化磷酸化表型，对呼吸链抑制剂敏感，对葡萄糖饥饿耐受能力强。另外，肿瘤干细胞与对应肿瘤细胞代谢不同，如胰腺癌干细胞主要依赖氧化磷酸化供能。

三、原发灶肿瘤和转移肿瘤代谢不同

原发灶肿瘤和转移肿瘤之间存在较大微环境差异，这导致各自代谢的明显不同。如正常乳腺上皮细胞向非转移性乳腺癌转化时，其代谢表型逐渐向糖酵解转变，并依赖葡萄糖和谷氨酰胺代谢；而转移性乳腺癌逐步向氧化磷酸化代谢转变，依赖丙酮酸（肺转移）、丝氨酸和乙酸（脑转移）来维持三羧酸循环（图 2-6-10）。氧化磷酸化和线粒体活性的增加是转移表型的重要因素。另有研究发现，具有广泛转移潜能的 4T1 乳腺癌细胞同时具有有氧糖酵解和氧化磷酸化表型；不同组织器官转移肿瘤细胞代谢也不同：骨或肺转移肿瘤细胞采取氧化磷酸化，肝转移细胞依赖有氧糖酵解。

四、肿瘤微环境是影响肿瘤细胞代谢的主要因素

肿瘤微环境（TME）指肿瘤发生发展过程中所处的内环境，主要包括肿瘤细胞、肿瘤相关成纤维细胞、血管内皮细胞、免疫细胞、肿瘤相关巨噬细胞、脂肪细胞、细胞外基质以及细胞因子和趋化因子等（见文末彩图 2-6-11）。TME 在肿瘤发生、发展、转移以及药物耐受等许多方面起着重要调节作用。由于肿瘤细胞代谢旺盛、生长迅速、增殖能力强，其在代谢过程中消耗大量的氧气、葡萄糖、脂类和氨基酸，使肿瘤微环境中氧气含量低，营养物质缺乏。肿瘤细胞有氧糖酵解产生大量乳酸又使 TME 处于低 pH。肿瘤内新生血管分布不均匀、毛细血管间距变大、动静脉短路、内皮细胞不完整以及基底膜中断等，导致血管高渗造成肿瘤间质高压。这些微环境特点既是促使肿瘤组织中各种细胞代谢方式发生改变的原因，也是这些细胞相互作用后导致的结果。如雌激素受体阳性乳腺癌细胞与肿瘤微环境中肿瘤相关成纤维细胞（CAF）相互作用，导致 CAF 中小窝蛋白（caveolin）表达水平降低，同时 HIF-1α 和 NF-κB 的表达水平升高，而 HIF-1α 稳定表达可以导致有氧糖酵解的发生以及乳酸和丙酮酸产生增加，肿瘤细胞可利用 CAF 分泌的乳酸和丙酮酸来驱动 TCA 循环。因此，在这种复杂的相互作用中，CAF 表现出糖酵解而肿瘤细胞依赖于氧化代谢。

NOTES

原发肿瘤（乳腺癌）　　　　　　　转移肿瘤（肺/脑）

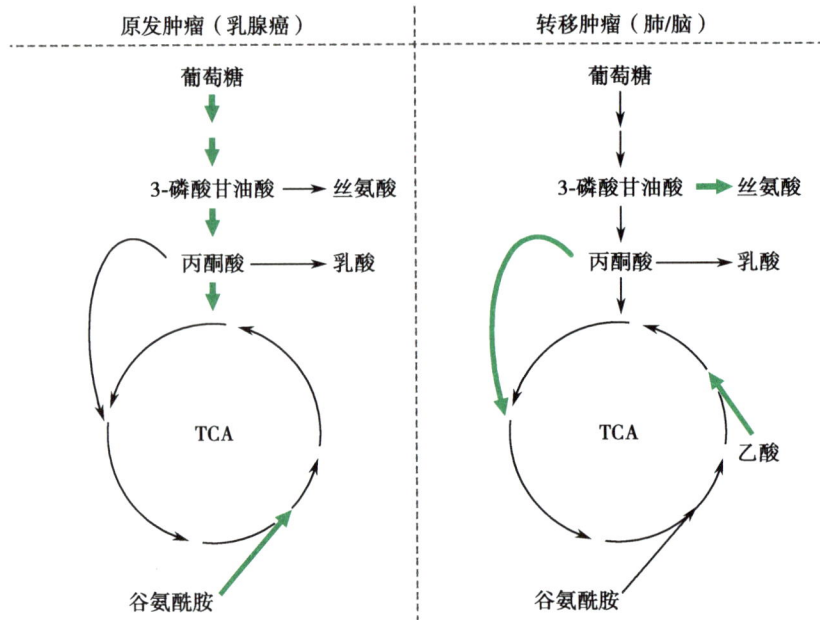

图 2-6-10　原发肿瘤与转移肿瘤的代谢差别
注：加粗箭头表示增强。

　　肿瘤细胞可表现出双重代谢特性，即糖酵解表型和非糖酵解表型。一个实体瘤内随着瘤体不断增大，血管生成和结构异常导致部分肿瘤细胞富氧，而另一部分肿瘤细胞常常缺氧，缺氧细胞以糖酵解为主，并释放大量乳酸，而富氧细胞以有氧氧化为主，并且可以不断摄取乳酸进行代谢。因此两种代谢表型的肿瘤细胞之间常形成代谢共生（metabolic symbiosis）作用，而这些不同代谢表型的肿瘤细胞表现出不同的生物学行为，其增殖、转移、耐药等有显著差异。缺氧部位肿瘤细胞分裂和增殖明显降低甚至停止，对放化疗不敏感，侵袭与转移能力明显增强。

　　不同微环境下肿瘤细胞代谢表型可以发生转变，如处在乳酸酸中毒条件下的肿瘤细胞可以表现为非糖酵解表型，当葡萄糖充足时逐步转向糖酵解导致乳酸酸中毒和 pH 下降，进而反馈性抑制糖酵解酶，减少糖酵解代谢流量。当葡萄糖供给减少和乳酸酸中毒条件下，肿瘤细胞由糖酵解表型向非糖酵解表型的转化，下调葡萄糖糖酵解速率，并向氧化磷酸化（OXPHOS）转变，上调葡萄糖有氧氧化，提高葡萄糖利用效率。Wu H 等在肿瘤细胞体外试验中发现：正常（无乳酸酸中毒）时，糖酵解与 OXPHOS 分别产生总能量的 23.7%~52.2% 与 47.8%~76.3%；乳酸酸中毒时，糖酵解与 OXPHOS 分别产生总能量的 5.7%~13.4% 与 86.6%~94.3%。这说明乳酸酸中毒可以促进肿瘤细胞从有氧糖酵解向 OXPHOS 表型转化。

　　部分肿瘤存在双相代谢模式（two-compartment tumor metabolism），称为反瓦尔堡效应（reverse Warburg effect）或代谢偶合（metabolic coupling）。在肿瘤代谢双相模型中，上皮肿瘤细胞以有氧氧化代谢模式，并且诱导周围基质成纤维细胞产生瓦尔堡效应并逐步分化为肌成纤维细胞，同时产生和释放出大量乳酸和丙酮酸等能量代谢物，这些代谢物进而转输给上皮肿瘤细胞，并通过有氧氧化彻底分解产生大量 ATP，促进肿瘤细胞增殖和抵抗凋亡（图 2-6-12）。这类肿瘤的双相代谢可能是化疗抵抗、治疗失败的原因，也可以解释部分肿瘤细胞高线粒体呼吸、低糖酵解率的矛盾现象。

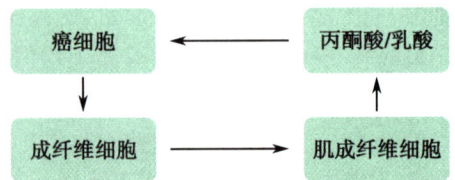

图 2-6-12　肿瘤双相代谢模型模式图

（石汉平）

思考题：

1. 什么是瓦尔堡效应？瓦尔堡效应对肿瘤的益处有哪些？
2. 肿瘤代谢重编程有哪些主要特征？
3. 简述引起肿瘤代谢重编程的可能机制。
4. 简述可能引起肿瘤患者高代谢的主要因素和机制。
5. 简述肿瘤代谢异质性的主要表现及可能机制。
6. 基于肿瘤代谢的认识，试论靶向肿瘤代谢治疗的可能策略。

NOTES

第三篇
肿 瘤 诊 断

第一章
肿瘤病理学诊断

第一节 概　　述

要点:

1. 肿瘤病理学诊断是最可靠的诊断依据。
2. 肿瘤的命名包括一般命名法和特殊命名法。
3. 肿瘤的病理分类主要依据 WHO 肿瘤分类丛书。
4. 恶性肿瘤的病理分级主要根据瘤细胞分化程度、核分裂象和坏死等参数。
5. 恶性肿瘤的分期系统采用 TNM 分期系统。

肿瘤病理学(tumor pathology)是研究肿瘤的病因、发病机制、病理变化和疾病转归的科学,是外科病理学的一个重要分支,其首要任务是对肿瘤患者提供明确的病理学诊断,为临床制订治疗决策和预后判断提供客观依据。

一、肿瘤的诊断依据

肿瘤的诊断是一个多学科的综合分析过程。肿瘤的诊断为临床治疗服务,诊断依据是治疗的前提,而且还反映了肿瘤资料的可靠程度。随着医疗新技术和新方法的不断涌现,肿瘤的诊断依据也在不断变化,日益趋向精准化。

目前把肿瘤的诊断依据分为以下 5 级:

(一) 临床诊断

临床诊断是指仅根据临床病史和体格检查所获得的临床症状与体征等资料,结合肿瘤基础知识和临床实践经验,在排除其他非肿瘤性疾病后所作出的诊断。

(二) 专一性检查诊断

专一性检查诊断指在临床符合肿瘤的基础上,结合具有一定特异性检查(包括检验科或实验室相关肿瘤标志物检查和影像学检查等)的各种阳性结果而作出的诊断。例如,肝癌甲胎蛋白(AFP)、大肠癌癌胚抗原(CEA)检测、胰腺癌 CA19-9 检测和前列腺癌前列腺特异性抗原(PSA)检测,甲状腺髓样癌降钙素和内分泌肿瘤血清相关激素(如胰岛素和胃泌素等)检测等;甲状腺结节和腹盆腔肿瘤超声检查,乳腺肿瘤超声和钼靶检查,肺肿瘤 CT 检查,消化道肿瘤 X 线钡剂造影或钡剂灌肠,骨肿瘤 X 线平片、CT 和 MR 检查,各部位肿瘤 CT、MR 和 PET-CT/MR 检查,以及甲状腺结节和骨肿瘤放射性核素显像检查等。

(三) 手术诊断

各种手术通过肉眼观察病变的特性而作出的诊断,但未经病理学检验证实。

(四) 细胞病理学诊断

细胞病理学是依据脱落细胞学或穿刺细胞学以及外周血涂片检查而作出的肿瘤诊断。

(五) 组织病理学诊断

对经病变组织制成的病理切片进行显微镜观察,根据镜下形态或结合其他辅助检查(如免疫组化或分子检测）作出明确的病理学诊断和分型，为临床治疗制订治疗方案和辅助判断预后等提供客观依据。现代病理诊断已经从传统的组织学诊断过渡到结合免疫组化和分子表型的整合性诊断（integrated diagnosis）。

上述5级诊断依据的可靠性依次递增，故组织病理学诊断为最理想的诊断依据，被公认为最终的诊断。需要指出的是，恶性肿瘤在治疗前均应取得明确的病理学诊断，否则无论临床上如何怀疑患者患有恶性肿瘤，都不能完全确立诊断和实施毁损性治疗。

二、肿瘤诊断的局限性

在各种肿瘤诊断技术中，无论哪一种肿瘤诊断方法都有一定的局限性，病理学诊断也不例外，临床医师和病理医师对此都必须有清醒的认识。病理医师在进行病理学诊断时，在大多数情况下能作出明确诊断，但也可能难以作出肯定诊断，甚至无法作出诊断，有时还可发生诊断不足或诊断过头。其原因涉及多方面，包括临床医师是否取到病变组织，病理医师大体检查是否仔细和全面，病理技术人员制片质量是否符合诊断要求，病理医师的诊断经验和业务水平，所在科室是否能开展相应的辅助检查（包括免疫组化和分子检测等）等。

肿瘤病理学诊断是一门依赖经验积累的临床诊断学科。需要病理医师不断实践，积累经验，才能逐步提高诊断水平。病理医师在诊断时和临床医师在阅读病理报告时，如发现病理诊断结果与临床不符合，必须及时互相沟通，以免误诊误治。要作出完整而准确的诊断，临床医师和病理医师必须紧密合作。临床医师应该给病理医师提供患者详细病史和相关临床资料。对于病情复杂的疑难病例，可举办由临床医师、影像诊断医师、病理医师和其他相关人员共同参与的多学科综合治疗团队（multidisciplinary team，MDT）或临床病理讨论会（clinical pathological conference，CPC），共同商讨后妥善处理。

三、肿瘤的命名

1. 一般命名法 依据肿瘤组织来源和生物学行为予以命名，有时加上肿瘤肉眼或镜下形态特征。组织来源表明肿瘤的细胞分化方向，而生物学行为则提供肿瘤的性质信息（良性、中间性或恶性）。随着分子检测在临床病理诊断中的不断应用，肿瘤的命名也逐渐融入了分子遗传学内容，如IDH（异柠檬酸脱氢酶）突变型星形细胞瘤和NTRK（神经营养因子受体络氨酸激酶）重排梭形细胞肿瘤等。

（1）良性肿瘤：命名原则为细胞分化方向 +（形态特征）+ 瘤，例如浆液性乳头状囊腺瘤等。"瘤"的英文后缀常为-oma，如 adenoma、papilloma、lipoma、chondroma。需注意英文后缀"-oma"的病名并非都是肿瘤之意，例如肉芽肿（granuloma）。

（2）中间性肿瘤：也称交界性，命名原则同良性肿瘤，但常在肿瘤前加上交界性（borderline）、非典型性（atypical）或侵袭性（aggressive），如卵巢交界性浆液性/黏液性肿瘤（borderline serous/mucinous tumor）、非典型性脂肪瘤样肿瘤（atypical lipomatous tumor）和侵袭性纤维瘤病（aggressive fibromatosis）。

（3）恶性肿瘤：上皮细胞来源的恶性肿瘤称为癌（carcinoma），如食管鳞状细胞癌（squamous cell carcinoma）和肺腺癌（adenocarcinoma）等；间叶组织来源的恶性肿瘤称为肉瘤（sarcoma），如横纹肌肉瘤（rhabdomyosarcoma）；有时在肿瘤前加恶性，如恶性周围神经鞘瘤（malignant peripheral nerve sheath tumor）等。需注意有些恶性肿瘤在命名上并无显示恶性的表述，如星形细胞瘤（astrocytoma）、胃肠道间质瘤（gastrointestinal stromal tumor）和精原细胞瘤（seminoma）等。

2. 特殊命名法 部分肿瘤按照传统习惯、特殊情况约定或人名命名，如白血病（leukemia）、蕈样肉芽肿（mycosis fungoides）、霍奇金淋巴瘤（Hodgkin lymphoma）、尤因肉瘤（Ewing sarcoma）、佩吉特病（Paget disease）、桥本病（Hashimoto disease）和罗萨伊-多尔夫曼病（Rosai-Dorfman disease）等。

四、常用的肿瘤诊断术语释义

1. **肿瘤（tumor,neoplasm）**　机体在各种致瘤因子作用下,引起细胞遗传物质改变导致基因表达异常,细胞发生异常增殖而形成的新生物。肿瘤细胞失去正常调控功能,具有自主或相对自主生长能力,当致病因子消失后仍能继续生长。

2. **良性肿瘤（benign tumor）**　无浸润和转移能力的肿瘤。肿瘤通常有包膜或边界清楚,呈膨胀性生长,生长速度缓慢,瘤细胞分化程度高,对机体危害小。

3. **中间性肿瘤（intermediate tumor）**　组织形态和生物学行为介于良性和恶性之间的肿瘤,也可称为交界性肿瘤（borderline tumor）。在肿瘤临床实践中,良、恶性难以区分的肿瘤并不少见,这类肿瘤的诊断标准往往不易明确地界定。因此,在做出中间性肿瘤诊断时,常需附以描述和说明。中间性肿瘤还可分为局部侵袭性（locally aggressive）和罕有转移性（rarely metastasizing）两类。前者常局部复发,伴有浸润性和局部破坏性生长,但无转移性潜能,如侵袭性纤维瘤病;后者除常有局部复发外,还偶可发生远处转移,但转移的概率 <2%,如隆突性皮纤维肉瘤。

4. **恶性肿瘤（malignant tumor）**　具有浸润和转移能力的肿瘤。肿瘤通常无包膜,边界不清,向周围组织侵袭性生长,生长迅速,瘤细胞分化不成熟,有不同程度异型性,对机体危害大,常可因复发、转移而导致死亡。依据瘤细胞异型性、浸润和转移能力的大小,又可将恶性肿瘤分为低度、中度和高度恶性肿瘤。

5. **乳头状瘤（papilloma）**　非腺上皮或非分泌性上皮,如鳞状上皮或尿路上皮的良性肿瘤。

6. **腺瘤（adenoma）**　腺上皮或分泌性上皮,如结肠或甲状腺的良性肿瘤。

7. **癌（carcinoma）**　上皮性恶性肿瘤。包括鳞状细胞癌、尿路上皮癌、腺癌、囊腺癌以及基底细胞癌等。需注意的是癌症（cancer）泛指一切恶性肿瘤。有时被用作癌（carcinoma）的同义词。在病理学诊断术语中,不使用"癌症"这类名称。

8. **肉瘤（sarcoma）**　指间叶组织恶性肿瘤,包括纤维、脂肪、平滑肌、横纹肌、脉管、骨和软骨等,如尤因肉瘤（Ewing sarcoma）和骨肉瘤（osteosarcoma）。

9. **淋巴瘤（lymphoma）**　又称为恶性淋巴瘤（malignant lymphoma）,是一种在造血和淋巴组织中主要累及淋巴结和/或结外,通常形成明显肿块的淋巴细胞恶性肿瘤。恶性淋巴瘤包括非霍奇金淋巴瘤（non-Hodgkin lymphoma）和霍奇金淋巴瘤（Hodgkin lymphoma）。非霍奇金淋巴瘤可依据细胞起源分为 B 细胞肿瘤以及 T 细胞和 NK 细胞肿瘤;依据细胞分化阶段还可分为前体细胞（precursor）和成熟细胞（mature cell）肿瘤。

10. **白血病（leukemia）**　一种在造血和淋巴组织中主要累及骨髓和周围血液,不形成肿块的骨髓细胞或淋巴细胞及其前体的恶性肿瘤。有时白血病和淋巴瘤可同时存在,如慢性淋巴细胞白血病/小淋巴细胞性淋巴瘤（CLL/SLL）。

11. **母细胞瘤（blastoma）**　通常指组织学相似于器官胚基组织形成的恶性肿瘤,如视网膜母细胞瘤、肝母细胞瘤和肾母细胞瘤等。偶尔,母细胞瘤可以是起自某些幼稚细胞的良性肿瘤,如脂肪母细胞瘤。

12. **畸胎瘤（teratoma）**　发生在性腺（卵巢、睾丸）和性腺外中线部位（纵隔、骶尾部、松果体等）,由内、中、外 3 个胚层的不同组织类型或成分所形成的肿瘤。依据组成不同,组织类型细胞的成熟程度分为未成熟畸胎瘤（不成熟胚胎型组织）和成熟畸胎瘤（成熟成人型组织）。成熟畸胎瘤常呈囊性,由类似表皮及其附属器的成熟组织衬覆囊肿时,称为皮样囊肿（dermoid cyst）。偶尔,成熟畸胎瘤某种成分恶变为癌或肉瘤,称为成熟畸胎瘤恶变。少数畸胎瘤可由 2 个胚层,甚至 1 个胚层（外胚层或内胚层）的组织类型组成,后者称为单胚层畸胎瘤（monodermal teratoma）,如卵巢甲状腺肿（struma ovarii）是最常见的单胚层畸胎瘤。

13. **混合瘤（mixed tumor）**　由多种细胞类型的结合所形成的肿瘤,如涎腺多形性腺瘤、乳腺纤维腺瘤、子宫恶性中胚叶混合瘤。

14. 间叶瘤（mesenchymoma） 由除纤维组织以外的2种或2种以上间叶成分所形成的肿瘤。间叶瘤已很少用于日常诊断，在新版WHO软组织和骨肿瘤分类中仅保留了外胚层间叶瘤（ectomesenchymoma）这一诊断名称，肿瘤由神经外胚层成分和横纹肌肉瘤混杂组成。

15. 癌肉瘤（carcinosarcoma） 由癌和肉瘤两种不同成分密切混合所形成的肿瘤。现在观点认为，多数发生于实质脏器的癌肉瘤本质上是未分化癌或肉瘤样癌，瘤细胞源自同一始祖细胞（未分化干细胞）。

16. 碰撞瘤（collision tumor） 两种不同类型的肿瘤发生在同一部位而形成的肿瘤，如胃腺癌合并胃肠道间质瘤等。

17. 瘤样病变（tumor-like lesion） 非肿瘤性增生所形成的瘤样肿块，如瘢痕疙瘩、骨化性肌炎、结节性肝细胞增生、男性乳腺增生等。瘤样病变与真性肿瘤的区别在于前者缺乏自主性生长能力，有自限性。

18. 错构瘤（hamartoma） 正常器官原有的2种或2种以上细胞增生且排列紊乱所形成的肿块，如肺错构瘤等。

19. 迷离瘤（choristoma） 胚胎发育过程中，某些组织异位到正常部位增生而形成的肿块，如神经肌肉迷离瘤等。

20. 囊肿（cyst） 一种衬覆上皮、充满液体和腔隙所形成的肿块。囊肿可为肿瘤性（如囊腺瘤）、先天性（如甲状腺舌管囊肿）、寄生虫性（如包虫囊肿）、潴留性或种植性囊肿。当囊肿仅为纤维性囊壁而无内衬上皮时，称为假性囊肿。

21. 增生（hyperplasia） 组织中正常排列的细胞数目增多称为增生。增生的细胞形态正常，无异型性。引起增生的刺激因子可为生理性（如妊娠和哺乳期乳腺）或病理性（物理性、化学性或生物性），当引起增生的刺激因子一旦去除，组织可以恢复到正常状态。

22. 化生（metaplasia） 一种终末分化的细胞转变成另一种成熟的细胞称为化生。现已知化生的细胞实际上来自正常细胞中的储备细胞，并非终末分化的正常细胞。在化生过程中，化生细胞可异常增生，进展成恶性肿瘤。例如，宫颈鳞状细胞癌常由颈管柱状上皮化生为鳞状上皮，在此基础上发生异常增生，最终进展为恶性肿瘤。

23. 分化（differentiation） 从胚胎到发育成熟过程中，原始的幼稚细胞能向各种方向演化为成熟的细胞、组织和器官，这一过程称为分化。肿瘤可以看成是细胞异常分化的结果，不同肿瘤中瘤细胞分化的水平不同。良性肿瘤细胞分化成熟，而恶性肿瘤细胞分化不成熟。按照恶性肿瘤的细胞分化程度，可分为高分化（well differentiated）、中分化（moderately differentiated）和低分化或差分化（poorly differentiated）。少数肿瘤分化太差，以至于无法确定分化方向时，称为未分化（undifferentiated）肿瘤。偶然，分化好的恶性肿瘤在发展过程中出现分化差的高度恶性区域，称为去分化（dedifferentiated）肿瘤，如去分化脂肪肉瘤等。

24. 间变（anaplasia） 恶性肿瘤细胞失去分化称为间变，相当于未分化。间变性肿瘤（anaplastic tumor）通常用于指瘤细胞异型性非常显著的未分化肿瘤，如间变性脑膜瘤等。

25. 癌前病变（precancerous lesion） 癌前病变是恶性肿瘤发生前的一个特殊阶段，是指癌变倾向较大的病变。WHO规定恶变可能性>20%的病变才属于癌前病变，但未加上病变发展的时间限制。所有恶性肿瘤都有癌前病变，但并非所有癌前病变都会发展成恶性肿瘤。当致癌因素祛除，可以恢复到正常状态；如致癌因素持续存在，可演变成恶性肿瘤。

广义上，癌前病变包括癌前状态（precancerous condition）和癌前疾病（precancerous disease）。前者不是一个独立疾病，如慢性炎症，后者则是一个独立疾病，如结肠多发性腺瘤性息肉病。常见的癌前病变包括黏膜白斑、慢性炎症、慢性溃疡、乳腺纤维囊性病、结肠多发性腺瘤性息肉病、结节性肝硬化、未降睾丸和某些皮肤病（如光化性角化病、着色性干皮病和色素痣等）。

NOTES

26. **增殖（proliferation）**　细胞以相同的方式复制和增加称为增殖。在肿瘤病理学诊断中，其含义与增生（hyperplasia）相当，当增生细胞在细胞学上有异常时，称为非典型增生（atypical proliferation）。增殖的细胞如果没有数量变化，而仅为细胞体积增大，致使组织和器官增大，称为肥大（hypertrophy）。

27. **非典型（atypia）**　指细胞学上的异常，表现为细胞尤其是细胞核的不规则性，称为非典型。炎症或修复性增生细胞以及肿瘤细胞，在形态学上都可出现不同程度非典型，但炎症和修复性增生细胞的非典型轻微，缺乏真正的异型性。

28. **异型增生（dysplasia）**　也称非典型增生，是一种以细胞学和结构异常为特征的癌前病变。细胞学异常包括细胞核增大、不规则、核仁明显、核质比例增大、核分裂象增多；结构异常包括细胞排列紊乱、极向消失。依据细胞学和结构异常的程度，通常可分为轻度、中度和重度异型增生。

29. **原位癌（carcinoma in situ）**　又称为上皮内癌（intraepithelial carcinoma）或浸润前癌，是指细胞学上具有所有恶性特点，但尚未突破上皮基底膜的肿瘤。

30. **瘤形成（neoplasia）**　从字义上讲，瘤形成是指肿瘤形成的过程，瘤形成所产生的病变则为肿瘤（neoplasm）。在临床使用上两者常混用，未严加区分。

31. **上皮内瘤形成、上皮内瘤变（intraepithelial neoplasia）**　上皮性恶性肿瘤浸润前的肿瘤性改变，包括细胞学和结构两方面的异常。上皮内瘤变与异型增生的含义非常近似，有时可互用，但前者更强调肿瘤形成的过程，而后者则更强调形态学的改变。上皮内瘤变涵盖的范围也比异型增生广，还包括原位癌。过去，上皮内瘤变与异型增生一样，分为Ⅰ、Ⅱ、Ⅲ级，现在多分为低级别（low grade）和高级别（high grade）两级，主要适应于临床处理。低级别上皮内瘤变的细胞学和结构异常较轻，仅累及上皮层的一半；高级别上皮内瘤变的细胞学和结构异常均非常显著，累及上皮质大部分或全部。最新WHO分类将重度异型增生和原位癌都归入高级别上皮内瘤变，并建议避免使用原位癌或原位腺癌。

高级别上皮内瘤变常与浸润癌同时存在，活检时病理报告为高级别上皮内瘤变，并不表示患者无同时存在的浸润癌。

32. **早期浸润癌/微浸润癌（early invasive carcinoma/microinvasive carcinoma）**　瘤细胞突破鳞状上皮或黏膜腺体的基底膜，或突破导管周围肌上皮侵犯至周围组织，但侵犯周围组织局限在一定的范围内，称为早期浸润癌。早期浸润癌的诊断标准一般以浸润深度为准，也有以浸润的范围来判断，如宫颈Ⅰa期早期浸润性癌，镜下可测量的间质浸润深度≤5mm，宽度≤7mm。

33. **浸润癌（invasive carcinoma）**　突破基底膜侵犯间质的上皮性恶性肿瘤，依据浸润深度分为早期癌、中期癌和进展期（晚期）癌。早期浸润癌如果浸润范围很小，可诊断为微浸润癌，其预后很好，类似于原位癌。此外，在结直肠这一特殊部位，形态学符合腺癌特征的肿瘤仅侵犯黏膜层内，而未穿透黏膜肌层侵犯黏膜下层，仍应诊断为高级别上皮内瘤变，而不诊断为黏膜内癌。

五、肿瘤的分类

1. **肿瘤的组织学分类**　为了规范肿瘤病理学诊断标准，便于国际交流，促进临床、病理和流行病学资料比较，世界卫生组织（WHO）从20世纪60年代开始陆续出版了一套《WHO肿瘤组织学分类》丛书，涵盖了所有系统的肿瘤组织学分类，并不断加以更新。各系统肿瘤的最新版（第5版）分类正在陆续出版中，新版分类以组织病理学为基础，结合临床特点、流行病学、发病机制、免疫组织化学、细胞和分子遗传学、必要的诊断标准和预后，对肿瘤进行分类。

2. **肿瘤的发展阶段分类**　肿瘤中的瘤细胞通常由未分化干细胞突变而成，并非起自分化成熟的细胞。突变细胞经过多次遗传学改变后发生恶性转化，并具有侵袭与转移能力，形态上会发生一系列改变，经由异型增生/上皮内瘤变进展为早期浸润癌和浸润癌。

六、恶性肿瘤的病理分级和分期

1. 恶性肿瘤的病理分级（pathological grade） 根据恶性肿瘤的瘤细胞分化程度、核分裂象和坏死等对肿瘤进行分级，为临床治疗和预后判断提供依据。病理分级可表明肿瘤的恶性程度，肿瘤分级越高（高级别，high grade），恶性程度越高，预后相对较差；分级越低（低级别，low grade），恶性程度越低，预后相对较好。

由于各系统肿瘤形态的复杂性，尚无统一的方法进行病理分级，国际上普遍采用的是 3 级法，如Ⅰ级、Ⅱ级和Ⅲ级，或高分化、中分化和低分化。中枢神经系统肿瘤则采用 4 级法（Ⅰ级、Ⅱ级、Ⅲ级和Ⅳ级）。另有一些肿瘤采用独立的分级系统，如前列腺癌的 Gleason 分级系统，乳腺癌的 Elston 和 Ellis分级系统，软组织肉瘤的 FNCLCC 分级系统等。需指出的是，病理分级和肿瘤分化正好相反，肿瘤分化越好病理分级越低，肿瘤分化越差病理分级越高。

另一些肿瘤不采用病理分级，而是采用危险度分层评估系统或预后分组，如胃肠道间质瘤根据肿瘤大小、核分裂象计数、肿瘤有无破裂并结合部位进行危险度评估或预后分组，孤立性纤维性肿瘤根据患者年龄、肿瘤大小、核分裂象和坏死评估转移风险，神经母细胞瘤根据临床分期、患者就诊时年龄、组织病理学和分子遗传学改变进行危险度分组，指导临床治疗和预后判断。

2. 恶性肿瘤的病理分期 国际抗癌联盟（UICC）和美国癌症联合委员会（American Joint Committee on CancerAJCC）建立了一套世界各国普遍接受的恶性肿瘤分期系统，即 TNM 分期系统。该系统依据未治疗前原发性肿瘤的大小和浸润范围、区域淋巴结和远处转移进行分期。分期系统必须对所有不同部位的肿瘤都适用，而且在手术后取得病理结果后予以补充。病理分期（pTNM 分期）即为治疗后的病理分期。pT 能更准确地确定原发性肿瘤的范围、浸润深度和局部播散情况，pN 能更准确地确定清扫的淋巴结有无转移以及淋巴结转移的数目和范围，pM 可在显微镜下明确送检标本有无远处转移。

第二节　肿瘤的细胞和组织病理学诊断

要点：
1. 细胞学检查包括脱落细胞学和细针穿刺细胞学。
2. 术中快速冷冻切片诊断需严格掌握应用指征。
3. 病理诊断表述包括四种基本类型。
4. 临床治疗常常需要开展病理会诊。

肿瘤病理学通常分为细胞病理学（cytopathology）和组织病理学（histopathology）两大部分。

一、肿瘤的细胞病理学诊断

细胞病理学可相应分为脱落细胞学（exfoliative cytology）和细针穿刺细胞学（fine needle aspiration cytology）。因宫颈脱落细胞学检查（即巴氏涂片）在宫颈癌筛查中发挥了重大的作用并大规模开展，历史上曾在细胞病理学检查中占据重要地位，因此细胞学又可分类为妇科细胞学（gynecologic cytology）和非妇科细胞学（non-gynecologic cytology）。

（一）常用方法

正确采集肿瘤细胞是细胞病理学诊断的先决条件，也是提高确诊率的关键。采集样本要尽可能从病变处直接取样方能代表主要病变。采集方法应安全、简便，患者不适感小，且要防止引起严重并发症或促使肿瘤播散。

1. 脱落细胞学检查（exfoliative cytological examination） "脱落细胞"主要指从体表、体腔或

与体表相通的管道内自然脱落、分泌或经一定器械操作采集的浅表细胞。常见标本为宫颈和痰涂片；皮肤、乳晕和口腔溃疡刮片；内镜刷片；尿液、乳头溢液、胸腹腔积液、心包积液、脑脊液、内镜灌洗液和胸/盆腹腔冲洗液等液体标本沉渣涂片。此外，尚可将组织学标本制作为印片（touch imprint）进行细胞学检查，主要为淋巴结活检、空芯针穿刺、神经病理和鼻咽活检等多种小标本。

2. **细针穿刺细胞学检查（fine needle aspiration，FNA）**　即使用细针刺入肿块内，获取细胞进行病理检查的方法。FNA所用细针外径一般不超过0.7mm（22G及以上），配合穿刺病灶位置可采用不同长度的细针。对于体表可触及的肿块，主要为体表肿大淋巴结、涎腺、甲状腺、乳腺、皮肤和软组织肿块等，可通过触诊对肿块进行穿刺。对于触诊难以发现的深部肿块，可经超声、超声内镜及CT等影像学技术引导下穿刺，主要为肺、纵隔、胰腺、甲状腺、乳腺、肝和腹腔肿块等。对于体表可触及但性质不均一的肿块以及多发肿块，亦可在影像学引导下穿刺，经影像学定位囊性肿块的囊壁或囊实性肿块的实性区域进行穿刺，或挑选多发占位中影像学可疑的占位进行穿刺，以提高标本满意度和诊断灵敏度。

3. **细胞涂片（cytology smear）**　取材后应立即涂片，操作应轻巧，避免损伤细胞，涂片须厚薄均匀。根据不同的染色方法，可以选择不同的固定方式。①湿固定：涂片后应在干燥前立即置于95%乙醇或乙醇-乙醚（各半）混合液固定15分钟，以保持良好的细胞形态，避免自溶。适用的染色方法有苏木精-伊红（HE）法、巴氏（Papanicolaou）法等。②空气干燥固定：涂片后在室温条件下晾干，适用于吉姆萨（Giemsa）法和瑞氏（Wright）法等Romanowsky类染色法。传统的涂片用手推，近年来新的细胞学技术——液基细胞学（liquid-based cytology）已被广泛应用。该技术可获得背景清晰的高质量涂片，可大大减少阅片时间，提高阳性诊断率。此外，细胞保存液延长了标本保存期，便于标本转运，并可重复制片，还能保护细胞中的RNA、DNA和蛋白质免受降解，有利于分子生物学和遗传学等技术的开展。除此之外，薄层涂片技术使计算机自动细胞图像分析筛选成为可能。

4. **细胞块（cell block）**　常用琼脂、促凝血酶原激酶（thromboplastin）或10%中性甲醛溶液等促凝物质使已制成离心沉渣形式的细胞学标本凝固，石蜡包埋成块并切片的方法。FNA标本常使用针头洗液离心后制作细胞块。与涂片相比，细胞块的优点在于可以石蜡块形式长期保存标本，可开展回顾性辅助检查，可做到连续切片满足多个抗体检测需求，可能保留一些组织学结构。细胞块使用缺陷在于切片后细胞块中缺乏足够有诊断意义细胞的情况并不少见，切片导致报告时间滞后、人力物力消耗及检查费用上升等。

5. **液基细胞学（liquid-based cytology，LBC）**　LBC使用商品化细胞保存液即刻保存采集的细胞，经过滤膜过滤后负压吸取或密度梯度离心后细胞沉降方式，大幅减少红细胞、炎症细胞、坏死或黏液等可能覆盖诊断细胞的成分，并通过自动化制片系统使细胞均匀薄层分布于直径1~2cm的圆形区域，以减轻细胞机械损伤、细胞涂布厚薄不均及细胞过度重叠等现象，使细胞清晰可辨，缩小阅片面积，减少阅片疲劳，且可用于计算机细胞图像分析。使用细胞保存液不仅有利于标本及时固定，更可长期有效保护细胞的蛋白及核酸质量，以便回顾性开展免疫和分子检测。LBC的主要局限性为制片成本提高、保存液有固定作用导致Romanowsky类染色和流式细胞免疫表型分析无法进行、过滤或沉降步骤所致细胞漂浮感和细胞形态与传统涂片有所差异，令阅片医生需调整阅片习惯，并累积相关诊断经验。LBC最早在宫颈细胞学检查中应用，目前亦可应用于非妇科细胞学检查。

6. **快速现场评价（rapid on-site evaluation，ROSE）**　通常指在穿刺等标本采集现场进行涂片、快速染色和阅片，迅速判断取材满意度，包括是否取到有诊断意义的细胞及细胞量是否足够，以明确是否需当场追加穿刺，不仅有助于减少患者日后不必要的往返检查及附带的检查创伤和医疗费用，并力争通过初步的阅片判断，了解有无辅助检查的需求，适时追加穿刺，尽量预留足够标本。随影像学引导下的细胞学检查开展规模增大、个体化医疗带来的辅助检查需求提升，甚至出现穿刺术后即可微创治疗等新需求，ROSE在国内开展需求随之上升。

（二）应用范围

1. 脱落细胞学检查

（1）宫颈/阴道脱落细胞学：吸取或刮取子宫颈或阴道穹隆的细胞制备涂片，通常用巴氏或 HE 染色。最常用于子宫颈鳞状细胞癌的诊断和普查，诊断正确率可达 90% 以上。此外，还可用于观察女性内分泌激素水平的变化。

（2）痰涂片、支气管镜刷片和支气管肺泡灌洗：可用于肺癌的诊断和组织学分型，如鳞状细胞癌、小细胞癌或腺癌。

（3）胸腔积液、腹腔积液脱落细胞学：抽取胸腔积液、腹腔积液，经离心后吸取沉淀物制备涂片，可用于肺癌、胃肠道癌、卵巢癌和恶性间皮瘤等诊断与鉴别诊断。

（4）尿液脱落细胞学：收集尿液，经离心后吸取沉淀物制备涂片，常用于膀胱肿瘤的诊断。

（5）乳房乳头溢液细胞学：可用于诊断乳腺炎症性疾病、导管上皮增生，非典型增生和乳腺癌。

（6）其他：食管拉网涂片检查，常用于食管鳞状细胞癌和其他病变的诊断；胃灌洗液涂片，可用于胃腺癌的诊断；脑脊液和心包积液抽取后离心沉淀制备涂片，分别用于神经系统炎症和肿瘤以及心包转移性肿瘤和恶性间皮瘤的诊断。

2. 穿刺细胞学检查　某些器官或组织既无自然脱落细胞，内镜又不能达到，需用穿刺细胞学检查。最常用于浅表可触及的肿块，如淋巴结、乳腺、涎腺、甲状腺、前列腺和体表软组织，也可在超声、超声内镜引导或 CT 定位下穿刺深部组织的肿块，如肝、肺、胰腺、肾、卵巢、纵隔、腹膜后、软组织和骨等。

（1）淋巴结：是穿刺细胞学最常见的部位，可用于诊断淋巴结转移性癌，也可用于区分恶性淋巴瘤和反应性增生，结合免疫组化技术还可对某些类型恶性淋巴瘤进行组织学分型。对疑为恶性淋巴瘤者，为确保正确分型，最好做组织病理学检查。

（2）涎腺：主要用于大涎腺（腮腺、颌下腺和舌下腺）的穿刺细胞学检查，以确定肿块性质和肿瘤的良、恶性。由于涎腺肿瘤的上皮和间质成分变化多，而良性肿瘤大多有包膜，有些学者认为应谨慎应用。

（3）甲状腺：穿刺细胞学检查对甲状腺炎、结节性甲状腺肿、乳头状癌、髓样癌和间变性癌的诊断有帮助，但在滤泡性腺瘤和滤泡性癌的鉴别诊断中作用有限。

（4）胸、腹腔脏器：在超声、超声内镜、X 线或 CT 引导下的细针穿刺细胞学检查可用于肝、肺、纵隔、胰腺、肾和卵巢等实质脏器肿块的诊断，诊断正确率达 80%~90%。如气道内超声为在实时超声引导下结合专用的吸引活检针，经支气管对肺内肿瘤、肺门和/或纵隔肿大的淋巴结及纵隔肿瘤等进行针吸活检，获取的标本制作涂片后，立即置入细胞固定液中进行固定处理。

（5）其他纵隔、腹膜后、软组织和骨等部位：也可用细针穿刺做细胞学检查，但诊断较困难，常难以正确区分肿瘤的良恶性或做出明确的组织学分型。

（三）诊断报告书

1. 基本内容　填写患者基本情况同组织病理学诊断报告书，包括病理号、姓名、性别、年龄、送检医院或科室、住院号、门诊号、送检日期和收验日期。

2. 诊断表述　史上各种数字式分级诊断曾广泛应用于细胞学报告，由于分级诊断存在标准不够清晰、客观，可重复性欠理想，无法与现有组织学名称相对应等问题，目前多推荐采用分类诊断或与组织学报告相应的诊断术语，并推荐在注释中阐明限制明确诊断的因素、诊断依据、进一步检查的建议。

（1）规范化细胞学诊断报告系统：目前被广泛接受和应用的规范化描述性细胞学诊断报告系统有：宫颈细胞病理学 Bethesda 报告系统（The Bethesda System，TBS），甲状腺细胞病理学 Bethesda 报告系统，尿细胞病理学 Paris 报告系统，涎腺细胞病理学 Milan 报告系统，以及胰腺/胆道细胞学的巴氏报告系统等。

（2）一般分类诊断：对于尚未制定或尚无被广泛接受的规范化报告系统的器官/系统，根据各医疗机构的情况推荐分类诊断。诊断类别通常为:①标本不满意;②良性;③非典型细胞,指细胞形态异常,但因质和/或量的欠缺导致既不能确诊为良性,亦不足以诊断为肿瘤/疑似肿瘤、疑似恶性肿瘤和恶性肿瘤的情况;④肿瘤/疑似肿瘤,通常指良性肿瘤或难以与良性肿瘤区分的低级别恶性肿瘤;⑤疑似恶性肿瘤,通常指异常细胞具备了恶性肿瘤的特点,但质和/或量不足以确定为恶性,相较非典型类别,诊断更偏向恶性;⑥恶性肿瘤,并尽可能报告类型(如鳞状细胞癌、腺癌、小细胞癌等)。

(四)优点和局限性

1. 优点　细胞学检查取材方便,所需设备较简单,操作、制片和检查过程快速,给患者造成的痛苦很小,经济,易于推广和重复检查,是一种较理想的肿瘤诊断方法。细胞学检查还适用于宫颈癌和食管癌等肿瘤的普查。

2. 局限性　细胞学检查的特异性较高,但因细胞学检查常为抽样取材,有一定的假阴性率,一般为 10% 左右。因此,阴性结果并不能否定恶性肿瘤的存在;深部肿瘤如肝癌、肺癌、胰腺癌和肾癌等,常难以取得较理想的标本;早期食管癌、贲门癌和肺癌,尽管拉网或痰液细胞学检查为阳性,影像学检查往往不能显示出肿瘤的确切部位,难以精确定位而影响治疗,还需进一步做内镜检查来确定肿瘤的部位。细胞学检查结果如与临床不符或有争议的病例,应设法取活组织做组织病理学检查,明确诊断。

二、肿瘤的组织病理学诊断

(一)常用的方法

1. 标本的获取

(1)芯针穿刺活检(core needle biopsy,CNB):用带针芯的粗针在超声引导或 CT 定位下穿入病变部位,采集 1~2 条细长条状组织,制成病理切片,供组织病理学诊断,如超声引导下乳腺肿瘤的芯针穿刺活检等。备用穿刺组织在已获取明确的病理诊断后,可留作其他辅助检测,如分子检测(包括二代测序)等。

(2)咬取活检(biting biopsy):用活检钳通过内镜或其他器械,咬取或钳取病变组织作组织病理学诊断,如鼻咽部、胃和宫颈等处的活组织检查。

(3)切取活检(incisional biopsy):切取小块病变组织,如可能,包括邻近正常表现的组织供组织病理学诊断。此法常用于病变太大,手术无法完全切除或手术切除可引起功能障碍或毁容时,为进一步治疗提供确切的依据。

(4)切除活检(excisional biopsy):将整个病变全部切除后供组织病理学诊断。此法本身能达到对良性肿瘤或某些体积较大的早期恶性肿瘤(如乳腺癌、甲状腺癌)的外科治疗目的。切除活检可仅为肿块本身或包括肿块边缘正常组织和区域淋巴结的各种类型广泛切除术与根治术标本。

2. 大体标本的处理　活检标本离体后需立即固定。活检的主要目的是为临床治疗提供病理诊断。如考虑还需加做其他检测(如分子检测等),在可行的情况下另留取新鲜组织,液氮保存或留置生物样本库。

手术标本需在离体半小时内固定。恶性肿瘤根治标本需按各类标本的要求做出恰当的处理。外科医师应对标本作适当标记(如缝线),以提供病变解剖方向、切缘等信息,并记载于纸质或电子病理申请单上。恶性肿瘤标本的切缘在标本固定前应涂布专用墨汁或染料,以便于病理医师能在光镜下正确判断肿瘤是否累及切缘。在大体标本处理前,病理医师必须了解临床病史、实验室检查和影像学检查等结果,以确定如何取材。大体标本尤其根治性标本应详细描述肿瘤的外形、大小、切面、颜色、质地、病变距切缘最近的距离,所有淋巴结都应分组,并注明部位。所有病变及可疑处、切缘和淋巴结均应取材镜检。

3. 病理制片的常见类型

(1)福尔马林固定石蜡包埋切片(formalin-fixed paraffin-embedded section,FFPE section):是病理

学中最常用的制片方法,适用于针芯穿刺、咬取、切取和切除等各种标本的组织学检查。全部制片过程一般1天左右可完成,活检标本3天内、手术标本5天内发出病理诊断报告,需要加做辅助检查(如免疫组化和分子检测)者另计。有时根据诊断或研究工作(如数字病理切片)的需要还可做成大切片,把部分或整个病变的切面制成一张切片,以观察病变的全貌,如乳腺肿瘤大切片、前列腺肿瘤大切片、大肠肿瘤大切片和胰腺肿瘤大切片等。

（2）冷冻切片(frozen section):主要用于术中冷冻切片诊断,还可用于不适宜固定、脱水和浸蜡等方法处理的制片,如肾穿刺组织冷冻切片等。整个切片过程均在恒冷切片机的恒冷箱内进行,制片质量良好且稳定,接近于常规石蜡切片。术中冷冻切片出片速度快,从组织冷冻、切片到观察,仅需15分钟左右即可做出病理诊断,但也有一定的局限性。

(二) 应用范围

1. 常规组织病理学检查　所有活组织标本均应送病理学检查,绝不允许随意丢弃标本,以免延误病情而影响诊治。如本院不能从事病理检验时,在签署好相关协议以后可将标本及时送到邻近有条件的医院病理科或设置病理的医学检验所做病理学检查。

2. 快速冷冻切片诊断　这是临床医师在实施手术中,就与手术方案有关的疾病诊断问题请求病理医师进行紧急会诊的一种快速组织病理学检查,病理医师要在很短的时间内(通常15~30分钟)向手术医师提供参考性病理学诊断意见。现大多采用快速冷冻切片技术。

与常规石蜡切片的病理学诊断相比,快速冷冻切片诊断具有更多的局限性和误诊的可能性。因此,临床各科如需要做冷冻切片协助诊断,应事先向病理科提出申请,手术前一天向病理科递交快速活检申请单,填写患者的病史、重要的影像学、实验室检查等资料以及提请病理医师特别关注的问题,尽可能不要在手术进行过程中临时申请。负责冷冻切片诊断的主检病理医师应了解患者的相关临床情况,必要的术前检查结果和既往有关的病理学检查情况等。

（1）冷冻切片指征:由于冷冻切片有一定的局限性和延迟诊断率,术后仍需采用常规石蜡切片方能做出最后诊断,故冷冻切片主要用于手术中病理会诊,必须严格掌握应用指征。包括:①需要确定病变性质,如肿瘤或非肿瘤,若为肿瘤,需确定为良性、恶性或交界性,以决定手术方案;②了解恶性肿瘤的播散情况,包括肿瘤是否侵犯邻近组织、有无区域淋巴结转移;③确定手术切缘情况,有无肿瘤浸润,以判断手术范围是否合适;④帮助识别手术中可疑的微小组织,如大网膜和肠系膜上的小结节等;⑤确定是否取到肿瘤组织,以备留作常规病理检查和其他辅助检测等。

（2）确诊率:冷冻切片诊断由于取材少而局限、时间紧迫、技术要求高,确诊率比常规石蜡切片低,有一定的误诊率和延迟诊断率。冷冻切片的确诊率一般为92%~97%,误诊率为1%~2%,延迟诊断率为2%~6%。除在手术前外科医师需与病理医师沟通外,在手术中如遇到疑难问题,病理医师应及时与手术医师联系或亲临手术室了解术中情况和取材部位。当冷冻切片诊断与临床不符或手术医师对冷冻诊断有疑问时,应立即与病理医师联系,共同商讨处理办法。冷冻切片诊断不能代替常规组织学切片诊断。

(三) 诊断报告书

1. 基本内容

（1）患者基本情况:包括病理号、姓名、性别、年龄、送检医院或科室、住院号、门诊号、送检和收验日期。

（2）规范化病理报告:包括标本类型、大体表现、肿瘤的组织学类型、亚型、组织学分化或分级、浸润深度、脉管和神经侵犯情况、淋巴结转移情况、切除标本的切缘有无肿瘤浸润以及有无继发性病变或伴发性病变等。对于罕见或特殊的肿瘤、交界性肿瘤或生物学行为不明确的肿瘤,应在备注栏内注明意见或参考文献,以供临床参考。对常见肿瘤类型,有条件的单位可采用结构化报告,参见表3-1-1。

表 3-1-1　推荐的肺癌结构化病理报告内容

参数	内容
标本类型	□ 楔形切除;□ 肺段切除;□ 肺叶切除 □ 全肺切除;□ 其他类型: □ 淋巴结清扫
肿瘤部位	□ 肺叶;□ 支气管;□ 其他: □ 中央型;□ 周围型
肿瘤数目	□ 孤立性;□ 多发性,具体数目:
肿瘤大小	□ __ × __ × __cm(长径 × 横径 × 纵径 cm) 或直径范围:__~__cm
组织学类型	□ _____(第 5 版 WHO 胸部肿瘤分类)
疾病编码 **	□ ICD-O:____;ICD-11:____
组织学分化	□ 高分化;□ 中分化;□ 低分化
组织学分级 *	□ Ⅰ级;□ Ⅱ级;□ 差分化 □ 核分裂象:__个/$2mm^2$; □ Ki67 指数:____%
气道播散(STAS)	□ 有;□ 无
脉管侵犯	□ 有;□ 无
神经侵犯	□ 有;□ 无
胸膜累及	□ 未见癌累及,与胸膜距离:____cm; □ 紧邻并镜下测量(弹力纤维染色):____; □ 见癌累及(弹力纤维染色)
新辅助治疗评估 **	□ RVT%:____%
支气管切端	□ 未见癌累及,距切端距离:____cm; □ 紧邻并镜下测量:____; □ 见癌累及
其他病理形态特征	□ 周围肺组织情况:____; 其他
淋巴结转移情况	□ 无转移:____(0/淋巴结总数), 具体分组: □ 转移:____(阳性淋巴结数/淋巴结总数), 具体分组:
临床病理分期 **	□ pTNM:
免疫组化结果	□
分子检测结果	□

注:肺神经内分泌肿瘤包括典型类癌(Ⅰ级)、非典型类癌(Ⅱ级)和小细胞及大细胞神经内分泌癌(差分化);** 作为选择项目。

（3）与病理学诊断相关的特殊检查:包括免疫组织化学和分子检测结果,后者可带有解释,特别是二代测序结果。

（4）伴随诊断指标：包括提供进一步治疗选择的指标。如雌、孕激素受体、ALK（间变性大细胞淋巴瘤激酶），CD20，CD117 和 HER2 等表达情况。

2.诊断表述基本类型

（1）Ⅰ类：检材部位、疾病名称、病变性质明确和基本明确的病理学诊断。

（2）Ⅱ类：不能完全肯定疾病名称、病变性质，或是对于拟诊的疾病名称、病变性质有所保留的病理学诊断意向，可在拟诊疾病/病变名称之前冠以诸如病变"符合为""考虑为""倾向为""提示为""可能为""疑为""不能排除（除外）"之类词语。

（3）Ⅲ类：检材切片所显示的病变不足以诊断为某种疾病（即不能作出Ⅰ类或Ⅱ类病理学诊断），只能进行病变的形态描述。

（4）Ⅳ类：送检标本因过于细小、破碎、固定不当、自溶、严重受挤压和变形、被烧灼、干涸等，无法作出病理诊断。

对于Ⅱ、Ⅲ类病理学诊断的病例，可酌情就病理学诊断及其相关问题附加建议、注释和讨论。Ⅳ类病理学诊断的病例，通常要求临床医师重取活组织检查。

（四）病理会诊

我国现有的大多数医院病理科几乎每天都要面对涉及全身各部位的不同疾病作出病理学诊断。病理医师由于自身经验、知识累积和工作条件所限，任何一位病理医师都不可能通晓所有疾病的诊断。随着多学科综合治疗模式的不断发展，临床和病理也在开展亚专科化。另一方面，综合性医院的病理科医师对一些专科疾病（如血液病理学、肾脏病理学、肝脏病理学、神经病理学和皮肤病理学等）的诊断标准较难掌握，而专科医院（如妇产科医院和眼科医院等）的病理科医师一般也不熟悉本专科以外疾病的病理诊断和鉴别诊断。所以，对病理医师而言，需要病理会诊来帮助解决一些疑难病例和少见病例的病理学诊断。另也有不少病例除了需要明确病理诊断外，还需要加做一些本单位尚不能开展的辅助检测，如免疫组化和分子检测，以适应临床后续治疗所需。

病理会诊可在病理诊断报告书签发前或后。病理会诊可由申请方（医院或患方）将病理切片直接或通过物流等方式带至会诊方会诊，称为直接会诊。申请方如通过图像传送系统要求会诊方进行远程数字病理切片会诊，称为间接会诊。无论何种情况，会诊方如接受会诊应提出会诊意见。病理会诊报告是会诊方组织有关病理专家个人或集体阅片后的咨询意见。会诊意见书上应写明："病理医师个人会诊咨询意见，仅供原病理学诊断的病理医师参考。"原病理学诊断的病理医师应自行决定是否采纳病理会诊的咨询意见和采纳的程度。

第三节　肿瘤的伴随诊断

要点：

1. 伴随诊断的目的是指导个体化治疗方案的制订。
2. 乳腺癌的伴随诊断包括 ER、PR、HER2、Ki67 和 PD-L1。
3. 肺癌的伴随诊断包括 ALK 和 PD-L1。
4. 胃癌的伴随诊断包括 HER2。
5. 结直肠癌的伴随诊断包括 4 个错配修复蛋白（MLH1、MSH2、MSH6 和 PMS2）。

一、伴随诊断和补充诊断

伴随诊断（companion diagnostic，CD）是一种体外诊断技术，应用免疫组化和/或分子病理学等检测技术进行与特定抗肿瘤药物治疗相关的检测。伴随诊断的目的是指导个体化治疗方案的制订，帮助相关患者从与伴随诊断相关的特定抗肿瘤药物治疗中获益。补充诊断（complementary diagnostics）也称选择性诊断，指的是对于接受相应药物治疗不是必需的检测，但可以提供治疗相关的信息。

二、常见肿瘤的伴随诊断

1. 乳腺癌伴随诊断　开始治疗前,除组织病理学诊断外,应获知雌激素受体(estrogen receptor,ER)、孕激素受体(progesterone receptor,PR)、抗人表皮生长因子受体 2(human epidermal growth factor receptor 2,HER2)、Ki-67、程序性细胞死亡受体-配体 1(programmed death-ligand 1,PD-L1)的表达情况,并尽可能检测乳腺癌易感基因(breast cancer susceptibility gene,*BRCA*)和 *PI3K3CA* 等突变情况,以协助制订治疗方案。

2. 肺癌伴随诊断

(1) ALK:ALK 靶向药物在 ALK 阳性的非小细胞肺癌(non-small cell lung cancer,NSCLC)患者中显示出显著的临床获益。ALK 检测的方法包括免疫组织化学(IHC)、FISH 和二代测序(NGS)。

(2) PD-L1:检测 PD-L1 等可使包括 NSCLC 在内的多种类型肿瘤获得明显的临床获益。

3. 胃癌伴随诊断　准确的胃癌 HER2 表达和基因扩增检测结果是进展期胃癌 HER2 靶向治疗患者筛选和疗效预测的前提。胃癌的免疫治疗正在积极开展并已取得不错的结果。通过免疫组化方法检测肿瘤细胞 PD-L1 表达水平,并以联合阳性评分(combined positive score,CPS)方式进行评分。

4. 结直肠癌伴随诊断　通过免疫组织化学方法检测 4 个常见错配修复(mismatch repair,MMR)蛋白(MLH1、MSH2、MSH6 和 PMS2)的表达,任何 1 个蛋白表达缺失为错配修复功能缺陷(deficiency of MMR,dMMR)。dMMR 和微卫星高度不稳定(MSI-H)(≥2 个微卫星标志物发生改变,1 个微卫星标志物发生改变为 MSI-L)的结直肠癌(包括散发性及 Lynch 综合征)对以 5-氟尿嘧啶为基础的化疗方案反应较差,复发后疗效差、预后不良,近来研究发现 dMMR/MSI-H 的结直肠癌对 PD-1/PDL-1 免疫治疗敏感。除免疫组化检测外,PCR 和一代测序检测 MSI 更为精确,成为"金标准",但灵敏度和特异性仍有待提高。

5. 泌尿系统肿瘤伴随诊断

(1) 尿路上皮癌:抗 HER2-抗体药物偶联物(antibody-drug conjugates,ADCs)药物在治疗局部晚期或转移性尿路上皮癌全身化疗后进展的 HER2 过表达(IHC++ 和 +++)患者中显示出显著的临床疗效,HER2 蛋白表达状态的准确检测对筛选潜在抗 HER2-ADC 类药物获益的尿路上皮癌患者中有着重要的临床意义。

随着免疫治疗的进展,抑制 PD-1/PD-L1 免疫检查点的免疫治疗药物对部分膀胱癌患者有显著疗效,可用于无法耐受铂类化疗的转移性膀胱癌患者的一线药物治疗或经过一线铂类化疗后病情进展患者的二线治疗。

(2) 前列腺癌:DNA 修复缺陷型转移性去势抵抗性前列腺癌(metastatic castration-resistant prostate cancer,mCRPC)患者可从多腺苷二磷酸核糖聚合酶[poly(ADP-ribose)polymerase,PARP]抑制剂和铂类化疗药物中获益;就 PD-1/PD-L1 抗体等免疫检查点抑制剂而言,未经筛选的前列腺癌患者往往受益有限,而错配修复缺陷及高微卫星不稳定型前列腺癌患者则可接受帕博利珠单抗治疗。

6. 其他肿瘤的伴随诊断　包括恶性黑色素瘤通过分子检测 *BRAF* 基因突变(15 号外显子 V600E)(达拉非尼和曲美替尼双靶治疗)、*KIT* 基因突变(KIT 抑制剂)、*NRAS* 基因突变(P13K 抑制剂或 MEK 抑制剂);胃肠道间质瘤采用免疫组化检测 CD117 和 DOG1,并采用分子检测 *KIT/PDGFRA* 等基因突变(伊马替尼等靶向治疗);B 细胞淋巴瘤采用免疫组化检测 CD20(利妥昔单抗治疗),皮肤 T 细胞淋巴瘤(CTCL)检测 CD30(维布妥昔单抗靶向治疗)等。

第四节　肿瘤病理学诊断的特殊技术

要点:

1. 特殊染色在临床病理诊断中仍有一定的辅助价值。
2. 免疫组织化学在肿瘤病理学中应用最广泛。

3. 流式细胞术主要用于淋巴造血系统肿瘤的诊断。

4. 分子病理学在肿瘤的诊断、分子分型和治疗等方面发挥越来越重要的作用。

5. 数字病理和人工智能代表了现代病理学的发展方向。

一、常用特殊染色

目前实验室常用的特殊染色主要有以下几种：

（一）PAS 染色（高碘酸希夫法）

可以显示糖原和中性黏液物质、基膜、大多数真菌和寄生虫，还可以显示腺泡状软组织肉瘤胞质内结晶，阳性反应呈红色。

（二）黏液染色

黏液可分为中性和酸性黏液两大类。中性黏液由氨基己糖和游离己糖组成，不含酸性反应基（游离酸根或硫酸酯）。酸性黏液较复杂，可分为硫酸化结缔组织黏液（包括涎酸的羧基化黏液）和透明质酸。中性黏液对 PAS 染色呈阳性反应，不能被淀粉酶消化。酸性黏液因其成分不同，对奥辛蓝（AB）、甲苯胺蓝、胶体铁、高铁二胺（HID）以及硼氢化物/氢氧化钾/高碘酸希夫（PB/KOH/PAS）染色呈不同染色反应。

胃型胃癌、黏液表皮样癌、某些黏液腺癌、脊索瘤和滑膜肉瘤含中性黏液，PAS 染色阳性。肠型胃癌和结直肠癌含酸性黏液，AB 染色呈蓝色，HID 染色则可将硫酸化酸性黏液染成棕黑色，而羧基化（涎酸）酸性黏液染成蓝色。

（三）网状纤维染色

显示网状纤维和基膜物质。网状纤维主要由Ⅲ型胶原纤维组成，基膜则主要由Ⅳ型胶原和层粘连蛋白（laminin）构成。网状纤维和基膜吸附银并呈 PAS 染色阳性是由于其表面被覆蛋白多糖或糖蛋白。常规工作中，以银为基础的网状纤维染色主要用于区分：①上皮性和非上皮性肿瘤；②各种间叶性肿瘤之间的鉴别；③原位癌和浸润性癌。

显示网状纤维染色的方法很多，常用方法有 Gomori 和 Gorden-Sweets 氢氧化银氨液浸染法，结果显示网状纤维呈黑色，胶原纤维呈黄棕色，胞核呈灰褐色或红色（核固红复染）。

（四）弹力纤维染色

显示组织中弹力纤维的变化，是否伴有弹力纤维的增生或破坏，如判断肺癌是否有脏层胸膜侵犯，有助于评估肺癌患者的预后，有脏胸膜侵犯的患者预后较差。弹力纤维瘤可通过弹力纤维染色清晰显示肿瘤内大量增生的弹力纤维。常用方法有 Gomori 醛品红法、Weigert 雷琐辛品红法和 Verhoeff-Van Gieson 染色等。胸膜肺癌受累判断推荐维多利亚蓝弹力纤维染色法，可与 TTF-1 标记进行双染。

（五）Masson 三色染色

Masson 三色染色为结缔组织多色染色法，是用 3 种颜色显示多种结缔组织成分，如胶原、肌肉、淀粉样物质、黏液物质、纤维素、软骨、神经胶质和血细胞成分等，主要用于显示或区分各种纤维成分。由 3 种染料成分所显示的 3 种组织结构分别是细胞核、胞质和细胞外纤维。如 Masson 三色染色法结果为胶原纤维、黏液、软骨呈蓝色，胞质、肌肉、纤维素、神经胶质呈红色，胞核呈黑色。

（六）淀粉样物质染色

淀粉样物质是一种病理性细胞外蛋白质，因其与淀粉在碘液中呈相同染色反应而得名。常规 HE 染色、淀粉样物质为无细胞均一、淡嗜伊红色物质，其化学成分约 90% 为原纤维性蛋白。淀粉样原纤维性蛋白主要有两大类：一类为淀粉样轻链（AL）蛋白，由浆细胞分泌，含免疫球蛋白轻链；另一类为淀粉样相关（AA）蛋白，由肝细胞合成的非免疫球蛋白物质。淀粉样物质沉着可见于肿瘤、慢性感染和某些遗传性疾病等多种疾病。在骨髓瘤、重链病、Waldenström 巨球蛋白血症、甲状腺髓样癌，胰岛细胞瘤、肺小细胞癌等肿瘤中存在淀粉样物质。

刚果红染色中淀粉样物质呈红色，胞核呈蓝色，在荧光显微镜下呈橘黄色或红色，在偏振光显微镜下呈苹果绿双折光性。甲基紫染色显示淀粉样物质呈紫红色或红色,胞核呈蓝色。

二、免疫组织化学

免疫组织化学(immunohistochemistry,IHC)技术是用已知抗体或抗原在组织切片上检测组织和细胞中相应未知抗原或抗体的一种特殊组织化学技术。目前应用得最多的方法是过氧化物酶-抗过氧化物酶法(PAP法)和亲和素-生物素复合物法(ABC法),其他可选择的方法有生物素-链霉亲和法(B-SA法),碱性磷酸酶-抗碱性磷酸酶法(APAAP法)和多聚体标记二步法(如EnVision法)等。近年来全自动免疫组织化学技术的运用越来越广泛,该技术具有独特的运行体系,通过计算机操作系统控制软件程序,其染色操作简便安全,可重复性好,容易达到标准化。

免疫组织化学主要用于:①肿瘤的诊断和鉴别诊断,应用最为广泛,主要帮助病理医师作出明确的病理诊断;②恶性肿瘤的分型和分级,如淋巴瘤的分型,神经内分泌肿瘤的分级等;③帮助确定转移性恶性肿瘤的原发部位,如椎骨转移性癌表达TTF-1和Napsin A提示肿瘤来自肺;④协助发现微小转移灶,如前哨淋巴结微灶转移性癌或恶性黑色素瘤等;⑤伴随诊断,为临床治疗提供相关检测信息,如乳腺癌检测雌、孕激素受体和HER2表达水平,NSCLC检测ALK和PD-L1表达等;⑥预后指标,如Ki67和p53等。

三、流式细胞术

流式细胞术(flow cytometry,FCM)是采用流式细胞仪(flow cytometer)对细胞进行自动分析和分选的装置。它可以快速测量、存贮、显示悬浮在液体中的分散细胞的一系列重要的生物物理、生物化学方面的特征参量,并可以根据预选的参量范围把指定的细胞亚群从中分选出来。

在肿瘤病理学诊断中,FCM在淋巴造血系统肿瘤诊断、亚型分析以及微小残留病(MRD)检测等方面发挥越来越重要的作用。一些淋巴造血肿瘤可通过FCM诊断,包括急性淋巴细胞白血病/淋巴母细胞淋巴瘤(ALL/LBL)、慢性淋巴细胞白血病/小淋巴细胞淋巴瘤(CLL/SLL)、毛细胞白血病(HCL)、浆细胞肿瘤(PCN)、T大颗粒淋巴细胞白血病(T-LGL)、NK细胞-慢性淋巴增殖性疾病(NK-CLPD)、成人T细胞白血病/淋巴瘤(ATLL)等。

四、分子病理技术

(一)概述

随着现代分子生物技术的飞速发展,肿瘤的病理诊断已从组织学分型发展到分子分型,分子病理学(molecular pathology)已成为迅猛发展的病理亚学科之一。它是采用分子生物学技术,从分子或基因水平研究疾病的发生发展及病理变化规律的一门学科,是传统组织病理学的有益补充和发展。这使病理学科由单纯的病理形态学诊断发展到一门与疾病易感性、预防、预后判断、个体化治疗密切相关的学科,也使病理诊断冲出单纯形态学的局限,更好地为临床诊断、预后判断和治疗服务。

(二)应用

1. 肿瘤的诊断与鉴别诊断 很多肿瘤具有特征性的染色体易位及相应的融合基因,可以被用作诊断和鉴别诊断的分子指标,如采用FISH检测*bcl-2/bcl-6/myc*基因协助诊断双打击或三打击淋巴瘤,采用FISH检测*SS18*基因重排协助诊断滑膜肉瘤,采用NGS检测协助诊断非尤因小圆细胞肉瘤(如CIC肉瘤、BCOR-CCNB3肉瘤和EWSR1-nonETS圆细胞肉瘤)等。

2. 原发灶不明转移癌的组织起源评估 可采用90基因组对原发灶不明的转移癌进行基因表达谱分型,协作判断组织起源。

3. 为肿瘤个体化治疗提供依据 肿瘤发生、发展的不同时期可能涉及不同基因的不同变化形式,而某些基因的变化与肿瘤临床治疗的敏感性密切相关,对肿瘤的个体化治疗具有一定的指导意义。如乳腺癌、胃癌*HER2*基因扩增与曲妥珠单抗治疗、肺癌中*EGFR*基因突变与酪氨酸激酶抑制剂

（如吉非替尼、厄洛替尼等）治疗、*KIT/PDGFRA* 基因突变检测与中高危胃肠道间质瘤患者伊马替尼治疗等。

4. 肿瘤遗传和易感倾向的评估　肿瘤易感基因检测对于肿瘤高危人群的筛查具有重要意义。已经明确的肿瘤易感基因及其相关肿瘤包括：*BRCA*（家族性乳腺癌、卵巢癌）、*Rb1*（视网膜母细胞瘤）、*p53*（Li-Fraumeni 综合征）、*APC*（家族性腺瘤性息肉病）、*WT1*（肾母细胞瘤）、*HNPCC*（遗传性非息肉病性结直肠癌）、*VHL*（von Hippel-Lindau 综合征）等。

5. 生物学行为评估　染色体易位、癌基因和抑癌基因变异的类型、微卫星不稳定性等，与肿瘤的侵袭、转移、复发及临床预后相关。

6. 研究肿瘤的发生机制　分子病理技术的快速发展为肿瘤发生机制的研究提供了更丰富的研究手段，如目前已明确 Lynch 综合征相关的子宫内膜癌与微卫星不稳定相关、卵巢高级别浆液性癌与 *p53* 基因突变相关、宫颈癌的发生与人乳头瘤病毒（HPV）感染相关、鼻咽癌的发生与 EB 病毒相关，等等。

7. 肿瘤的随访与监测　如液体活检（liquid biopsy）以外周血液或体液中的循环肿瘤细胞（CTC）、循环肿瘤 DNA（circulating tumor DNA，ctDNA）和外泌体（exosome）为检测对象，通过非活检方法采集样本进行相关检测，用于肿瘤筛查、实时动态监测病程、疗效评价和晚期患者开展相关检测等。

（三）常用的分子病理学技术

1. 原位杂交　目前常用的原位杂交技术为荧光原位杂交（fluorescence in situ hybridization，FISH），是应用荧光素标记的特定探针与组织切片上的肿瘤组织杂交，在荧光显微镜下能显示与其相应的染色体某个区段或整条染色体。FISH 能在石蜡切片上进行分析，通过带有 FISH 扫描功能的扫描仪可将 FISH 切片扫描后长期保存。

多种肿瘤类型中的基因扩增、缺失或重排可通过 FISH 检测，如检测乳腺癌中的 *HER2* 基因扩增，可作为选择靶向药物曲妥珠单抗治疗乳腺癌的标准检测方法之一，检测肺腺癌等肿瘤中的 *ALK* 基因重排，可根据患者具体情况选择采用克唑替尼等 ALK 抑制剂。FISH 还可用于 NGS 或 RT-PCR 检测结果的验证。

2. 聚合酶链反应（polymerase chain reaction，PCR）　是一种 DNA 扩增技术，由变性-退火-延伸三个基本反应步骤构成，利用 DNA 在体外 95℃高温时变性会变成单链，低温（通常是 60℃左右）时，引物与单链按碱基互补配对的原则结合，再调温度至 DNA 聚合酶最适反应温度（72℃左右），DNA 聚合酶沿着磷酸到五碳糖（5′-3′）的方向合成互补链。PCR 可用于检测乳腺癌和卵巢癌中的 *BRCA1* 和 *BRCA2* 基因突变，T 细胞淋巴瘤中的 T 细胞受体基因重排，B 细胞淋巴瘤中的免疫球蛋白重链基因重排，检测宫颈和头颈部鳞状细胞癌 HPV 感染及分型，如 16、18、31、33 和 45 型为高危性，而 6、11、34、40、42、43 和 44 型为低危性。

PCR 有不同的类型，包括实时 PCR、反转录 PCR、多重 PCR、巢式 PCR、甲基化特异性 PCR、限制性片段长度多态性分析（RFLP）、单链构象多态性（SSCP）分析和原位 PCR 等。

3. DNA 测序（DNA sequencing）　也称 Sanger 测序或一代测序，是 Sanger 等于 1977 年发明的双脱氧链末端终止法，根据核苷酸在某一固定的点开始，随机在某一个特定的碱基处终止，产生 A、T、C、G 四组不同长度的一系列核苷酸，然后在尿素变性的 PAGE 胶上电泳进行检测，从而获得 DNA 序列。Sanger 测序可用于胃肠道间质瘤中的 *KIT/PDGFRA* 基因突变，纤维瘤病中的 *CTNNB1* 基因突变，以及骨巨细胞瘤中的 *H3F3A* 基因、软骨母细胞瘤中的 *H3F3B* 基因突变等。

4. 二代测序（next-generation sequencing，NGS）　包括 RNA-seq 和 DNA-seq，常联合检测。RNA-seq 即转录组测序技术，包括全转录组测序（whole transcriptome sequencing，WTS）、mRNA 测序（mRNA-seq）和小 RNA 测序（smRNA-seq）。主要用于检测融合基因，也可检测突变和单核苷酸多态性（SNP）。DNA-seq 包括全基因组测序（whole genome sequencing，WGS）、全外显子组测序（whole exome sequencing，WES）和靶向测序（target sequencing）。NGS 在临床工作中应用越来越广泛，不仅协

助临床寻找治疗靶点,也协助病理诊断和发现分子改变相关的新病种。

5. 微阵列(microarray)技术　又称为生物芯片(biochip)技术,用微量点样方法将大量核酸片段、多肽分子或细胞等生物样品有序列地固定于支持物(玻片、硅片、聚丙烯酰胺凝胶和尼龙膜等载体)的表面,然后与标记的待测样品中靶分子杂交,再通过特定的仪器对杂交信号的强度进行快速、高效的分析,从而判断样本中靶分子的数量改变。依据生物芯片上样品所储存的不同类型信息,可分为基因芯片、蛋白芯片、细胞芯片和组织芯片等。高通量的微阵列技术弥补了传统技术操作复杂、自动化程度低且检测目标数量有限的不足。

生物体中细胞和组织的所有特点最终取决于基因表达的产物。因此,基因表达的详尽描述可为肿瘤的分类提供极为准确的方法,且可预测对治疗的反应和确认干预治疗的生物学途径。应用肿瘤基因表达谱(gene expression profile,GEP)可对形态学上难以进一步分型的肿瘤进行分子分型。例如,按 GEP 能将弥漫性大 B 细胞淋巴瘤至少分为生发中心 B 细胞样和活化 B 细胞样两大类,前者对 CHOP 方案【环磷酰胺(cyclophosphamide)、多柔比星(doxorubicin)、长春新碱(vincristine)、泼尼松(prednisone)】治疗反应好,5 年生存率明显高于后者。又如乳腺癌的 GEP 分析可证实存在不同的临床亚型,即腔面 A 型,腔面 B 型,HER2 过表达型、基底样型,不同分子亚型的预后不同,治疗策略也不相同。

6. 蛋白质组学(proteomics)　用于细胞、组织或有机体中大量蛋白质的检测,有助于发现疾病状态下的蛋白质功能及调节异常。基于质谱的蛋白质组学也在尝试应用于常规临床诊断中。

常用分子病理检测方法比较参见表 3-1-2。

表 3-1-2　常用分子病理检测方法比较

检测方法	检测基因变异类型	检测标本类型	灵敏度	特异度	检测通量	检测周期
一代测序(Sanger 测序)	基因突变	FFPE、细胞学标本、新鲜标本	10%~15%	金标准	低	3~5 天
荧光定量 PCR	基因突变、基因重排/融合	FFPE、细胞学标本、体液标本、新鲜标本	1%~5%	高	有限	2~3 天
免疫荧光杂交(FISH)	基因重排/融合、扩增、缺失	FFPE、细胞学标本	不适用	金标准	单项检测	2~3 天
二代测序(NGS)	基因重排/融合、扩增、突变、TMB 等	FFPE、细胞学标本、体液标本、新鲜标本	0.1%~5%	高	高通量	5~7 天
免疫组化	基因变异蛋白表达	FFPE、细胞学标本	不适用	不适用	单项检测	1~2 天

FFPE,福尔马林固定石蜡包埋。

五、数字病理和人工智能

1. 数字病理(digital pathology)　采用扫描仪扫描病理切片,采集高分辨数字图像,再应用计算机对得到的图像自动进行高精度、多视野无缝隙拼接和处理,获取高清可视化数字病理切片,可实现病理切片的数字化存储和不受时空限制的同步浏览处理,可应用于病理诊断、远程病理会诊、病理教学与考试、病理读片会、病理质控、人工智能辅助诊断工具或软件的研发和数据统计分析等。数字病理结合互联网技术可建立区域性网络病理诊断平台,有助于提高我国医疗欠发达地区的病理诊断水平和操作规范。

2. 人工智能(artificial intelligence,AI)　基于人工神经网络的计算机图像分析技术可在数字病理数据集的基础上研发适用于不同病种或瘤种的辅助诊断工具,融入病理医生的诊断工作中,帮助病理医生分担重复性、机械性的工作,提高病理诊断的效率与可靠性,开发可量化、数字化的诊断新指标,为精准诊断打下基础。数字病理大数据与认知计算的相结合衍生表型组学,与蛋白质组学和基因组学等数据融合代表了现代病理的发展趋势。

基于医疗大数据的计算病理学（computational pathology）理论和相关技术也将成为未来肿瘤病理学的发展方向。

第五节　肿瘤分子分型

要点：

1. 肿瘤的分类正在从传统的形态学分类逐步向分子分型转化。
2. 乳腺癌包括腔面 A 型、腔面 B 型、HER2 过表达和三阴性 4 种分子亚型。
3. 非小细胞肺癌的分子分型是实体瘤的代表。
4. 子宫内膜癌包括 POLE 突变型、dMMR 型、NSMP 型和 p53 突变型 4 种分子类型。
5. 部分卵巢高级别浆液性癌具有 *BRCA1* 或 *BRCA2* 基因胚系突变。

肿瘤的分类正在从传统的形态学分类逐步向分子分型转化。一些常见肿瘤，如乳腺癌和肺癌的分子分型已用于指导临床治疗的选择，中枢神经系统肿瘤的分子分型已应用于临床病理诊断，其他一些肿瘤，如甲状腺癌、肝细胞癌、肾癌、前列腺癌、皮肤癌、内分泌肿瘤和软组织肉瘤等的分子分型也逐渐进入临床诊治中。

一、乳腺癌分子分型

乳腺癌是最早建立分子分型的肿瘤，根据免疫组化提出腔面 A 型、腔面 B 型、HER2 过表达和三阴性（基底样）四种亚型，见表 3-1-3。临床上根据乳腺癌的分子分型采用相应的治疗策略。

表 3-1-3　乳腺癌的分子亚型

分子分型		基于 IHC[a] 的分子分型			
		ER	PgR[b]	HER2	Ki67[c]
管腔（Luminal）-A 型		阳性	高表达	阴性	低表达
管腔（Lumin）-B 型	HER2 阴性	阳性	低表达	阴性	高表达
	HER2 阳性	阳性	任何	阳性	任何
HER2 阳性型		阴性	阴性	阳性	任何
三阴型		阴性	阴性	阴性-	任何

注：a. ER，PgR 表达及 Ki67 增殖指数的判定值建议采用报告阳性细胞的百分比；b. 可考虑将 20% 作为 P 过 R 表达高低的判定界值；c. Ki67 判定值在不同病理实验中心可能不同，可采用 20%~30% 或各检测实验室的中位值作为判断 Ki67 高低的界值；某些不满足 Luminal-A 型条件的激素受体阳性肿瘤（如 ER 阴性且 PgR 阳性），可认为是 Luminal-B 型。

二、肺癌分子分型

对不可手术的Ⅲ~Ⅳ期非鳞 NSCLC 进行分子检测，根据分子分型指导治疗，见表 3-1-4。

三、胃癌分子分型

肿瘤基因组图谱（TCGA）计划提出将胃癌分为 4 种分子亚型：EBV 阳性型，微卫星不稳定型（MSI），基因组稳定型（genomically stable，GS）和染色体不稳定型（chromosomal instable，CIN）。这种基于分子病理检测数据的胃癌分子分型不仅扩展了对胃癌发病机制的理解，同时紧密联系临床分子标志物，提供了未来可能的治疗靶点。

NOTES

表 3-1-4　非鳞 NSCLC 的分子分型及其临床意义

基因	变异	临床靶向治疗	检测级别 *
EGFR	第 18~21 号外显子点突变、缺失、插入；EGFR TKI 耐药者，检测 T790M	一代：吉非替尼、厄洛替尼、埃克替尼 二代：阿法替尼、达克普尼 三代：奥希替尼、阿美替尼 奥希替尼、阿美替尼	I
ALK	重排/融合	阿来替尼、克唑替尼、塞瑞替尼	I
ROS1	重排/融合	克唑替尼、劳拉替尼、恩曲替尼	I
MET	扩增/14 外显子跳跃突变	卡马替尼、特泊替尼、赛沃替尼	I
RET	重排/融合	普拉替尼、塞尔帕替尼	I
NTRK	重排/融合	拉罗替尼、恩曲替尼	II
BRAF	V600E 突变	联合应用 BRAF 和 MEK 口服抑制剂	
KRAS	G12C	EGFR-TKI 耐药，参考无驱动基因一线治疗	
HER2	扩增/20 号外显子插入突变	EGFR-TKI 耐药，参考无驱动基因一线治疗	

四、结直肠癌分子分型

结直肠癌亚型联盟（Colorectal Cancer Subtyping Consortium，CRCSC）收集多项研究的 RNA 表达数据，提出了结直肠癌转录组学分类——共识分子亚型（consensus molecular subtype，CMS）分类，包括 CMS1-MSI 免疫型、CMS2-经典型、CMS3-代谢型和 CMS4-间质型。CMS 分类以基因表达调控的生物学进程为基础，未来可用于临床试验的分层研究，也是将来亚组靶向治疗的基础。

五、胰腺癌分子分型

根据与胰腺癌发生相关的基因将胰腺癌分成正常型和活跃型。研究发现，具有基底样型上皮特征和活跃型间质特征的胰腺癌侵袭性更强、化疗反应不良，预后也更差。侵袭性的基底样胰腺癌常与特殊基因改变（如：染色质驱动基因）相关，表现出免疫抑制的微环境，促进肿瘤不断进展。

六、肝内胆管癌分子分型

根据国内和国际胆管癌临床治疗指南推荐，肝内胆管癌（intrahepatic cholangiocarcinoma，ICC）靶向和免疫治疗生物标志物参见表 3-1-5。

表 3-1-5　肝内胆管癌靶向与免疫治疗生物标志物

生物标志物	变异频率	靶向药物	病理类型	检测方法
FGFR2 融合/重排	2%~13%	佩米替尼 英菲格拉替尼	小胆管癌型常见	FISH，NGS
IDH1/2 突变	7.5%~16%	艾伏尼布	小胆管癌型常见	一代测序/NGS
NTRK 重排	5%	拉罗替尼 恩曲替尼	肝内胆管癌	FISH，NGS
RET 重排	1.8%	普拉替尼	肝内胆管癌	FISH，NGS
BRAF V600E 突变	4.3%~11.1%	达拉非尼 + 曲美替尼	肝内胆管癌	一代测序/NGS
HER2 扩增	1.8%~8%	曲妥珠单抗 + 帕妥珠单抗	肝内胆管癌	IHC，FISH
微卫星高度不稳定/错配修复缺陷	2%~4.8%	帕博利珠单抗	肝内胆管癌	IHC，PCR
肿瘤突变负荷	10.4%	帕博利珠单抗	肝内胆管癌	NGS

七、子宫内膜癌分子分型

子宫内膜癌的分子分型包括聚合酶 ε（polymerase-epsilon，POLE）突变型、错配修复缺陷（mismatch repair-deficient，MMR-D）型、非特指性分子谱（non-specific molecular profile，NSMP）型和P53 突变型 4 种类型，其临床病理特征参见表 3-1-6。POLE 突变可采用 Sanger 测序，MMR-D 和 P53 可采用免疫组化标记。有条件者可采用 NGS。

表 3-1-6 子宫内膜癌分子分型

	POLE 超突变型	MMR 缺失型	p53 突变型	NSMP 型
相关的分子特征	>100 突变/Mb，SCNA 非常低，MSS	10~100 突变/Mb，SCNA 低，MSI	<10 突变/Mb，SCNA 高，MSS	<10 突变/Mb，SCNA 低，MSS，30%~40% 病例伴有 CTNNB1 突变
相关的组织学形态	通常为高级别，散在肿瘤巨细胞，显著的肿瘤内淋巴细胞浸润（TILs）	通常为高级别，显著的肿瘤内淋巴细胞浸润（TILs），黏液分化，MELF 浸润方式，脉管侵犯	绝大多数为高级别伴有细胞异型性，腺样结构和实性结构均可见	绝大多数为低级别，常伴有鳞状分化或桑葚体，缺乏 TILs
诊断方法及依据	NGS/Sanger 测序/POLE 基因热点突变，包括 p.Pro285Arg，p.Val411Leu，p.Ser297Phe，p.Ala456Pro，和 p.Ser459Phe	MMR 蛋白表达免疫组化检测，包括 MLH1、MSH2、MSH6、PMS2；MSI 检测，NGS	P53 蛋白免疫组化检测：突变模式的染色方式*	MMR 完整表达，p53 野生型，无 POLE 超突变
相关的临床特征	发病年龄轻	可能与 Lynch 综合征相关	发病时分期高	高体重指数
预后	极好	中等	差	一般到极好

注：NGS，二代测序（next-generationsequencing）；MELF，微囊性、拉长的伴碎片式的浸润方式（microcystic，elongated and fragmented）；MMR，错配修复（mismatchrepair）；MSI：微卫星不稳定（microsatellite instability）；MSS，微卫星稳定（microsatellite stability）；NSMP：无特殊分子改变（nospecific molecular profile）；SCNA：体细胞拷贝数改变（somatic copy-number alteration）；TIL：肿瘤淋巴细胞浸润（tumor-infiltrating lymphocyte）。

* 表示 p53 蛋白弥漫性细胞核表达或完全缺失的胞核/胞质表达。

八、卵巢癌分子分型

高级别浆液性卵巢癌是最常见的卵巢癌类型，几乎均具有 *TP53* 基因的突变，非同义突变比框移突变和缺失突变更为常见，并且具有非常复杂的高水平的拷贝数异常。高级别浆液性癌大约 15% 的病例具有 *BRCA1* 或 *BRCA2* 基因的胚系突变，还有小部分病例具有 BRCA1 或 BRCA2 体细胞突变、BRCA1 的甲基化以及其他同源重组基因（homologous recombination gene）中的基因异常。具有同源重组修复缺陷（homologous recombination-deficient，HRD）的高级别浆液性癌对铂类药物治疗反应更敏感，具有 BRCA1/2 基因胚系突变的肿瘤具有更好的预后。PARP 抑制剂作为高级别浆液性癌的维持治疗方案，能够显著改善 BRAC1/2 突变基因携带者以及 HRD 患者的预后。体细胞性的 HRD 突变和相关基因异常可能决定 PARP 抑制剂的治疗指征。

九、膀胱癌分子分型

膀胱癌与乳腺癌相似，基本上分为腔面型（luminal）和基底样型（basal）。2020 年的共识分类将其分为腔面乳头状（luminal papillary，LumP）、腔面非特指性（luminal nonspecified，LumNS）、腔面不稳定型（luminal unstable，LumU）、富于间质（stroma-rich）、基底-鳞状（basal-squamous，Ba-Sq）和神经内分泌样（neuroendocrine-like）6 种，每种类型的免疫表型、分子特征及对治疗的反应都不一样。

十、中枢神经系统肿瘤分子分型

近几年，中枢神经系统肿瘤的分子检测取得了重大进展，在各瘤种中发现相应的分子异常，病理诊断已从以往单纯的病理形态学过渡为结合分子改变的整合型诊断模式，如成人型弥漫性胶质瘤可分为 IDH 突变型，少突胶质细胞瘤，IDH-突变和 1p/19q 共缺失型以及胶质母细胞瘤 IDH 野生型。

十一、软组织肉瘤分子分型

软组织肉瘤虽然发病率低，但种类繁多，分子改变复杂，可涉及基因重排、基因缺失或突变等多种改变。目前多数分子指标主要用于诊断和鉴别诊断，能应用于临床靶向治疗的分子改变不多，如 ALK 重排阳性的上皮样炎性肌纤维母细胞肉瘤可采用克唑替尼等 ALK 抑制剂，NTRK 重排梭形细胞肿瘤可采用拉罗替尼或恩曲替尼，去分化脂肪肉瘤可采用 CDK4 抑制剂（帕博西尼）和 p53-MDM2 抑制剂（nutlins）等。

第六节　结语与展望

现代肿瘤学认为肿瘤不再是一种疾病，而是一类疾病。对于同一种癌症类型（以癌灶器官命名）而言，由于肿瘤发病机制复杂，在组织病理学及分子生物学上都具有高度异质性。肿瘤通常是多基因参与的复杂疾病，不同阶段具有不同基因表达谱，癌症的遗传性、个体差异性和分子机制的复杂性，因此需要由基因群或基因簇来描述其特征。另外，由于肿瘤异质性显著，不同患者之间在疾病进展、临床疗效、放化疗敏感性及预后等方面差异巨大，深入探讨肿瘤分子生物学特征及其与临床表现、放化疗敏感性的相关性，从传统形态学分型转变到分子分型，实现"同病异治"和"异病同治"的观念转变，有利于肿瘤的精准诊断、预后分层、肿瘤分期、指导治疗、复发监控及药物研发。随着基因芯片、二代测序等分子生物学技术及系统生物学的不断发展，为形态学分型正在向更为精准的分子分型转变提供技术支持，为个体化的靶向治疗提供了基础。从染色体、基因组、转录组、蛋白表达及表观遗传学等层面探索单种肿瘤类型的发生发展机制和内在特性，并在此基础上对癌症进行亚型分类，有助于肿瘤的精准医疗。数字病理和人工智能代表了现代病理的发展方向，在临床病理实践中的开展与应用对提高我国肿瘤病理学诊断的整体水平有着重要的意义。随着人类基因组测序、生物大数据信息分析、分子病理检测和人工智能辅助病理诊断等技术的不断进步和应用，传统的病理学正在向"下一代诊断病理学（next-generation diagnostic pathology）"迈进，病理学诊断正逐渐走向治疗性诊断（therapeutic diagnosis）。

（王　坚）

思考题：

1. 肿瘤的诊断依据包括哪些？
2. 良性肿瘤和恶性肿瘤的鉴别诊断是什么？
3. 什么是癌前病变？常见的癌前疾病包括哪些？

4. 什么是低级别和高级别上皮内瘤变?
5. 简述组织病理学诊断表述基本类型。
6. 什么是伴随诊断和补充诊断?
7. 乳腺癌、肺癌和结直肠癌的伴随诊断包括哪些?
8. 简述乳腺癌和肺癌的分子分型。

第二章
肿瘤分子诊断

肿瘤是机体在各种致癌因素作用下,局部组织细胞在基因水平上失去对其生长的正常调控,形成异常增生或分化的异质性细胞群。早期发现的肿瘤,体积小,较少转移,如适时进行手术切除等治疗就能彻底清除病灶,可有效地控制肿瘤发展。据世界卫生组织(WHO)估计,早期肿瘤的治愈率可达83%,因此积极开展肿瘤的早期发现、早期诊断和早期治疗研究,对于癌症的预防和控制是非常重要的。目前影像学诊断(包括CT、磁共振和PET-CT等)、生化指标(包括血清学和免疫学指标)以及细胞和组织学诊断是肿瘤诊断的三大支柱,后两者均以肿瘤标志物作为观察的主要指标。肿瘤标志物的深入研究,即从分子或基因水平研究疾病的发生、发展和转归过程,不仅为推动肿瘤分子诊断的发展,包括肿瘤的早期预警、风险评估、辅助诊断、检测定位、治疗反应、预后评估和复发监测等提供了依据,而且为肿瘤的精准个体化治疗提供了可能的靶点。

第一节　肿瘤标志物概论

要点:

1. 肿瘤标志物是伴随肿瘤出现或在肿瘤中含量远超过正常组织,可提示体内肿瘤存在的物质。

2. 肿瘤标志物的检测具有操作便捷、标本获取简便等优势,可用于临床肿瘤辅助诊断、鉴别诊断、预后判断以及复发观察。

3. 大多数肿瘤标志物在同一组织类型的多种肿瘤中呈阳性,但阳性率不一,联合应用可较全面地评价肿瘤的发生发展情况。

4. 分子生物学、蛋白质组学等相关技术的应用拓展了肿瘤标志物研究内容。

"肿瘤标志物"这一概念是1978年Herberman在美国国家癌症研究所(National Cancer Institute NCI)召开的人类免疫及肿瘤免疫诊断会上提出的,次年在英国第七届肿瘤发生生物学和医学会议上被确认。随着基因测序和蛋白质组学技术的革新,近年来筛选发现了许多新的肿瘤标志物。人们对于肿瘤标志物的认识也日趋完整和深入。

一、肿瘤标志物的基本概念

肿瘤标志物(tumor marker)是指伴随肿瘤出现或在肿瘤中含量显著超过正常组织,可以提示体内肿瘤存在的物质。肿瘤标志物通常是增加的抗原、酶、受体、激素或代谢产物形式的蛋白质、癌基因和抑癌基因及其相关产物,也可是基因的、表观遗传学的或者糖组学成分。这些成分是由肿瘤细胞产生和分泌,或是被释放的肿瘤细胞结构的一部分,或是机体对肿瘤的特定反应,它们不仅存在于肿瘤组织内,还常可释放至血清或其他体液中,能在一定程度上反映体内肿瘤的存在。从细胞水平看,肿瘤标志物可存在于细胞的细胞膜表面、胞质或胞核中,所以细胞内、外各种成分均能作为肿瘤标志物:包括膜上抗原、受体、酶与同工酶、糖蛋白、黏附因子等,以及胞质内所分泌的癌胚抗原(CEA)、肿瘤相关抗原(tumor-associated antigen,TAA)、肿瘤特异性抗原(tumor specific antigen,TSA)、酶及转运蛋白和细胞核内有关的基因等。这些物质可分泌到循环血液和其他体液或组织中,可通过免疫学、分子生物学及蛋白质组学等技术测定其表达的水平,从而应用于临床,作为肿瘤的辅助诊断、监测肿瘤治疗的疗效以及判断预后的指标。另外,随着分子生物学和癌基因组学的进展,分子水平上的变化,包括表观遗传学的 CpG 岛甲基化表型(CpG island methylator phenotype,CIMP)和 microRNA(miRNA)等,也已被提出可作为肿瘤标志物用于临床实践,DNA 和 RNA 表观遗传学的研究,进一步丰富和拓展了肿瘤标志物的基础理论与临床应用。

二、肿瘤标志物的临床意义和临床现状

肿瘤标志物通常可用于肿瘤的辅助诊断、鉴别诊断、疗效观察、复发监测和预后评估。目前,已发现的具有临床意义的肿瘤标志物已达 100 多种,包括蛋白质、激素、酶、癌基因产物等,存在于患者的血液、体液、细胞或组织中,特别是近年发展的基于肿瘤标志物的分子影像在临床应用中取得快速发展。

(一)肿瘤标志物的临床意义

肿瘤标志物的检测具有操作便捷、标本获取简便且非侵入性、价格低廉、易于动态检测疾病等优势。其在肿瘤的预防、早期诊断与鉴别、辅助诊断、疾病进展、疗效和预后判断等过程具有重要作用。理想的肿瘤标志物应符合以下几个条件:①灵敏度高;②特异性强;③与肿瘤转移、恶性程度等有关,能协助判断肿瘤分期和预后;④能较好地反映治疗效果及肿瘤发展变化;⑤存在于体液特别是血液中,易于检测。遗憾的是,迄今已发现的一百余种肿瘤标志物中,很少能完全满足上述要求。

当前临床所应用的肿瘤标志物在肿瘤诊断的特异性(specificity,即健康人及良性疾病患者表达应为阴性)及灵敏度(sensitivity,即肿瘤患者表达均应为阳性)方面,还没有任何一种标志物能达到很理想的程度。目前除甲胎蛋白(AFP)和前列腺特异性抗原(PSA)外,临床上几乎没有其他器官特异性相对较强的肿瘤标志物。

(二)肿瘤标志物的临床现状

绝大部分体液中的肿瘤标志物既存在于肿瘤患者中,也存在于正常人和非肿瘤患者中,只是在肿瘤患者中的浓度高于非肿瘤患者和正常人。大多数肿瘤标志物在同一组织类型的多种肿瘤中呈阳性,但阳性率不一。表 3-2-1 列举了部分肿瘤标志物的相对特异性表达的器官及其主要应用范围。

表 3-2-1　部分肿瘤标志物及其主要应用范围

肿瘤标志物	主要应用范围
甲胎蛋白(AFP)	肝癌和精原细胞瘤
人癌胚抗原(CEA)	结直肠癌
癌抗原 50(CA50)	胰腺癌、结直肠癌
癌抗原 12-5(CA12-5)	卵巢癌
癌抗原 15-3(CA15-3)	乳腺癌
癌抗原 19-9(CA19-9)	胰腺癌
癌抗原 242(CA242)	胰腺癌、胆道和结直肠癌
癌抗原 72-4(CA72-4)	胃癌
鳞状细胞癌抗原(SCCA)	鳞状细胞癌(食管癌、肺癌、膀胱癌、子宫颈癌等)
尿核基质蛋白 22(NMP22)	膀胱癌
细胞角蛋白 19 可溶性片段(CYFRA21-1)	小细胞肺癌
降钙素(calcitonin)	甲状腺髓样癌
神经元特异性烯醇化酶(NSE)	神经母细胞瘤、小细胞肺癌

续表

肿瘤标志物	主要应用范围
人绒毛膜促性腺激素（hCG）	非精原细胞瘤（胚胎癌、畸胎瘤、绒毛膜细胞癌和卵黄囊肿瘤等）、精原细胞瘤
雌激素受体（ER）	乳腺癌内分泌治疗的疗效评估和预后判断
孕激素受体（PR）	乳腺癌内分泌治疗的疗效评估和预后判断
前列腺特异性抗原（PSA）	前列腺癌
组织多肽抗原（TPA）	多种肿瘤

　　细胞癌变的生物学基础就是肿瘤相关基因的异常改变。在细胞癌变过程中,癌细胞主要表现为无限制地增殖、分化不良、浸润周围组织和向邻近组织转移及扩散,这些均是致癌因素引起靶细胞基因表达和生长调控异常的结果,最终导致蛋白质合成紊乱,异常的酶和同工酶、胚胎性抗原的产生等。这些物质均可作为临床肿瘤辅助诊断、鉴别诊断、预后判断以及观察复发的基础。但目前由于缺少特异性高的肿瘤标志物,很难反映出癌前病变,因此进行肿瘤的早期诊断尚有困难。上述标志物在肿瘤诊断和预后判断中的特异性、灵敏度和可行性不同(表 3-2-2),如联合应用则可较全面地评价肿瘤发生、发展情况和提高诊断效率。

表 3-2-2　肿瘤基因和表型标志物在临床应用中的评价

肿瘤标志物	特异性	灵敏度	可行性
肿瘤基因标志物	+++	+++	+
与细胞转化有关标志物	+	++	+++
肿瘤基因表型标志物	+	+	+++

三、肿瘤标志物的分类

　　肿瘤标志物发展至今已有很多种类,但尚无统一的分类与命名。国内学者根据肿瘤标志物的来源、分布、生物学特性及其与肿瘤的关系,将肿瘤标志物分为 5 类:

（一）原位性肿瘤相关物质

　　此类物质在同类的正常细胞中含量甚微,但当细胞癌变时含量迅速增加,如本周蛋白（Bence-Jones protein）,此类物质的变化可辅助肿瘤诊断。

（二）异位性肿瘤相关物质

　　通常由恶变的肿瘤细胞产生,非同类正常细胞的组分。例如在肺癌时,血液中促肾上腺皮质激素（adrenocorticotropic hormone,ACTH）可以明显升高,这是由于肺癌细胞分泌 ACTH 所致。这类物质表达的特异性一般较强。

（三）胎盘和胎儿性肿瘤相关物质

　　一些胚胎性物质会在胎儿成长后消失,当成人组织细胞癌变时,这类胚胎性物质又再次产生或表达。此类物质可分为 3 类:①癌胚性物质,如 CEA、AFP、碱性胎儿蛋白（basic fetoprotein,BFP）和组织多肽抗原（tissue polypeptide antigen,TPA）;②癌胎盘性物质,如妊娠蛋白（pregnancy protein,SP）;③激素（如人绒毛膜促性腺激素 hCG）和酶及同工酶。

（四）肿瘤病毒相关物质

　　凡能引起人或动物肿瘤生成或细胞恶性转化的病毒,统称为肿瘤病毒。与肿瘤有关的病毒有HTLV- I 病毒（成人 T 细胞白血病）、Epstein-Barr 病毒（Burkitt 淋巴瘤）、HPV（宫颈癌与皮肤癌）、乙型和丙型肝炎病毒（肝癌）和人巨细胞病毒等。EB 病毒与 Burkitt 淋巴瘤和鼻咽癌等肿瘤发生发展有关。

鼻咽癌在我国南方和东南亚多见,肿瘤中有 EBV 基因组。

(五)癌基因、抑癌基因及其产物

在细胞癌变过程中,首先是各种致癌因素诱发癌基因激活和抑癌基因失活及其产物表达异常,包括基因融合、剪接变异、框移突变、单核苷酸多态性(SNP)、内源性 miRNA 表达和转录因子激活等。

四、肿瘤标志物研究内容及相关技术

包括生物化学、免疫组织学和肿瘤免疫显像等,特别是分子生物学、蛋白质组学等相关技术的发展,极大拓展了肿瘤标志物的研究内容。

(一)生物化学和组织学鉴定技术

生化分析法能够无损伤性地分析肿瘤细胞或与之相关的机体反应所产生并分泌到体液中的物质,同时进行定量测定。而组织化学技术则可从形态学上反映细胞分化、增殖和功能变化的情况,有助于确定肿瘤组织类型,进行肿瘤定位、分期、预后和临床特征的分析。

(二)分子生物学相关技术

随着人类基因组计划的完成,通过分析基因结构和功能的改变,解释肿瘤发生发展,特别是癌基因、抑癌基因、转移抑制基因、耐药基因与肿瘤相关基因及其产物的研究也成为肿瘤标志物的研究内容。基因诊断技术具有其特有的高灵敏性和高特异性,目前包括很多新的技术,如基因芯片、组织芯片、蛋白质芯片等。

1. 基因芯片技术　基因芯片或 DNA 微阵列(DNA chip microarray)是指将大量靶基因或寡核苷酸片段有序地高密度固定(包被)在固相载体(玻璃、硅等)上,与探针杂交,经激光共聚焦显微镜扫描,然后采集荧光信号作出比较和检测。该技术可以高通量地分析数千种基因表达情况,从而观察肿瘤发生过程中不同基因的变化,为肿瘤病理基因分类、肿瘤早期发现,尤其是肿瘤相关基因的发现,提供了可能性。

2. 组织芯片技术　组织芯片或组织微阵列技术(tissue microarray)是在 DNA 微阵列基础上发明的。该技术先根据染色结果确定肿瘤类型、分期,再确定取样组织的位置,以研究基因或其表达产物在不同肿瘤组织中异常表达的情况。因此,组织芯片应用范围很广,可用于检测基因表达、寻找未知基因表达突变体与多态性、筛选药物以及发现不同肿瘤基因表达谱,从而观察不同肿瘤不同的基因异常表达。

3. 蛋白质芯片技术　蛋白质芯片技术是一种高通量、微型化与自动化的蛋白质分析技术。蛋白质芯片主要有两种:一种类似 DNA 芯片,即在固相支撑物表面高密度排列的探针点阵,可特异地捕获产品中的靶蛋白,然后通过检测器对靶蛋白进行分析;另一种是微型化的凝胶电泳板,在电场作用下,样品中蛋白质通过芯片上的泳道分离开来,经喷雾直接进入质谱仪中进行检测,以确定样品中蛋白质的量及种类。

(三)组学及跨组学技术

基因组学和蛋白质组学及测序技术、生物信息学等的发展,形成了新的"组学技术"以及"跨组学技术"。包括:基因组学——研究人类基因变异所需测定的基因组组成及其序列,如 SNPs、基因结构变异等;转录组学(基因表达的策略)——从基因的转录水平即 RNA 水平研究所有基因表达,如 mRNA、非编码 RNA 等;蛋白质组学——用质谱法等方法研究人体蛋白质的表达;代谢组学——用磁共振(nuclear magnetic resonance,NMR)和图像识别技术研究体液代谢物。组学技术是新的标志物的"发现工具",目前已用于寻找和筛选新的肿瘤标志物。跨组学技术则需从多种专业知识领域全面解读基因、蛋白质及生命密码的奥秘。目前,在基因组学中常用的如基因靶向重测序,可进行全基因组和外显子组测序,分析肿瘤基因组 DNA 的变化;再如基因质谱技术,可筛选具有预后意义的 SNPs。在蛋白质组学中常用的是飞行时间质谱技术(SELDI-TOF-MS),也称蛋白质指纹图谱技术。用该技术可从样本中分离出大量感兴趣的蛋白或标志物。

此外,肿瘤免疫显像技术与分子影像学也是肿瘤标志物研究的重要工具。具体来说就是主要利用放射性标记的肿瘤标志物的特异性抗体,进一步确定肿瘤细胞在组织和器官的定位,不仅利于对肿瘤的定位和诊断,同时帮助进一步施行外科手术等相应治疗。

五、肿瘤标志物的发展史

早在 1848 年,Henry Bence Jones 在多发性骨髓瘤患者的尿液中发现了一种特殊蛋白,后称为本周蛋白(Bence-Jones 蛋白),与骨髓瘤发生有关,该蛋白可作为诊断多发性骨髓瘤的指标。这是人类发现的第一个肿瘤标志物,也是肿瘤标志物发展的开创阶段,即第一阶段。随后到 1927 年,Ascheim S 和 Zondek B 在妇女尿液中发现人绒毛膜促性腺激素(human chorionic gonadotropin,hCG)与妇女妊娠和妇科肿瘤有关。1928 年,Brown WH 和 Cushing H 在具有库欣(Cushing)综合征和小细胞肺癌(small cell lung cancer,SCLC)患者中观察到 ACTH。此后,Gutaan AB 等发现酸性磷酸酶可作为前列腺癌的标志物。

1954 年发现的乳酸脱氢酶(lactate dehydrogenase,LDH)与肿瘤有关,在许多恶性肿瘤中均能检测到其活性升高。1959 年,Markert 等认为同工酶可以作为肿瘤标志物。1968 年,Fishman WH 等在人类肿瘤细胞中发现碱性磷酸酶。由此,Markert C 等认为在恶性肿瘤中细胞受到损伤,酶与同工酶会释放到外周血中,因此,酶与同工酶也可作为肿瘤标志物,但其特异性不强。这是肿瘤标志物发展的第二阶段。

20 世纪 60 年代以后,Abelev 发现 AFP 与肝癌有关,Gold P 等从结肠癌组织中发现了 CEA,为寻找肿瘤相关抗原奠定了基础。Rosen 等发现胚胎蛋白可作为肿瘤标志物,同时确定了免疫学测定法检测血中的肿瘤标志物,从而开始在临床上较普遍地应用血清中的肿瘤标志物。1975 年,Kohler H 和 Milstein G 创建了单克隆抗体技术,并因此获得了 1984 年诺贝尔生理学或医学奖。随着酶联免疫技术和单克隆抗体技术的发展,以及蛋白质纯化技术的应用,寻找肿瘤相关抗原的研究有了进一步发展,发现了一大批糖脂、糖蛋白和黏蛋白(mucins)等肿瘤相关抗原。这一类抗原的化学组成是以碳水化合物为主,而且与肿瘤相关,因此又统称为肿瘤抗原(cancer antigen,CA)被发现。1978 年,美国 Koprowski H 在其实验室用黑色素瘤制备单克隆抗体,接着用结肠癌细胞制备出单克隆抗体,能识别糖类抗原(CA19-9),自此用各种癌细胞和与癌有关的可溶性抗原制备单克隆抗体,发现了一系列特异性较强的肿瘤标志物。这是肿瘤标志物发展的第三阶段。

1976 年,Rose 发现鸡的正常细胞中有 V-*src* 同源基因,称之为细胞基因或原癌基因,这些癌基因与肿瘤发生有关,即肿瘤的基因标志物。Bishop M 等由于在癌基因研究中的卓越贡献,获得了 1989 年诺贝尔生理学或医学奖。Bishop M 等的工作将肿瘤标志物研究从蛋白水平提高到基因水平,为将肿瘤基因应用于肿瘤的诊断和治疗奠定了基础。由于分子生物学技术的发展与应用,特别是随着人类基因组计划(HGP)的顺利实施以及人类基因组序列草图的完成,生命科学的研究进入了后基因组时代,又使肿瘤标志物的研究与应用进入一个崭新的阶段——肿瘤基因标志物阶段,即肿瘤标志物发展的第四阶段。

目前,基因组学研究的重点也从结构基因组学转向功能基因组学,进入蛋白质组学(proteomics)时代,而蛋白质组学是功能基因组学研究的核心内容。目前,蛋白质组学及其技术已广泛应用于生命科学领域,特别是飞行质谱技术,成为寻找肿瘤分子标志物最有效的方法之一,并使肿瘤标志物的概念延伸到生物标志物(biomarker),促使肿瘤标志物发展成为一个系统的学科——肿瘤生物标志物学,即肿瘤标志物发展的第五阶段。

近年来,芯片技术、质谱技术、高通量测序技术、基因质谱等高通量筛选技术呈爆炸式发展,使肿瘤标志物的发现、筛选和确认得以从基因组学、转录组学、蛋白质组学及代谢组学水平展开,肿瘤生物标志物的内涵不断拓展和丰富,尤其是近年基于多专业领域知识及生物信息学兴起的跨组学研究,不仅为新型肿瘤生物标志物的研发揭开新的篇章,同时也推动了肿瘤分子诊断的进展。

第二节　生物标志物的临床应用

要点:

1. 临床常见恶性肿瘤生物标志物可作为肿瘤早期诊断、鉴别诊断、治疗检测、疗效评价、复发转移、预后判断、寻找治疗靶位的依据。

2. 循环肿瘤细胞(CTC)、循环肿瘤DNA(ctDNA)的检测可用于肿瘤的早期诊断、疗效及预后判断。

3. MSI-H/dMMR 高度微卫星不稳定/错配修复缺陷可用于肿瘤的疗效评价、预后和化疗敏感性等判断。

4. 新生抗原(neoantigen)是肿瘤细胞特异性抗原(TSA),推动了个性化肿瘤免疫治疗。

生物标志物通常是指能被客观测量和评价,反映机体生理或病理过程,以及对暴露或治疗干预措施产生生物学效应指标的一类物质。其来源于人体组织或体液,可涵盖生理、生化、免疫、细胞和分子等水平的改变。肿瘤生物标志物的出现是反映肿瘤细胞生物行为的生物信号,多种肿瘤标志物联合检测甚至能早于常规检查(X线片、CT、磁共振、B超、细胞病理等),为治疗赢得宝贵时间。肿瘤标志物在临床中不仅可用于健康人群或肿瘤高危人群筛查;还可以作为早期诊断、鉴别诊断、治疗检测、疗效评价、复发转移、预后判断、寻找治疗靶位的依据,甚至能在无症状情况下早期发现肿瘤。下面将对常见的恶性肿瘤生物标志物、近年发展的新型生物标志物及其临床应用给予详细介绍。

一、临床常见恶性肿瘤生物标志物及其应用

(一)甲胎蛋白(AFP)

1. 概况　AFP是人类认识较早的比较有价值的肝癌和生殖细胞瘤肿瘤标志物,至今已应用了30多年,其诊断肝细胞癌的准确率仅次于病理检查。AFP是一种单链糖蛋白,分子量为70kDa,半衰期5天。AFP在胎儿期分别由卵黄囊和胎肝细胞合成,可分为卵黄囊型和肝型。在胎儿出生后18个月,白蛋白合成逐渐增加,AFP浓度随之下降,健康成人血清中AFP低于10µg/L,妇女妊娠6个月后AFP可达500µg/L。临床筛查　血清AFP联合肝脏超声检查可作为原发性肝癌高危人群的筛查手段。AFP越高、肝转移时间越早,因此早期发现对于选择手术方式和判断预后有指导意义。

2. 辅助诊断　临床上,单项AFP指标诊断肝细胞癌的标准是:AFP≥500µg/L持续1个月或AFP≥200µg/L持续2个月以上,并能排除妊娠、活动性肝病与生殖腺胚胎性肿瘤者,即可作出诊断。诊断准确率达98%,2%假阳性率主要来自原发性良性肝病及卵黄囊。另外,血清AFP升高也可见于生殖系胚胎源性肿瘤,如睾丸非精原细胞瘤、卵黄囊瘤、恶性畸胎瘤等。还可见于其他恶性肿瘤,如胃癌、结直肠癌等。值得注意的是,在临床肝癌或其他恶性肿瘤的诊治过程中应重视血清AFP的动态变化,并结合影像定位检查。

AFP在监测肝癌术后的复发与转移中也有重要应用价值。肝癌术后血清AFP浓度曾一度降至正常,但在不伴有其他能引起AFP浓度变化的情况下,AFP浓度又再次升高,提示有肝癌复发或有肝外转移灶的出现。实践证明,对肝癌术后患者定期作AFP检查,有助于检出AFP阳性肝癌患者的亚临床期复发转移灶。AFP联合超声显像已成为目前临床常用的、方便、经济且有效的肝癌术后监测手段。

(二)癌胚抗原(CEA)

CEA是1965年在大肠癌的提取物中发现的。此提取物的抗原也出现在胚胎细胞,故称为癌胚抗

NOTES

原。CEA 是一种糖蛋白,含 45%~55% 的糖,分子量 150~300kDa,是一条由 641 个氨基酸残基组成的单一多肽链。胎儿在妊娠 2 个月后由消化道分泌 CEA,出生后消失。大部分健康人 CEA 血清浓度 <2.5μg/L,吸烟者会升高,一般低于健康参考上限 5μg/L。少数肺和支气管疾病、肠道炎症和慢性肝炎患者血清 CEA>5μg/L。

1. 辅助诊断   CEA 是一个广谱性肿瘤标志物,约 70% 的直肠癌、55% 的胰腺癌、50% 的胃癌、45% 的肺癌、40% 的乳腺癌、40% 的尿道癌、25% 的卵巢癌以及胆管细胞癌/甲状腺癌患者,都可出现 CEA 升高。此外,许多良性疾病,如肝炎、肝硬化、心血管疾病、糖尿病等患者血清中 CEA 也会升高,故 CEA 不是恶性肿瘤的特异标志物,在诊断上仅有辅助价值。目前在临床上对 CEA 的测定多用于进行动态观察,如 CEA 维持在高水平或不断升高,则提示恶性肿瘤的可能性增加,这对肠癌、肝癌、胰腺癌等具有一定的辅助诊断价值。

2. 评估预后和疗效   CEA 最大用途是监测上述 CEA 可升高肿瘤的病情演变、疗效观察及预后评估。治疗前有 CEA 升高者,经手术、化疗、靶向治疗或免疫治疗,一般治疗 6 周后 CEA 水平恢复正常,否则提示有残存肿瘤。食管癌患者血清 CEA 含量与癌细胞远处转移及放化疗疗效具有明显相关性。血清 CEA 也可用于肿瘤治疗后的随访和复发监测,一般在治疗后 2 年内,宜每 3 个月检测一次,3~5 年内每 6 个月检测一次。

(三)神经元特异性烯醇化酶(NSE)

NSE 是一种糖酵解酶,催化 2-磷酸甘油酸裂解生成水及烯醇式磷酸丙酮酸。NSE 存在于神经组织、神经内分泌系统以及胺前体摄取和脱羧(amine precursor uptake and decarboxylase,APUD)组织,在神经内分泌器官相关性肿瘤中升高,如神经母细胞瘤、嗜铬细胞瘤、甲状腺髓样癌等,也在小细胞肺癌(SCLC)中升高。

1. 辅助诊断   血清 NSE 的高表达是 SCLC 首选标志物之一。SCLC 患者的 NSE 水平明显高于肺腺癌、肺鳞状细胞癌、大细胞肺癌等非小细胞肺癌(NSCLC)患者,具有辅助诊断价值。研究提示,NSE 在 SCLC 中的敏感度是 55%~99%,而在 NSCLC 中仅为 5%~21%,但其在区别 SCLC 和 NSCLC 时的灵敏度和特异性都不够高,不能用于替代组织病理学分型。研究表明,NSE 存在于几乎所有类型的脑肿瘤中,NSE 浓度与胶质瘤良恶性程度直接相关,恶性程度高的胶质瘤及分化差的神经外胚层肿瘤 NSE 明显升高。因此,结合影像学检查,NSE 可以辅助诊断 SCLC 和多种脑肿瘤。

2. 评估预后和疗效   血清 NSE 是 SCLC 和神经母细胞瘤的重要预后评估指标,动态观察发现血清中 NSE 含量越高,预后越差。另外,在 NSCLC 中出现 NSE 升高提示预后极差,可能是由于出现肿瘤细胞异质化或伴有神经内分泌亚型。此外,NSE 浓度与手术切除程度有直接关系,手术全切肿瘤后,NSE 浓度迅速下降至正常,而次全切者,术后 NSE 浓度居高不下。

(四)鳞状细胞癌抗原(SCCA)

SCCA 是一种糖蛋白,从宫颈鳞状细胞癌制得的一种肿瘤相关抗原,免疫组化定位于角化及未角化的鳞状细胞癌细胞,未分化癌及小细胞癌无阳性定位。血液中 SCCA 的正常值是 ≤1.5ng/ml。

1. 辅助诊断   血清中 SCCA 水平升高,可见于 25%~75% 的肺鳞状细胞癌、83% 的宫颈癌、30% 的 I 期食管癌、89% 的 III 期食管癌,而在非鳞状细胞癌患者中仅有 17% 升高。因此,SCCA 是一种特异性很好且最早用于诊断鳞状细胞癌的肿瘤标志物,有助于所有鳞状上皮细胞起源癌的诊断和监测,如 NSCLC、子宫颈癌、头颈部癌、食管癌以及外阴部鳞状细胞癌等。

2. 评估预后和疗效   SCCA 水平与肿瘤负荷、肿瘤细胞的活跃程度相关,连续动态测定有助于监测治疗效果,尤其是监测手术疗效的敏感指标。SCCA 还可作为宫颈鳞状细胞癌患者化疗反应的指标,化疗后若 SCCA 持续不降,说明患者对化疗不敏感,应立即停止;若血浆 SCCA 维持高水平,则病情可能复发。

(五)角蛋白 19(CK19)片段(CYFRA21-1)

CK19 是上皮细胞中间丝的特征性蛋白组分,是一种酸性多肽,在多种正常上皮细胞胞质中存在。

CK19 可溶性片段可释放入血液循环,称为 CYFRA21-1,在正常志愿者中血清浓度≤1.8ng/ml。

1. 辅助诊断 CYFRA21-1 对 NSCLC 的诊断具有重要价值,如果肺部存在不清晰的环形阴影,同时血清 CYFRA21-1 浓度 >30ng/ml,则诊断原发性支气管肺癌的可能性高。CYFRA21-1 在各类 NSCLC 阳性检出率为 70%~85%。对各型肺癌诊断的敏感性依次为:鳞状细胞癌 > 腺癌 > 大细胞癌 >SCLC。血清 CYFRA21-1 是诊断鳞状细胞癌的可靠手段之一,对于其他肿瘤只有辅助作用。

2. 评估预后和疗效 血清 CYFRA21-1 可用于 NSCLC 的疗效监测,经过治疗后 CYFRA21-1 血清浓度可明显下降,若 CYFRA21-1 浓度持续升高提示疾病进展或复发。食管鳞状细胞癌患者血清中 CFYRA21-1 的阳性率随疾病的进展而升高,并且治疗后肿瘤复发者,血清 CFYRA21-1 水平在术前已明显升高,提示其可用于监测食管癌的复发。连续检测食管癌不同时间段血清 CYFRA21-1 的变化,不仅具有诊断意义,而且对疗效及预后判断具有辅助意义。血清 CYFRA21-1 可用于鳞状细胞癌的随访和复发监测。一般在治疗后 2 年内,宜每 3 个月检测一次,3~5 年内每 6 个月检测一次。

(六)糖类抗原 19-9(CA19-9)

CA19-9 是一种由正常人胰腺、胆管细胞、胃、结肠、子宫内膜及唾液腺上皮合成的高相对分子质量(200~1 000kDa)的糖蛋白混合物。它在正常人体组织中的参考值上限为 37kU/L,但在消化道恶性肿瘤患者血清中含量明显增高并以黏蛋白的形式存在。

1. 辅助诊断 CA19-9 是胰腺癌、胃癌、结直肠癌、胆囊癌、肝癌的相关标志物,其中在胰腺癌的血清中 CA19-9 升高最为明显。CA19-9 在各类恶性肿瘤中的阳性率以及检测时联合使用的标志物如下:胰腺癌 85%~95%(与 CEA 和 CA242 联合),胃癌 40%~50%(与 CA72-4 联合),肝胆管癌 67%(与 CEA 和 CA242 联合),肝癌 30%~50%(与 CEA 和 AFP 联合),结直肠癌 30%(与 CEA 和 CA242 联合),卵巢浆液性肿瘤 51.5%(与 CA125 联合)。

需要强调的是,CA19-9 升高通常无法单独作为上述恶性肿瘤的鉴别指标,因为它在急性胰腺炎、胆囊炎、胆汁淤积性胆管炎、良性梗阻性黄疸、肝硬化、肝炎等疾病当中也有不同程度升高;而新一代消化道肿瘤标志物 CA242 能够区分上述疾病与恶性肿瘤,联合检测 CA19-9 和 CA242 通常可甄别出是否为胃肠道癌或胰腺癌。

2. 评估预后和疗效 在胰腺癌和结直肠癌的监测中,CA19-9 的水平若在肿瘤切除后再次升高,则预示着肿瘤复发,比超声和临床诊断早 1~7 个月。除此之外,CA19-9 与 CA12-5 同被列为对卵巢癌诊断、判断治疗效果和复发的重要标志。

(七)糖类抗原 72-4(CA72-4)

CA72-4 是一种唾液酸岩藻糖的衍生物,在各种消化道肿瘤及卵巢癌中均可升高;较之其他肿瘤标志,CA72-4 的升高在胃癌中也较为常见,是胃癌的首选标志。

1. 辅助诊断 CA72-4 对胃癌具有较高的特异性,其敏感性可达 28%~80%,若与 CA19-9 及 CEA 联合检测,则可诊断出 70% 以上的胃癌。CA72-4 水平与胃癌的分期有明显的相关性,一般在胃癌的 Ⅲ~Ⅳ期增高,对伴有转移的胃癌患者,CA72-4 的阳性率更是远高于非转移者。CA72-4 对其他胃肠道癌、乳腺癌、肺癌、卵巢癌也有不同程度的检出率。

2. 评估预后和疗效 CA72-4 水平在术后可迅速下降至正常。在 70% 的复发病例中,CA72-4 浓度首先升高。单纯检测 CA72-4 不能作为胃癌复发的指标,CA72-4 与 CA125 联合检测,用于诊断原发性及复发性卵巢肿瘤。

(八)糖类抗原 15-3(CA15-3)

CA15-3 是一种高相对分子质量(300~500kDa)的糖蛋白。在健康人群,血清 CA15-3 参考值上限为 25kU/L,约 5.5% 的正常人、23% 的原发性乳腺癌患者以及 69% 的转移性乳腺癌患者的 CA15-3 超过了这一水平。

1. 辅助诊断 CA15-3 是乳腺癌最重要的特异性标志物,其对转移性乳腺癌诊断的敏感性和特异性均优于 CEA,因而成为诊断转移性乳腺癌的首选指标;而将 CA15-3 与 CEA 联合应用进行诊断,则能够增加对转移性乳腺癌检测的灵敏度。CA15-3 浓度在卵巢肿瘤、子宫内膜癌、宫颈癌及阴道癌中也均有升高,在卵巢肿瘤的阳性率高于妇科其他肿瘤;妇科肿瘤患者血浆 CA15-3 水平的高低可反映其病情进展。

2. 评估预后和疗效 乳腺癌患者血清 CA15-3 的变化与预后密切相关,是诊断和监测术后复发、观察疗效的最佳指标,常用于转移性乳腺癌患者的治疗监测和预后判断。

(九) 糖类抗原 12-5(CA12-5)

CA12-5 是由体腔上皮细胞分泌的一种糖蛋白抗原,表达于卵巢上皮肿瘤和米勒管来源的病理性和正常组织。在健康人群血清中 CA12-5 含量很低,其上限为 35kU/L,CA12-5 升高则标志着卵巢癌的发生。

1. 辅助诊断 CA12-5 对卵巢包块良恶性的鉴别敏感性为 78%,特异性为 95%。CA12-5 的升高最常见于上皮性卵巢肿瘤(浆液性肿瘤)患者的血清中,它对于中晚期卵巢癌的诊断效果较好。CA125 在其他肿瘤,尤其是消化道肿瘤中也有较高的敏感性:胃癌发生远处转移,尤其当发生腹腔转移时,常伴有 CA12-5 的升高,在临床上 CA12-5 结合腹腔镜检查是判断胃癌腹腔转移的良好指标。

2. 评估预后和疗效 CA12-5 也是判断恶性肿瘤疗效和复发的良好指标,在 80%~90% 病例中,CA12-5 都与疾病的预后和转归有关。手术之前 CA12-5 水平 <65kU/L 的卵巢癌患者 5 年生存率为 42%,明显高于 >65kU/L 患者。CA125 预测肿瘤复发、转移的精确度为 75%,在出现临床复发症状之前 CA12-5 会升高。

(十) 前列腺特异性抗原(PSA)

前列腺特异性抗原(PSA)是一种存在于精液中的具有丝氨酸蛋白酶活性的单链糖蛋白,几乎全部由前列腺分泌,血清内 PSA 含量极微(血清参考值 <4μg/L)。当前列腺发生癌变时,前列腺和淋巴系统间组织屏障被破坏,前列腺内容物进入血液循环,使血液中 PSA 升高,前列腺增生、前列腺炎也能引起血清 PSA 轻度升高。

1. 临床筛查 应用 PSA 进行前列腺癌筛查时,PSA 水平超过 4μg/L 的无症状人群中,约有 30% 可能患有前列腺癌;若加上直肠指诊异常,PSA 水平 >4μg/L 对前列腺癌的预测价值可接近 50%。美国癌症协会和泌尿科协会建议,50 岁以上的美国男性应该每年进行一次 PSA 检测和直肠指诊。

2. 辅助诊断 约 25% 已明确诊断为前列腺癌的患者,其 PSA 水平正常;而大约有 50% 的良性前列腺疾病患者 PSA 水平增高。有文献报道使用总 PSA(tPSA)、游离 PSA(fPSA)、复合 PSA(cPSA)、fPSA/tPSA 比值等指标,能够增加 PSA 对前列腺癌检测的敏感性和特异性。PSA 水平的高低与临床和病理分期有关:临床研究发现,当血清 PSA<4.0μg/L,大部分前列腺癌是器官局限性的;PSA>10μg/L,超过 50% 的患者可能已穿破前列腺囊膜;PSA>50μg/L,提示 75% 的患者可能伴有淋巴结浸润。

3. 评估预后和疗效 血清 PSA 测定是前列腺癌术后复发转移和疗效观察的监测指标。前列腺癌治疗后,血清 PSA 水平的监测对前列腺癌的疗效判断很有价值:PSA 再次升高是疾病复发和肿瘤转移的信号。器官局限性前列腺癌在进行根治术后,血液中应检测不到 PSA;在手术后 5 年内,PSA 检测应每 6 个月一次,5 年后每年检测一次,若 PSA 升高提示前列腺癌复发。

二、新型肿瘤生物标志物及其应用

(一) 循环肿瘤细胞

循环肿瘤细胞(circulating tumor cell,CTC)是脱离原发灶存在于外周血液、淋巴系统的各类肿瘤细胞。肿瘤细胞侵入原发肿瘤细胞的周围组织中,进入血液和淋巴管系统,形成 CTC 并转运到远端组织,再渗出,适应新的微环境,最终"播种""增殖""定植"、形成转移灶。因此早期发现血液中的 CTC,对于患者早期诊断、预后判断、疗效评价都有着重要的指导作用。

2004 年美国 FDA(2012 年 CFDA)批准了美国 CellSearch 系统应用于转移性结直肠癌、乳腺癌和前列腺癌的 CTC 检测。其原理是通过免疫纳米磁颗粒富集上皮来源的肿瘤细胞,然后进行计数检测。但是由于其漏检率高、无法实现活细胞捕获从而导致无法进行用药指导等缺点,目前在临床上已经应用不多。2018 年,在全球启用的美国癌症联合委员会(AJCC)第 8 版癌症分期系统,将乳腺癌外周血液中的 CTC 列为预后提示因子。

　　CTC 的检测有两个关键点:一个是细胞的分离或者富集技术,一个是鉴定技术。细胞分离可选用抗原依赖/非依赖法。其中,抗原依赖法是以 CTC 细胞表面表达的抗原为基础,通过偶联上皮细胞黏附因子(EpCAM)抗体的磁颗粒与肿瘤细胞表面的抗原,结合荧光染料的抗 CD45 和抗细胞角蛋白(CK8/18/19)来鉴定细胞并进行计数。抗原非依赖法是通过阴性富集的方法去除血液中的血浆、红细胞和白细胞等正常细胞,从而富集 CTC。通常,CTC 监测数目越高,提示患者预后和治疗效果较差,即患者在治疗前后 CTC 的数量变化与标准疗效评价体系可能有对应关系。由于肿瘤本身有很高的异质性,通过单个肿瘤细胞几乎无法实现靶向用药检测指导,所以 CTC 的应用也受到了一定的局限性。未来,期待 CTC 会作为多种技术联合诊断中的一部分来实现癌症早筛、癌症溯源等。

(二)循环肿瘤 DNA(ctDNA)

　　循环肿瘤 DNA(circulating tumor DNA,ctDNA)是指患者血液中由肿瘤产生的游离 DNA(cell-free DNA,cfDNA)片段。一般认为 ctDNA 是由肿瘤细胞在坏死或凋亡过程中产生的。由于 ctDNA 携带与原发肿瘤组织相一致的分子遗传学信息,可通过游离在血液、尿液等体液中的循环肿瘤 DNA 来追踪癌症细胞基因变异信息。肿瘤 ctDNA 的出现在一定程度上实现了两类人群"动态监测":一类是晚期肿瘤患者使用靶向药的过程,可借助 ctDNA 动态监测评估药物疗效,及时发现耐药,更换新的治疗方案;另一类是早中期肿瘤患者,手术后采用 ctDNA 动态监测可早于影像学提前预测复发。目前已经有研究评估了 ctDNA 对非小细胞肺癌、卵巢癌、肝癌、胃癌、胰腺癌、食管癌、结直肠癌、肺癌或乳腺癌患者的早期癌症检测的辅助价值。

　　ctDNA 作为一种新的肿瘤标志物,在对肿瘤的早期诊断、治疗及预后检测等方面发挥着重要的作用,尤其是对于一些不具有典型临床症状、检查无特异性和诊断困难的肿瘤,检测 ctDNA 可避免复杂的、具有创伤性的活检。常用 ctDNA 检测分析方法包括定量 PCR,微滴数字式 PCR(droplet digital PCR,ddPCR),BEAMing(beads,emulsion,amplification and magnetics),以及 NGS 相关的标记扩增深度测序方法(tagged-amplicon deep sequencing,TAm-seq)等,通过不同的方法对 ctDNA 进行定性分析,检测基因突变、缺失、插入、融合、重排和杂合性缺失(LOH)等;也可以对 ctDNA 浓度进行定量分析,从而确定和反映肿瘤的存在与严重程度。

　　对于早期肿瘤或者 ctDNA 入血浓度低的部分癌症种类,并不是所有肿瘤患者的血液中都能检测到 ctDNA,所以 ctDNA 检测有一定的局限性,并且 ctDNA 主要是通过比较 DNA 间序列的差异来诊断是否患有癌症,如果有患者感染了其他病毒或者微生物,那么体内也有可能会产生 ctDNA,这在一定程度上会增加 ctDNA 检测的成本,并且还有可能降低检测的准确性,因此当前的实际中仍然建议送检组织样本进行基因检测。

(三)肿瘤融合基因

　　在血液系肿瘤中,肿瘤相关基因被激活的最常见原因是染色体易位,尤其是平衡易位,结果造成某一基因表达量的变化,或是使之结构发生改变,形成新的融合基因。这些基因往往是调节造血细胞分化、生长、凋亡的重要基因。其中部分与某一特定的肿瘤类型相关,如 *PML-RARα* 基因与急性早幼粒细胞白血病(acute promyelocytic leukemia,APL),*BCR-ABL* 基因与慢性髓细胞性白血病(CML)等。

　　1. *PML-RARα* 基因　APL 具有特征性的染色体异常 t(15;17)(q22;q11-22),使 15 号染色体上 *PML* 基因与 17 号染色体的 *RARα* 发生重排。PML 是一种磷酸蛋白,仅在髓系表达,抑制细胞生长和转化,其过量表达可诱导凋亡。RARα 属于类固醇/甲状腺受体超家族成员,是一种细胞内受体,有促进分化、抑制增殖的作用。两种基因融合后,*PML-RARα* 可以与 PML 形成异源二聚体,抑制野生型 PML、RARα 的功能,并致细胞表观遗传学变化,从而诱发 APL。*PML-RARα* 存在于 95% 以上的 APL,

NOTES

因此被作为 APL 的分子标志物。临床检测可以用常规核型分析、FISH 及巢式 RT-PCR 等。

2. BCR-ABL 基因　BCR-ABL 融合基因是慢性粒细胞白血病的标志物,对白血病患者的诊断、分型及疗效评估有重要意义。对该基因的描述请见第一篇第四章癌基因、抑癌基因与表观遗传学。以 BCR-ABL 为靶点的 CML 治疗,能够将患者 5 年生存率提高到 90% 以上。检测手段有 FISH、PCR 等。

(四) 高度微卫星不稳定/错配修复缺陷

MSI(microsatellite instability)是指微卫星不稳定,MMR(mismatch repair)是指基因错配修复功能。人类错配修复基因(MMR 基因)经转录翻译后可表达相应的错配修复蛋白,如果 MMR 蛋白表达出了问题就可造成细胞的修复功能缺陷,则对 DNA 复制过程中的碱基错配丧失修复功能而造成累积,导致微卫星不稳定(MSI)的发生。细胞内大量的基因发生变异,没有得到及时修复,发生 MSI-H,日积月累后就会诱发细胞癌变,发生癌症。MSI-H/dMMR 高度微卫星不稳定/错配修复缺陷,涵盖子宫内膜癌、胰腺癌、小肠癌、乳腺癌、前列腺癌等实体瘤。

MSI 分为高度(high)不稳定(MSI-H)、低度(low)不稳定(MSI-L)和稳定(stable)(MSS);MMR 分为错配修复功能缺陷(dMMR)和错配修复功能完整(pMMR)。dMMR 等同于微卫星高度不稳定(MSI-H),pMMR 则等同于微卫星低度不稳定(MSI-L)或微卫星稳定(MSS)。通常可采用免疫组化方法对 4 个常见的错配修复基因蛋白(MLH1,MSH2,MSH6 和 PMS2)进行检测。如果任一蛋白丢失(表达阴性)即认为是 dMMR(即 MSI-H),如果 4 个基因全部阳性表达即认为是 pMMR(即 MSS 或 MSI-L)。可采用 PCR 办法检测基因组上的 5 个微卫星位点的不稳定性来判断微卫星不稳定性程度。≥2 个位点的不稳定为微卫星高度不稳定(MSI-H);1 个位点不稳定为微卫星低度不稳定(MSI-L);无位点出现不稳定为微卫星稳定(MSS)。

2017 年,美国 FDA 首先批准了 PD-1 抑制剂帕博利珠单抗(pembrolizumab)治疗带有 MSI-H/dMMR 的实体瘤患者。代表着肿瘤免疫治疗时代的来临。2020 年美国国家综合癌症网络(National Comprehensive Cancer Network,NCCN)指南也推荐帕博利珠单抗用于 MSI-H/dMMR 的晚期子宫内膜癌以及 PD-L1 表达阳性或 MSI-H/dMMR 的晚期宫颈癌二线治疗。MSI-H/dMMR 对于肿瘤的早期诊断、预后判断、化疗敏感性判断以及高危人群的判定等具有重要意义。

(五) TMB-H 高肿瘤突变负荷

肿瘤突变负荷(tumor mutation burden,TMB)是肿瘤内存在的突变数。由于许多使用该生物标志物的原始研究都是基于外显子测序计算的,因此通常将其视为基因组(外显子组)编码区内存在的突变数。因用于计算 TMB 的测试方法已经扩展到各种靶向基因测序面板(gene sequencing panels),其覆盖范围远小于全外显子组,TMB 通常被报道为存在于 1Mb 中的突变数(计算公式即:突变个数/检测的外显子 Mb 长度)。TMB 计算的体细胞突变包括点突变和插入/缺失突变,去除驱动突变(与肿瘤治疗、诊断、预后密切相关的突变,包括热点突变、药物靶点突变、癌基因功能激活突变和抑癌基因功能失活突变)。一项 meta 分析发现 TMB 对 27 种肿瘤的免疫治疗有显著的疗效预测作用,TMB 与 ORR 存在显著相关性。

高肿瘤突变负荷(TMB-H)提示大量的突变产生更多的新生抗原,免疫系统可以对其产生抗肿瘤反应,从而导致新生抗原被免疫系统成功识别的可能性更高。因此,MSI-H/dMMR 和高 TMB 的肿瘤之间存在一定程度的重叠。除了 MSI-H /dMMR 肿瘤外,在成人实体瘤中往往会观察到高 TMB 值,这与环境暴露有关,例如肺癌和膀胱癌中的吸烟与黑色素瘤中的紫外线暴露。子宫内膜癌和结肠癌当中的一种具有致病性的 POLE 突变虽然发病比较少,但是具有较高的 TMB。在不同肿瘤类型之间以及在相同的肿瘤类型内,TMB 值都可以有很大差异。

不同瘤种的 TMB,其生物特征和患者特征都有所不同。最高见于皮肤鳞状细胞癌、黑色素瘤和 NSCLC,低见于葡萄膜肿瘤和胰腺癌;吸烟患者 TMB 常较高。TMB 可以间接反映肿瘤产生新生抗原的能力和程度,预测多种肿瘤的免疫治疗疗效。2014 年,研究人员首次在黑色素瘤中发现了 TMB 和抗 CTLA-4 抗体的疗效具有相关性。研究表明,高 TMB 与更高生存率相关,在大多数癌症中,TMB 越高,对免疫检查点抑制的应答反应就越好,TMB 往往可以作为潜在的泛癌生物标志物。

(六) 新抗原

新抗原(neoantigen)是肿瘤细胞特异性抗原,源自肿瘤细胞的基因突变。由于突变的特异性,不同患者的肿瘤细胞突变不尽相同,由此产生的新抗原也各不相同,这与患者 DNA 密切相关。相关内容可参见第四篇第四章生物治疗。

综上,肿瘤生物标志物的发现和应用在临床上具有重要价值,不仅可用于肿瘤的早期发现,肿瘤普查、筛查,帮助肿瘤的诊断、鉴别诊断与分期,为临床辅助诊断提供依据,还具有预测或监视肿瘤复发或转移的作用,有助于评估化疗、放疗疗效并预测患者预后和寻找未知来源的转移肿瘤的原发灶等(表 3-2-3)。

表 3-2-3　不同肿瘤标志物在临床中的应用

编号	标志物	提示	其他因素和注意事项
*1	CA242	在结直肠、胃、卵巢、子宫及肺癌,头颈部肿瘤等较特异和敏感。对胰腺癌和胆道肿瘤的诊断比 CA19-9 更特异	良性肝胆疾病也升高,但低于界值。良性消化道疾病中假阳性率低。与 CEA 结合诊断直肠癌敏感性提高 35%
*2	CA19-9	胰腺癌、胆管癌敏感标志物,联合 AFP、CEA 利于诊断胃肠道肿瘤。卵巢癌、淋巴瘤、胃癌、肺癌、食管癌和乳腺癌有一定阳性率	胆石症、胆管炎、胆囊炎、卵巢囊肿、慢性肝炎、慢性胰腺炎、糖尿病、子宫内膜异位。AFP 阴性肝癌。个别消化道出血患者轻度升高
*3	CA15-3	乳腺癌、肺癌、卵巢癌、胰腺癌、结直肠癌均可升高。与 CEA 联合判断可提高诊断符合率	乳腺癌肝、骨转移,子宫内膜异位、卵巢囊肿,转移性卵巢、结肠、肝、胆管、胰腺、支气管癌等
*4	CA12-5	以浆液性卵巢癌为主。胰腺癌、乳腺癌、肝癌、肺癌、胃肠道恶性肿瘤、子宫癌均可增高	卵巢上皮、输卵管、子宫内膜、间皮细胞、宫颈腺癌。子宫内膜异位、胰腺炎、胆囊炎、行经期、肝炎、卵巢囊肿轻微升高
5	CA72-4	乳腺、胃肠道和卵巢癌的标志物	黏液性卵巢癌升高明显
6	MG7-Ag	55% 胃癌升高,假阳性 5%	轻度升高时应动态观测,并结合临床
*7	NSE	小细胞肺癌(SCLC)、神经母细胞瘤、APUD 系统肿瘤均可升高。神经内分泌肿瘤	血清在离心前放置 60~90 分钟。中枢神经系统损伤也会升高
8	CYFRA21-1	非小细胞肺癌、肺鳞状细胞癌、膀胱癌	常用于疗效检测。结肠癌、胃癌轻度增高。非肿瘤疾病一般不升高。联合 CEA 诊断非小细胞肺癌符合率可达 78%
9	TPA	反映肿瘤增殖状态,用于膀胱、乳腺、肺、结直肠、宫颈、卵巢及肝胆癌的辅助诊断	轻度升高时应动态观测,并结合临床
10	TPS	反映肿瘤细胞分裂和增殖活性。与肿瘤容量指标 CA15-3、CA12-5、CA19-9、CEA、PSA 等联用,可反映肿瘤增殖活性及负荷	>160UL 时应注意与容积指标相参照并动态观测,>250UL 时应特别注意肿瘤与肝病等的鉴别诊断
*11	PSA	前列腺疾病最佳指标。>10μg/ml 时前列腺癌敏感性达 99%、特异性 47%。早期前列腺癌 PSA 有增高早于临床症状出现 6 个月以上	男性前列腺炎、前列腺肥大。48 小时内灌肠和前列腺按摩。前列腺癌骨转移 PSA 值会更高
*12	f-PSA	f-PSA/PSA 比值与癌可能性有反比关系。比值 <0.1 提示前列腺癌、>0.25 提示增生	前列腺癌患者 f-PSA/PSA 比值明显小于前列腺增生患者

续表

编号	标志物	提示	其他因素和注意事项
13	UBC	膀胱癌、肾盂和输尿管肿瘤常可升高	升高时应检查泌尿系统
*14	CEA	结直肠癌 CEA 升高与分期相关,术前血清水平与术后复发时间及生存期相关。乳腺、肺、胰腺、前列腺癌也可升高,脑膜瘤者脑脊液中 100% 升高	宫颈癌、小细胞及非小细胞肺癌、甲状腺/ENT 肿瘤、吸烟者。肺、乳腺、膀胱、卵巢癌 CEA 明显升高显示肿瘤浸润转移。恶性肿瘤胸腔积液
*15	AFP	肝细胞癌和生殖细胞肿瘤标志物,与 hCG 和 TPS 联用便于鉴别诊断	良性肝脏疾病瞬时升高。35% 患者特别是小肝癌患者呈阴性或低浓度
*16	Ferritin	肺/乳腺癌。血液病/AFP 阴性或低值的肝癌明显升高	血红蛋白沉着,肝炎等炎症。胃、肠、食管、鼻咽等癌若无转移少升高,转移胃、髓、肝、淋巴、脾后升高
*17	β-hCG	敏感性:滋养层恶性肿瘤 100%、非精原性睾丸癌 70%、精原细胞瘤 10%。乳腺癌、睾丸癌、卵巢癌	绒毛膜上皮癌 hCG 阳性、AFP 阴性;内胚窦瘤则 hCG 阴性、AFP 阳性。子宫内膜异位、卵巢囊肿等
18	β_2-MG	与浆细胞瘤数量成正比,与骨髓瘤分期相关。慢性粒细胞白血病、淋巴瘤等血液肿瘤,胆管、肝、胃、结直肠、肺、食管、膀胱、宫颈等实体瘤	肾病、肝炎、肝硬化、肾移植急性排斥、风湿性关节炎等可升高。脑膜白血病的脑脊液中升高
19	S100	恶性黑色素瘤晚期升高明显,反映疗效和转归及预告复发和转移。脑胶质瘤	急性脑血管病/多发性硬化/神经系统损伤和炎症升高
20	SCC	用于宫颈鳞状细胞癌、肺和头颈部鳞状细胞癌的诊断、疗效和复发监测。食管、膀胱肿瘤	扁平上皮部位良性疾病
21	EBV-IgA	反映 EB 病毒感染和致癌性,辅助诊断鼻咽癌、Burkitt 淋巴瘤	阳性时应注意检查鼻咽部等
22	EBV-IgM	反映近期 EB 病毒感染和致癌性,辅助诊断鼻咽癌、Burkitt 淋巴瘤	阳性时应注意检查鼻咽部等
*23	HGH	垂体腺瘤/小细胞癌/嗜铬细胞瘤/甲状腺髓质瘤/胰腺内分泌肿瘤等	肢端肥大症、巨人症
24	NTRK	携带神经营养因子酪氨酸受体激酶(NTRK)融合突变:数量前五的肿瘤分别为非小细胞肺癌(16.4%)、乳腺癌(14.1%)、软组织肉瘤(9.6%)、结直肠癌(9.3%)、卵巢癌(6.2%),合计占 55.6%	NTRK 融合阳性肿瘤的主要检测方法包括 IHC、FISH、RT-PCR、NGS;FDA 批准了基于 NGS 技术的 FoundationOne CDx(F1CDx,324 基因)作为拉罗替尼的伴随诊断,以鉴定肿瘤组织 DNA 检测为 NTRK1/2/3 基因融合适用于拉罗替尼治疗的泛实体瘤患者
25	MSI-H/dMMR	高度微卫星不稳定/错配修复缺陷,涵盖子宫内膜癌、胰腺癌、小肠癌、乳腺癌、前列腺癌等实体瘤	MSI 又可细分为微卫星高度不稳定(MSI-H)和微卫星低度不稳定(MSI-L)两种亚型;MSI-H 检测:PCR-CE 是"金标准"
26	TMB-H	高肿瘤突变负荷,一项发表于 NEJM 的 meta 分析发现 TMB 对 27 种肿瘤的免疫治疗有显著的疗效预测作用,TMB 与 ORR 存在显著相关性	TMB 是第二个免疫治疗的泛癌种生物标志物;特定基因组区域内每兆碱基对(Mb)中非同义突变的个数,可反映肿瘤内产生肿瘤新生抗原的潜力;TMB-H 检测:NGS 是唯一手段

注:* 即 C12 项目。

虽然如此,迄今为止还未发现理想的具有 100% 灵敏度和特异性的肿瘤标志物。以上所述的各种肿瘤标志物(如癌胚抗原、甲胎蛋白、本周蛋白等)仅是一项临床辅助诊断,不能作为诊断标准。目前肿瘤早期诊断更多的还需要结合病史、症状、体征、影像学检查(B 超、X 线、CT、MRI、PET-CT)、内镜检查等手段来综合分析,明确诊断还需要进一步的细胞病理学诊断和组织病理学诊断检查,甚至结合分子遗传学检测基因的结构或表达功能的异常进行判断。另外,肿瘤标志物呈阴性或弱阳性也不能完全排除相关肿瘤。如 AFP 单项指标阳性,但低于原发性肝癌诊断标准时,应结合至少两种影像学检查(B 超、CT 或 MRI)以及患者既往乙肝病史和乙肝两对半结果,综合判断。此外,归功于高准确度二代测序(NGS)技术的出现,显著提高了 ctDNA 液体活检的准确性和检测限,临床越来越多地使用基于 NGS 技术的 ctDNA 液体活检和表征分子残留病灶(MRD),作为指导临床实践的工具。

此外,许多良性疾病都可以有肿瘤标志物的异常,如前列腺肥大、前列腺炎可以有 PSA 的轻至中度升高,子宫内膜异位症可以有 CA12-5 的轻至中度升高,急慢性肝病时可以有 CA12-5、CA19-9、CA50、铁蛋白不同程度的升高。再次,肿瘤标志物的联合应用能在一定程度上提高阳性检出率。WHO 肿瘤疗效评价标准中对肿瘤标志物作如下规范描述:如开始时肿瘤标志物高于正常水平的上限,"肿瘤标志物不能单独用于进行诊断。当所有的肿瘤病灶完全消失,临床评价为完全缓解时它们必须恢复到正常水平"。这一规定表明了肿瘤标志物的临床意义并肯定了其临床应用价值。

寻找和发现有价值的抗肿瘤药物活性预测生物标志物是目前抗肿瘤药物研发的热点。截至 2019 年底,美国共有 70 种肿瘤药物的使用需要使用预测性生物标志物检测;此外,FDA 也批准 3 个泛癌种适应证标志物,分别是高度微卫星不稳定/错配修复缺陷(MSI-H/dMMR)实体瘤、高肿瘤突变负荷(TMB-H)实体瘤、携带神经营养因子酪氨酸受体激酶(NTRK)融合突变实体瘤,推动临床同一种靶向药物治疗多种肿瘤适应证。

相信随着近年来组学以及跨组学技术的发展,肿瘤标志物研究方法的日益完善,将会有更加敏感、特异且重复性好的新型肿瘤分子标志物出现,从而为肿瘤预警和早期诊断、个体化治疗提供新的途径和策略。

第三节 检 测 方 法

要点:

1. 分子生物学技术可通过 PCR 等基因扩增的方法,对肿瘤特异性标志基因进行检测。

2. 肿瘤分子诊断中的组学相关技术,能够对肿瘤 DNA、RNA 或蛋白质分子进行鉴定。

3. 系统生物学的研究方法和手段将肿瘤研究与临床实际紧密结合。

4. 单细胞测序、空间转录组测序,基于人工智能的机器学习等新技术,进一步拓展了肿瘤分子诊断的应用。

肿瘤生物标志物对肿瘤的辅助诊断、鉴别诊断、疗效观察、复发监测以及预后评估具有一定的价值,尤其在肿瘤分子诊断中具有重要的作用。肿瘤生物标志物的检测包括常规技术、组学技术、系统生物学分析技术及人工智能等肿瘤诊断新技术。

一、肿瘤分子诊断的基本技术

肿瘤分子诊断的基本技术包括生物化学技术、分子生物学技术、免疫组织化学技术和肿瘤免疫显像技术与分子影像学检测等。生物化学检测是对体内一般状态的整体评估,能够总体反映机体的器官功能水平,但肿瘤特异性指标相对缺乏,需结合相关分子诊断全面评估病情。

分子生物学技术可通过 PCR 等基因扩增的方法,对肿瘤特异性标志基因进行检测。其中,免疫组织化学技术、肿瘤免疫显像技术与分子影像学是基于一般分子生物学技术衍生诊断方法和技术,在本篇第一章及第三章详细讲解,本节将主要对组学技术和肿瘤诊断新技术进行分析。

二、肿瘤分子诊断的组学技术

肿瘤分子诊断中的组学(omics technologies)相关技术,能够对肿瘤 DNA、RNA 或蛋白质分子进行全面或部分鉴定。目前肿瘤分子诊断中常用的组学技术包括:微阵列技术(microarray technology)、二代测序(NGS)和质谱技术(mass spectrometry technology)等。

(一) 微阵列技术

微阵列(microarray)也称芯片,是一种微型传感器工具,即将许多核酸片段、多肽、蛋白质或组织、细胞等生物样品有序地固化在惰性载体(玻片、硅片、尼龙膜等)表面,组成高度密集二维阵列的微型生化反应和分析系统。在微阵列技术中的重要概念,即探针(probes),是量化分析预期目标分子的手段。微阵列技术的出现被认为是过去 15 年来的主要生物技术革命之一。

微阵列技术包括基因、蛋白质、细胞和组织等微阵列,可能的探针类型包括长 cDNA 克隆、寡核苷酸、抗体和样本分析物等。前两种类型的探针能够进行基于核酸的分析,而后两种探针可用于量化蛋白质的表达。一个典型的基因芯片包含数千或数百万个探针,可在 <2cm^2 的表面上呈现全基因组信息,是全基因组筛查的强大工具。

微阵列技术操作具体流程:

(1)从组织样本或细胞中提取 DNA、RNA 或蛋白质。

(2)将提取的生物分子杂交到相应的芯片上,固定探针可以捕获相应的目标分子,每个芯片杂交一个样本。

(3)杂交完成后,使用共聚焦激光扫描仪测量探头捕获的目标。

在样品制备过程中,要使用荧光标志物偶联目标分子(用于核酸分析)或报告抗体(用于蛋白质分析),使目标分子能被仪器检测。由于被捕获图像中荧光信号的强度与样品中存在的目标量直接相关,因此可以在图像分析过程中对其进行量化。

(二) 二代测序技术

第一代测序,是由 Frederick Sanger 于 1975 年发明的脱氧核酸检测技术,以 Sanger 双脱氧链终止法为代表。第一代测序耗时久、代价高昂,尽管经过了不断改进,Sanger 测序法仍无法以合理的成本和时间提供完整的人类基因组序列。

随着人们对低成本测序的需求与日俱增,二代测序(next-generation sequencing,NGS),也称为下一代测序技术蓬勃发展。这一新的测序方法于 2004 年首次应用,依赖于大量 DNA 片段的并行测序结合计算机的比对分析,以较低的成本大幅提高了核酸测序能力。

1. 二代测序的工作流程　NGS 依赖于多种技术,包括酶学、化学、高分辨率光学、硬件和软件工程等。尽管目前 NGS 测序平台不尽相同,但大体工作流程为:

(1)利用 PCR 技术制备包含较短模板片段的测序文库。在文库构建过程中,将接头连接到模板上。这些接头可以使模板与固体载体结合,并为测序酶提供起始点。

(2)克隆扩增文库模板,并将其固定在固体载体上。

(3)对文库进行测序,允许每个模板在仅正向(单端测序)或正、反两个方向(双端测序)读取固定数量的碱基。此过程会产生信号,从该信号可以推出目的基因序列。

大多数测序系统需要借助荧光染料标记的核苷酸(即 A、C、G 或 T),每一种类型的核苷酸都有一个荧光标记,当核苷酸与不断增长的 DNA 结合时发出荧光信号。捕获这些荧光信号,通过图像分析可获得模板的序列。从分析的角度来看,被识别的序列称为 reads,其与微阵列技术的探针类似。

2. 基于二代测序的肿瘤基因组和转录组技术　NGS 为肿瘤诊断、治疗和预后研究提供了重要的技术平台,最大程度评估肿瘤基因组及表达谱差异。根据不同的 NGS 检测方法,可进行肿瘤样本相关 DNA 和 RNA 分析。

（1）DNA 测序包括全基因组测序、全外显子组测序和靶向测序,侧重于为特定疾病筛选和鉴定易感基因。

（2）RNA 测序有助于检测基因转录本、转录后修饰、基因融合、突变/单核苷酸多态性、微小 RNA 和长链非编码 RNA 表达的变化。

值得注意的是,在肿瘤诊断过程中,肿瘤组织样本相对难以获得,肿瘤组织局部活检存在一定风险,而液体活检能够探查肿瘤异质性,达到疾病诊断的目的。肿瘤细胞释放核酸、囊泡、蛋白质和其他生物成分进入体液,特别是进入血液。在这些潜在的生物标志物中,循环肿瘤 DNA（ctDNA）已在过去十余年中作为肿瘤学精准医学的主要工具。ctDNA 能够呈现其来源于肿瘤细胞的遗传和表观遗传改变,因此正在成为治疗中的关键生物标志物。

3. 微阵列技术和 NGS 的比较　随着肿瘤诊断的需求不断增长,NGS 技术蓬勃发展。与此同时,微阵列技术的重要性并没有被 NGS 的发展所消减,这是因为这两种技术具有不同的优势。

首先,微阵列技术是目前应用最广泛的基因图谱绘制方法。其技术和分析方面较为成熟,尤其是低端芯片数据分析更简单、直观,而 NGS 的海量数据分析和算法等多方面仍需进一步改进。

其次,微阵列技术和 NGS 技术有不同的应用范围。由于 NGS 可以提供分辨率达到单个碱基的数据,所以体细胞突变的检测、更准确的剪接位点以及基因组断裂点的识别等只有在 NGS 中才可检测到。然而,NGS 的缺点是在单个碱基的水平上数据容易出错,存在许多潜在的误差源,包括 PCR 伪像（artifacts）、测序伪像和碱基错配,这些会产生测序的假阳性结果。

最后,与微阵列技术相比,NGS 更敏感、动态范围更大。NGS 的超高灵敏度与测序深度有关。测序深度可理解为目的基因组或转录组特征被分析了多少次,测序深度和灵敏度与测序成本密切相关。但是,微阵列上的探针可以保证获得的测序数据是与探针特异性靶点相关,即使该靶点在分析物中含量较低（如低丰度的基因）。

（三）质谱技术

质谱（mass spectrometry,MS）技术又叫质谱法,是一种电离化学物质并根据其质荷比（质量-电荷的比值）对其进行分析的方法。质谱可用于测量样品内各成分的质量。该技术广泛应用于化学、能源、医学、生命科学等各领域。

1. 质谱技术检测方法　用于进行质谱的仪器称为质谱仪,可以分成 3 部分:离子化器（离子化源）、质量分析器与侦测器。其基本原理是使样品中的成分在离子化器中发生电离,生成不同质荷比的带正电荷离子,经加速电场的作用形成离子束,进入质量分析器。在质量分析器中,再利用电场或磁场使不同质荷比的离子在空间上或时间上分离,或是通过过滤的方式,将它们分别聚焦到侦测器而得到质谱图,而测出离子准确质量即可确定离子的化合物组成。

质谱检测的一般操作流程为:

（1）质谱样品的富集,包括蛋白样品的沉淀、化合物样品的萃取净化和样品的衍生化等。

（2）蛋白样品的酶解及脱盐,将大分子蛋白质酶解消化为多肽片段,进一步除盐处理后可进行质谱检测。

（3）样本质谱上机检测前一般需色谱分离不同组分物质,常见的色谱质谱联用仪如液相色谱-质谱联用仪（liquid chromatograph-mass spectrometer,LC-MS）。

尽管质谱技术的发展在医学和生物学领域取得了实质性突破,但这种方法仍有一些局限性。例如,由于蛋白酶解位点及分析手段的限制,目前还不能在单个检测中获得覆盖整个蛋白质组的质谱数据。

2. 基于质谱技术的肿瘤蛋白质组及代谢组检测　蛋白质组学（proteomics）是以蛋白质组为研究对象,研究细胞、组织或生物体内蛋白质的组成及其变化规律的科学。蛋白质组学研究的一般流程包括蛋白质沉淀、蛋白质酶解为肽段以及多肽的除盐处理。蛋白质基因组学为肿瘤的临床诊断治疗效果提供更好的评估,有助于更准确地诊断肿瘤,为患者个体化精准治疗提供方案。

代谢组学(metabolomics)是对生物体内所有代谢物进行定量分析,寻找代谢物与生理病理变化的相对关系的科学,而质谱法是用于检测代谢物最主要的手段之一。代谢组学研究的典型流程是先从组织、血浆、细胞等物质中收集样品,之后提取代谢产物,利用质谱法对代谢产物进行检测分析。肿瘤细胞能够改变多种代谢过程的酶及代谢物质的水平,这一过程可以通过质谱技术检测并证实。例如,通过质谱技术发现了延胡索酸盐在引发肿瘤上皮-间质转化中的作用。

3. 基于质谱技术的MHC-肿瘤抗原肽复合物检测　作为肿瘤免疫诊断治疗的重要组成部分,基于质谱技术的主要组织相容性复合体(MHC)-肿瘤抗原肽复合物检测,逐渐受到人们的关注。肿瘤疫苗的基础是肿瘤抗原肽的筛选,包括肿瘤相关性抗原(TAA)及肿瘤特异性抗原(TSA)。TAA是机体自身具有的蛋白(肿瘤细胞上调表达);TSA即肿瘤新生抗原是存在于癌细胞表面但在正常组织中不存在的标志物,主要是由体细胞突变产生,是非常有前景的候选标志物。TAA及TSA的质谱检测,是通过分子生物学手段富集肿瘤细胞中的MHC,获得MHC-抗原肽复合物,进一步质谱检测分析抗原肽序列,获得与肿瘤高度相关的抗原,如TP53等。

三、肿瘤诊断的系统生物学分析技术

系统生物学(system biology)是研究生物系统中所有组成成分(如基因、mRNA、蛋白质等)的构成以及在特定条件下各分子层面上的相互作用和调控的科学,而这些研究对象之间的相互作用和调控关系等生物信息,能被数字化并整合分析,利用整体性、系统性的研究手段来发现和揭示生命活动的本质规律。肿瘤系统生物学就是应用系统生物学的研究方法和手段将肿瘤研究与临床实际紧密结合,利用高通量测序技术和计算模型理解肿瘤的生物学行为、鉴定肿瘤的预后标志物等,最终目的是揭示新的诊断和治疗靶点。

系统生物学的执行流程分为以下步骤:

(1)对研究目标的肿瘤生物系统的所有组分进行剖析,描述该系统的结构,包括基因相互作用网络和代谢途径,以及细胞内和细胞间相互作用的机制等,以此构建出初步的系统模型。

(2)系统改变研究目标内部组分(如基因突变或表观遗传学修饰)或外部因素条件,然后动态观测此系统组分或结构发生的变化,包括基因表达、蛋白质表达和相互作用等变化,将得到的有关信息进行归纳梳理和整合。

(3)通过模型重现上述现象并求解,进行机制分析与预测,把通过实验得到的数据与根据模型预测的数据进行比较,并对初始模型进行修正。

(4)根据修正后的模型预测或假设,设定和执行新的改变系统状态的实验,重复步骤(2)和(3),不断地通过实验数据对模型进行修正,使其达到最优状态。

系统生物学方法不仅可以筛选出肿瘤早期诊断、治疗的标志物分子,也可以筛选出肿瘤的驱动分子以及新的治疗靶点,有助于指导和制订肿瘤患者的个体化临床方案,增加诊治的成功率,实现肿瘤患者的个体化精准治疗。通过对肿瘤系统生物学这一领域的深入研究,有助于人们进一步理解肿瘤的发生、发展机制,对肿瘤的早期诊断、预防和个体化精准治疗也有着积极的推动作用。

四、肿瘤诊断新技术

(一)单细胞测序技术

单细胞分析是在单一细胞层面上的基因组学、转录组学、蛋白质组学与代谢组学的高分辨率的分析研究。通过挖掘每一个细胞各层面的特征参数,通过大数据分析找到细胞间的差异性和相同性,对具有相同特征的细胞进行归类和研究,可揭示单个细胞的状态和功能,避免了传统基因组技术平均信号所产生的结果误差。

单细胞测序技术目前已经广泛应用于肿瘤研究,包括:

（1）肿瘤细胞克隆进化机制分析：利用单细胞测序技术寻找肿瘤遗传突变位点，构建肿瘤细胞克隆进化树，研究肿瘤的克隆进化机制，可用于预测肿瘤侵袭、转移和患者预后。

（2）鉴定肿瘤相关基因突变位点：寻找不同肿瘤分型及不同肿瘤进展阶段的基因突变，有助于理解肿瘤演化机制，应用于肿瘤精准诊断和治疗。

（3）肿瘤的诊断及治疗：单细胞测序技术的应用能够对循环肿瘤细胞和扩散性肿瘤细胞进行早期发现和监控，有助于肿瘤个体化和精准治疗。

（二）空间转录组技术

空间转录组技术（spatial transcriptomic technology）是一种用于从空间层面上解析 RNA-seq 数据的技术，通过结合成像和测序技术，空间转录组学可以绘制组织上特定转录物存在的位置，从而指示特定基因在特定位置中的表达。

肿瘤细胞在组织样本中的相对空间位置关系对于全面了解肿瘤病理学非常重要。单细胞 RNA 测序在制备单细胞悬液的过程中破坏了细胞的空间结构，无法给出固态异质化组织中细胞空间排布信息。空间转录组较好地解决了这一问题，通过将总 mRNA 的空间信息与形态学内容相结合，并绘制所有基因表达发生的位置，获得肿瘤复杂而完整的基因表达图谱。

相比于常规的测序手段，空间转录组测序的优势在于：

（1）将转录组信息与空间信息对应，体现组织内部的异质性。虽然暂时还无法精细到单细胞层面，但是这样的区域划分也已经足以展现出组织内部不同区域间的转录组差异。

（2）组织转录组的全面分析：芯片上捕获的全转录组在同一个反应中完成测序，能有效降低多次重复实验中的误差。

（3）为进一步的研究提供指导：常规的转录组测序对后续实验的指导仍然停留在全组织层面。而空间转录组测序则可以标识出更有价值的研究区域，引导研究者将组织进一步细分。

（三）人工智能在肿瘤分子诊断中的应用

人工智能（artificial intelligence，AI）是通过计算机程序实现类似人类智能行为技术，最早于 20 世纪 50 年代提出，源于数学和计算机科学，可迅速发现数据间的内在联系，并更快地执行任务。人工智能具有强大的数据处理功能，在辅助恶性肿瘤诊断与治疗方面具有优势，能将不同类型的患者数据整合成肿瘤综合诊断系统，包括 CT、MRI、病理图像、电子健康记录和基因分析数据等。

人工智能的核心是机器学习（machine learning），机器学习主要研究计算机如何模拟或实现人类的学习行为，获取新知识、完善已有的知识框架和自身性能。常用的机器学习模式包括 Logistic 回归、线性回归、决策树、随机森林（random forest，RF）、朴素贝叶斯和 K-means 聚类分析、多层感知机（multi-layer perceptron，MLP）、支持向量机（support vector machine，SVM），其中 Logistic 回归广泛应用于肿瘤学研究。人工智能可利用异质性数据辅助肿瘤诊断、预后评估、个性化诊疗方案，还可以连接众多移动设备，如可穿戴装备终端，开发"数字生物标志物"，预测临床结果。

人工智能技术在恶性肿瘤的病理诊断、疾病分级与分型和预后评估中都有广泛应用，基于人工智能技术的病理切片识别评估已具有较高的准确率。与传统病理诊断工作相比，人工智能具有以下优势：

（1）可识别病理切片中未被人肉眼识别、隐藏的特征细节与细微病灶。

（2）定量描述病理特征，而非简单定性分级评价。

（3）评价标准统一、客观，避免了不同病理医生的主观差异。

病理人工智能技术具体模型的建立分为：

（1）训练集的建立与数据标注。

（2）算法的构建与训练。

（3）测试人工智能模型。

人工智能技术还可以通过术前 CT、MRI 三维重建模型，指导手术方案的选择。随着增强现实与虚拟现实技术的发展,人工智能技术可以进一步用于术中导航,引导切面定位,提高手术的精准度与安全性。

第四节　结语与展望

随着细胞生物学、分子生物学和遗传学以及生物信息等技术的融合发展,肿瘤诊断已经从原来的显微解剖水平拓展到生物化学、亚细胞结构以及分子水平,极大地增强了人类对肿瘤的鉴别诊断能力,也为目前肿瘤的分子诊断奠定了基础。传统的基于临床病理特征的分类、分期系统难以真正、全面地反映肿瘤不同发展阶段的分子变化特征和生物学特性。

肿瘤的发生发展是一个多种类分子变化累计的多步骤、多阶段的复杂过程,这些变化的分子及其相互之间的信号转导与肿瘤临床检测的敏感性密切相关,而分子诊断技术有助于疑难病例的明确诊断与鉴别,可进一步提高肿瘤临床治疗效果,避免那些无效患者承受药物相关的不良反应,还可用于肿瘤患者的生存分析。肿瘤标志物通常是指能被客观测量和评价,反映生理或病理过程,以及对暴露或治疗干预措施产生生物学效应指标的物质。肿瘤异常代谢物和代谢途径是肿瘤病理过程中的重要参与者和标志物,对这些参与者和标志物的探讨将对深入理解肿瘤相关的生物学行为和发生发展分子机制,以及临床诊断和治疗方面均具有重要意义。

目前人们应用生物化学、免疫学、分子生物学、基因组学和蛋白质组学等方法和技术研究生物标志物与肿瘤发生发展的关系,以期寻找和发现新的肿瘤标志物和癌前病变标志物。现有方法中,应用最为广泛的是单克隆抗体技术和基因测序技术。人们应用单克隆抗体技术发现了许多肿瘤标志物,确定了各种糖链抗原(包括糖蛋白和糖脂类抗原),这对肿瘤标志物临床应用和癌前病变研究具有重要意义。

肿瘤的分子诊断有助于肿瘤治疗指导,疗效评价和预测。不同肿瘤患者之间药物反应性及机体药物毒性反应有所不同,关键代谢酶复合体、药物靶点和药物转运分子的基因组异常是重要因素,识别这些与治疗反应和预后有关的遗传标志物有助于癌症患者治疗的进一步个体化。肿瘤治疗的主要问题在于如何保证每个患者以最小的毒性代价获得最大效益。分子诊断可以对同一疾病进行分子亚型分类、指导治疗,达到最佳治疗效果。

肿瘤的分子诊断不断促进肿瘤个体化治疗进程。基因组学、蛋白质组学等高通量技术使我们能从全基因组水平研究可以预测肿瘤治疗疗效和指导制订个体化治疗方案的分子指标。后基因时代的各类组学(-Omics)的出现,如用于基因表达谱分析的cDNA微阵列、高通量蛋白质水平验证的组织微阵列及空间转录组学等技术的发展,使得以分子特征为基础的疾病诊断、预后分析及治疗方案的选择成为可能。药物遗传学和药物基因组学有助于进一步探索药物疗效的机制和个体化治疗方案的确立,最终达到可在微观分子水平上认识和理解肿瘤,指导肿瘤的预防,优化药物的研发,以及在保证患者安全的基础上提供尽可能有效的治疗。

随着对整个细胞网络及蛋白质信号途径的深入认识,临床表型一致的肿瘤,其分子本质可能截然不同,因而需要采取不同的干预治疗策略以期达到最佳的治疗效果,而其分子本质的解释则需要基因组和生物标志物的综合分析。传统的经验医学正逐渐淡出历史的舞台,而将取而代之的是更为精确的分子标志物辅助诊断及更高效的分子医学指导下的新型诊疗手段,特别是整合机器学习算法的高通量基因/蛋白质组学技术正在逐步应用到临床诊断中,在理论计算层面为实现精准肿瘤无创分子诊断提供了新途径,也标志着基于肿瘤标志物的个体化医学的到来。

(陈志南)

思考题：

1. 二代测序技术的基本流程是什么？
2. 系统生物学的执行流程及目的是什么？
3. 简述肿瘤标志物在临床中的应用。
4. 简述肿瘤能够进行分子诊断的基础和意义。
5. 如何正确理解肿瘤标志物升高？

第三章

影 像 诊 断

第一节 影像学概论

要点:

1. 医学影像学在肿瘤的早期发现、诊断和治疗监测中起着非常重要的作用。

2. 常用肿瘤影像检查方法包括 X 线、CT、MRI、核医学、超声医学,各种检查方法具有不同的特点,在肿瘤评估中具有不同的作用,按需选择合适的影像检查方法。

医学影像学(medical imaging)是研究借助于某种介质(如 X 线、电磁场、超声波等)与人体相互作用,把人体内部组织器官结构以影像方式表现出来,供诊断医师根据影像提供的信息进行判断,从而对人体健康状况进行评价的一门科学。时至今日,医学影像学已成为一门包括 X 线、计算机体层成像(CT)、磁共振成像(MRI)、核医学、超声医学和介入放射学的涉及诊断和治疗等多方面内容的学科。医学影像学在肿瘤的早期发现、诊断和治疗监测中起着非常重要的作用。本章将概述医学影像学的基础知识及新进展,并重点介绍肿瘤的影像诊断。

一、CT

(一) CT 图像特点

CT 图像是由一定数目由黑到白不同灰度的像素按矩阵排列所构成,这些像素反映的是相应体素的 X 线吸收程度,CT 图像以不同的灰度来反映器官和组织对 X 线的吸收程度。CT 图像不仅以不同灰度显示其密度的高低,还可用组织对 X 线的吸收系数说明其密度高低的程度,具有一个量的概念。实际工作中不用吸收系数,而是换算成 CT 值,用 CT 值说明密度,单位为 Hu(Hounsfield unit)。

CT 图像是层面图像,常用的是横断面。为了显示整个器官,需要多个连续的层面图像。通过 CT 设备上图像的重建程序的使用,还可重建冠状面和矢状面的层面图像,可以多角度查看器官和病变的关系。

(二) CT 检查技术

分平扫、对比增强扫描和造影扫描。

1. **平扫** 是指不用对比剂的普通扫描。一般都是先作平扫。

2. **对比增强扫描** 指血管内注射对比剂后再行扫描的方法。其目的是提高病变组织同正常组织的密度差以显示平扫上未被显示或显示不清的病变,通过病变有无强化及强化特点,有助于病变的定性。根据注射对比剂后扫描方法的不同,可分为常规增强扫描、动态增强扫描、延迟增强扫描、双期或多期增强扫描等方式。

3. **造影扫描** 是通过引入对比剂进行器官或结构的显影,然后再行扫描重建的方法,它能更好地显示结构和发现病变。其分为 CT 血管造影(CT angiography)和 CT 非血管造影(如 CT 小肠造影,CT enterography)两种。

(三) CT 诊断肿瘤的价值

CT 在肿瘤的诊断中占有极其重要的地位,主要应用在肿瘤的诊断、分期、判断预后、治疗后随访以及协助肿瘤放疗计划的制订。

诊断方面,由于 CT 对组织的密度分辨率高且为断层扫描,可以直接观察到实质脏器内部的肿瘤,组织密度差异较小时还可进行增强检查,根据肿瘤的强化方式与强化程度的不同,从而提高了肿瘤的发现率和确诊率。

分期方面,主要根据肿瘤大小、范围、侵犯周围组织及血管的情况,以及淋巴结和其他转移情况来确定。通过上述情况的分析可帮助判断预后和制订治疗方案。

治疗前后多次检查对比可帮助了解治疗效果。

但由于人体各部位肿瘤的本身形态、密度和周围组织结构不同,CT 对它们的应用价值和限制亦各不相同。多排 CT 的广泛临床应用也使得 CT 同时能获取肿瘤的功能与血流动力学信息,比如 CT 血管成像可同时评价肿瘤对周围血管侵蚀情况;CT 灌注成像同时可获取肿瘤的血流动力学信息,从而有利于肿瘤的早期诊断及 TNM 分期。

二、磁共振成像

(一) 磁共振成像图像特点

磁共振成像(magnetic resonance imaging,MRI)是通过对静磁场中的人体施加某种特定频率的射频脉冲,使人体组织中的氢质子受到激励而发生磁共振现象,当终止射频脉冲后,质子在弛豫过程中感应出磁共振信号,经过对磁共振信号的接收、空间编码和图像重建等处理过程,即产生磁共振图像。与 CT 不同,MRI 具有如下一些特点:

1. **多参数图像**　其成像参数主要包括 T_1、T_2 和质子密度等,可分别获得同一解剖部位或层面的 T_1WI、T_2WI 和质子密度等多种图像,而包括 CT 在内的 X 线成像只有密度一个参数,仅能获得密度对比一种图像。

2. **多方位成像**　MRI 可获得人体轴位、冠状位、矢状位及任意倾斜层面的图像,有利于解剖结构和病变的三维显示与定位。

3. **流动效应**　体内流动液体中的质子与周围处于相对静止状态的质子相比,在 MRI 上表现出不同的信号特征,称为流动效应。血管内快速流动的血液,在磁共振成像过程中呈现为无信号黑影,这一现象称为流空现象。流动血液的信号还与流动方向、流动速度以及层流和湍流有关,在某些状态下还可表现为明显的高信号,使血管腔不使用对比剂即可显影。

4. **质子弛豫增强效应与对比增强**　一些顺磁性和超顺磁性物质使局部产生磁场,可缩短周围质子弛豫时间,此效应称为质子弛豫增强效应,是 MRI 行对比剂增强检查的基础。

(二) MRI 检查技术

1. **多种脉冲序列的联合应用**　MR 成像中常用的脉冲序列有自旋回波(SE)序列、梯度回波(GRE)序列、反转恢复(IR)序列等,每种序列中又包括多种类型,临床上应根据不同检查部位和目的选择应用。

2. **脂肪抑制技术**　采用如反转恢复等特殊的脉冲序列可将图像上由脂肪成分形成的高信号抑制下去,使其信号强度降低,即脂肪抑制,而非脂肪成分的高信号不被抑制,保持不变,从而可鉴别出是否为脂肪组织。

3. **磁共振血管成像(magnetic resonance angiography,MRA)技术**　MRA 是使血管成像的 MRI 技术,一般无须注射对比剂即可使血管显影,安全无创,可多角度观察,但目前 MRA 对显示小血管和小病变仍不够满意,还不能完全代替数字减影血管造影(digital subtraction angiography,DSA)。常用的 MRA 技术有时间飞跃法和相位对比法。

4. **磁共振水成像技术**　是指采用长 TR、很长 TE 获得重度 T_2WI,从而使体内静态或缓慢流动的液体呈现高信号,而实质性器官和快速流动的液体呈低信号的技术。通过最大强度投影重建,可得到类似对含水器官进行直接造影的图像。目前常用的磁共振水成像技术主要包括:磁共振胆胰管成像(MR cholangiopancreatography,MRCP)、磁共振尿路造影(MR urography,MRU)、磁共振脊髓成像(MR myelography,MRM)等。磁共振水成像具有无需对比剂、安全无创、适应证广、成功率高、可多方位观察等优点。

(三) MRI 诊断肿瘤的价值

由于 MRI 具有较强的软组织分辨力,对人体安全无创;在神经、脊髓及软组织肿瘤的早期诊断、术前评价及术后复发等方面已成为首选的检查方法,在腹盆腔肿瘤的良恶性判定及肿瘤的 TNM 分期中有其独特的优势。解剖结构和病变形态显示清楚;可以多方位、多参数成像,便于显示体内解剖结构和病变的空间位置与相互关系;除可显示形态变化外,还能进行功能成像和生化代谢分析,能在分子水平上反映病理情况,有利于肿瘤的客观评价。

三、超声

(一) 超声图像特点

超声是以 2MHz 以上的频率通过递质传播的声波,临床上常用的超声频率通常在 2.2~10MHz,它具有方向性好、穿透性强、易于获得等优点。超声射入人体后,由于人体超声阻抗分布不均匀,由表面到深部将经过不同声特性阻抗和不同衰减特性的器官及组织,从而产生不同的反射与衰减。这种不同的反射与衰减是构成超声图像的基础。

(二) 超声检查技术

超声诊断仪根据功能分为两大类,即解剖超声与血流超声。解剖超声以 B 超为代表,因采用多声束连续扫描,故可显示脏器的二维图像,为目前使用最为广泛的超声诊断法。三维、四维超声是可将立体图像以投影图或透视图表现在平面上的显示方式,可从各角度来观察该立体目标。血流超声以多普勒超声为代表,分为二维彩色多普勒及三维立体彩色多普勒。可采用连续波多普勒和脉冲波多普勒不同的成像方法来探测血流、测量血流速度。同时,在多普勒二维显像的基础上,以实时彩色编码显示血流的方法可以不同的彩色显示不同的血流方向与流速。

(三) 超声诊断肿瘤的价值

超声检查因具有无放射性损伤、能取得多种方位的肿瘤断面图像,并能根据声像图特点对病变作出定位、定量及定性诊断;实时动态显示,可观察器官的功能状态和血流动力学情况;设备轻便、易操作并可反复多次重复观察等特点,已经成为头颈部、软组织、胸腹部及盆腔肿瘤筛查的重要手段。超声在肿瘤诊断领域的价值主要包括:发现肿瘤、鉴别肿瘤的性质、引导穿刺活检、肿瘤的术前评估分期及肿瘤患者的手术或放疗、化疗后随访等。

四、核医学

放射性核素显像技术是临床核医学中的主要组成部分,主要包括两种,单光子发射计算机断层显像(single photon emission computed tomography,SPECT)和正电子发射计算机断层成像(positron emission tomography,PET),可局部和全身显像。

(一) SPECT、PET 图像特点

SPECT 是利用放射性同位素作为示踪剂,将这种示踪剂注入人体内,使该示踪剂浓聚在被测脏器上,从而使该脏器成为 γ 射线源,在体外用绕人体旋转的探测器记录脏器组织中放射性分布可得到数据。SPECT 是以脏器内、外放射性差别以及脏器内部局部放射性差别为基础的,而脏器和病变内放射性的高低直接与显像剂的聚集量有关,聚集量的多少又取决于血流量、细胞功能、细胞数量、代谢率和排泄引流等因素。因此,放射性显像不仅能够显示脏器和病变的位置、形态和大小,更重要的是同时提供有关血流、功能、代谢和受体等方面的信息。

PET 是利用回旋加速器加速带电粒子轰击靶核,通过核反应产生带正电子的放射性核素并合成显像剂,引入体内定位于靶器官,它们在衰变过程中发射带正电荷的电子,这种正电子在组织中运行很短距离后,即与周围物质中的电子相互作用,发生湮没辐射,发射出方向相反、能量相等的两光子。通过 ^{11}C、^{13}N、^{15}O、^{18}F 将等核素标记在人体所需营养物质(如葡萄糖、氨基酸、水、氧等)或药物上,PET 可以从体外无创、定量、动态地观察这些物质进入人体后的生理、生化变化,从分子水平洞察代谢物或药物在正常人或患者体内的分布和活动。

(二) SPECT、PET 检查技术

PET 与 SPECT 之间有相同之处,也有差异。相同之处在于两者都是利用放射性核素的示踪原理进行显像,均属于功能显像的范畴,显像结果也都表现为阴性显像或阳性显像。但两者也存在明显的差异,这主要表现在所用的显像剂和扫描仪方面。

在显像剂方面,PET 所用的显像剂较 SPECT 更具生理性,PET 药物是人体内源性代谢物或类似物,可以用碳、氮和氧等人体组成元素标记,符合生理学特性;在扫描仪方面,PET 的探测灵敏度和分辨率明显高于 SPECT,因此 PET 图像质量要明显高于 SPECT;PET 可行准确的衰减校正,还可以进行准确的绝对定量,SPECT 在衰减校正及定量准确方面均不如 PET;此外,在扫描范围上来看 PET 多为全身检查,而 SPECT 多只能检查局部器官。

(三) SPECT、PET 诊断肿瘤的价值

二者的主要优势在于能够从分子学层面提供肿瘤更准确、更全面的代谢性诊断信息,有利于肿瘤良恶性的鉴别,有利于显现一些常规影像学检查方法不易显示的病灶,能发现早期微小肿瘤、确定肿瘤分期,可为手术与精细放疗提供精确的向导,为放化疗提供了准确的疗效监测及评价治疗效果等。SPECT 对于原发骨肿瘤或骨转移瘤的特异性较高,但是对于其他体内组织肿瘤的检出率不及 PET。PET 对于包括骨骼在内的大部分肿瘤有着较为精确的鉴别能力。

第二节 各 论

要点:

1. 掌握熟悉全身各系统常见肿瘤的典型影像学表现,有助于肿瘤的早期诊断、正确分级分期及治疗后影像学评估。

2. 各系统常见肿瘤具有不同的特点,不同部位肿瘤的最佳影像检查方法不同,需根据不同检查目的进行合理选择。

3. 相同部位的不同肿瘤可能具有影像学表现的交叉,需根据影像学表现的特点,并结合其他临床及实验室检查进行鉴别诊断。

一、鼻咽癌的影像学诊断

(一) 概述

鼻咽癌(nasopharyngeal carcinoma)最常发生于中年人,男性较多见。早期鼻咽癌的临床表现不明显,中、晚期鼻咽癌因肿物的侵犯范围不同而表现各异。颈部淋巴结肿大常为首发症状,可出现回吸性血涕、鼻出血等鼻部症状,晚期侵犯转移可有听力减退或丧失等耳部症状,侵犯神经可引起声嘶、吞咽困难等咽喉部症状以及头痛、上睑下垂、复视等神经症状。

(二) 影像学检查方法及选择

CT 扫描可详细显示鼻咽及其周围结构的解剖,目前为鼻咽癌的基本检查方法。MRI 可多平面扫描,软组织对比度好,能明确显示肿瘤的范围及侵犯深度,为鼻咽癌极有价值的检查方法。

观察颅底及周围结构骨质破坏情况,应首选 CT,但 MRI 能发现 CT 所不能发现的早期、轻微颅底骨质破坏。观察软组织侵犯及肿瘤沿肌肉、神经蔓延首选 MRI。

NOTES

(三)影像学表现

约80%的鼻咽癌起自鼻咽侧壁,早期咽隐窝变浅、闭塞,咽侧壁增厚,失去正常对称的外观。中晚期有明显肿物,CT表现为软组织密度肿物突入鼻咽腔,致鼻咽腔不对称、狭窄或闭塞,肿物与周围组织分界不清。增强扫描,肿物可呈轻或中度强化(图3-3-1)。MRI表现为在 T_1WI 上呈中低信号,在 T_2WI 上呈较高信号,坏死则信号不均匀(图3-3-2)。

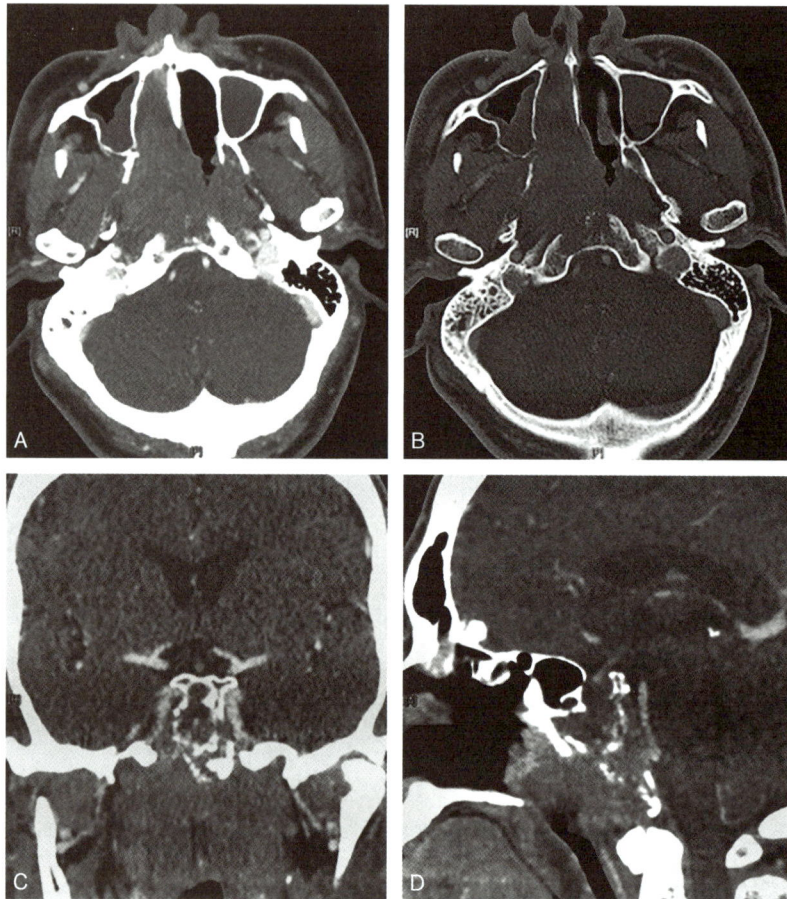

图 3-3-1 鼻咽癌 CT
A. CT增强横断位示鼻咽部软组织肿块,边界不清,咽腔变形,深部侵犯邻近翼内肌及咽旁间隙;B. 骨窗示邻近颅底骨质受侵;C,D. 冠状位及矢状位重建可清晰显示病灶突破颅底骨质向颅内延伸。

鼻咽癌易侵犯周围结构:肿瘤向前播散到鼻腔、鼻窦,可引起鼻窦炎症。侵犯翼腭窝表现为局部正常的脂肪间隙消失,翼腭窝扩大或周围骨质破坏。从翼腭窝经圆孔进入颅前窝及海绵窦区,经翼管进入颅中窝颅内,自眶尖再经眶上裂进入颅内,亦可经蝶腭孔进入鼻腔,经翼下颌裂进入颞下窝。向外方侵犯咽旁间隙,再侵犯咀嚼肌间隙,可以沿下颌神经周围浸润,进而侵犯颅内。向后侵犯咽后间隙及椎前间隙,偶可见椎体破坏。尤其需注意肿瘤是否侵犯颈动脉鞘、颈静脉孔及邻近的舌下神经管。向下可侵犯口咽及软腭。向上直接侵犯颅底,颅内侵犯常累及海绵窦、颞叶、桥小脑角区等。

另外,鼻咽癌常合并有单侧或双侧淋巴结肿大。咽后组淋巴结外组是鼻咽癌的首站转移淋巴结,其他常见转移部位为颈静脉链周围及颈后三角区(图3-3-2C)。边缘不规则强化、内部低密度坏死是典型鳞状细胞癌转移淋巴结的征象。放疗后可出现颏下、枕后等罕见部位淋巴结转移,有时转移淋巴结大小与原发肿瘤不成比例。

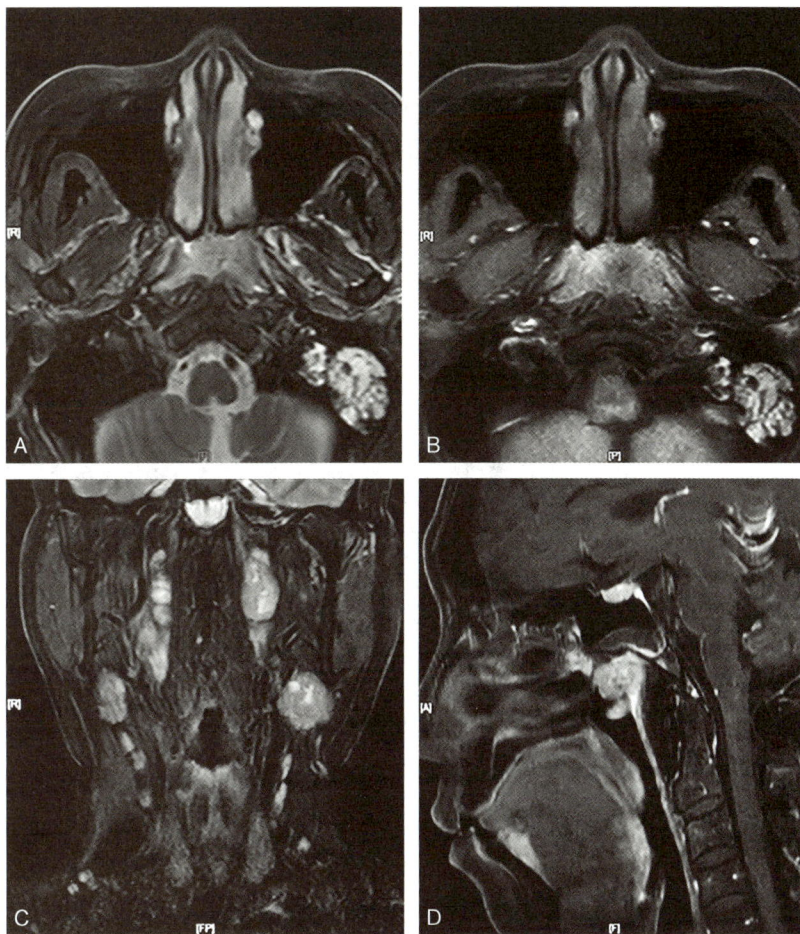

图 3-3-2　**鼻咽癌 MR**

鼻咽部软组织肿块,鼻咽腔狭窄,呈 T_2WI 高信号(A),增强 T_1WI 横断位(B)及
矢状位(D)可见明显强化。可见颈部多发转移中大淋巴结(C)。

(四)诊断与鉴别诊断

鼻咽癌需与鼻咽部的其他良性或恶性肿物相鉴别:

1. 鼻咽部恶性淋巴瘤　单从肿物形态很难区别两者,但淋巴瘤侵犯范围广泛,常侵犯鼻腔及口咽,多表现为软组织弥漫性增厚,颅骨破坏少见。颈部淋巴结受侵区域同鼻咽癌相仿,但受侵淋巴结多边缘规则,内部密度均匀,增强 CT 扫描强化均匀。

2. 腺样囊性癌　鼻咽部腺样囊性癌密度多不均匀,可有囊性低密度区,且有沿神经蔓延的倾向,但有时仅靠影像学表现难以与鼻咽癌鉴别。

3. 青少年鼻咽纤维血管瘤　几乎均见于男性青少年。肿瘤多位于蝶骨体、枕骨斜坡及鼻后孔,呈类圆形。增强 CT 扫描,肿块呈明显强化,CT 值可超过 100Hu。MRI 的 T_1WI 呈中等信号,信号可不均匀,T_2WI 呈明显高信号,内部可掺杂低信号的血管基质信号,可呈"胡椒盐"样改变。

二、喉癌的影像学诊断

(一)概述

喉癌(laryngocarcinoma)按解剖部位,可分为声门上型癌、声门型癌、声门下型癌和混合型癌。声门上型癌早期仅有喉部异物感,咽部不适,中晚期可有咽喉痛,痰中带血,声嘶。声门型癌主要症状为声嘶,肿瘤较大时可有血痰、喘鸣、呼吸困难。声门下型癌早期可无明显症状,中晚期可有血痰、呼吸困难。

NOTES

(二) 影像学检查方法及选择

喉癌影像学检查的价值在于确定肿瘤的范围、与周围重要结构的关系及评价有无颈部淋巴结转移。CT 扫描尤其是多层螺旋 CT 扫描及其后处理技术可明确显示喉腔及其周围结构的解剖关系,是目前喉癌的基本检查方法。MRI 能明确显示肿瘤的范围及侵犯深度,为 CT 检查的重要补充。

(三) 影像学表现

会厌、会厌皱襞、真假声带等结构出现软组织增厚或肿物。肿瘤侵犯周围结构肿物较大时常侵犯会厌前间隙、喉旁间隙、喉软骨、颈动脉及静脉等。喉软骨受侵常表现为软骨侵蚀、溶解,亦可有软骨硬化表现。颈部淋巴结转移可有单侧或双侧淋巴结肿大,呈边缘强化,内部常可见坏死(图 3-3-3)。

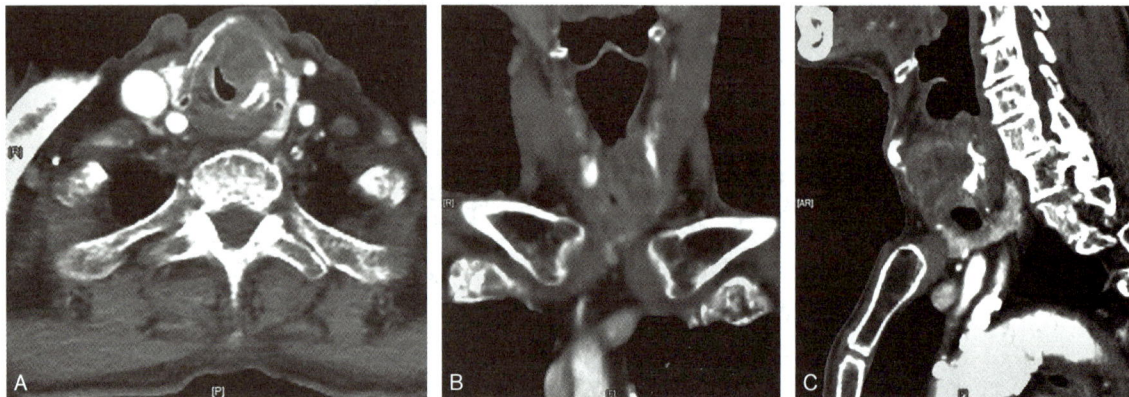

图 3-3-3　喉癌(声门型)

A. 增强 CT 可见喉部软组织肿块,喉咽腔明显狭窄,增强软肿块不均匀强化,邻近甲状软骨可见骨质破坏;B,C. 冠状位及矢状位重建可见肿块跨声门水平。

(四) 诊断与鉴别诊断

声带息肉　多见于一侧声带前中 1/3 交界处,呈小结节状,但基底较窄,可以带蒂,喉内其他结构正常。应当注意的是,除声门型喉癌之外,声带可以发生多种病变,如声带小结、乳头状瘤和血管瘤等,早期声门型喉癌影像学上不易与上述病变区分,因此,影像学诊断要密切结合喉镜所见。

三、甲状腺癌的影像学诊断

(一) 概述

甲状腺癌(thyroid carcinoma)病理类型主要有乳头状癌、滤泡癌、未分化癌及髓样癌,其中乳头状癌最常见。可以单发或多灶性分布在甲状腺两叶。患者可无症状,仅表现为质硬、固定的颈部肿块。部分患者表现为颈部迅速增大的肿块,可合并邻近组织结构受累的症状(吞咽困难、呼吸困难等)。

(二) 影像学检查方法及选择

超声可良好地显示甲状腺内部结构,鉴别囊实性,超声引导下穿刺活检有助于获得组织学诊断,目前为甲状腺肿物的首选影像检查方法。CT 增强扫描显示解剖关系清晰,对观察甲状腺大肿物有无侵犯周围结构有重要意义,也可以显示肿物内部的钙化、出血、坏死、囊性变和颈部淋巴结的改变。但对于显示小的甲状腺病变不如超声。对于禁忌注射碘对比剂的患者,甲状腺癌术后随诊鉴别纤维化和复发可采用 MRI 检查,但 MRI 显示钙化不如 CT。此外,核素显像和 PET 对诊断与鉴别诊断亦有帮助。

(三) 影像学表现

CT 上肿块形态多不规则,边界模糊不清,密度不均匀,肿块内不规则高密度区内混杂不规则低密度灶为其特征性改变。增强扫描,肿块实性部分呈不均匀强化,强化程度低于正常甲状腺。肿块内出现囊性变伴有明显强化的乳头状结节为甲状腺乳头状癌的特征性表现(图 3-3-4)。肿块内可有颗粒

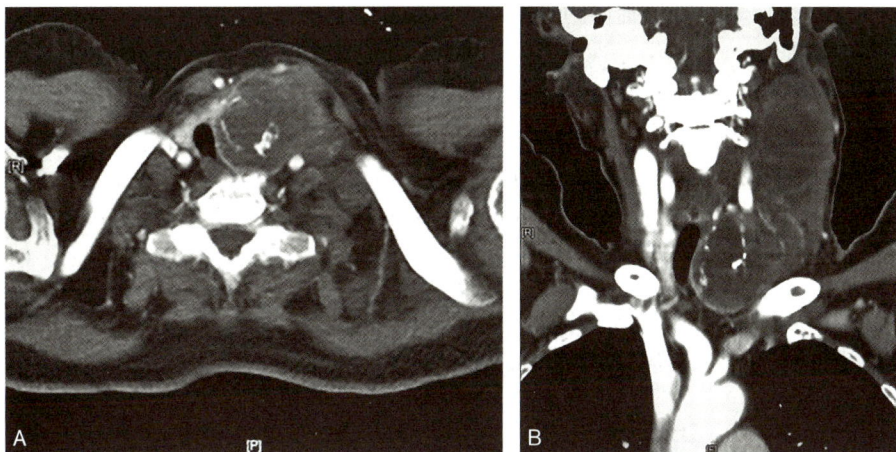

图 3-3-4　甲状腺癌伴淋巴结转移

A. CT 增强扫描可见甲状腺左叶巨大占位,密度不均,边界不清,增强病变不均匀强化,内有囊变及不规则钙化。B. 冠状位增强 CT 可见甲状腺左叶占位压迫气管,左侧颈部淋巴结明显肿大坏死。

状、斑片状、斑点状钙化,其中颗粒状钙化较为特异。可伴有颈部或纵隔淋巴结转移,甲状腺癌淋巴结转移部位多为颈静脉链周围淋巴结,其中又以颈下深组(包括锁骨上窝)最多,颈上中深组次之,其他依次为气管食管沟,甲状腺周围,颈后三角区、上纵隔。

超声检查多表现为甲状腺增大,形态失常。甲状腺内不均质的低、中回声肿块,肿块后方呈衰减暗区。肿块边缘常呈蟹足状,多无包膜。彩色多普勒超声示肿块内部血流丰富。

(四)诊断与鉴别诊断

需要与甲状腺腺瘤、结节性甲状腺肿等良性肿瘤相鉴别。仔细观察肿块的形态、边界、密度,分析其内钙化特点及肿瘤强化特征,评估是否有颈部淋巴结转移等一般可以鉴别开来。缺乏特征性影像学表现的肿瘤需辅以核素显像和 PET。

四、肺癌的影像学诊断

(一)概述

原发性支气管肺癌(primary bronchogenic carcinoma)简称肺癌,是最常见的恶性肿瘤之一。大体病理类型分为中央型、周围型和弥漫型。中央型肺癌发生于肺叶或肺段以上的支气管;周围型肺癌指发生于肺段以下的支气管;弥漫型肺癌的癌组织沿肺泡管、肺泡弥漫性生长。

(二)影像学检查方法及选择

胸部 X 线平片对肺癌检出的敏感性及准确性均低于 CT 扫描。CT 目前已成为肺癌早期检出、诊断与鉴别、分期、疗效评价及终身随访最主要和最常用的方法。应用低剂量螺旋 CT 对高危人群进行肺癌筛查,能提高肺癌早期检出率和手术根治率。对周围型肺结节和肺弥漫性病变(如怀疑淋巴管转移)应注意行高分辨率 CT 扫描;对中央型肺癌应行增强扫描,并尽量应用多平面重建等后处理技术判断肿瘤与周围结构的关系,帮助判断手术可切除性及制订治疗方案。

MRI 是 CT 扫描的补充手段,对肺上沟瘤、与胸壁、膈肌关系紧密的肺癌,碘造影剂过敏但要显示病变与肺门、纵隔大血管关系的患者,可选择 MRI;对一些肺肿块的鉴别诊断(如矽结节)、放疗 1 年以上的纤维化与肿瘤复发,MRI 可能优于 CT。怀疑或排除中枢神经系统转移时,颅脑 MRI 为首选方法;对局灶性可疑骨转移,X 线、CT 及骨扫描不能定性时,MRI 可能有助于诊断。

PET 对肺癌诊断的特异性和准确性高,分期较为全面准确,对于肺癌疗效观察和早期检出治疗后残留及复发肿瘤亦有重要价值;但 PET 仍有一定的假阳性率和假阴性率,小病灶(<1cm)易被漏诊,

对中枢神经系统转移不够敏感,所提供的解剖细节不如 CT 扫描等。

（三）影像学表现

1. 中央型肺癌　中央型肺癌的影像学表现包括原发肿瘤直接和间接征象。直接征象为段或段支气管以上支气管腔内结节、局限性管壁增厚或腔内外生长肿块,导致管腔狭窄、闭塞。以上征象胸部 CT 显示清晰(图 3-3-5)。继发征象主要指肿瘤远端阻塞性肺改变,最初可表现为阻塞性肺气肿,但持续时间较短;继而发生梗阻远端支气管黏液或脓汁潴留或扩张,叶段或全肺阻塞性肺不张或肺炎。

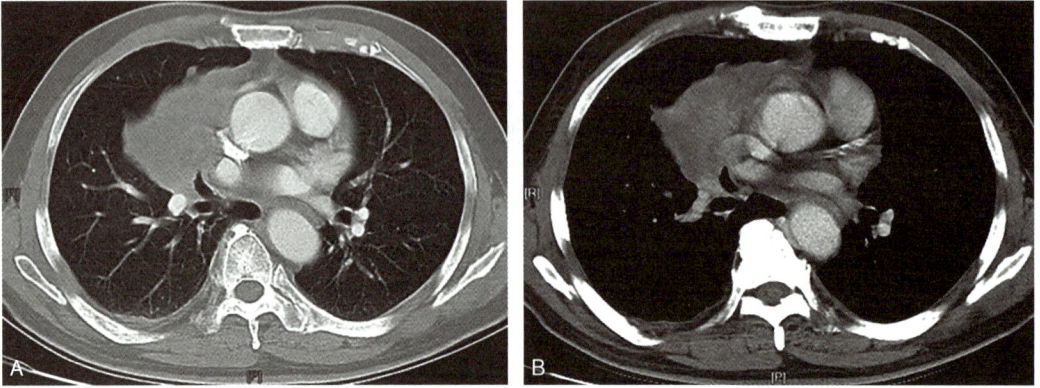

图 3-3-5　中心型肺癌

CT 增强肺窗(A)及纵隔窗(B)可见右肺中叶近肺门肿块,右肺中叶支气管狭窄闭塞,远端肺组织不张,增强肿块不均匀强化。

纵隔淋巴结 >15mm 常提示转移;纵隔结构浸润的胸部 CT 显示为肿瘤与纵隔间脂肪间隙消失、肿瘤与纵隔结构分界不清,可伴有大血管侵犯;胸部 MRI 显示为纵隔结构周围薄层高信号带消失;PET 显示为纵隔内脱氧葡萄糖摄取异常浓聚影。

2. 周围型肺癌　周围型肺癌多表现为肺内结节或肿块,部分结节呈磨玻璃样稍高密度,少数表现为浸润阴影或条索状高密度影。淋巴结转移时可合并肺门、纵隔淋巴结肿大。当肺内结节、肿块可具有以下征象时,常提示周围型肺癌的诊断可能(图 3-3-6):①形态呈分叶状;②边缘细短毛刺;③结节周围环以磨玻璃样影,称之为"月晕征",病理为出血性肺梗死、肿瘤细胞浸润;④可伴有细支气管充气征;可伴有偏心性空洞;⑤周围血管集聚;⑥胸膜凹陷征,以腺癌和细支气管肺泡癌多见;⑦增强扫描肺结节多呈轻、中度均匀或不均匀强化,部分结节呈内缘不规则的环状强化。

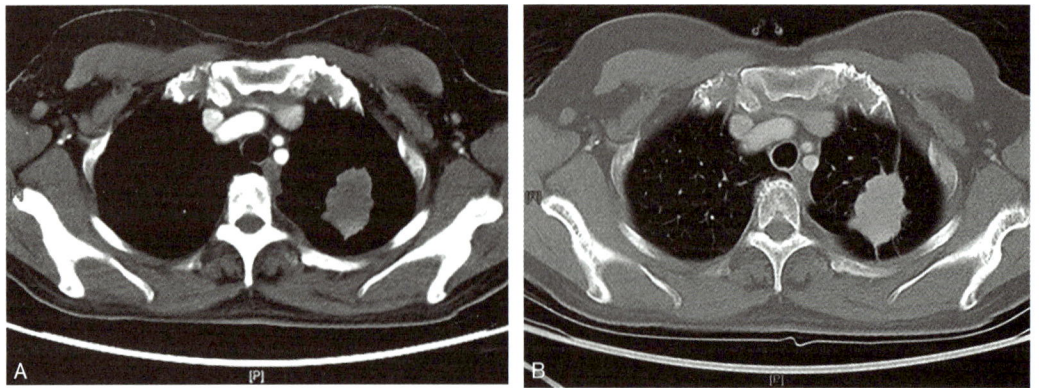

图 3-3-6　周围型肺癌

CT 增强纵隔窗(A)及肺窗(B)可见左肺上叶尖后段软组织肿块,边缘呈分叶状,周围可见毛刺,邻近胸膜牵拉内陷,增强肿块不均匀强化。

PET 在肺部孤立性结节或原发性肿块的良恶性鉴别及分期有重要的应用价值。

3. 细支气管肺泡癌　根据肿瘤结节的数量,可分为孤立结节型、多结节型及弥漫型。孤立结节型表现为轮廓清晰的网状或星芒状肺结节,密度不均,多呈实性-磨玻璃混合密度改变,常可见毛刺征、分叶征及胸膜凹陷征等;多结节型呈密度较低或呈磨玻璃样的肺叶、段实变,内可见不规则、似枯树枝样的支气管充气征。增强后,在实变内可见血管分支影;弥漫型表现多样,可表现为网状结节影、蜂窝状、多发混合密度结节、多发斑片或实变影等。

(四)诊断与鉴别诊断

中央型肺癌需要与支气管结核相鉴别。两者均可引起支气管受累,导致管腔狭窄或闭塞。但后者病变累及范围大,无管腔外肿块,无肺门、纵隔淋巴结肿大。必要时可行经支气管镜组织活检以确诊。

周围型肺癌与结核球、炎性假瘤、肺错构瘤等影像表现具有一定的相似性,需要注意鉴别。良性病变形态多呈类圆形,边缘光滑。结核球有长毛刺,结节周围可见卫星灶,无强化;炎性假瘤密度均匀,缓慢均匀强化;肺错构瘤有脂肪样低密度,斑点状、爆米花状钙化等。

五、乳腺癌的影像学诊断

(一)概述

乳腺癌(breast cancer)是女性最常见的恶性肿瘤之一。乳腺癌的发生与家族史、生育与哺乳史、月经情况、饮食习惯及嗜好、乳腺手术和外伤史等因素相关。

乳腺癌早期多无明显的临床症状。乳腺肿块常为首发症状,触诊可扪及肿块不规则,不活动,无明确边界、中心突起、表面不平、坚硬。晚期可引起乳腺外形改变:乳头内陷,局部皮肤出现红斑、橘皮征等特异性体征。淋巴结转移时同侧腋窝淋巴结肿大。

(二)影像学检查方法及选择

乳腺 X 线摄影是诊断乳腺肿瘤重要、有效的方法。数字化乳腺摄影提高了空间及对比分辨率,同时可进行图像后处理,根据具体情况调节亮度、对比度、局灶兴趣区放大观察等,必要时可行局部点压或放大摄影,以更好地观察乳腺内局部病变的细微结构,如边缘、微小钙化等;同时可清晰地显示腋窝肿大的淋巴结。超声检查属于无损伤性检查手段,可自由扫查乳腺的任何部位,同时可清晰地观察乳腺内局部病变的细微结构并提供血流信息。乳腺 X 线摄影辅助超声扫描,是目前国际上公认并广泛应用的乳腺疾病影像学检查方法的最佳组合。

CT 扫描分辨率较高,无影像重叠,有助于显示乳腺内肿块,但其诊断价值尚有限,且辐射剂量较大,目前不作为常规的乳腺检查方法。MRI 检查因具有无辐射、分辨率高、多参数、功能成像等优点,对于乳腺 X 线摄影及超声不能明确诊断的病例,可作为辅助检查手段。

(三)影像学表现

乳腺癌的影像表现包括原发肿瘤直接和间接征象。直接征象包括肿块、微小钙化、局限致密浸润、局部结构扭曲等。肿块是乳腺癌的直接征象,也是乳腺癌的主要诊断依据。肿块大小不一,X 线片中显示肿块大小多小于临床触诊,此为恶性征象之一。肿块密度在多数情况下比较致密,与邻近的乳腺实质相仿或略高。形态多呈类圆形、结节状、分叶状或不规则形。大多数肿块边缘不光整,境界模糊,可见轻微和明显的毛刺或浸润。

微小钙化在乳腺癌诊断中占据特别重要的地位,以导管内癌、浸润性导管癌为多见。典型的恶性钙化成簇分布,大小、数目、形态不一。常常呈细砂粒状、细线状、条状、分叉状、不规则多角形或分支状等多种形态同时存在。钙化可以聚积在肿块之内,或在其周围,也可呈节段性或弥漫分布。作为乳腺癌的一个主要征象,它不仅可以帮助对乳腺癌的确诊,而且在相当一部分病例中,钙化是诊断乳腺癌的唯一阳性依据(图 3-3-7)。X 线片中在 $1cm^2$ 的范围内见到 5 个以上直径 <0.5mm 的微小钙化时,应提高警惕。

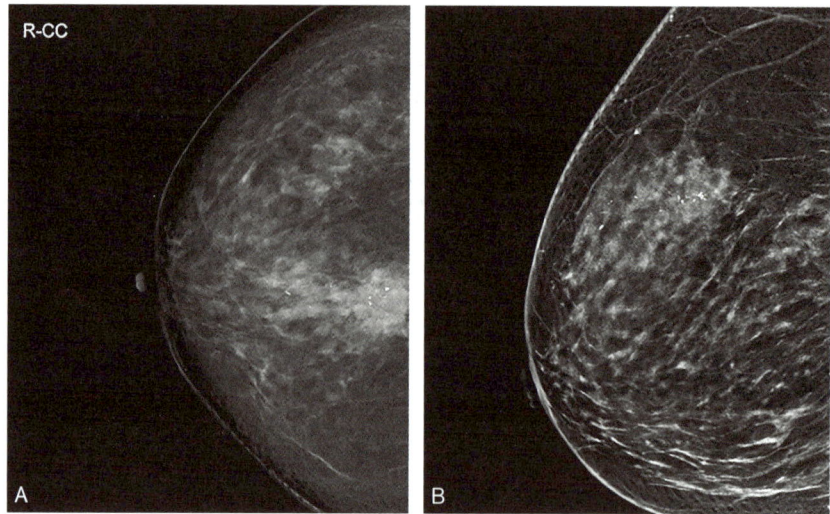

图 3-3-7　乳腺癌钼靶 X 线片
A. 右乳头尾位钼靶 X 线片可见不规则占位,边界不清,其内可见不规则钙化影;
B. 斜位断层图像可清晰显示颗粒状、杆状、线状及分支状钙化,大小不等,浓淡不均,呈节段性分布。

当乳腺某一区域的密度异常增高,或两侧乳腺比较发现不对称的致密区,即为局限致密浸润;局部结构扭曲在 X 线片上表现为乳腺实质正常轮廓改变及间质成分产生的成角、星状及毛刺样改变,也为乳腺癌直接征象之一。

间接征象常出现以下一些征象:皮肤局限增厚、局部凹陷(酒窝征);乳头内陷、漏斗征,多见于中晚期乳腺癌;局部血供增加,多见于中晚期乳腺癌;病灶周围水肿呈不规则的透亮环;出现彗星尾征,指病灶后或上方逐渐变细的狭长三角形致密影,是肿瘤侵犯和/或牵拉乳腺实质所致;乳腺后间隙消失,深位乳腺癌在早期即可出现;腋窝淋巴结肿大等。

(四) 诊断与鉴别诊断

良性肿瘤形态规则,边缘光滑,密度均匀,多为轻度延迟强化,周围组织受压但有光滑透亮线;恶性肿瘤形态不规则,边缘分叶、毛刺,密度不均匀,早期明显强化,周围组织受侵、结构扭曲、皮肤及乳头回缩等。良恶性肿瘤均可以出现钙化,良性肿瘤的钙化如纤维腺瘤的钙化常较粗大,数目少,位于肿瘤内部,囊肿、脂肪坏死常为蛋壳样钙化;典型的恶性钙化多成簇分布,大小、数目、形态不一。

六、食管癌的影像学诊断

(一) 概述

食管癌(esophageal carcinoma)是消化道最常见的恶性肿瘤之一。早期食管癌的症状不明显,偶有进食阻挡感、胸骨后疼痛。进展期食管癌主要表现为进行性持续性吞咽困难,胸闷或胸背痛,声嘶,呼吸困难或进食呛咳。晚期出现贫血、消瘦及恶病质。食管癌起源于食管黏膜,多生长于食管中段,下段次之,上段少见。

(二) 影像学检查方法及选择

食管癌的影像学检查较多,如钡剂造影检查、CT 检查、MR 检查及腔内超声检查等。每种检查方法有其优越性和局限性,食管钡剂造影检查是诊断食管肿瘤的一种简便、经济、实用而有效的方法,对疑为早期癌的患者更是必不可少的步骤,但只能观察和了解食管腔内情况,而无法了解肿瘤有无外侵和转移;CT 扫描有助于显示肿瘤与周围结构的关系,特别是观察邻近心脏大血管有无受侵;MRI 可以明确显示肿瘤与周围组织的关系,有助于观察纵隔淋巴结;食管腔内超声检查可以显示食管壁各层。

除了明确诊断外,影像学检查还应特别注意为食管癌患者提供肿瘤分期的资料,以便设计合理的治疗方案及评估预后。

(三)影像学表现

1. 食管X线钡剂造影　早期食管癌范围常较局限,病变区黏膜皱襞增粗紊乱、中断及扭曲;可表现为微小的凹陷性或隆起性病灶;病变部位食管壁轻度僵硬,扩张度稍受限。

进展型食管癌不同类型具有不同的影像表现:浸润性食管癌常见征象为局限性环形狭窄,轮廓毛糙,钡剂通道缓慢,严重者可形成完全性梗阻,狭窄近端食管扩张;增生性食管癌管腔内充盈缺损似菜花或蕈伞样,一般范围较广,依病变范围而出现不同程度的梗阻,癌肿常偏于食管一侧;溃疡型癌可表现为肿瘤区轮廓不规则的龛影,一般均较大,龛影可出现周围低密度环堤;混合型癌病变发展不一致,患处既有浸润病变,亦可有增生及溃疡病变,范围广泛,食管僵硬,有的可穿孔形成瘘管。

2. CT、MRI　CT与MRI能观察肿瘤造成的食管壁不规则增厚,肿块可向腔内或腔外生长、可全周或偏心生长,食管腔受压变小不规则,偏于一侧或完全闭塞。增强扫描瘤体轻度强化。较大瘤体强化不均匀,常合并坏死;较小瘤体强化均匀(图3-3-8)。肿瘤与周围纵隔内组织、器官的脂肪间隙是否清晰则可提示肿瘤有无外侵。食管癌可出现转移征象,以纵隔、肺门及颈部淋巴结转移多见。少数逆行性转移至上腹部淋巴结。

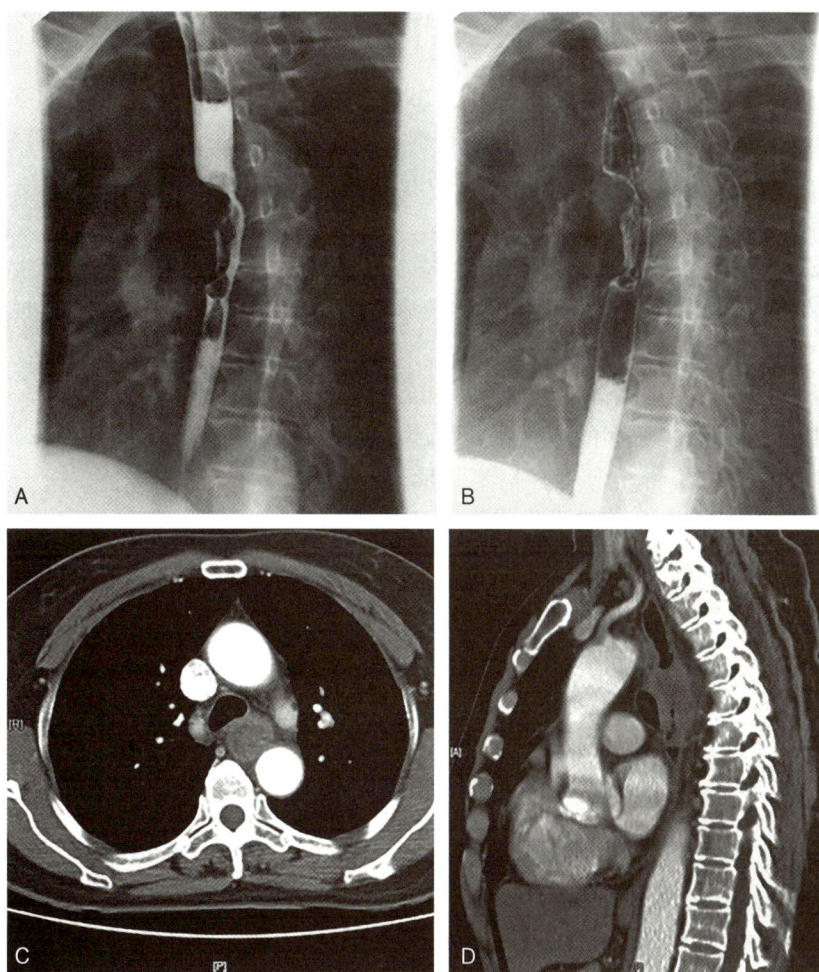

图 3-3-8　食管癌

A. 食管钡剂造影充盈相可见食管中段不规则充盈缺损,管腔偏心性狭窄,钡剂通过受阻;B. 黏膜相可见黏膜破坏中断,管壁僵硬;C. 增强CT横断位可见食管中段管壁明显增厚,呈团块状,增强不均匀强化,邻近气管受压推移;D. 增强CT矢状位重建可见食管中段占位上下累及范围,增强呈不均匀强化。

3. 食管腔内超声检查　可以观察食管壁的正常分层结构是否被肿瘤破坏、肿瘤的外侵情况以及区域性淋巴结转移,对于局限于黏膜及黏膜下层的肿瘤较其他检查敏感。

(四)诊断与鉴别诊断

食管良性肿瘤多有光整的包膜,可以单发圆形、卵圆形或多结节状,主要为壁在性病变,也可向腔外生长。食管钡剂造影呈圆形、卵圆形的壁在性肿物,管腔偏心性狭窄,边缘光滑锐利,邻近黏膜被推移但无破坏。

七、胃癌的影像学诊断

(一)概述

胃癌(gastric carcinoma)是我国主要的恶性肿瘤之一,其死亡率较高。胃癌患者早期可毫无症状,因而被忽略。以后可出现胃痛症状,表现为上腹不适、膨胀感、隐痛感等而被误认为胃炎、溃疡病等。

(二)影像学检查方法及选择

X线钡剂造影检查对观察胃腔内病变部位、大小、形态及定性等方面效果较好,而对于肿瘤在胃壁内、腔外生长情况以及肿瘤与周围脏器的关系,或有无局部、远隔转移,则需超声、CT和MRI等检查手段。超声检查的主要目的在于判断肿瘤侵犯深度。螺旋CT多平面重建技术和仿真内镜技术的出现,更有利于检出微小病变,并对判断肿瘤与邻近脏器的关系能提供更多信息。由于MR仪器扫描速度慢,胃的蠕动、呼吸伪影和胃扩张度不一等原因而影响了MRI的图像质量。随着MR快速扫描技术的应用,MRI用于胃癌的诊断研究也将会进一步发展。核素检查和PET检查在胃恶性肿瘤的诊治中也有应用,在肿瘤远处转移的诊断中具有一定的价值。

(三)影像学表现

1. 胃X线钡剂造影

(1)早期胃癌:较难发现,在良好的双对比造影片上表现为胃小区消失或黏膜面失去正常均匀结构。

(2)进展型胃癌:增生型胃癌表现为胃腔内充盈缺损,轮廓不规则,高低不平,有时有分叶,黏膜皱襞破坏、中断,有时可见很大的坏死性龛影,边缘不规则;溃疡型胃癌的龛影浅而大,位于胃轮廓之内,形态不规则,位于胃小弯者多呈半月形,外缘平直,龛影周围有宽窄不一的透亮带即所谓环堤,环堤内常可见到结节状或指压迹状充盈缺损,尖角指向胃腔,周围纠集的黏膜纹邻近龛影处截断,可见截断状、杵状、融合状、不规则削尖状等改变(图3-3-9);浸润型胃癌表现为病变区胃壁僵硬、轮廓平坦、蠕动消失、形态固定、皱襞僵直和胃腔狭窄;混合型胃癌则表现为既有溃疡形成又有胃壁僵硬,或既有不规则的充盈缺损又有不规则龛影,黏膜粗大而僵硬。

2. CT　胃癌CT扫描主要表现为胃壁增厚或软组织肿块,当肿瘤浸透浆膜层时表现为浆膜面不光整,周围脂肪间隙内有点、条状影;当病变与邻近脏器间脂肪层消失,提示有脏器受侵的可能;当强化的肿瘤明显伸入邻近脏器则为诊断受侵的可靠依据。扫描范围内其他脏器转移可作为分期标准,胃癌最常见的转移器官是肝脏(图3-3-10)。

(四)诊断与鉴别诊断

胃癌需要与良性病变及其他良恶性肿瘤相鉴别。

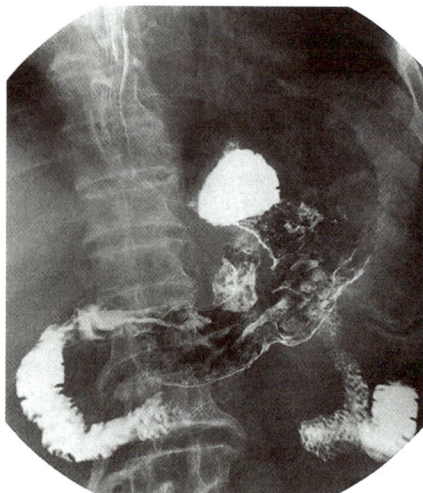

图3-3-9　胃癌气钡双重造影
胃X线气钡双重造影可见胃小弯处半月形龛影,浅而大,位于胃轮廓之内,外缘平直,龛影周围有宽窄不一的环堤围绕。

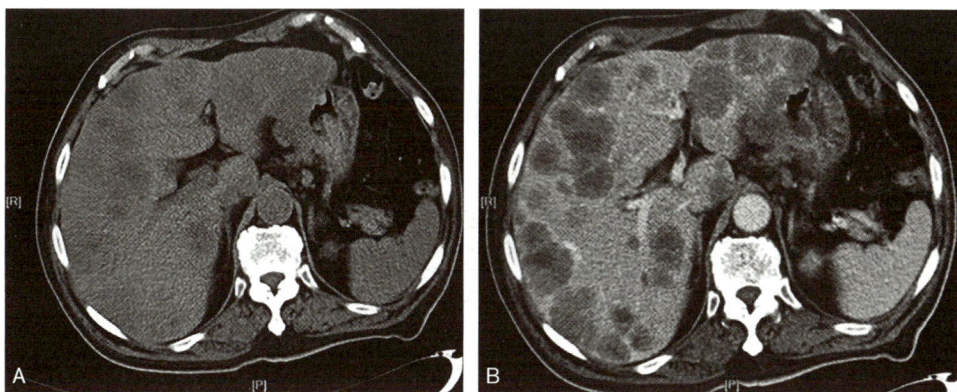

图 3-3-10　胃癌伴肝转移 CT 平扫及增强

A. CT 平扫可见胃体小弯侧胃壁明显增厚,肝胃间脂肪间隙不清,肝脏内可见多发类圆形稍低密度影;B. 增强扫描可见胃壁肿块不均匀强化,与肝脏分界不清,肝脏内可见多发低强化结节,呈"牛眼征";胃周可见多发肿大淋巴结。

1. **胃炎**　多表现为黏膜增粗、迂曲,但没有黏膜中断、破坏等改变,鉴别较为容易。

2. **胃淋巴瘤**　X 线钡剂造影多表现为黏膜粗大,息肉样或鹅卵石样充盈缺损,病变范围广,胃壁可保持一定的扩张度。CT、MRI 和超声多呈全周性胃壁增厚,胃腔可扩展,常伴有腹腔、腹膜后淋巴肿大,特别是肾门以下淋巴结肿大。

八、结直肠癌的影像学诊断

(一)概述

结肠癌(colon carcinoma)是常见的消化道恶性肿瘤之一,多见于 50 岁以上的老年人,男性多于女性。最常见的症状为排便习惯及粪便性状的改变,一般右侧结肠癌以全身症状、贫血和腹部肿块为主要表现;左侧结肠癌以肠梗阻、便秘、腹泻、便血等症状为主。直肠癌(rectal carcinoma)主要引起便频、便不尽感等直肠刺激症状及便血、慢性肠梗阻等。晚期癌肿侵犯周围组织器官引起相应症状。

(二)影像学检查方法及选择

结肠气钡双重对比造影法安全、可靠、简便,能清晰显示结肠微小病变,大大提高了结肠病变检出率及诊断水平,是诊断结、直肠病变的首选影像学方法。CT 检查能提供病变侵犯肠壁的情况,向壁外蔓延的范围,局部淋巴结有无肿大,以及有无远处转移等有价值的信息。MR 扫描具有较好的软组织分辨力,对结、直肠癌的检查及分期有较大帮助。

(三)影像学表现

1. **X 线钡剂造影**　息肉型(蕈伞型)表现为腔内不规则的充盈缺损,体积较大,表面有裂隙及浅的糜烂或溃疡。息肉状肿块可侵犯结肠壁致使肠壁外形发生改变;溃疡型(局限或浸润溃疡型)表现为肠腔内充盈缺损,表面出现狭窄、星芒状或锯齿状的不规则龛影,系癌瘤中心坏死所致;浸润型(硬化或狭窄型)表现为结肠肠腔局限性狭窄,外形不规则,肠壁僵硬,黏膜呈不规则结节状,系结肠癌弥漫浸润所致,类似浸润型胃癌的表现。若癌瘤侵犯整个结肠壁一周,表现为不规则的环形狭窄,称"果核征"(图 3-3-11),此时常伴有不同程度梗阻征象。

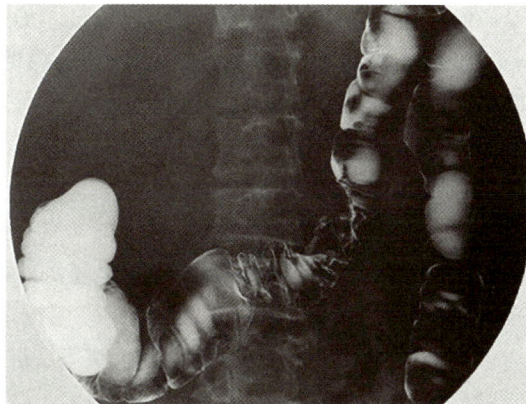

图 3-3-11　结肠癌 X 线气钡双重造影

横结肠可见不规则黏膜破坏,管腔狭窄,管壁僵硬,肿瘤环结肠壁一周,表现为"果核征"。

2. CT、MRI　多表现为肠壁增厚,结肠癌增厚的肠壁黏膜面多明显凹凸不平,可出现腔内肿块,癌肿形成的腔内肿块多为偏心性,呈分叶状或不规则形。当癌肿所致肠壁增厚超过肠壁的 3/4 或环周生长时,可引起肠腔不规则狭窄,肠壁非对称性增厚,失去正常结肠袋形。结肠癌引起的肠壁增厚和肿块在增强扫描时多表现为较明显强化,癌肿较大时强化可不均匀(图 3-3-12)。

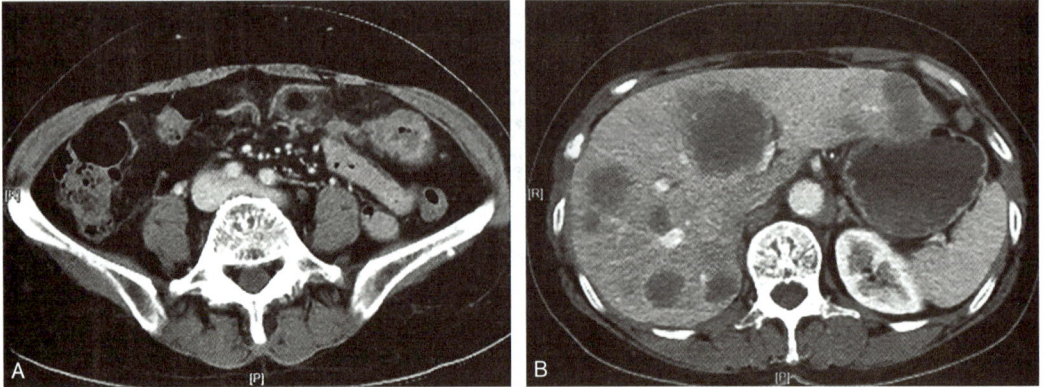

图 3-3-12　结肠癌伴肝转移 CT 增强

A. 增强 CT 可见降结肠-乙状结肠交界段管壁明显不均匀增厚呈团块状,周围脂肪间隙不清,增强呈不均匀强化;B. 肝脏层面图像可见肝内多发大小不等低强化团块,呈"牛眼征"。

MRI 显示肠壁呈环形、半环形增厚或软组织信号肿块,边界清楚或模糊,肿块较大时中心可出现更长 T_2 信号的囊变或坏死区。增强扫描能很好地显示肿瘤的大小、肠壁及肠周受累范围和淋巴结转移。

(四)诊断与鉴别诊断

1. 原发的结肠恶性淋巴瘤　罕见,常好发于盲肠,其次为直肠、横结肠及乙状结肠。肠腔可扩张,多有其他部位明显肿大淋巴结,肿大淋巴结坏死少见。

2. 腺瘤和息肉　是最常见的结肠良性肿瘤及瘤样病变。影像学多表现为边缘光滑锐利的圆形或椭圆形肿块影,突入肠腔内。若有蒂则可上下移动,结肠轮廓可无改变,与结、直肠癌的鉴别相对较为容易。

九、肝癌的影像学诊断

(一)概述

原发性肝癌(primary hepatic carcinoma,PHC)在我国是常见的恶性肿瘤,多为肝细胞肝癌(hepatic cell carcinoma,HCC)。好发于中年及青年,男性肝癌的发病率明显多于女性。患者可有肝区疼痛、腹胀、食欲减退、乏力、消瘦、发热等症状;肝脾大、腹腔积液、黄疸、上消化道出血为晚期症状;也可出现低血糖、红细胞增多症、高钙血症、类白血病等表现。早期发现是治疗成功的关键,除甲胎蛋白等实验室检查以外,影像学检查是重要的手段。

(二)影像学检查方法及选择

超声检查是临床上应用最广泛、最经济的检查方法,对鉴别囊实性病变及肝内、外病变的敏感性较高,易于发现病变,多用于肿瘤的筛查。CT 扫描采用多期增强扫描可以了解肝脏肿瘤的位置、大小、血供特点、邻近肝门血管和胆管受侵、腹膜后淋巴结转移情况,可以对肝脏肿瘤进行定性诊断,并有利于肿瘤的分期。MRI 可通过其丰富的技术参数对肝脏肿瘤的诊断与鉴别诊断提供非常准确和很有价值的影像资料。增强扫描则可进一步提高诊断的准确性,肝细胞特异性对比剂的应用对于肝脏肿瘤鉴别诊断具有较大的帮助。数字减影血管造影可对肝癌供血血管做出判定,但主要用于栓塞治疗和灌注化疗。

(三)影像学表现

1. CT　平扫肿瘤大多呈不均匀低密度影,癌灶内合并坏死、囊变、陈旧出血则密度更低,新鲜出血密度增高。大多数肿瘤边界不清,少数有边缘清楚的包膜。肿瘤可造成局部膨隆,肝叶增大,肝内管道和肝门推移。多数患者可同时合并肝硬化、脾大和腹腔积液。

增强扫描由于典型的肝细胞肝癌主要由肝动脉供血,肿瘤强化呈"快进快出"表现,坏死和囊变区始终为低密度,动脉期可见肿瘤供血动脉(图 3-3-13)。肝癌侵犯门脉时,可见血管内充盈缺损。

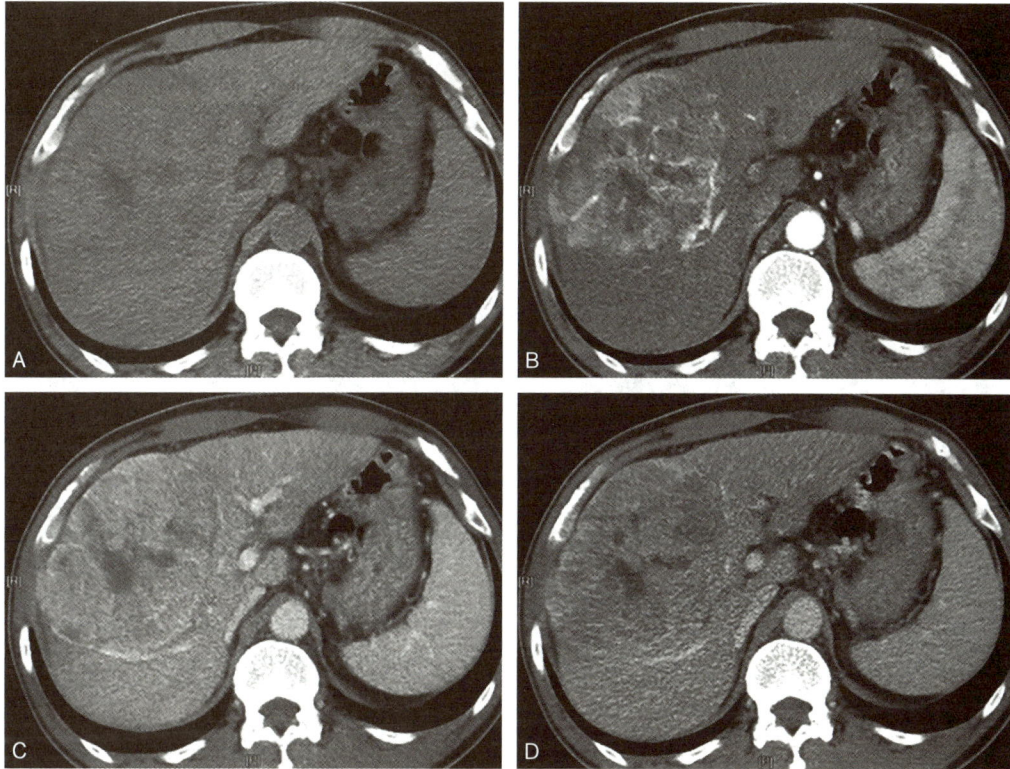

图 3-3-13　肝癌 CT 表现

A. CT 平扫可见肝脏不均匀稍低密度肿块;B~D. 增强可见肿块"快进快出"样强化,动脉期不均匀明显强化,并可见肝动脉分支供血(B),门脉期(C)及延迟期(D)强化减低;中心可见不强化坏死成分。

2. MRI　平扫病灶在 T_1WI 上多呈低信号。如瘤灶内有脂肪变性、出血、坏死囊变等,可呈不均匀混合信号,在 T_2WI 上信号多高于正常肝组织。动态增强扫描其强化特征同 CT 相似。肝细胞特异性对比剂增强,肝胆期由于肿瘤细胞失去正常肝细胞表面有机阴离子转运多肽(organic anion transporting polypeptides,OATP),无法摄取肝细胞特异性对比剂而呈低摄取,有利于鉴别诊断及早期发现小病灶(图 3-3-14)。

3. 超声　单个、多个或弥漫性肿块,外周常有声晕存在。可见门静脉、肝静脉、下腔静脉癌栓,肝轮廓异常,肝内胆管阻塞扩张等。常合并肝硬化声像图。彩超上肿瘤内部和边缘可见丰富血流信号,频谱为高阻力、高速度动脉型,肝动脉增粗,血流增加。

(四)诊断与鉴别诊断

1. 肝内胆管细胞癌也是原发性肝癌的少见病理类型,患者多无肝硬化背景。增强扫描可见肝脏占位的血供不如肝细胞癌丰富,且纤维成分较多,有延迟强化现象,呈"快进慢出"特点,周边有时可见肝内胆管不规则扩张等。

2. 肝转移瘤常为多发病变,其典型影像可见"牛眼征",即肿瘤周边有晕环,中央缺乏血供而呈低回声或低密度改变,增强扫描可见肿瘤周边环形强化。

NOTES

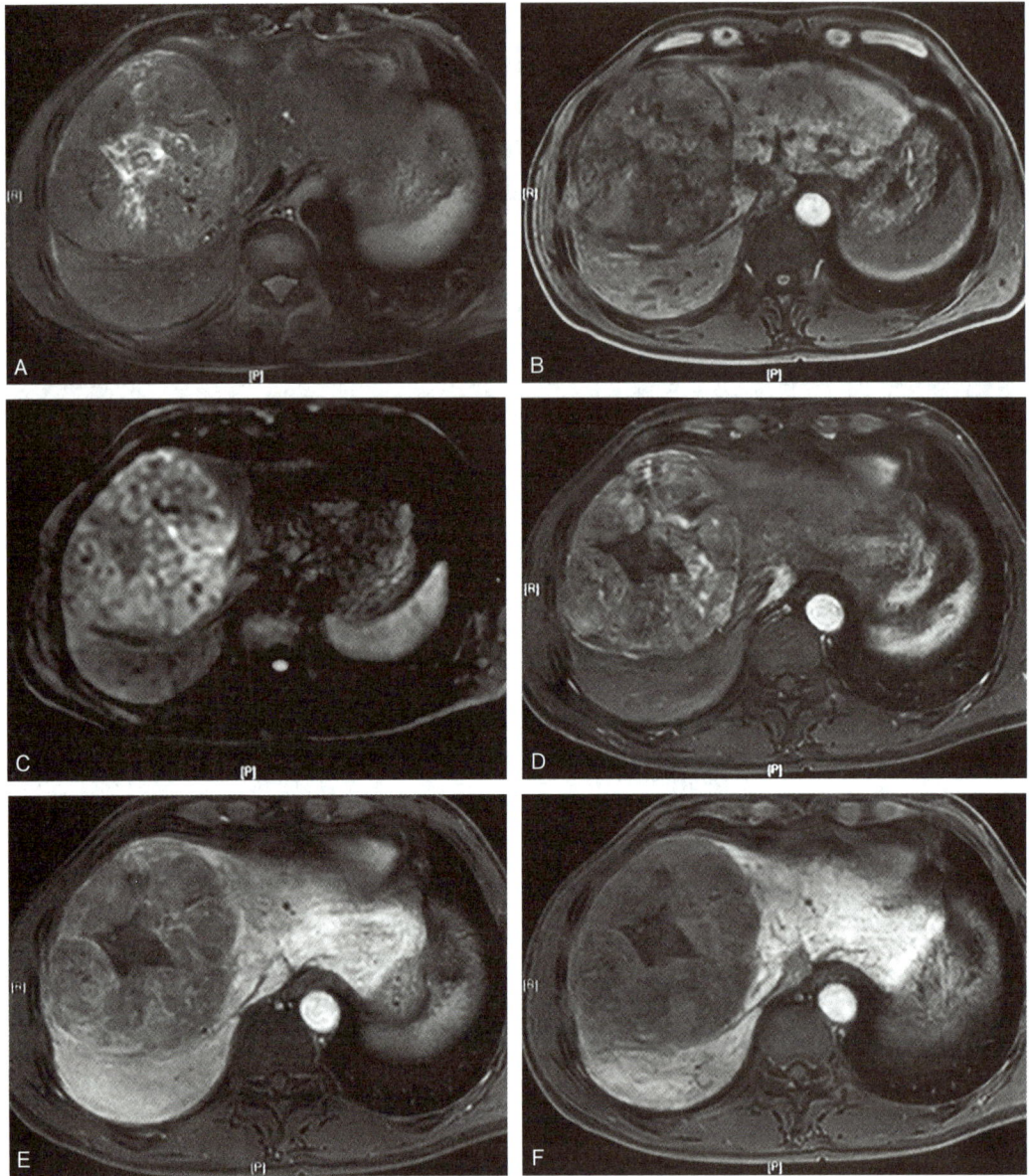

图 3-3-14　肝癌 MR 表现

肝癌 MR 平扫 T_2WI（A）高信号、T_1WI（B）低信号、DWI（C）高信号，其内坏死呈 T_2WI 更高信号；增强动脉期（D）不均匀高强化，门脉期（E）强化减低，肝细胞特异性对比剂增强肝胆期（F）呈低摄取。

3. 良性肿瘤如肝血管瘤增强扫描可见自肿瘤周边开始强化充填，呈"快进慢出"特点，与肝细胞癌的"快进快出"明显不同；肝腺瘤也为女性较为多见的良性肿瘤，常与口服避孕药史有关，增强扫描早期明显强化并可持续强化，呈"快进慢出"特点。

十、胰腺癌的影像学诊断

（一）概述

胰腺癌（pancreatic carcinoma）是消化系统较常见的恶性肿瘤，其发病率在全球呈上升趋势。好发于 40~70 岁的中老年人，男性多见。早期症状常不明显，随病情进展，可出现腹痛、黄疸、体重明显下降三大特征，尚可出现其他消化道症状，如畏食、恶心、呕吐及腹泻等。临床表现和肿瘤的生长部位、大小及邻近组织有无受累等情况有关。发生在胰头部位者出现黄疸，胰体尾部癌常有腹痛。恶性程度高、不易早期发现、切除率低、预后差是本病的特点。

（二）影像学检查方法及选择

超声是胰腺癌筛查的重要方法,可早期显示胰腺内肿物及其伴发的胰、胆管扩张,胆囊扩大;CT扫描目前仍是胰腺疾病最重要、最可靠和最佳的检查方法。当超声疑为胰腺疾病时,应行动态CT增强扫描;MRI及磁共振胰胆管造影(MRCP)在显示肿瘤、判断血管受侵、准确的临床分期等方面均成为CT检查方法的重要补充;内镜逆行性胰胆管造影(ERCP)为创伤性检查方法,因此只在超声和CT不能确诊,临床可疑胰腺癌时行ERCP检查,利用ERCP获得细胞学的诊断,同时可行内镜下治疗。

（三）影像学表现

1. CT 肿瘤较小时,CT平扫胰腺轮廓可正常;肿瘤较大时,胰腺呈局限性隆起或不规则肿大,局部可出现低密度影,少数为等或高密度灶。少数肿瘤内可有坏死、液化及囊变表现。"双管征"为胰腺癌较为特征性的影像表现,即胰管与胆总管及肝内胆管均不同程度扩张,扩大的胆总管、胰管于胰头肿块处骤然截断,这是胰头癌的主要间接征象。增强扫描肿瘤强化低于正常胰腺组织(图3-3-15)。胰周脂肪层消失,多提示肿瘤已侵及胰腺附近的脂肪组织。癌肿可直接侵犯或包埋邻近血管:如肠系膜上动静脉、脾动静脉等。

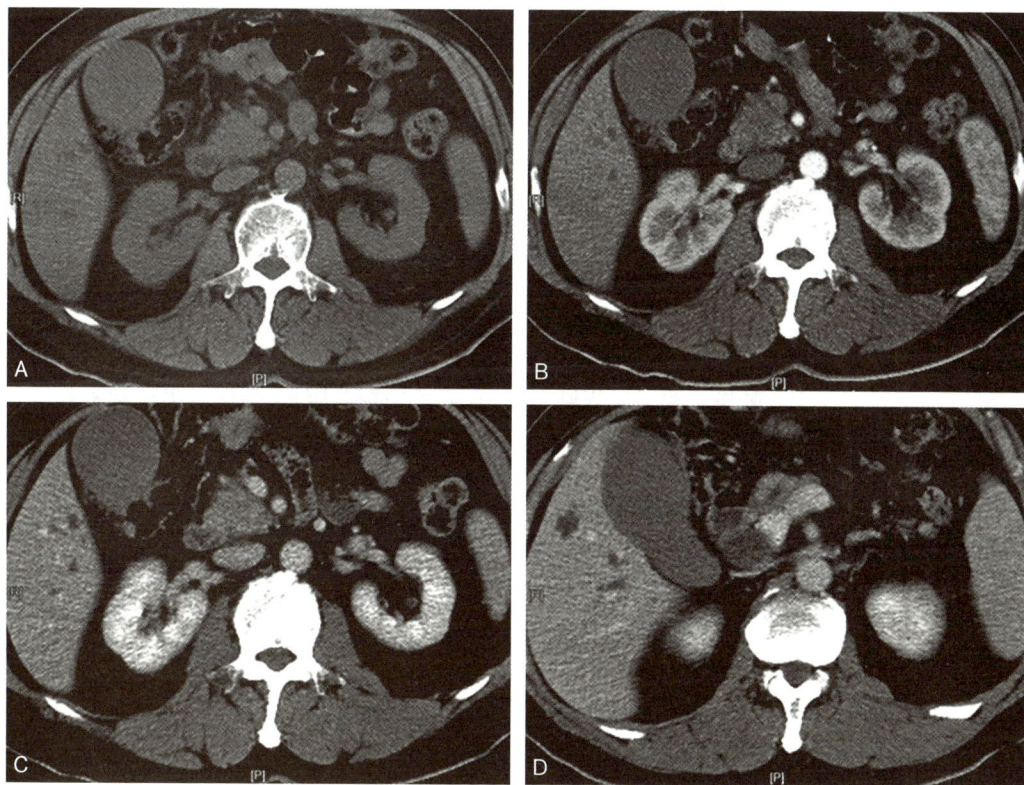

图 3-3-15 胰腺癌 CT 表现

胰头癌CT平扫(A)及动态增强(B,C),胰头稍低密度软组织肿块,边界不清,增强强化程度低于正常
胰腺组织,其上胆总管及胆囊可见扩张(D)。

2. MRI 直接征象即为轮廓不规则的肿块影,与正常胰腺分界不清。肿块在T_1WI脂肪抑制序列上为低信号,而正常胰腺组织为高信号;T_2WI上可表现为不均匀高信号。由于胰腺癌为少血管肿瘤,动态增强早期癌肿强化不明显,而正常胰腺组织强化。间接征象包括胰头癌所引起的胆总管和胰管扩张构成的"双管征"、远端胰腺萎缩、癌肿侵犯周围血管以及淋巴结和肝脏转移等。MRCP可显示胰头段胆总管成角、狭窄、中断,同时伴有病变段以上胆系扩张和胰管扩张(图3-3-16)。

NOTES

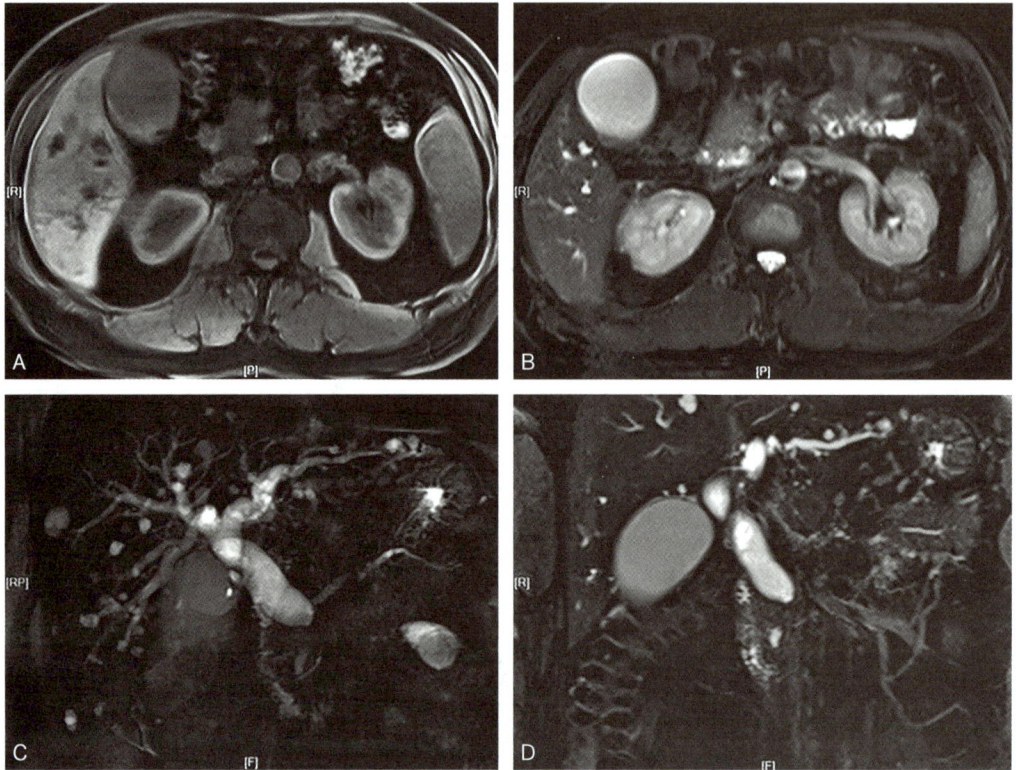

图 3-3-16　胰腺癌 MR 表现

胰头癌 MR 平扫可见胰头肿块呈 T_1WI（A）低信号、T_2WI 压脂（B）高信号，MRCP（C，D）可见肝内外胆管及胆囊明显扩张。

3. **超声**　胰腺多呈局限性肿大，形态不规则，肿块边界不清，向周围组织呈蟹足样浸润。肿块内部多呈低回声，不均匀。少数肿块呈粗大不规则的光斑、光团回声。胆管、胰管可出现梗阻和扩张；胰颈癌可使门静脉、肠系膜上静脉受压移位；胰体尾部癌可使门静脉、肠系膜上静脉、脾静脉和肠系膜上动脉受压移位。胰腺癌晚期可在肝内发现转移灶，周围淋巴结转移和腹腔积液。

（四）诊断与鉴别诊断

1. **慢性胰腺炎**　病变范围相对广泛，钙化常见；胰管呈不均匀扩张，可以合并轻度胆系扩张，但胆总管呈锥形逐渐变细，边缘较光滑。

2. **胰腺神经内分泌肿瘤**　如胰岛细胞瘤等为富血供肿瘤，增强呈明显高强化，可与胰腺癌相鉴别。

十一、肾癌的影像学诊断

（一）概述

肾细胞癌（renal cell carcinoma）是肾脏最常见的恶性肿瘤，多发生于 40 岁以上，男性较多见。早期小肾癌多无症状，多在体检时偶然发现。无痛性肉眼血尿、患侧肾绞痛、腰痛、侧腹部包块是其常见症状。上述 3 种症状同时出现的患者仅约 10%。肿瘤晚期可有下肢水肿、腹腔积液等下腔静脉梗阻的症状，以及远处转移的相应表现。

（二）影像学检查方法及选择

超声检查在肿瘤定位及鉴别囊实性方面具有一定的价值。超声检查的普及对早期小的无症状肾肿瘤检出起了重要作用，彩超有利于提供肿瘤的血供情况，提高肿瘤定位及定性诊断。但由于超声显示视野小、多重反射易引起假阳性结果及操作者的细心熟练程度等，均可影响病变诊断的准确性。

CT 扫描的密度及空间分辨率高,是肾脏肿瘤最主要的检查方法,增强扫描可反映肿瘤供血情况,尤其在肾脏小肿瘤的检出、诊断、鉴别诊断中起重要的作用。多层螺旋 CT 扫描可清晰显示肿瘤部位及其与周围器官、组织结构的关系,有利于肿瘤的定位诊断,协助外科制订术前治疗计划。

MRI 在一定程度上可反映病变组织学特点,对泌尿系肿瘤定位、定性、诊断与分期起重要作用。多参数及功能成像序列也可同时对肾功能进行一定程度的评价。

(三)影像学表现

1. CT　最常见的为肾透明细胞癌,表现为肾实质内类圆形肿块,边界清楚。肿块呈不均匀的略低密度,肿瘤内出现坏死、液化,则肿块密度不均。增强扫描动脉期富血管的肿块多不均匀明显强化,呈"快进快出"。肿瘤内低密度的坏死、液化区无强化(图 3-3-17)。肾静脉、下腔静脉易受累,瘤栓表现为静脉增宽,增强后血管腔内可见无强化的软组织密度肿块影。肾癌的淋巴结转移首先达肾周、肾门及腹膜后主动脉和下腔静脉周围。

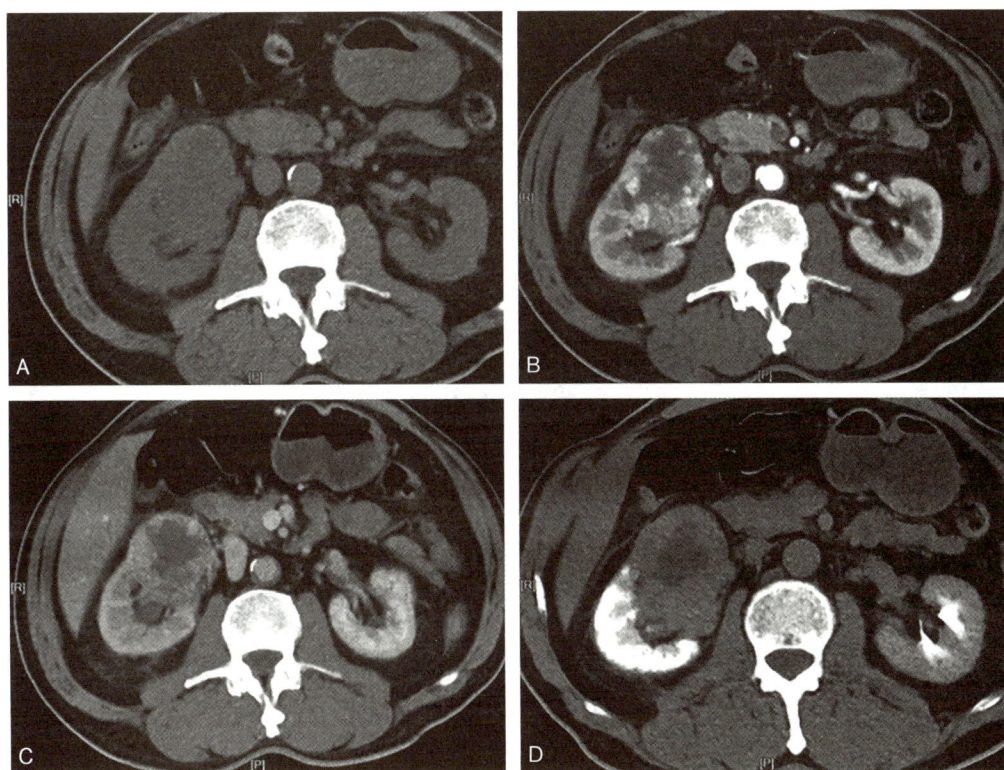

图 3-3-17　肾癌 CT 表现
A. CT 平扫,右肾软组织密度肿块,内部密度不均,肾实质受压;B~D. CT 增强扫描示右肾肿块强化不均匀,实性部分动脉期明显强化,延迟期强化程度减低,坏死部分未见强化。

2. MRI　多数小肾癌表现为 T_1WI 等信号、T_2WI 高信号类圆形病灶,周围窄的低信号环代表肿瘤的假包膜。肿瘤内的坏死、液化区在 T_1WI 上呈低信号,T_2WI 上呈不均匀高信号;出血灶在 T_1WI、T_2WI 上均呈斑片状高信号。肾静脉、下腔静脉受累表现为肾静脉及下腔静脉内的流空信号消失,代以软组织信号。

3. 超声　肿块呈混杂回声,周围有较低回声的"晕",部分可突于肾外。彩色多普勒显示肿块有丰富的动脉血供,动静脉瘘偶见。肾静脉、下腔静脉受累表现为静脉增宽,无回声的血管腔内出现不规则的点状或团状低回声。

(四)诊断与鉴别诊断

直径 <3cm 的肾癌、囊性肾癌等与肾囊肿合并出血、感染等及肾脏腺瘤有时鉴别困难,短期随访

观察有助其鉴别,必要时需穿刺活检。肾癌侵犯肾盂与肾盂癌侵犯肾实质之间的鉴别也较为困难,往往需要行穿刺活检甚至手术才能最终鉴别。

十二、膀胱癌的影像学诊断

(一)概述

膀胱癌(bladder carcinoma)是泌尿系统常见的肿瘤之一,男性多于女性。主要临床表现为间歇性或持续性无痛性全程肉眼血尿,占80%~90%。当有血块或肿瘤阻塞尿道口时,可发生排尿困难或尿潴留。有70%的患者出现膀胱刺激征,即尿频、尿急和尿痛。晚期肿瘤腹部可触及肿块,并且出现食欲减退、发热、贫血、消瘦、腹痛等表现。

(二)影像学检查方法及选择

超声作为对膀胱癌筛选和诊断的首选影像学检查方法,可用于检出、诊断膀胱肿瘤,但判断分期欠佳。CT能够检出、诊断膀胱肿瘤,并可进行肿瘤分期。螺旋CT多平面重建技术可进一步增加对小肿瘤的显示能力;CT尿路造影(CTU)对于肿瘤的显示更有优势。MRI能够检出、诊断肿瘤,能够进行肿瘤分期,对<T3a的肿瘤分期准确率优于CT,对淋巴结的显示与CT相仿。

(三)影像学表现

1. CT、MRI　膀胱壁局限增厚或有菜花样结节向腔内突出(图3-3-18)。晚期肿瘤可充满整个膀胱,膀胱轮廓可变形;肿瘤位于输尿管口,可导致输尿管梗阻;累及膀胱周围组织时,膀胱周围脂肪层分界模糊,膀胱壁局部增厚,在周围脂肪中出现软组织密度(信号)影。盆腔淋巴结直径>15mm时,提示有淋巴结转移。

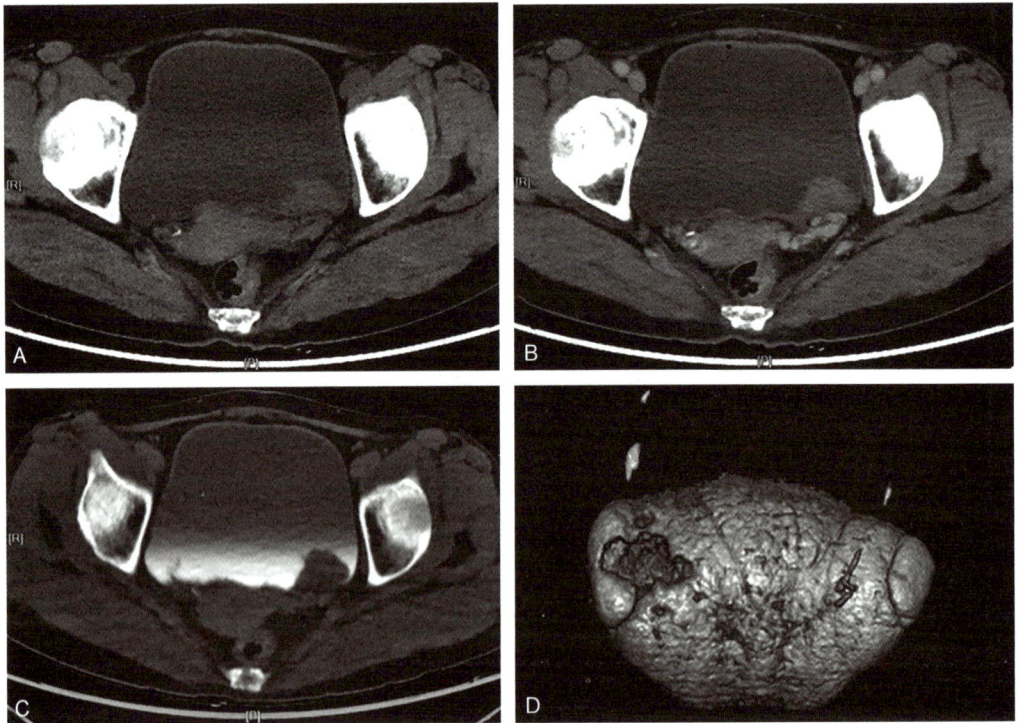

图3-3-18　膀胱癌CT表现

A. CT平扫可见膀胱左后壁结节样增厚向腔内突起;B.增强可见肿块中度均匀强化;C.CTU排泄期可见膀胱左后壁结节样充盈缺损;D.三维重建可见充盈缺损向腔内突起。

2. **超声**　膀胱壁局限性增厚,或有向膀胱内突出的菜花状肿块,内部回声可均匀或不均匀,肿块后方无声影。彩色多普勒成像可见彩色血流。部分可见肿瘤的蒂,多粗而短,或呈宽基底的浸润状。

(四)诊断与鉴别诊断

膀胱癌需与以下疾病鉴别:腺性膀胱炎、前列腺肥大、膀胱结石或血块等。腺性膀胱炎以膀胱壁弥漫性增厚常见;前列腺肥大大多从膀胱尿道交界处突向膀胱,形成光滑的压迹。根据病变密度(信号)及其可移动性,膀胱结石或血块一般不难与膀胱癌鉴别。此外,膀胱癌与少见的非上皮性肿瘤如淋巴瘤、平滑肌瘤等也不易鉴别,此时行膀胱镜检查并结合活检可明确诊断。

十三、前列腺癌的影像学诊断

(一)概述

前列腺癌(prostatic carcinoma)常见于老年男性,病因不清。早期前列腺癌症状和体征多不明显;晚期可出现膀胱、输尿管梗阻症状:尿频、排尿困难、尿流变细、尿程延长、尿痛及尿潴留且进行性加重。有时仅表现为骨转移的症状。前列腺癌源于前列腺腺泡或导管上皮,好发于前列腺周围带,多发病灶占85%。

(二)影像学检查方法及选择

超声检查是检出早期前列腺癌的首选方法,必要时可在超声引导下穿刺活检定性。CT扫描是前列腺疾病常用的检查方法,主要用于观察肿瘤范围及转移情况。CT扫描能够清晰显示前列腺及其周围解剖,不能显示前列腺内的分区解剖,因此不能显示前列腺内的小肿瘤。MRI扫描是检查前列腺疾病重要的方法,对早期前列腺癌的检出更敏感。磁共振波谱技术是目前发现、诊断前列腺癌较敏感的技术。

(三)影像学表现

1. **CT**　对较小的前列腺癌诊断价值不高。对骨转移显示较好,骨转移以骨盆、腰椎、股骨和肋骨多见,可表现为成骨型、溶骨型和混合型,以成骨型为主。

2. **MRI**　可清晰分辨前列腺各分区,前列腺癌多见于外周带。MRI检出和显示前列腺癌主要靠T_2WI及DWI,中央带及移行带评分主要靠T_2WI,外周带病灶评分主要靠DWI,并结合动态增强给出前列腺病灶PI-RADS评分(图3-3-19)。前列腺侵犯超出包膜范围时,表现为低信号的包膜影模糊或中断、不连续,可诊断前列腺癌外侵。两侧前列腺周围静脉丛不对称,与肿瘤相邻信号减低可诊断为前列腺癌侵犯前列腺周围静脉丛,前列腺邻近部位的精囊信号减低,可提示前列腺癌侵犯精囊。

3. **超声**　前列腺形态不规整,左右不对称性增大;前列腺内部回声不均,周围带出现结节呈低或混杂回声;包膜粗糙,包膜形成的亮线连续性中断。肿瘤浸润精囊、膀胱、直肠,出现相应的异常回声。彩色多普勒可显示结节内部、周围有丰富的彩色血流。

(四)诊断与鉴别诊断

前列腺癌的诊断中常要与前列腺增生及前列腺肉瘤鉴别。前列腺增生多发生在移行带,表现为前列腺增大,压迫、推压膀胱底壁,边缘光整。增生明显时前列腺可有分叶,明显凸入膀胱腔内,可类似膀胱肿瘤;MR可根据PI-RADS信号评分标准进行评分,给出良恶性结节倾向。前列腺肉瘤常较大,信号不均,需结合患者年龄、临床查体、PSA水平情况诊断。

十四、子宫颈癌的影像学诊断

(一)概述

子宫颈癌(cervical cancer)是女性生殖器官中最常见的恶性肿瘤,也是女性恶性肿瘤中最多见的一种。接触性出血是早期宫颈癌的主要症状,癌肿侵犯神经或大血管可引起剧烈疼痛,侵犯膀胱后出现血尿和脓尿,侵犯直肠出现便血,压迫肠道可发生排便困难甚至肠梗阻。妇科检查可见宫颈糜烂,呈菜花、结节或溃疡状新生物。

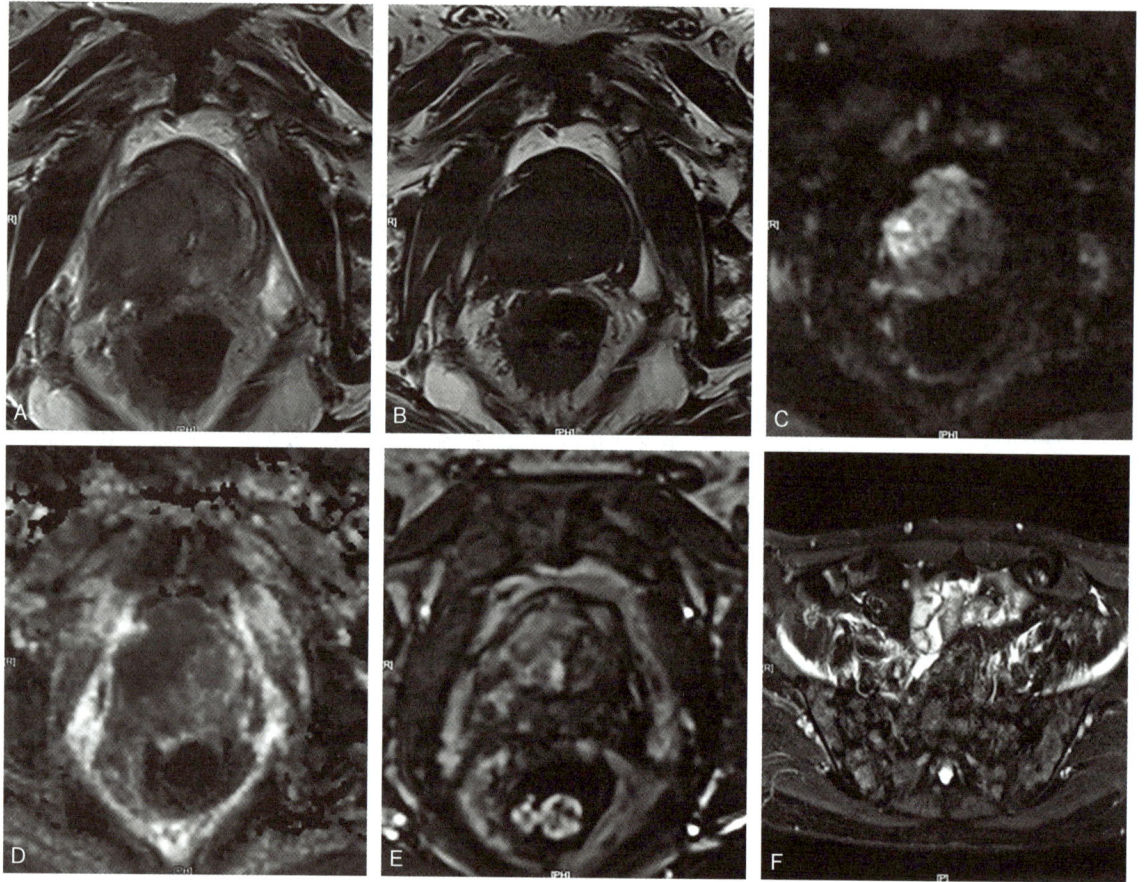

图 3-3-19 前列腺癌 MR 表现

前列腺右侧移行带占位，呈 T_2WI（A）低信号，T_1WI（B）等至稍低信号，DWI（C）及 ADC（D）可见明显弥散受限，增强（E）呈早期强化，PI-RADS 评分 5 分。T_1WI 压脂增强（F）扫描野内可见多发骨转移。

（二）影像学检查方法及选择

子宫颈癌平扫 CT 诊断价值不大，CT 增强扫描难以诊断早期宫颈癌，即判断宫颈周围组织是否有浸润，但能够准确诊断进展性宫颈癌、进行术前分期及治疗后随诊。平扫和增强 MRI 检查对各期宫颈癌（尤其是早期宫颈癌）的诊断、术前分期、治疗后随诊都优于超声和 CT 检查，是目前宫颈癌的影像学检查方法中最准确的。

（三）影像学表现

1. CT 子宫颈癌显示宫颈增大，呈团块结节状或不规则分叶状，边缘不清晰，密度不均，增强后肿块呈不规则强化，周围侵犯时周围脂肪间隙不清。

2. MRI 子宫颈癌的典型表现为在 T_1WI 上呈等信号，肿瘤有坏死时为低信号，在 T_2WI 上呈中、高信号，DWI 及 ADC 呈明显弥散受限（图 3-3-20）。MRI 诊断精确度可达 95% 以上，可准确评估肿瘤范围及浸润深度，宫旁或盆腔浸润表现为周围脂肪间隙消失，邻近组织受侵。增强扫描肿瘤呈轻或中等强化，强化程度略低于子宫肌层。

（四）诊断与鉴别诊断

当子宫颈癌发生子宫体部浸润时，常需与子宫内膜癌的颈管浸润相鉴别。子宫内膜癌的颈管浸润，病变主要导致内膜和子宫颈上皮肥厚，肌层浸润则很少波及与其相连的子宫颈间质。子宫颈癌的体部浸润，病变主要从子宫颈间质向子宫体部肌层进展，内膜几乎没有改变。

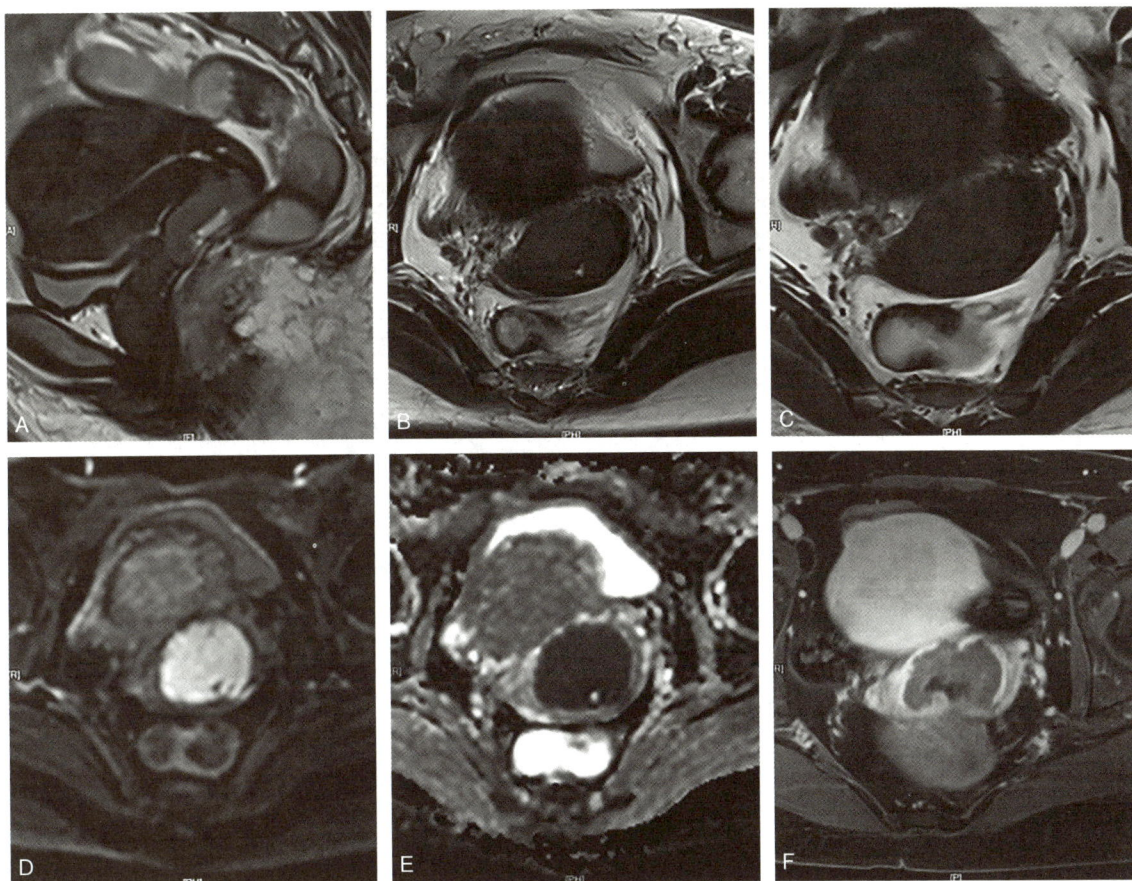

图 3-3-20　子宫颈癌 MR 表现

子宫颈占位,呈 T_2WI(A 矢状位、B 横断位)低信号,T_1WI(C)等-稍低信号,DWI(D)及 ADC(E)可见明显弥散受限,增强(F)强化程度较子宫壁低。

十五、卵巢癌的影像学诊断

(一)概述

卵巢癌(ovarian cancer)是女性生殖器官恶性肿瘤中另一个常见肿瘤。多数患者早期无症状或症状轻微,就诊时往往已有盆腔广泛转移。其中以浆液性囊腺癌与黏液性囊腺瘤最为常见。卵巢癌播散主要通过表面种植和淋巴转移,血行播散少见。

(二)影像学检查方法及选择

超声检查为卵巢肿瘤的首选检查方法。但超声检查易受肠道气体影响卵巢的观察,显示范围较小,不利于观察全貌。

CT 盆腔增强检查对卵巢病变范围的观察及髂血管区淋巴结的鉴别更有意义。

MRI 检查具有多参数多方位成像、无辐射等优点,有利于判定肿瘤内组织成分,有利于肿瘤的术前分期及治疗后随诊。

(三)影像学表现

肿瘤多呈囊实性肿块,形态多不规则,边缘不清晰,压迫周围肠管或器官移位,二者界限常不清楚。肿瘤内囊实性部分的形态亦不规则,界限可不清晰,软组织实性部分增强后有强化或可见肿瘤血管(图 3-3-21)。

易发生腹腔种植转移,大网膜转移的典型表现为大网膜扁平如饼状软组织肿块。

NOTES

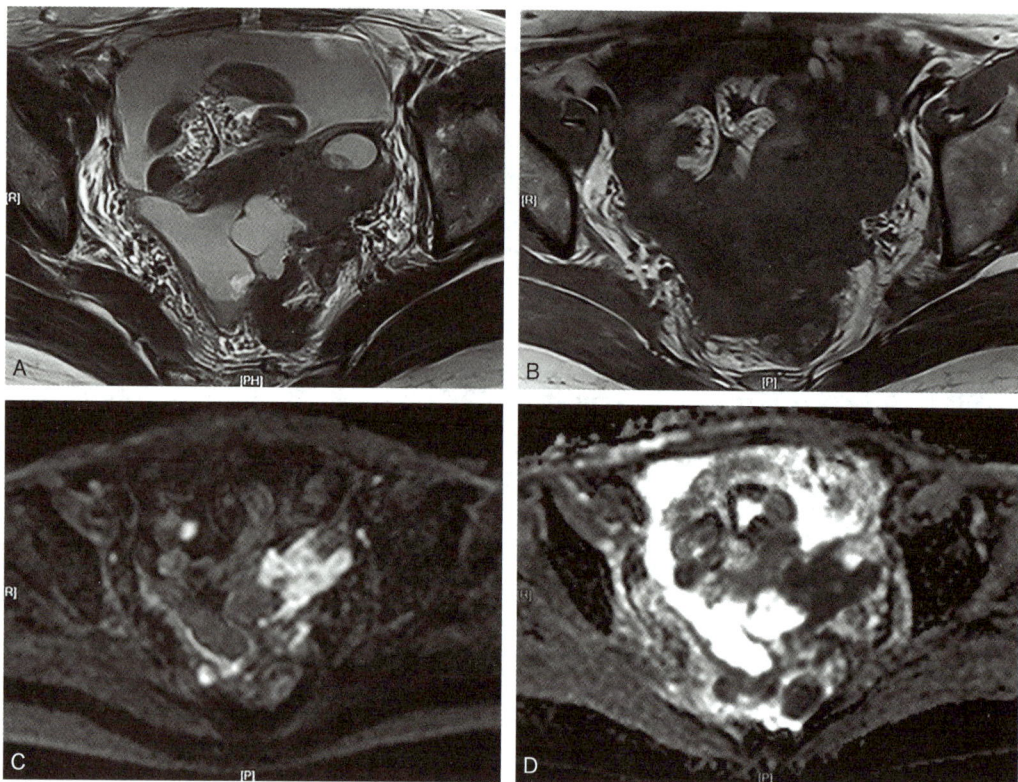

图 3-3-21   卵巢癌 MR 表现

左侧附件区囊实性占位,实性成分呈 T_2WI(A)稍高信号,T_1WI(B)稍低信号,DWI(C)及 ADC(D)可见明显弥散受限,病灶边界不清,与邻近盆壁、子宫分界不清。

(四)诊断与鉴别诊断

卵巢癌主要需与其他良性病变如子宫内膜异位囊肿、盆腔炎性肿块等相鉴别。子宫内膜异位囊肿可由于异位的子宫内膜反复出血粘连及纤维化等改变,有时在影像上与卵巢癌不易鉴别;盆腔炎性肿块由于盆腔或附件的慢性炎症导致粘连和包裹积液,有时被误认为卵巢癌。炎性包块多形态不规则,与周边组织明显粘连或牵拉,界限不清,并有相关的病史。

第三节   分子与功能影像学在肿瘤诊断中的应用

要点:

1. 分子影像学可提供活体状态下体内的细胞或分子水平生物学过程相关信息,可应用于肿瘤的早期诊断、鉴别诊断及治疗后疗效评估。

2. 功能影像学可提供肿瘤形态学之外的功能信息,如肿瘤的血供水平、代谢水平,在肿瘤良恶性鉴别、治疗后肿瘤活性评估等起辅助诊断作用。

一、分子与功能影像学概念及基本成像原理

(一)分子影像学

分子影像学(molecular imaging)是指在活体状态下,应用影像学方法对人体或动物体内的细胞或分子水平生物学过程进行成像、定性和定量的一门学科。

分子成像一般是利用分子探针(molecular probe),通过分子探针与特异性成像靶点的结合,应用成像设备获取分子水平影像学信息,示踪体内特定分子及靶点。分子探针是一种带有特定报告物,能

够被成像设备检测到的靶向分子。

根据成像原理,分子成像分为直接成像、间接成像和替代物成像。

1. 直接成像　是指分子成像探针与成像靶点直接反应。直接成像通过确定紧密结合于靶点的抗体或肽,利用成像标记物进行标记,可对目标靶点进行成像。此种成像方式具有高度特异性,但由于未结合的标记物的存在,具有相对背景噪声高的局限性。

2. 间接成像　利用报告基因与报告探针的相互作用进行成像。报告基因是指能间接反映基因转录水平的编码某种酶或蛋白质的基因,其表达产物可与报告探针反应,利用影像学方法检测到。报告探针是只有与报告基因表达产物特异性结合后,才能被成像设备检测到的成像物质。

3. 替代物成像　是利用"替代标志物"探针来反映内源性分子或基因过程的下游结果,对特异的内源性分子-遗传学过程进行成像,主要涉及 PET 分子成像领域,用于诸如癌症等疾病发生特异的疾病过程变化所产生的下游生理生化效应进行检测,主要用于疾病治疗效果的监测。

(二) 功能影像学

功能影像学(functional imaging)是指利用影像学方法,检测体内代谢水平、血流情况、组织化学成分等机体生理或病理相关功能变化的一门学科。

广义的功能磁共振成像,包括磁共振血氧水平依赖性(blood oxygenation level dependent,BOLD)成像、CT 及磁共振灌注成像(CTP/PWI)、磁共振弥散成像(DWI)、磁共振波谱(MRS)等成像技术,核医学的 PET/SPECT 成像以及超声-光学相关的光声成像也可用于功能影像。功能影像提供了明显超前于形态学变化的评价手段,为早期诊断、评价提供了客观的指标。

1. 磁共振 BOLD 成像的基础是体内细胞活动对局部耗氧量和血流量的影像,改变了局部脱氧-氧合血红蛋白的相对含量,从而导致局部磁场性质发生变化。如果器官组织活性状态发生变化,使氧摄取和血流之间产生不平衡,并采用对磁场不均匀性敏感的 MR 成像序列,即可在组织中检测到 MRI 信号的变化。

2. 灌注(perfusion)过程是指血流从动脉向毛细血管网灌注然后汇入静脉的过程。成像方法是在静脉快速团注对比剂,并对感兴趣区层面进行连续快速扫描,从而获得感兴趣区时间-密度/时间-信号曲线,利用不同的数学模型计算出各种灌注参数值,包括血容量、血流量、平均通过时间、达峰时间及毛细血管通透性等参数,评估器官或肿瘤血供等情况。

3. 弥散(diffusion):磁共振弥散成像是在成像序列上加上 2 个对称的弥散敏感梯度脉冲,对于弥散受限的水分子,信号不降低;而对于运动的水分子,信号将降低。磁共振弥散成像作为目前唯一非侵入性检测活体组织内水分子运动的技术,在病变检出中具有重要价值,尤其对良、恶性病变的鉴别诊断具有重要意义。

4. 磁共振波谱(MR spectroscopy,MRS)是一种无创性研究活体器官组织代谢、生化变化及化合物定量分析的方法。在正常组织中,代谢物在物质中以特定的浓度存在,当组织发生病变时,代谢物浓度会发生改变。磁共振成像主要是氢质子共振峰进行测量,从而测定体内某种特定化合物的浓度变化。

二、分子影像学在肿瘤中的研究及应用

分子影像学在肿瘤诊断中主要用于肿瘤的早期诊断研究,除 PET-CT 肿瘤成像已广泛用于临床肿瘤筛查及诊断,磁共振与光学等分子影像手段在腹部的应用大多处于临床前动物研究中。

肿瘤的早期诊断至关重要,目前影像学检查,包括 CT、MR 及超声在肿瘤诊断中起至关重要的作用,但对直径较小的肿瘤检出仍具有一定的局限性。

分子影像探针可提高影像探测的敏感性,利用特异性靶向探针使病灶的对比得到提高,更利于病灶的检出。比如某些肝癌细胞特异性表达靶点成像,在肝癌的分子成像研究中提高了小肝癌的检出率。

三、功能影像学在肿瘤中的研究及应用

（一）弥散加权成像

弥散加权成像（DWI）是目前唯一可对活体水分子弥散过程进行测量和成像的方法，反映了水分子微观运动的条件。DWI结合表面弥散系数（ADC）值的变化，最常用于占位性病变良恶性的鉴别诊断，大部分恶性程度高的肿瘤，由于细胞密度高以及较大的核质比，使肿瘤细胞内水分子弥散受限，造成DWI信号的增高及ADC值的降低，对于肿瘤的恶性程度具有一定的指导意义。

（二）灌注成像

灌注成像已被广泛用于评估急性缺血性脑卒中及脑肿瘤的诊断，随着技术的发展，越来越多的研究将灌注成像用于肿瘤诊断。

比如由于原发性肝癌主要由肝动脉供血，因此灌注成像表现为高肝动脉灌注和低门静脉灌注。灌注成像也更易发现病灶邻近侵犯的肝组织，其检出明显早于影像学形态变化。灌注成像也可用于肝癌介入栓塞术后病灶血供的评估，提高了活性病灶的检出率。

（三）血氧水平依赖性成像

血氧水平依赖性（BOLD）成像被广泛应用于神经功能影像学研究，并取得了大量的成果。越来越多的研究利用BOLD成像技术评估肿瘤的代谢及功能变化，为某些疾病的诊断提供帮助。有研究表明，肝脏恶性肿瘤的T_2^*值显著小于良性病变，表明T_2^*有助于肝脏良恶性肿瘤的鉴别诊断。

（四）磁共振波谱

腹部良恶性肿瘤细胞代谢物类型、增殖情况、代谢活性存在较大的差异，通过MRS检测，可以根据波峰数目、位置鉴别不同代谢物，并且可以定量分析组织代谢物的变化，从分子水平上对肿瘤进行诊断、鉴别等。

相比于正常肝组织的MRS成像，肝硬化、肝癌的胆碱（Cho）生成增加，脂质（Lip）减少，Cho/Lip比值明显增加，与肿瘤细胞不断增殖、脂质合成障碍的特征性一致，可以协助鉴别诊断肿瘤的良恶性。

尽管分子与功能影像在肿瘤的应用目前仍主要以研究为主，还未广泛应用于临床病例诊断中，但作为常规影像诊断的补充及拓展，在肿瘤的早期诊断、靶向治疗及疗效监测、预后评估等领域，分子与功能影像具有广阔的应用前景。

第四节 结语与展望

综合各种影像学检查方法，对肿瘤的定位、定性和定量诊断有较好的价值。随着多层螺旋CT、新型MRI设备及PET-CT的普及应用，多模态影像学检查在临床上发挥的作用将越来越大。

各种分子探针的研发与检测正广泛地应用于动物实验研究中；与此同时，功能影像也方兴未艾，肿瘤的分子影像学与基因影像学诊断、肿瘤诊断的形态与功能并重的新模式也是未来发展的方向。

（居胜红）

思考题：

1. 医学影像学的定义是什么？
2. 磁共振成像的特点及优势有哪些？
3. 中央型肺癌的定义是什么？典型的影像学表现有哪些？
4. 宫颈癌选择最佳的影像检查方式是什么？典型影像表现是什么？
5. 分子影像及功能影像的定义是什么？

第四篇
肿瘤治疗

第一章
肿瘤的外科治疗

肿瘤的外科治疗,即采用外科手术的方法治疗肿瘤。肿瘤的外科治疗历史悠久,虽然近年来肿瘤在化疗、放疗、生物免疫治疗等诸多领域取得长足进步,但对多数局限于原发部位的肿瘤而言,外科仍是最为有效的治疗方法。不仅如此,外科还在肿瘤预防、明确病理诊断、缓解症状、延长患者生存时间以及提高生活质量等方面发挥重要作用。

第一节　肿瘤外科的历史

要点:

1. 肿瘤外科历史悠久,发展过程曲折。

2. Halsted 提出的整块切除原则为现代肿瘤外科奠定了基础。

3. 肿瘤外科已由单纯以解剖学为基础、主张扩大切除肿瘤的单一治疗理念向保全功能、更加注重患者生活质量的综合治疗理念转变,外科成为综合治疗的重要组成部分。

外科是治疗肿瘤的最古老方法之一。公元前 1600 年,古埃及的 Edwin Smith 草纸文中有手术治疗癌症的最早记录。希波克拉底时代,建立了肿瘤的基本概念,但同时也认为晚期恶性肿瘤不可治愈,难以手术治疗。公元 2 世纪,盖伦对肿瘤进行了分类描述,认为肿瘤是一种由黑胆汁过量造成的全身性疾病,手术治疗往往加速患者的死亡。这一结论在欧洲持续长达 1 500 多年。我国《三国志·华佗传》《晋书》中亦有类似外科治疗肿瘤的记载。然而,无论国内国外,受当时历史条件所限,这一时期肿瘤外科治疗尚属萌芽阶段,其治疗仅局限于四肢、乳房及其他体表肿瘤的简单切除或烧灼。直到 18 世纪,随着病理解剖学等学科的发展,学者们逐渐认识到肿瘤发生远处转移前存在局部生长阶段,有些恶性肿瘤造成患者死亡可能为局部侵袭性生长所致。这为外科治疗肿瘤提供了理论依据。

全世界首例肿瘤外科手术可追溯至 19 世纪。1809 年,美国肯塔基州丹维尔市的 Ephraim McDowell(1771—1830)医生在无麻醉状态下为一女性患者成功切除 10.2kg 重卵巢肿瘤,使其术后生存 30 年。这成为第一个有记录的选择性肿瘤外科手术,提供了肿瘤可通过外科手术治愈的证据。

现代肿瘤外科的产生与真正发展归功于麻醉与抗菌技术的出现。正是这两大成就才使“无痛”与“无菌”手术成为可能,从而真正促进了现代外科学以及肿瘤外科学的诞生,揭开了肿瘤外科发展的序幕。

19 世纪中后叶,奥地利的 Theodor Billroth(1829—1894)及其瑞士籍学生 Theodor Kocher(1841—1917)对肿瘤外科做出巨大贡献。先是 Billroth 在 1860—1890 年首次实施胃切除术、喉切除术和食管切除术,为胃癌、喉癌、食管癌根治性切除开辟了新途径,被誉为现代胃肠外科之父;随后 Kocher 由于在甲状腺生理及外科方面的杰出贡献,于 1909 年成为第一个被授予诺贝尔生理学或医学奖的外科医师。

继两位先驱者之后,19 世纪后叶,各种肿瘤切除手术相继开展。1890 年,William Steward Halsted(1852—1922)根据肿瘤解剖及生理学特点,制定了将肿瘤连同周围软组织广泛整块切除,加上区域性淋巴结清扫的 “en bloc Resections” 原则(即整块切除原则),为现代肿瘤外科规范手术奠定了基础,是一具有划时代意义的事件。按此原则设计的乳腺癌根治术,即 Halsted 术式,得到当时外科界的普遍认可与接受。在 Halsted 原则的指导下,肿瘤外科蓬勃发展。各种肿瘤根治术相继产生:前列腺癌根治术(Young,1904 年)、子宫颈癌根治性切除术(Wertheim,1906 年)、颈淋巴结根治性切除术(Crile,1906 年)、经腹会阴直肠癌切除术(Miles,1908 年)、支气管肺癌左全肺切除术(Graham,1933 年)、胰十二指肠切除术(Whipple,1935 年)、肾上腺切除治疗晚期前列腺癌(Huggins,1945 年)、肝规则切除术治疗肝癌(Lortat-Jacob,1952 年)。

肿瘤外科的发展并非一帆风顺。受肿瘤根治性切除理念的影响,肿瘤外科在 20 世纪 50 年代出现了超根治术理念。由于过度强调根治,因而手术切除范围不断扩大。但实践证明:由于手术创伤过大,忽略了对人体器官和机能的保存,术后并发症增多,不但未能提高生存率,而且还降低了生活质量。

值得欣慰的是,20 世纪中叶,化疗、放疗两种新的治疗手段相继加入肿瘤治疗,并与外科治疗协同应用,整形外科技术也在这一时期逐步用于肿瘤外科。这些进步带来恶性肿瘤治疗适应证的拓宽和治疗效果的进一步提高。同时,在达到肿瘤根治效果、不降低生存率的条件下,合理缩小手术范围,减轻手术创伤,使器官功能得到更好保存。这一时期,术后加速康复的理念逐渐形成,并由此促发了肿瘤微创外科的产生与发展。

1987 年,法国的 Mouret 医生完成了世界上第一例电视腹腔镜胆囊切除术,标志着腹腔镜外科革命的开始。此后腔镜手术如雨后春笋般发展,1990 年电视胸腔镜问世。1994 年,Gagner 等首次报道腹腔镜胰十二指肠切除术(laparoscopic pancreaticoduodenectomy,LPD),经与开腹手术相比发现,微创手术在肿瘤根治性、消化道重建等方面安全可行,且在近远期疗效方面与开腹手术类似。1997 年,达·芬奇手术机器人在美国诞生,2000 年被美国 FDA 批准应用于临床。无论腹腔镜、胸腔镜或机器人手术,越来越多的证据表明其疗效与开放手术结果相似,并因此带来 21 世纪微创技术的蓬勃发展与广泛推广。为更进一步减少手术切口瘢痕等创伤,近年来经脐单孔腹腔镜外科(transumbilical endoscopic surgery,TES)又称锁孔外科(keyhole surgery)、经自然腔道内镜外科(natural orifice transluminal endoscopic surgery,NOTES)相继产生,虽然还在不断完善过程中,但已显示强大生命力。

20 世纪末 21 世纪初,消化道内镜在消化道早期癌的诊治方面也取得重要进展。主要包括经肛门内镜微创手术(transanal endoscopic microsurgery,TEM)及内镜黏膜切除术(endoscopic mucosal resection,EMR)、内镜黏膜下剥离术(endoscopic submucosal dissection,ESD)、内镜黏膜下挖除术(endoscopic submucosal excavation,ESE)、隧道法内镜黏膜下肿物切除术(submucosal tunnel endoscopic resection,STER)、内镜下全层切除术(endoscopic full-thick resection,EFTR)等。

综上可以看出,随着对肿瘤各种生物学行为认识的提高以及各类治疗技术的不断改进,肿瘤外科已由单纯以解剖学为基础、主张扩大切除肿瘤的单一治疗理念向微创、保全功能、更加注重患者生活质量的综合治疗理念转变,外科成为综合治疗的重要组成部分。尤其是近半个世纪以来,随着显微外科、微创外科和器官移植等技术的不断创新,肿瘤外科正在经历突飞猛进的发展。

第二节　肿瘤外科的概念及生物学基础

要点:
1. 恶性实体肿瘤是以局部病变表现为主的全身性疾病。
2. 外科手术仅可用于肿瘤发展过程中的特定阶段。
3. 外科手术能够比较彻底地根除局部病灶,从而为减少全身转移、最终达到治愈提供可能。
4. 恶性肿瘤的病理生物学特征是肿瘤外科治疗的重要参考因素。
5. 机体的免疫功能在肿瘤的外科治疗中发挥重要作用。

一个多世纪以来,肿瘤外科由单纯肿瘤切除向功能保全型肿瘤外科发展。尤其在近年来,随着对肿瘤本质及生物学特征认识的深入,以及肿瘤治疗技术和设备的不断进步,肿瘤外科的基本概念也随之发生变化。目前,建立在以解剖学、病理生物学和免疫学等基础上的现代肿瘤外科学,已经替代了之前以解剖学为基础的传统肿瘤外科学概念。

一、深入掌握肿瘤外科解剖学概念

由于恶性实体肿瘤是以局部病变表现为主的全身性疾病,因此,目前对这类肿瘤的治疗仍然以外科治疗为首选,在大多数情况下只有外科手术才能比较彻底地根除局部病灶,从而为减少全身转移、最终达到治愈提供可能。而放疗和化疗在理论上尚难达到这一个水平,这是外科最具特色之处,也是其总的治愈率最高的原因所在,外科手术仍然是治疗肿瘤的重要手段。作为一名肿瘤外科医师,首先应明确肿瘤的外科治疗是一种局部治疗,是使用手术刀在尽可能完整切除肿瘤组织的同时,尽量保护正常组织不受到损伤;同时,还应明确肿瘤和正常组织共存于同一机体中,它们之间的关系不是简单的机械组合,而是通过血管、淋巴、神经密切结合,各自按照其本身的生物学规律生长、增殖,同时又在同一机体中互相依存、互相斗争。因此,肿瘤外科医师不仅要将正常人体解剖学知识烂熟于心,还必须对癌浸润后引起的解剖学变异及淋巴结转移的特点及规律有深刻的了解。譬如,在胃癌手术时要掌握胃动、静脉血管的正常位置与走行,胃周围淋巴结的分组分站及其准确的范围界限,胃周围脏器受癌浸润后的位置变异等。又如,在直肠癌手术时要了解淋巴结转移的3条途径及各组淋巴结与血管的关系,直肠与膀胱、子宫、输尿管之间的位置关系及受癌浸润时的异常变化。只有这样,才能将肿瘤的根治性手术建立在合理的解剖学基础上,达到整块切除肿瘤并减少手术并发症的目的。

二、深入掌握肿瘤发生发展的生物学特性和扩散规律

虽然外科手术是治疗肿瘤的重要手段,但是外科手术仅可用于肿瘤发展过程中的特定阶段,如在癌前期(诱发期)及时行癌前期病变切除术,可防止肿瘤的发生;在原位癌时切除可彻底治愈。然而肿瘤确诊时大多数已进入浸润期和播散期,此时癌细胞可以蔓延到区域淋巴结或发生血源性转移。因此,手术治疗肿瘤可能出现两种结局,一是切除肿瘤后获得长期生存,患者最终死于非肿瘤性疾病;二是在切除肿瘤后患者明显缓解,但随后出现新的病灶,发生复发或转移。随着对肿瘤生物学特性研究的深入,学者们认识到:肿瘤外科作为一种治疗方法既有其解剖上的局限性,又有肿瘤发展上的时限性。因而作为肿瘤外科医师,深入掌握肿瘤外科的生物学概念、掌握肿瘤发生发展的生物学特性和扩散规律,才是确保肿瘤治疗效果及改善预后的基础。

恶性肿瘤本身的病理生物学表现,包括肿瘤的大体类型、组织学类型、分化程度、浸润深度、生长方式、转移规律等。这是决定肿瘤发生、发展规律和临床病理特点的重要依据。生长在不同器官上的肿瘤有不同的生物学特征,例如:胃癌与直肠癌虽然同属消化道肿瘤,但胃癌以浸润型、低分化及未分化型为主,恶性程度高;而直肠癌以局限型、高分化型为主,恶性程度相对较低。所以,直肠癌的预后较胃癌好。生长在同一器官的肿瘤,其恶性程度也不尽相同,例如:甲状腺癌分为乳头状腺癌、滤泡状腺癌、髓样癌及未分化癌四种,其中未分化癌恶性程度极高,很快发生血行转移,预后极差。而乳头状腺癌恶性程度低,即使出现了颈部淋巴结转移,手术效果也很好。因此,掌握肿瘤的病理生物学特征是决定治疗方式的一个重要依据。

肿瘤的发生是一个多阶段发展过程,大致可分为四个阶段:诱发期,原位癌,侵袭期和播散期。在诱发期和原位癌期,单纯外科手术治疗不仅可以预防肿瘤的发生,还有可能达到治愈肿瘤的可能。但是随着肿瘤进入侵袭期,其淋巴结和血道转移增多,并进一步进展至失去手术根治可能的播散期。一般在手术时发现肿瘤侵袭组织周围,即意味着术后有很大可能发生远处转移。此时,若只是一味地扩大手术范围,不仅不能够获得满意的治疗效果,甚至可能使患者的预后更为恶化,加速患者的死亡。这就是为什么肿瘤的外科治疗要遵循多学科综合治疗这一理念,在手术尽可能完整切除肿瘤的基础上,配合化疗、放疗、生物治疗等多种手段,控制肿瘤的局部复发和远处转移。

三、注重肿瘤外科的免疫学概念

免疫力是人体对外来刺激的抵抗能力。在肿瘤的发生发展过程中,机体的免疫系统具有重要的作用,正常的免疫功能受损是肿瘤发生的重要因素。免疫功能一方面抵御病原的侵袭,另一方面可防止体细胞因基因突变而向恶性转化。在肿瘤的发生、发展过程中,机体的免疫反应经历非常复杂的变化。当机体免疫功能正常时,即使存在致癌因子也未必发生恶性肿瘤;即便已经发生了肿瘤,免疫系统也能够限制其生长,不至于短期内发生侵袭与转移。而当机体免疫功能有缺陷或减弱时,肿瘤的生长和转移则难以受到有效抑制,肿瘤迅速增大播散,进一步打击机体的免疫功能。由于肿瘤可使机体免疫功能降低,因而手术切除肿瘤可在一定程度上使免疫功能获得改善或恢复。但是,手术切除范围并非越大越好,盲目扩大手术范围不仅不能提高疗效,反而增加对机体的打击,降低机体应有的免疫能力,导致肿瘤容易复发和转移,远期治疗效果变差。乳腺癌手术方式的演变就是最好的印证。因此,手术时必须权衡肿瘤的进展程度、手术侵袭范围及机体免疫状态三者间的关系,以达到最大限度切除肿瘤的同时能够保护机体免疫功能免受打击的目的。

第三节　肿瘤外科的治疗原则

要点:
　　1. 良性肿瘤的外科治疗原则是完整切除肿瘤,包括切除肿瘤包膜或肿瘤周围少许正常组织。
　　2. 恶性肿瘤的外科治疗原则包括术前取得明确诊断、注重综合治疗、制定合理术式、术中注重无瘤、术后详细记录与保持随访等原则。

良性肿瘤与恶性肿瘤在生长方式、生物学特性及预后等多方面存在区别,因此在治疗原则上也存在很大差别。

一、良性肿瘤的外科治疗原则

良性肿瘤主要呈膨胀性生长,一般边界较为清楚,多数有完整的包膜,没有明显侵袭,除生长巨大对周围器官产生压迫外,一般很少出现症状,不会发生淋巴和血行转移,治疗上主要以外科切除为主。外科治疗的原则是完整切除肿瘤,包括切除肿瘤包膜或肿瘤周围少量正常组织。除非肿瘤巨大无法完整切除,一般禁忌做肿瘤部分切除术。例如软组织纤维瘤应完整切除带有包膜的瘤体;卵巢囊肿则作单侧卵巢切除,并避免术中囊肿破裂;有些生长在特殊部位的良性肿瘤如神经鞘瘤、垂体瘤等不允许大范围切除,只能剥离肿瘤或行肿瘤大部分切除。肿瘤切除后必须送病理检查,有条件应做术中冷冻病理检查,当病理明确肿瘤为良性后方可结束手术。一旦经病理证实所切除的“良性肿瘤”实则为恶性肿瘤,则应立即按恶性肿瘤原则处理。对某些良性但有可能发生恶性变或交界性肿瘤,例如成人声带乳头状瘤、膀胱乳头状瘤、胃肠腺瘤、卵巢皮样囊肿等,其切除范围应适度扩大。

二、恶性肿瘤的外科治疗原则

恶性肿瘤生长较迅速,浸润破坏所在组织器官结构,并可通过淋巴道与血道发生远处转移,对机体功能影响严重。恶性肿瘤的治疗除遵循外科的基本原则外,还应遵循以下原则。

(一)术前取得明确诊断的原则

术前通过各种手段对肿瘤进行准确诊断,在明确诊断(包括分期)的基础上制订外科治疗方案。

病理诊断(包括病理分期)是肿瘤确诊的“金标准”,不同的病理组织学类型的肿瘤治疗原则往往不同。如小细胞肺癌容易血行播散,因而多以全身化疗为主;而非小细胞肺癌远处转移出现较晚,病变相对局限,因而多以外科手术为主。由于恶性肿瘤的外科治疗通常创伤大、致残率高,因而术前获得明确的病理诊断,根据病理诊断制订手术切除方式、切除范围极为关键,否则会因误诊误治而给患者带来不良后果。如喉癌行全喉切除术后发音障碍且终身气管造口、直肠癌 Miles 手术后失去肛门需终身肠造口、肢体的骨肉瘤手术后终身肢体残疾。然而有些肿瘤术前难以取得明确诊断,此时可通过术中冷冻病理检查明确,并根据病理结果决定具体切除范围。对术前疑有远处转移者,可通过穿刺活检获得病理诊断与病理分期。如肺癌锁骨上淋巴结肿大,通过锁骨上淋巴结穿刺可确定是否转移,一旦明确转移则不宜手术。目前最为常用的病理分期标准是国际抗癌联盟制定的 TNM 国际分期法。肿瘤外科正是根据准确的术前分期制订合理的治疗方案。术后病理分期更加精确,是术后辅助治疗及预后评估的依据。

随着内镜、影像等检查技术的提高,多数实体瘤在术前能够作出较为准确的临床诊断及临床分期,并根据临床诊断(包括临床分期)制订手术方案。个别肿瘤位置特殊,术前难以获得病理诊断。此时,根据临床表现及检查结果作出临床诊断与临床分期显得尤为重要。例如临床拟诊肺癌的患者,CT、MR、PET-CT、骨扫描或 B 超等检查发现远处转移(如脑转移或骨转移),则临床诊断为Ⅳ期,禁忌手术。

(二) 正确认识外科的作用,注重综合治疗的原则

肿瘤的治疗提倡多学科综合治疗,外科治疗只是综合治疗的一部分。肿瘤综合治疗方案的确定直接影响到肿瘤患者的治疗效果及预后。肿瘤外科曾经有过度依赖外科治疗,或为提高外科疗效而盲目扩大手术切除范围,但最终并未达到预期效果的教训。既要看到外科治疗在肿瘤治疗中的重要作用与地位,同时也要清醒地认识到单纯手术治疗的缺陷与不足。外科在肿瘤综合治疗中的一般原则是:针对较早期病变,通过手术切除以达到根治目的;对于术后病理证实有淋巴结转移或是局部有癌残留的病例则需辅助治疗;局部较晚的病变,通过术前放疗、化疗、靶向治疗、免疫治疗或联合治疗等新辅助治疗,待肿瘤降期或缩小后再考虑手术治疗。常见的包含外科治疗的综合治疗模式有:

1. **手术与放疗的结合**　某些肿瘤病变局部外侵严重,无法行根治性切除且对放疗敏感者,可考虑先行放疗,控制好局部病变后再行根治性切除,例如食管癌、直肠癌等;有些病变在手术切除之后发现局部有残存或存在广泛淋巴结转移,可考虑术后在肿瘤残存局部或区域淋巴结转移处行术后放疗,以减少局部复发。

2. **手术与化疗的结合**　有些肿瘤行术前辅助化疗可以达到缩小瘤体、降低分期,杀灭微小转移灶的作用,有利于手术达到根治性切除;有些肿瘤通过术后辅助化疗,可减少术后复发和远处转移,提高远期生存率。

3. **手术与放化疗的结合**　包括术前化放疗与术后化放疗。如中心型肺鳞状细胞癌术前考虑淋巴结转移,通过同步化放疗降期后,可使根治性切除概率提高。又如局部晚期食管癌,术前同步放化疗可以提高手术切除率,并被多数学者认可列入 NCCN 指南。

4. **手术与其他治疗的结合**　近年来,分子靶向治疗、免疫治疗进展迅速,手术与这些治疗手段的结合也是当前研究的热点之一。目前已有研究指出在晚期肝细胞癌(HCC)的治疗中,外科手术结合分子靶向治疗可以有效延长患者的总生存期和疾病进展时间。非小细胞肺癌靶向治疗、免疫治疗与外科治疗的研究也在进行中。

(三) 全面考虑,合理选择术式的原则

制订手术方案时一定要对患者进行全面评估,包括患者的全身情况、所患肿瘤的部位与病理生物学特性、肿瘤治愈或缓解的可能性等。制订合理手术术式需遵循以下原则:

1. **依据肿瘤的病理生物学特性选择术式**　不同组织来源的肿瘤,其生物学特性不同。上皮来源的癌常发生淋巴道转移,手术时常需清扫相应区域的淋巴结;间质来源的肉瘤,肿瘤切除后容易复发,却较少出现淋巴转移,所以手术需行扩大切除术兼行淋巴结清扫;肉瘤或软组织肉瘤侵犯肌肉时,肿瘤易沿肌间隙扩散,应将肌肉连同筋膜从起点到止点全部切除;有些肿瘤常出现多中心的病灶,如食管、胃肠道肿瘤等,手术切除范围应保证切缘干净;皮肤基底细胞癌以局部浸润为主,很少出现淋巴道

转移,所以手术以局部切除为主;皮肤恶性黑色素瘤需要做局部较广泛切除,同时需根据肿瘤浸润深度决定是否做淋巴结清扫。

2. 依据患者年龄、全身情况和伴随疾病选择术式　肿瘤患者以中老年人群居多,其全身各器官功能状态及储备能力相对较差,手术风险明显增大,因此不宜施行创伤过大的手术,而尽可能选择微创手术。但高龄并非手术禁忌,关键要看患者的综合评分情况。对合并有其他器官功能障碍的患者,术前需积极控制合并症,待情况好转后再手术,术中和术后加强监护与抢救措施。原则上,年龄过大、身体状况过差的患者不适合较大手术,恶病质的患者则属手术禁忌。临床常见肿瘤患者合并高血压、冠心病、糖尿病等情况,术前通过治疗后多数不影响手术治疗。临床也有患者虽然全身情况较差(如肺癌患者合并全肺不张、食管癌患者不能进食、肠道肿瘤患者合并大出血等),但经手术治疗后病情反而好转,这类患者在术式选择上可以适当放宽。此外,选择手术术式时还应考虑到术者自身的经验技巧、麻醉以及手术室配置等情况。

3. 最大限度切除肿瘤、最大限度保留正常组织　Halsted 指出在手术切除恶性肿瘤时,要广泛整块切除肿瘤,连同周围软组织、筋膜及肌肉,同时清扫区域性淋巴结。由他所创立的乳腺癌根治术就是一个典型的肿瘤根治术。但是肿瘤的切除范围并非越大越好,肿瘤切除范围遵循"两个最大",即最大限度切除肿瘤和最大限度保留正常组织。例如非小细胞肺癌,肺叶切除与全肺切除均能达到根治要求时,首选能够保存更多正常肺组织和更多肺功能的肺叶切除术。临床对肿瘤局限于原发灶及区域淋巴结、未发现其他部位远处转移且患者自身情况能耐受者,均适合行肿瘤根治术。值得注意的是,许多肿瘤外科的手术需根据术中探查的情况来决定具体的手术切除范围。比如肿瘤侵犯范围、是否存在转移、术中快速冷冻病理切片结果等。

(四) 防止肿瘤医源性播散的无瘤原则

医源性播散是指医护人员在为肿瘤患者诊治的过程中,由于检查或操作不当而造成的肿瘤细胞的播散。无瘤技术是指在肿瘤治疗过程中,为减少或防止癌细胞脱落、种植和播散而采取的一系列措施,对于防止医源性播散至关重要。无瘤操作直接影响手术的疗效,对于改善患者的预后,延长生存时间意义重大。肿瘤外科除了要遵循一般外科所要求的无菌原则、最大限度减少损伤和保留正常组织功能等原则外,还必须遵循无瘤操作的原则。另外,肿瘤的播散转移还与肿瘤自身的生物学特性、患者的机体免疫功能状况等均有关系。因此,在肿瘤诊治的操作过程中,既要防止肿瘤细胞的直接播散,还要注意维护患者机体本身的免疫功能。无瘤原则的操作技术包括:

1. 术前检查要轻柔,防止粗暴的检查,减少检查次数,如肢体肿瘤就需要尽量减少肢体的活动。

2. 穿刺活检与切取活检均有导致肿瘤播散的可能,因此肿瘤活检术与根治术间隔时间越短越好,在有条件的单位能一次性完成活检与治疗最为理想。切除活检由于不切入肿瘤,造成肿瘤播散的概率相对较小。切下肿瘤后送快速冷冻病理检查,由于能在短时间内获得病理诊断,因此非常适合乳腺、甲状腺和肺等肿瘤,一次性完成诊断与治疗。

3. 尽量减少局部麻醉,因为局麻后可造成局部组织水肿,影响到解剖层次。另外,局麻可使局部组织压力增高,增加肿瘤细胞播散的风险。除此以外,除抗肿瘤药物外不应向肿瘤内注射其他药物。

4. 术中探查的顺序应由远及近,注意动作轻柔。例如,腹腔内肿瘤的探查需要从远隔器官开始,按照由远及近的顺序,最后探查肿瘤及转移灶。手套接触肿瘤或转移灶后应及时更换,防止成为传播癌细胞的媒介。

5. "不暴露、不接触"的隔离技术。该隔离技术于 1954 年 Cole 在结肠癌手术治疗中首先提出,是最初的无瘤技术。这一技术要求:手术创面及切缘应用纱布垫保护,对于伴有溃疡已破溃的以及浸透胃肠道浆膜者,术中应用纱布或无菌薄膜覆盖,肠道肿瘤离断后的远、近两端肠管应用橡胶套或手套予以包裹,以期减少术中肿瘤细胞的脱落、种植。

6. 手术时应多采用锐性分离,少用钝性分离。锐性分离解剖较为清楚,特别是用电刀可使小的淋巴管或血管封闭,减少癌细胞进入脉管的机会,同时具有杀灭癌细胞的功能。而钝性分离挤压肿瘤,可能增加播散的机会。

7. 处理血管时应尽量先结扎静脉,再结扎动脉,这样可以减少术中瘤细胞进入血液循环的概率,减少肿瘤血行转移的机会。

8. 手术操作也应从肿瘤周围的正常组织向中央区解剖,切忌切入肿瘤内部。淋巴结的清扫也应由远及近,这样可以减少因术中挤压而导致肿瘤细胞沿淋巴管向更远的淋巴结转移,并且尽量做到肿瘤和淋巴结整块切除。

9. 切除范围要充分,可适当切除病变周围一定范围的正常组织。

10. 肿瘤切除取出后,应更换手套、器械,创面或体腔内用大量无菌生理盐水冲洗。对胸腔或腹腔转移者可直接注入抗肿瘤药物,以杀伤局部癌细胞。

11. 肿瘤手术后,创面或体腔内搁置引流管引流也能减少肿瘤细胞种植或复发的机会。

(五) 记录及术后随访的原则

手术后术者必须针对原发肿瘤的部位、形状、大小、质地、侵犯范围以及区域淋巴结清扫情况,如淋巴结数目、部位、大小、颜色、质地等,做好详细的记录。这些内容将会对患者以后的疗效评估及后续治疗提供重要的依据。

此外,恶性肿瘤的治疗不能以患者手术后顺利恢复而告终,应对患者进行定期的随访调查,其主要目的一是督促身体情况允许的患者术后进行必要的综合治疗,二是及时发现肿瘤的复发或转移,采取积极的治疗对策,三是通过了解患者的生存情况评定各种治疗的疗效,为进一步改进治疗方法提供依据。术后随访在最初的 2 年内应每 3 个月进行一次,之后 2 年可以每 6 个月一次,再之后每 1 年一次。当然还需根据分期、肿瘤病理生物学特性等调整复查周期,原则上恶性肿瘤患者的随访应持续终身。

第四节　肿瘤外科的手术分类及应用

要点:

肿瘤外科手术根据其作用分为预防性、诊断性、探查性、治愈性、姑息性、复发或转移的手术、重建与康复性手术、激素依赖性肿瘤内分泌器官切除与急症手术。

外科手术可用于肿瘤的许多方面,如预防、诊断、分期和治疗。临床应根据患者病情选择最适合的手术类别。以下分别予以介绍。

一、肿瘤的预防性手术

预防性手术(preventive surgery)是指通过切除异常组织或器官达到预防肿瘤发生目的的手术。某些先天性或癌前病变发展到一定程度就可能会癌变,如能提早手术,就可以防止向恶性发展。临床上预防性手术治疗的疾病包括:声带乳头状瘤切除术、甲状腺腺瘤切除术、重度乳腺小叶增生伴有乳腺癌高危因素者做乳房切除术、食管黏膜重度不典型增生行内镜下黏膜切除术、胃息肉行胃镜下切除术、结直肠腺瘤行肠镜下切除术、溃疡性结肠炎行结肠切除术、家族性多发性结肠息肉病行全结肠切除术、膀胱乳头状瘤切除术、隐睾症行睾丸复位术等。另外,口腔及外阴白斑行白斑切除术、易受摩擦部位的黑痣行黑痣切除术等。

二、肿瘤的诊断性手术

为获得病理诊断需用的组织样品而进行的手术称为诊断性手术(diagnostic surgery)。诊断性手术能为病理诊断(包括分期)进而制订合理的治疗方案提供可靠依据。诊断性手术的主要目的在于诊断,所以应尽量选择创伤和风险较小的术式。近年来,腔镜技术较多用于肿瘤诊断,例如电视胸腔镜下胸膜病变活检术、纵隔镜下纵隔淋巴结活检术等。但是无论选择何种术式,如需第二次手术,则两次手术时间的间隔越短越好。常用的诊断性手术方法有细针吸取、针穿活检、咬取活检、切取活检及切除活检等。

1. **细针吸取（fine-needle aspiration）**　对于体表一些肿块，通过细针对可疑肿块进行穿刺抽吸后进行细胞学检查。此种方法简单易行，常用于乳腺及甲状腺等部位的肿物诊断，准确率可达85%以上。但由于取材有限，故存在一定的假阳性或假阴性。肿物较小或触诊不确切时，可采用超声引导下穿刺吸取细胞。

2. **针穿活检（needle biopsy）**　局麻下应用较粗针头或特殊的穿刺针头（如Ture-Cut、Core-Cut），对可疑肿块穿刺并获得条状组织进行病理检查。由于获取组织较多，诊断准确性较高，并且可以进行免疫组化检查，甚至做分子病理检测。但由于粗针穿刺可引起创伤出血，甚至引起癌细胞播散、针道转移等。除体表肿瘤可直接穿刺外，对于较深的肿瘤组织或淋巴结，临床常在B超或CT定位引导下进行穿刺活检。目前较常用于肺癌、转移瘤、腹膜后肿物以及乳腺癌新辅助化疗前。

3. **咬取活检（biting biopsy）**　用活检钳通过内镜或其他器械来咬取或钳取病变组织作组织病理学诊断，如鼻咽、食管、支气管、胃、宫颈等处的活体组织检查。

4. **切取活检（incisional biopsy）**　指在病变部位切取一小块组织作病理组织学检查以明确诊断。常用于肿瘤巨大或侵犯周围器官无法完整切除的病变。对于能够完整切除的肿物，尽量避免切取活检。对骨与软组织肿瘤的切取活检，务必注意活检切口及进入路径要能在随后手术时一并切除，以免造成肿瘤播散。切取活检与下一次手术时间间隔应尽量缩短，最好在有术中冷冻病理检查的条件下进行。一旦明确为恶性，能切除尽可能切除，不能切除者则尽早开始后续治疗。

5. **切除活检（excisional biopsy）**　指将肿瘤完整切除进行病理组织学检查。通过切除活检不仅能够明确肿瘤性质，同时对良性肿瘤可以达到治疗目的，而对恶性肿瘤也不至于引起播散，是诊断准确率最高的活检方法。常用于乳腺、甲状腺、体表软组织来源的肿物。切除活检对患者创伤稍大，因此术前要对麻醉、手术切口、手术入路及必要时的扩大切除作好计划。

三、肿瘤的探查性手术

探查性手术（exploratory operation）目的一是明确诊断；二是了解肿瘤范围并争取切除肿瘤；三是早期发现复发以便及时二次手术。探查性手术不同于上述的诊断性手术。探查性手术往往需要作好进一步手术的准备，一旦探查明确诊断而又能彻底切除时，应即时作肿瘤的治愈性手术。所以术前准备要充分，术中必须备有冷冻切片病理检查。随着诊断技术的进步与新辅助治疗水平的提高，目前单纯探查性手术已经很少。

四、肿瘤的治愈性手术

治愈性手术（curative surgery）是以彻底切除和治愈肿瘤为目的，是实体肿瘤的首选治疗方式。其最低要求是切缘在肉眼和显微镜下均未见肿瘤。治愈性手术对上皮来源恶性肿瘤而言是根治术（radical resection），对间叶来源恶性肿瘤而言称为广泛切除术（extensive resection）。临床对肿瘤局限于原发部位及区域淋巴结，或虽已侵犯邻近脏器但尚能与原发灶整块切除者，在患者全身状况能够耐受的情况下，均可施行治愈性手术。

根治性手术是目前实体瘤治疗中最常采用的方法，手术切除范围包括原发灶及其引流区域淋巴结。其中对原发灶的切除包括其周围可能受累的组织，力求达到整块切除。通常情况下，某一器官或组织的肿瘤需要将所在器官全部或大部切除，如肺癌、胃癌、肝癌、胆囊癌、子宫颈癌以及骨软组织肿瘤等，但当原发灶与邻近脏器有癌性粘连或侵犯时，可将邻近脏器全部或部分一并切除，这种手术称为联合脏器切除。如胃癌侵犯左半肝时，行胃癌根治性切除联合左半肝切除术。

淋巴结转移与预后密切相关，因此区域淋巴结清扫是保障恶性肿瘤根治性切除的重要手段，其目的在于：①清除转移的淋巴结，避免残留；②通过术后病理检查明确有无转移并达到准确分期目的。

NOTES

淋巴结的清扫范围一般依据肿瘤类型、病变部位和淋巴引流情况而定。例如乳腺癌手术时可通过"前哨淋巴结活检"（sentinel lymph node biopsy）达到缩小淋巴结清扫范围的目的。

广泛切除术是指广泛切除肉瘤所在组织的全部或大部乃至邻近组织。如骨肉瘤超关节截肢术、肢体横纹肌肉瘤切除受累肌肉的起止点等。

随着外科手术技术和器械的发展以及肿瘤综合治疗水平的提高,某些肿瘤的手术切除范围有所缩小,在不影响肿瘤根治原则的基础上,保存器官功能,提高生活质量,这类手术称为功能保全性肿瘤根治术。如乳腺癌以往根治手术将全乳腺、胸大肌、胸小肌切除,加上腋下淋巴结清扫术,现在已常规行乳腺癌改良根治术,不用再切除胸大肌及胸小肌,对整个胸部外形和功能的保留都有了很大提高。针对单一病灶的早期乳腺癌(肿瘤直径≤3cm,术前临床检查腋窝淋巴结无转移),可行局部区域性切除,然后再加上放疗和化疗,既保留了乳房又达到了根治的目的,并且与经典根治术的预后基本相同。肝癌的不规则切除替代了以往的肝规则切除;喉癌的喉部分切除替代全喉切除术;低位直肠癌的保留肛门手术随着低位吻合技术的提高,也逐渐替代了一些腹壁人工肛门的术式;四肢肉瘤的局部切除结合放化疗,既保全了肢体又提高了疗效。

五、姑息性手术

姑息性手术(palliative surgery)是指已失去治愈性手术机会,临床为缓解患者无法耐受的症状、防止可能发生的严重并发症,或为其他非手术治疗手段(如放化疗等)创造条件,通过造瘘、改道、转流或对原发灶进行全部或部分切除的手术。姑息性手术后,患者体内虽然仍有肿瘤残留,但其生活质量明显提高,部分患者生存期得以延长。例如消化道恶性肿瘤引起消化道或胆道梗阻时,常采用食管胃吻合、胃空肠吻合或胆肠吻合术来缓解患者症状。因此此类手术也称之为减状手术。有些恶性肿瘤体积巨大、外侵严重,可以采用对原发灶或其转移灶做部分或大部分切除,以减少肿瘤负荷,为进一步放疗及化疗创造条件,这类手术也称为减积手术(debulking operation)。见于巨大的卵巢癌、软组织肉瘤、高度恶性脑胶质瘤等无法完整切除时。

六、复发或转移病变的外科治疗

转移性肿瘤病期较晚,难以手术治愈,但转移性肿瘤并非手术治疗的绝对禁忌,转移瘤是否行手术治疗需要根据原发性肿瘤的生物学特征以及原发肿瘤经手术或其他治疗后的效果来决定。一般来说,转移性肿瘤的手术需考虑以下方面:①原发灶控制良好;②肿瘤转移灶为单发部位;③无其他转移灶,手术可完整切除;④除手术外无其他更为有效的治疗方法;⑤患者一般状况良好,能耐受手术。临床上常见的孤立性肺、肝、脑、骨转移,施行切除术后可获得良好效果。肺部孤立性转移病灶的手术切除效果较为肯定,且肺转移出现越晚效果越好。此外,肿瘤生长越缓慢、倍增时间越长则手术效果越好;肝脏的转移瘤对生命威胁较大,其中以消化道肿瘤来源居多,原发灶最常见的是结肠或直肠癌。若肝转移与原发灶同时发现,可在切除原发灶的同时局部切除肝转移灶,若在原发灶切除后发现肝转移,只要转移灶为单发或局限在一叶内也可考虑手术切除;脑转移的风险最大,严重威胁生命,单发转移是手术指征,最常见的原发灶来源于肺。

复发性肿瘤的治疗效果相对较差,部分可通过手术切除并配合其他治疗获得一定的治疗效果。例如,可切除的复发肿瘤如:食管癌术后吻合口复发,可根据病变位置切除后行空肠或结肠代食管术;胸壁的纤维肉瘤术后常反复复发,可反复手术切除;直肠癌保肛手术后局部复发,可考虑行 Miles 手术等。

总之,转移性和复发性肿瘤均属晚期肿瘤,预后相对较差,手术效果欠佳,更需注意配合其他治疗。

七、重建与康复性手术

重建与康复性手术的目的是最大限度地恢复患者的器官形态和功能,并能满足根治性手术对肿瘤及周围组织大范围切除的需要,提高手术治疗效果。近年来,显微外科和整形外科技术不断进步,重建与康复性手术对于肿瘤根治术所造成的局部解剖缺陷的修复能力越来越强。例如口腔部肿瘤侵犯下颌骨后,使用游离腓骨肌皮瓣修补;舌癌切除术后,应用带状肌肌皮瓣行舌再造术;部分放疗或外科手术导致的肌肉损伤,可通过肌肉挛缩松解术来恢复肌肉功能等。然而,部分肿瘤根治性切除术后,局部遗留较大创面,甚至存在血管、神经、肌腱的暴露。口腔颌面、耳鼻咽喉、乳腺、胸腹壁、四肢、会阴部等对外形和功能要求较高的部位更是如此。19世纪早期,德国的Graefe和Dieffenbach使用邻近组织瓣整复鼻及面颊部肿瘤切除术后缺损,标志着整形外科技术用于肿瘤外科。此后,显微外科技术、血管外科技术等的应用,使缺损部位的外观和功能得到较为满意的修复,并由此诞生了肿瘤整形外科。肿瘤整形外科特别强调肿瘤的根治性切除和术后缺损完美修复相结合,修复手段的保障使肿瘤根治性手术更加彻底,从而使得患者的生存期明显延长、生存质量进一步提高。

八、激素依赖性肿瘤内分泌器官切除术

某些肿瘤的发生、发展与体内激素水平明显相关,称之为激素依赖性肿瘤。最为常见的激素依赖性恶性肿瘤为乳腺癌及前列腺癌。可以通过切除内分泌器官,减少激素的分泌,达到抑制肿瘤生长而起到治疗作用。临床上可采用卵巢切除术治疗绝经前晚期乳腺癌,该法也可作为术后辅助治疗。前列腺癌可采用双侧睾丸切除术进行治疗。但近年来随着激素拮抗药物的开发应用,此类手术已很少应用。

九、肿瘤急症外科治疗

肿瘤本身或其转移灶可引起出血、空腔脏器穿孔、梗阻、严重感染等急症,导致病情急剧恶化,甚至危及患者生命,此时手术有望缓解此类急症。例如结肠癌合并严重梗阻,胃癌合并穿孔、出血,气管肿瘤致呼吸困难等。一些颅内肿瘤或脑转移瘤引起颅内压增高而威胁生命时,也可考虑急诊行颅骨开窗减压术以解除紧急状况。

第五节　肿瘤外科的展望

要点:

　　未来肿瘤外科将更加注重器官功能保全和整体生活质量的提高,综合治疗手段更多,微创、快速康复、人工智能、机器人手术等更加广泛应用。

近半个世纪以来,随着肿瘤相关生物学、免疫学、分子生物学等学科的发展,人类对肿瘤的认识已经从过去的细胞水平深入到分子水平。分子诊断、基因治疗已初具规模,一些新的检测手段、预测模型正在不断应用于临床。今后,肿瘤外科将在以下方面得到进一步发展。

一、更加注重器官功能保全和生活质量的提高

肿瘤外科的发展经历了肿瘤单纯切除、肿瘤扩大切除、肿瘤适度切除(功能保全)三个阶段。传统的肿瘤外科治疗理念是:如果手术切除不彻底,将会导致肿瘤残存、复发、转移,进而影响生存。因此,手术范围宁大勿小,这种不断扩大手术范围的手术方式,严重影响了患者的术后生理功能、生活质量和心理健康。随着医学的进步以及肿瘤治疗理念的更新,以人为本的治疗理念深入人心,单纯通过外科广泛切除提高疗效的观念已经改变,而通过微创、综合治疗等手段,在保障治疗效果的前提下,更加注重功能保全、快速康复、保障生活质量的理念将得到更好体现。

二、综合治疗手段进一步提高

两个多世纪以来,大多数实体肿瘤的治疗模式已由单纯外科手术发展成为以外科手术为主的多

学科综合治疗。根据肿瘤的生物学特征、临床病理特点、患者的身心状况等制订的以循证医学证据为基础的辅助或新辅助综合治疗方案,将使手术治疗效果得到进一步提高。尤其是近年来靶向治疗与免疫治疗进展迅速,带来肿瘤治疗的全新局面。

三、微创与快速康复理念得到更好落实

微创治疗是近些年来发展起来的技术,目的在于确保手术安全和保障疗效的前提下,最大限度减小创伤,加速康复。内腔镜技术已从单纯的肿瘤诊断扩展到筛查、早期干预、分期以及手术治疗等诸多领域。通过内镜可以完成消化道、泌尿道等早期病变的切除,也可在晚期恶性肿瘤的姑息治疗中起到一定作用。许多常规的肿瘤外科手术也可以通过腔镜技术完成,其安全性和有效性已得到证实。

四、组织修复、器官移植外科的应用

随着新型手术材料的出现、显微外科手术技术的成熟和分子免疫学理论的发展,近年来组织修复、器官移植外科取得了突破性进展,在肿瘤外科中也发挥了重要作用。胸部肿瘤切除术后采用人工材料修复胸壁缺损、重建大血管,头颈部肿瘤切除术后采用自体肌皮瓣、自体骨骼修复缺损,都取得了良好的效果。3D 打印技术在肿瘤切除术后组织重建与修复中的应用方兴未艾。肝脏、肾脏等器官的移植在肿瘤外科中也取得了较好成效。

五、更加注重个体化外科治疗

肿瘤内科经历了经验医学、循证医学、个体化医学三个时代,肿瘤外科其实也在经历相似的发展历程。由于外科手术在切除肿瘤病变的同时,也对机体组织和免疫系统造成创伤,因此,根据术前机体情况和肿瘤生物学行为进行综合评估以确定手术方案,成为肿瘤外科个体化治疗的"萌芽阶段"。而随着分子技术的发展,"分子分期""分子病理""分子预后"等概念不断介入,将使肿瘤外科的个体化治疗进入崭新阶段。

六、智能机器人手术

计算机辅助的手术系统(computer-assisted surgery system)俗称机器人手术(robotic surgery),也是一种腔镜手术,外科医师离开了传统意义上的手术台,使用专门的操作控制台或远程控制系统对腔内手术器械发出指令以完成手术操作。这种新颖的手术系统已在临床应用,未来将向增加更多反馈系统、增加人工智能的智能机器人手术系统发展。

总之,肿瘤外科在近年来得到很大发展。肿瘤外科医生既要看到外科治疗在肿瘤治疗中的重要作用和地位,同时也要清醒认识到肿瘤外科自身的不足,在提高肿瘤外科治疗技术,加强综合治疗理念的同时,严格遵循肿瘤外科治疗的原则,促进肿瘤外科的全面发展。

（赫 捷）

思考题:

1. 如何从不同医学模式的角度看待肿瘤外科的发展历程?
2. 精准医学时代肿瘤外科治疗的原则有什么新的变化?
3. 简述肿瘤外科治疗在肿瘤综合治疗中的作用及地位。
4. 如何理解肿瘤外科的未来发展方向?

第二章
放 射 治 疗

放射治疗作为肿瘤重要的治疗手段之一,其历史可追溯到19世纪末。自1895年伦琴发现X线,居里夫妇发现镭以来,放射线开始逐渐应用于恶性肿瘤临床治疗,主要治疗体表和位于自然体腔的恶性肿瘤。20世纪后叶,随着技术进步,^{60}Co治疗机和加速器问世,所产生的射线穿透力强,能够治疗深部肿瘤,使放射治疗的应用范围更加广泛。近20年来,随着放疗设备的改进和计算机发展,已形成集影像、计算机、加速器为一体的现代放疗技术,如三维适形放射治疗、调强放射治疗和影像引导放射治疗。这些技术的发展能完成复杂和不规则靶区的照射,通过精确的照射剂量,提高了肿瘤治愈率,改善了患者的生活质量。据Tubiana等在1999年报道,45%的恶性肿瘤可治愈,其中手术提供的贡献占22%,放射治疗占18%,化学药物治疗占5%。1973年国内统计了北京、上海、广州及杭州四家肿瘤医院治疗的患者,其中65%~75%的患者在病程中接受过放射治疗。近年来,随着理论和技术的进步,现代放射治疗的临床应用更加广泛,已经成为目前肿瘤综合治疗的重要手段。为了更好地理解放射治疗的原理和临床实践,我们应该了解有关放射物理学、放射生物学和临床放疗治疗学的基本知识。

第一节　放射物理学

要点:

1. 放射物理学主要研究放射治疗设备的结构、性能,以及各种射线在人体的分布规律。

2. 射线粒子包括带电粒子和非带电粒子,二者与物质相互作用的形式各有特点。

3. 高能X(γ)射线穿透力强,皮肤剂量低而深部剂量高,适合治疗深部肿瘤。电子线穿透能力弱,皮肤剂量高,适合治疗表浅肿瘤。

4. 放射治疗的实施方式主要包括外照射和内照射。放疗流程包括:临床评估、体位固定、X线/CT定位、勾画靶区和危及器官、计划设计和评估、位置验证、剂量验证、计划实施。

肿瘤放射物理学是放射治疗的重要组成部分,是物理学的概念和原理在肿瘤放射治疗中的应用,放射肿瘤学的发展和取得的成就与放射物理学密不可分。放射物理学研究的内容包括放疗设备的特性、治疗射线的性质和特点、各种射线的剂量学、放射治疗实施过程以及质量控制和保证等。

一、射线与物质的相互作用

电离辐射是一切能引起物质电离的辐射总称,根据是否带电荷可将辐射源分为带电粒子和非带电粒子。带电粒子包括α粒子、β粒子和质子等,具有足够动能的带电粒子与原子中的电子碰撞引起物质电离,称为直接电离。非带电粒子包括X线、γ线和中子,它们本身不能使物质电离,但能与原子的壳层电子或原子核作用产生次级粒子,如电子、反冲核等,次级粒子再与物质中的原子作用,引起原子电离,称为间接电离。

(一)带电粒子与物质的相互作用

具有一定能量的带电粒子入射到靶物质中,与物质原子的核外电子或原子核发生碰撞作用,产生的效应包括电离和激发、轫致辐射、散射或核反应。

(二) X(γ)射线与物质的相互作用

与带电粒子相比,X(γ)射线与物质的相互作用表现出不同的特点:①X(γ)射线不能直接引起物质原子电离或激发,而是首先将能量传递给带电粒子;②X(γ)射线与物质的一次相互作用可以损失其能量的全部或很大一部分,而带电粒子则是通过多次相互作用逐渐损失能量;③X(γ)射线入射到物体时,其强度随穿透物质厚度近似呈指数衰减,而带电粒子有确定的射程,射程之外观察不到带电粒子。

X(γ)射线与物质相互作用时可发生 3 种主要的效应:光电效应(photoelectric effect)、康普顿效应(Compton effect)、电子对效应(electron pair effect)。光电效应是低能(10~30keV)X(γ)射线与物质相互作用的主要方式。临床常用的高能 X(γ)线与物质相互作用方式主要是康普顿效应。

二、放射治疗的实施方式

按射线源与人体的位置关系可将放射治疗分为两种基本照射方式:①外照射(external beam radiotherapy),放射源位于体外一定距离对人体进行照射,又称为远距离照射,这是临床最常用、最主要的放疗方式;②内照射,即近距离治疗(brachytherapy),将放射源直接置于被照射的组织内或放入人体天然的腔内,如乳腺癌、舌癌及前列腺癌插植治疗,鼻咽癌、宫颈癌腔内治疗。

外照射是临床最常用的治疗方式,其放射源可以是放射性核素,如 ^{60}Co 治疗机,也可以是产生不同能量 X 线的 X 线治疗机和加速器,还可以是产生电子束、质子束、中子束及其他重粒子束的各类加速器。

近距离治疗的放射源是放射性核素,常用的放射源有 ^{60}Co、^{137}Cs、^{192}Ir、^{125}I,其放射源活度一般较小,治疗距离短,约在 0.5cm 到 5cm 之间,放射源周围组织剂量高,靶区剂量分布不均匀,而远隔组织由于距离平方反比定律的影响,剂量较低。利用近距离治疗物理学特性,可以给予肿瘤局部高剂量而周围正常组织较低的剂量。现代后装近距离技术不仅可以优化剂量分布,布源更加精确合理,而且应用遥控技术大大减少了工作人员所受辐射剂量。

三、放射治疗设备

1950 年以前,放射治疗机器仅能产生千伏级 X 线,如接触 X 线(40~50kV)、浅表 X 线(50~150kV)和深部 X 线(150~500kV)。千伏级 X 线穿透力低,仅适合浅表肿瘤治疗。1951 年加拿大生产出第一台钴-60(^{60}Co)治疗机后,千伏级 X 线治疗机逐渐退出历史舞台,目前仅在少数单位用于治疗皮肤肿瘤。临床上现主要使用的外照射设备有直线加速器、钴-60 治疗机及重粒子治疗设备。

(一) 钴-60 治疗机

钴-60 治疗机是第一种兆伏级外照射治疗设备,它是将放射性核素 ^{60}Co 所产生的 γ 射线经准直系统准直后来照射肿瘤。^{60}Co 衰变释放的 γ 射线包括两种能量:1.33MeV 和 1.17MeV,平均能量1.25MeV。^{60}Co 半衰期为 5.27 年,即每个月衰减约 1.1%,因此每 4~5 年需要更换一次放射源。与千伏级 X 线治疗机相比,钴-60 治疗机释放的 γ 射线能量较高,穿透能力强,可以用于治疗深部肿瘤,同时旁向散射小,周围剂量跌落快,有利于保护周围正常组织。千伏级 X 线最大剂量点在皮肤表面,而^{60}Co 最大剂量点在皮下 5mm,因此皮肤反应较轻。千伏级 X 线以光电效应为主,骨吸收能量较软组织大得多,而在 ^{60}Coγ 射线中康普顿效应占优势,骨和软组织吸收剂量相近。因此,这两种射线在临床应用中对皮肤的反应和骨质的影响均有其不同的特征。

钴-60 治疗机虽然提高了能量,但其百分深度量仍不能满足胸、腹等深部肿瘤治疗需要,而且存在放射源污染问题,随着高能医用加速器的问世,钴-60 治疗机在临床应用逐年减少。

(二) 直线加速器

第一台医用直线加速器(linear accelerator)于 1953 年在英国开始使用并逐渐成为放疗的主流设备。直线加速器是高频电磁波通过微波加速装置使普通电子(约 50keV)加速到高能电子,高能电子直接引出照射肿瘤即电子束治疗，或高能电子打靶（钨、铂金）产生 X 线照射肿瘤，即 X 线治疗。目前大多数直线加速器既能进行 X 线治疗，也可以实行电子束治疗。

现代直线加速器具有很多优点，其放射源可以沿着机臂中心轴旋转，在人体位置不改变的情况下完成各个不同方向的照射，即等中心治疗。现代直线加速器还装配有多叶准直器（multileaf collimator，MLC），MLC 是用于产生适形照射野的机械运动装置件，俗称多叶光栅。它可以替代射野挡块形成不规则照射野，避免挡块加工和使用装卸的烦琐工作量，提高加速器工作效率。MLC 一般由 20~120 对紧密排列的叶片组成，每一叶片通过计算机控制的微型电机独立驱动。叶片的厚度必须能使穿过的射线强度低于原射线的 5% 以下，即至少需 4~5 个半价层厚度，同时为了降低叶片间常有一些漏射线，叶片厚度需适当增加，一般需要 5cm 厚的钨合金，如果将漏射线剂量降到 2% 以下，通常需钨合金的厚度达 7.5cm。除了宽度和厚度，叶片外形设计也非常重要，叶片的横截面需是梯形结构，即底面的宽度应大于顶面的宽度，使得任何一个叶片都与从源（靶）辐射出且通过此面的射线平行，以减少穿射半影。

（三）重粒子治疗设备

相比较质量小的电子、光子等轻粒子，重粒子指质量较大的粒子如快中子、质子、负介子以及氮、碳、氧、氖离子等。重粒子一般在回旋加速器中产生，目前临床开始使用的重粒子治疗机有中子治疗机、质子治疗机和重离子治疗机等。重粒子治疗近几年受到广泛关注，主要是因为①物理学优势：重粒子在体内形成 Bragg 峰，从物理学上优化了剂量分布；②生物学优势：高 LET 射线增加放疗对肿瘤的生物学效应。

带电粒子在介质中有一定的射程，当粒子束射入介质时，在介质表面能量损失较慢，随着深度的增加，粒子运动速度减慢，粒子能量损失率突然增加，形成电离吸收峰，即 Bragg 峰（图4-2-1）。Bragg 峰处组织吸收剂量很高，而位于 Bragg 峰前后的正常组织受量很低。

线性能量传递（LET）指单位粒子径迹上的能量损失，其值大小与离子线密度成正比。光子、电子都是稀疏电离，属于低 LET 射线。中子、重离子和负 π 介子是密集电离，属于高 LET 射

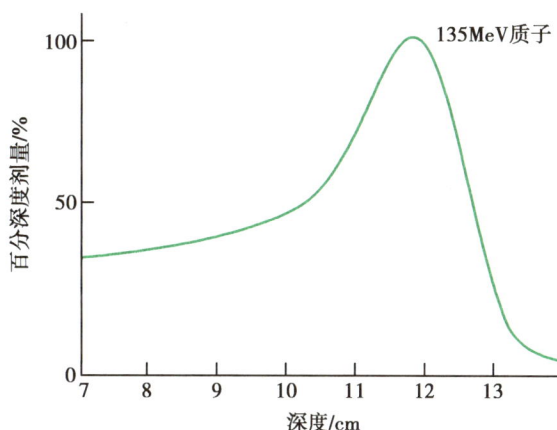

图 4-2-1 135MeV 质子形成 Bragg 峰

线。不同射线对肿瘤的杀伤效应与肿瘤细胞含氧量有关，氧增强比（oxygen enhancement ratio，OER）定义为细胞乏氧和细胞富氧时产生相同生物效应时所需物理剂量之比，低 LET 射线杀伤乏氧肿瘤细胞的作用较弱，即杀死乏氧细胞需要更高的剂量。乏氧对高 LET 射线杀死肿瘤细胞的影响较小，因此高 LET 射线可以通过降低对氧的依赖提高生物效应。

对于低 LET 射线，不同分裂周期的细胞其放射敏感性不同，M 期和 G_2 期的细胞较敏感，S 期细胞最抗拒。细胞周期对高 LET 射线影响较小，因此高 LET 射线可以通过克服细胞周期的影响而提高肿瘤放射敏感性。

不同重粒子物理学和生物学特性不同，中子属高 LET 射线，具有高 LET 射线生物学特性，但中子不带电荷，不能产生 Bragg 峰，无物理学优势。质子带电荷，能产生 Bragg 峰，但 LET 仅比光子略高，无高 LET 射线的生物学特性。重离子（如碳离子）质量大，不易被散射，能够产生比质子更优的剂量分布，且具有高 LET 射线的生物学优势，因此近年来备受关注。

（四）放疗辅助设备

随着放疗技术的不断发展，放疗相关设备除上述主要治疗机器以外，还有传统 X 线模拟定位机、CT 模拟定位机、治疗计划系统、图像数据传输网络及质量控制和质量保证的相关仪器。

四、外照射 X(γ)射线剂量学

X 线和 γ 射线本质都是光子,只是产生方式不同,X 线是高速电子流打靶(钨、铂金)产生,γ 射线是放射性核素核能级间的跃迁而产生。为阐明 X(γ)射线在模体内剂量分布,通常用百分深度剂量、等剂量线来描述。

(一)X(γ)射线百分深度剂量

吸收剂量是单位质量物质吸收电离辐射的平均能量,是研究辐射效应最基本、最重要的物理学要素,其单位是戈瑞(Gy):1Gy=1J/kg=100cGy。百分深度剂量指射线中心轴某一深度的吸收剂量与最大吸收剂量比值,它反映了射线的穿透力。X(γ)射线进入模体或人体,与物质相互作用产生次级电子,次级电子在运动轨迹上损失能量被物质吸收,吸收剂量随深度增加而增加直至最大,从体表至最大吸收剂量点称为剂量建成区。随着深度的继续增加,吸收剂量逐渐减少。高能 X(γ)射线穿透力强,皮肤剂量低而深部剂量高,适合治疗深部肿瘤。

X(γ)射线穿透能力随能量增加而增加,即能量越高,模体表面剂量减低,最大剂量点深度增加(图 4-2-2)。百分深度剂量受照射野大小影响,体内某点的吸收剂量是原射线和散射线共同作用的结果,对某一特定能量的 X(γ)射线,在一定范围内,照射野越大,照射野周围向射野中心轴提供的散射剂量越多,百分深度剂量越高。

源-皮距(source-skin distance,SSD)对 X(γ)射线百分深度剂量也有影响。源-皮距

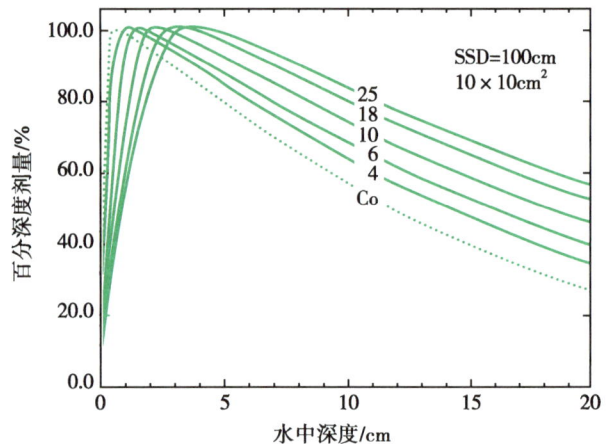

图 4-2-2 不同剂量 X(γ)射线的百分深度剂量

指放射源至人体表面的距离。由于平方反比定律,体内某点的绝对剂量随源-皮距的增加而降低,但近源处百分深度剂量下降比远源处快得多,因此,百分深度剂量随源-皮距的增加而增加。

(二)X(γ)射线等剂量曲线

百分深度剂量仅反映了射野中心轴上的剂量分布,为描述射线束在模体中剂量分布,通常用等剂量曲线。等剂量曲线指模体内剂量相同点的连线,它不仅可以反映不同深度处剂量的分布,还可以显示垂直于中心轴平面的剂量分布特点。等剂量曲线受射线束能量影响,随能量的增加,射线穿透力增强,某一特定等剂量曲线的深度随之增加。低能射线旁向散射较多,等剂量曲线较为弯曲,且低值等剂量曲线向外膨胀;而高能射线的散射线方向趋于向前,因此等剂量曲线逐渐平直(图 4-2-3)。

除浅表病变如颈部淋巴结用单野外,临床上应用高能 X(γ)射线时多采用多野照射技术,以使符合国际辐射单位和测量委员会规定的参考等剂量线(90%~95%)与治疗靶区高度吻合,同时降低周围正常组织受量。

五、电子线剂量学

与 X(γ)射线不同,电子线穿透能力弱,与机体接触后能量迅速损失被机体吸收,因此皮肤剂量高,达最大剂量点深度后剂量迅速跌落,射程有限。高能电子线的特性决定它适合治疗表浅肿瘤如淋巴结转移灶、皮肤癌等。

(一)电子线百分深度剂量

高能电子线的百分深度剂量分布可分为 4 部分:剂量建成区、高剂量坪区、剂量跌落区和 X 线污染区(图 4-2-4)。电子线皮肤剂量高,一般在 75% 以上,因此剂量建成效应不明显,百分深度剂量很

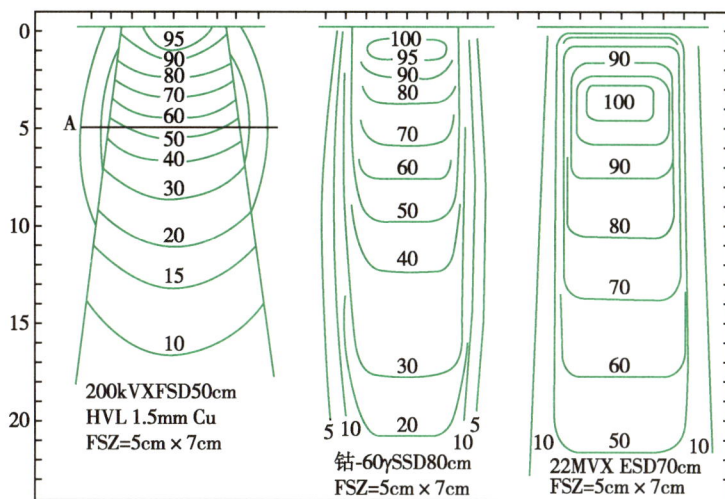

图 4-2-3 不同剂量 X(γ)射线等剂量曲线分布的比较

快达到最大点。由于电子线在其运动径迹上很容易被散射,在单位截面上电子注量增加,形成高剂量坪区,随之剂量迅速跌落。医用加速器产生的电子束都会有一定数量的 X 线,表现为百分深度剂量后一长长的拖尾,它是电子线与散射箔、准直器、电子线限光筒相互作用产生的污染 X 线。

电子线百分深度剂量随能量变化而变化的特点为:随射线能量增加,表面剂量增加,高剂量坪区增宽,剂量梯度减小,X 线污染增加(图 4-2-5)。过高能量的电子线剂量学优势消失,因此临床应用电子线能量范围在 4~25MeV。

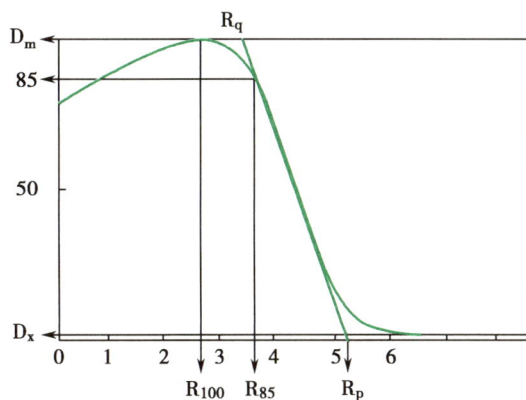

图 4-2-4 电子线百分深度剂量曲线

D_m,最大剂量点剂量;D_x,电子束中的 X 线剂量;R_{85},有效治疗深度;R_p,电子束的射程;R_q,过剂量跌落点的切线与 D_m 水平交点的深度。

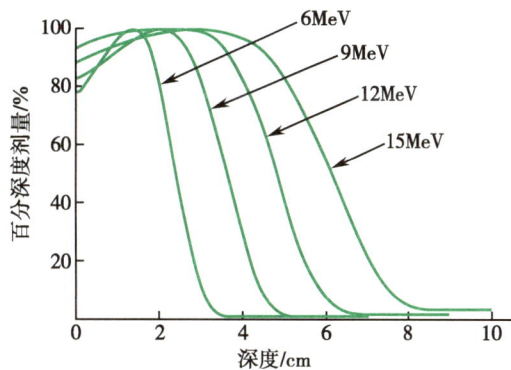

图 4-2-5 不同能量电子线百分深度剂量

电子线百分深度剂量受照射野大小的影响,并随射线能量增加,这种影响越发明显。电子线旁向散射多,照射野小时,射野周围向射野中心轴提供散射电子较少,中心轴百分深度剂量低;随着照射野的扩大,照射野周围向射野中心轴提供散射电子增多,中心轴百分深度剂量增加。一旦射野直径大于电子束射程的 1/2,百分深度剂量随照射野变化极微。

源-皮距对电子线百分深度剂量也有影响。电子线照射时,医用加速器上常用限光筒装置限制电子线散射,避免电子与空气中的分子发生相互作用,同时要求限光筒与皮肤表面间距 <5cm。当源-皮距增加时,限光筒与皮肤表面距离增加,皮肤表面剂量降低,剂量梯度变陡,X 线污染增加,因此临床上要求电子线治疗时保持源-皮距不变。

NOTES

(二)电子线的等剂量分布

高能电子线等剂量分布的特点为:随深度增加,低值等剂量线向外扩张,高值等剂量线向内收缩(图 4-2-6),这种特点在能量 >7MeV 的高能电子线尤为突出,这主要是电子线易散射造成的。因此临床治疗时照射野大小应按靶区最大横径扩大,至少等于或大于靶区横径的 1.18 倍,并根据靶区最深部分的宽度再放 0.5~1.0cm。射线能量的选择主要根据靶区深度,电子线的有效治疗深度(cm)为电子线能量(MeV)的 1/4~1/3。

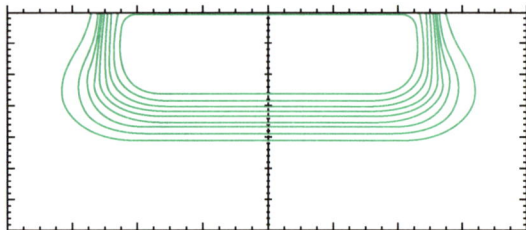

图 4-2-6   10MeV 电子线等剂量曲线

六、放射治疗计划与实施

现代放射治疗的计划和实施是一个多环节、多步骤的过程(图 4-2-7),每一个环节和步骤如串联电路一样连接,任何一步出现差错都会导致质量保证和质量控制的失败。

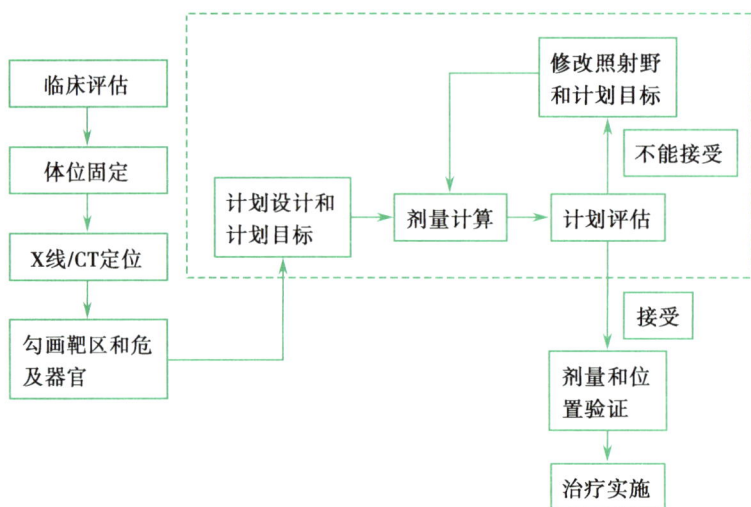

图 4-2-7   放射治疗计划与实施流程

(一)临床评估

在实施放射治疗前,应详细了解患者的病史、体检、影像学资料、一般状况、并发症,评估患者对放射治疗的耐受性,确定放射治疗的目的,是根治性放疗还是姑息性放疗。

(二)体位固定

为保证放射治疗准确实施,患者应尽量采取舒适、重复性好且能满足治疗需要的体位。体位可重复性是放射治疗非常关键的环节,为保证放射治疗的准确性、可重复性,可使用一些体位固定装置如温塑面罩、真空垫、体架等。

(三)X 线/CT 定位

在模拟定位 X 线机透视下大致确定照射野的中心,标记激光线,在同一体位下行 CT 扫描,或直接在 CT 模拟定位机下扫描,标记激光线,再根据重建的影像确定照射野中心,治疗前重新标记激光线。

(四)勾画靶区和危及器官

这是放射治疗最复杂、最关键的步骤。医师在定位 CT 上逐层勾画患者轮廓、治疗靶区和正常组织。治疗靶区包括大体肿瘤靶区、临床靶区、计划靶区(图 4-2-8)。

大体肿瘤靶区（gross target volume，GTV）：通过体检、影像学检查可发现的肿瘤病变范围，包括原发灶、转移淋巴结和其他转移病变，如果已做根治性手术，则认为没有大体肿瘤靶区。GTV 内肿瘤细胞密度高，是放射治疗后最容易复发的部位，应给予足够高的剂量。

临床靶区（clinical target volume，CTV）：临床靶区指肿瘤可能侵犯的范围，它包括大体肿瘤靶区周围亚临床灶以及可能转移的局部淋巴结。临床靶区的确定主要依据外科病理学标本和临床观察到放疗或术后容易复发的部位。

图 4-2-8 靶区定义示意图
GTV，大体肿瘤靶区；CTV，临床靶区；PTV，计划靶区；ITV，照射靶区。

计划靶区（planning target volume，PTV）：指考虑系统误差、日常摆位误差、器官运动引起肿瘤位置的移动等因素需要扩大的范围，以确保 GTV 和 CTV 得到规定的剂量。计划靶区包括内在边界（internal margin）和摆位边界（set-up margin）两部分：内在边界指由于呼吸运动、膀胱充盈度、胃肠道蠕动等生理活动引起肿瘤形状、位置大小发生改变的范围，也称为内在靶区（internal target volume，ITV）；摆位边界考虑照射野-患者位置之间的不确定性，如不同设备引起的系统误差、每日摆位产生的随机误差等，故每个单位的放疗设备、体位固定装置、放疗技术等不同，其放疗精度会不一样，PTV 大小随之会发生改变。因此，各单位有必要测量本放疗系统不同照射部位的计划靶区。

危及器官（organ at risk，OAR）：指可能受照射的重要组织或器官，如晶状体、视神经、脑干、脊髓、肝、肾、肺等，这些组织或器官受量一旦超过其耐受剂量，将导致严重的并发症甚至危及生命，因此危及器官的耐受性影响了放疗计划的设计和处方剂量。同时，危及器官仍要考虑本身的运动和摆位误差，其扩大后的范围称为计划危及器官区（planning organ at risk volume，PORV）。

（五）计划设计和计划目标

通常有两种方式，即正向设计和逆向设计。正向设计是先给出照射野方向、大小和形状、各照射野权重、处方剂量等，剂量计算后评估肿瘤靶区受量是否满足预期目标，正常组织受量是否超过耐受剂量。逆向设计是先给出预期目标，如肿瘤各靶区处方剂量、正常组织剂量限制，然后在计算机辅助下计算出每个射野的最佳射束强度分布，使得实际在体内形成的剂量分布与医师的剂量处方接近。逆向运算是调强放射治疗计划系统的计算方式。

（六）计划评估

计划评估是为了了解肿瘤受照剂量是否满足临床要求，正常组织受量是否超过耐受剂量，主要有以下评价指标：

1. 等剂量线　在 CT 上逐层评估等剂量线（通常是 95%）与 PTV 的吻合度，有时剂量分布统计或剂量体积直方图均满足放疗计划，但可能在 CT 图像上显示部分肿瘤在处方剂量线外。

2. 剂量分布统计　包括靶区和正常组织最大剂量、最小剂量、平均剂量，95% 的肿瘤靶区受照剂量和 95% 的处方剂量所照靶区的体积。

3. 剂量体积直方图（dose-volume histogram，DVH）　DVH 是常用计划评估的工具。它以剂量为横坐标，体积为纵坐标，显示剂量的三维分布（见文末彩图 4-2-9）。

（七）位置验证与剂量验证

在治疗计划执行过程中，射野和患者的摆位都会存在误差，因此位置验证是非常必要的。验证的方法有拍摄射野证实片、EPID 影像、CT 影像等，然后与定位图像比较，测量两者间的误差，对较大误差应找出原因并及时纠正。

剂量验证是确认患者实际受照剂量是否与计划给予剂量相同，通常用模体代替人体测量，然后与计划进行比较。

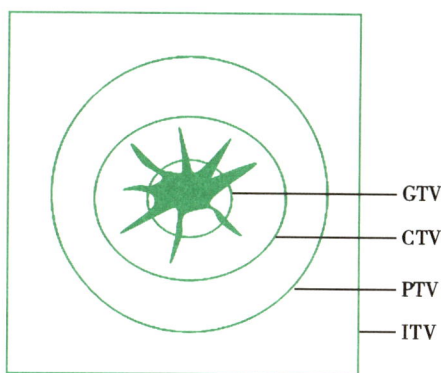

七、常用的放射治疗技术

目前常用的放射治疗技术包括：三维适形放疗、调强放疗技术、立体定向治疗、图像引导放射治疗技术、呼吸门控技术和全身放射治疗技术等。理想的放射治疗技术应该使高剂量分布在三维方向上与肿瘤靶区形状一致。为达到剂量分布的三维适形，必须满足两个条件：①每个照射野形状与肿瘤靶区形状一致；②照射野内的剂量强度按一定要求进行调节，即根据肿瘤靶区形状和靶区周围重要器官对束流强度进行调节，以达到最佳剂量适形。满足 1 个条件者称为三维适形放射治疗（3-dimensional conformal radiation therapy，3DCRT），同时满足以上 2 个条件者称为调强放射治疗（intensity modulated radiation therapy，IMRT）。三维适形放射治疗通常采用正向计划设计，而调强放射治疗通常采用逆向计划设计。与二维放射治疗和三维适形放射治疗相比，调强放射治疗能提高肿瘤照射剂量，并降低周围危及器官剂量，从而提高肿瘤局部控制率，降低放疗导致的近远期并发症，改善患者的生活质量。因此，近年来调强放射治疗已经成为放射治疗的主流技术，广泛应用于各种恶性肿瘤的放射治疗。

八、近距离治疗

近距离治疗是相对于远距离治疗而言，它是指将放射源直接置于患者肿瘤内或肿瘤周围进行治疗，其基本特征是放射源贴近肿瘤组织，肿瘤组织可以得到有效的杀伤剂量，而邻近的正常组织由于辐射剂量迅速跌落，受量较低。从居里夫妇发现镭后不久就开始了近距离治疗的研究，早期放射源强度低，治疗时间长，不利于防护。20 世纪 50—60 年代开始了后装治疗，后装指先将插植针、导管或腔内施源器置于患者体内的肿瘤部位，制订治疗计划，选择最佳方案，然后用遥控装置将放射源送入患者体内治疗。后装治疗技术很好地保护了医护工作人员。80 年代末期，高强度、小体积 ^{192}Ir 的出现和计算机技术的发展，使后装治疗进入了一个崭新阶段。

近距离放疗根据放射源治疗时剂量率，可分为低剂量率（0.4~2Gy/h）、中剂量率（2~12Gy/h）和高剂量率（>12Gy/h）放疗。目前后装治疗多采用高剂量率放射源。按放射源在人体内放置时间长短可分为暂时驻留和永久性植入，前者指治疗后将放射源回收（如瘤床插植），永久性植入则是将放射源永久保留在人体内，如前列腺癌粒子植入、胰腺癌粒子植入等。

近距离治疗剂量学最基本的特点是平方反比定律，即放射源周围的剂量与到放射源之间距离的平方成反比。因此，照射范围内剂量分布不均匀，近源处剂量非常高，到达一定距离后剂量急剧下降。近距离治疗常用的方式包括以下几方面：

1. **腔内照射**　腔内照射应用最广泛的是妇科肿瘤，如宫颈癌、子宫内膜癌和阴道癌，也常用于鼻咽癌、口腔癌、食管癌、直肠癌、肛管癌等。腔内照射往往需要和外照射联合，才能取得好的疗效。

2. **组织间插植**　组织间插植是将放射源直接植入人体肿瘤组织内进行照射，其应用范围广泛，一般与外照射联合应用，如头颈部肿瘤、直肠肛门肿瘤、乳腺癌、前列腺癌及部分体表的软组织肿瘤等。

3. **敷贴治疗**　敷贴治疗主要是将施源器固定在适当的模上、敷贴在肿瘤表面进行放射的一种方法，主要用于治疗非常表浅的病变，一般肿瘤浸润深度应 <5mm 为宜。也可作为放疗后残存肿瘤或术后腔内残存肿瘤的补充治疗手段。

4. **术中置管放疗**　对于手术无法切除且比较局限的肿瘤，在术中预置治疗管，术后再将放射源通过治疗管送入肿瘤内进行照射。其优点是术后可进行多次照射，常用于胰腺癌、胆管癌、肝癌、膀胱癌以及脑肿瘤等。

第二节　放射生物学

要点：

　　1. 电离辐射的直接作用主要是激发和电离，而间接作用主要通过电离产生自由基引起生物功能分子损伤。

2. 致密电离辐射（高 LET 射线）产生的局部电离密度大，损伤重，相对生物效应（RBE）高；稀疏电离辐射（低 LET 射线，如 X、γ 射线）的 RBE 低于高 LET 射线（如重离子）。

3. 细胞受照射后诱导大量基因表达，参与诱导细胞周期停滞、DNA 损伤修复反应、诱导凋亡、抗凋亡、终末分化及炎症反应。

4. 影响细胞放射敏感性的因素主要包括 DNA 损伤修复能力、细胞周期时相、细胞分化增殖程度、氧化应激能力以及细胞内在放射敏感性。

5. 放射治疗会引起急性和晚期放射损伤，分次放射治疗有助于最大程度地保护正常组织的同时尽可能地杀灭肿瘤，其放射生物学基础是"4R"理论。

放射生物学是从器官、组织细胞及分子水平研究不同性质电离辐射作用于机体的即时效应、远期效应及其机制，为提高放射治疗效果、降低正常组织损伤及改善放射防护提供理论依据。

放射生物学包括以下内容：射线对生物体的物理作用及生物作用，放射敏感性及其机制与应用，生物效应在分子、细胞、组织、器官水平的表现、修饰及其机制。通过放射生物学研究，提高对射线与机体相互作用的认识，优化放射治疗的剂量给予方式，合理使用修饰剂，达到既根治肿瘤又无严重并发症的放射治疗目的。

一、射线在组织中的能量沉积

（一）射线与物质相互作用的生物效应

射线与介质原子相互作用发生能量转移，但其效应并非单纯的物理能量转移所致，而是由于射线作用于介质产生的激发和电离，继而作用于生物大分子的继发效应。

1. **电离辐射的直接作用**　粒子或光子的能量被 DNA 或具有生物功能的其他分子直接吸收，使生物分子发生化学变化，并导致机体损伤的作用过程，称为直接效应（图 4-2-10）。电离辐射的这种作用称为直接作用。电离辐射对核酸大分子的直接作用，主要引起碱基的破坏或脱落、单链或双链断裂、氢键破坏、螺旋结构中出现交联，或核酸之间、核酸与蛋白质之间出现交联。电离辐射对蛋白质的直接作用可引起蛋白质侧链发生变化，氢键、二硫键断裂，导致高度卷曲的肽链出现不同程度的伸展，空间结构改变。辐射作用可导致某些蛋白酶的生物活性降低或丧失，亦可

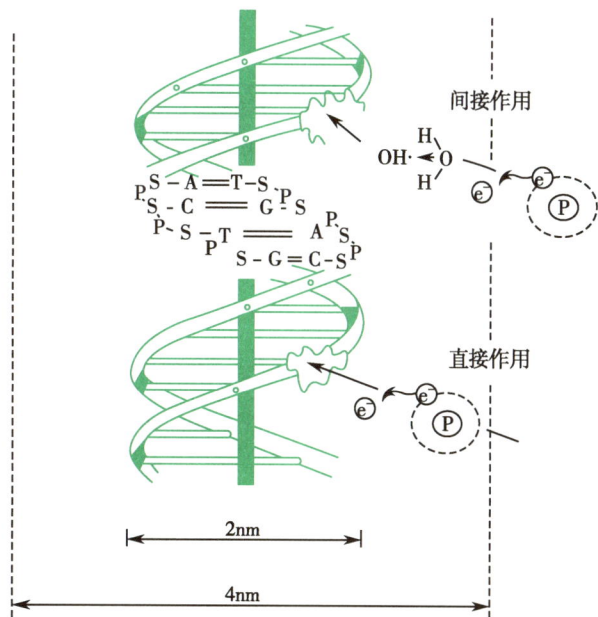

图 4-2-10　电离辐射的直接作用和间接作用

直接破坏生物膜的分子结构，如线粒体膜、溶酶体膜、内质网膜、核膜和细胞膜，从而干扰细胞的正常功能。

关于直接作用的实验都是在干燥状态或含水量很少的大分子或细胞上进行的，并不是辐射后细胞内生物效应的全部，只有当物质含水量极低时辐射效应的发生才是直接作用，如引起烟草环斑病毒的辐射效应，在干燥状态下所需剂量要比含水时高 100~1 000 倍。而在细胞正常生活状况下，生物大分子存在于大量水分子的环境中，因此，必须认识到直接作用不能解释活细胞内发生的全部生物效应。

2. 电离辐射的间接作用　辐射的能量向生物分子传递时,通过扩散的离子及自由基起作用而产生的生物学效应称为间接效应或间接作用。在辐射与生物系统作用时,通过激发态分子分解、激发态分子与其他分子反应、离子及自由基与中性分子的反应等多种途径,形成大量具有高反应性的自由基。由于生物系统是一个含水系统,80%以上是水,生物分子的辐射损伤在很大程度上是由水电离产生的自由基作用的结果。产生的自由基如氢原子、羟自由基、水合电子等活性粒子,与生物分子如蛋白质、核酸或酶等作用,致使生物体的功能、代谢与结构发生变化。因此在辐射产生的总效应中,通常主要是间接作用。

(二) 射线的生物效应时间标尺

射线对生物体的效应按发生时间分为以下阶段:

1. 物理阶段　是指射线向介质传递能量并发生电离的过程,持续时间一般在 10^{-15} 秒内。电离事件包括直接电离和射线与介质作用后产生能量足够的次级电子引起的次级电离。一个直径约 $10\mu m$ 的细胞每吸收 1Gy 的光子照射剂量将产生约 10^5 次电离。电离的生物效应将取决于后续的化学阶段和生物阶段。

2. 化学阶段　这一阶段指电离和激发导致化学键断裂和自由基形成,参与一系列化学反应,包括损伤反应和清除反应。自由基反应一般在照射后 1 毫秒内完成。

3. 生物阶段　包括所有的继发效应过程,产生大量的损伤。这些损伤包括:与残存化学损伤作用的酶反应;DNA 损伤,大部分被修复,极小部分损伤不能修复导致遗传物质改变或细胞死亡;膜脂质过氧化损伤引起炎症反应;干细胞大量死亡引起皮肤黏膜和造血系统损伤;基因表达异常引起的纤维化等晚期反应,可持续数年甚至更长时间;基因突变和染色体畸变,发生于体细胞可能引起细胞变异,使细胞增殖失去控制,导致异常增殖和癌变;发生在生殖细胞可传递至下一代,引起遗传性疾病。

二、线性能量传递及相对生物学效应

不同的射线在穿射介质的路径上产生不同的电离密度,如 α 粒子和中子比电子和光子产生更多的电离,传递更多的能量给介质,射线这种特征按单位径迹传递的能量来刻度,称为传能线密度,又称线性能量传递。所谓高 LET 射线即指 LET>100keV/μm 的射线,如快中子、负 π 介子和重粒子。

LET 是反映能量在微观空间分布的物理量,以 LΔ 表示。国际单位是"焦耳每米"(J/m),也可使用 keV/μm。重带电粒子具有较高的 LΔ 值(表 4-2-1)。不同 LET 辐射的生物效应存在差别。

表 4-2-1　不同类型和不同能量电离辐射的传能线密度

射线	LET (keV·μm⁻¹)	射线	LET (keV·μm⁻¹)
⁶⁰Co-γ 射线	0.2	2.5MeV α 粒子	166
250kV X 射线	2.0	84MeV ¹²C 粒子	230
10MeV 质子	4.7	140MeV ⁵⁶Fe 粒子	4 300
14MeV 中子	100	200MeV ¹²⁷I 粒子	10 000

相对生物效应(relative biological effectiveness,RBE)是衡量某种射线生物效应大小的指标。其定义是:在影响生物效应的其他因素都相同的情况下,用 180~250kV X 射线(通常取 250kV 为标准)进行放射时(ICRU Report 1986),产生一定生物效应所需 X 射线剂量与产生同样效应的另一种射线剂量之比。对于给定的生物效应终点和参考辐射,研究辐射的 RBE 越大,该辐射的生物效能越高。250kV X 射线的 RBE 定为 1,则 ⁶⁰Co-γ 射线为 0.85~0.9,质子束 1.15~1.6,重粒子束的 RBE 与快中子束相似,为 3.0 左右。因此,高 LET 辐射比低 LET 辐射(如 X、γ 射线)的生物效应大。

电离辐射诱发的生物效应不仅取决于某一特定时间内吸收的总剂量,而且还受能量分布的制约,沿离子径迹的空间能量分布决定某一剂量所产生的生物效应的程度。X、γ 射线和电子等稀疏电离辐射具有较低密度的能量沉积,而高 LET 是致密电离辐射,其产生的局部电离密度大,损伤重,RBE 高(图 4-2-11),但 LET 继续增大,RBE 反而下降,这是由于一定损伤效应所需的电离达到饱和,增多的电离能量浪费,形成所谓"超杀效应"。RBE 随所应用的生物效应(如克隆形成、DNA 双链断裂、染色体畸变、成纤维细胞转化等)及剂量率、分次照射方式不同而不同。RBE 与 DNA 损伤修复能力有关,修复缺陷的细胞对高 LET 和低 LET 射线均敏感,其 RBE 差别缩小。

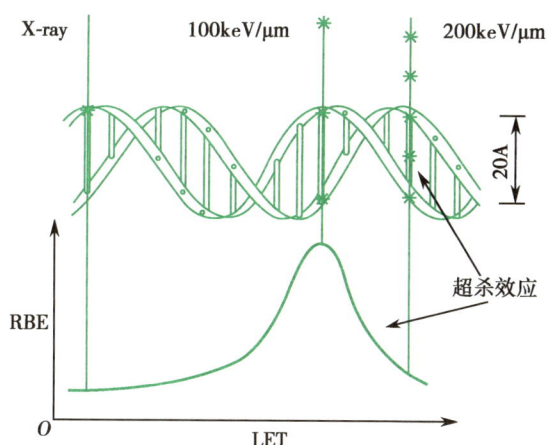

图 4-2-11 LET 对相对生物学效应的影响

三、射线对细胞的损伤

(一)DNA 损伤及其修复

一般认为,射线对细胞产生致死性损伤的主要靶点是 DNA。DNA 损伤有碱基损伤、DNA 链断裂(单链断裂和双链断裂)、DNA 链交联,其中双链断裂(double strand break,DSB)是主要致死事件。双链断裂可以是一次击中双链同时断裂或两次分别击中一条链并且相距不超过 10~20 个碱基对。如前所述,DNA 损伤主要是射线间接作用的结果。应用原子力显微镜研究证实,即使是高 LET 射线在含水状态下产生的 DNA 链断裂,也数倍于干燥状态的 DNA。

1Gy 的 X 射线吸收剂量可产生约 10^3 个单链断裂(single strand break,SSB),约 40 个 DSB(表 4-2-2)。LET 值影响着链断裂的产生,一般来说,γ 射线对 DNA 链断裂的效应强于紫外线,中子的效应又强于 γ 射线。中子引起的 DSB 多于 γ 射线,而引起的 SSB 却少于 γ 射线。随着射线的 LET 升高,其引起的 SSB 减少,DSB 增多。辐射后 DNA 的链断裂重接实验的结果还表明,中子所致的链断裂重接较 γ 射线慢,且重接率要低。

表 4-2-2　1Gy 吸收剂量的 DNA 损伤

种类	发生数目	种类	发生数目
单链断裂	1 000	双链断裂	40
8-氢氧化腺嘌呤	700	DNA-蛋白质交互联结	50
T(胸腺嘧啶损伤)	250		

通常 SSB 大多数被迅速修复,而 DSB 的修复与细胞的修复能力关系密切。参与射线诱导 DNA 损伤修复的机制主要有:非同源末端连接(non-homologous end joining,NHEJ)、同源重组(homologous recombination,HR)(见文末彩图 4-2-12)。

(二)辐射对细胞的其他损伤

1. 辐射可使细胞蛋白质氧化、脱氢,造成蛋白质的失活、结构改变、化学链的断裂,或使蛋白质交联和聚合,从而影响蛋白质的正常功能。

2. 辐射可使糖链断裂和失活,膜表面糖链是信号转导系统的重要组分,糖链改变将影响信号转导。

3. 辐射可引起膜结构的破坏,改变膜结合酶、受体和离子通道,细胞膜不能维持正常功能。线粒体膜破坏将影响能量代谢。溶酶体膜破坏、溶酶体膜的稳定性下降,激活和释放其内的磷脂酶,同时产生大量溶血磷脂和游离脂肪酸,形成所谓"膜损伤的脂质三联体",加重膜损伤,形成恶性循环。脂质过氧化主要由辐射的间接作用所致,可急剧加重细胞损伤,最终导致细胞死亡。

4. 辐射可诱导脂氧化酶和环氧合酶活性增加,使花生四烯酸产生包括前列腺素、血栓烷、白三烯等炎症介质,它们作用于内皮细胞和白细胞,诱导炎症反应。同时还诱导基因表达,放大炎症反应。

四、细胞对辐射的反应

(一)诱导基因表达

细胞受照射后诱导大量基因表达,参与诱导细胞周期停滞、DNA 损伤修复反应、诱导凋亡、抗凋亡、终末分化及炎症反应。辐射可诱导的基因包括 *Egr-1*、*c-Jun*、*C-fos*、*protein kinase C*、*GADD*45、β-*actin*、*interleukin*-1、碱性成纤维细胞生长因子。其中 *Egr-1* 是主要的有转录因子作用的上游基因,抑制 Egr-1 蛋白能抑制辐射诱导的细胞保护反应,干扰细胞周期停滞、降低细胞存活。由于 Egr-1 的辐射可诱导性,利用其启动子的基因放射治疗是正在研究的重要靶向基因治疗策略。

(二)细胞周期停滞

细胞受辐射作用后,损伤会启动复杂的信号传递级联反应,导致应激基因表达、细胞周期停滞、DNA 损伤修复和凋亡。其中关键的损伤监视和信号传递分子是 ATM 和 ATR。这两种蛋白能识别辐射引起的 DNA 损伤,并磷酸化信号通路下游分子活化或诱导基因表达,其中主要的关键分子是 P53 蛋白,p53 磷酸化启动细胞周期停滞,有利于损伤的修复(如 G_2 期停滞更有利于同源重组修复),或启动细胞凋亡通路。

(三)诱导产生神经酰胺

射线对细胞的损伤反应除了 DNA 损伤诱导的级联反应外,还可活化膜鞘磷脂酶水解膜鞘磷脂产生神经酰胺,神经酰胺作为凋亡诱导信号分子,进一步诱导细胞凋亡。鞘磷脂酶缺陷的细胞,对辐射抗拒。鞘磷脂酶也可在 DNA 损伤诱导下合成增加。经神经酰胺诱导凋亡是辐射致细胞死亡的另一重要途径。

(四)激活信号转导通路

辐射可激活一些生长因子信号转导通路,促使细胞存活。这些信号转导通路均起始于细胞膜上的生长因子受体,包括丝裂原活化的蛋白激酶、磷脂酰肌醇(-3)激酶、K-/H-Ras、JAK-STAT 和 c-Jun N 端激酶通路。例如,辐射诱导表皮生长因子受体(EGFR)通路活化,促进 DNA 损伤的重组修复,应用 EGFR 单克隆抗体可抑制 EGFR 对细胞的存活作用,因而靶向 EGFR 的治疗可用于增加肿瘤的放射敏感性,已得到临床试验证实。

辐射还可激活一些细胞因子信号转导通路,拮抗辐射诱导的凋亡,包括肿瘤坏死因子 α、白细胞介素、转化生长因子 β 和尿激酶型纤维蛋白酶原激活剂等。

(五)辐射的旁观者效应

旁观者效应(bystander effect)是指受照射细胞邻近的未受照射细胞也表现出辐射损伤诱导的应激反应,如诱导基因表达、基因突变、微核形成、诱导分化、凋亡和恶性转化等。经典的"旁观者效应"证据来自两个实验:低剂量 α 粒子照射和照射后培养液转移。用极低剂量(0.3~2.5cGy)照射中国仓鼠卵巢细胞,只照射 1% 的细胞,在 30% 的细胞中观察到姐妹染色体交换;将照射过的细胞的培养基转移到另一未照射的培养瓶中继续培养,未照射细胞的克隆形成率降低。旁观者效应的产生需要"作用细胞"和"反应细胞"参与,"作用细胞"受照射后产生信号分子,通过细胞间连接结构传递或释放到细胞外微环境中;"反应细胞"接收这些信号产生效应。

五、细胞对射线的剂量效应

(一)细胞存活曲线

辐射诱导的致死性 DNA 损伤如果不能修复,将导致细胞死亡。经过照射以后,细胞或许仍然保持完好状态,能够生成蛋白质,合成新的 DNA,甚至能进行一两次细胞分裂,但如果它丧失了无限增殖的能力,细胞就被认为已经死亡,称为增殖性死亡,失去了无限增殖能力的细胞在体外培养时不能形成克隆(clone,由单个细胞分裂形成超过 50 个细胞的群落),故增殖性死亡也称为克隆源性死亡。

有些细胞照射后没有经过细胞周期就发生死亡,称为间期死亡,包括坏死和凋亡。还有些干细胞受照射后发生终末分化,也丧失无限增殖能力。

将照射剂量与细胞生存率的对数作细胞存活曲线,体外培养细胞的存活曲线通过将细胞照射不同剂量后培养一定时间,计数克隆获得存活分数(survival fraction,SF),与剂量拟合数学模型得到。其方法如图 4-2-13。其公式如下:

SF= 克隆数/(接种细胞数 × 集落形成率)

其中集落形成率(plating efficiency,PE)是对照组(未照射组)的克隆数与接种细胞数的百分比值:PE= 克隆数/接种细胞数 ×100%。

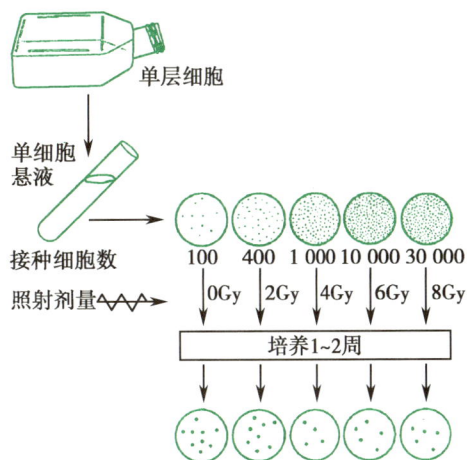

图 4-2-13 细胞存活分数计算方法

(二)细胞存活曲线的数学模型

1. 单靶单击模型 由于辐射击中是随机的,照射后的细胞存活和死亡也是随机的。根据泊松分布,给予每个细胞平均 x 次打击情况下,发生 n 次击中事件细胞的概率由下式给出:

$$P(n)=e^{-x} \cdot x^n / n!$$

这里:x= 事件平均数,n= 某种特定事件数。

如果假设每次击中导致 1 个细胞失活,当给予使全部细胞平均被击中 1 次的剂量时,实际有些细胞被击中 1 次,有些细胞被击中 1 次以上(n≥1,均导致细胞死亡),也有些细胞未被击中(n=0,细胞存活),那么细胞未被击中的概率就是生存概率 P(0)。即当 x=1,n=0 时,按照泊松分布,细胞在平均一次击中剂量照射后的存活率为:

$$P(0)=(e^{-1} \cdot 1^0)/0!=e^{-1}=37\%$$

此剂量称为 D_0,即为平均致死剂量。D_0 剂量下细胞的存活率为 e^{-1},再给 D_0 剂量,存活率为 e^{-2},以此类推,D 剂量的存活率为:

$$S=e^{-D/D_0}, \quad 或 S=e^{-\lambda D}, \quad \lambda=1/D_0$$

哺乳动物细胞的细胞存活曲线有几种数学模型,上述一次击中导致被击中的细胞失活,其细胞存活曲线即为单靶单击存活模型。高 LET 射线照射后的细胞生存曲线符合这种线性模型。

2. 多靶单击模型 单靶单击模型假设效应单元内是包含一个靶,存活曲线呈指数形式。但对于大多数暴露在低 LET 辐射下的哺乳动物细胞的生存曲线表现出了一些曲度,在初期的低剂量区比高剂量区单位剂量产生较少的失活区被称为肩部,高剂量区通常趋向于直线,这就是多靶模型。假定失活事件的必要条件是多次击中同一靶体积,最终的失活状态对应着 n 次击中,并且产生生物效应的必要条件是多个靶中达到一定的数量靶失活。其数学表达式是:

$$S=e^{-D/D_1}[1-(1-e^{-D/D_0})^N]$$

这是修正的多靶单击模型,去掉低剂量修正项 e^{-D/D_1} 即为简单的多靶单击模型,$(1-e^{-D/D_0})$ 为任意一个含 N 个靶(外推数)细胞的死亡概率。其参数的意义:① D_1,曲线的初始斜率倒数,反映低剂量区的放射敏感性;② D_0,曲线的指数部分斜率的倒数,即为平均致死剂量;③ D_q,准予剂量,定义是将曲线的直线部分反向延长与 100% 存活率水平的剂量轴相交的交点值,其值的大小反映肩区的大小,D_q 值小代表亚致死性损伤修复能力小,很小剂量即可使细胞进入指数杀灭;④ N 值,定义是将曲线的直线部分反向延长与存活率轴相交的交点值,早期称为细胞内的敏感区域数——"靶数",低等生物实验发现 N 值刚好等于其染色质微粒数,但对于大多数细胞,生物效应是复杂的,难以确定明确的靶数,故称其为外推数。N 值、D_q、D_0 的关系可用下式表示:$\lg N=D_q/D_0$。任意两个参数可在一定程度上反映细胞的放射敏感性(图 4-2-14)。

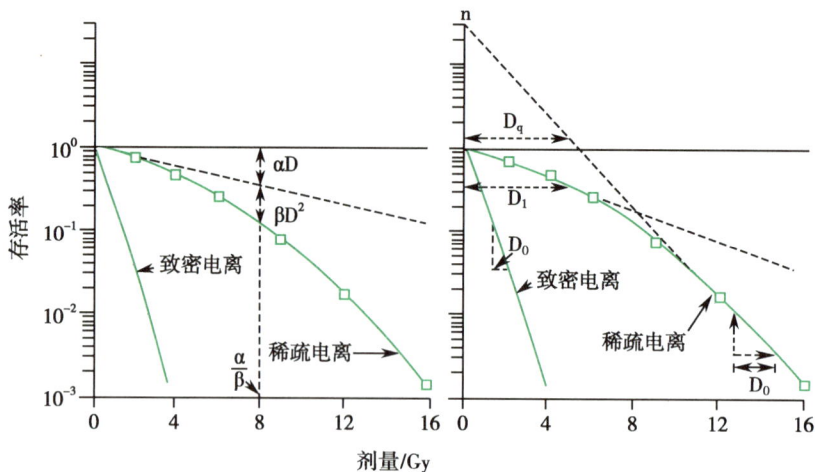

图 4-2-14　多靶单击模型细胞存活曲线

3. 线性-二次模型　线性-二次模型假设细胞失活由不可修复的 DNA 双链断裂引起。一个细胞通过两种方式被杀死：某一带电粒子径迹中产生的致死性损伤（线性部分）或不同粒子径迹间的亚致死性损伤相互作用为致死性损伤（平方部分）。

$$S=\exp(-\alpha D-\beta D^2),\quad 或\ \ln S=-(\alpha D+\beta D^2)$$

当两种杀灭细胞成分相等时，$\alpha D=\beta D^2$，$\alpha/\beta=D$，该剂量即为细胞线性-二次模型的 α/β 值，α/β 值越小，曲线越弯曲，高剂量的效应越大。实际上，在中低剂量区域，大多数哺乳动物细胞存活曲线符合线性-二次模型，高剂量区域更符合指数存活模型。

（三）细胞的放射敏感性

细胞的放射敏感性（radiosensitivity）是指细胞受照射后的存活能力，是细胞内在的固有特性。不同的细胞具有不同的细胞生物学行为和遗传性状，其放射敏感性也有所不同，也称细胞内在放射敏感性或固有放射敏感性。

1. 影响细胞放射敏感性的因素

（1）DNA 损伤修复能力：正常组织有较强的修复能力，肿瘤细胞因为基因突变或基因组不稳定性及遗传物质分裂不对称性，参与损伤修复的组分功能不完整，因而修复能力下降。

（2）细胞周期：细胞周期不同时相敏感性不同，按细胞死亡为标准，不同时相敏感性从高到低依次为 M、G_2、$G_{0/1}$、S 期，M 期最敏感，S 期最抗拒。S 期有大量参与 DNA 复制的酶也是 DNA 损伤修复的组分，修复能力强。

（3）细胞分化程度：细胞的放射敏感性与细胞分化程度成反比。如人体正常组织中生殖细胞、骨髓造血细胞、上皮组织细胞、新生血管内皮细胞对放射线较敏感，而已终末分化的组织细胞，如骨组织细胞、肌细胞、脂肪细胞对放射不敏感。

（4）氧化应激能力：辐射产生大量活性氧簇，是辐射损伤细胞的主要机制，但细胞内有大量自由基清除系统，如果细胞缺乏某种参与自由清除的酶，则放射敏感性增加。

（5）细胞信号转导通路：膜受体与配体结合激活酪氨酸蛋白激酶信号转导通路，启动细胞内应激反应，参与 DNA 损伤修复、减轻活性氧簇的损伤。异常活化信号转导通路将降低放射敏感性。

（6）其他因素：线粒体数量、功能，端粒长度及端粒复合体的功能均与放射敏感性相关。

2. 肿瘤细胞的放射敏感性　不同个体、不同来源的肿瘤其放射敏感性不同，表现为在一定的剂量、时间和照射野内，各种肿瘤接受放射线的照射而产生程度不同的反应，如肿瘤缩小的程度和速度，并影响肿瘤的局部控制概率。此过程受许多因素的影响，包括肿瘤的内在因素（内在放射敏感性）、周围环境及宿主因素等。

（1）内在放射敏感性：在影响肿瘤放射敏感性的各因素中，肿瘤的组织来源和分化程度是主要因素。起源于放射敏感组织的肿瘤对放射敏感，分化程度越差对放射越敏感。如来源于淋巴系统、生殖系统的肿瘤放射敏感性高，未分化癌较相应分化程度高的肿瘤放射敏感性高。此外，与细胞内在放射敏感性相关的基因功能异常也是影响肿瘤放射敏感性的重要因素。

（2）肿瘤增殖动力学：肿瘤细胞群按一定的增殖动力学变化，根据肿瘤生长的 Gompertz 模型，肿瘤细胞早期呈指数生长，当肿瘤达到最大负荷的 37% 时，生长比例达到高峰，以后随着肿瘤体积的增大，其生长比例不断下降。所谓生长比例是指肿瘤中处于细胞周期进程中的细胞所占的比例。肿瘤生长率可用倍增时间来表示，它既受肿瘤外界环境影响，也受细胞内在因素（细胞周期时间、生长比例和细胞丢失率等）的影响。肿瘤体积增大时丢失率增加，生长比例降低，倍增时间延长。对人体肿瘤的观察发现，细胞增殖率和细胞丢失率与放射敏感性之间有明显的关系，凡平均生长速度快、细胞更新率高的肿瘤，更多的细胞处于细胞周期进程中，放射敏感性更高。

（3）肿瘤含氧量：细胞低氧影响辐射对细胞 DNA 的损伤程度。微血管密度与肿瘤含氧量密切相关。肿瘤患者贫血将导致肿瘤细胞更加缺氧，降低放射敏感性。在宫颈癌已证实贫血患者放射敏感性差，放疗后与同期别不贫血患者相比生存率低。

评价肿瘤细胞放射敏感性的指标以 D_0 为标准，临床常规放射治疗的分次剂量是 1.8~2Gy，因此 SF2（2Gy 的存活分数）更切合临床实际情况，特别是临床应用的是低 LET 射线，在低剂量部分为非指数性存活，SF2 能比较准确地估算相应的肿瘤控制概率。

六、氧效应及其意义

研究发现细胞在低氧状态下，细胞存活曲线指数部分斜率降低，即低氧状态达到相同细胞存活率水平所需的剂量高于正常氧含量环境，辐射的这种生物效应修饰称为氧效应。其评价指标是氧增强比。乏氧条件是指细胞生长环境氧含量低于 2%。如前所述，低 LET 射线对细胞的影响主要依赖间接效应-自由基的作用，由于氧和电子有很强的亲和力，可以俘获靶分子电离的电子而抑制回复过程，"固定"辐射对生物分子的损伤。氧在组织中的弥散距离为 150~180μm，肿瘤组织由于生长迅速而肿瘤新生血管发育不良，血供不足，瘤体超过一定体积时肿瘤细胞即逐渐处于乏氧状态。对于低 LET 射线，肿瘤细胞的 OER 在 2.5~3.0，即要杀灭数量相同但乏氧的肿瘤细胞，需增加 2~3 倍的剂量。因此，乏氧导致肿瘤细胞放射抗拒是临床放疗失败的重要原因之一。

致密电离粒子在通过水的径迹中可有辐射化学作用而形成氧，LET 值越高，则靶内能量沉积部位附近产生的氧浓度越高，同时高 LET 射线主要是直接作用，因此，氧增强比值低，应用高 LET 射线对乏氧细胞治疗更有效。

除了高 LET 射线，还可以应用吸入高压氧或常压高浓度氧或应用乏氧细胞增敏剂，提高肿瘤内乏氧细胞的放射敏感性。

七、射线的其他修饰效应

细胞受辐射后的存活取决于损伤和修复的综合效应，临床放射治疗的目的是尽可能多地杀灭肿瘤细胞而较少损伤正常组织，除了应用高 LET 射线外，还可以应用其他策略，包括放射增敏剂和放射防护剂。放射增敏剂是与放射治疗同时应用时能提高射线生物效应的化学物质或药物，其作用是通过修饰影响放射敏感性的内在因素而改变细胞的放射敏感性。放射增敏的机制有：增加损伤、抑制修复、抑制自由基清除及调节信号转导通路活化。有些增敏剂通过单一途径作用，有些兼有上述几种机制而增敏，如有些化疗药物同时增加辐射损伤和抑制修复，加热治疗抑制修复蛋白活性同时减少乏氧、增加损伤。放射增敏的途径同时也是放射防护的途径：增敏剂对正常细胞有一定影响，防护剂对肿瘤也有一定保护作用。选择性作用是对肿瘤增敏而对正常组织防护的关键。

通常用剂量修饰因子（dose modifying factor，DMF）和治疗增益因子（therapeutic gain factor，TGF）

来评价辐射修饰剂的修饰效应。其定义如下：

剂量修饰因子（DMF）：单纯照射时产生某一效应所需的照射剂量与照射联合修饰剂后产生相同效应所需剂量之比。增敏修饰因子称为增敏比（sensitization enhancement ratio，SER），防护修饰因子称为防护系数（protection factor，PF）。

SER= 单纯照射的剂量/联合照射所需的剂量（同样效应）。

PF= 联合防护剂所需的照射剂量（同样效应）/单纯照射的剂量。

治疗增益因子（TGF）：某一辐射修饰剂对肿瘤的修饰效应与正常组织的修饰效应之比，用于评价辐射修饰剂的临床应用意义。

TGF=SER$_{肿瘤}$/SER$_{正常组织}$，或 =PF$_{正常组织}$/PF$_{肿瘤}$。只有 TGF>1 时，才能说某种辐射修饰剂用于肿瘤治疗有意义。

八、组织对射线的反应

放射治疗不可避免地要照射正常组织，因此必须了解正常组织对射线的反应。参与正常组织放射反应的因素包括正常组织的细胞成分及其周围的体液环境，可以从以下 3 方面描述：

（一）细胞病理学

正常组织细胞由实质细胞、间质细胞和细胞外基质组成。实质细胞根据其增殖能力分为：①干细胞，具有无限分裂能力，能不断分裂产生功能分化细胞，同时保持自身干细胞特征和数量稳定；②未成熟分化细胞，为干细胞和分化的功能细胞之间的过渡阶段，有一定的分裂能力，但最终形成终末分化细胞；③功能细胞或分化细胞，是执行组织器官的功能单元细胞，正常功能状态下由干细胞不断分裂补充，维持功能细胞数量的稳态。

在放射生物学中，根据组织中细胞的状态，将组织分为更新组织、灵活组织和不更新组织。更新组织具有上述 3 个细胞层次，灵活组织功能细胞同时具有分化细胞的功能和干细胞的增殖能力，刺激后可增殖补充功能细胞，如肝脏。不更新组织的实质细胞基本是终末分化的功能细胞，无增殖能力也无更新，如神经、横纹肌、心肌组织等。

在微血管丰富的正常组织中，辐射也可诱导微血管内皮凋亡。在对神经组织的放射损伤研究中发现，血管内皮细胞和胶质细胞比神经细胞敏感。正常组织间质细胞中，血管平滑肌细胞和间质成纤维细胞亦是正常组织辐射损伤反应的重要靶细胞。受照射后，这些细胞部分死亡，而存活细胞则增殖阻塞微血管，并有持续的基因应激表达，参与下述体液病理学过程。

（二）体液病理学

照射后产生的细胞外体液物质对处于该微环境中细胞的直接或间接作用也是放射损伤的重要机制之一。这些体液物质包括花生四烯酸衍生物、生长因子和细胞因子。花生四烯酸衍生物有前列腺素、血栓素和白三烯，它们作用于内皮细胞和白细胞，产生炎症反应。细胞因子和生长因子主要有 TNF-α、IL-1、IFN、CSF、TGF-β、bFGF 等，对放射炎症反应、内皮细胞损伤和异常增生以及纤维化的形成有重要作用。

（三）早反应组织和晚反应组织

根据正常组织的组织结构、放射反应的特点和发生时间，将其区分为早反应组织和晚反应组织。早反应组织特点是组织更新快，因而损伤很快就表现出来，如皮肤更新时间 7~21 天，皮肤黏膜组织受照射后短期内功能细胞群耗竭，发生剥脱，残存的干细胞通过加速增殖和分化，修复组织损伤，恢复其上皮组织的功能。这种组织受损伤后通过自身干细胞增殖分化恢复组织的结构和功能状态的过程，称为再群体化（repopulation）。晚反应组织更新时间极其缓慢甚至终身没有更新，组织损伤很长时间才表现出来，如神经损伤、肾衰竭、小肠穿孔和纤维化。晚反应与照射的分次剂量、总剂量有关，在一定总剂量范围内，小分次剂量照射较少引起晚反应发生。

早反应和晚反应的发生在时间上是连续的，既有细胞因素也有体液因素参与，它们在不同的阶段分别发挥主导作用。

九、分次放射治疗的生物学基础

早期临床实践发现,如果将一次照射的剂量分次给予,那么不良反应会减轻。随着放射生物学及相关学科研究的发展,形成目前临床上常规放疗的规程:每次照射 2Gy,每天 1 次,每周 5 次。奠定分次放疗的生物学基础被概括为"4R",分述如下。

1. **亚致死损伤修复(sublethal damage repair)** 细胞生存曲线在低剂量部分的肩区表明细胞具有修复一部分损伤的能力。1960 年,Elkind 发现将剂量分 2 次,间隔一定时间照射比一次照射的存活率高,证实这种修复存在,称为亚致死损伤修复。完全修复需要 6 小时,由于正常组织有比肿瘤组织更强的修复能力,常规 2Gy 照射存活曲线有较小的差异,但经过几十次照射,差异被指数放大,为无并发症肿瘤控制提供了可能。但对于高 LET 射线,因其细胞存活曲线没有肩区,必须有合适的分次剂量才可以减轻正常组织的反应。

2. **细胞周期时相再分布(redistribution within cell cycle)** 肿瘤细胞分裂增殖旺盛,特别是倍增时间短的肿瘤生长比例高。不同肿瘤的生长比例不同,同一肿瘤不同体积生长比例也不同。M 期和 G_2 期细胞对射线高度敏感,生长比例越高对放射敏感的细胞群越多,照射后细胞丢失越多,肿瘤体积随之缩小。一方面由于细胞周期进程,照射后不敏感的细胞周期时相逐渐进入敏感时相;另一方面,随着肿瘤体积缩小,生长比例增大,更多的放射不敏感 G_0 期细胞进入细胞周期进程中,提高了肿瘤对下一次剂量的敏感性。对更新快的早反应正常组织而言,这一效应同样存在,这是放疗后急性反应产生的原因之一。对晚反应组织则得以幸免。

3. **肿瘤细胞再氧合(reoxygenation of tumor cells)** 如前所述,瘤体超过一定体积时,肿瘤细胞即逐渐处于乏氧状态。乏氧细胞对放射抗拒,在较小的放射剂量下不被杀灭,但随着多次照射后,靠近微血管氧合好的敏感细胞被杀灭而丢失,氧到乏氧细胞的弥散距离缩短,血管与肿瘤细胞的相对比例增加,同时肿瘤内压力减小,肿瘤微血管血流量增加,原来乏氧的细胞变成氧合好的细胞,放射敏感性增加。正常组织氧合好,不存在再氧合增敏效应,因而分次放疗的再氧合进一步扩大了肿瘤组织和正常组织辐射效应的差别。

4. **组织再群体化(repopulation of cells in tissue)** 组织辐射损伤后,应激激活基因表达增加并产生大量细胞因子、炎症介质,动员照射野外甚至远处的干细胞向损伤部位募集,并促进照射野内残存细胞增殖和功能分化,直至修复组织损伤,此时在自稳态调节下,再群体化终止。肿瘤组织不但由体液因子参与诱导再群体化,还由于随肿瘤体积缩小,生长比例增加,出现再群体化加速。

分次放疗期间诱导再群体化有利于正常组织修复损伤,但对于肿瘤组织由于再群体化加速,对肿瘤控制不利,临床放疗中应予考虑,避免不必要的疗程延长。必要时在平衡正常组织耐受量的前提下增加肿瘤剂量,弥补肿瘤控制概率的下降。

对于低 LET 射线,分次放疗"4R"扩大了正常组织与肿瘤组织对射线的效应差别并逐次放大(图 4-2-15),从而达到无并发症肿瘤控制。为了进一步利用分次放疗产生的正常组织与肿瘤组织的效应差别,其他分次放疗方案也被应用到临床。在头颈部肿瘤中证实,与常规放疗相比,超分割放疗可以提高总生存率。由于射线品质的差异,分次放疗的相关特性和优势对于高 LET 射线则不适用。

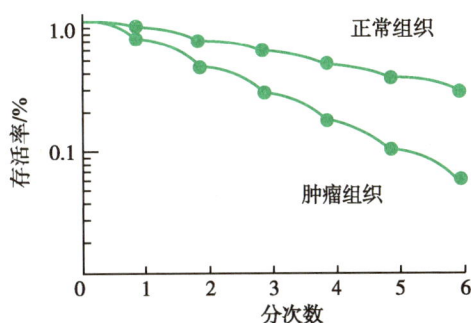

图 4-2-15 分次放疗时正常组织与肿瘤组织存活率

十、剂量体积效应及放射治疗计划的生物学优化

（一）正常组织器官放射耐受性

受照射的一定体积的重要组织器官,如果接受超过一定剂量的照射后,可能发生严重的放射并发症。放射耐受性因受照射正常组织发生特定并发症的概率、个体差异而具有一定的不确定性。放射治疗学家可以根据实践经验总结分析,对放射治疗中各组织器官的可能耐受阈值作出估计。在临床放射治疗中,需对受照的重要组织器官剂量作出限定,防止超过耐受阈值而发生严重的放射损伤。5 年内产生 5% 和 50% 相应组织器官损伤的概率所需要的剂量,定义为正常组织的 $TD_{5/5}$ 和 $TD_{50/5}$。

（二）正常组织器官的体积效应

正常组织器官根据其次级功能亚单位(functional subunits,FSU)的排列方式,可以被大致划分为"平行"组织结构器官和"串联"组织结构器官。前者以肺、肾和肝等为代表,其特点是少量功能亚单位失活不会导致整个器官功能的丧失;后者以脊髓、肠道等为代表,其特点是一个亚单位的失活便可导致整个器官生理功能的丧失。平行组织结构器官有强大的功能储备,故即使小范围大剂量照射后也可以正常执行生理功能。串联组织结构器官中一个亚单位受到超过其耐受阈值的高剂量照射,就会使整个器官出现不同程度的功能损害。然而,并非所有的器官都可以归入这两类,如脑组织,属于非平行、非串联的中间型器官。

（三）组织反应模型

在治疗计划的制订过程中,需要综合考虑肿瘤控制概率(tumor control probability,TCP)及正常组织并发症概率(normal-tissue complication probability,NTCP)两方面,通过最大限度提高 TCP 和降低 NTCP 来实现无并发症的肿瘤控制。体内外试验数据和临床研究都表明,肿瘤和正常组织接受均匀剂量照射时,其 TCP 和 NTCP 剂量效应曲线为"S"形(图 4-2-16)。TCP 不仅是关于照射剂量的函数,而且也会随肿瘤体积的不同而变化。肿瘤体积的增加会改变 TCP 随剂量变化的斜率,而使肿瘤控制所需的剂量增高(图 4-2-17)。达到 95% 的肿瘤控制概率所需要的照射剂量,定义为肿瘤致死剂量 TCD_{95}。

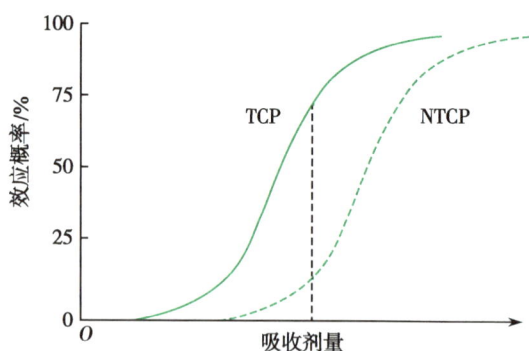

图 4-2-16　TCP 与 NTCP:剂量效应曲线

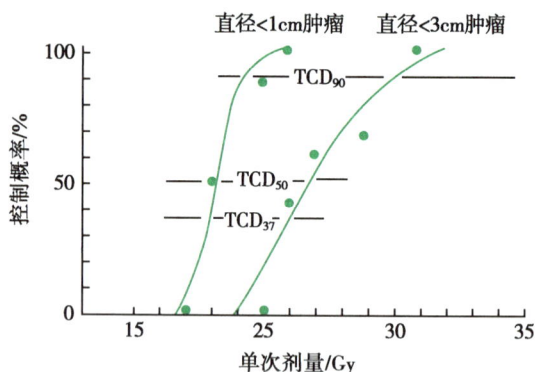

图 4-2-17　不同体积肿瘤的 TCP 曲线比较

（四）放射治疗计划的生物学优化

在现代肿瘤放射治疗中,放射治疗计划评估的做法通常是根据治疗计划系统(treatment planning system,TPS)观察轴位、冠状位及矢状位等二维模式下等剂量线的分布情况,并查看靶体积和危及器官的剂量体积直方图(dose volume histogram,DVH)。DVH 由靶区和危及正常器官组织中的 3D 剂量分布以 2D 形式表达体积与剂量的关系,是治疗计划评估的有效工具(部分组织器官常用体积剂量限制参数见表 4-2-3)。但随着调强放疗(IMRT)等技术的发展,肿瘤和正常组织的剂量分布更加复杂,不均匀程度也相应提高,特别是对于正常组织来说,剂量的不均匀性分布更加明显。为了更好地描述非均匀剂量分布对 TCP 和 NTCP 的影响,有学者提出了肿瘤和正常组织的等效均一剂量(equivalent uniform dose，EUD）概念，它是指肿瘤和正常组织受均匀照射时产生与实际剂量分布相同放射生物效应(杀灭同样数目的细胞)的剂量。其基本的假设是，如果两种剂量分布方式所造成的肿瘤克隆源性细胞存活数目相同，那么它们在生物学上是等效的。目前，大部分商售放射治疗计划系统使用的评估和优化手段是基于物理剂量或剂量体积，但也有部分系统尝试使用基于 TCP、NTCP、EUD 等模型的生物学优化方法。其数学模型的优化以及生物学基础和临床应用方面尚需进一步研究。

表 4-2-3 部分组织器官常用体积剂量限制参数

器官	剂量限制	器官	剂量限制
脑干	$D_{max}<54Gy$ 1% 或 1cc<60Gy	肝脏	$D_{mean}≤30~32Gy$ V30≤50%
脊髓	$D_{max}<54Gy$ $D_{mean}<45Gy$	小肠	V15<120cc（小肠） V45<195cc（全腹腔） V54<2cc
腮腺	$D_{mean}<25Gy$	膀胱	$D_{max}<65Gy$ V65≤50% V70≤35% V75≤25% V80≤15%
声门喉头	$D_{mean}<45Gy$		
肺	$D_{mean}<20Gy$ V20<37%（CRT≤30%） V5<60%		
食管	$D_{mean}<34Gy$ V35<50% V50<40% V70<20%	直肠	V50<50% V60<35% V65<25% V70<20% V75<15%
肾脏	$D_{mean}<18Gy$ V20<32% V23<30% V28<20%		

（五）有关立体定向放射治疗的生物学问题

任何放射治疗新技术的发展，都应充分考虑其涉及的放射生物学问题。立体定向放射治疗技术采用单次或多次大剂量（8~30Gy）的照射方式，与传统放射治疗有着相当大的差别。其在恶性肿瘤治疗中取得显著临床获益的同时，我们也需关注与其有关的一些生物学问题：线性二次方程（Linear-quadratic，LQ）模型是可从生物学角度在较低分割剂量下推导放射线对细胞杀伤效应的生物模型，有研究者认为其在大分割的立体定向放疗中不再适用。但已有的研究表明，LQ 模型在单次剂量达到 15~20Gy 的剂量范围时仍然可用，且目前各种对 LQ 模型的修正也并未取得更好的效果。另外，高剂量照射造成的内皮细胞损伤、血管损伤以及肿瘤免疫，是否会对肿瘤杀伤有协同作用，迄今尚无定论。

总而言之，随着放射物理学的发展和放疗设备、技术的革新，临床医师在治疗恶性肿瘤的过程中有了更多的选择。但与此同时，我们还应该更加深入地研究和探讨各种新的治疗方式所涉及的基础生物学问题。

第三节 临床放射治疗学

要点：

1. 放射治疗的目的主要分为：根治性放疗、辅助性放疗和姑息性放疗。

NOTES

2. 放疗的原则是在最大限度消灭肿瘤的同时最大限度保护正常组织和器官,使患者的肿瘤得以控制,而且没有严重的放射并发症。

3. 放疗是一种局部治疗,与其他治疗(手术、化疗、分子靶向药物、免疫治疗)相结合,有助于进一步提高肿瘤疗效。

4. 临床放疗新技术主要有:容积旋转调强放疗、立体定向放疗技术、图像引导的放疗和自适应放疗、粒子放疗。

一、肿瘤放射治疗的临床基础

(一)肿瘤放射治疗的基本原理

经过 1 个世纪肿瘤放疗的临床实践,发现常规放疗的分割方法疗效最好,在放射生物学方面,根据 4R 理论,由于肿瘤组织和正常组织对射线的反应存在差异,在放疗疗程结束时肿瘤受到明显损伤,甚至被消灭,正常组织也受到一定损害,产生相应的毒性和副作用,但程度明显要轻。

在放射物理学方面,放疗新技术使放疗的剂量更加集中在肿瘤,而肿瘤周围的正常组织受到的剂量较低,因而对肿瘤的杀灭效应明显高于对正常组织和细胞的损伤。

(二)肿瘤的放射敏感性和正常组织的放射耐受性

低 LET 射线,如直线加速器产生的高能 X 线,在常规分割照射治疗中,肿瘤和正常组织的放射敏感性可分为以下 3 种。①高度敏感:用 50Gy 左右的剂量即可杀灭;②中度敏感:用 60~70Gy 的剂量才能杀灭;③低度敏感:用 >70Gy 的剂量才能严重损伤它们。

肿瘤按放射敏感度分为①高度敏感:如精原细胞瘤、恶性淋巴瘤等;②中度敏感:上皮来源的癌,如皮肤基底细胞癌,皮肤鳞状细胞癌,上呼吸道(鼻咽、鼻腔、口咽、口腔)鳞状细胞癌,气管、支气管的鳞状细胞癌和腺癌,食管鳞状细胞癌,其他消化道的腺癌等;③低度敏感:中枢神经系统肿瘤(大部分脑部肿瘤),软组织和骨恶性肿瘤及黑色素瘤。除上述肿瘤类型外,还有一些特殊类型的恶性肿瘤,如小细胞肺癌、肾母细胞瘤等,它们的放射敏感性比较高。

正常组织和器官的放射耐受性除与其固有的放射敏感性有关外,还与下述因素有关。①受照射的体积:受照射的体积越大,放射耐受性越差;受照射体积越小,耐受性越好。②每次照射的分割剂量:分割剂量越小,耐受性越好,特别对那些有较强放射损伤修复能力的细胞和组织,如中枢神经组织;分割剂量越大,耐受性越差。③放疗的同时是否使用化疗药物:同时使用细胞毒类化疗药物的放射耐受剂量比单纯放疗更低。④原有脏器伴发的疾病:如肝硬化患者的肝脏,老年人慢性支气管炎患者的肺,这些脏器的放射耐受性明显差于没有基础疾病的患者。

二、临床放射治疗学

放疗的原则是在最大限度消灭肿瘤的同时最大限度保护正常组织和器官,使患者的肿瘤得以控制,而且没有严重的放射并发症。按照放疗的目的可以分为根治性和姑息性放疗。根治性放疗是指经过适当剂量的放疗后,患者的局部肿瘤获得控制,治疗目的是要根治肿瘤。姑息性放疗常用于晚期患者,包括局部肿瘤晚期或已发生了远处转移的患者,放疗仅为缓解患者临床症状和改善其生活质量,并不在于能否延长生存期,或为其他系统治疗创造条件,联合应用有可能延长生存期。

(一)根治性放疗(radical radiotherapy)

放疗为首选或为主要的根治治疗手段　肿瘤生长在重要器官或邻近重要器官,手术切除将严重影响重要器官的功能或无法彻底切除,同时肿瘤对放射线敏感或中度敏感,同时其周围的正常组织能耐受比较大的放射治疗剂量。在这种情况下放疗就能有效控制或消灭肿瘤。

(1)头面部皮肤癌:皮肤癌可用手术切除治疗,但是常遗留瘢痕,影响美观。而放疗可达到和手术切除相仿的疗效,恰当的放疗剂量不会明显影响患者的美容。

(2)鼻咽癌:鼻咽部解剖结构复杂,上邻颅底骨质和大脑,下接口咽,后有脊髓,两侧有腮腺、颈部动脉,且脑神经穿行其间。鼻咽癌易于局部浸润生长,双侧颈部淋巴结转移概率高,手术切除难度大且难以根治。因此目前公认鼻咽癌的首选治疗手段为放疗。近些年来,随着 IMRT 和图像引导放疗(IGRT)在临床治疗中的广泛应用,I 期鼻咽癌单纯放疗的 5 年总生存率在 95% 以上。

（3）头颈部恶性肿瘤:包括扁桃体癌、口咽癌和下咽癌等,由于解剖部位的限制或器官功能保护需要,彻底的手术切除有困难,而且手术创伤严重降低了患者的生活质量,因此首推放疗。

1）口腔癌:早期口腔癌手术和放疗疗效相当。中晚期口腔病变主张手术和放疗联合的综合治疗方式,可术前或者术后放疗。对不可手术的局部晚期区域口腔癌,同步放化疗是主要治疗手段。早期的舌活动部癌可以接受外放疗加间质插植近距离放疗,既能获得较好的疗效,还能保留舌的功能,5 年生存率可以达到 90% 以上。

2）喉癌:对早期声门癌,放疗的效果与手术相仿,5 年生存率可以在 90% 以上。放疗的主要优点在于能保留喉的功能。对局部晚期的 III 期声门区肿瘤,仍可以先行放疗,若失败再行手术治疗。

（4）精原细胞瘤:需行经腹股沟高位睾丸切除术。因精原细胞瘤对放疗高度敏感,放射治疗是 I 期和 IIA-B 期的主要治疗方法。术后放疗照射范围包括腹主动脉旁和同侧盆腔淋巴结引流区。对于有生育要求的患者,需在放疗前冷冻存储精液。

（5）乳腺癌保乳治疗:对 I~II 期患者先做保留乳房手术,然后作术后放疗,放射范围包括患侧全乳房与区域淋巴结,美容效果满意率可达到 75% 以上,10 年生存率和根治性手术相仿。

（6）霍奇金淋巴瘤和非霍奇金淋巴瘤:放射治疗是早期霍奇金淋巴瘤的根治性手段之一。I~II 期霍奇金淋巴瘤的治疗原则是以化疗联合放疗为主的综合治疗。单纯放疗可作为局限期惰性淋巴瘤的根治治疗。同时,放疗也是早期结外鼻型 NK/T 细胞淋巴瘤的主要治疗手段。

（7）宫颈癌:I~IIA 期患者手术和放疗都能得到满意的效果,分期更晚时,则同步放化疗是首选治疗,放疗包括外照射和近距离放疗。

（8）食管癌:对于不可手术切除的局部晚期食管癌,如肿瘤累及心脏、大血管、气管、椎体或邻近器官等,特别是颈段和胸上段食管癌,或因医学原因不能手术以及拒绝手术者,根治性同步放化疗是首选治疗。

（9）肺癌:近年来,对早期能手术的 I 期患者,若患者拒绝手术或有手术禁忌证,使用立体定向放疗,5 年生存率可与手术治疗相当。对局部晚期不可手术的 III 期患者,同步放化疗及治疗后的免疫巩固治疗是目前标准的治疗方法。

（10）肛管鳞状细胞癌:肛管鳞状细胞癌占肛管癌的 90% 以上,多位于齿状线以下。肛管鳞状细胞癌对放疗较为敏感,根治性同步放化疗在远期生存和器官保留方面有诸多优势:接受根治性同步放化疗的患者,临床完全缓解率可达 90% 以上,即使病灶残留或者复发,仍有很大概率可接受挽救性手术,需要切除肛门行结肠造口患者比例仅为 10%。

（二）姑息性放疗（palliative radiotherapy）

姑息性放疗常用于局部晚期癌症患者,或用于已经发生远处转移的肿瘤患者,治疗的目的在于缓解肿瘤引起的临床症状。骨转移是较常见的姑息性放疗指征,有较好的止痛作用,还能降低病理性骨折的发生。另外对于脊椎骨转移的局部放疗可预防截瘫的发生,已经发生截瘫的部分患者可通过姑息性放疗缩小肿瘤,减轻肿瘤压迫,使截瘫症状好转。

颅内转移性病变经常引起颅内压增高、中枢神经系统等症状。多发性的脑转移瘤常给予全脑照射,然后根据病灶消退情况局部加量放疗。

三、放射治疗的副作用和损伤

（一）全身的副作用

放疗过程中,虽然放射集中在肿瘤部位及邻近的正常组织,然而其他部位还是受到低剂量照射。因此,放疗导致的全身副反应主要是由正常组织和器官受到照射引起。放疗的全身副作用发生率较低,主要表现为乏力、疲倦、食欲减退、恶心、呕吐和骨髓的抑制等。

(二)局部的放射损伤

局部放射损伤主要是由于肿瘤周围的正常组织和器官在接受肿瘤照射的同时也受到了较高剂量的照射引起,产生相应的毒性和副作用以及相关并发症。局部的放射损伤分为两类:急性放射损伤和晚期放射损伤。在放疗开始3个月内发生的为急性损伤,而3个月后发生的为晚期损伤。多数正常器官都有急性和晚期放射损伤两种表现。

急性放射损伤后,细胞和组织通过修复与增殖机制一般都能恢复,只需进行对症治疗。但是晚期放射损伤一般都不可逆,且一旦发生尚无有效的治疗手段。因此,预防发生晚期损伤至关重要。

(三)放射诱导的恶性肿瘤

20世纪50年代左右,放疗曾经被用于良性疾病的治疗,如皮肤疾病。然而在部分患者的放疗区域里发生了皮肤癌。此外,在少数长期生存肿瘤患者中,在放射体积内会发生恶性肿瘤,如头颈部鳞状细胞癌放疗后出现的软组织肉瘤。此外,原子弹爆炸后的幸存者中,恶性肿瘤发生率比自然人群更高。进一步的研究证明,这些都归因于放射导致的DNA损伤所引起的细胞畸变和突变,诱导了恶性肿瘤的发生。然而,放射诱导恶性肿瘤的潜伏期比较长,通常在接受照射后20年以上。

四、放疗和其他治疗结合的综合治疗手段

放疗是一种局部治疗武器,由于受到肿瘤周围正常器官放射耐受剂量的限制,不可能给予肿瘤很高的照射剂量。因此放疗的肿瘤局部控制还不够好,同时放疗也不能控制肿瘤的远处转移。目前多数常见肿瘤的诊疗指南推荐多学科诊治。它的目标是既控制原发肿瘤、又控制它的淋巴系统转移和远处转移,使患者被治愈,或生命得到延长,并有较好的生命质量。在多学科综合治疗中,放疗是最主要的治疗方法之一。

(一)放疗和手术的综合治疗

1. 术后放疗(post-operative radiotherapy)　术后放疗显著提高了恶性肿瘤的局部控制率,在综合治疗中具有重要的地位,术后放疗的指征有:

(1)预防性术后放疗:手术野内和区域淋巴引流区是高度复发的危险部位,术后放疗可以预防复发。对于可手术切除的食管癌,尤其是$T_{3-4}N_0$或者N+患者,术前同步放化疗联合手术治疗较单纯手术可获得明显生存获益。在直肠癌手术后进行术后放疗可以降低直肠癌尤其是低位直肠癌的局部复发风险。乳腺癌伴腋下淋巴结转移数≥4个的患者,在根治手术后进行胸壁和同侧锁骨上淋巴结区域的预防性照射,能减少这些淋巴引流区的复发,改善生存率。

(2)手术后残留的肿瘤:由于肿瘤侵犯了重要的脏器或血管,不能完全切除,有肿瘤的肉眼或/和镜下残留。术后的辅助放疗可消灭这些残留病灶,从而提高肿瘤局部控制率和生存率。

2. 术前放疗(pre-operative radiotherapy)或术前放化疗(chemo-radiation therapy)　术前放疗主要用于局部晚期的肿瘤,这些肿瘤侵及周围重要正常结构和脏器,不能彻底切除。通过术前放疗,肿瘤得以退缩,使不能手术切除的肿瘤变成可以切除。术前的放疗也常和化疗同步进行,它增强了对局部肿瘤的杀灭效应,使肿瘤退缩更明显,增加了手术切除的可能性。对Ⅱ/Ⅲ期直肠癌(T_3以上或淋巴结阳性)进行术前放化疗,治疗后肿瘤降期,淋巴结转移率降低,肛门括约肌保留比例增加,放疗副反应降低,复发率降低。

3. 术中放疗(intra-operative irradiation)　当肿瘤侵犯了重要脏器而无法切除,或手术切除后肿瘤残留,或肿瘤床和淋巴引流区有高复发危险时,在关闭手术腔前进行放疗。由于在直视下能把正常的器官和组织保护起来,进行直接外照射,术中放疗目前常与外照射结合使用。

(二)放疗和化疗的综合治疗

放化疗综合治疗是集放疗的局部作用和化疗的全身作用于一体的最常用的综合治疗模式,常用于局部晚期肿瘤根治性放化疗、术前和术后放化疗,目的是提高肿瘤局部控制率、降低远处转移或两

者兼之:①空间联合作用,放疗和化疗分别作用在同一疾病的不同病变部位;②提高肿瘤治疗的效应,化疗作为放射增敏剂,增加放疗的局部肿瘤杀灭效应;③减少正常组织的副作用和毒性,放疗前应用诱导化疗,在瘤体缩小后进行放疗,可减少正常组织的放射,或者先行化疗后肿瘤缩小,肿瘤细胞数减少,由此可降低肿瘤放射剂量,从而也减少对正常组织的放射剂量;④阻止耐药肿瘤细胞亚群出现,尽管化疗和放疗间有一定交叉耐受,但仍有相当多肿瘤细胞表现出对某一治疗方式耐受,而对另一治疗仍保持一定敏感的特性。

(三)放疗与分子靶向药物的联合应用

分子靶向药物治疗在肿瘤治疗中的地位日益提高,对于初治、EGFR 敏感突变的寡转移非小细胞肺癌(NSCLC)患者,对比 EGFR-TKI 单药治疗,一线 EGFR-TKI 联合所有病灶部位立体定向放射治疗(SBRT)可显著改善患者无进展生存期和总生存期。

(四)放疗与免疫治疗的联合应用

放疗是肺癌治疗中重要的局部治疗手段,放疗可能重塑肿瘤免疫微环境,提高 PD-L1 表达,促使"冷肿瘤"向炎性"热肿瘤"转变,与免疫检查点抑制剂联合可发挥协同作用。PACIFIC 研究奠定了同步放化疗(CCRT)后应用 PD-1 单抗免疫巩固治疗不可切除局部晚期 NSCLC 治疗中的地位。SBRT 联合免疫治疗早期 NSCLC 的研究在进行中,有望进一步提高其治愈率。

五、临床放疗新技术

十余年来,放射肿瘤学在放疗技术方面有了许多新的进展。

(一)容积旋转调强放疗

容积旋转调强放疗(volumetric modulated arc therapy,VMAT),基本原理是在加速器机架旋转的过程中,动态改变放射野的形状、放射的剂量率、机架的转动速度达到调强放疗的目的,能够提高治疗效率和治疗精度。另一种新的放疗设备是射波刀(cyberknife),它融合了 IMRT 技术、图像引导技术、呼吸门控技术和机器人技术,其基本的原理是把小型的直线加速器安装到灵活的机械手臂上,使放射线能从六维方向射入,结合图像的实时引导,可以达到更高的放疗精度。

(二)立体定向放疗技术

立体定向放疗技术包括两种:立体定向放射外科(stereotactic radiosurgery,SRS)和立体定向体部放疗(stereotactic body radiation therapy,SBRT)。SRS 使用单次大剂量照射,采用头部伽马刀或 X 刀放疗技术。主要用于颅内血管疾病和肿瘤:①颅内小的动静脉畸形;②颅内 <3cm 的良性肿瘤(听神经瘤、垂体瘤、脑膜瘤等);③手术后残留的肿瘤,包括良性和恶性肿瘤;④单发直径 <3cm 的脑转移瘤;⑤颅内多发的转移瘤,在全脑照射后加量照射。SBRT 常采用大分割剂量,数次照射。放疗设备包括体部伽马刀,或有图像引导的高能 X 线治疗设备。SBRT 的适应证包括:①头颈部肿瘤放疗后局部复发或放疗后肿瘤残留,用于局部加量;②早期肺癌的根治性放疗,或者常规技术放疗后肿瘤残留的局部追加剂量;③原发性肝癌门静脉癌栓、有手术禁忌的早期肝癌;④无手术指针的胰腺癌,作为姑息治疗;⑤直径≤3cm 的寡转移肿瘤。

(三)图像引导的放疗和自适应放疗

图像引导放疗(image-guided radiotherapy,IGRT)即利用各种影像设备,在患者治疗前和治疗中采集影像信息和/或其他信号,对肿瘤及正常器官进行监测评估,并根据监测情况做出调整的放射治疗方式。其具体实现方式包括:在线复位、自适应放疗(adaptive radiotherapy,ART)、屏气和呼吸门控技术、四维放射治疗以及实时追踪治疗技术等。

自适应放疗是在图像引导基础上进一步发展的精确放疗技术,是指分次治疗中根据采集的肿瘤和正常组织信号,对治疗方案和治疗计划做出相应调整的治疗技术。自适应放疗可分为离线自适应放疗和在线自适应放疗。离线自适应放疗是指调整治疗方案在后续治疗中执行,而在线自适应放疗则是即刻修改治疗计划,当次即开始执行。显然在线自适应放疗更能符合精准放疗的原则,同时在线

NOTES

自适应放疗也对人员、设备提出了更高的要求。

（四）粒子放疗

肿瘤粒子放疗（particle therapy）的应用历史已经有半个多世纪。由于粒子放疗设备昂贵，到目前全球只有大约 100 家单位用粒子放疗治疗恶性肿瘤，其中绝大多数为质子治疗中心，重离子治疗中心仅有 13 个，其中中国 3 个。质子放疗的病例数已经接近 25 万例，用重离子治疗近 4 万例。

1. 粒子射线的放射物理学

（1）质子：质子是低 LET 放射线，产生稀疏电离辐射。质子射线在进入体内后剂量释放不多，而在到达它的射程终末时，能量全部释放，形成所谓的 Bragg 峰（Bragg peak）。这种物理剂量分布的特点非常有利于肿瘤治疗，比如鼻咽癌采用质子调强放疗（见文末彩图 4-2-18A），其靶区剂量分布优于高能 X 线调强放疗（见文末彩图 4-2-18B）。

（2）重离子：它的物理学特征包括：高 LET 射线；进入人体后的深部剂量分布和质子类似；Bragg 峰后的剂量虽然迅速降低，但是比质子要高。

2. 粒子射线的放射生物学

（1）质子：是低 LET 射线，进入人体后其物理、生物物理和生物化学改变和其他低 LET 射线相似，相对生物效应为 1.05~1.13。质子杀伤细胞也需要依赖氧的存在，其氧增强比为 2.5~3.0。

（2）碳离子：是高 LET 射线，在剂量的 Bragg 峰区域，产生的放射损伤 70% 以上是 DNA 的双链断裂，放射损伤不易修复，而且放射损伤的产生不依赖氧的存在。

3. 粒子射线的临床应用

（1）质子放疗：多个国家的治疗中心临床应用结果显示出质子治疗的优势，包括儿童脑胶质瘤、头颈部肿瘤的挽救性放疗，以及在肺癌、食管癌、肝癌、乳腺癌、胰腺癌、前列腺癌和软骨肉瘤中的应用。

（2）重离子放疗：目前已有较多重离子治疗肿瘤的临床结果，疗效提高，无严重并发症，包括脊索瘤、颅底软骨肉瘤、脑（脊）膜瘤、头颈部腺样囊性癌、头颈部肿瘤、肺癌、肝癌、胰腺癌、肾癌、宫颈癌、前列腺癌和局部复发的直肠癌。

4. 争论和挑战 目前对粒子放疗存在以下两个争论焦点：第一，质子治疗的价值，支持者认为质子射线有良好的物理剂量分布，能提高肿瘤局部控制率，明显减少放射毒性和副作用；反对意见为，光子 IMRT 能完成质子放疗对肿瘤照射的大部分任务，而质子放疗的设备昂贵，从经济的效价比考虑是不值得的。第二，使用质子还是重粒子放疗，以美国为主的学者认为重粒子在放射生物学的优点还没有被临床完全证实，且累计病例数仅 4 万余例，还不足以说服肿瘤放疗界推广；然而以日本和德国为主的学者认为，日本和德国临床研究结果已经证实了碳离子放疗的优越性，已经可以应用于临床。

第四节　结语与展望

放射治疗目前仍是治疗肿瘤最主要的方法之一，需要进一步在提高控制率、降低并发症及参与联合治疗策略方面，充分利用现代生命科学、物理学、化学的前沿理论技术，重点在以下几方面突破：

1. 生物调强和剂量雕刻 现代放疗技术使得肿瘤照射的精确性明显提高，正常组织和器官的保护显著改善。但是如何根据靶区内肿瘤放射敏感性的异质性进行"生物剂量雕刻（dose painting）"，以及对每分次照射进行剂量跟踪并对剂量误差进行补偿矫正（剂量自适应放疗），对放射物理、影像技术和放射生物的整合提出了更高的要求。

2. 放射生物学的临床转化 在过去的 20 多年中，临床放射生物学的研究相对滞后，包括肿瘤和正常组织及细胞的放射敏感性，特别是照射后在基因组、转录组和免疫组学方面的改变与临床效应之间的关系。急需将现代分子生物学和组学研究整合到放射生物学研究中，包括大分割照射时肿瘤和正常组织的放射生物学效应以及粒子重离子放射生物学和放射免疫生物学等，并转化指导临床放疗联合治疗策略。

3. 粒子重离子射线临床应用　质子重离子治疗的临床应用发展还需解决如下几个问题：第一，不同的质子及重离子中心的放射治疗模式（术后辅助放疗、根治性放疗、分割剂量和总剂量）不一致，证据级别不高，需要通过高质量的临床研究进一步推动质子重离子治疗的规范化。第二，降低质子重离子中心的建设与运营成本，让更多合适的患者能够接受质子重离子的治疗并从中获益。第三，现有光子正常组织并发症概率（NTCP）模型不完全适用于质子或重离子放疗，继续加强对质子重离子放射生物学的研究，针对不同病种、不同器官分别建立适用于质子及重离子放疗的 NTCP 模型，是优化放射生物学效应计算、放疗计划制订、计划评估的重要前提。

4. 放疗和免疫治疗的联合应用研究　在癌症免疫治疗时代，放疗等常规癌症治疗与刺激免疫系统的药物相结合有极大的应用前景。电离辐射在小鼠肿瘤可观察到远隔效应（abscopaleffect），但初步临床试验中通常只照射一个病灶与免疫治疗药物联合，结果有意义的远隔效应仍然很少发生。因此，研究肿瘤免疫微环境（TIME）、放射治疗对 TIME 的效应以及诱导有利于形成抗肿瘤免疫的合适放疗方案，是未来肿瘤放射治疗对治愈肿瘤特别是晚期肿瘤的重要突破性研究方向。

（周福祥）

思考题：

1. 肿瘤放射治疗的原理、指征和原则分别是什么？
2. 简述光子放疗、质子放疗和重离子放疗各自的特点。
3. 肿瘤放射治疗相关的急性放射损伤和晚期放射损伤都有哪些？
4. 临床上分次放疗的意义及其生物学基础分别是什么？
5. 放射治疗新技术对肿瘤的治疗都带来了哪些提高？
6. 如何看待放射治疗在当今肿瘤综合治疗中所起到的作用？

第三章
化 学 治 疗

第一节　化疗的历史、作用及基本原理

要点:

1. 肿瘤化学治疗是肿瘤治疗的重要部分。化疗根据治疗目的不同,主要分为根治性化疗、辅助化疗、新辅助化疗、姑息性化疗和研究性化疗。

2. 肿瘤化疗药物应用的基本原则是:明确肿瘤化疗的目的;选用敏感的化疗药物,使用可耐受的足够剂量;联合用药。

一、化疗的历史

1943 年,氮芥(bis【2-chloroethyl】methylamine,HN2)被首次应用于淋巴瘤的治疗,为现代肿瘤化疗打下基础。之后多种化疗药物被发现,并广泛应用于临床:1948 年,叶酸类似物甲氨蝶呤(methotrexate,MTX)成功应用于小儿急性淋巴细胞白血病;1952 年,硫鸟嘌呤(thioguanine,6-MP)的抗癌作用被发现;20 世纪 50 年代,5-氟尿嘧啶(5-fluorouracil,5-FU)被合成并证明其在体内可转化为相应的核苷酸抑制胸苷酸合成酶,从而阻止肿瘤细胞的 DNA 合成。20 世纪 60 年代,肿瘤学家采用联合化疗治疗儿童急性淋巴细胞白血病和霍奇金淋巴瘤,疗效获得肯定,于是将联合化疗推广应用于实体瘤的治疗。20 世纪 70 年代开始,随着新的化疗药的发现以及化疗相关研究的不断深入,肿瘤化疗的目标从姑息性向根治性不断前进。如今,多数恶性肿瘤患者可从化疗中获益,其中约 5% 的恶性肿瘤可以通过单纯化疗得以治愈,其他部分恶性肿瘤可通过化疗在一定程度上减轻肿瘤引起的相关症状,提高生活质量,延长生存时间。

二、肿瘤化疗在肿瘤治疗中的原则和地位

肿瘤化疗常与外科手术治疗以及放射治疗等结合组成多学科综合治疗模式,以提高抗肿瘤治疗疗效。目前化疗在各类肿瘤中的应用见表 4-3-1。

三、肿瘤化疗药物应用的基本原则和策略

(一)明确肿瘤化疗的目的

根据不同的治疗目的,可将化学治疗大致分为以下几种:根治性化疗、辅助化疗、新辅助化疗、姑息性化疗和研究性化疗。

1. **根治性化疗**　对化学治疗可能完全缓解(complete response,CR)的敏感肿瘤,如急性淋巴性白血病、恶性淋巴瘤、睾丸癌和绒毛膜癌等,应积极进行全身化疗,力求根治。化疗的近期目标是取得完全缓解。根治性化疗最重要的观察指标是无复发生存期(RFS)或无病生存期(DFS),表示患者取得治愈的潜在可能性。根治性化疗必须由不同作用机制、毒性反应各异而且单药治疗有效的药物组成,运用足够的剂量及疗程尽量缩短疗程间期,以求完全杀灭体内的肿瘤细胞。

表 4-3-1　各类化疗及其在各类肿瘤中的应用

作用的类型	肿瘤种类	作用的类型	肿瘤种类
根治性化疗可治愈的肿瘤	绒毛膜癌 恶性葡萄胎 急性淋巴细胞白血病 霍奇金淋巴瘤 部分侵袭性和高度侵袭性非霍奇金淋巴瘤 Wilms 瘤 胚胎性横纹肌肉瘤 睾丸癌 急性髓细胞性白血病 尤因肉瘤 神经母细胞瘤 小细胞肺癌	辅助性化疗有价值的肿瘤	乳腺癌 卵巢癌 结直肠癌 胃癌 胰腺癌 非小细胞肺癌 膀胱癌 喉癌 骨肉瘤 软组织肉瘤 基底细胞癌
根治性化疗有价值的肿瘤	惰性非霍奇金淋巴瘤 慢性淋巴细胞白血病 慢性髓细胞性白血病 多发性骨髓瘤	姑息性化疗有价值的肿瘤	大部分局部晚期或转移性的实体肿瘤 非小细胞肺癌 结直肠癌 胃癌 胰腺癌 食管癌 乳腺癌

2. 辅助化疗　辅助化疗是在有效的局部治疗后采用的化疗,是根治性治疗的重要组成部分,主要是针对可能存在的微转移病灶,尽可能降低复发转移的风险。事实上,许多肿瘤在手术前(或放疗前)已经存在超出局部治疗范围外的微小病灶。当原发瘤被手术切除后,残余肿瘤组织生长速度快,对药物的敏感性增加,且肿瘤体积也缩小,更容易被化疗药物杀灭。目前,辅助性化疗对多种实体肿瘤,例如乳腺癌、胃癌、大肠癌、骨肉瘤的价值已被高级别循证医学证据所证实。

3. 新辅助化疗　新辅助化疗是指在手术或放疗前先化疗,主要针对肿瘤分期较早,能够通过化疗降低肿瘤分期,缩小肿瘤体积,以增加手术切除的成功率或尽可能减少手术对机体正常组织造成的损伤。新辅助化疗也可消灭存在的微转移灶,以降低手术治疗后局部复发或远处转移的风险。新辅助化疗目前已经广泛应用到多种实体肿瘤中,如:局部晚期乳腺癌、膀胱癌、喉癌、骨肉瘤、软组织肉瘤等的治疗,部分患者经新辅助化疗后可达到病理完全缓解(pCR)。新辅助化疗显著增加了手术切除成功率及实现了器官或肢体生理功能的最大保存,显著延长了患者的生存时间,也极大地改善了患者的生活质量。

4. 姑息性化疗　目前,临床最常见的恶性肿瘤,如非小细胞肺癌、肝癌、胃癌、大肠癌、胰腺癌、食管癌、头颈癌等的治疗疗效仍不满意。对此类癌症的晚期病例,已失去手术治疗的价值;化疗也仅为姑息性,主要目的是延长生命,减轻患者的痛苦,提高其生活质量。姑息性化疗应避免治疗过度而使患者的生活质量下降。除全身性化疗的途径外,经常还使用其他特殊途径的化疗,如胸腔内、腹腔内、心包内给药治疗癌性积液,肝动脉介入化疗治疗晚期肝癌。

5. 研究性化疗　肿瘤化学治疗是一门发展中的学科;为了不断探索新的药物和新的治疗方案、提高治疗疗效,应积极开展研究性化疗。但临床试验应该有明确的目的、完善的试验计划、详细的观察和评价方法,更重要的是应符合公认的医疗道德标准,应取得患者的知情同意并努力保障受试者的安全。研究性化疗应符合临床药物试验的《药物临床试验质量管理规范》原则。

(二)选用敏感的化疗药物,使用可耐受的足够剂量

对于大部分化疗药物来说,其用药剂量与对肿瘤细胞的杀伤效应呈线性关系。同时,抗肿瘤药

NOTES

物杀灭肿瘤细胞遵循"一级动力学"规律,是指一定量的抗肿瘤药物杀灭一定比例的恶性细胞,这一规律意味着每次化疗只能杀伤一定比例而不是相同数量的肿瘤细胞,需用多疗程化疗才可能完全杀灭所有肿瘤细胞。假设在开始化疗时的肿瘤细胞数目为 10^{10},如果每一疗程的化疗可杀灭 99% 的肿瘤细胞,在化疗疗程的间隙,肿瘤细胞可生长 1 个对数级,约需 5 个疗程的化疗才能除去最后一个肿瘤细胞。这是假设所有肿瘤细胞均对药物敏感、没有细胞耐药,而且在肿瘤化疗过程中也没有耐药发生的理想情况。在临床实际中,绝大多数肿瘤中均包含部分处于不增殖的 G_0 期肿瘤细胞,并非按前面提到的肿瘤模式生长,因此需要多疗程化疗才能达到根治的目的。另一方面,化疗药物剂量的高低与肿瘤细胞残存的数目也密切相关。假设治疗前的肿瘤细胞数目为 10^{11},正常体重的患者用环磷酰胺 1.5g 治疗,残留的肿瘤细胞数约为 5.5×10^7;而如用环磷酰胺的量为 0.75g,则残留的细胞数为 2.4×10^9,即药物剂量降低 50%,残留细胞增加了 98%。因此在多数可能的情况下,治疗患者时给予足够的剂量和疗程是一个重要的目标。

根治性化学治疗必须杀灭所有的恶性细胞,即所谓完全杀灭(total kill),这一概念正是基于以上理论而产生的。要治愈 1 例癌症患者,必须清除其体内所有恶性细胞。如体内有残留的恶性细胞,经若干次的增殖肿瘤亦将复发。因此,有效的根治性化疗应包括诱导缓解化疗阶段和缓解后的巩固与强化治疗阶段。诱导缓解化疗阶段是使肿瘤细胞数降至 10^9 以下,以达到临床完全缓解;而缓解后的巩固与强化治疗阶段使肿瘤细胞继续受到杀伤,直至全部杀灭。但经反复给药后,肿瘤细胞往往产生抗药性,使治疗敏感性降低。因此,巩固强化期的治疗常常更为困难,需要反复给予比较强烈的多疗程化疗,有时需换用或加用与原诱导方案无交叉抗药性的、新的有效治疗方案,才有希望取得真正的治愈。

化疗药物的剂量是影响化疗疗效的重要因素。多数化疗药物的剂量疗效曲线是呈陡峭的直线状;部分开始是直线,以后才变成平台型。动物实验证实,按常规剂量的 80% 量给药,完全缓解率明显下降;而且在达到完全缓解后巩固治疗中,将药物剂量降低 20%,复发率显著增高。

在临床治疗中,对有治愈可能的患者,应尽可能使用可耐受的最大剂量强度的化疗来保证疗效。近年来,在粒细胞集落刺激因子、自身骨髓移植和/或外周血造血干细胞移植的支持下,使用高剂量强度化疗以提高化疗疗效已成为可能。但是,大剂量化疗必然带来更大的毒性作用,故在没有合适的预防治疗化疗毒性作用的相应措施时,不应该盲目提高剂量强度。

(三)了解化疗药物联合应用的基本原则

联合化疗方案的组成,应仔细考虑以下几项原则:①构成方案的各药应该是单独使用时对该种肿瘤有效的化疗药物;②作用机制和耐药机制不同、作用时相各异的药物应作为组成联合化疗方案的首选;③选择毒副反应不同的药物联合,避免毒副反应叠加;④所制订的联合化疗方案应经严格的临床试验,证明其具有临床实用价值。

从化疗的历史、作用和基本原理来看,化疗是一种有较长临床使用历史、相对成熟的针对肿瘤治疗的有效手段。近年来,在我国科研工作者努力下,围绕化疗手段取得了许多新的研究成果,在肿瘤治疗中得到更为广泛的应用,部分领域已达到国际领先水平,越来越多的中国原研化疗药物填补国际空白,而中国学者牵头的临床研究也在改变着国际指南。

第二节 化疗药物的分类

要点:

化疗药物按照作用机制可以分为烷化剂、铂类、抗代谢类、抗微管类等。

一、烷化剂

烷化剂是最早研发的化疗药物,至今仍在广泛使用。烷化剂按照化学结构可分为六大类:氮芥、氮丙啶、烷基磺酸盐、环氧化物、亚硝基脲和三氮烯化合物。烷化剂的细胞毒作用主要通过其直接与 DNA 分子内鸟嘌呤碱基上 N_7 或腺嘌呤 N_3 的分子形成交叉联结，或在 DNA 分子和蛋白质之间形成交联，导致细胞结构破坏而死亡。

氮芥（HN_2）类是临床上使用非常广泛的药物，代表药物包括环磷酰胺（cyclophosphamide，CTX）、异环磷酰胺（ifosfamide，IFO）、苯丁酸氮芥、美法仑（melphalan）和苯达莫司汀（bendamustine）。环磷酰胺是氮芥的衍生物，本身无活性，进入体内后，肝酶活化而产生细胞毒作用。苯达莫司汀是氮芥的双功能烷化剂，与其他烷化剂相比，其导致 DNA 断裂的作用更强，时间更持久，目前已批准用于治疗惰性淋巴瘤、慢性淋巴细胞白血病等血液系统肿瘤。

氮丙啶类的代表药物是塞替派（thiotepa），是氮芥的闭环中间体的类似物，作用机制类似于氮芥，是造血干细胞移植过程中作为高剂量化疗方案的重要药物组成之一。

烷基磺酸盐类的代表药物是白消安（busulfan），主要用于治疗慢性粒细胞白血病。与氮芥和亚硝基脲相比，白消安对骨髓细胞的作用大于对淋巴细胞的作用，这也是其用于治疗慢性粒细胞白血病的原因。

三氮烯化合物代表药物是替莫唑胺（temozolomide，TMZ），替莫唑胺作为前药，是一种咪唑四嗪类似物，活化成分是 3-甲基(三氮杂烯基)咪唑-4-甲酰胺（MTIC），可以通过血脑屏障，在中枢神经系统中的浓度约为血浆浓度的 30%，目前广泛应用于神经胶质瘤或实体瘤脑转移中。

亚硝基脲类药物包括卡莫司汀（BCNU）、洛莫司汀（CCNU）、尼莫司汀（ACNU）和司莫司汀（甲环亚硝脲，me-CCNU）等，脂溶性好，可顺利通过血脑屏障，常用于中枢神经系统恶性肿瘤、黑色素瘤或淋巴瘤等的治疗。

二、铂类

铂类药物是一类独特且重要的抗肿瘤化合物，顺铂（cisplatin）以及其类似物的单独或联合应用广泛用于多种实体瘤及血液系统肿瘤的治疗。铂类药物具有抗肿瘤活性的认识是由 Barnett Rosenberg 博士等从一系列研究电磁辐射对细菌生长影响的实验中偶然开始的，他们发现细菌暴露在电场中会导致它们的形态发生变化，而这种效应不是来自电场，而是来自铂电极产生的电解产物，后来经过分析鉴定出活性化合物是铂配合物的顺式异构体。与烷化剂类似，顺铂与 DNA 双链形成交叉联结，抑制 DNA 的复制、转录，从而杀伤肿瘤。随着对顺铂独特的活性和毒性特征的研究深入，多种铂配合物研发上市，包括卡铂（carboplatin）、奥沙利铂（oxaliplatin）、洛铂（lobaplatin）、奈达铂（nedaplatin）等。

卡铂分子与顺铂具有相同的氨基载体配体，卡铂用环丁烷二羧酸酯部分替代顺铂的两个氯化物配体，动物实验证实会降低肾毒性，卡铂的主要副作用是骨髓毒性而非肾毒性，比顺铂产生更少的恶心、呕吐、肾毒性和神经毒性。20 世纪 60 年代后期，Connors 合成了具有不同理化特性的铂配合物，并发现具有二氨基环己烷（DACH）载体基团的化合物奥沙利铂，在体外和体内癌症模型中都有抗癌活性。奥沙利铂由 DACH 载体基团和草酸根基团组成，广泛用于结直肠癌、胰腺癌等消化系统肿瘤中。奈达铂是第二代铂类药物，目前在食管癌、非小细胞肺癌等实体肿瘤中应用广泛。洛铂和卡铂、顺铂没有交叉耐药性，目前在乳腺癌、小细胞肺癌等实体肿瘤获批。

三、抗代谢类

抗代谢类药物主要通过干扰核酸代谢而影响 DNA、RNA 和蛋白质大分子的合成，根据干扰核酸代谢的不同机制可以分为抗叶酸类、氟尿嘧啶类、核苷类化合物、门冬酰胺酶等。

（一）抗叶酸类

叶酸对嘌呤、胸苷酸和蛋白质的合成起到至关重要的作用。20 世纪 40 年代研发的氨蝶呤是第一种具有临床活性的抗代谢药物，用于治疗儿童急性白血病，随后，这种抗叶酸类似物被甲氨蝶呤

（methotrexate，MTX）取代，目前仍然是最广泛使用的抗叶酸类似物，具有抗多种癌症的活性。甲氨蝶呤可以抑制二氢叶酸还原酶（DHFR），使四氢叶酸生成障碍，最终抑制 DNA 的合成。大剂量使用 MTX 的 6~24 小时内给予亚叶酸钙（四氢叶酸，leucovorin，CF）解救，可使肿瘤细胞受较大杀伤而正常组织损害减少，大剂量 MTX 的疗法常用于中枢神经系统恶性肿瘤或血液系统肿瘤中枢预防或中枢侵犯。培美曲塞（pemetrexed）是一种以吡咯嘧啶基团为核心的多靶点抗叶酸类似物，通过抑制胸苷酸合成酶（TS）、DHFR 和甘氨酰胺核糖核苷酸（GAR）、甲酰转移酶和氨基咪唑-4-甲酰胺（AICAR）等多种参与叶酸代谢酶的活性，破坏细胞内叶酸依赖性的正常代谢过程，从而抑制肿瘤生长，广泛应用于各种实体瘤尤其是肺腺癌、恶性间皮瘤中。普拉曲沙（pralatrexate）是第三代抗叶酸类药物，可以选择性进入高表达还原型叶酸载体的肿瘤细胞，可以抑制 TS、DHFR、GAR、AICAR 等多种酶，普拉曲沙还是叶酰聚谷氨酸合酶（FPGS）的改良底物，可增强具有细胞毒性的聚谷氨酸代谢物的形成，干扰 DNA 合成，目前已批准用于治疗复发难治的外周 T 细胞淋巴瘤。

（二）氟尿嘧啶类

5-氟尿嘧啶（5-fluorouracil，5-FU）由 Charles Heidelberger 在 20 世纪 50 年代中期合成，5-FU 及其衍生物是消化道恶性肿瘤化疗药物的基石。尿嘧啶是 RNA 的正常成分，氟尿嘧啶在体内活化成多种活性产物，包括氟尿嘧啶核苷（5-FUR）、氟尿嘧啶脱氧核苷（5-FUDR）及氟尿嘧啶脱氧核苷二磷酸（FdUMP）。5-FUDR 可以抑制胸苷酸合成酶（TS），从而阻止尿嘧啶脱氧核苷转变为胸腺嘧啶脱氧核苷，干扰 DNA 的生物合成。5-FU 可以通过大剂量亚叶酸以稳定和延长 5-FU 的活化代谢物 FdUMP、TS 和 5,10-亚甲基四氢叶酸组成的复合物，以增加 5-FU 的细胞毒作用，这种机制被称为 5-FU 的生化调节（biomodulation）。

5-FU 以静脉给药为主，口服吸收不完全，口服后被胃肠道内二氢嘧啶脱氢酶（DPD）分解而降低了生物利用度及其活性，因此解决 5-FU 口服剂型的办法包括开发 5-FU 前体药物或抑制 DPD 酶活性的药物。UFT 胶囊（复方喃氟啶）由口服吸收良好的 5-FU 的前体药物替加氟（呋喃氟尿嘧啶，FT-207）和尿嘧啶以 1:4 摩尔比组成，尿嘧啶可抑制 DPD、阻止 5-FU 的降解，从而维持药物在血浆和瘤内的浓度，目前广泛应用于消化道肿瘤中。卡培他滨（capecitabine）是由几种酶顺序活化的氟尿嘧啶脱氧核苷（5-FUDR）的前体药物，口服后在胃肠道内经羧酸酯酶代谢成 5-DFCR，再在肝的胞苷脱氨酶作用下代谢为 5-DFUR（去氧氟尿苷），然后在肿瘤组织内经胸苷酸磷酸化酶（TP）转变为 5-FU，毒性低、疗效良好，广泛应用于多种实体肿瘤中。替吉奥（S-1）是由替加氟（FT-207）、吉美嘧啶（CDHP）和奥替拉西钾（oteracil potassium）三者组成的复方胶囊，FT-207 口服后代谢为 5-FU，CDHP 可抑制 DPD，减少 5-FU 的降解，而奥替拉西钾在胃肠道内抑制嘧啶磷酸核糖转移酶，阻止 5-FU 磷酸化，减少胃肠道毒性，临床研究证实替吉奥的疗效优于 FT，目前已批准用于胃癌等多种消化道肿瘤的治疗。

（三）核苷类化合物

核苷类化合物是抗代谢类药物的重要组成部分，不少核苷类化合物来自海洋生物。其中，阿糖胞苷（cytarabine，Ara-C）是一种从隐南瓜海绵（Cryptotethya crypta）中分离出来的脱氧胞苷核苷类似物，抑制 DNA 聚合酶，干扰核苷酸掺入 DNA 从而阻止 DNA 的合成，大剂量的阿糖胞苷也可以通过血脑屏障，目前广泛应用于多种血液系统恶性肿瘤中。吉西他滨（gemcitabine，GEM）亦为核苷类化合物，在细胞内受去氧胞苷激酶催化后，活化成三磷酸化合物 GCBTP，然后掺入 DNA 结构，干扰DNA 聚合，吉西他滨的磷酸化效率强于阿糖胞苷，且不易脱氨降解，其活化代谢物能在细胞内累积达高浓度且维持较长时间，广泛用于多种实体肿瘤及血液系统恶性肿瘤。氟达拉滨（fludarabine）、羟基脲（hydroxycarbamide）和氯法拉滨（clofarabine）也是核苷类化合物，用于多种血液系统恶性肿瘤。

20 世纪 50 年代初期，随着硫唑嘌呤、6-巯基嘌呤（6-MP）和 6-硫鸟嘌呤（6-TG）的合成，嘌呤类似物在化疗药物逐步开始研发。巯基嘌呤和硫鸟嘌呤的作用机制是阻断次黄嘌呤转变为腺嘌呤核苷酸,从而抑制核酸的合成。

四、微管蛋白抑制剂

微管是重要的细胞骨架聚合物,在细胞分裂、信号转导、囊泡运输、细胞的形状和极性中起着关键作用,因而抗微管类的化疗药物研发前景巨大。目前根据它们对微管蛋白聚合的影响,大致分为微管稳定剂或微管去稳定剂。

(一)长春碱类

20世纪50年代,研究人员发现长春花类植物的生物碱可以与肿瘤细胞核的微管蛋白结合,阻止微管的聚合和形成,令细胞有丝分裂停止于中期,干扰细胞的增殖,从而发挥抗肿瘤的活性。长春碱类的代表药物包括长春花碱(vinblastine,VLB)、长春新碱(vincristine,VCR)、长春地辛(长春碱酰胺,vindesine,VDS)以及长春瑞滨(vinorelbine)、长春氟宁(vinflunine,VLF)。长春氟宁是第二代长春花碱化合物,在母体化合物结构上引入2个氟原子后,与微管结合的活性更强。

(二)紫杉醇类

1963年,许多研究者从35 000种植物提取物进行药物筛选,鉴定出太平洋紫杉树皮提取物短叶紫杉中的紫杉醇(paclitaxel)具有抗肿瘤活性,紫杉烷可显著改变微管两端的微管蛋白解离,在G_2/M过渡期诱导有丝分裂停滞并诱导细胞死亡。目前,紫杉醇广泛用于乳腺癌、非小细胞肺癌、卵巢癌等多种肿瘤的治疗。多西他赛(docetaxel)稳定微管的作用更强,对肿瘤敏感性更高,目前也是临床上常用的抗肿瘤药物,可用于乳腺癌、非小细胞肺癌等恶性实体瘤。脂质体紫杉醇(paclitaxel liposome)因不含紫杉醇类常用的聚氧乙烯蓖麻油、无水乙醇等助溶剂,预处理更方便,药物毒性均降低。白蛋白紫杉醇(nanoparticle albumin-bound paclitaxel)是紫杉醇与人血白蛋白经高压振动技术制成的纳米微粒,可增加紫杉醇在肿瘤细胞的分布,提高局部药物浓度,过敏反应发生率更低。卡巴他赛(cabazitaxel)的作用与特点和多西他赛相似,现获批用于转移性前列腺癌的治疗。

(三)其他抗微管类药物

伊沙匹隆(ixabepilone)、优替德隆(utidelone,UTD1)是埃博霉素B(epothilone B)半合成的衍生物,对紫杉醇耐药的肿瘤仍有活性,目前临床用于治疗对紫杉醇和蒽环类耐药的晚期乳腺癌。艾立布林(eribulin)是来源于深海中一种黑色海绵类生物的天然产物软海绵素B(haichondrin B)的合成衍生物,它属于非紫杉类的微管抑制剂,可用于治疗复发转移性乳腺癌。

五、拓扑异构酶抑制剂

喜树生物碱类的伊立替康(irinotecan,CPT-11)及拓扑替康(topotecan)主要抑制拓扑异构酶Ⅰ,阻止DNA复制时双链解旋后的重新接合,造成DNA双链断裂。而鬼臼树毒素类的依托泊苷(etoposide,VP-16)和替尼泊苷(teniposide,VM-26)则为拓扑异构酶Ⅱ的抑制剂,亦有干扰DNA合成和复制的作用。依托泊苷可用于治疗小细胞肺癌、睾丸癌等多种实体瘤以及血液系统肿瘤,由于依赖肠道P-糖蛋白,口服的VP-16生物利用度变化很大,其口服剂量通常是静脉剂量的2倍。

蒽环类药物也属于拓扑异构酶抑制剂,可与拓扑异构酶(topoisomerase,TOP)的2种亚型相结合,其中与TOPⅡβ结合更为常见,蒽环类药物可插入DNA中,与TOPⅡβ形成复合物,后者抑制拓扑异构酶活性,使DNA双链裂解。

蒽环类药物源自波赛链霉菌青灰变种(*Streptomyces peucetius* variation *caesius*)的天然产物,多柔比星(doxorubicin)和柔红霉素(daunorubicin)是20世纪60年代发现的第一代蒽环类药物,随后,表柔比星(epirubicin)、脂质体多柔比星(pegylated liposomal doxorubicin,doxil)等相继问世。然而,蒽环类药物的醌结构增强了氧化还原反应的催化作用,从而促进了氧自由基的产生,这可能与抗肿瘤作用以及与这些药物相关的心脏毒性有关。脂质体多柔比星采用了聚乙二醇包裹的技术,避免了药物的

NOTES

外漏,减少了心脏毒性。

米托蒽醌(mitoxantrone)属于蒽二酮类药物,与蒽环类药物相比,米托蒽醌的心脏毒性较小,因为其进行氧化还原反应和形成自由基的能力降低。米托蒽醌目前被批准用于治疗晚期激素抵抗型前列腺癌和急性髓细胞性白血病等。

放线菌素 D(dactinomycin)是第一种被证实具有抗肿瘤活性的抗生素,由连接到 2 条肽侧链的平面苯氧环组成,这种独特的结构使得药物在相邻的鸟嘌呤-胞嘧啶碱基之间紧密嵌入 DNA,抑制 DNA 的转录,目前被批准用于多种恶性肿瘤。

六、其他

(一)门冬酰胺酶

肿瘤细胞的蛋白质合成需要依赖外源性 L-门冬酰胺,而正常细胞可以自行合成门冬酰胺,左旋-门冬酰胺酶(L-asparaginase,L-ASP)是一种将门冬酰胺(Asn)水解成门冬氨酸和氨气的酶,L-ASP 使肿瘤细胞缺乏合成蛋白质必需的门冬酰胺,造成蛋白质合成受阻。除了消耗门冬酰胺外,它对谷氨酰胺酶也有抑制作用,消耗肿瘤细胞中必需的谷氨酰胺储备,抑制肿瘤细胞 DNA 的合成。一些微生物天然存在 L-ASP,目前临床常用的培门冬酶(pegaspargase,PEG-L-asparaginase)就是天然大肠埃希菌中 L-ASP 与聚乙二醇共价结合的制剂。多项临床试验证明了含培门冬酶方案治疗 NK/T 细胞淋巴瘤等血液系统疾病的有效性、安全性,该药物已经在临床广泛应用。

(二)沙利度胺、来那度胺和泊马度胺

沙利度胺及其氨基取代类似物来那度胺和泊马度胺是小分子谷氨酸衍生物,作用机制包括免疫调节、抗血管生成和表观遗传效应,可归类为 I 类(非磷酸二酯酶-4 抑制性)免疫调节药物(IMiD)。与沙利度胺不同,来那度胺和泊马度胺会导致骨髓瘤细胞的细胞周期停滞和凋亡。临床上,来那度胺及泊马度胺均可用于对沙利度胺耐药的多发性骨髓瘤患者。

(三)丙卡巴肼

丙卡巴肼(procarbazine)最初研发时是单胺氧化酶抑制剂制备过程中的一种前体药,是一种细胞周期非特异性抗肿瘤药,可用于霍奇金淋巴瘤、非霍奇金淋巴瘤、皮肤 T 细胞淋巴瘤和脑肿瘤等恶性肿瘤。

(四)曲贝替定

曲贝替定(trabectedin)为从海鞘中提取的四氢喹啉类生物碱。此药能抑制拓扑异构酶 I,抑制血管内皮细胞因子的功能,目前主要用于治疗晚期软组织肉瘤和复发性卵巢癌。

(五)博来霉素

博来霉素(bleomycin)是一种由轮状链霉菌产生的糖肽类抗生素,抗肿瘤活性最强的是博来霉素 A_2 和 B_2。博来霉素是一种细胞周期特异性药物,主要作用在 G_2 和 M 期。其作用机制是博来霉素螯合金属离子(主要是铁),产生一种假酶,该酶与氧反应产生超氧自由基和氢氧自由基使得 DNA 链断裂,主要用于治疗霍奇金淋巴瘤和生殖系统肿瘤。丝裂霉素(mitomycin)与 DNA 形成交叉联结,两者与烷化剂的作用相似。喷司他丁(pentostatin)为腺苷脱氨酶(ADA)的强抑制剂,通过抑制核糖核苷酸还原酶而阻断 DNA 的合成,主要治疗对干扰素难治的毛细胞白血病。

第三节　化疗药物的药效学和药动学特点

要点:

1. 化疗药物的药代动力学是指化疗药物的吸收、分布、代谢和排泄的研究。
2. 化疗药物的药效学是指化疗药物剂量与机体反应之间关系的研究。
3. 化疗药物的药代动力学与药效学均受到很多因素影响:如给药途径、体型和身体组分、年龄、

病理生理变化及药物相互作用等。

4. 研究患者间药代动力学和药效学的变异性对优化抗肿瘤治疗具有重要意义。

涉及人类恶性肿瘤的药物治疗可分为两个药理学阶段，一个是药代动力学（药动学）阶段，其中剂量、剂型、给药频率和给药途径与体内药物浓度-时间关系有关；另一个是药效学阶段，在作用部位的药物浓度与产生的效应大小有关。一旦确定了这两个阶段，就可以设计一种剂量方案来实现治疗目标，尽管还需要考虑其他因素。本章将重点介绍临床药理学原理在系统性抗癌治疗中的应用，并讨论根据临床药动学和药效学的特点如何优化药物的治疗疗效。

一、药代动力学概念

药代动力学是对药物的吸收、分布、代谢和排泄的研究。药物的药代动力学特性可以由两个影响药物行为的基本过程来定义：吸收和处置。

（一）吸收

大多数抗肿瘤药都是静脉给药或者口服给药。此外，药物也可以局部给药，例如胸腔或腹腔、脑脊液给药，或经动脉内进入癌症组织的血管。药物从给药部位移动到体内测量部位的过程称为吸收。在测量部位之前任何部位的损失都会导致药物吸收的减少。对于口服制剂来说，需经过一系列复杂的过程吸收，包括药物剂型的崩解、溶解、通过胃肠液的扩散、肠膜的渗透、门脉循环吸收、通过肝脏，最后进入体循环。药物在吸收过程中第一次通过排出器官（如胃肠黏膜和肝脏）时的损失称为首过效应。

与吸收关系最密切的药代动力学参数是可利用度或生物利用度（F）。生物利用度可以通过将血管外给药后的血药浓度-时间曲线下面积（area under the curve，AUC）与静脉给药后观察到的 AUC 相除来估计，其范围可以是 0~1.0（或 0~100%）。

（二）处置

处置为药物吸收后发生的所有过程，包括分布和消除。分布是药物往返于测量部位的可逆转移过程。任何离开测量部位而没有返回的药物都经历了消除，包括排泄和代谢。排泄是化学上不变的药物不可逆转的损失，而代谢是药物转化为另一种化学物质。

药物分布的范围可以通过将所获得的浓度与体内已知量的药物相关联来确定。药物在体内平衡分布的表观体积，称为表观分布容积（apparent volume of distribution，V_d）。药物分布到不同组织的速度和程度取决于多种因素，包括疏水性、组织渗透性、组织结合常数、与血清蛋白的结合以及局部器官血流。具有高组织结合力或高脂溶性的药物通常有大量的表观分布，虽然分布到特定身体区域可能受到生理过程的限制，如血脑屏障或血-睾丸屏障。

正如 V_d 需要作为一个参数来将浓度与体内药物的量联系起来一样，也需要一个参数将浓度与药物清除速率联系起来，这就是所谓的清除率（clearance，CL）。在所有药代动力学参数中，CL 具有最大的临床相关性，因其定义了药物剂量和全身药物暴露（AUC）之间的关键关系。由 V_d 和 CL 导出的参数清除速率常数可视为药物去除的分数速率。然而，更常见的是指药物的半衰期，而不是指药物的清除速率常数。药物的半衰期可以用于估计在多剂量计划下或在持续静脉药物输注期间达到稳定状态所需的时间。

（三）剂量比例

当药物浓度与给药剂量呈严格比例变化时，剂量比例（或线性药代动力学）条件成立。如果加倍剂量恰好使血浆浓度或 AUC 加倍，则 V_d 和 CL 等药代动力学参数是恒定的，并且与剂量和浓度无关。即具有线性药代动力学的药物与剂量成正比。剂量比例在临床上很重要，因为它意味着剂量调整将在系统性药物暴露中产生可预测的变化。对于缺乏剂量比例的药物，V_d 和 CL 将表现出浓度或时间依赖性，或两者兼而有之，这使得难以预测剂量调整对药物浓度的影响。

NOTES

二、药效学概念

药效学是对剂量-反应关系的研究。因此,任何使用不同剂量药物的实验室或临床研究都是在解决药效学问题。例如,体外肿瘤细胞暴露于不同剂量的新药物以评估其剂量-反应关系,或Ⅰ期临床试验以确定患者的最大耐受剂量和剂量限制毒性。药效反应的变异性可能会受到临床协变量的很大影响,如年龄、性别、先前的化疗、先前的放疗、伴随药物或其他变量。

在肿瘤学中,药物效应的药效学研究通常聚焦在毒性终点。剂量限制性中性粒细胞减少症经常使用修正的 Hill 方程描述的 sigmoid 最大效应模型进行分析。描述药物相关性骨髓抑制的严重程度和时程的生理学药效学模型已经针对几种药物使用,包括紫杉醇和培美曲塞。这些模型预测药物引起的中性粒细胞减少的严重程度和持续时间的能力大大提高了它们的临床实用性。对于这些药物,彻底了解药代动力学/药效学关系使用建模方法可能是选择最佳剂量的关键。

某些化疗药物的抗肿瘤活性具有高度的时序依赖性。对于这类药物,与在较短时间内给予相同剂量的药物相比,分几天给药的剂量可以产生不同的抗肿瘤反应或毒性分布。例如,当相同总剂量的依托泊苷按 5 天分剂量给药而不是 24 小时输注时,治疗小细胞肺癌的疗效显著提高。其他一些抗肿瘤药物也有类似的时序依赖性,特别是紫杉醇和拓扑替康。而节拍化疗是以远低于标准剂量的口服化疗药连续不停歇地给药,使药物能够长时间维持在相对较低、有效的血药浓度,既可以直接抑制肿瘤细胞,又可以抑制血管生成及激活免疫,副作用也更小,适合常规治疗失败、高龄体弱或对化疗耐药的肿瘤患者。

三、药代动力学/药效学的变异性

不同患者之间的用药方式往往有很大差异,导致药代动力学参数不同,进而导致特定剂量药物的药效学效果不同,即相同剂量的药物在不同患者可能产生不同的毒性及疗效。研究患者间的药代动力学变异性对优化抗肿瘤治疗具有重要意义。

(一) 给药途径

口服抗肿瘤药物一般不考虑胃肠道吸收的可变性。给药剂量中到达体循环的那部分药物被称为生物利用度。生物利用度通常高度可变和不可预测,同时使用其他化疗药物,尤其是那些对胃肠道黏膜产生毒性的化疗药物可能会加重生物利用度。食物可导致延迟、降低或增加生物利用度。因此,口服制剂通常比静脉注射制剂具有更高的药代动力学变异性。例如,在一项依托泊苷的研究中,口服药物与静脉药物的 AUC 变异系数分别为 58% 和 28%。

(二) 体型和身体组分

传统的抗肿瘤药物剂量个体化给药的方法是通过使用体表面积(body surface area,BSA)来计算。然而,将抗肿瘤药物剂量标准化为成人 BSA 的有用性受到质疑,因为对于许多药物,BSA 和 CL 之间没有关系。BSA 在儿科患者的药物剂量计算中是一个更重要的考虑因素,因为儿童的变化范围更大。部分基于使用 BSA 标准化来获得起始剂量未能减少个体间药代动力学变异性,许多最近开发的分子靶向药物目前都使用固定剂量给药,而与个体的 BSA 无关。

药物分布的变化可能归因于身体大小或脂肪与总质量的比率变化,后者亲脂性药物的分布可能发生变化,其中包括大多数天然产物抗肿瘤药物及其类似物。药物分布也可以在"第三空间"液体中改变,例如药物在腹腔积液和胸腔积液中的延迟清除和药物的缓慢释放。

(三) 年龄

不同年龄身体成分和器官功能的变化可影响药物处置和药物效果。例如,婴儿期的成熟过程可能改变药物的吸收和分布,并改变药物代谢和排泄的能力。随着婴儿、青少年和老年人恶性肿瘤治疗的进展,了解年龄对个体抗肿瘤药物药代动力学和药效学影响的重要性不断增加。尽管与成人和老年人群的癌症相比,儿童肿瘤仍然很少见,特别是在一个治愈率高、生存期长的患者组中,优化治疗对于最大限度减少可预防的晚期并发症的发生率,同时保持疗效至关重要。

(四) 病理生理变化

1. 疾病的影响 恶性肿瘤相关的病理生理变化可能导致药物处置的剧烈改变。如临床前模型所证实的那样,复发的 ALL 患儿体内游离替尼泊苷的清除率低于首次缓解时。由于白血病诊断时肝脏浸润很常见,肝脏代谢的药物清除率可能会降低。此外,肿瘤引起的炎症可能会改变细胞色素 P450 3A4 酶(CYP3A4)底物的药代动力学和药效学特性,导致药物在人体内的新陈代谢降低。

2. 肝肾损害的影响 病理生理状态对个体间药代动力学变异性的潜在影响可能是由于疾病本身或参与药物消除的特定器官的功能障碍所致。例如,肾功能的下降都可能导致药物清除率降低,从而可能导致药物积聚和毒性。最著名的抗肿瘤药剂量调整的例子是卡铂,它几乎全部由肾小球滤过排泄。

肝功能也可能导致药物清除率发生变化,从而可能导致毒性增加,如长时间连续输注长春花碱的情况。因此,治疗前应仔细审查先前剂量的结果,以最大限度地降低由于患者内部药代动力学变化而导致的不良结果的风险。

3. 血清蛋白的影响 药物与血清蛋白的结合,特别是那些高度结合的蛋白质,也可能对治疗结果具有重要的临床意义。虽然蛋白结合是药物作用的主要决定性因素,但它显然只是影响抗肿瘤药物处置的众多因素之一。只有血浆水中的非结合(或游离)药物可供分配,治疗反应将与游离药物浓度相关,而不是与总药物浓度相关。一般情况下,药物的血浆蛋白结合率(PPB)变化不大,药物总浓度与 PPB 呈一定相关性,药物总浓度一定程度上可以反映游离浓度。但在特殊情况下,如低蛋白血症、肝功能损害、肾功能损害、吸烟等,药物在血浆中的总浓度和游离浓度相关性较差,此时用药物总浓度去预测游离浓度是不准确的。

4. 性别因素 一些药代动力学分析表明,与女性相比,男性与各种抗肿瘤药物的最大消除能力或清除率增加呈正相关。越来越多的证据表明,各种抗肿瘤药物的药代动力学曲线显示出明显的性别二型性,这在肿瘤学药物开发期间的临床试验设计中很少考虑到。

(五) 药物相互作用

1. 其他化疗药物的联合应用 尽管抗肿瘤药物常以联合化疗的形式给药,存在药代动力学相互作用的风险,但这一领域的研究很少。在制订联合治疗方案时,必须考虑药物之间的有利和不利相互作用。这些相互作用可能会影响组合中每个成分的有效性,通常发生在一种药物的药代动力学曲线被另一种药物改变时。这种相互作用在评估药物组合的试验设计中很重要,因为有时同时给药的结果是一种或多种给药药物的疗效降低或毒性增加。尽管最近的一项调查表明,在肿瘤药物组合的 I 期试验中,具有临床意义的药代动力学相互作用相对罕见,但对于酪氨酸激酶抑制剂与细胞毒性化疗药物的组合,相互作用似乎更为常见。

2. 非化疗药物联合用药 许多处方药和非处方药有可能通过改变抗肿瘤药的药代动力学特征而引起与抗肿瘤药的相互作用,并导致临床上有意义的表型。大多数临床相关的药物相互作用是由于与细胞色素 P450(CYP)同工酶表达或功能改变相关的代谢途径改变所致。这类酶,特别是 CYP3A4 亚型,负责目前大部分抗肿瘤药物的氧化。升高的 CYP 活性(诱导)转化为更快的代谢率,可能会导致血浆浓度的降低和治疗效果的丧失。例如,苯妥英、苯巴比妥和卡马西平等抗惊厥药物可以诱导药物代谢酶,从而增加各种抗肿瘤药物的清除率。相反,抑制 CYP 活性,例如用酮康唑可能会引发血浆药物浓度上升,并可能导致与过量剂量相称的过度毒性。有研究表明,在接受口服化疗的癌症患者中,药物-药物相互作用的发生率特别高,特别是对于表现出 pH 依赖溶解性的弱碱性药物。

近年来,癌症患者越来越多地使用中草药和营养补充剂。由于人们认为这些药物的风险很低,而且缺乏对其药理作用的了解,当它们与化疗同时使用时,可能会产生意想不到的毒性和药代动力学效应。

NOTES

3. 遗传基因因素　药物遗传学描述由于患者之间的药物代谢酶、药物转运体和药物靶点的遗传变异而导致的药物药代动力学和药效学的差异。这些遗传变异有时会导致患者间药物暴露或效果的广泛变异。目前只有几种癌症化疗药物具有遗传决定的个体间药代动力学可变性来源的作用。这些案例中大多数涉及的药物消除严重依赖于多态酶的限速分解（例如，硫嘌呤-S-甲基转移酶的 6-巯基嘌呤；二氢嘧啶脱氢酶的 5-氟尿嘧啶），或者当多态酶参与有毒代谢物的形成时（例如，CYP2D6 的他莫昔芬）。

除了药物代谢，药代动力学过程还高度依赖于与肠道、肾和肝等器官的药物转运的相互作用。药物转运蛋白功能或表达的基因决定变异现在被越来越多地认识到，作为对各种常用处方药反应的受试者间变异性的决定因素。研究最广泛的一类药物转运蛋白是那些由 ATP 结合盒（ATP-binding cassette，ABC）基因家族编码的药物转运蛋白，其中一些基因还在恶性肿瘤细胞对抗肿瘤药的耐药性中发挥作用。因此，这些蛋白在人类中的表达水平对于个体对某些抗肿瘤药物引起的副作用、相互作用和治疗效果的易感性具有重要的影响。

患者的许多变量会影响药代动力学及药效学，对这些因素的深入了解，掌握化疗药物药动学和药效学的特点，可以优化临床治疗方案，进一步实现个体化给药，提高抗肿瘤治疗的疗效。

第四节　化疗的毒副反应及处理

要点：

1. 化疗药物常见毒副反应包括近期毒性和远期毒性。

2. 近期毒性包括骨髓抑制、胃肠道反应、心肺毒性、肝脏毒性、肾与膀胱毒性、神经毒性、过敏性反应、脱发、皮肤毒性、代谢紊乱与局部毒性。

3. 远期毒性包括致癌作用、生殖功能障碍和致畸。

绝大多数化疗药物在抑制或杀伤肿瘤细胞的同时，也对机体的正常细胞产生毒性，尤其是分裂、增殖比较快的细胞如骨髓造血细胞、胃肠道黏膜上皮细胞等。近年来，随着抗肿瘤新药的不断涌现，联合化疗方案的合理应用，化疗的疗效有了较大的提高，但化疗药物的毒副反应成为限制化疗用药的主要障碍。

一、近期毒性

（一）骨髓抑制

骨髓抑制是肿瘤化疗最常见的血液学毒性，发生率与肿瘤类型、治疗方案和化疗周期等有关。除甾体类激素、博来霉素和门冬酰胺酶外，大多数抗肿瘤药物均有不同程度的骨髓抑制，表现为化疗导致的中性粒细胞减少（CIN）、化疗相关性血小板减少症（CIT）和化疗相关贫血（CRA）。化疗引起的骨髓抑制可分为急性骨髓抑制与延迟性骨髓抑制两类。化学药物如烷化剂类、蒽环类、嘧啶类似物等对骨髓细胞具有骨髓毒性作用，常引发造血祖细胞耗竭而致急性骨髓抑制。亚硝基脲类、丝裂霉素和丙卡巴肼等药物可出现严重的延迟性骨髓抑制。严重的中性粒细胞下降会发生粒细胞减少性发热（FN），增加侵袭性感染的发生风险。应用粒细胞集落刺激因子（G-CSF）和粒细胞-巨噬细胞集落刺激因子（granulocyte-macrophage colony-stimulating factor，GM-CSF）能促进骨髓干细胞的分化、粒细胞的增殖以及促进成熟细胞向外周血释放，减轻化疗引起的粒细胞减少程度及缩短粒细胞减少的持续时间，防止因粒细胞减少而继发的感染。导致 CIT 的常见化疗药物包括吉西他滨、铂类、蒽环类和紫杉类。CIT 的治疗主要包括给予促血小板生长因子白细胞介素-11（IL-11）、血小板生成素（TPO）和输注血小板。对高危患者进行一、二级预防有助于降低 CIT 的发生率和严重程度。肿瘤化疗相关贫血表现为外周血中单位容积内红细胞数减少、血红蛋白浓度降低或血细胞比容（HCT）降低至正常水平以下,CRA 的主要治疗包括输注红细胞、促红细胞生成治疗和补充铁剂等。

(二)胃肠道反应

化疗所致恶心呕吐(CINV)是抗肿瘤药物治疗过程中高频发生的非血液毒性,强烈的恶心、呕吐通常会导致厌食、脱水、营养不良、电解质紊乱等,该反应常常影响患者的治疗依从性,导致患者拒绝化疗。抗肿瘤药物引起呕吐、恶心大致可分为三大类:①急性呕吐,在化疗给药后 24 小时内出现;②迟发性呕吐,化疗 24 小时之后出现;③预期性呕吐,易发生于前次止吐措施不到位,经历过给药后恶心呕吐的患者。根据化疗药物致吐风险不同,可分为高风险(常见药物如顺铂)、中风险(常见药物如卡铂、伊立替康)、低风险(如多西他赛、依托泊苷、氟尿嘧啶、吉西他滨等)、微风险(如小剂量甲氨蝶呤等)。致吐风险度指:在未接受任何止吐预防的情况下,注射或口服抗肿瘤药物后 24 小时内发生恶心、呕吐的发生风险率。根据呕吐作用机制不同,用于防治 CINV 的药物包括以下 5 个主要类型:①糖皮质激素(地塞米松);②5-HT$_3$ 受体拮抗剂(多拉司琼、昂丹司琼、托烷司琼、帕洛诺司琼);③神经激肽-1(NK-1)受体拮抗剂(阿瑞匹坦、福沙匹坦),其可增强 5-HT$_3$ 受体拮抗剂的止吐作用;④复合型止吐药物奈妥匹坦-帕洛诺司琼(NEPA);⑤奥氮平,一种可阻断 5-羟色胺(5-HT$_2$)受体和多巴胺(D$_2$)受体的第二代抗精神病药,对预防急性和顺铂诱导的迟发性恶心呕吐可能尤其有用。一旦经历了严重的呕吐,即使更换了化疗方案,这些患者仍易出现呕吐。因此,在化疗前进行预防性止吐治疗非常重要,应根据致吐风险采用不同对策。

口腔黏膜炎是细胞毒性抗肿瘤药物的典型副作用,除大剂量化学疗法和放化疗联合外,一般化疗造成口腔炎症的概率在 30%~40%。含有氟尿嘧啶制剂(5-FU,替吉奥,卡培他滨)的化疗方案造成的口腔炎症更严重。目前尚无可靠的预防和治疗方法,预防口腔炎症的基本对策是口腔护理,在临床实践中,主要采用口腔清洁、保湿、镇痛等局部对症治疗为主。炎症的恶化可造成生活质量下降、进食困难、脱水、病情恶化,有时不得不中止化疗。口腔炎症也是引发二次感染的原因,加之化疗期间很可能并发骨髓抑制,应该重视。

化疗药物还可以引起腹泻和便秘。肠黏膜上皮细胞比其他体细胞分裂更活跃,更容易受到抗肿瘤药物和放射线的损害,肠黏膜上皮细胞受损是腹泻的主要原因。容易引起腹泻的抗肿瘤药物有伊立替康、氟尿嘧啶制剂等,伊立替康引起的腹泻分早发性和延迟性两种。目前认为早发性与乙酰胆碱作用相关;延迟性腹泻因伊立替康的活性代谢产物 SN-38 直接伤害胃肠道黏膜而发生。大多数腹泻的处理都是对症治疗。针对 1/2 级的症状,如果不存在危险因素(腹痛、恶心呕吐、发热、败血症、中性粒细胞减少、出血倾向、脱水),推荐服用洛哌丁胺。如果洛哌丁胺不能在 48 小时内改善腹泻,出现上述危险因素或出现 3 级以上的症状时,推荐奥曲肽治疗。

长春碱类药可影响肠道的运动功能而产生便秘,严重时可出现麻痹性肠梗阻,在老年患者或剂量较大时更容易发生。因此,在使用长春新碱时应注意给药剂量(一般每次最大给药剂量不超过 2mg),增加食物中的纤维含量和水分,并适当使用大便软化剂(乳果糖)和轻泻药。

(三)心肺毒性

抗肿瘤药物相关性肺损伤以浸润性肺疾病为主要表现,包括肺间质纤维化、过敏性肺炎、非特异性间质性肺炎、弥漫性肺泡损伤及肺泡出血所致的急性呼吸窘迫综合征(ARDS)等。联合化疗时肺损伤的发生率较高,原有肺部疾病如特发性肺纤维化、慢性阻塞性肺疾病(COPD)、肺内广泛播散性疾病及功能状态较差者肺毒性发生率增加。例如博来霉素、亚硝基脲类和丝裂霉素等长期使用会引起肺纤维化。表现为间质性肺炎,主要自主症状:呼吸急促、呼吸困难、干咳、胸痛、喘鸣、血痰,当发现间质性肺炎时,持续监测自主症状、胸部影像等。停药后症状无改善者考虑使用糖皮质激素治疗。

化疗药物诱发的心脏毒性包括心肌病、严重心律失常、心包炎、心肌缺血和心肌梗死等。蒽环类药物导致的心脏毒性可分为急性、慢性和迟发性。慢性和迟发性心脏毒性与药物累积剂量呈正相关。多柔比星单药使用的累积总剂量应不超过 550mg/m²,联合化疗多不超过 450mg/m²;过去接受过放疗的患者,多柔比星的总剂量不应超过 350mg/m²。蒽环类药物治疗期间应进行常规心电图监测,必要时检测左室射血分数或行心内膜心肌活检。对于有心血管疾病病史、心功能不全的患者,给予蒽环类药物治疗时应谨慎。对已用过其他蒽环类药物治疗患者,应密切观察。应用铁螯合剂右丙亚胺、维生素 E、辅酶 Q_{10} 等有可能降低蒽环类药物的心脏毒性作用,其他药物如紫杉类药物、曲妥珠单抗也会产生心脏毒性。

(四) 肝脏毒性

部分抗肿瘤药物可引起肝脏损害,主要包括肝细胞性功能障碍、药物性肝炎、慢性肝纤维化。抗肿瘤药物肝损伤的诊断没有特征性的临床症状和特异性的血清学标志,属于排他性诊断。一般符合以下条件时,认为药物性肝损伤的可能性较大:化疗前无肝脏基础疾病,化疗后出现临床症状或血生化异常,停药后肝损伤改善,再次用药后肝损伤出现更加迅速和严重。容易引起转氨酶异常的药物有阿糖胞苷、依托泊苷、大剂量甲氨蝶呤等。化疗药物引起的肝毒性应按不同情况对症处理,特别注意化疗所致的潜在的病毒性肝炎的暴发,故化疗前应行肝炎病毒检测,必要时行病毒 DNA 拷贝数检测,若病毒检测阳性应持续抗病毒治疗。临床持续检查监测天冬氨酸氨基转移酶(AST)、丙氨酸氨基转移酶(ALT)、总胆红素(TBil)、碱性磷酸酶(ALP)和 γ-谷氨酰转肽酶(γ-GTP)等,如严重肝功能损害,应暂停化疗,应用谷胱甘肽等减轻肝毒性。

(五) 肾与膀胱毒性

化疗常导致肾与膀胱毒性,肾毒性表现为水肿、尿量减少、食欲缺乏等,临床中应持续观察血清肌酐。顺铂可损害肾脏近曲小管和远曲小管,大剂量使用时应水化。大剂量甲氨蝶呤从肾脏排泄时可堵塞肾小管,必须同时给予水化和碱化治疗,必要时可予利尿,以保证持续的尿液冲刷肾小管,避免药物在肾小管内沉积。对化疗高度敏感性肿瘤如淋巴瘤、神经母细胞瘤等进行化疗时,由于大量的肿瘤细胞崩解导致短时间内大量尿酸形成,可导致高尿酸血症肾病,应用别嘌醇或非布司他等药物以预防高尿酸血症肾病的发生。大剂量环磷酰胺、异环磷酰胺等可引起出血性膀胱炎,同时应用美司钠预防出血性膀胱炎的发生。

(六) 神经毒性

末梢神经包括控制肌肉的运动神经,疼痛和触觉的感觉神经,调节血压和体温的自主神经。这些神经的功能恶化后发生障碍,统称为末梢神经障碍。末梢神经病变分为急性末梢神经障碍和慢性末梢神经障碍。容易造成末梢神经障碍的主要化疗药物有奥沙利铂、埃博霉素类似物、紫杉类药物和长春碱类药物等,表现为肢端对称性感觉异常、肌无力和肌萎缩。当引起自主神经病变时,出现便秘、麻痹性肠梗阻、尿潴留和直立性低血压。另外脑神经病变包括视神经病变、复视和面瘫偶有发生,有研究证明神经节苷脂可以缓解紫杉类药物末梢神经毒性。度洛西汀是一种选择性的血清素和去甲肾上腺素再摄取抑制剂,化疗期间口服度洛西汀对紫杉醇和奥沙利铂导致的疼痛有抑制效果。同时,注意保暖等生活细节预防神经毒性发生。

(七) 过敏性反应

很多抗肿瘤药物可引起过敏反应,与抗肿瘤药物治疗相关的过敏反应包括输液反应(IRR)和即时过敏反应。输液反应具有非特异性特点,往往没有明确的诊断标准。多数输液反应为轻至中度症状,很少发展到重症。有发热、寒战、皮疹、呼吸困难和血压下降等症状时更倾向于过敏反应,重症时出现喘鸣和意识丧失,循环系统衰竭。如紫杉类药物可引起严重的过敏反应,甚至出现过敏性休克乃至死亡。紫杉类药物的过敏反应与其溶剂有关,在用紫杉类药物尤其是普通紫杉醇前,给予糖皮质激素和抗组胺预处理可预防或减轻过敏反应发生,这已成为常规的化疗前用药。使用博来霉素前应用糖皮质激素可预防其过敏反应。

(八) 脱发

化疗诱导的脱发(CIA)是癌症治疗中最令人不适的不良反应,仅次于恶心和呕吐。CIA 的发生率和严重程度取决于给药方式、药物剂量、化疗方案及给药时间。单独使用蒽环类药物 CIA 的发生率达 40%,多药联合时 CIA 的发生率更高,当蒽环类和紫杉烷类两药联合 CIA 发生率达 80%~100%。CIA 虽不会危害患者的生命安全,但不同程度的 CIA 会损害其心理健康,最终可能影响患者的治疗和长期生存。为预防脱发,在化疗时给患者戴上冰帽,使头皮冷却、局部血管痉挛,可减少药物到达毛囊的量而减轻脱发。

(九)皮肤毒性

手足综合征是皮肤相关不良反应的总称,如发红、肿胀、四肢和手掌等出现明显不适和刺痛。手足综合征在氟尿嘧啶制剂,尤其是卡培他滨的应用中发生率较高,在酪氨酸激酶抑制剂依维莫司、瑞戈非尼、索拉非尼中也有发生。手足综合征常发生于手掌、脚掌部位,皮肤出现角化增厚、硬结的现象。抗肿瘤药物引起手足综合征的机制尚不明确,可能与 5-FU 降解产物参与抑制皮肤基底细胞的增殖并影响内分泌汗腺分泌有关。目前尚无治疗手足综合征的规范方法,以预防为主。如果已经发生手足综合征,参考《药物常见不良事件评价标准》(CTCAE v5.0 版)的标准分级,2 级以上应减少剂量或暂停抗肿瘤药物的给药,才能防止症状的恶化。

(十)代谢紊乱

低镁血症指血清中镁离子含量降低的状态,可以由铂类药物引发。其主要症状是恶心、厌食、无力、震颤、嗜睡及手足抽搐等。轻症不容易被发现,只能在定期的血清电解质检查中观察到。严重的低镁血症可能引起痉挛、心动过速和心律不齐。血清镁下降可能引起低钙血症和低钾血症等电解质异常,其他代谢异常如高钙血症、低钠血症等也较常见。

(十一)局部毒性

药物渗漏是指抗肿瘤药物浸润、渗漏到血管外部的现象。外渗可能会损坏周围的软组织,导致发红、肿胀、疼痛、灼热、糜烂、起疱、溃疡和坏死等。严重时可能长期无法恢复,影响患者的生活质量。预防渗漏和及时纠正至关重要。不同的抗肿瘤药物对皮肤组织的损伤程度不同,按危险程度分为坏死性药物(紫杉类药物),炎症性药物(顺铂、奥沙利铂、伊立替康、吉西他滨、5-FU)和非坏死性药物(阿柏西普等)三大类。药物渗漏关键在于预防,可给予中心静脉插管替代外周静脉化疗。当发生外渗时,立即处置以减少暴露剂量和时间。尽可能清理外渗药物,对患处进行治疗,如冷却、加热或局部使用激素等。

二、远期毒性

化疗药物除了产生近期毒性外,还可引起远期毒性。随着肿瘤化疗的疗效提高,长期生存患者增多,远期毒性将更加受到关注。远期毒性反应主要是致癌作用、生殖功能障碍及致畸作用等。

(一)致癌作用

现已证实,很多抗肿瘤药特别是烷化剂和亚硝基脲类药物,有明显的致癌作用。在用此类药物治疗并获得长期生存的患者中,部分可能发生与化疗相关的第 2 种恶性肿瘤,主要是急性白血病。

(二)生殖功能障碍和致畸

许多化疗药可影响生殖细胞的产生和内分泌功能,导致不孕、不育及致畸胎作用。环磷酰胺等药物可明显减少睾丸生殖细胞的数量,导致男性不育。特别是联合化疗对精子的影响更显著,如治疗生殖细胞肿瘤的 BEP(博来霉素 bleomycin、依托泊苷 etoposide 和顺铂 cisplatin)、VIP(依托泊苷 etoposide、异环磷酰胺 ifosfamide 和顺铂 cisplatin)、TIP(紫杉醇 paclitaxel、异环磷酰胺 ifosfamide 和顺铂 cisplatin)方案等。很多烷化剂也可使女性患者产生永久性卵巢功能障碍和闭经。对于要求保留生育功能的患者,可在化疗前进行精子或卵子冻存,女性化疗时还可使用促性腺激素释放激素(GnRH)类似物抑制卵巢功能,起到保护卵巢作用,尽可能地保留生育功能。此外抗米勒管激素(AMH)是评价卵巢储备功能的良好指标,可定期监测。

(徐瑞华)

思考题：

　　1. 简述化疗药物的分类。

　　2. 药物间存在相互作用，当一种药物的药代动力学曲线被另一种药物改变时，如何选择联合用药的方案？

　　3. 简述各类化疗药物毒性发生机制。

第四章

生 物 治 疗

第一节　生物治疗的概述和基础

要点：

1. 肿瘤生物治疗是通过调动机体的免疫系统发挥抗肿瘤作用。
2. 肿瘤生物治疗的发展经历了肿瘤疫苗、肿瘤靶向治疗、肿瘤基因治疗等历程。
3. 肿瘤生物治疗的发展与生物工程技术的进展密切相关。

肿瘤生物治疗最早主要是指免疫治疗（immunotherapy），也称为生物反应调节剂治疗（biological response modifier therapy），是指通过增强机体免疫或打破免疫耐受，达到激发或恢复机体免疫反应来对抗、抑制或杀灭肿瘤细胞的目的。

免疫治疗最早的临床记录可追溯到 1891 年。William B. Coley 医生报道了 1 例肉瘤患者在反复复发及手术后感染了化脓性链球菌，经历了多次发热后肿瘤消退。之后 Coley 曾尝试通过向瘤内注射链球菌来治疗肉瘤，但疗效有限且导致了部分患者死于链球菌感染。后来 Coley 改良了制剂，采用含有灭活的脓性链球菌和黏质沙雷菌混合物（被称为 Coley 毒素或 Coley 液）来治疗肿瘤，并在临床观察到了部分疗效。该方法曾在 20 世纪初用于多种恶性肿瘤的治疗，其作用机制可能与激活免疫、高热及直接肿瘤杀伤有关。遗憾的是，Coley 疗法的疗效未能在 20 世纪开展的临床研究中得到证实，让位于后来化疗、放疗等治疗。今天，公认的 Coley 疗法是肿瘤免疫治疗的滥觞，免疫治疗一直是肿瘤治疗基础和临床研究的重要领域。

20 世纪，天花疫苗等传染性疾病疫苗获得空前的成功。科学家从中获得灵感，致力于研究疫苗治疗肿瘤，即治疗性疫苗，期望通过诱导主动特异性免疫，发挥持久抗肿瘤作用。经历了多年的探索之后，直到现在仍仅有极少数肿瘤疫苗产品获批用于临床，且临床疗效相对有限。近年来，针对肿瘤新抗原（neoantigen）的肿瘤疫苗治疗异军突起，在早期临床研究中获得很好的疗效，有望为肿瘤疫苗带来新的希望。另一方面，20 世纪 50 年代干扰素（IFN）和 60 年代集落刺激因子（CSF）的研究取得较大进展。随后越来越多的细胞因子基因被克隆和表达。这些因子很多具有抗肿瘤活性，IFN-γ、IL-2 开始用于肿瘤治疗，CSF 则广泛用于肿瘤放化疗导致的骨髓抑制的治疗。同时，NK、DC 等免疫细胞亚群的功能逐渐被解析，促进了免疫细胞在肿瘤治疗中的应用。20 世纪 70—80 年代，科学家发现肿瘤浸润淋巴细胞（tumor infiltrating lymphocyte，TIL）和细胞因子诱导的杀伤细胞（cytokine-induced killer cell，CIK）在体外具有肿瘤细胞杀伤活性。临床研究发现 TIL 治疗在恶性黑色素瘤患者中获得了高达 70% 的客观缓解率。近年来，通过基因工程技术修饰可获得具有特异的肿瘤细胞杀伤活性的T 细胞，如 TCR-T 或 CAR-T 细胞，其中 CAR-T 细胞不受 MHC 限制，在慢性难治性淋巴细胞白血病显示出治愈潜能，有望成为高效的肿瘤个体化治疗手段。

20 世纪中后期，随着生命科学和生物技术的快速发展，肿瘤发病机制及其生物学行为的关键信号被不断发现。通过生物技术药物阻断这些关键分子来治疗肿瘤成为生物治疗的新方向，也极大地拓展了生物治疗的领域。肿瘤免疫治疗的概念也逐渐衍变为生物治疗（biotherapy 或 biological therapy）。采用生物技术药物或手段干预参与肿瘤生长和发展的关键分子，即靶向治疗（targeted

therapy），也被纳入生物治疗的范畴，使生物治疗成为一个更广泛的概念。

　　单克隆抗体杂交瘤制备技术的突破，极大地催生了采用抗体阻断肿瘤细胞中关键信号来治疗恶性肿瘤的新领域。1995 年，第一个鼠源性单克隆抗体依决洛单抗（edrecolomab，抗 EpCAM 单抗）在德国上市用于结肠癌治疗。后来人源化单抗如曲妥珠单抗（trastuzumab），利妥昔单抗（rituximab）等陆续进入临床，在肿瘤治疗中获得确切的疗效，广泛用于多种肿瘤的治疗。特别是针对免疫检查点 CTLA-4、PD-1/PD-L1 的抗体治疗显示出了巨大的应用前景。1971 年，Folkman 教授提出并证实"肿瘤生长依赖于血管生成"，开辟了肿瘤抗血管生成治疗新领域。2004 年，FDA 批准了全球第一个抗血管生成药物——靶向 VEGF 的贝伐珠单抗（bevacizumab）用于结肠癌的治疗。抗血管生成治疗已成为肿瘤治疗的重要手段，并由抗体治疗发展到小分子靶向药物治疗。

　　基因工程技术的进步带来了肿瘤基因治疗的发展。基因治疗一直在进行积极探索，特别是在肿瘤免疫治疗领域。在肿瘤细胞中导入 MHC Ⅰ、IL-2 或者 GM-CSF 等免疫诱导关键分子或细胞因子的基因，可以打破局部免疫耐受。这些方法目前仍停留在临床研究阶段。另一方面，目前已经认识到恶性肿瘤是一种多基因疾病，这使得肿瘤的基因治疗异常复杂。导入肿瘤抑制基因或自杀基因是基因治疗的有效策略，如我国上市的"重组人 p53 腺病毒注射液"。尽管直接针对肿瘤的基因治疗目前进展缓慢，但基于基因的治疗技术在 CAR-T 细胞治疗领域显示出巨大的应用前景。

第二节　细胞因子治疗

要点：

1. 肿瘤细胞因子治疗是肿瘤生物治疗的重要组成部分，广泛应用于临床实践。
2. 如何提高细胞因子治疗的疗效、降低细胞因子治疗的副反应是未来研究的重点。

　　细胞因子是一类由各种细胞产生的具有生物学活性的小分子多肽或糖蛋白，分子量通常低于 30kDa，可为不同类型的细胞提供增殖、生长、分化和存活的信号。细胞因子能够促进免疫细胞以旁分泌或者自分泌的方式进行短距离交流，对免疫应答的类型和强度起着决定性的作用，包括肿瘤抗原提呈、T 细胞启动和激活、效应 T 细胞的浸润和肿瘤细胞死亡等过程。因此，细胞因子广泛开发用于肿瘤治疗，尤以 IFN-γ、白介素（IL-2）、粒细胞集落刺激因子（G-CSF）、粒细胞-巨噬细胞集落刺激因子（GM-CSF）在临床应用较多。IFN-γ、IL-2 多用于肿瘤治疗，CSF 则被广泛用于缓解放化疗导致的骨髓抑制。

一、干扰素

　　干扰素（interferon，IFN）是一个蛋白家族，由具有多种功能的多肽组成，具有抗病毒、抗增殖和免疫调节作用，是最早用于免疫治疗的细胞因子。自 1986 年首次批准 IFN-α 用于治疗毛细胞白血病以来，该细胞因子家族已被批准用于治疗血液系统恶性肿瘤、HIV 相关的卡波西肉瘤、慢性粒细胞白血病以及黑色素瘤，并在肾细胞癌和膀胱癌等也有尝试。目前临床试验还在研究 IFN-α 和聚乙二醇化 IFN-α 与细胞疗法、癌症疫苗和免疫检查点抑制剂联合使用。另外，IFN-γ 在皮肤淋巴细胞瘤、转移性黑色素瘤等患者中进行了临床试验。但由于重组 IFN-γ 结构不稳定、半衰期短、活性低等缺点，影响了其在临床的应用。

二、集落刺激因子

　　临床常用的 CSF 家族细胞因子包括 G-CSF、粒细胞-巨噬细胞集落刺激因子（granulocyte macrophage colony stimulating factor，GM-CSF）、促红细胞生成素（EPO）和 IL-3，这是一类可刺激造血干细胞形成细胞集落的细胞因子。其中 GM-CSF 在临床上用于促进骨髓移植后或放化疗后患者的骨髓重建。GM-CSF 还能够诱导 DC 和巨噬细胞 MHC Ⅱ和 Fc 受体的表达，刺激免疫细胞对抗原的提呈，因此它常作为佐剂与各种类型的肿瘤疫苗联用。此外,GM-CSF 与免疫检查点抑制剂联合给药也能发挥一定的抗肿瘤作用,并降低免疫检查点抑制剂的相关毒性。

三、肿瘤坏死因子-α

肿瘤坏死因子-α(TNF-α)是一种主要由单核细胞、巨噬细胞和 DC 细胞等髓样细胞产生的促炎性细胞因子。TNF-α 能激活炎症部位的巨噬细胞,诱导其他炎性因子的释放。在肿瘤免疫治疗中,TNF-α 具有抗肿瘤活性。TNF-α 也能诱导免疫细胞死亡,促进肿瘤生长。临床前研究模型证实了抗TNF-α 抗体可以提高免疫检查点抑制剂的疗效。目前已有临床试验将免疫检查点抑制剂与 TNF-α拮抗剂英夫利西单抗(infliximab)或赛妥珠单抗(certolizumab)联合用于晚期黑色素瘤的治疗,初步数据表明这两种组合对人体是安全的。

四、IL-12

IL-12 主要由抗原提呈细胞产生,在调节先天性和适应性细胞免疫中发挥重要的作用,并能抑制血管生成。IL-12 在临床前研究中显示出抗肿瘤疗效,进一步在肾癌、黑色素瘤、卵巢癌等患者中进行了多项临床试验。一般认为,其在肿瘤免疫治疗中都具有很大潜力。

五、IL-2

IL-2 是一种分子质量为 15kDa 的多肽,主要由活化的 T 细胞分泌,可促进 IL-1、TNF-α、IFN-γ、IL-6 等细胞因子的分泌。IL-2 是促进 NK 细胞和 T 细胞增殖的关键细胞因子。因而,IL-2 被广泛用于细胞过继免疫治疗中,用于维持输入的 T 细胞在体内的活性。IL-2 也尝试用于治疗黑色素瘤、乳腺癌、转移性肾癌和神经母细胞瘤等。

六、IL-10

IL-10 是一种与 IFN-γ 结构相似的细胞因子,通过非共价结合形成同二聚体。其生物学功能众多,可能兼有促肿瘤和抗肿瘤作用(参见第二篇第三章肿瘤与免疫)。在临床前肿瘤模型中,IL-10 主要依赖 CD8[+] T 细胞激活诱导抗肿瘤作用。重组聚乙二醇化 IL-10 近年备受重视,已有相关的临床试验开展。在 I 期临床试验中,接受重组聚乙二醇化 IL-10 治疗的患者,肿瘤内出现 CD8[+] T 细胞浸润以及 IFN-γ 和颗粒酶 B 的表达上调,同时出现肿瘤客观缓解。初期的临床研究发现其与免疫检查点抑制剂联用具有比单用更好的疗效。然而在近期开展的一项 II 期临床试验中,研究人员在转移性非小细胞肺癌患者中单独使用免疫检查点抑制剂或与聚乙二醇化重组人 IL-10 联合的疗法。结果发现联合治疗并不能改善无进展生存期及总生存期,且在二者联合治疗时具有更高的毒性。

其他的细胞因子如 IL-12、IL-15 和 IL-21 等在多项临床试验中进行评估。但细胞因子治疗肿瘤的临床疗效仍然有限。一个可能的原因是血液中细胞因子的半衰期太短,需要使用高剂量才能达到治疗效果,而高剂量的细胞因子会引起疲劳、寒战、发热、胸痛和肌肉疼痛等副作用,更严重的会产生胃肠道不良反应(胃痛、呕吐和腹泻)及心血管事件(低血压、心律失常)。未来局部应用细胞因子以避免全身性的毒副反应可能是发展方向。通过基因工程或基因治疗的方式,或采用纳米载体给药系统,有望提高细胞因子在临床的抗肿瘤疗效并减少毒副反应。

第三节 免疫细胞治疗

要点:
1. 免疫细胞治疗主要是一种过继性细胞治疗,具有直接抗肿瘤活性。
2. 免疫细胞治疗在部分血液系统肿瘤及难治性肿瘤人群中取得显著疗效。

NOTES

3. TCR-T 和 CAR-T 治疗是免疫细胞治疗的重要组成部分。

4. 免疫细胞治疗制备工艺复杂,准备周期长,费用高昂,毒副反应严重等问题尚待解决。

免疫细胞治疗是通过输注免疫细胞到肿瘤患者体内,达到治疗目的。治疗手段是免疫细胞,而不是通常的化合物或蛋白质。给予的细胞可以是抗原提呈细胞如 DC 细胞,也可以是具有抗肿瘤活性的免疫效应细胞。前一种方式通过活化免疫系统来间接治疗肿瘤,实质上是肿瘤疫苗的一种(参见本章第五节肿瘤疫苗)。一般所指的免疫细胞治疗是后一种方式,输入的免疫细胞直接具有杀伤肿瘤细胞活性,不需要重新激活患者的抗肿瘤免疫应答,因而这种方式又被称为被动(passive)或过继性(adoptive)细胞治疗。基本流程包括自人体采取免疫细胞,在体外进行筛选、改造、扩增等,制备成为能识别杀伤肿瘤细胞的效应细胞,最终输入患者体内。免疫细胞治疗经历了长期的探索,尝试过多种策略。以下几类是在临床相对应用较多的方式。

一、淋巴因子激活的杀伤细胞

淋巴因子激活的杀伤细胞(lymphokine-activated kill cell,LAK cell)是外周血单个核细胞在体外经 IL-2 刺激培养后产生的一群具有非特异性细胞毒作用的杀伤细胞,主要成分包括 NK 和 T 细胞等。LAK 细胞杀伤作用不受 MHC 限制,抗瘤谱广,临床应用方便,是最早试用于临床治疗的免疫细胞之一。1985 年,美国国家癌症研究所(NCI)的 Rosenberg 教授采用 LAK 细胞联合 IL-2 治疗 25 例晚期肿瘤患者,11 例有效,疗效令人鼓舞。但在随后进行的一项随机对照临床研究中,晚期肿瘤患者接受大剂量 IL-2 联合 LAK 细胞治疗或单纯大剂量 IL-2 治疗,两组患者的中位生存无显著性差异。这一结果令人失望。

LAK 细胞杀伤力不强,临床应用需要大量输注;另一方面,其扩增能力有限,需要在输注细胞的同时大剂量应用 IL-2。而大剂量 IL-2 应用过程中可出现明显的毒副反应,如严重的毛细血管渗漏综合征(capillary leakage syndrome,CLS),主要表现为全身性水肿和充血性心力衰竭。因此,LAK 细胞已逐渐淡出临床应用。

二、细胞因子诱导的杀伤细胞

细胞因子诱导的杀伤细胞(cytokine-induced killer cell,CIK cell)是外周血单个核细胞经抗 CD3 单克隆抗体、IL-2、IFN-γ、肿瘤坏死因子(TNF)-α 等细胞因子体外诱导获得的一群细胞。一般认为,其细胞组分构成较复杂。CIK 细胞活性不受 MHC 限制,杀伤活性强于 LAK 细胞,也不需要与大剂量 IL-2 联合应用。一项关于脑胶质瘤的 Ⅲ 期临床试验报道,180 例患者接受化疗或化疗联合 CIK 细胞治疗,联合治疗的毒副反应低,取得了更长的无进展生存期。最近有学者总结了 10 年间国际 CIK 细胞治疗注册临床试验,总计包括一万余例患者,其中多数研究报道 CIK 细胞疗法可延长患者的 PFS 和 OS。CIK 细胞疗法曾经在我国广泛应用。

三、自然杀伤细胞和 γδT 细胞

自然杀伤细胞(NK cell)被认为是机体抗感染、抗肿瘤的第一道天然防线,可识别 MHC I 表达下调或缺失的肿瘤细胞,无须抗原预先致敏,不受 MHC 限制,可直接通过多种机制杀伤肿瘤细胞(请参见第二篇第三章肿瘤与免疫及第二篇第五章肿瘤的微环境)。理论上,NK 细胞适合用于过继性细胞免疫治疗。早期开展的研究中,肾癌患者采用 NK 细胞过继治疗,未能观察到明显效果。目前在积极探索异基因 NK 细胞,或 NK 细胞系 NK-92 用于实体瘤的过继治疗。

另一类比较理想的用于过继输注的免疫细胞是 γδT 细胞。γδT 细胞以不受 MHC 限制的方式介导抗肿瘤反应,属于固有免疫细胞(参见第二篇第三章肿瘤与免疫),其杀伤肿瘤细胞无须抗原预先致敏。初步临床试验结果表明 γδT 细胞过继治疗在多种实体瘤中有良好的前景,可能是一种新的治疗途径。

人们也在探索其他类型的免疫细胞用于肿瘤治疗,如巨噬细胞、B 细胞等。细胞制备方式、临床研究方案、探索应用的肿瘤等在不同研究中差别极大。这方面的临床探索尚路途遥远。

四、肿瘤浸润淋巴细胞

肿瘤浸润淋巴细胞(tumor infiltrating lymphocyte,TIL)是从肿瘤组织中分离出的一群淋巴细胞,经 IL-2 等细胞因子刺激,扩增后产生,主要由 CD4$^+$T 和 CD8$^+$T 细胞组成,具有一定的肿瘤特异性和 MHC 限制性。在早期的动物移植瘤模型中,科学家发现肿瘤间质中浸润的淋巴细胞富集了能识别肿瘤细胞的淋巴细胞,这群细胞过继输注给其他荷瘤小鼠后,能引起肿瘤的退缩。最早开展的临床试验是 Rosenberg 教授在黑色素瘤患者中开展的尝试。86 例患者接受了 TIL 输注联合 IL-2 治疗,客观缓解率为 34%。用同位素标记输入的 TIL 发现 TIL 能聚集到肿瘤局部。TIL 在体外培养阶段增殖越活跃,治疗有效率越高。这些初步探索给人们极大鼓舞,激发了人们极大兴趣。

进一步研究发现这种疗法尚有不足。输入的 TIL 在患者机体内存活时间不长,相应地,患者的肿瘤虽有退缩但疗效持续时间有限。患者接受细胞输注前进行预处理能延长 TIL 在体内的活化时间。预处理方案采用氟达拉滨和环磷酰胺联合行"非清髓性"(non-ablative)化疗,对患者进行淋巴细胞清除(lymphodeletion)。预处理清除掉肿瘤局部的免疫抑制细胞,解除输入 TIL 受到的功能抑制,同时为输入的 TIL 开辟存活增殖的"空间"。研究证实,采用预先淋巴细胞清除后,TIL 存活时间可延长至数个月,肿瘤可得到长期缓解。事实证明这是一种有效的治疗方案,淋巴细胞清除已经是 TIL 疗法的标准步骤之一。

TIL 广泛应用于黑色素瘤、肾癌、肺癌、肝癌、卵巢癌等肿瘤的临床探索中。近来研发的 TIL 产品在早期临床试验中取得不俗疗效。一项 Ⅱ 期临床研究纳入了 66 例晚期黑色素瘤患者,他们均为肿瘤负荷大,多线治疗包括靶向治疗、免疫治疗失败的患者,并且多数患者合并有肝转移或脑转移。这些患者预后极差,常规只能化疗,有效率仅为 10% 左右,疗效持续时间很短。患者入组临床试验后进行淋巴细胞清除,输注一次 LN144 就取得了 36.4% 的惊人有效率。另一个产品 LN145,在 27 例晚期宫颈癌患者中进行了尝试,客观缓解率 44%,包括 1 例完全缓解,9 例部分缓解。与历史对照有效率 4%~14% 相比,有效率可谓惊人。因此美国 FDA 批准 LN145 作为转移性、复发难治性宫颈癌的突破性治疗方式。

特异性识别和杀伤肿瘤细胞的 T 细胞克隆一直是肿瘤免疫细胞治疗追寻的"圣杯",从 TIL 中获取这群细胞并用于过继输注是理想的治疗方式。研究人员努力尝试对 TIL 进行纯化,从中筛选出能识别肿瘤的 CD8$^+$T 细胞(请参见本章第八节基于新抗原的个体化治疗)。但以上方法操作烦琐,技术要求高,临床开展困难。如何简化筛选方法,更方便地获得特异性 T 细胞备受关注。根据 T 细胞表面分子进行筛选,富集特异性 T 细胞,可能是一种合理的选择。例如通过预筛选细胞表面 CD137、CD134 分子以及特异性 T 细胞受体等方法,大大简化操作;或是采用基因工程手段改造 TIL 有望获得更理想的 T 细胞;以及采用基因编辑方法如规律成簇间隔短回文重复序列(CRISPR 技术)(请参见本章第六节基因治疗)去除 TIL 中负性调节分子如 PD-1 的表达。这方面工作还处于起步阶段。如何选择适当的靶基因,如何优化基因改造的方法等,这些问题还需要大量探索和优化。

五、外周血中的特异性 T 细胞

制备 TIL 需要获取患者足够量的新鲜肿瘤组织,这极大限制了 TIL 疗法的临床运用。人们也在探索从外周血中筛选分离肿瘤特异性 T 细胞。研究表明,外周血中特异性 T 细胞只占淋巴细胞总数的 0.02%~0.4%。要分离出如此低比例的 T 细胞,技术难度很大。最早的探索是将黑色瘤患者外周血单个核细胞(PBMC)与自身的肿瘤进行共培养。这种共培养体系实质上是尝试在实验室条件中建立简化的肿瘤微环境。共培养后的 T 细胞再用肿瘤细胞 cDNA 文库筛选,有限稀释挑取克隆。总的来

NOTES

说，从外周血单个核细胞中筛选特异性 T 细胞技术复杂，难度大，还没有成熟的方案。现有阶段仍在摸索方法，尚少有临床应用治疗肿瘤患者的成功病例报道。

六、基因修饰 T 淋巴细胞

(一) 原理及临床发展

筛选高特异性 T 细胞回输治疗技术复杂，采用基因修饰 T 细胞是另一种策略。这种方法采用基因转移技术对 T 淋巴细胞进行基因修饰，增强 T 细胞的特异性免疫能力且保持其持久活性，同时克服肿瘤自身的免疫逃逸机制，提高抗肿瘤效应。临床应用的基因修饰 T 淋巴细胞主要包括：T 细胞受体（T cell receptor, TCR）基因修饰的 T 细胞（TCR-T）和嵌合抗原受体（chimeric antigen receptor, CAR）修饰的 T 细胞（CAR-T）。两类细胞实质上均是改变 T 细胞特异性，使基因修饰后 T 细胞获得肿瘤特异性（见文末彩图 4-4-1）。TCR-T 细胞通过克隆出特异性 T 细胞的 TCR 基因并将其转导至初始 T 细胞中，使初始 T 细胞表达外源 TCR，获得特异性识别抗原的能力。这种方法在短期内就能获得大量抗原特异性 T 细胞。CAR-T 细胞技术则是利用基因工程技术，将肿瘤相关抗原的抗体单链可变区片段（scFv）、共刺激分子和激活 T 细胞的信号转导肽链连接起来，由此重组而成嵌合抗原受体即 CAR，再将 CAR 经反转录病毒或慢病毒包装后导入 T 淋巴细胞。CAR 介导 T 细胞特异性地与肿瘤细胞表达的相应抗原结合，然后经由信号肽激活 T 细胞，对肿瘤细胞产生杀伤效应。CAR-T 细胞对肿瘤细胞的识别和杀伤由 CAR 介导，不再通过经典的 TCR 进行。相对于 TCR-T 细胞，CAR-T 细胞的杀伤作用不依赖于 MHC 分子，即以非 MHC 限制方式进行。但是 CAR-T 细胞作用的方式决定了其只能作用于肿瘤细胞表面的靶抗原。

2012 年，在美国开展的一项儿童 B 细胞急性淋巴细胞白血病的临床试验中，一位名叫 Emily 的复发的重症儿童患者接受 CAR-T 细胞治疗后，肿瘤完全消失，至今仍健康地活着。Emily 的故事给无数癌症患者带去了新的希望，也生动地证明了 CAR-T 细胞治疗的疗效。CAR-T 细胞在血液肿瘤的治疗中进行了广泛深入的研究。CD19 在正常的 B 淋巴细胞和大多数 B 细胞来源的白血病与淋巴瘤中表达，是应用最多的 CAR 靶点。迄今，美国批准了 3 款 CAR-T 细胞产品上市（axi-cel, tisa-cel, liso-cel）。中国在这方面虽然起步稍晚但是发展很快，目前也已经有同类型细胞产品获批上市。另外，中国开展的 CAR-T 细胞非注册临床试验项目数量已经超过了美国。

CAR 是 CAR-T 细胞的核心和关键。CAR 胞外区域中的 scFv，决定了抗原识别的特异性。根据胞内段结构域的不同，可将 CAR 分为三代。第一代 CAR 将 scFv 与 TCR 恒定链 CD3ζ 的胞内部分融合，通过 CD3ζ 中 ITAM 结构域的磷酸化来启动活化 T 细胞。但是第一代 CAR-T 细胞杀伤活性有限，且不能在体内有效增殖并产生细胞因子。第二代 CAR 将来自其他共刺激受体例如 CD28 或 CD137 的激活域融合到 CAR 的细胞内片段，显著改善了 T 细胞的激活、增殖和存活。第三代 CAR 将 CD28 和 CD137 共同引入 CAR，使其具有更强的体内扩增能力和更好的持久性。

TCR-T 细胞治疗最早用于黑色素瘤。一项 I 期临床研究纳入了 16 例晚期黑色素患者。利用反转录病毒载体将 MART-1 特异性 TCR 基因转导患者自体 T 细胞中，然后回输治疗。其中 2 例患者肝或肺病灶完全控制，疗效持续超过 2 年。NY-ESO-1 抗原是一个比较有希望用于 TCR-T 细胞治疗的靶抗原。一项较早开展的临床研究应用针对 NY-ESO-1 抗原的特异性 TCR-T 细胞治疗 6 例转移性滑膜肉瘤和 11 例黑色素瘤患者，分别在 4 例滑膜肉瘤和 5 例黑色素瘤患者中观察到临床客观反应，其中有 2 例黑色素瘤患者完全缓解期长达 1 年。后续研究中，采用 NY-ESO-1 的特异性 TCR-T 细胞治疗 12 例转移性滑膜肉瘤患者，部分缓解率高达 50%。还有一项研究采用 MAGE-A4 的特异性 TCR-T 细胞治疗滑膜肉瘤患者，纳入 16 例患者，报道的有效率为 44%。

(二) 常见毒副反应及处理原则

随着 CAR-T 和 TCR-T 细胞治疗在临床运用越来越普及，这些疗法的毒副反应也越来越受到重视。特别是 CAR-T 细胞疗法，临床具有与放化疗截然不同的毒性反应谱。某些毒性反应很严重，甚至会危及患者生命。

细胞因子释放综合征(cytokine release syndrome,CRS)也称细胞因子风暴,是 CAR-T 在临床应用中一个最主要的不良反应。T 细胞在体内大量扩增引起炎症细胞因子大量释放,除 T 细胞外,B 细胞、NK 细胞、单核巨噬细胞系统也参与了 CRS 的发生,IL-6、IL-1 和 TNF 等细胞因子在 CRS 的发生中起了关键作用。CRS 多发生在回输后 24 小时~3 周。与 CRS 相关的临床特征包括发热、心动过速、肌痛、毛细血管渗漏、低血压和缺氧。在重度病例中,可能出现多器官衰竭,严重时有生命危险。CRS 的严重程度与不同的 CAR-T 细胞制备工艺,患者肿瘤负荷大小以及肿瘤状况等都有明显的关系。根据发热、低血压、低氧血症等情况对 CRS 的严重程度进行分级,IL-6 受体拮抗剂托珠单抗(tocilizumab)、激素等药物可有效治疗 CRS。生命支持系统、多学科联合诊治在处理重症 CRS 的患者上是非常必要的。

免疫效应细胞相关神经毒性综合征(immune effector cell-associated neurotoxicity syndrome,ICANS)是一种特殊的 CAR-T 治疗毒性,表现为神经系统的综合征,也称为细胞因子释放脑病综合征(cytokine release encephalopathy syndrome,CRES)。ICANS 可以与 CRS 伴随发生,也可以发生在 CRS 之后,早期可表现为头痛、注意力不集中、震颤、语言或书写障碍;其他症状和体征包括谵妄、精神改变,定向障碍和嗜睡,严重的可逐渐发展为严重意识障碍,癫痫发作及脑水肿等。其发生机制可能是神经血管病变,炎症细胞外渗于脑脊液或脑实质中。ICANS 的处理重在及早发现。即使是轻微的 ICANS 症状也要警惕监测。ICANS 的最佳治疗方式仍不明确,一般推荐糖皮质激素,特别是地塞米松的早期应用及预防癫痫的药物等措施。严重的 ICANS 患者有生命危险,需要在重症监护室接受机械辅助通气。

CAR-T 细胞治疗或出现瘤外(on-target,off-tumor)或脱靶(off-target)作用。前者是指 CAR-T 细胞识别肿瘤细胞的同时也识别正常细胞,因为这些正常细胞表面也表达相应的靶抗原,从而损伤了正常细胞与正常组织。在靶向 CD19 的 CAR-T 细胞治疗过程中通常会伴发 B 细胞的耗竭就是这个原因。另外,在早期临床期研究中,靶向 HER-2 的 CAR-T 细胞会识别正常支气管和肺组织,造成某些患者呼吸衰竭。后者是指 CAR-T 细胞错误地识别了与靶抗原相类似的其他抗原所引起的合并损伤。例如,靶向 MAGE-A3 抗原的 CAR-T 细胞治疗引起患者心力衰竭,后来发现其原因为 T 细胞识别了心脏组织相似抗原 Titin。

CAR-T 细胞治疗过程中,预处理常导致全血细胞减少和淋巴细胞耗竭,继而出现继发感染。提前进行感染预防十分重要,例如病毒预防(预防单纯疱疹和带状疱疹的再激活)和卡氏肺孢子虫肺炎预防(细胞输注后至少 3 个月)等。感染和发热性中性粒细胞减少症也是治疗过程中的一个挑战。特别是 CAR-T 细胞治疗过程中感染和 CRS 会重叠而不易鉴别。发热患者无论是否有病原学证据,建议同时联用广谱、强效的抗细菌和抗真菌感染治疗,密切观察生命体征及检测感染相关指标。同时积极寻找病原学证据,必要时行 NGS 检测。

(三) 发展方向

CAR-T 细胞治疗的研究与探索非常活跃,除了有更多的靶点被应用外,还不断有新的思路、新的技术、新的方案提出,其中比较有前景的新方法简介如下。

双特异性 CAR-T 细胞同时靶向两种肿瘤抗原,即将识别两种抗原的 ScFv 构建入一个 CAR,或制备两种 CAR 分别识别不同肿瘤抗原移入同一细胞。双特异性 CAR-T 细胞通过识别其中任一种抗原均能发挥作用,因而能减少因肿瘤细胞下调肿瘤抗原造成的耐药。这方面研究探索比较多的是 CD19/CD20 或 CD20/CD3 双特异性 CAR-T 细胞。

抑制性 CAR-T 细胞免疫抑制性分子如免疫检查点 PD-1 或 CTLA-4 负向调控 T 细胞功能,肿瘤细胞表面的这些分子对 CAR-T 细胞发挥治疗作用不利。已经有临床研究尝试用免疫检查点抑制剂联合 CAR-T 细胞治疗,初步结果展示出抗肿瘤活性。也有研究探索将免疫检查点抑制剂的抗原识别区加入 CAR,得到的抑制性 CAR-T 细胞或具有更好的抗肿瘤效应。

除了 T 细胞,其他的免疫细胞也可作为 CAR 的载体细胞,发挥抗肿瘤作用。NK 细胞具有抗肿瘤活性,本身不表达 TCR 分子。随着生物工程技术的发展,NK 细胞也能批量从脐血或多能干细胞中获得。CAR-NK 细胞是大家比较看好的一种治疗方式。最近有一项 I 期临床试验,采用异基因 CAR-NK 细胞治疗淋巴瘤,疗效明确,而且没有出现 CRS、ICANS 等毒副反应,也没有出现排异反应。也有研究在探索 CAR-巨噬细胞,还处于临床前研究阶段。

基因编辑技术(请参见本章第六节基因治疗)为 CAR-T 细胞治疗打开了一扇新的大门。在基因编辑技术的帮助下,还有很多新的方法可以对 CAR-T 细胞进行改造,有望进一步增加疗效,减少毒副反应,或是简化生产制备流程和成本。例如删除细胞本身的 HLA 和 TCR 的表达,制备"通用型"CAR-T 细胞,把 CAR-T 细胞变成如同货架上的药品,方便易用。或为 CAR-T 细胞加上"活性开关",如果一旦出现毒副反应,就马上关闭"开关"。

CAR-T 细胞在淋巴瘤等血液系统恶性肿瘤的治疗中大获成功,但对于更常见的实体肿瘤,疗效仍非常有限。究其主要原因,实体肿瘤缺少高度特异性的抗原,就像 CD19 在 B 细胞淋巴瘤那样。这为实体肿瘤制备特异性 CAR 带来很大困难。同时,实体肿瘤受到肿瘤间质实性成分的影响,如纤维组织或异常血管网,T 细胞浸润比血液肿瘤困难。另外,CAR-T 细胞制备复杂,准备周期长,费用高昂,每名患者治疗费用可达数十万。随着人们对 CAR-T 细胞的作用方式、特点认识的逐步深入,通过优化治疗方式,例如局部给药(如腔内给药)或完善细胞制备的流程化工艺化,相信这些问题会逐渐得到解决。

第四节　抗体治疗

要点:

1. 肿瘤抗体治疗具有特异性强、安全性及耐受性好等优势。
2. 肿瘤抗体治疗作用途径多样,作用机制复杂,药物种类繁多。
3. 肿瘤抗体治疗已广泛用于临床,是肿瘤生物治疗的重要组成之一。

抗体是生物体在抗原性物质的刺激下所产生的一种免疫球蛋白,其与异源性物质结合可以预防和治疗疾病。抗体药物以细胞、基因工程技术为主体的抗体工程技术进行制备,特点是具有高度的特异性、有效性和安全性。肿瘤的抗体治疗广义上是指利用单克隆抗体进行的治疗,通常以肿瘤细胞及其生长微环境中某特定抗原为靶点而进行的靶向治疗。与传统的抗肿瘤药物相比,肿瘤的抗体治疗具有特异性强、安全性和耐受性好等特点。随着对肿瘤生物学行为的研究及免疫分子、免疫细胞功能的深入了解,以及近年来抗体制备技术的飞速发展,肿瘤的抗体治疗已经成为肿瘤治疗的重要组成部分,抗体药物在肿瘤治疗中发挥了不可替代的作用。

一、抗体治疗的发展

1891 年,德国科学家 Paul Ehrlich 提出了"神奇子弹"——抗体的概念。1895 年,Hericourt 和 Richet 用人肿瘤细胞免疫后的动物血清进行肿瘤治疗,开辟了肿瘤抗体治疗的先河。1975 年杂交瘤技术问世,使基因工程生产单克隆抗体成为可能,之后嵌合型、人源化、全人源化抗体相继出现,极大地促进了抗体药物在临床上的应用。1997 年,美国 FDA 批准第一个治疗 CD20 阳性 B 细胞淋巴瘤的单抗药物利妥昔单抗(rituximab)上市。1998 年,第一个治疗 HER-2 阳性乳腺癌的单抗药物曲妥珠单抗(trastuzumab)被批准应用于临床。自此,肿瘤治疗性抗体药物的研发进入了一个快速阶段。陆续有针对 EGFR、VEGF、CD52、核因子 κB 受体活化因子配体(RANKL)和 CTLA-4 等靶点的单抗药物用于肿瘤的治疗。

2014 年,美国 FDA 批准针对 PD-1 的单抗药物上市,随后针对 PD-L1 的单抗药物也获得了 FDA 批准用于治疗多种肿瘤。这些药物开启了肿瘤免疫治疗的新时代。更重要的是,PD-1 抑制剂使部分患者实现了长期生存,生存超过 5 年,甚至临床治愈。还有多个针对其他免疫检查点的单抗药物在临床试验中，包括 TIGIT、LAG3、TIM-3 和 B7-H3 等靶点。这些治疗性抗体药物在临床上应用，使抗体药物成为肿瘤治疗领域最值得期待、最受关注的治疗药物。相信随着时间的推移，会有更多的抗体药物在肿瘤治疗领域中崭露头角。

二、肿瘤抗体药物的分类

用于肿瘤治疗的抗体药物根据抗体结构可分四大类：

（1）单克隆抗体：是由人工制备的杂交瘤细胞生产的高度均一、仅针对某一特定抗原表位的抗体。与多克隆抗体相比，单克隆抗体具有纯度高、专一性强、重复性好且能持续地无限量供应等优点。目前临床使用的肿瘤抗体药物多为单克隆抗体。

（2）抗体偶联物：是由重组的单克隆抗体通过连接分子与具有细胞毒性的化合物分子偶联而构成，该类药物除了具有抗体药物的高选择性、稳定性和良好的药代动力学特性之外，也具有很高的细胞杀伤活性。随着几款第二代抗体药物偶联物批准用于肿瘤治疗，此类药物迎来了新的发展机遇。

（3）抗体融合蛋白：是利用基因工程技术将抗体片段与其他生物活性蛋白融合所得的产物。由于融合蛋白的不同，这种抗体融合蛋白具有多种生物学功能，并且表达的重组蛋白既不影响单链抗体的抗原结合能力，也不影响与之融合的蛋白质的生物学特性。此类药物目前主要用于自身免疫性疾病，在肿瘤治疗中应用较少。

（4）双功能抗体：又称为双特异性抗体，是利用基因工程技术将具有不同抗原结合特异性的两个臂构建于同一个抗体结构上。双功能抗体的设计目的不是简单地将两个不同的靶点设计到一起，而是希望选取的两个靶点能够达到 1+1>2 的效果。目前上市的肿瘤治疗的双功能抗体较少，一个是针对恶性腹腔积液的卡妥索单抗（catumaxomab），以及针对复发或难治性 B 细胞急性淋巴细胞白血病的博纳吐单抗（blinatumomab）。大多数双功能抗体药物仍处于临床试验阶段，但已有一些临床试验显示出很好的抗肿瘤效果，比如抗 TGF-β/PD-L1 的双功能抗体、抗 PD-1/ CTLA-4 的双功能抗体和抗 EGFR/c-MET 的双功能抗体等。

单克隆抗体根据其来源又可分为鼠源性单克隆抗体、嵌合性单克隆抗体、人源化单克隆抗体和全人源单克隆抗体。鼠源性单克隆抗体来源于小鼠，在人体内具有免疫原性，会激活人体的免疫系统，产生人抗鼠源单克隆抗体的抗体，导致免疫损伤。由于鼠源性抗体可产生严重免疫反应，限制了其在临床的应用。嵌合性单克隆抗体是用人源抗体的恒定区取代小鼠抗体的恒定区，保留小鼠单抗的可变区序列，形成一个人鼠杂合的抗体。这种抗体降低了异源抗体的免疫原性。人源化抗体是利用已详细分析过的小鼠抗体，取其与抗原直接接触的抗体片段与人的抗体框架嫁接形成的抗体，这种抗体可维持其特异性和大部分的亲和力，同时几乎去除免疫原性。全人源化抗体是将人体抗体基因通过转基因或转染色体技术，将人类编码抗体的基因全部转移至基因工程改造的抗体基因缺失动物中，使动物表达人类抗体，达到抗体全人源化的目的。人源化和全人源化抗体是目前市场上抗体药物的主流。另外在人源化抗体的基础上进行改造产生的新一代抗体，其免疫原性更低而亲和性更强，目前大多处于研究阶段。

肿瘤抗体药物根据其作用靶点可分为三大类：一是针对肿瘤细胞本身的抗体，包括针对细胞膜上生长因子受体（如 EGFR、HER-2）和细胞膜分化抗原（如 CD20、CD52）；二是针对肿瘤生长微环境，目前临床上研究最多的是抗肿瘤新生血管，如针对血管内皮生长因子（VEGF）的抗体；三是能够调节肿瘤免疫的抗体，通过重新启动并维持肿瘤免疫循环，恢复机体正常的抗肿瘤免疫反应，从而控制与清除肿瘤，如针对 PD-1，CTLA-4 等免疫检查点的治疗性抗体。其中针对 PD-L1 的抗体既能够针对肿瘤本身，也能激活人机体抗肿瘤免疫反应。

三、肿瘤抗体治疗的作用机制

抗体的生物学功能主要是由其结构决定的，抗体主要由抗原结合部位（Fab 片段）和结晶区域

（Fc 片段）组成，其中 Fab 片段主要负责特异性识别肿瘤相关抗原，并调控下游信号通路。Fc 片段则可以识别并结合表达 Fc 受体的免疫细胞以及补体，引起抗体依赖性细胞介导的细胞毒作用（ADCC）、抗体依赖的细胞吞噬作用（ADCP）以及补体依赖的细胞毒作用（CDC）等。抗体药物偶联物（antibody-drug conjugate，ADC）是通过连接子将单克隆抗体与强细胞毒性的药物结合而成。当 ADC 药物进入体内后，抗体部分与表达肿瘤抗原的靶细胞特异性结合，ADC 药物被肿瘤细胞内吞后，进入溶酶体进行降解，细胞毒性药物在胞内以高效活性方式被足量释放，从而完成对肿瘤细胞的杀伤作用。

根据抗体的结构及特性，肿瘤抗体药物的抗肿瘤机制主要如下：

1. 直接作用　抗体药物与肿瘤细胞靶抗原结合，对抗原功能起阻断和封闭的作用。同时，抗体药物能通过封闭抗原与相应配体的结合，进一步阻断其下游信号，从而抑制肿瘤细胞的存活。例如 EGFR 单抗可通过封闭肿瘤细胞表面 EGFR 受体的功能，诱导肿瘤细胞死亡。

2. 免疫介导　抗体药物通过 ADCC 和 CDC 效应，介导免疫效应细胞如 NK 细胞和巨噬细胞等杀伤肿瘤细胞，或通过补体复合物攻击肿瘤细胞。抗体药物的另一个重要作用机制是作用于免疫细胞，调节其活性，进而攻击肿瘤细胞。现在临床应用的免疫检查点抑制剂如针对 PD-1 和 CTLA-4 等的抗体药物，通过这个机制发挥作用。

3. 靶向载体　利用抗体的高度特异性，以抗体为载体携带能抑制肿瘤的效应因子。如抗体药物偶联物（ADC），即利用抗体将高活性的细胞毒性药物转运到肿瘤细胞发挥作用。此外，通过构建抗体中特异识别抗原的片段用于基因工程 T 细胞（如 CAR-T 细胞，详见本章第三节免疫细胞治疗），实现 T 细胞的特异性杀伤。

4. 调节微环境　抗体药物也能作用于肿瘤的新生血管或其他肿瘤微环境间质细胞，间接起到抗肿瘤作用，如临床上运用的抗血管抗体药物贝伐珠单抗（参见本章第七节抗血管生成治疗）。

肿瘤抗体治疗的作用机制如文末彩图 4-4-2 所示：

四、肿瘤抗体药物的临床应用

抗体治疗在肿瘤的临床治疗中的作用越来越重要，临床上针对不同癌种和各种靶点的药物多达几十种，下面我们将根据不同的作用靶点对临床上常见的肿瘤抗体药物的适应证做一个梳理。

（一）作用于细胞生长因子受体的单克隆抗体

生长因子是一类针对细胞生长有高效调节作用的多肽物质，通过与细胞膜上特异性受体结合而产生生物效应。生长因子及其受体发生基因突变将导致细胞生长增殖失控，引起肿瘤。单克隆抗体与相应生长因子受体结合，阻断细胞增殖信号转导，抑制肿瘤细胞生长，同时也能通过诱导免疫应答杀伤肿瘤细胞。目前针对细胞因子及其受体的单克隆抗体主要有 EGFR 单克隆抗体、HER-2 单克隆抗体、VEGFR 单克隆抗体等。目前临床应用的主要有：

1. 西妥昔单抗（cetuximab）　是 EGFR（HER-1）人鼠嵌合型单克隆抗体，2004 年被美国 FDA 批准与伊立替康联合用药治疗 k-RAS 基因野生型、复发或转移性结直肠癌；或单药用于不能耐受化疗的晚期结直肠癌。西妥昔单抗与化疗联合，还可用于复发和转移头颈部鳞状细胞癌的一线治疗。西妥昔单抗同时还具有放疗增敏作用，可联合放疗一线治疗局部晚期头颈部肿瘤。

2. 尼妥珠单抗（nimotuzumab）　是我国研发的第一个人源化单克隆抗体，作用于 EGFR（HER-1），临床上主要用于与放疗联合，治疗表皮生长因子受体表达阳性的Ⅲ/Ⅳ期鼻咽癌。另外也可用于头颈部鳞状细胞癌、食管癌和胰腺癌。

3. 帕尼单抗（panitumumab）　是 IgG2 全人源 EGFR（HER-1）单克隆抗体，美国 FDA 批准应用于 RAS 基因为野生型的转移性结直肠癌的治疗。

4. 曲妥珠单抗（trastuzumab）　是 IgG1 的人源化 HER-2 单克隆抗体。主要用于治疗 HER-2 过表达的乳腺癌，如：与化疗联合或单药治疗 HER-2 过度表达的转移性乳腺癌；曲妥珠单抗与化疗联合用于 HER-2 过度表达乳腺癌的术后辅助治疗和术前新辅助治疗。与帕妥珠单抗联合用于 HER-2 阳性乳腺癌的新辅助治疗,与帕妥珠单抗和紫杉类化疗药联合用于HER-2阳性乳腺癌术后的辅助治疗。另外,曲妥珠单抗还可与顺铂或卡培他滨/氟尿嘧啶联合治疗HER-2过度表达的晚期胃癌或胃食管结合部腺癌。

5. 帕妥珠单抗(pertuzumab) 是开发的另一种重组人源化单克隆抗体。除ADCC、CDC作用外,帕妥珠单抗可通过阻滞HER2与其他HER受体(HER1、HER3、HER4)形成杂二聚体,进而抑制肿瘤的生长。帕妥珠单抗已被美国FDA批准用于HER2阳性转移性乳腺癌的治疗,与曲妥珠单抗联合用于HER2阳性乳腺癌的新辅助治疗,与曲妥珠单抗和紫杉类化疗药联合用于HER2阳性乳腺癌术后的辅助治疗。

6. 恩美曲妥珠单抗(trastuzumab-DM1,T-DM1) 由曲妥珠单抗与细胞毒性药物美坦辛(emtansine,DM1)连接而成的全新靶向药物。T-DM1与HER-2结合后,发生受体介导的细胞内吞作用,只在肿瘤细胞内释放细胞毒性药物进而杀伤肿瘤细胞。2013年,美国FDA批准T-DM1用于HER-2阳性转移性乳腺癌的治疗,作为HER-2阳性转移性乳腺癌患者的二线治疗药物,T-DM1可以显著延长患者的无疾病进展生存期和总生存期。T-DM1也可用于HER-2阳性乳腺癌的辅助治疗。

(二)针对细胞膜分化抗原的单克隆抗体

细胞膜分化抗原是指在细胞分化、成熟及活化过程中出现或消失的表面标记,通常以分化抗原簇(cluster of differentiation,CD)来代表。血细胞表面的分化抗原通常称为白细胞分化抗原,在一些血液系统恶性肿瘤中会出现高表达。单克隆抗体与白细胞分化抗原结合后,通过CDC和ADCC效应杀伤肿瘤细胞,还可以直接诱导肿瘤细胞凋亡。CD单抗可与化学药物、放射性核素构成单克隆抗体偶联物,特异性杀伤肿瘤细胞。目前临床主要有以下几种:

1. 利妥昔单抗(rituximab) 是以CD20为靶点的人鼠嵌合型单克隆抗体,95%以上的B细胞非霍奇金淋巴瘤细胞表达CD20,利妥昔单抗与B淋巴细胞上的CD20结合,通过CDC和ADCC作用启动介导B细胞溶解的免疫反应。用于治疗CD20表达阳性的B细胞淋巴瘤、慢性淋巴细胞白血病等。在化疗的基础上联合利妥昔单抗治疗弥漫大B细胞淋巴瘤及滤泡性非霍奇金淋巴瘤,可显著提高治疗效果。

2. 奥比妥珠单抗(obinutuzumab) 是新一代的全人源化的CD20单克隆抗体,较之前的利妥昔单抗抗肿瘤活性更强,主要用于弥漫大B细胞淋巴瘤、滤泡性淋巴瘤和慢性淋巴细胞白血病/小淋巴细胞淋巴瘤(CLL/SLL)的治疗。

3. 替伊莫单抗(ibritumomab) 由放射性核素钇与鼠抗CD20单抗构成。托西莫单抗(tositumomab)由放射性碘与鼠抗CD20单抗构成,两者均可用于标准化疗及利妥昔单抗治疗无效的B细胞非霍奇金淋巴瘤患者。

4. 阿仑单抗(alemtuzumab) 重组人源化抗CD52单抗。CD52表达于正常及恶性B淋巴细胞、T淋巴细胞、NK细胞、单核细胞及巨噬细胞表面,但在造血干细胞及成熟浆细胞均无表达。阿仑单抗用于治疗进展期慢性淋巴细胞白血病和T细胞淋巴瘤。

5. 维布妥昔单抗(brentuximab vedotin) 是抗CD30单抗与抗肿瘤药单甲基澳瑞他汀E(monomethyl auristatin E,MMAE)的偶联药物,适用于治疗CD30阳性淋巴瘤成人患者:复发或难治性系统性间变性大细胞淋巴瘤(sALCL);复发或难治性经典型霍奇金淋巴瘤(cHL)。

(三)抗肿瘤新生血管

肿瘤的生长、浸润和转移与血管的生成密切相关,通过抑制血管内皮细胞的增殖和活性从而抑制肿瘤的血管生成,可以抑制肿瘤的生长和转移而不影响其他宿主细胞。VEGF是作用最强的血管生成因子,VEGF和VEGFR在肿瘤细胞及肿瘤血管内皮中均呈高表达,是抗肿瘤血管生成最理想的靶点。主要药物有贝伐珠单抗、阿柏西普等(请参见本章第七节抗血管生成治疗)。

(四)免疫检查点抑制剂单抗

免疫检查点是一类免疫抑制性的分子,可以调节免疫反应的强度和广度,从而避免正常组织的损伤和破坏,肿瘤在发生和发展过程中,在自身表面也产生了一些抑制性信号,通过免疫检查点抑制T

细胞的免疫功能,免疫检查点成为免疫耐受的主要原因之一(参见第二篇第三章肿瘤与免疫)。免疫检查点疗法就是通过抑制免疫检查点调节 T 细胞活性来杀伤肿瘤细胞的治疗方法(见文末彩图 4-4-3)。免疫检查点抑制剂已经成为抗肿瘤领域新的治疗热点,在包括非小细胞肺癌、食管癌、黑色素瘤、肝癌、胃癌、肾细胞癌、膀胱癌、尿路上皮癌等多种恶性肿瘤中表现出了临床有效性,目前国内外已批准多款免疫检查点抑制剂用于数十种肿瘤的治疗。目前临床上主要的药物有以下几种。

1. **伊匹木单抗(ipilimumab)** 是一种抗 CTLA-4 的全人源化抗体,全球第一个批准用于肿瘤治疗的免疫检查点抑制剂抗体。CTLA-4 是一种白细胞分化抗原,是 T 细胞上的一种跨膜受体,与 CD28 分子共同享有 B7 分子配体,即 CTLA-4 与 CD28 均可与 B7 分子结合,但 CTLA-4 与 B7 分子结合后会诱导 T 细胞无反应性,是 T 细胞活化时的负性调节蛋白,而伊匹木单抗能有效阻滞 CTLA-4 与 B7 分子结合。伊匹木单抗可用于黑色素瘤、非小细胞肺癌、小细胞肺癌等多种肿瘤的治疗,也可联合纳武利尤单抗用于晚期非小细胞肺癌等恶性肿瘤的治疗。

2. **纳武利尤单抗(nivolumab)** 是一种抗 PD-1 全人源化抗体,T 细胞表面的程序性死亡分子 1(PD-1)与肿瘤细胞表面的 PD-1 配体(PD-L1)结合,导致 T 细胞杀伤肿瘤细胞的活性受抑制。抗 PD-1 单克隆抗体竞争性结合 PD-1,从而解除肿瘤细胞对 T 细胞的抑制,使 T 细胞重新获得抗肿瘤活性。纳武利尤单抗被获准用于治疗不能手术切除的黑色素瘤、含铂类药物化疗进展的转移性非小细胞肺癌、既往接受过抗血管治疗的晚期肾细胞癌、自体造血干细胞移植、西妥昔单抗治疗疾病复发或进展的典型霍奇金淋巴瘤、铂类药物为基础治疗进展的复发或转移性头颈鳞状细胞癌、含铂类药物化疗进展的局部晚期或转移性尿路上皮癌、微卫星不稳定性高(MIS-H)或错配修复缺陷(dMMR)的结直肠癌、既往接受过索拉非尼治疗的肝细胞癌患者等。

3. **帕博利珠单抗(pembrolizumab)** 是一种人源化的抗 PD-1 单抗,作用机制与纳武利尤单抗相同。帕博利珠单抗目前被批准用于不可切除或转移性黑色素瘤、转移性非小细胞肺癌、含铂类药物化疗进展的复发或转移性头颈鳞状细胞癌、难治性或三线及更多线治疗后复发的典型霍奇金淋巴瘤、含铂类药物化疗不适用或进展的局部晚期或转移性尿路上皮癌、不能切除或转移性的,微卫星不稳定性高(MIS-H)或错配修复缺陷(dMMR)的肿瘤,用于治疗罹患复发性局部晚期或转移性胃癌/胃食管结合部腺癌,且肿瘤表达 PD-L1 的患者等适应证。

4. **卡瑞利珠单抗(camrelizumab)** 是一种人源化的抗 PD-1 单抗,临床上主要用于非小细胞肺癌、晚期食管癌、晚期肝癌、复发转移的鼻咽癌。

5. **替雷利珠单抗(tislelizumab)** 是一种人源化的抗 PD-1 单抗,临床上主要用于非小细胞肺癌和食管鳞状细胞癌。

6. **信迪利单抗(sintilimab)** 是一种抗 PD-1 全人源化抗体,临床上主要联合化疗用于治疗不能手术切除的晚期非小细胞肺癌。

7. **特瑞普利单抗(toripalimab)** 是一种人源化的抗 PD-1 单抗,临床上主要用于复发转移性鼻咽癌的治疗和晚期食管癌的治疗。

8. **阿替利珠单抗(atezolizumab)** 是一种人源化的抗 PD-L1 单抗,主要用于含铂类药物化疗进展的局部晚期或转移性尿路上皮癌和含铂类药物化疗进展的转移性非小细胞肺癌。

9. **德瓦鲁单抗(durvalumab)** 是一种抗 PD-L1 全人源化抗体,临床上主要用于含铂类药物化疗进展的局部晚期或转移性尿路上皮癌。

10. **阿维单抗(avelumab)** 是一种抗 PD-L1 全人源化抗体,临床上主要用于转移性梅克尔细胞癌和含铂类药物化疗进展的局部晚期或转移性尿路上皮癌。

(五)其他单抗

地舒单抗(denosumab) 是第一个靶向 RANKL(receptor activator of nuclear factor-kappa B ligand)的全人源化单克隆抗体,通过结合 RANKL 抑制破骨细胞成熟,预防骨溶解。2010 年一项随机临床试验显示地舒单抗在预防乳腺癌骨转移患者骨相关事件方面优于唑来膦酸。

五、展望

　　肿瘤抗体治疗以其靶向性高、疗效可靠和毒副反应小等独特的优势,成为肿瘤治疗领域最有发展前途的治疗手段。目前还有几十种新的肿瘤抗体类药物在进行临床试验,这些药物有针对新的靶点的,有抗体药物偶联物,也有双功能抗体等不同种类的药物,其中很多取得了不错的临床疗效,相信未来会有越来越多的肿瘤治疗抗体在临床上获得应用。但是,由于肿瘤的发生机制复杂,针对某一靶点的药物很难达到理想的疗效,因此常常需要联合用药或联合其他治疗手段,靶向相同或不同靶点,肿瘤抗体治疗与抗肿瘤药物的合理结合,开发靶向肿瘤关键靶点的抗体药物,研究设计更安全、有效的抗体药物,寻找生物标记指导治疗,是未来抗体治疗的发展趋势。表 4-4-1 总结了目前美国 FDA 和我国国家药品监督管理局(NMPA)批准的常用肿瘤治疗性抗体。

表 4-4-1　常用抗肿瘤抗体药物分类列表

通用名	中文名	作用靶点	肿瘤类型
鼠源性单抗(murine monoclonal antibody)			
ibritumomab	替伊莫单抗	CD20	非霍奇金淋巴瘤
tositumomab	托西莫单抗	CD20	非霍奇金淋巴瘤
嵌合型单抗(chimeric monoclonal antibody)			
rituximab	利妥昔单抗	CD20	非霍奇金淋巴瘤
cetuximab	西妥昔单抗	EGFR	结直肠癌
人源化单抗(humanized monoclonal antibody)			
trastuzumab	曲妥珠单抗	HER-2	HER-2 阳性乳腺癌
bevacizumab	贝伐珠单抗	VEGF	结直肠癌/非小细胞肺癌
pertuzumab	帕妥珠单抗	HER-2	HER-2 阳性乳腺癌
alemtuzumab	阿仑单抗	CD52	慢性淋巴细胞白血病
pembrolizumab	帕博利珠单抗	PD-1	多种实体肿瘤
camrelizumab	卡瑞利珠单抗	PD-1	非小细胞肺癌/食管癌/鼻咽癌/肝癌
tislelizumab	替雷利珠单抗	PD-1	非小细胞肺癌/食管鳞状细胞癌
toripalimab	特瑞普利单抗	PD-1	鼻咽癌/食管癌
atezolizumab	阿替利珠单抗	PD-L1	尿路上皮癌/非小细胞肺癌
avelumab	阿维单抗	PD-L1	梅克尔细胞癌/尿路上皮癌
全人源单抗(human monoclonal antibody)			
panitumumab	帕尼单抗	EGFR	结直肠癌
ofatumumab	奥法木单抗	CD20	慢性淋巴细胞白血病
ipilimumab	伊匹木单抗	CTLA-4	黑色素瘤/非小细胞肺癌/食管癌
denosumab	地舒单抗	RANKL	骨质疏松/预防骨折
nivolumab	纳武利尤单抗	PD-1	多种实体肿瘤
sintilimab	信迪利单抗	PD-1	非小细胞肺癌
durvalumab	度伐利尤单抗	PD-L1	尿路上皮癌
抗体药物偶联物(antibody-drug conjugate)			
gemtuzumab ozogamicin	吉妥珠单抗奥唑米星	CD33	急性髓细胞性白血病
brentuximab vedotin	维布妥昔单抗	CD30	系统性间变性大细胞淋巴瘤
ado-trastuzumab emtansine	曲妥珠单抗-美坦新偶联物	HER-2	HER2 阳性乳腺癌

NOTES

第五节　肿瘤疫苗

要点:

1. 肿瘤疫苗种类繁多,主要包括核酸疫苗、多肽疫苗、细胞疫苗等。
2. 肿瘤疫苗与其他抗肿瘤治疗具有协同作用。
3. 肿瘤疫苗治疗的关键在于肿瘤抗原的筛选和疫苗的给予途径。

　　疫苗主要是指通过激活机体免疫反应,对细菌、病毒等病原微生物这些"外来入侵者"产生特异性免疫,起到预防感染性疾病作用的药物。20世纪初,疫苗在传染性疾病的预防和治疗中取得重大成功,挽救了无数人的生命。科学家从传染性疾病疫苗的成功中得到启发,提出恶性肿瘤可能通过疫苗来进行预防和治疗,从而有了肿瘤疫苗的概念。

　　肿瘤疫苗从广义上讲,凡是可以激发机体产生针对肿瘤发生的致病因素或肿瘤自身的主动特异性免疫,以达到预防肿瘤发生和治疗肿瘤的各种形式的疫苗,都可被定义为肿瘤疫苗。因此,肿瘤疫苗既包括针对预防高危人群发生恶性肿瘤的预防性疫苗,还包括对已经罹患恶性肿瘤患者的治疗性疫苗。肿瘤预防性疫苗主要是针对与恶性肿瘤发生直接相关的致瘤性病原微生物,如HPV、HBV等,通过预防致瘤性病原微生物的感染而起到预防肿瘤发生的作用,这类疫苗与传统疫苗相似。通常情况下,肿瘤疫苗主要指的是治疗性肿瘤疫苗,与传统疫苗不同,治疗性肿瘤疫苗诱导的免疫应答主要针对来自肿瘤的"自身抗原",通过打破免疫耐受来治疗肿瘤。

　　肿瘤疫苗的发展经过了长时间的探索。20世纪90年代,Threrry Boon的实验室发现了第一个人类肿瘤特异性抗原MAGE-1(melanoma-associated antigen 1)。这一里程碑式的发现极大地促进了肿瘤治疗性疫苗的研发。10年前美国批准了前列腺癌肿瘤疫苗上市,一时成为划时代事件。然而后续多个寄予厚望的肿瘤疫苗未能获得阳性结果,包括MUC1多肽疫苗以及MAGE-A3多肽疫苗。而前列腺癌疫苗因成本过高等原因,最终退出了临床。尽管肿瘤疫苗的发展一直充满挫折,但依然备受重视。迄今,肿瘤疫苗的研发仍然占到所有疫苗的20%。近年来,基于肿瘤新抗原的肿瘤疫苗与mRNA药物、纳米技术、免疫治疗、基因治疗联系在一起,构建了未来肿瘤疫苗治疗的大框架。

　　肿瘤疫苗根据设计思路不同,可分为核酸疫苗、多肽疫苗、细胞疫苗等。以下分别对这几种类型的疫苗进行介绍。

一、蛋白或多肽疫苗

　　蛋白或多肽疫苗是直接将肿瘤抗原以蛋白或包含抗原表位的多肽形式对患者进行免疫,直接刺激诱导针对该抗原的特异免疫,常常需要联合免疫佐剂。蛋白或多肽疫苗具有通用性,易于规模生产和临床使用,是目前肿瘤疫苗研究的重点领域。肿瘤蛋白疫苗目前上市的只有2008年古巴批准上市用于非小细胞肺癌的CIMAVax EGF,该疫苗由EGF蛋白联合免疫佐剂制备,通过诱导产生EGF抗体降低患者体内的EGF浓度,在Ⅱ期临床试验中证实能够延长患者的生存。

　　近年来,随着生物技术的发展,在蛋白疫苗的基础上解析肿瘤抗原表位,可以构建多肽疫苗。与全蛋白比较,来源于肿瘤相关抗原的抗原肽具有特异性高,安全性好,可控性强,能大规模合成纯度高、重复性好的多肽等优势,更有利于获得更特异的抗肿瘤免疫,但多肽疫苗免疫原性抗原谱单一,稳定性差,易引起免疫耐受,常需要免疫佐剂修饰才能更好地激发免疫应答,或采用与免疫活性分子构建融合蛋白疫苗。多肽疫苗最关键的问题是要确定肿瘤抗原,选出的多肽氨基酸序列要与人类白细胞抗原(human leukocyte antigen,HLA)类型相匹配。目前上市的多肽疫苗只有2008年俄罗斯批准上市用于肾癌辅助治疗的oncophage,是从患者肿瘤细胞中提取纯化的热休克蛋白gp96和多肽的复合疫苗。oncophage在肾癌术后患者的辅助治疗中,可以显著降低肾癌的复发风险。

NOTES

作为肿瘤疫苗的理想肿瘤抗原应当免疫原性高，在正常组织中不表达或低水平表达。同时也是肿瘤生存所必需的蛋白质，肿瘤不易通过下调其表达逃避免疫应答。MAGE-A3 是一个常用的肿瘤抗原。一项在局部晚期非小细胞肺癌患者中开展的Ⅲ期临床研究比较了 MAGE-A3 多肽抗原疫苗用于肺癌术后辅助治疗的效果。纳入的患者为 MAGE-A3 表达阳性的肺癌患者。与化疗相比，MAGE-A3 疫苗辅助治疗并不能提高患者术后的无进展生存期，仅仅观察到免疫后患者体内 MAGE-A3 特异性抗体水平升高。这一结果令人失望。

多肽疫苗临床应用中常常需要同时注射佐剂。常见的佐剂包括弗氏完全佐剂（Freund's complete adjuvant）、弗氏不完全佐剂（Freund's incomplete adjuvant）等。但这些佐剂通常激活 Th2 免疫应答，对于抗肿瘤所需的 Th1 反应并不理想。现在采用一些短肽，穿细胞膜能力强，可以将肿瘤抗原或 CTL 表位穿入抗原提呈细胞内。DC 细胞本身也是一种有效的 T 细胞刺激物。因此成熟的 DC 也常与多肽联合制成疫苗，以提高多肽疫苗的免疫原性（详见以下 DC 疫苗）。同时，为解决多肽抗原表位在体内易降解的问题，研究人员提出了多种方案，如多抗原分支肽等。这种方法不仅增加了抗原的分子质量，也增强了抗原优势表位的肽链结构特异性，进而加强了多肽的抗原性。

另一个发展方向是多肽疫苗与其他治疗的联合使用。传统化疗中一些细胞毒性药物能够诱导肿瘤细胞死亡，促进活化的 CTL 浸润，从而增强抗原提呈作用。因此，多肽疫苗联合细胞毒性药物能够更好地激活免疫反应，发挥 CTL 细胞毒效应。此外，免疫治疗之间联合应用也可以增强免疫系统抗肿瘤效应，比如免疫检查点抑制剂联合肽疫苗治疗黑色素瘤患者，其远期疗效值得期待。

二、DC 疫苗

（一）概述

DC 是机体内的专职抗原提呈细胞，具有强大的抗原提呈能力。利用 DC 细胞这一特性，将 DC 细胞负载肿瘤抗原，即抗原冲击致敏 DC 细胞，制备 DC 疫苗。DC 疫苗可高效诱导免疫应答，对抗肿瘤免疫治疗有重要意义。

最常用的 DC 疫苗制备方法是分离患者的外周血单个核细胞，在外源性细胞因子如 IL-4、GM-CSF 等作用下诱导细胞分化为 DC，然后将肿瘤抗原以多种形式如多肽、蛋白质、RNA 等致敏 DC，并通过添加成熟刺激物组合在体外刺激 DC 成熟，制备为负载肿瘤抗原的成熟 DC 免疫患者。DC 疫苗可通过多种途径（如淋巴结内注射、静脉注射或肿瘤内注射）对患者进行免疫。

（二）临床常用的 DC 治疗策略

将肿瘤抗原负载到 DC 细胞是最常用的 DC 疫苗方案。Sipuleucel-T 是一种用于治疗去势抵抗性前列腺癌的 DC 疫苗。疫苗来自患者外周血单个核细胞制备的免疫细胞，主要是 DC 细胞，再与重组蛋白 PA2024 孵育制备得到疫苗。PA2024 是前列腺酸性磷酸酶与 GM-CSF 融合的产物。在Ⅲ期临床研究 IMPACT 中，疫苗能延长患者生存时间，因而在 2010 年由美国 FDA 批准上市。此外，目前上市的 DC 疫苗还包括 2005 年巴西批准用于黑色素瘤和肾癌的疫苗和 2007 年韩国批准用于肾癌的疫苗。

单独的肿瘤抗原可因为肿瘤细胞下调该抗原的表达出现肿瘤逃逸，造成治疗失败。肿瘤细胞裂解物含有广谱肿瘤抗原，有助于防止肿瘤逃逸。通常采用反复冻融或紫外线照射，诱导肿瘤细胞死亡后，制备肿瘤细胞裂解物 DC 疫苗。在一项初步研究中，18 例非霍奇金淋巴瘤患者接受这种 DC 疫苗治疗后，有 6 例获得客观疗效。采用次氯酸-氧化是另一种诱导肿瘤细胞坏死同时增强肿瘤细胞免疫原性的新方法。一项临床试验使用这种方法制备的 DC 疫苗（OCDC 疫苗）治疗复发的卵巢癌患者。疫苗有效诱导了 T 细胞对自体肿瘤抗原的应答反应。25 名晚期卵巢癌患者，大约一半的病例在接种疫苗后表现出抗肿瘤 T 细胞反应，应答者的无肿瘤进展生存期显著延长。一名Ⅳ期患者接种疫苗 2 年后，在没有接受进一步治疗的情况下，又无病生存了 5 年。

除了肿瘤细胞裂解物，直接将肿瘤与 DC 细胞融合，制备融合细胞疫苗也是一种方案。例如将多发性骨髓瘤患者的肿瘤细胞与自身 DC 进行融合，获得融合疫苗。将融合疫苗对患者进行免疫，患者耐受性良好,大多数患者获得抗肿瘤免疫反应。在一项小样本的临床研究中,采用融合疫苗进行治疗,可使78%的患者达到完全缓解。另一项在急性髓细胞性白血病患者中开展的研究,纳入化疗后获得缓解的患者,采用肿瘤细胞融合疫苗进行连续免疫,可以产生显著的细胞毒性T淋巴细胞反应,至中位随访57个月时,17名患者中有12名仍然存活且无疾病复发。

细菌和病毒载体也是负载肿瘤抗原的有效方法。经过生物工程改造的载体能够插入编码肿瘤抗原的基因、去除编码毒力或复制因子的基因。这样的载体能有效且安全地将肿瘤抗原负载入DC细胞。一项Ⅱ期临床试验采用改造后腺病毒转导的自体DC治疗晚期鼻咽癌患者。在12名患者中有9名诱导出了免疫反应。3名有临床疗效,其中1名获得部分缓解,2名病情稳定。采用载体致敏DC细胞的另一个优点是能够增加编码细胞因子或共刺激分子的基因,以增加DC的免疫原性。例如共表达GM-CSF、IL-4等细胞因子能刺激DC细胞高表达CD80和CD86,能够刺激抗原特异性的T细胞反应。

(三) 发展

DC疫苗的广泛临床应用需要大规模生产。制备通用的"货架型"DC疫苗对于临床普及应用至关重要。采用同种异体DC疫苗可能是候选方案之一。现在有类似DC的细胞系,由来自白血病患者的细胞制成,表达多种共刺激分子,并可提呈多种肿瘤抗原。在晚期白血病患者中开展的早期临床试验中,这种DC疫苗在诱导抗原特异性免疫的同时未显示不良事件。同样,在肾细胞癌患者中使用的同种异体DC-肿瘤融合疫苗安全,并且具有免疫原性。国外有同种异体DC细胞制剂可作为佐剂,可安全地用于瘤内用药。

DC细胞有许多亚型。对于制备DC疫苗来说,临床常用的外周血单个核细胞来源的DC细胞不一定是最理想的。其他亚型如浆细胞样DC(pDC)虽然数量少,但抗原提呈能力更强。优化选择不同DC亚型用于DC疫苗,这方面的工作正在积极推进中。另外,DC疫苗的接种途径也在优化中。Sipuleucel-T疫苗采用的是静脉内给药,而现在有更多的探索,如通过淋巴结内注射可能更有优势。

随着免疫检查点抑制剂在临床应用的成熟,将DC疫苗与之相结合,日益受到重视。理论依据是用疫苗诱导肿瘤特异性免疫应答,然后用免疫检查点抑制剂放大免疫应答。一项晚期黑色素瘤患者的临床试验将CTLA-4抑制剂与黑色素瘤DC疫苗联合使用。39例晚期黑色素瘤患者中有8例获得CR,7例获得PR。

由肿瘤发生过程中突变产生的新抗原仅存在于肿瘤细胞,具有肿瘤特异性,是目前肿瘤疫苗研究的热点。采用负载个体化新抗原肽的DC疫苗也正在积极尝试。这部分内容请参见第四章第八节基于新抗原的个体化治疗。

体内原位DC疫苗也是一个重要发展方向。原位DC疫苗通过向肿瘤内注射Toll样受体(TLR)配体(如poly-IC:LC、CpG或TLR7/8激动剂),FMS-样酪氨酸激酶3配体(Flt3L),以肿瘤微环境内的DC为靶点进行原位免疫,可触发肿瘤内DC的募集和局部激活。此外,通过肿瘤内注射DC活化因子,诱导DC细胞重新发挥功能,促进T细胞免疫应答。DEC-205(CD205)是一种在DC表面表达的分子,在抗原加工和提呈中的作用很广泛。CDX-1401疫苗即是由特异性DEC-205单克隆抗体与肿瘤抗原NY-ESO-1融合而成的疫苗。临床试验评估了CDX-1401疫苗联合Toll样受体(TLR)激动剂瑞喹莫德(TLR7/8)和希托醇(poly-ICLC,TLR3)在晚期实体瘤患者中的临床活性。入组13例患者病情稳定,中位持续时间为6~7个月,2名患者出现肿瘤消退。相关临床研究还在持续进行中。

溶瘤病毒疗法是体内原位DC疫苗的另一种形式。相关内容将在本章第六节基因治疗中介绍。

三、肿瘤细胞疫苗

肿瘤细胞疫苗是以患者自体或同种异体的肿瘤细胞为免疫原,经照射、加热、冷冻等方法使肿瘤细胞灭活,并辅以佐剂提高其免疫原性的疫苗。肿瘤细胞疫苗包含抗原谱广泛,且不用与DC细胞进行融合,方法简便,曾尝试用于结直肠癌、乳腺癌、胰腺癌、非小细胞肺癌及非霍奇金淋巴瘤等多种肿瘤的免疫治疗。

美国研发的 OncoVAX 疫苗是将患者自身的肿瘤剪碎,通过胶原酶和 DNA 酶处理,得到单个肿瘤细胞进行冻存。使用前将其融化,辐照 200Gy,同时混合佐剂卡介苗,制备得到的肿瘤细胞疫苗。一项Ⅲ期多中心随机对照临床试验验证了其有效性。254 名Ⅱ~Ⅲ期结肠癌术后患者随机分为实验组(n=128 人)、对照组(n=126 人),实验组接受 4 次 OncoVAX 治疗。结果显示Ⅱ期患者中,OncoVAX 显著延长了无复发间隔时间,相对风险降低 57.1%,显著提高 5 年总生存率、5 年无复发率由 21.3% 提高至 37.7%,远期预后显著高于仅接受手术治疗者。

MyVax 疫苗是由 B 细胞表面免疫球蛋白(Id)化学偶联钥孔血蓝蛋白(KLH)再结合 GM-CSF 所组成的细胞疫苗。针对进展期滤泡型淋巴瘤的一项随机对照临床试验中,513 名患者接受 8 周期环磷酰胺、长春新碱和糖皮质激素化疗。获得 CR 或 PR 的患者按照 2∶1 的比例随机分组,分别接受共 7 个月,每个月 1 次的 MyVax 疫苗注射或对照治疗。治疗组与对照组 PFS 没有显著性差异,但实验组出现特异性应答的患者预后会更好。

除了全细胞疫苗,肿瘤细胞的裂解物也包含广谱的肿瘤抗原,也可作为肿瘤疫苗,即裂解物疫苗。Melacine 疫苗是研发的用于黑色素瘤治疗的裂解物疫苗。疫苗采用的肿瘤细胞来源于 2 位不同的患者,他们的黑色素瘤细胞已建立细胞系。将获得的黑色素瘤细胞进行机械破碎,反复 3 次冻融,再与佐剂 DETOX 混合,制备获得 Melacine 疫苗。疫苗采用皮下注射,疫苗用药前可给予环磷酰胺预处理。在初步的临床探索中,接受疫苗的 17 例患者中观察到有 5 例出现肿瘤退缩。在随后的Ⅱ期临床试验,28 例患者中有 4 例出现肿瘤客观缓解,包括 1 例完全缓解。之后这款疫苗又陆续开展Ⅱ期及Ⅲ期临床试验。共计 198 例接受疫苗治疗的患者中,有 5 例完全缓解,7 例部分缓解。而且这 5 例达到完全缓解的患者,在治疗后 5~7 年仍然保持无瘤状态。基于这些结果,加拿大批准了本款疫苗上市。

早期的患者更有可能从疫苗治疗中获益。一项Ⅲ期临床试验(SWOG-9035 研究)评价了 Melacine 疫苗用于黑色素瘤患者术后辅助治疗的价值。与术后观察组相比,Melacine 疫苗未能明显提高术后的无复发生存期和总生存期。但在亚组分析中,某一些 HLA 亚型如 HLA-A2 或 HLA-Cw3 的患者还是可能从疫苗治疗中获得一定获益。

四、核酸疫苗

核酸疫苗包括 DNA 疫苗和 RNA 疫苗,是利用基因重组技术将肿瘤抗原编码基因连接到载体,通过机体的转录表达系统表达蛋白抗原,激发机体产生细胞免疫应答和体液免疫应答,从而达到预防和治疗的目的。核酸疫苗设计灵活简单,可编码多种抗原蛋白及免疫调节分子,可激活固有免疫及适应性免疫,在体内长期表达抗原蛋白,安全性高,稳定性强,易于储存和运输。但核酸疫苗也存在肿瘤抗原需要在体内再表达的问题。体内表达个体差异大,低水平表达难以诱导有效抗肿瘤免疫。为更好地发挥其优势,研究者们对其进行了优化,包括密码子的优化、免疫调节分子的优化、与佐剂共同使用、疫苗接种时辅助使用电穿孔等,优化后的核酸疫苗在实验动物体内表现出较好的安全性及免疫原性。但其在肿瘤患者中的实际治疗效果,还需在临床试验中进行探索和验证。

目前研究最多的是质粒载体的 DNA 疫苗,当携带有目的基因的质粒进入机体后,会通过细胞内吞摄取,细胞表达肿瘤抗原,载体质粒自身还具有佐剂作用,促进产生针对特异抗原的保护和治疗性免疫反应。DNA 疫苗 Allovectin-7 表达异源性Ⅰ类 MHC 基因 HLA-B7 的质粒 DNA 和 β2-微球蛋白以及脂质体组成的复合物,在晚期黑色素瘤的Ⅱ期临床研究中证实能够诱导特异免疫反应,部分肿瘤患者肿瘤消退,能够延长肿瘤患者生存至 18.8 个月,而这类患者采用常规治疗,中位生存期多不足 12 个月。

RNA 疫苗主要是采用肿瘤抗原的编码基因或含有部分抗原表位的片段基因,通过基因工程技术获得 RNA,或直接从肿瘤细胞中提取 RNA 制备疫苗。RNA 疫苗本身的稳定性差,很少单独作为疫苗,而是通过转染 DC 来协同制备 DC 疫苗。核酸疫苗研究较多,动物实验等临床前研究疗效显著,但目前临床试验主要停留在 I/II 期临床试验,重点研究安全性和免疫活性,很少进入 III 期临床,临床疗效尚待证实。

近年来,mRNA 疫苗异军突起,受到广泛重视。相对于 DNA 疫苗,mRNA 疫苗转录水平更高,作用的细胞群体更广泛,细胞无论是否处于增殖分裂期,都可作为 mRNA 疫苗的作用细胞,表达和产生相应靶抗原。另外,mRNA 疫苗的核酸序列不整合到人体基因组,安全性相对更好。

体外转录产生的 mRNA 免疫原性高,不稳定。但随着技术的进步,这些问题逐步得到解决。通过对 mRNA 疫苗中核苷酸进行化学修饰,加入 Poly-A 尾巴,以及对密码子进行同义替换,可以大大提高 mRNA 疫苗的稳定性,减少降解,延长起作用时间。另外,通过对 mRNA 疫苗进行纯化,如采用不同色谱方法,可以去除所含有的双链 RNA,减少疫苗的免疫原性。

mRNA 疫苗的佐剂及传递给药系统近年来也得到长足发展。佐剂集中于国外几家生物公司所研发的产品,如 MF59,是一种阳离子纳米乳剂。另外一款佐剂 TriMix,包括 3 种免疫调节分子 TLR-4,CD40L,CD70。传递给药系统主要包括脂质体纳米颗粒、多聚物和肽等。此外,DC 细胞也可用于 mRNA 疫苗的临床应用。特别是近年来,由于突发公共卫生事件,mRNA 疫苗在欧美国家得到广泛应用。这在客观上促进了 mRNA 疫苗的研发应用进度,让它在短时间内就为大多数人所接受。可以预计,mRNA 疫苗在肿瘤治疗方面也将迎来一轮新的发展高峰。

第六节 基 因 治 疗

要点:

1. 载体和目的基因是肿瘤基因治疗的两大基本要素。
2. 肿瘤基因治疗的载体和目的基因种类繁多。
3. 肿瘤基因治疗的策略主要取决于目的基因的选择。
4. 肿瘤基因治疗的发展仍受限于肿瘤异常基因的复杂性以及基因治疗的安全性和有效性。

基因治疗是指通过导入遗传物质(DNA 或 RNA)至靶细胞,增补新基因,置换、编辑或移除缺陷基因,从而防治疾病的一种治疗方式。肿瘤基因治疗是指将基因治疗的理念用于肿瘤的治疗,是利用基因治疗药物直接杀伤肿瘤细胞或激活抗肿瘤免疫,达到防治肿瘤目的的一种治疗方式。基因治疗药物或称基因治疗制品,包括防治疾病用的裸核酸、含核酸纳米颗粒、病毒载体以及细胞基因治疗制品。为避免和前文重复,本节内容不含肿瘤细胞基因治疗的相关内容。

恶性肿瘤本质上是一种基因病,是由于基因突变导致正常细胞恶性转化为具有表达恶性表型细胞发生、发展的疾病过程。理论上,通过转基因技术纠正缺陷基因或靶基因可以达到临床治疗目的。但肿瘤的演进过程中涉及多基因突变或多阶段基因突变,这对基因治疗策略的实施和疗效带来了巨大的挑战。尽管如此,面对肿瘤的高发病率和高死亡率的现实,研发新型、低毒和有效的基因治疗方法或基因制剂,是肿瘤基因治疗的未来目标。

一、肿瘤基因治疗基础

(一) 基本概念

基因治疗包括两个基本要素,一是载体(vector)系统,二是通过转基因技术导入载体中的治疗性基因(目的基因)或转基因(transgene)。基因治疗的靶细胞包括生殖细胞和体细胞两类,由于生物安全性和转移技术的问题,基因治疗目前仅限于体细胞。肿瘤基因治疗是在两个基本要素的基础上作用于肿瘤细胞或肿瘤微环境。

依据生物学特性,基因治疗载体分为病毒载体和非病毒载体两类(表 4-4-2)。常用重组病毒载体系统包括:腺病毒、反转录病毒、单纯疱疹病毒、腺相关病毒、慢病毒等。非病毒性载体主要包括质粒、反义寡核苷酸、核酶、小干扰 RNA（siRNA）、核酸/脂质纳米粒、核酸/阳离子材料复合物等。

表 4-4-2 肿瘤基因治疗与递送载体

递送载体	肿瘤类型	治疗靶点/基因	研究标识符	分期
非病毒载体				
质粒	乳腺癌	IGFBP2、HER2 和 IGF1R	NCT02780401	I期
反义寡核苷酸	淋巴瘤	BCL-2	NCT04072458	I期
核酶	肾癌	FLT-1	NCT00021021	II期
siRNA	淋巴瘤	STAT 3	NCT04995536	I期
质粒/电转递送装置	黑色素瘤	IL-12	NCT03132675	II期
质粒/脂质体复合物	肺癌	TUSC2	NCT04486833	II期
质粒/长循环脂质阳离子共聚物材料复合物	卵巢癌、输卵管癌、腹膜癌	IL-12	NCT01118052	II期
siRNA/聚合物基质	胰腺癌	KRAS	NCT01676259	II期
siRNA/外泌体复合物	胰腺癌	KRAS	NCT03608631	I期
siRNA/转铁蛋白靶向制剂复合物	实体瘤	核糖核苷酸还原酶	NCT00689065	I期
小激活 RNA/脂质纳米粒	肝癌	CEBPA	NCT02716012	I期
mRNA/脂质纳米粒	胃肠癌等	肿瘤新抗原	NCT03480152	II期
球形核酸/金纳米粒	胶质瘤	Bcl-2L12	NCT03020017	I期
病毒载体				
腺病毒	乳腺癌	IL-12	NCT04095689	II期
腺病毒	头颈癌	p53	NCT00041613	III期
腺病毒	肝癌	HSV-TK	NCT03313596	III期
腺相关病毒	胃癌	CEA	NCT02496273	I期
反转录病毒	胶质瘤	胞嘧啶脱氨酶	NCT04105374	III期
慢病毒	白血病	CD80 和 IL-2	NCT00718250	I期
溶瘤腺病毒	结直肠癌等	TMZ-CD40L 和 41BBL	NCT03225989	II期
溶瘤单纯疱疹病毒	黑色素瘤	GM-CSF	NCT00289016	II期

　　肿瘤基因治疗的外源目的基因主要是抑癌基因、自杀基因、肿瘤抗原编码基因、细胞因子编码基因、细胞黏附分子编码基因、癌基因调节因子基因等。其中，功能基因通过表达蛋白质或多肽发挥治疗作用；寡核苷酸片段通过反义技术，特异性封闭靶基因的表达或选择性降解靶基因的 mRNA，或是产生 RNA 核酶，降解靶基因的转录产物。根据作用的靶细胞不同，目的基因一般分为 4 类：①靶向肿瘤细胞的基因，包括具有杀伤细胞或促进凋亡的基因，以及改变其恶性生物学特征的基因，如抑癌基因 *p53*、*p16*、*RB*、*BRCA1* 等，*HSV-TK* 自杀基因，以及 *Fas* 或 *Fas* 配体基因；②靶向免疫系统的基因，如 *IL-15* 基因、*IL-24* 基因、共刺激分子如 B7 基因，以及激发对外源性抗原免疫应答的 *MHC I* 编码基因；③靶向肿瘤血管的基因，如血管内皮抑素（endostatin）基因、*IL-12* 基因；④靶向正常细胞的基因，如保护正常细胞免受化疗毒性作用的耐药基因 *MDR1*。

　　实现肿瘤基因治疗的途径主要有两种，离体（*ex vivo*）治疗和体内（*in vivo*）治疗。离体治疗指在体外培养条件下，应用载体将目的基因导入受体细胞，再将基因修饰的受体细胞回输患者体内，通过表达某种基因表型的受体细胞介导激活肿瘤免疫反应或直接攻击肿瘤细胞。体内治疗是指将携带目的基因的载体直接注射至患者体内，使其在靶细胞内转录、翻译、表达进而发挥抗肿瘤作用。两种治疗途径各有利弊,离体治疗的优势在于技术难度相对较小、对载体的要求较低、安全性较高,缺点在于候选受体细胞种类有限、细胞基因修饰操作步骤烦琐、体内难以长期保持基因修饰细胞的功效;体内治疗优势在于操作简单、不受细胞种类的限制、能够实现任意细胞的基因改造,缺点在于载体要求较高,安全风险较大。

肿瘤基因治疗的受体细胞(recipient cell)主要是免疫细胞、肿瘤细胞和干细胞。临床常使用的受体细胞有以下几类。①淋巴细胞:主要是自体外周血 T 淋巴细胞、肿瘤浸润淋巴细胞(TIL)和巨噬细胞。外周血 T 淋巴细胞在临床试验中应用较为广泛。②肿瘤细胞:通过基因工程技术改造后的原代肿瘤细胞,经辐射后失去致癌性而制备成疫苗。③干细胞:主要是造血干细胞,通过基因修饰的干细胞可在体内持久表达外源基因。但因获取困难,以及在基因修饰实施过程中的技术障碍,临床应用有限。

(二)治疗策略

肿瘤基因治疗策略的选择与插入载体中的目的基因有关。常用策略大致分为 6 类:溶瘤病毒基因治疗、免疫基因治疗、恢复抑癌基因功能、抑制原癌基因的异常活化、肿瘤细胞自杀基因治疗和抑制肿瘤血管生成。

1. 溶瘤病毒基因治疗   溶瘤病毒基因治疗是本领域当前最有前景的肿瘤治疗方式。溶瘤病毒基因治疗药物包括通过基因工程删除致病序列的溶瘤病毒,也包括以删除致病序列的溶瘤病毒为载体、搭载免疫刺激和自杀基因等功能基因的重组溶瘤病毒。溶瘤病毒基因治疗药物能选择性地感染肿瘤细胞并在肿瘤组织内复制、溶解和破坏肿瘤细胞,激活机体免疫系统,从而发挥抗肿瘤的作用。常用溶瘤病毒包括单纯疱疹病毒、腺病毒、致肠细胞病变人孤儿病毒、水疱性口炎病毒、痘病毒、仙台病毒等。目前国内外已经有 4 种溶瘤病毒产品上市(表 4-4-3)。其中 Rigvir 为野生型 7 型致肠细胞病变人孤儿病毒,由于病毒载量的问题,拉脱维亚国家药物署在 2019 年 5 月已经暂停其上市许可,其余 3 种溶瘤病毒基因治疗药物目前均在临床应用。溶瘤病毒基因治疗常常伴发用药局部的抗肿瘤免疫应答,现在也称为原位 DC 疫苗。相关内容请参见本章第五节中 DC 疫苗的描述。

表 4-4-3   上市的溶瘤病毒产品

通用名	适应证	批准时间	国家/地区	溶瘤病毒	给药途径
teserpaturev	胶质瘤	2021	日本	1 型单纯疱疹病毒	瘤内注射
talimogene laherparepvec	黑色素瘤	2015	美国 欧盟	1 型单纯疱疹病毒	病灶内注射
重组人 5 型腺病毒注射液(recombinant human adenovirus type 5 injection, H101)	鼻咽癌	2005	中国	5 型腺病毒	瘤内注射
ECHO-7 oncolytic virus	黑色素瘤,小细胞肺癌和组织细胞肉瘤等	2004	拉脱维亚	7 型致肠细胞病变人孤儿病毒	肌内注射

2. 免疫基因治疗   免疫基因治疗是通过基因重组技术将免疫调节基因或者抗原基因导入免疫效应细胞或者肿瘤细胞,之后将其输入患者体内,增强机体对肿瘤细胞的识别及杀伤能力,达到治疗肿瘤的目的。免疫基因治疗的研究策略主要包括以下 3 方面。

(1)增强肿瘤抗原的暴露:由于肿瘤细胞本身的免疫原性不强(如 MHC I 表达不足),抗原提呈细胞不能提供足够的共刺激信号(如 B7 分子缺乏),以及机体免疫因子分泌不足等原因,致使肿瘤细胞可以逃避免疫系统的监控和攻击。目前,多项治疗方案已进入临床试验,但由于肿瘤细胞和机体的异质性,其临床效应尚不尽如人意。

（2）增强抗原提呈细胞（APC）的抗原提呈作用：体外扩增 DC 细胞，再将细胞因子或者肿瘤抗原基因导入 DC 细胞，制成疫苗，回输入患者体内可以增强机体的 CTL 免疫应答。请参见本章第五节中 DC 疫苗相关内容。

（3）提高淋巴细胞的免疫杀伤能力：获得特定的淋巴细胞直接而特异性杀伤肿瘤细胞，是免疫治疗追求的目标。基因治疗在这方面的研究也很活跃，总的来说可以分为三大类，非特异性免疫调节治疗、主动免疫治疗（也即肿瘤疫苗）、过继细胞治疗（ACT）。相关内容请参见本章之前的内容。

3. 恢复抑癌基因的功能　抑癌基因是指正常细胞内存在的能抑制细胞转化和肿瘤发生的一类基因群。约半数的人类肿瘤存在抑癌基因的缺失或失活。将正常的抑癌基因导入肿瘤细胞中，以补偿和代替突变或缺失的抑癌基因，可达到抑制肿瘤细胞生长、诱导细胞凋亡的目的。这些基因包括 *p53*、*p16*、*RB*、*BRCA1*、*E1A*、*PTEN* 等。目前研究最多的是 *p53* 基因。我国于 2004 年已经批准了重组人 p53 腺病毒注射液与放疗联合用于现有治疗方法耐药的晚期鼻咽癌患者；此外，临床研究发现重组人 p53 腺病毒对其他 40 余种人类主要实体瘤有明确疗效。国外也已经批准 50 多个重组人 p53 腺病毒制品临床试验方案，用于 20 余种恶性肿瘤的治疗。

4. 抑制原癌基因的异常活化　正常细胞中，原癌基因的蛋白质产物参与正常细胞的生长、分化和增殖。肿瘤的发生与原癌基因的异常活化表达有密切的关系，因此可以通过反义核酸、核酶、RNA 干扰等技术来抑制目的原癌基因表达或者通过单克隆抗体抑制其信号传递。目前研究比较多的基因有 *c-fos*、*c-myc*、*K-ras*、*Bcl-2*、IGF-1 受体、IGF-2 受体等。

5. 肿瘤细胞自杀基因治疗　这种治疗策略最常用的是利用自杀基因（suicide gene）。自杀基因是指将某些病毒或细菌的基因转导入肿瘤细胞，此基因编码的特异性酶能将对细胞无毒或毒性极低的前药在肿瘤细胞内代谢成毒性产物，以达到特异性杀死肿瘤细胞的目的。此外，自杀基因还可以通过旁观者效应杀伤邻近未导入基因的肿瘤细胞，扩大杀伤效应。其机制可能与有毒代谢物通过缝隙连接或凋亡小体从转导细胞移动到邻近细胞有关。

6. 抑制肿瘤血管生成　肿瘤细胞往往通过分泌各种生长因子促使新的血管生成，以获取足够的血供。抗血管生成的目的在于干扰肿瘤的血供，进而干扰肿瘤获得更多的营养物质及氧气。相关内容请参见本章第七节抗血管生成治疗。目前主要应用的抗血管生成基因治疗策略有：抑制血管生长因子的作用，如通过反义核酸、核酶、siRNA 下调 VEGF、HIF-1α、bFGF、PDGF 等基因的表达；上调血管生长抑制因子表达量，如导入血管抑素或内皮抑素基因；抑制细胞外基质的降解进而起到抑制内皮细胞迁移的作用，或者通过抑制内皮祖细胞的动员从而减少肿瘤血管生成。

（三）肿瘤基因治疗新技术

新基因组编辑技术在真核生物体外和体内的成功应用，为疾病的治疗提供了新的途径。CRISPR 相关的基因编辑工具（如 Cas 核酸酶、单碱基编辑器、引导编辑器、Cas 转座及重组系统等）有可能成为肿瘤基因治疗新技术，部分研究已经进入临床试验阶段。目前，基因编辑治疗肿瘤可以通过离体（*ex vivo*）治疗和体内（*in vivo*）治疗实现。

1. 离体治疗　指在体外培养条件下，应用载体将基因编辑工具导入受体细胞（如 T 细胞）进行基因编辑、扩增，再将细胞回输患者体内，激活肿瘤免疫反应或直接攻击肿瘤细胞。

2. 体内治疗　是指将携带基因编辑工具（如质粒 DNA、mRNA）的载体（如脂质纳米粒）直接注射至患者体内，使其在靶细胞内编辑目标基因，进而发挥抗肿瘤作用。

二、肿瘤基因治疗现状和存在的问题

肿瘤一直是基因治疗最重要的适应证，经过近 30 年全球 2 000 多项临床试验的探索，基因治疗已经在部分肿瘤的治疗中取得突破性进展。部分基因治疗药物先后在各个国家获批上市，如重组人 p53 腺病毒注射液（中国，2004）、重组人 5 型腺病毒注射液（中国，2005）、Rexin G（菲律宾，2007）、talimogene laherparepvec（美国、欧盟，2015）和 teserpaturev（日本，2021）。虽然肿瘤基因治疗取得了较大的进展,但是阻碍肿瘤基因治疗发展的几个瓶颈因素依然存在。

1. 单一目的基因是否足以纠正复杂的肿瘤基因异常   肿瘤基因异常是多基因突变或多阶段突变的后果,改变单一目的基因是否足够? 这是以纠正或改变突变基因为治疗目标的基因治疗主要障碍。

2. 载体系统的靶向性与病毒载体的免疫原性   这是病毒性载体的主要缺点,为此,常常采用基因制剂直接注射方式,但恶性肿瘤是一种全身性疾病,局部的高效控制率并不一定能带来肿瘤患者的长期生存获益。

3. 生物安全性   这是肿瘤基因治疗毒理学研究的重要内容,包括以下内容:病毒性载体潜在的致瘤性,生殖系统转导的可能性与风险,目的基因在体内表达的毒性,以及在非靶组织中异位表达的潜在后果,机体免疫系统对载体和目的基因蛋白的免疫反应及其造成的后果等。

4. 肿瘤基因治疗的有效性   单一肿瘤基因治疗,包括溶瘤病毒基因治疗,疗效仍有较大提升空间。未来还需要探索肿瘤基因治疗联合如手术、化学治疗、放射治疗、靶向治疗或免疫治疗等联合治疗方案。

第七节   抗血管生成治疗

要点:

1. 肿瘤血管的生成是肿瘤的基本生物学特点之一。
2. 肿瘤抗血管生成作用机制复杂,涉及肿瘤血管正常化、肿瘤干细胞、肿瘤微环境等多方面。
3. 肿瘤的抗血管生成治疗也会导致耐药,具体机制有待进一步探索。

肿瘤抗血管生成治疗的生物学基础是肿瘤的血管生成。血管生成是恶性肿瘤基本生物学特征之一。肿瘤新生血管不同于生理条件下发生的血管,它们结构混乱,肿瘤内血流动力学紊乱,从而对肿瘤生物学行为产生方方面面的影响。血管生成取决于促血管和抗血管生成因子之间的平衡。在肿瘤血管生成中,促血管生成因子起着主导作用,通过 VEGF 及受体家族成员,Ang 及受体家族成员(主要是 Tie-2)及 Notch 信号等途径调控着血管生成(请参见第二篇第四章肿瘤的侵袭与转移及第五章肿瘤的微环境)。

早在 1971 年,哈佛大学的医生 Folkman 即提出学说,认为肿瘤生长和转移依赖于血管生成,阻断血管生成是治疗肿瘤的有效策略。今天这一观点已得公认,肿瘤抗血管生成治疗已成为肿瘤研究的热点领域。肿瘤血管生成涉及分子与分子、细胞与细胞和细胞与基质间的相互作用、基质降解、内皮细胞迁移和增殖等多个步骤,是一个复杂的过程。阻断其中的任何环节在理论上均能阻断血管的生成。抗血管生成的药物,主要是针对肿瘤血管形成的调控分子及其关键步骤进行干预,其中包括:①抑制肿瘤细胞释放血管生成因子;②抗体介导的阻断血管生成因子与受体结合;③抑制内皮细胞分裂和迁移;④干扰内皮细胞分化成为完整的毛细血管及防止新生血管与宿主血管之间的吻合形成。抗血管生成药的研发方兴未艾。

一、抗血管生成治疗药物

1. 单克隆抗体   现有抗血管生成药物主要集中于靶向 VEGF 及 VEGF-R 信号通路。贝伐珠单抗(bevacizumab)是一种人源化的 VEGF 抗体,IgG1 亚型,由人源抗体的骨架区和鼠源性抗体的 CDR 区融合,分子量约为 149kDa。贝伐珠单抗中和循环中的 VEGF 分子,阻止 VEGF 同其受体结合,取消 VEGF 的促血管生成作用。贝伐珠单抗经过多中心随机对照Ⅲ期试验(AVF2107g 研究)证实对转移性结直肠癌有效,已经批准上市。这是首次在临床证实抗血管生成治疗的有效性。后来,晚期非小细胞肺癌的临床研究(E4599 研究)再次证明贝伐珠单抗联合化疗效果明显优于单纯化疗。贝伐珠单抗很快就成为晚期肺癌的标准治疗手段之一。贝伐珠单抗也是脑胶质瘤及卵巢癌的标准治疗方案。抗VEGF-R的抗体雷莫芦单抗(ramucizumab)也已进入临床。雷莫芦单抗可与化疗联用,治疗晚期胃癌、胃食管交界腺癌及非小细胞肺癌。

阿柏西普(aflibercept)同样靶向VEGF,与贝伐珠单抗不同,它是VEGF-R1和R2胞外区与免疫球蛋白Fc段重组形成的融合蛋白。它的作用方式是作为可溶性诱饵受体,"捕获"循环中的VEGF和胎盘生长因子(PLGF)分子。阿柏西普现在国外获批用于晚期结直肠癌的治疗。

2. **小分子靶向药物** 这是另一类发展较为成熟并已进入临床的药物。这类药物是小分子酪氨酸激酶抑制剂(TKI),能够抑制细胞内VEGF-R的磷酸化,阻断细胞内VEGF-R信号途径的活化。此类药物已经有一大类进入临床,较早的凡德他尼(vandetanib)、舒尼替尼(sunitinib)、索拉非尼(sorafenib)等,后来出现的阿帕替尼(apatinib)、安罗替尼(anlotinib)、阿昔替尼(axitinib)和仑伐替尼(lenvatinib)等。这类TKI药物不仅能抑制VEGF-R活化,也能抑制胞内其他酪氨酸激酶受体,如PDGF受体、c-kit、raf激酶等受体活化。其作用也不仅限于内皮细胞,还能直接作用于肿瘤细胞或周细胞。药物在临床上广泛用于肾癌、肝癌、非小细胞肺癌及黑色素瘤的治疗。由于作用靶点多,抗肿瘤活性强于单克隆抗体药,可无须与化疗联用,单药使用即可。但药物毒副反应也更大。

3. **蛋白类药物** 机体内存在着内源性抗血管生成物,这些蛋白或多肽具有潜在的肿瘤治疗价值。内皮抑素是一种内源性蛋白,对内皮细胞具有强效抑制作用。大量动物实验表明其具有良好的抗肿瘤活性及良好的临床应用前景。国外开展的重组内皮抑素I/II期临床试验,证明其安全有效。我国自主研发的一类新药重组人血管内皮抑素已通过III期临床研究,获批上市进入临床,与化疗联合用于晚期非小细胞肺癌的治疗。蛋白类药物难点在于体外表达纯化出具有足够生物学活性的蛋白质。此类药物需要反复、持续静脉给药,不如口服小分子靶向药物用药方便。此外,此类药物的作用机制复杂,还有待进一步阐明,这也限制了其临床应用前景。

4. **其他小分子药物** 有一些小分子药物并不是作为抗血管生成药物进行研发,后来却发现具有抗血管生成的活性。如沙利度胺(thalidomide)又称反应停,研发时用于孕期止吐。后来发现它会导致严重的胎儿海豹畸形而被禁用。近年来它又被发现具有抗血管生成活性,再次进入临床用于多发性骨髓瘤的治疗。它经过构型改造后的第二代药物来那度胺(lenalidomide)也已经进入临床。现在发现,很多化疗药物能直接作用于内皮细胞,也具有抗血管生成活性。因此有学者提出节拍化疗,即采用小剂量持续给药方式,缩短化疗间歇期,优化传统给药方式,提高抗肿瘤疗效。已经有临床试验正在验证节拍化疗的实际疗效(相关内容请参见第二篇第四章肿瘤的侵袭与转移)。

此外,有很多其他的抗血管生成治疗方式也在进行尝试。

1. **抗血管生成免疫治疗** 免疫治疗与抗血管生成治疗相结合,通过诱导机体对肿瘤新生血管产生免疫应答而达到抗肿瘤血管生成的目的。我国学者很早就采用异种内皮细胞作为疫苗,打破机体对肿瘤血管内皮细胞的免疫耐受,达到抑制肿瘤血管生成和治疗肿瘤的目的。通过机体的免疫机制下调或封闭关键分子如VEGF、VEGF-R、Tie-2、MMP等作用也能抑制肿瘤血管生成。例如采用DC细胞提呈VEGF-R作为抗原,使机体产生针对VEGF-R的细胞毒性T细胞。这些探索在临床前研究中展示出了抗血管生成和抗肿瘤活性。部分治疗方案正在进行临床试验,如采用胎盘内皮细胞制备的细胞疫苗ValloVax在临床试验中表现出很好的安全性。

2. **抗血管生成基因治疗** 将抗血管生成分子的编码基因导入机体内,机体作为"工厂"产生内源性物质抗血管生成。在临床前动物肿瘤模型中,这种治疗方式被证实安全有效。我国研发的内皮抑素重组腺病毒已进入I/II期临床试验阶段。

3. **血管破坏药物** 这类药物并不着重于抑制血管生成,而着眼于迅速而特异地造成肿瘤内血管破坏(vascular disrupting)。这类药物包括秋水仙碱类药物及其衍生物,黄酮己酸及其改构物,尚在进行临床试验。

二、抗血管生成治疗的新理念

抗血管生成能与化疗、放疗、靶向治疗、免疫治疗等进行有效联合,起到协同作用。这说明抗血管生成治疗不仅是通过阻断肿瘤血管生成,进而"饿死肿瘤"发挥作用,还有其他机制参与。

1. **肿瘤血管的"正常化"(normalization)**　抗血管生成治疗能暂时使肿瘤血管结构"正常化",从而增加局部血流灌注,改善肿瘤缺氧。抗血管生成治疗还能降低肿瘤血管的渗透性,使血管通畅性提高,有利于药物摄取。

2. **抑制肿瘤细胞的再增殖**　血管生成促进了肿瘤细胞的加速再增殖,而抗血管生成治疗在治疗间歇期抑制肿瘤血管生成,从而抑制了肿瘤细胞的再增殖。

3. **抑制肿瘤干细胞**　位于肿瘤内的富血管龛(niche)中的肿瘤干细胞,高度依赖于肿瘤血管供应。抗血管生成治疗破坏富血管龛,从而抑制肿瘤干细胞,造成肿瘤对治疗的敏感性增加。

4. **阻断 VEGF 对肿瘤细胞的生长促进作用**　某些肿瘤细胞表面表达 VEGF-R,与微环境中的 VEGF 结合后,通过自分泌甚至"胞内分泌"的方式自我生长。因此阻断 VEGF 信号通路,能进一步抑制肿瘤细胞。

5. **对肿瘤微环境的调节作用**　现在有观点认为抗血管生成治疗、免疫治疗,甚至放疗、化疗,最终都是通过影响肿瘤微环境起作用。

三、肿瘤抗血管生成治疗的耐药问题

许多实验结果及临床试验数据均表明抗血管生成治疗也会导致耐药。肿瘤血管内皮细胞并不具备基因组稳定性,肿瘤内皮细胞也存在染色体非整倍性及基因组突变。

1. **促血管生成因子的冗余性**　肿瘤细胞能表达、分泌多种促血管生成因子,而且随着肿瘤的进展,其产生的促血管生成因子的数量和种类明显增加,仅封闭一种促血管生成信号通路如 VEGF 通路,容易选择性造成治疗耐药。

2. **肿瘤细胞对缺氧产生耐受**　已知部分肿瘤细胞通过内在的基因突变(如 *p53* 基因突变)获得耐受缺氧的生物特性。这部分能耐受缺氧的细胞能耐受抗血管生成治疗后的缺氧环境,最终造成治疗耐药。

3. **正常组织器官血管的协同作用**　脑、肺或肝等器官血供丰富,肿瘤可利用这些正常血供,提供生长所需的养料和氧。

4. **血管重塑(remodeling)**　抗血管生成治疗能促进新生血管的成熟和血管重塑,而成熟的血管对抗血管生成治疗的敏感性大为下降。诸如 PDGF-BB 及血管生成素(angiopoietin)等分子表达,对于血管成熟和重塑可能具有重要作用。

第八节　基于新抗原的个体化治疗

要点:

1. 肿瘤新抗原是肿瘤免疫治疗的理想靶点。
2. 生物信息技术的进步使新抗原的筛选更加方便、迅速。
3. 基于新抗原的个体化治疗是肿瘤免疫治疗的热点。

一、新抗原的定义

由肿瘤细胞突变产生的,能够被加工、提呈,并进一步引起特异性免疫应答反应的突变蛋白称为新抗原(neoantigen)。不同于肿瘤相关抗原(TAA),肿瘤新抗原不表达于正常组织,是真正的肿瘤特异性抗原(TSA)。因此,靶向肿瘤新抗原的免疫治疗不会引起中枢免疫耐受,也不会导致自身免疫性疾病,是肿瘤免疫治疗的理想靶点。

二、新抗原的筛选

设计靶向肿瘤新抗原的免疫治疗策略,首先需要筛选出具有免疫原性的新抗原表位。早期,研究者们多采用经典的 cDNA 文库筛选方法,然而这种方法复杂、耗时,往往需要筛选上千文库才能成功鉴定出一个新抗原表位。随着二代测序技术和生物信息学的快速发展,新抗原表位的鉴定及个体化免疫治疗策略在实践中不断得到发展。目前常用的新抗原筛选方法如下:

将肿瘤组织与正常组织进行全外显子组测序(WES)比对,筛选出体细胞非同义突变,同时鉴定患者的人类白细胞抗原(HLA)分型;对每个肿瘤样本进行 RNA 测序,以确定突变的表达状态;然后通过 HLA 亲和力打分、突变表位和相对应的野生表位与 HLA 亲和力对比、肿瘤变异等位基因分数、表达水平等条件逐步过滤后,筛选出候选新抗原表位合成短肽或长肽。合成的突变肽是否具有免疫原性,还需要通过 T 细胞反应实验验证(见文末彩图 4-4-4)。具体的方法为:用负载新抗原肽的抗原提呈细胞与患者的 T 细胞共培养,通过检测 CD4$^+$ 和 CD8$^+$T 细胞的活化标志物,如 OX-40、4-1BB、CD107a 及干扰素-γ 的表达情况,鉴定突变肽的免疫原性。2013 年,美国国家癌症研究所(NCI)通过该方法从 4 名黑色素瘤患者中成功地鉴定出多个可诱发 CD8$^+$T 细胞反应的免疫原性新抗原。

获取患者的肿瘤组织与正常组织[通常为外周血单个核细胞(peripheral blood mononuclear cell,PBMC)];将肿瘤组织与正常组织进行全外显子组测序(WES)比对,筛选出体细胞非同义突变,同时鉴定患者的人类白细胞抗原(HLA)分型,并对每个肿瘤样本进行 RNA 测序,以确定突变的表达状态;然后通过 HLA 亲和力打分、突变表位和相对应的野生表位与 HLA 亲和力对比、表达水平等条件逐步过滤后,筛选出候选新抗原表位;根据预测的新抗原表位信息合成多肽或 RNA,制备为肽疫苗、RNA 疫苗,或将新抗原肽或 RNA 负载到树突状细胞(DC)上,并通过添加成熟刺激物组合在体外刺激 DC 成熟,制备为 DC 疫苗;然后用新抗原疫苗免疫患者;疫苗免疫后通过酶联免疫斑点分析法(enzyme-linked immunospot assay,ELISpot)或流式细胞术评估免疫应答状况。

另外,研究者们根据测序结果中的非同义突变,直接合成多个含有突变位点的串联微基因(tandem minigene,TMG)。TMG 由多个微基因融合而成,每个微基因通常可转录为含有 12 个氨基酸的突变肽。TMG 可在体外转录成多表位 RNA,通过转染 APCs 后刺激 T 细胞,可以高通量、快速地发现具有免疫原性的突变表位。2014 年,Rosenberg 研究团队对 1 例晚期胆管癌患者进行 WES,发现了 26 个非同义突变。然后他们设计了 3 个 TMG,并将 TMG 电转 DC 刺激肿瘤浸润淋巴细胞(TIL),成功地鉴定出新抗原 ERBB2IP。上述这两种简便有效的方法避免了反复和费力地筛选 cDNA 文库。

三、基于新抗原的个体化免疫治疗策略

(一)基于新抗原的个体化疫苗

新抗原疫苗可有不同的存在形式,主要包括肽疫苗、RNA 疫苗、DC 疫苗。基于新抗原的个体化疫苗免疫治疗策略见文末彩图 4-4-4。表 4-4-4 展示了新抗原疫苗发展历程中关键的临床研究。

表 4-4-4 抗原疫苗相关的关键临床研究

临床研究	期别	肿瘤类型	疫苗类型	主要的贡献
NCT00683670	I	晚期黑色素瘤	DC	证明新抗原疫苗可以诱导 T 细胞反应
NeoVax(NCT01970358)	I/Ib	术后高危的Ⅲ/Ⅳ期黑色素瘤	肽	证明了基于新抗原的肽疫苗可以诱导 CD4$^+$T 细胞和 CD8$^+$T 细胞反应,并且可以与免疫检查点抑制剂联合使用

续表

临床研究	期别	肿瘤类型	疫苗类型	主要的贡献
IVAC MUTANOME（NCT02035956）	I	NY-ESO-1 阳性和/或酪氨酸酶阳性的Ⅲ或Ⅳ期黑色素瘤	mRNA	证明了包含 TAA 和新抗原的 mRNA 疫苗可以诱导 CD4⁺T 细胞和 CD8⁺T 细胞反应，并且可以与 ICIs 联合使用
NeoVax（NCT02287428）	I/Ib	MGMT 启动子未甲基化的胶质母细胞瘤	肽	证明了新抗原疫苗可以在低突变负荷的"冷"肿瘤中诱发 CD4⁺T 细胞和 CD8⁺T 细胞反应
GAPVAC（NCT02149225）	I	胶质母细胞瘤	肽	证明了包含 TAA 和新抗原的多肽疫苗可以在低突变负荷的"冷"肿瘤中诱导 CD4⁺T 细胞和 CD8⁺T 细胞产生反应
NEO-PV-01（NCT02897765）	Ib	晚期黑色素瘤、非小细胞肺癌、膀胱癌	肽	证明了 NEO-PV-01 联合 nivolumab 可诱导持久的新抗原特异性 T 细胞反应，同时 NEO-PV-01 可诱导新抗原表位扩散
Neo-DCVac（NCT02956551）	I	多线治疗失败的晚期肺癌	DC	证明了基于新抗原的 DC 疫苗可以在肺癌患者中诱导 CD4⁺T 细胞和 CD8⁺T 细胞反应，并且可以与 ICIs 联合使用

1. **肽疫苗**　应用策略主要是将筛选出的新抗原表位合成短肽或长肽，与佐剂（如 poly-ICLC 等）混合后皮下注射免疫患者。国外有研究团队设计了一款 NeoVax 新抗原肽疫苗，并在临床研究中进行了尝试。接受 NeoVax 疫苗免疫的 6 例黑色素瘤患者有 4 例肿瘤完全消退，2 例肿瘤进展后接受 PD-1 单抗治疗获得了完全缓解。后续研究结果显示接种 NeoVax 疫苗 4 年后，疫苗诱导的免疫反应依然强大，患者的免疫系统不仅能够活跃地对抗表达这些新抗原的肿瘤细胞，还能够对抗表达其他蛋白的肿瘤细胞，从而有效地防止肿瘤"免疫逃逸"。2019 年，有两个团队先后报道了新抗原肽疫苗在脑胶质母细胞瘤中的研究结果，研究显示通过新抗原肽疫苗免疫，以低突变负荷为特征的"冷"肿瘤可以成功地被抗原特异性 T 细胞浸润，患者可获得生存期延长。

2. **RNA 疫苗**　这种方法是将编码新抗原表位的 RNA 直接导入患者体内，通常是 mRNA，诱导机体产生针对新抗原的免疫应答。与肽疫苗相比，RNA 疫苗不受 HLA 的限制、可同时编码多个新抗原表位。并且，从细胞内产生抗原肽，可避免昂贵且复杂的蛋白质纯化，还可对蛋白质进行翻译后修饰。因此，RNA 疫苗在简化疫苗制备流程、缩短疫苗制备时间方面更具优势。基于新抗原的 mRNA 疫苗（IVAC MUTANOME）在 13 例黑色素瘤患者中进行了尝试，治疗效果有 8 例局部晚期接受手术治疗的患者，接种疫苗治疗后 1 年未出现复发，另外在疫苗治疗时已出现肿瘤转移的 5 例中有 2 例治疗后肿瘤缩小，1 例联用 PD-1 单抗后获得完全缓解。与肽疫苗类似，个体化的新抗原 RNA 疫苗免疫后可以诱导特异性的 T 细胞免疫反应。

3. **DC 疫苗**　DC 疫苗的应用策略是将新抗原肽或 mRNA 导入体外制备的 DC 细胞中，在体外刺激 DC 细胞成熟，然后用负载新抗原的成熟 DC 细胞免疫患者。负载新抗原的 DC 疫苗在黑色素瘤患者中的研究表明，疫苗免疫后不仅能增加原有的新抗原特异性免疫应答，还能诱发新的肿瘤特异性 T 细胞免疫。我国的研究团队采用负载新抗原肽的 DC 疫苗（Neo-DCVac）治疗多线治疗失败的晚期肺癌患者，ORR 为 25%，中位 PFS 为 5.5 个月，中位 OS 为 7.9 个月，Neo-DCVac 免疫后可诱导新抗原特异性 T 细胞免疫。

（二）基于新抗原的个体化 T 细胞过继输注

目前认为，新抗原特异性 T 细胞是肿瘤杀伤的关键效应细胞。因此从理论上讲，直接过继输注靶向肿瘤新抗原的 T 细胞是理想的肿瘤免疫治疗方式。目前常用的方法是从 TIL 中鉴定出新抗原特异性 T 细胞大量扩增后回输患者。在一项先驱性研究中,回输靶向 ERBB2IP 的特异性 CD4$^+$T 细胞使 1 例转移性胆管癌患者的肿瘤持续消退。随后,采用类似的方法从转移性结肠癌、乳腺癌患者中均成功筛选出新抗原特异性 T 细胞,大量扩增回输患者后均产生了令人鼓舞的抗肿瘤效果。这些研究表明基于新抗原的 T 细胞过继输注是极具潜力的免疫治疗领域。但是,将 TILs 在体外反复刺激可能导致 T 细胞耗竭,影响抗肿瘤效果。制备新抗原特异性的 TCR-T 或 CAR-T 过继回输可避免 TIL 反复刺激,并可增强 T 细胞的靶向性,是过继性细胞免疫治疗研究的另一热点领域。目前,有研究正在尝试构建靶向肿瘤新抗原的 TCR-T 治疗多种实体肿瘤。

第九节　结语与展望

生物治疗近年来得到了长足发展,其中一部分治疗手段如细胞因子治疗、抗体治疗、CAR-T 细胞治疗,抗血管生成治疗、部分肿瘤疫苗及部分病毒治疗已获批进入临床,成为抗肿瘤综合治疗的一部分。另外一部分,如 CAR-T 细胞以外的免疫细胞治疗、核酸疫苗特别是 mRNA 疫苗、多种病毒治疗正在临床前或早期临床试验中进行积极尝试,目前来看有望在不远的将来进入临床,为肿瘤治疗带来更多的方法和希望。因而可以这样说,生物治疗已经逐渐发展为继手术、放疗和化疗之后的第四大治疗手段。

肿瘤疫苗目前多处于Ⅰ期及Ⅱ期临床研究阶段,结果均显示了较好的安全性和耐受性。受试者在接种疫苗后,常常仅出现接种部位局部炎症反应、乏力、恶心、呕吐、寒战等,程度轻微,持续时间短暂,此外无严重不良反应发生。但多数研究仅证明疫苗在人体内具有免疫原性,可激发机体特异性体液免疫及细胞免疫应答,却未能观察到临床疗效。这可能是由于机体内存在免疫耐受。还需要对疫苗的结构、组成、佐剂以及临床研究方案等进行优化,增强抗肿瘤活性。

基于新抗原的个体化免疫治疗备受期待,但也充满挑战。肿瘤新抗原预测的准确性仍有待提高。个体化新抗原疫苗或 T 细胞制备时间长、费用昂贵,难以在临床普及应用。此外,由于肿瘤组织的微环境是一种免疫抑制的环境,可能最终导致肿瘤组织中的 T 细胞无法杀伤肿瘤细胞。未来尚需进一步优化新抗原的预测,简化新抗原疫苗或 T 细胞的制备体系,将新抗原疫苗或 T 细胞过继输注与其他治疗方式进行联合,以克服肿瘤微环境的免疫抑制作用。

生物治疗对临床前及临床研究提出了更高的要求。既往研究者长期采用小鼠、犬、猴等动物作为药物临床前研究的模型。但是对于生物治疗,这一过程受到越来越大的挑战。动物模型不能模拟出人体的不良反应,而且生物免疫治疗需要机体存在完善的免疫系统和机能,传统的免疫缺陷小鼠模型在这里很难得到应用。某些免疫制剂具有高度个性化特征,动物完全没有用武之地。现有的临床前模型不能作为肿瘤疫苗的合适研究对象,还需要发展新型动物模型。

大部分生物治疗的临床试验是在晚期肿瘤患者中进行,特别是晚期多线治疗后没有标准治疗的患者。这部分患者经过反复治疗,身体状况较差,免疫系统也受到极大影响。在这种情况下,通过重构机体的免疫系统产生有效的抗肿瘤免疫应答非常困难。如果要尽快推进相关研究的临床转化,纳入更早期的患者是未来的必然发展趋势。这方面已经有相关的探索。例如 MAGEA3 蛋白疫苗就尝试在Ⅲ期肺癌患者术后进行肿瘤疫苗治疗,结果发现在一部分患者中能延长总生存期。这应当是今后生物治疗临床研究的一个重要发展方向。

现有肿瘤学临床试验主要观察终点是 PFS、OS 和有效率等。但应当看到,免疫治疗的作用机制、起效方式与化疗、放疗有所不同,其临床试验研究设计、观察主要终点设置应当有所不同。但这方面的研究探索极少,很多领域属于未知。这些问题影响了现在的生物治疗临床转化效率,是推进生物治疗临床进展的重大障碍。对于待研发的药物与技术的临床疗效至关重要。因而,深入理解肿瘤疫苗的作用,从其源头出发,合理适当设置终点,可望加快临床转化速度。

生物治疗与传统抗肿瘤治疗不同,有许多特性无法从以前的治疗方式获得经验或进行简单外推,许多方面还需要更新和迭代。采用肿瘤细胞制备疫苗或采用免疫细胞进行治疗,均需要获得大量自体细胞,这在临床上对某些患者很难做到。现有技术要实现大规模生产和制备细胞产品仍然比较困难,技术屏障高,成本难以控制。生物治疗所涉及的疫苗及细胞等产品制备的时间长,对于晚期癌症来说,长时间的等待很可能使患者病情恶化。患者免疫功能低下,肿瘤存在多种逃逸机制,这些都会影响生物治疗的最终疗效。

所谓过往,皆为序章。生物治疗一路走来,中间经历的挫折失败不可计数,生物治疗的理念和观点屡受挑战。然而随着科学的发展、技术的突破,越来越多的证据支持生物治疗在肿瘤领域能够占有一席之地。在今天,生物治疗已经成为肿瘤治疗中最活跃、发展最迅速的领域。我们有理由相信,生物治疗的明天必将蓬勃发展,为患者带来更多的希望。

（魏于全　丁振宇）

思考题:

1. 常见的肿瘤细胞因子治疗药物有哪些?
2. 免疫细胞治疗常见的策略有哪些?
3. 肿瘤抗体治疗的作用机制及常见药物有哪些?
4. 肿瘤疫苗的作用机制是什么?
5. 肿瘤基因治疗的常见策略有哪些?
6. 肿瘤抗血管生成药物的作用机制有哪些?
7. 肿瘤新抗原的定义是什么?

第五章

靶 向 治 疗

经过百余年的发展,肿瘤治疗经历了从单一治疗模式到综合治疗模式的演变,而综合治疗就是要根据患者的机体状况,肿瘤的病理类型、分期和发展趋向,有计划、合理地应用现有的治疗手段,最大幅度地提高肿瘤患者的治愈率,改善患者的生活质量。手术治疗、放射治疗和内科治疗是目前最主要的肿瘤治疗手段,其各自的发展以及综合治疗原则的确立,奠定了现代肿瘤治疗学迅猛发展的基础。其中内科治疗学是近半个世纪最为活跃的研究领域之一,涌现出一大批疗效显著的化疗药物和联合化疗方案。然而由于化疗药物主要为细胞毒性药物,除了对肿瘤细胞具有杀伤作用之外,对于许多同样分裂旺盛的正常组织细胞也有杀伤作用,从而导致化疗相关毒副反应,是临床常见也是需要积极处理的治疗相关并发症。美国 NCI 主席曾预言,21 世纪肿瘤治疗的策略已经由"寻找与破坏"(seek and destroy)转变为"靶向与控制"(target and control)。

进入 21 世纪以来,晚期恶性肿瘤的内科治疗已经从传统的化疗时代进入个体化、精准化治疗的新时代,这个时代的开启始于基因突变的发现及分子靶向治疗概念的提出。近年来,随着分子生物学和遗传学技术的发展,我们发现了多种可以作为肿瘤治疗的特异性基因靶点,并成功研发了针对该靶点的药物用于临床,给许多晚期恶性肿瘤患者带来了长期生存的希望。目前,靶向治疗领域依然是新药研发的重点方向。

第一节　肿瘤的驱动基因

要点:

1. 驱动基因突变可导致肿瘤发生。
2. 见驱动基因有 *p53*、*K-RAS*、*EGFR*、*HER2* 等。
3. 常用分子检测技术各有其优缺点。

一、驱动基因的概念

肿瘤的主要特征在于非正常和失去调控的细胞生长,这是基于某个或某些基因突变所致,这些癌基因称为驱动基因,其突变形式影响一系列关键细胞功能的稳态发展。在不同肿瘤中发现这些驱动基因,识别关键基因,将直接影响肿瘤的预后和治疗。分子靶向治疗是一种革命性的治疗方法,它通过干扰决定肿瘤生长及增殖的特异性分子,从而阻止肿瘤的生长、进展和转移。

肿瘤可以表达单一的驱动基因突变,称为单基因突变,也可以表达多种驱动基因突变,称为共基因突变。同时某一种驱动基因突变也可以在多种肿瘤中表达,但是其突变率存在明显差异。某些基因突变可以作为分子靶向治疗疗效的预测因子,而另外一些基因突变的发生则更倾向于预测肿瘤的预后,一般来说,突变型患者的预后差于野生型患者。

二、常见驱动基因和信号通路

既往研究已经证实,许多肿瘤细胞存在着不同于正常组织细胞的遗传学表型,影响肿瘤细胞的生长、存活和转移等恶性行为,其中部分表型是肿瘤治疗的理想分子靶点。对这些靶点进行干预性靶向治疗,从理论上可以实现对肿瘤的特异性抑制作用,而对正常组织却很少发生损伤。下面我们将具体介绍一些重要的驱动基因和信号通路。

(一) *p53* 基因

p53 是一种重要的抑癌基因。当 *p53* 基因发生突变后,由抑癌基因转变为癌基因,在细胞信号转导通路上发挥重要作用,促进肿瘤的发生及发展(参见第一篇第四章癌基因、抑癌基因与表观遗传学)。

(二) *KRAS* 基因

KRAS 基因异常的相关介绍请见第一篇第四章。*KRAS* 突变类型中,*G12C* 突变最为常见,约占所有 *KRAS* 突变的 44%,是目前肿瘤靶向治疗的重要靶点。临床研究显示,AMG-510 对 *KRAS G12C* 突变 NSCLC 患者治疗有效,也期待更多的新药用于临床实践,给 *KRAS* 突变患者带来治疗的希望。

(三) *EGFR* 基因

研究表明多种实体瘤 EGFR 高表达或功能失调,导致肿瘤增殖、侵袭与转移(参见第一篇第四章)。当配体与 EGFR 相结合时,受体发生二聚化,EGFR 酪氨酸残基发生自身磷酸化,并启动一系列细胞内信号转导,最后促进肿瘤细胞增殖、分化及转移等多种生物学效应(参见第二篇第四章肿瘤的侵袭与转移)。参与信号转导的通路主要有两条途径,一条是 PI3K/PKC/IKK 通路,一条是 RAS/RAF/MAPK 通路。NSCLC 中 EGFR 的热点突变主要集中在 18-21 外显子,其中外显子 19 缺失突变和 21 外显子点突变最为常见,亦是对 EGFR-TKI 药物敏感的阳性突变。而 20 外显子插入突变却是 EGFR-TKI 耐药突变,目前最有前景用于 EGFR 20 插入突变患者的药物 TAK-788 在临床研究中显示出对该位点良好的治疗疗效,是未来值得期待的新型靶向治疗药物。

(四) *HER2* 基因

肿瘤中 *HER2* 基因及信号转导异常在本书之前章节已有介绍(参见第一篇第四章,第五章)。所有经病理诊断证实为胃腺癌的患者都要常规进行 *HER2* 检测。*HER2* 阳性的晚期胃癌患者可以从抗 *HER2* 治疗中获益。基于血液中 ctDNA 靶向测序的 *HER2* 基因体细胞拷贝数结构与荧光原位杂交数据高度一致,对于无法取得活检组织的患者,液体活检 HER2 扩增情况是一种可能的有效补充手段,可用于胃癌患者曲妥珠单抗治疗疗效的监测。在 NSCLC 患者中,HER2 的异常更多见于 *HER2* 基因突变,可以是原发 *HER2* 基因突变或 EGFR-TKI 耐药后出现的耐药突变。

(五) *RET* 融合表达

RET 基因是一个在转化中发生重排的原癌基因,位于 10 号常染色体长臂,其编码的蛋白质 RET 蛋白是一种跨膜蛋白,属于酪氨酸激酶家族。*RET* 基因重排可以激活酪氨酸激酶,从而导致细胞的恶性转化。RET 融合表达可见于多种实体肿瘤,其中 NSCLC 和部分甲状腺乳头状癌及髓样癌患者中检出率相对较高。在 NSCLC 中,RET 融合表达的发生率为 1%~2%,其融合伴侣包括 KIF5B,CCDC6 以及 TRIM33。RET 的不同融合伴侣并未显示出对靶向治疗药物不同的治疗疗效。

(六) *ALK* 融合表达

2007 年,日本学者首次在 NSCLC 中发现棘皮动物微管样蛋白 4-间变淋巴瘤激酶(echinoderm microtubule associated protein like 4-anaplastic lymphoma kinase,*EML4-ALK*)融合基因。这是在 NSCLC 中继 *EGFR* 基因突变之后发现的另一个驱动基因,也是目前临床上治疗效果确切的靶向治疗靶点。与 EGFR 突变不同,在亚裔及高加索肺癌患者中,*EML4-ALK* 融合基因发生率没有明显种族差异,均为 5%~7%。发生基因融合时,*EML4* 基因在染色体不同位置发生断裂,形成不同长度的外显子拼接片段,调转方向,插入位置相对保守的 *ALK* 基因第 19、20 外显子之间,形成不同的融合变异体,最常见的为 V1 型和 V3 型。临床特征显示,*EML4-ALK* 融合基因阳性相对更常见于年轻、不吸烟或少吸烟的肺腺癌晚期患者。

(七) *BRCA1* 和 *BRCA2* 基因

约 50% 的显性遗传的遗传性乳腺癌是由 *BRCA1* 和 *BRCA2* 基因突变引起的,这些突变导致的乳腺癌相对危险度是女性普遍人群相对危险度的 10~30 倍,使突变人群一生中罹患乳腺癌的风险高达 85% 左右。同时 BRCA1 和 BRCA2 基因突变也是家族性卵巢癌发生的重要遗传因素。在一般人群中, BRCA1 和 BRCA2 的突变频率分别是 1/800 和 1/500,在德裔犹太人中其突变率为 1/40;而在卵巢癌中, BRCA1 的突变频率为 3%~10%,BRCA2 的突变频率为 0.6%~6%。BRCA1 基因于 1994 年被克隆,有 24 个外显子,编码 1 863 个氨基酸的蛋白质。BRCA2 基因位于染色体 13q12-q13,有 27 个外显子,编码 3 418 个氨基酸的蛋白质。目前已确定 BRCA1 和 BRCA2 基因有超过 1 000 种生殖细胞突变,致病突变会造成截短的蛋白产物,或干扰蛋白质的功能。BRCA1 相关乳腺癌的特点与 BRCA2 相关和散发性乳腺癌不同,BRCA1 相关乳腺癌通常发生在年轻女性,有更高的侵袭性,病理分级高,更常见三阴性乳腺癌。BRCA1 和 BRCA2 基因的突变位点决定卵巢癌的致病风险。BRCA1 基因第 2 402 位和第 4 190 位核苷酸突变导致卵巢癌患病高风险。BRCA1 和 BRCA2 在双链 DNA 修复中不可或缺的作用,使其成为一个 BRCA 相关乳腺癌及卵巢癌的潜在治疗靶点,多聚腺苷二磷酸核糖聚合酶 1(PARP1)抑制剂是临床上针对该突变最有效的治疗药物。

(八)PAM 通路

哺乳动物雷帕霉素靶蛋白(mTOR)基因位于人常染色体 1p36.2,编码全长 2 549 个氨基酸的蛋白质,属于磷脂酰肌醇激酶相关蛋白激酶(PIKK)家族,具有丝氨酸/苏氨酸及酶活性。mTOR 通过调节细胞周期、蛋白质合成、细胞能量代谢等多种途径发挥重要的生理功能,在细胞增殖、生长、分化过程中起着中心调控点的作用。mTOR 调控异常,与包括乳腺癌在内多种肿瘤的发生、恶性转化及耐药均有重要关系,也与很多生长因子通路的异常相偶联,它是 PI3K/Akt 途径中的关键靶点。肿瘤细胞中 mTOR 的活化,可以促进细胞的增殖、血管生成、加快肿瘤细胞代谢。理论上,mTOR 的调控可以从多种机制上发挥抑制肿瘤的作用。

(九)RAS-RAF-MAPK 通路

RAS-RAF 丝裂原活化蛋白激酶(MAPK)信号转导途径是由多种细胞信号和通路激活的分子级联。信号通过 RAS 和 RAF 的转导导致 ERK1/2 激酶的活化,通过丝氨酸/苏氨酸磷酸化调控多种蛋白,最终调节多种基因转录,控制细胞增殖、生存和其他关键细胞进展。广泛的遗传学及机制方面的研究发现,在多种肿瘤中都存在激活 MAPK 通路的突变,而在恶性黑色素瘤中,该通路的激活是最高频、最重要的分子事件。目前,对于 RAS-RAF-MEK-ERK 信号通路的研究非常深入,经典 MAPK 通路在人类肿瘤中可以通过几种机制被激活,包括配体结合受体酪氨酸、抑癌基因 NF1 缺失,或 RAS、BRAF 和 MEK1 中的基因突变导致的 RTK 突变激活。ERK 磷酸化激活,调节靶基因转录,促进细胞周期进程及肿瘤生存。

三、常用的分子检测方法

针对基因变异,目前常用的分子检测方法包括免疫组化(IHC)、荧光原位杂交(FISH)、聚合酶链式反应(PCR)和测序等。相关描述请参见第三篇第一章肿瘤病理学诊断相应内容。每种方法都有自身的优缺点,有时需多平台互相验证检测。不同检测方法的优劣势对比如表 4-5-1:

表 4-5-1　不同检测方法的优劣势对比

方法	检测类型	样本要求	优势	劣势	检测突变类型
IHC	protein	组织、细胞学	直观显示蛋白表达情况	对样本质控要求高,对判读人员要求较高,非特异性染色影响结果判读	蛋白表达水平
FISH	DNA	组织、细胞学	可直观检测基因拷贝数变化和融合	对样本质控要求高,对判读人员要求较高,肉眼判读存在主观性	已知/未知拷贝数变异、融合/重排

续表

方法	检测类型	样本要求	优势	劣势	检测突变类型
扩增阻滞突变系统（ARMS）	DNA	组织、细胞学、体液	速度快，精准度较高，操作简单，仪器费用较低，检测时间短	无法测融合、拷贝数变异及未知突变	已知点突变、小片段插入/缺失
逆转录聚合酶链反应（RT-PCR）	RNA	组织、细胞学	速度快，精准度较高，操作简单，仪器费用较低，检测时间短	无法测拷贝数变异及未知融合，突变也仅限于外显子跳跃突变（MET）	已知融合及外显子跳跃突变
数字 PCR	DNA	组织、细胞学、体液	单位点精准度非常高，可进行动态监测	仅能检测已知变异位点，高灵敏度检测组织样本易出现假阳性	已知点突变、小片段插入/缺失、拷贝数变异
Sanger 测序	DNA	组织	测序长，准确性高，能处理重复/多聚序列	通量低、灵敏度低	点突变、小片段插入/缺失
NGS	DNA/RNA	组织、血液、体液	一次检测多种变异类型，多基因，检测范围广	价格略高，周期略长，操作稍复杂，数据分析稍复杂	点突变、插入/缺失突变、拷贝数变异、融合/重排

第二节　靶向治疗药物的基本原理

要点:
1. 分子靶向药物是通过识别特定的靶点起效的治疗药物。
2. 根据作用位点,分子靶向药物可以分为靶向肿瘤细胞和靶向肿瘤微环境两类药物。
3. 许多已知的小分子抑制剂专注于激酶失活和阻断在肿瘤恶变过程中失调的信号通路。

　　许多由美国食品药品监督管理局(FDA)批准的分子靶向治疗药物,在治疗乳腺癌、肺癌、白血病、结直肠癌、卵巢癌、恶性黑色素瘤等多种实体肿瘤方面都取得了显著的临床疗效。分子靶向治疗的概念最早来源于"魔弹"这一概念的提出,由保罗·里奇在1800年底首次阐述。它最初被用于描述一种专门针对微生物的化学物质的能力,但该方法后来被扩展到肿瘤治疗领域。确定理想的治疗靶点对于肿瘤分子靶向治疗的成功开发至关重要。肿瘤发生的基础之一是由基因图谱的改变所决定的,这将导致蛋白质和受体的突变或改变,从而促进细胞的存活和增殖。这种特定的基因改变可以区分癌细胞和正常细胞,从而成为分子靶向药物开发的分子靶点。通过了解肿瘤中特定分子靶点的生理学特征,研究人员可以确定抑制肿瘤生长和进展的潜在分子策略。肿瘤生物标志物可以通过基因组测序来确定,使研究人员能够比较正常细胞和恶性细胞的基因与蛋白表达,确定二者之间表达的差异。通过测序技术,可以对多种肿瘤基因组进行测序,以揭示个体内恶性细胞和正常细胞之间的遗传异质性,这对于确定药物开发的潜在分子靶点非常重要。分子靶向治疗的靶点包括生长因子、信号分子、细胞周期蛋白、凋亡调节因子和促进血管生成的分子等。

　　既然肿瘤细胞同正常组织细胞之间存在着众多的差异,理论上它们均可能成为靶向治疗的作用靶点。然而具有临床应用价值的分子靶点的确立与开发,实际上并不简单。除了要求在肿瘤与正常组织之间存在差异外,还要求该位点的存在与否能够影响肿瘤的生长、存活与转移等恶性生物学行为。目前研究最多的是一些信号转导通路中的信号分子,它们多数由癌基因编码,存在癌基因的突变或者过表达。但是也有一些信号分子,虽然在肿瘤恶性行为相关的信号通路中也表达或过表达,但是对肿瘤的生物学表型没有产生重大的影响,针对这样靶点的干预就难以对肿瘤的增殖或转移产生作用,所以也不能成为理想的肿瘤治疗靶点。

目前靶向治疗的研究领域主要集中于以下几方面:①抑制或改变控制肿瘤细胞生长与存活的信号转导途径;②增强抑癌基因的功能;③阻断过表达的癌基因;④直接作用于肿瘤细胞抗原或者激活针对肿瘤抗原的机体免疫;⑤抑制肿瘤新生血管的生成。其中抑制肿瘤新生血管生成的靶点并非针对肿瘤细胞本身,而是作用于肿瘤赖以生存的微环境,也将之归为靶向治疗肿瘤的作用领域。靶向治疗涉及的许多分子靶点已经研究得较为透彻,因此可以通过理解和识别一个特定的靶点来开发出有效的治疗药物。

根据靶向治疗药物的作用位点,我们可以将靶向药物进行如下分类。

一、靶向肿瘤细胞的药物

用于肿瘤治疗的分子靶向药物可以表现出不同的功能和特征,根据靶点不同,药物可以作用于细胞表面抗原、生长因子、受体或信号转导途径,调节细胞周期进程、细胞死亡、转移和血管生成。分子靶向治疗药物可以通过阻断有利于促进肿瘤细胞生长的信号,干扰细胞周期的调节和/或诱导细胞死亡来杀死癌细胞。某些靶向药物也可以通过靶向肿瘤细胞以及肿瘤微环境中的成分来激活免疫系统。当靶向治疗药物和化疗联合时,也可以协同阻碍肿瘤的进展和侵袭,或使耐药肿瘤细胞对其他治疗部分重新敏感。

细胞凋亡过程的异常在促进肿瘤发生中起着重要作用。很多靶向药物可以通过诱导细胞凋亡调节环节的关键分子来实现治疗肿瘤的目的(参见第二篇第二章细胞死亡与肿瘤)。诱导肿瘤细胞凋亡是分子靶向治疗的关键机制之一。

二、靶向肿瘤微环境的药物

靶向药物可以被设计为靶向肿瘤微环境中的关键分子,这些分子负责促进肿瘤的生长。肿瘤微环境细胞与间质成分复杂(参见第二篇第五章肿瘤的微环境)。Bindarit 是一种单核细胞趋化蛋白 1(MCP-1)的小分子抑制剂,它可以减少 TAMs 和 MDSC 的浸润,从而抑制前列腺癌和乳腺癌中的细胞迁移、细胞增殖和肿瘤生长。贝伐珠单抗、舒尼替尼、索拉非尼和帕佐帕尼等药物就通过阻断促血管生成因子的活性,阻止肿瘤新血管的形成。细胞毒性 T 淋巴细胞抗原 4(CTLA-4)和程序性细胞死亡蛋白 1(PD-1)的阻断是重新激活免疫系统的重要策略,目前已有多种药物用于临床实践(参见第四篇第四章生物治疗)。

另外,我们也可以按照分子靶向治疗药物的类型特点将药物分为小分子、单克隆抗体、免疫治疗性肿瘤疫苗和基因治疗药物。本书将单克隆抗体、肿瘤疫苗和基因治疗归入本篇第四章生物治疗。

三、小分子治疗药物

小分子定义为相对低分子量(<900Da)的化合物,能够穿透细胞膜,靶向细胞内的特定蛋白质。许多已知的小分子抑制剂专注于激酶失活和阻断在肿瘤恶变过程中失调的信号通路。此外,小分子可用于靶向蛋白酶体、周期蛋白依赖性激酶(cyclin-dependent kinase,CDK)和多腺苷二磷酸核糖聚合酶(PARP)抑制剂,以激活细胞周期检查点,触发凋亡,并协调 DNA 修复。

激酶在调节信号通路中发挥重要作用,这些信号通路调节许多生理功能,如细胞生长、增殖、迁移和血管生成。这些蛋白激酶的失调可能导致细胞生长异常。小分子抑制剂竞争性结合酪氨酸激酶的活性或非活性三磷酸腺苷(ATP)结合位点,从而直接影响肿瘤细胞增殖。如伊马替尼,它是一种2-苯氨基嘧啶,可以竞争性地抑制 ATP 与 Abelson 酪氨酸蛋白激酶(ABL)的结合,从而抑制肿瘤生

NOTES

长。它是 2001 年批准用于肿瘤治疗的第一个选择性酪氨酸激酶抑制剂。另一种引起极大兴趣的药物是布鲁顿酪氨酸激酶（BTK）抑制剂，它被用于临床治疗 B 细胞疾病。BTK 主要通过靶向 B 细胞受体途径或 Toll 样受体途径，在 B 细胞成熟、分化、增殖、存活、黏附和迁移中发挥作用。目前 FDA 已批准的 BTK 抑制剂包括伊布替尼和阿卡布替尼，在对 B 细胞恶性肿瘤的Ⅱ期临床试验中得到疗效证实。

上述分子靶点治疗药物的分类只是暂时的，随着新靶点的不断发现，必将有更多种类的靶向治疗药物出现，而且有些靶向药物是多靶点同时阻断，因此很难将其归类。未来随着分子生物学的进步，靶向治疗药物的分类也必然有更新的解释。

第三节　靶向治疗的耐药与应对

要点：

1. NSCLC 分子靶向治疗耐药后可出现 3 种进展模式。
2. EGFR-TKIs 抑制剂与 ALK 抑制剂具有多种常见的耐药机制及相应的不同治疗原则。
3. NSCLC 分子靶向药物治疗耐药后，可采用联合治疗模式。
4. 新型 ADC 药物 DS-8201 是 HER2 扩增乳腺癌治疗耐药的后线治疗选择。

虽然分子靶向治疗的发现是肿瘤治疗史上里程碑式的突破，但是依然存在许多难以克服的困境。由于肿瘤的发生发展机制非常复杂，单一靶点的阻断很难长期抑制肿瘤进展，因此分子靶向治疗的耐药不可避免。下面将以乳腺癌和非小细胞肺癌靶向治疗耐药机制和后续治疗选择为例，进行详细阐述。

一、晚期非小细胞肺癌分子靶向治疗的耐药机制与耐药后治疗策略

对于非小细胞肺癌（NSCLC）分子靶向治疗耐药机制，阐述相对明晰的是针对 EGFR 及 ALK 通路的靶向治疗，下面我们将逐一进行分析。

目前临床上将晚期 NSCLC 靶向治疗后进展区分为局部进展、缓慢进展及暴发式进展。局部进展最常见的部位为脑转移或骨转移。按照目前指南推荐，对于靶向治疗后出现脑转移患者，若合并相关颅内高压或神经系统临床症状者，建议在原靶向治疗的同时可以联合局部治疗，包括脑转移灶手术切除，全脑放疗及立体定向放疗等。若仅有影像学提示存在脑转移而并无临床相关症状，可继续原靶向治疗，同时密切观察随诊。对于新发骨转移患者，可考虑在原靶向药物治疗基础上合并骨保护素治疗，常用药物为双膦酸盐或地舒单抗。若出现骨相关事件，可进行手术或局部骨转移灶放疗等局部治疗。若出现缓慢进展，可继续原靶向药物治疗并定期观察，待病变确定进展后建议再次基因检测，根据耐药机制选择后续全身治疗方案。若出现暴发式进展，则需立即换药治疗。

（一）EGFR-TKIs 耐药

尽管 EGFR-TKIs 对 EGFR 突变患者有良好的治疗疗效，客观有效率达 70% 以上，疾病控制率更可达到 90% 以上，但是依然有接近 10% 左右的患者出现原发耐药，其耐药机制包括合并 KRAS 突变、原发 EGFR T790M 突变及 EGFR 20 外显子插入突变等。另外，继发性耐药也不可回避。第一代 EGFR-TKIs 药物中位疾病进展时间在 9~13 个月左右，第二代 EGFR-TKIs 药物中位疾病进展时间在 12~14 个月左右，第三代 EGFR-TKIs 药物治疗中位疾病进展时间也仅有 18 个月左右。

EGFR-TKIs 药物的继发性耐药机制存在明显差异，第一代、第二代 EGFR-TKIs 一线靶向治疗后，50%~60% 患者会出现 EGFR T790M 突变，该突变是第三代 EGFR-TKIs 药物治疗的特定人群。其他的耐药机制包括 MET 扩增、其他类型的 EGFR 突变、HER2 扩增、BRAF 突变以及小细胞转化等。临床上可根据不同的耐药机制选择相应的治疗策略。第三代 EGFR-TKIs 中的代表药物奥希替尼，其耐

药机制相对复杂。当奥希替尼作为一线药物治疗时,其耐药机制包括 MET 扩增、EGFR 其他类型突变、HER2 扩增、RET 融合表达、PI3KCA 等,但是 40%~50% 耐药患者并未发现耐药突变,目前耐药机制未明。当奥希替尼作为第一代或第二代药物耐药后的二线治疗时,其耐药机制与一线治疗并不相同,5%~50% 的患者出现 MET 扩增,另外的耐药机制包括 EGFR C797X 突变、EGFR 扩增、小细胞转化、RET 融合表达、ALK 融合表达等,但是有 30%~40% 患者耐药机制未明。对于 EGFR-TKIs 治疗耐药后出现 MET 扩增的患者,联合 MET 抑制剂治疗是近些年一直尝试的一种新的联合治疗模式。

(二) ALK 耐药

与 EGFR-TKIs 靶向治疗相似,ALK 抑制剂的治疗也存在耐药的问题。不同的 ALK 抑制剂耐药机制也略有不同。第一代药物克唑替尼耐药后 60%~70% 为非 ALK 依赖型,其余患者会出现 ALK 扩增或 ALK 突变,第二代 ALK 抑制剂治疗依然有效。而第二代药物耐药后,50%~70% 出现 ALK 依赖型耐药机制,其中 G1202R 这个更加难治的突变位点发生率为 34%~60%,目前仅有第三代药物劳拉替尼治疗有效。

靶向治疗的前提是精准检测,耐药后的重复检测至关重要,将直接决定后续的全身治疗策略。在条件允许的前提下实现动态检测可以更早发现分子层面的耐药位点出现,为疾病进展后的治疗提供治疗抉择。

为了进一步提升靶向药物治疗疗效,推迟耐药发生,临床上进行了许多探索,其中的一个重要方向就是联合治疗的协同效应。早期的临床研究证明在靶向治疗的基础上联合化疗并不能提高靶向治疗的客观疗效,相反还带来了更加严重的治疗相关副反应。但是经过多年尝试,NCT02148380 临床研究结果证实,吉非替尼联合培美曲塞及卡铂方案治疗较吉非替尼单药治疗相比,可以将患者中位 OS 从 25.8 个月延长至 37.9 个月,因此靶向联合化疗治疗模式已成为部分体力状态好、可以耐受更强治疗方案患者的一种新选择。

靶向联合治疗模式的另外一种成功尝试来自 EGFR-TKIs 联合抗血管生成治疗。EGFR 的激活可以上调 VEGF 和 VEGFR1 的表达,促进 VEGFR 的激活,促进血管生成。JO25567 和 NEJ026 临床研究结果显示,厄洛替尼联合贝伐珠单抗一线治疗的疗效优于单药厄洛替尼治疗,联合治疗中位疾病进展时间可达到 16.4 个月,而单纯厄洛替尼治疗中位疾病进展时间为 9.8 个月,显示出联合治疗的协同增效作用。另一个临床研究再次证实在厄洛替尼治疗基础上,联合抗血管生成药物雷莫芦单抗可以进一步延长患者中位疾病进展时间长达 19.4 个月。目前 A+T 治疗模式已经成为临床上推迟治疗耐药的新选择。

二、人表皮生长因子受体 2 扩增乳腺癌治疗原则及耐药后治疗策略

20%~30% 的乳腺癌患者中存在人表皮生长因子受体 2(HER2)基因扩增或过表达,它是肿瘤发生过程中的早期事件,并且在肿瘤发展过程中 HER2 状态保持稳定;而在正常组织中 HER2 表达往往呈阴性,因此 HER2 成为乳腺癌治疗的理想靶点。1998 年 9 月,美国 FDA 首先批准了第一个以 HER2 为靶点的分子靶向治疗药物——曲妥珠单抗(trastuzumab),用于 HER2 阳性的转移性乳腺癌患者;之后随着更多临床研究的进展,曲妥珠单抗在 HER2 扩增乳腺癌患者中实现从早期辅助治疗至晚期姑息治疗的全过程。目前曲妥珠单抗抗肿瘤的作用机制尚未完全阐明,可能的机制包括:与 HER2 受体结合,阻断受体介导的生长信号的传递;促进 HER2 受体蛋白的内化与降解;通过抗体依赖性细胞介导的细胞毒作用(ADCC)杀伤肿瘤细胞;下调血管内皮细胞生长因子,抑制肿瘤血管生成等。

目前曲妥珠单抗已经广泛应用于乳腺癌的晚期姑息治疗、辅助治疗、新辅助治疗。其疗效与 HER2 的表达水平明显相关,免疫组织化学(IHC)法检测 HER2(+++)的患者曲妥珠单抗治疗有效率和生存期均高于 IHC(++)的患者,IHC(++)中对治疗敏感者往往经荧光原位杂交(FISH)检测 HER2 基因扩增。因此目前临床上 IHC(+++)的患者可以直接选择接受曲妥珠单抗治疗,而对于 IHC

（++）者，需通过 FISH 检测确定 *HER2* 基因扩增患者，方可接受曲妥珠单抗治疗。

帕妥珠单抗也是一种单克隆抗体，它是第一个被称作"HER 二聚化抑制剂"的单克隆抗体。它不同于曲妥珠单抗，前者是结合在 HER2 受体的Ⅳ区，抑制 HER2/HER2 同源二聚体形成，而帕妥珠单抗是通过结合 HER2 的Ⅱ区，阻滞了 HER2 与其他 HER 家族成员受体形成异源二聚体，从而减缓了肿瘤的生长。帕妥珠单抗与曲妥珠单抗联合使用时，既阻断了同源二聚体的形成，也阻断了异源二聚体的形成，实现了抗 HER2 胞外区全阻断。

在晚期首次复发转移一线治疗的 HER2 阳性患者，CLEOPATRA 研究证实使用紫杉类联合曲妥珠单抗及帕妥珠单抗的双靶疗效较紫杉类联合曲妥珠单抗单靶治疗相比，能显著延长无进展生存期，总生存期更是延长到 57 个月，是目前一线治疗"金标准"。而在新辅助阶段开展的一系列双靶对比单靶的临床研究，如 NEOSPHERE、TRYPHAENA、TRAIN-2，均证实双靶治疗优于单靶治疗，能显著提高患者的病理完全缓解率，也是 HER2 阳性乳腺癌新辅助治疗目前的标准方案。同时术后辅助开展的 APHYNITY 研究，在高危 HER2 阳性（腋窝淋巴结转移）患者，术后 1 年曲妥珠单抗联合帕妥珠单抗也较单用曲妥珠单抗显著提高无病生存率。

德曲妥珠单抗（trastuzumab deruxtecan，T-DXd，又称 DS-8201）是新一代靶向 HER2 的 ADC 类药物，其药物抗体比（DAR）达到 8∶1，较 T-DM1 有很好的提升。2019 年圣安东尼奥乳腺癌研讨会（SABCS）中，DESTINY-Breast 01 研究以突破性疗效数据惊艳亮相，德曲妥珠单抗已获得美国 FDA 加速批准用于治疗 HER2 阳性不可切除或转移性乳腺癌成人患者，这些患者在出现转移的情况下已接受过 2 种或 2 种以上抗 HER2 疗法。

DS-8201 通过 GGFG 四肽连接子将人源化单克隆抗体曲妥珠单抗与高活性拓扑异构酶Ⅰ抑制剂（DXd）连接在一起，进入肿瘤细胞后即可被溶酶体蛋白酶裂解，确保特异性释放载药杀伤肿瘤细胞。拓扑异构酶Ⅰ抑制剂在乳腺癌抗肿瘤药物中应用较少，因此，在乳腺癌的后线解救中可以克服既往反复使用微管抑制剂产生的交叉耐药问题。此外，DS-8201 对 HER2 低表达的患者也有效果，这可能与其"旁观者效应"有关——由于 DXd 的高膜通透性，T-DXd 不仅对 HER2 阳性的细胞具有细胞毒性，对周围的肿瘤细胞也具有细胞毒性。

在 DS8201-A-J101 研究中，对于 HER2 低表达乳腺癌，在平均 7 线的患者中，DS-8201 也显示出很好的疗效，确认的 ORR 为 44.4%，中位缓解持续时间（DOR）为 11.0 个月，中位 PFS 为 8.0 个月，总体安全性数据可控。DESTINY-Breast01 二期单臂临床研究纳入了 184 例 HER2 阳性不可切除或转移性乳腺癌女性患者，中位 6 线治疗后的患者，总客观有效率达到 61.4%，中位 PFS 达到 19.4 个月。2021 年欧洲肿瘤内科学会大会报道的 DESTINY-Breast03 的研究数据进一步显示，在既往接受过曲妥珠单抗和紫杉类治疗的 HER2 阳性 mBC 患者中，DS-8201 与既往标准二线治疗 T-DM1 相比，显著降低疾病复发或死亡风险（12 个月 PFS 75.8% vs 34.1%），成为 HER2 阳性晚期乳腺癌二线新的标准治疗。对于 HER2 扩增乳腺癌患者，联合治疗模式也是治疗的新选择。

关于靶向治疗耐药机制的探索仍未停止，联合治疗模式的药物选择、治疗时机的把握、毒副反应的管理依然是临床上面临的课题。

第四节　靶向治疗药物的临床应用

要点：

1. EGFR-TKIs 药物可分为三代不同的药物。
2. 小分子靶向治疗药物可作用于 BRAF 等多个位点。

靶向治疗是基于对特定靶点结构和功能的认识，寻找癌细胞与正常细胞之间微妙差异，并确认这种差异对肿瘤细胞的生存和增殖起到关键作用，通过对该靶点的抑制，直接或间接地使细胞增殖受到影响。目前临床上针对不同的驱动基因研发上市了多种药物，下面按不同靶点给大家进行介绍。

一、BCR-ABL 抑制剂

伊马替尼作为第一个酪氨酸激酶抑制剂，于 2001 年 5 月获批上市用于治疗慢性髓细胞性白血病（CML）并取得了惊人的临床疗效。CML 的分子病因学起源于费城染色体（Philadelphia chromosome）的发现，研究表明 90% 以上的 CML 患者中可检测出费城染色体（9，22 易位），易位的结果是 9 号染色体上的原癌基因 ABL（abelson）与 BCR（breakpoint cluster region）基因共同位于 22 号染色体上并表达酪氨酸激酶 BCR-ABL。肿瘤细胞对费城染色体易位产生的 BCR-ABL 融合癌基因异常依赖，这一融合蛋白表现出酪氨酸激酶活性，可以将磷酸盐从 ATP 上转到各种底物的酪氨酸残基上引发 CML。因此，BCR-ABL 抑制剂应该可以通过阻断 ATP 与 BCR-ABL 酪氨酸激酶的连接从而抑制其活性。伊马替尼是第一代 BCR-ABL 抑制剂，它可以竞争性阻断 BCR-ABL 融合蛋白与 ATP 的结合，切断 BCR-ABL 介导的异常信号转导通路，抑制其活性，实现治疗肿瘤的目的。临床研究结果显示，伊马替尼治疗可以使 90% 以上的 CML 患者获得临床上血液学缓解，50%~60% 达到细胞遗传学缓解，取得令人瞩目的临床疗效。第二代、第三代 BCR-ABL 抑制剂有更强的酪氨酸激酶抑制活性，如达沙替尼、尼洛替尼，目前主要用于治疗伊马替尼耐药后 CML。

另外，伊马替尼在胃肠道间质瘤（gastrointestinal stromal tumor，GIST）治疗中也取得了突破性进展。GIST 是从小肠间质的 Cajal 细胞衍变而来，其特点是表达原癌基因 c-kit 并伴有获得性 KIT 突变而导致配体依赖性激酶活性。几乎所有的 GIST 都伴有 KIT 突变或更为罕见的血小板源性生长因子受体（platelet-derived growth factor receptor，PDGFR）突变。偶然发现，伊马替尼对 KIT 及 PDGFR 均有抑制作用。早期临床研究显示，伊马替尼治疗转移性 GIST 临床有效率可达 54%，疾病控制率接近90%，显著延长了患者的生存时间。目前指南推荐，对于原发性胃肠道间质瘤患者术后，需根据患者复发风险，接受术后辅助靶向治疗。对于中危胃来源间质瘤，需接受 1 年伊马替尼辅助治疗，非胃来源间质瘤，需接受 3 年伊马替尼辅助治疗。对于高危患者，均需接受 3 年伊马替尼辅助治疗。晚期胃肠道间质瘤患者在伊马替尼治疗耐药后，二线可选择舒尼替尼或达沙替尼治疗。在伊马替尼和舒尼替尼治疗后，三线可选择瑞戈非尼治疗。

二、EGFR 抑制剂

目前临床上广泛应用的抗 EGFR 药物为针对受体胞内区的 EGFR 酪氨酸激酶抑制剂（EGFR-TKIs），也是在晚期 NSCLC 领域中第一个上市的分子靶向药物，给 EGFR 驱动基因阳性的晚期 NSCLC 患者带来总生存期获益的里程碑式治疗药物。目前针对这条信号通路的机制研究深入而全面，经过短短不到 20 年的发展，临床上获批使用的药物已达三代，而且通过多项临床研究证实，对于 EGFR 驱动基因阳性晚期 NSCLC 患者，EGFR-TKIs 一线标准治疗地位不可撼动，而且分子靶向药物治疗也已扩展至辅助治疗阶段。

最早上市的 EGFR-TKIs 为吉非替尼，迄今为止，临床可及的 EGFR-TKIs 药物已发展到三代，分别为第一代药物，吉非替尼、厄洛替尼和埃克替尼；第二代药物，阿法替尼和达可替尼；第三代药物，奥希替尼、阿美替尼和伏美替尼。吉非替尼上市之初，对于驱动基因的概念认识有限，临床发现最能从吉非替尼治疗中获益的人群具有鲜明的临床特点，即不吸烟、亚裔、女性肺腺癌患者。2005 年有学者发现，这类患者中检测到 EGFR 基因突变的存在，彻底揭开了分子靶向治疗时代的序幕。EGFR 基因突变检测发现，在亚裔肺腺癌患者中，EGFR 突变率可达到 50%~60%，而在高加索肺腺癌患者中，其突变率仅为 13%~15%，第一次显示出驱动基因突变发生率存在种族之间的明显差异。EGFR 突变最常见的类型为 EGFR 19 缺失突变和 EGFR 21 L858R 点突变，占 EGFR 突变的 88%~90%，临床上称之为常见突变，另外可见 G719X、L861Q、S768I、T790M 及 EGFR 20 插入突变等，称之为 EGFR 罕见突变。不同的突变类型对 EGFR-TKIs 存在疗效差异，根据 2021 年专家共识，需要临床上按不同亚型进行更精准的治疗选择。十余项Ⅲ期临床研究结果显示,对于 EGFR 驱动基因阳性晚期肺癌患者,和传统化疗相比,EGFR-TKIs 药物一线使用,有效率高达 70% 左右,疾病控制率更可达到惊人的 90% 以上,成为一线的标准治疗,但是不同 EGFR-TKIs 之间依然存在差异。

第一代 EGFR-TKIs 为 EGFR 酪氨酸抑制剂,分子结构上具有喹唑啉母环,在细胞内与突变型 EGFR 可逆性结合,抑制 EGFR 酪氨酸激酶磷酸化,从而阻断肿瘤细胞信号转导,抑制肿瘤细胞生长、增殖、转移和血管生成,并促进肿瘤细胞凋亡。但是由于其与 EGFR 结合容易受到 ATP 结合亲和力的影响,而且是可逆、竞争性抑制 ATP,通过氢键、范德瓦耳斯力、疏水作用结合激酶结构域作用较弱,而且仅能抑制同源二聚化,因此与第二代、第三代 EGFR-TKIs 药物相比,治疗后耐药出现相对较早,一线治疗中位无进展生存期(progression-free survival,PFS)为 9~13 个月,中位总生存期(overall survival,OS)26~30 个月。第一代 EGFR-TKIs 经肝脏代谢,常见治疗相关副反应包括皮疹、腹泻、肝功能损伤、间质性肺炎等,皮疹的发生可能与治疗疗效相关。

第二代 EGFR-TKIs 为泛 HER 家族抑制剂,分子结构上含有丙烯酰胺官能团,经过迈克尔加成反应,与 EGFR 上的 ATP 结合域半胱氨酸残基形成共价键结合物,活性更强,作用更加持久,而且可以不可逆地共价结合 EGFR,HER2 及 HER4,抑制同源二聚化和异源二聚化,抑制所有 HER 家族信号转导,防止旁路激活。研究表明,异源二聚体较同源二聚体对细胞分裂和转化有更强的作用,因此提示第二代 EGFR-TKIs 药物较第一代药物有更好地克服耐药的机制存在。也是基于对第一代药物获得性耐药机制的认知和理解,促进了第二代药物的研发与临床上市。LUX-LUNG 系列临床研究结果显示,阿法替尼对 EGFR19 缺失突变亚组显示出优于 EGFR 21 L858R 更佳的治疗疗效,而且对 EGFR 罕见突变亦有更好的治疗疗效,因此获得了罕见突变临床适应证推荐。

第三代 EGFR-TKIs 的代表为奥希替尼,它是 EGFR 突变特异性抑制剂,与突变型 EGFR 不可逆共价结合,且对 EGFR T790M 突变具备特异性结合能力,用于治疗第一、二代 EGFR-TKIs 一线治疗耐药出现 T790M 突变患者。其一线治疗与第一代 EGFR-TKIs 药物相比,明显延长患者中位 PFS 及 OS。Flaura 临床研究结果显示,奥希替尼一线治疗中位 PFS 达 18.9 个月,中位 OS 达 38.6 个月。

在晚期 NSCLC 患者中确立一线治疗地位后,EGFR-TKIs 在 NSCLC 辅助治疗中也建立了其治疗地位,Adaura 临床研究结果显示,EGFR 常见突变ⅠB-ⅢA 期肺癌患者,术后接受 3 年奥希替尼治疗可明显延长患者无病生存期(DFS)。目前已获批临床适应证。

吡咯替尼也是 HER1/HER2/HER4 的小分子酪氨酸激酶抑制剂,是不可逆的酪氨酸激酶抑制剂,因此对 EGFR 家族的抑制更强。吡咯替尼作为中国原研的小分子、不可逆、泛 ErbB 受体酪氨酸激酶抑制剂,Ⅰ期临床研究中的单药有效率达到 50%,在乳腺癌中进行的Ⅱ期研究结果显示,吡咯替尼联合卡培他滨的有效率达 78.5%。凭借Ⅱ期研究的结果,吡咯替尼于 2018 年 8 月在中国给予有条件批准上市。目前批准其与卡培他滨联合使用,用于治疗 HER2 阳性、既往未使用或使用过曲妥珠单抗、既往接受过蒽环类或紫杉类药化疗的复发或转移性乳腺癌。

三、ALK 抑制剂

尽管第一个 ALK 抑制剂克唑替尼于 2011 年才获批上市,但是短短十余年时间,目前国外上市的 ALK 抑制剂已达三代,在我国也已有两代、四个抑制剂用于临床治疗。

第一代 ALK 抑制剂克唑替尼是 ALK、ROS1 及 c-MET 多靶点小分子酪氨酸激酶抑制剂,对 ALK 融合阳性肺癌患者有良好的治疗疗效。PROFILE 1014 临床研究结果显示,克唑替尼一线治疗 ALK 阳性晚期肺癌患者,临床客观缓解率 74%,中位 PFS 10.9 个月。

第二代 ALK 抑制剂目前临床可及药物包括阿来替尼、色瑞替尼和恩沙替尼。其中基于 ALEX 临床研究,阿来替尼一线治疗 ALK 阳性晚期肺癌患者,临床客观缓解率 82.9%,独立评估委员会 PFS 25.7 个月,优于第一代靶向药物克唑替尼,目前已获批用于一线 ALK 融合晚期肺癌患者及克唑替尼耐药后的二线治疗。色瑞替尼通过 ASCEND 系列研究,也获批用于 ALK 融合晚期肺癌患者的一线及克唑替尼耐药后的二线治疗。恩沙替尼作为国内原研 ALK 抑制剂也已获批上市,目前适应证为克唑替尼耐药后二线治疗选择。

四、BRAF 抑制剂

恶性黑色素瘤(malignant melanoma,MM)是由黑色素细胞恶变引起的恶性肿瘤,常见于体表皮肤、肢端、黏膜,偶见于眼葡萄膜。黑色素瘤是发病率增长最快的恶性肿瘤之一,年增长率 3%~5%,我国每年新发病例约 2 万例。黑色素瘤在病理类型上存在种族之间的差异,高加索人更多见浅表播散型,而我国更多见的是肢端色斑型。*BRAF* 突变是恶性黑色素瘤最常见的基因突变,和野生型相比,*BRAF* 突变患者预后更差。*BRAF* 突变患者临床特征为起病早,中位诊断年龄为 55 岁左右;溃疡率高;预后差,其死亡风险较野生型相比提高 3 倍,是晚期黑色素瘤预后的独立危险因素。中国晚期黑色素瘤 *BRAF* 突变率在 25% 左右。最早上市的 BRAF 抑制剂为维莫非尼,临床研究显示,对于 *BRAF* 突变的黑色素瘤患者,其治疗有效率高达 57%,中位 OS 可达 13.6 个月,远远高于经典治疗。但是,由于其分子结构的原因,维莫非尼的治疗相关副反应也相当明显,如光敏感、皮肤鳞状细胞癌、皮肤乳头状瘤及过度角化等。为了进一步提升治疗疗效,减少治疗相关副反应,BRAF 抑制剂达拉非尼联合 MEK 抑制剂曲美替尼的双靶联合治疗模式应运而生。这种联合治疗模式同时抑制 MAPK 上下游通路,理论上可以提升疗效,推迟疾病进展时间。临床研究显示,联合治疗有效率高达 67%,疾病控制率 91%,中位 PFS 11~12 个月,中位 OS 25~26 个月。*BRAF* 突变不仅存在于黑色素瘤中,在多种实体肿瘤中都伴有 *BRAF* 突变,包括甲状腺癌、非小细胞肺癌、结直肠癌等。对于 *BRAF* 突变晚期实体肿瘤患者,均可选择达拉非尼联合曲美替尼这种双靶治疗,实现异病同治的理念。

五、ROS1 融合基因抑制剂

2011 年,ROS1(c-ros oncogene 1 receptor,c-ros 原癌基因 1)融合基因在 NSCLC 中首次报道。ROS1 与 ALK 同属胰岛素样受体酪氨酸激酶超家族成员,二者在氨基酸序列上具有近 50% 的相似性。ROS1 融合基因表达在 NSCLC 中可检测到 1%~2% 的患者,是一种罕见突变。由于其与 ALK 融合表达存在一定的相似性,因此在克唑替尼临床研究中发现,ROS1 阳性表达患者对治疗有效。第二代 ALK 抑制剂色瑞替尼对于 ROS1 融合表达也显示了 62% 左右的临床客观缓解率,目前也已取得临床适应证的推荐。

六、MET 抑制剂

MET(mesenchymal-epidermal transition)是一种原癌基因,编码的蛋白产物为肝细胞生长因子受体(hepatocyte growth factor receptor,HGFR)。HGFR 具有酪氨酸激酶活性,在细胞增殖、分化和运动中发挥重要作用,与多种实体肿瘤的发生和转移密切相关。*MET* 基因异常主要有 2 种类型:MET 扩增或 MET 突变,其中,MET 14 外显子跳跃突变是重要的突变类型,在晚期 NSCLC 患者中,MET 异常占 1%~2% 作用。MET 扩增包括原发性和继发性,继发性 MET 扩增是 EGFR-TKIs 和 ALK 抑制剂耐药机制之一。克唑替尼是有效的选择性小分子 MET 抑制剂,临床上可用于 MET 扩增患者。而赛沃替尼作为有效的针对 MET 14 外显子跳跃突变的特异性小分子抑制剂,也已经获批上市。

七、RET 抑制剂

RET 融合表达可见于多种实体肿瘤,在 NSCLC 中的融合表达发生率大约在 2%~3%。最初临床上尝试应用多靶点小分子抑制剂治疗 RET 融合表达实体肿瘤患者,如索拉非尼、舒尼替尼等,但是疗效欠佳。2021 年,特异性 RET 抑制剂普拉替尼在中国正式上市用于临床。临床研究结果显示,对于初治晚期 NSCLC 患者,普拉替尼临床缓解率高达 73%,远远高于传统化疗。ARROW 中国亚组结果显示,对于经铂类化疗耐药的 RET 融合阳性 NSCLC 患者,临床缓解率可达 56%,临床获益率为 81%,

疾病控制率更达到惊人的 97%，而且对于不同 RET 融合伴侣都显示出显著的临床活性。其主要临床相关不良反应包括肝功能异常、骨髓抑制、高血压和 Q-T 间期延长，整体治疗耐受性良好。

八、PARP 抑制剂

PARP 抑制剂是一种靶向多腺苷二磷酸核糖聚合酶（PARP）的分子靶向治疗药物，也是第一种成功利用合成致死（synthetic lethality）概念获批用于临床使用的抗肿瘤治疗药物。其作用原理为：携带 *BRCA1* 或 *BRCA2* 胚系突变（germline mutation）的肿瘤患者体内的肿瘤细胞携带着特定的 DNA 修复缺陷，PARP 抑制剂通过 DNA 修复基因突变的合成杀伤力发挥作用。由于这一特性，PARP 抑制剂的疗效有望拓展到其他携带着同样 DNA 修复缺陷的肿瘤。PARP 抑制剂经历了 3 次更新换代，第三代 PARP 抑制剂以复合物单晶体结构为基础，具有活性高、选择性强等优点，为临床治疗带来显著获益。PARP 抑制剂对 PARP 的作用机制包括两方面：第一，在 PARP 活性位点与烟酰胺腺嘌呤二核苷酸竞争，抑制多聚（ADP-核糖）聚合物形成；第二，结合到 PARP1 和/或 PARP2 的烟酰胺腺嘌呤二核苷酸结合口袋，造成构象异构，稳定 DNA-PARP 的可逆解离，使 PARP 保持对 DNA 的结合，从而导致 DNA-PARP 复合物长期存在，抑制 DNA 后续修复过程。目前已上市的 PARP 抑制剂有奥拉帕利、尼拉帕尼、他拉唑帕利、鲁卡帕利、帕米帕利等。在乳腺癌中研究比较早的是奥拉帕利和他拉唑帕利。在奥拉帕利的Ⅲ期临床研究 OlympiAD 中，比较了奥拉帕利单药治疗与标准治疗在种系 *BRCA* 突变的 HER2 阴性转移性乳腺癌患者中的有效性，结果表明，奥拉帕利组的中位无进展生存期明显长于标准治疗组，分别为 7.0 个月和 4.2 个月。在高危、HER2 阴性、*BRCA1* 或 *BRCA2* 突变的早期乳腺癌患者中，完成化疗和局部治疗后辅助口服 1 年奥拉帕利，较安慰剂的 3 年无侵袭性疾病生存率分别为 85% 和 77.1%，无进展生存率也有显著提高。在晚期卵巢癌患者中，PARP 抑制剂也显示了卓越的治疗疗效。SOLO-1 研究是在 *BRCA1/2* 基因突变晚期卵巢癌患者中进行的Ⅲ期临床研究，结果显示与安慰剂相比，奥拉帕利组患者复发或死亡风险下降 70%，治疗组与安慰剂组相比，3 年 PFS 率分别为 60% 和 27%，中位复发时间推迟达 3 年以上。

九、mTOR 抑制剂

依维莫司（everolimus）属于雷帕霉素衍生物，可特异性抑制 mTOR 蛋白活性。该药于 2003 年首次在瑞典上市，当时临床主要应用于预防肾移植和心脏移植手术后的排斥反应。之后大量的临床研究显示，依维莫司对多种肿瘤具有抗肿瘤活性。一方面，依维莫司作为 PI3K/AKT/mTOR 通路抑制剂，可直接作用于肿瘤细胞，抑制肿瘤细胞的生长和增殖；另一方面，依维莫司还可以通过抑制肿瘤细胞的缺氧诱导因子（HIF-1）和血管内皮生长因子（VEGF）的生成及 VEGF-诱导内皮细胞增殖的间接作用，抑制肿瘤血管生成，发挥抗肿瘤作用。依维莫司在乳腺癌的关键性研究是 BOLERO-2 研究，这是一项全球多中心、Ⅲ期、随机双盲的临床研究。比较依维莫司（10mg/d）联合依西美坦（25mg/d）与安慰剂联合依西美坦在治疗绝经后激素受体阳性、非甾体芳香化酶抑制剂治疗后发生复发或进展的乳腺癌患者中的疗效，研究的最终结果显示：中位 PFS 在依维莫司联合依西美坦组比安慰剂联合依西美坦组显著延长，是临床上常用的联合治疗选择。

十、PI3K 抑制剂

磷脂酰肌醇 3-激酶（PI3K）是 PI3K/AKT/mTOR 信号通路的起始节点，作为 HER2 下游主要的信号转导通路，它在细胞增殖、迁移、侵袭、血管生成等过程中起着重要作用。PI3K 抑制剂抑制Ⅰ类 PI3K 的 4 种亚型，即 PI3Kα、PI3Kβ、PI3Kγ、PI3Kδ。PI3Kα 是 PI3K 四个亚基之一，在 PI3K 通路中起到重要作用，该亚型通常因 PIK3CA 突变而激活。SOLAR-1 研究中，在 PIK3CA 突变的 HR（+）/HER2（-）晚期乳腺癌患者队列中，阿培利司-氟维司群组较安慰剂-氟维司群组无进展生存期显著延长（11.0 个月 vs.5.7 个月，HR 0.65；*P*<0.001），中位 OS 延长了 7.9 个月（39.3 个月 vs.31.4 个月）。2019

年 5 月,美国 FDA 批准阿培利司用于联合氟维司群治疗 HR(+)/HER2(−)、携带 PIK3CA 突变的晚期转移性乳腺癌。PI3K 抑制剂的耐受性仍然是一个不容忽视的问题,不良事件包括高血糖、腹泻、免疫相关毒性和感染等。提高 PI3K 异构体的选择性将是进一步开发这类抑制剂的关键。

十一、CDK4/6 抑制剂

在乳腺癌患者中,约 70% 为激素受体阳性、人类表皮生长因子受体 2 阴性[HR(+)/HER2(−)],CDK4/6 抑制剂的出现为雌激素受体阳性、HER2 阴性[ER(+)/HER2(−)]晚期乳腺癌的治疗带来了突破性的进展。一方面,CDK4/6 抑制剂可以通过抑制细胞周期蛋白的功能、阻滞细胞周期进程,针对性地抑制肿瘤细胞的增殖;另一方面,CDK4/6 抑制剂可抑制上游雌激素受体信号通路的表达,与内分泌治疗之间存在协同作用,从而达到延缓甚至逆转内分泌治疗耐药的效果。目前为止,全球已有 4 款 CDK4/6 抑制剂获批上市,在中国帕博西尼和阿贝西利被批准联合内分泌治疗用于 ER(+)/HER2(−) 的绝经后晚期乳腺癌患者。

多项大型Ⅲ期临床试验结果显示,CDK4/6 抑制剂联合非甾体芳香化酶抑制剂用于绝经后 ER(+)/HER2(−)晚期乳腺癌患者,较单用非甾体芳香化酶抑制剂可显著延长 PFS,降低疾病进展风险。MONALEESA-7 研究的中期分析发现,在绝经前或围绝经期女性中,CDK4/6 抑制剂联合内分泌治疗的 OS 明显长于单纯内分泌治疗。多项临床研究结果表明,对于既往内分泌治疗进展(包括芳香化酶抑制剂或他莫昔芬)的患者,CDK4/6 抑制剂联合氟维司群,较单独使用氟维司群可显著改善 PFS。

CDK4/6 抑制剂常见的不良反应为中性粒细胞减少、腹泻、乏力、贫血、肝损害等。CDK4/6 抑制剂通过阻滞细胞周期导致中性粒细胞减少,而不引起细胞凋亡,停药后可以恢复增殖,一般不影响生活质量。轻度或中度肝损害患者(Child-Pugh A 级和 B 级)无须调整剂量,重度肝损害(Child-Pugh C 级)患者需减量甚至停药。另外,阿贝西利治疗的患者有 5% 出现静脉栓塞,瑞博西利治疗的患者中 3%~7% 出现 Q-T 间期延长。

第五节 结语与展望

基于目前循证医学证据,肿瘤的靶向治疗经过 20 余年的发展,确实取得了许多里程碑式的成就,为临床医生提供了更多的治疗手段,给许多肿瘤患者的治疗带来了更多更优的选择,取得临床获益。但是,该治疗领域依然存在着许多困扰临床医生的问题。第一,靶向治疗尽管与传统细胞毒性药物相比,药物毒性明显减少,不良反应谱也不尽相同,但是由于其治疗周期相对较长,因此长期毒性反应依然不容忽视。第二,大多数肿瘤的发生、发展机制非常复杂,其调控系统是一个复合性多因素交叉的复杂网络,单一阻断一个靶点很难达到治愈肿瘤的目的,因此靶向治疗的耐药不可回避,无论是原发耐药还是继发性耐药,如何进一步优化生物标志物,筛选更优势的治疗人群,更早期发现分子层面的耐药机制,依然是临床治疗中的重点研究方向。第三,联合治疗模式给一些肿瘤患者提供了另外一种治疗选择,但是选择和哪些药物联合,联合的时机如何选择以及联合治疗有可能带来的相关毒性的叠加,对于生存获益的转化意义,依然存在很多的问题。第四,针对有些罕见突变目前已上市药物疗效欠佳,期待更有效的靶向药物得到研发上市。第五,如何利用基因组学的进步寻找新的驱动基因,并进一步研发出针对性的药物应用于临床。第六,检测技术的特异性与灵敏性如何兼顾,组织活检与液体活检的互补如何更有效结合。经过近些年的发展,分子靶点的检测技术也在不断取得进步。以 EGFR 检测为例,从最初的直接测序法到 ARMS 方法,到现在的数字 PCR、NGS 等检测技术,如何将这些方法的优势与缺点进行整合,更准确、快速地获得结果,依然需要进行深入的探索。第七,恶性肿瘤治疗已进入免疫治疗时代,多种晚期恶性肿瘤通过免疫治疗获得了良好的治疗疗效,但是部分驱动基因阳性恶性肿瘤患者的免疫治疗疗效差强人意,如何筛选出优势人群,选择更有效的生物标志物预测疗效,依然是临床上的巨大挑战。

NOTES

这些问题还需要临床医生和基础研究工作者共同努力,进行更多的转化研究,寻求更多的答案。目前肿瘤治疗领域的研究风起云涌,新药研发进入快车道,随着基础研究的发展,技术的进步,临床研究的逐步深入,靶向治疗会迎来更美好的明天,更成熟的阶段。

（王　洁）

思考题：

1. 常见驱动基因有哪些?
2. 根据分子靶向治疗药物作用,简述其常见分类。
3. 分子靶向药物 EGFR-TKIs 及 ALK-TKIs 耐药模式如何界定?
4. 分子靶向药物耐药后如何决定后续治疗选择?
5. 小分子靶向治疗药物常见作用位点与治疗相关不良反应有哪些?

第六章

肿瘤内分泌治疗

肿瘤内分泌治疗（endocrine therapy）是指通过调节和改变机体内分泌环境及激素水平治疗肿瘤的方法。肿瘤内分泌治疗始于乳腺癌。1896年，苏格兰格拉斯哥肿瘤医院外科医生George Thomas Beatson报道了双侧卵巢切除治疗局部复发和晚期乳腺癌，取得了良好的效果，拉开了肿瘤内分泌治疗的序幕。此后，Loeser等于1939年描述了雄激素对转移性乳腺癌的治疗作用，Huggins等于1941年发现睾丸切除术和口服已烯雌酚对晚期前列腺癌具有显著的治疗效果。这些研究是肿瘤内分泌治疗的良好开端，使人们逐渐认识到一些肿瘤的发生发展与激素失调有关，治疗中可应用一些激素或抗激素类物质使肿瘤生长环境条件发生变化，从而有效控制肿瘤。

随着研究的不断深入，内分泌治疗机制日臻清晰，新的内分泌治疗药物不断涌现，使得治疗效果大大提高。由于内分泌治疗的毒性低、患者的耐受性好，常常作为某些患者的治疗首选。目前，内分泌治疗已经成为肿瘤治疗的重要手段，尤其对激素依赖性肿瘤如乳腺癌、前列腺癌等，内分泌治疗的疗效甚至超过化疗，在肿瘤的综合治疗中起到不可或缺的作用。

第一节　内分泌治疗的作用机制

要点：

1. 降低激素水平和阻断激素与受体的结合是肿瘤内分泌治疗的两个重要环节。

2. 中枢水平抑制下丘脑调节肽减少下游激素；外周水平抑制激素的产生是降低激素水平的两个途径。

3. 选择性雌激素受体调节剂和雄激素受体拮抗剂通过阻断激素与受体的结合发挥治疗作用。

肿瘤内分泌治疗属于全身治疗，是肿瘤综合治疗的重要组成部分，它通过改变机体内分泌环境达到治疗肿瘤的目的。一些肿瘤细胞可表达激素受体，其生长和分裂受激素水平的影响，称为激素依赖性肿瘤。给予相应的激素或抗激素治疗，可产生抗肿瘤作用。激素依赖性肿瘤主要来源于激素靶器官，如乳腺癌、子宫内膜癌、卵巢癌、宫颈癌、前列腺癌等；还可来源于非激素靶器官，如部分胃癌、肝癌、大肠癌、黑色素瘤等肿瘤组织中可检测到激素受体，内分泌治疗对这些肿瘤也有一定效果。肿瘤内分泌治疗机制包括两个重要的环节：降低激素水平和阻断激素与受体的结合。

一、降低激素水平

体内激素产生及调节机制：下丘脑、垂体、靶腺体分别合成和分泌不同功能的激素，彼此间互相调节，形成下丘脑-垂体-靶腺体轴，确保人体生理功能的正常发挥。因此，降低激素水平可以通过两个途径实现，一是中枢水平抑制下丘脑调节肽的产生，致使下游激素合成和分泌减少；二是在外周水平抑制激素产生。

1. 中枢水平抑制激素产生

（1）通过促性腺激素释放激素类似物和拮抗剂减少激素的产生：促性腺激素释放激素类似物（gonadotropin releasing hormone analogue, GnRHa）和促性腺激素释放激素（gonadotropin releasing hormone,GnRH）拮抗剂可与 GnRH 竞争性结合垂体 GnRH 受体,减少垂体黄体生成素（luteinizing hormone,LH）和促卵泡激素（follicle-stimulating hormone,FSH）的分泌,从而降低雌激素、孕激素和雄激素的水平,这种方法也称为药物去势。GnRHa 是乳腺癌和前列腺癌内分泌治疗中常用的一类去势药物,具有可逆、不良反应小的优点。GnRH 拮抗剂目前仅用于晚期前列腺癌的治疗。

（2）通过负反馈调节机制减少激素的产生:在下丘脑-垂体-靶腺体轴中,下游激素水平增加,可以负反馈抑制上游激素水平,从而降低下游激素水平。①雄激素:雄激素可通过负反馈减少雌激素的产生,对乳腺癌有一定的治疗作用,然而由于其不良反应较大,目前在乳腺癌治疗中很少应用。②甲状腺素:在甲状腺癌的治疗中,补充甲状腺素不仅可以维持机体内甲状腺素水平,而且可以通过负反馈抑制下丘脑-垂体-甲状腺轴,降低促甲状腺激素（thyroid stimulating hormone,TSH）的水平,抑制 TSH 引起的甲状腺组织的生长,从而治疗甲状腺癌。

2. 外周水平抑制激素的产生

（1）手术去势:通过手术切除腺体从而抑制腺体的功能,如双侧卵巢切除术和双侧睾丸切除术,分别是乳腺癌和前列腺癌治疗中常用的方法,特点是能够迅速、有效地降低激素水平。

（2）放射去势:通过射线破坏腺体的功能,如乳腺癌可采用卵巢放射去势,但由于可造成毗邻器官的放射损伤及可能卵巢功能阻断不完全而较少应用。

（3）抑制雄激素向雌激素转化:绝经后女性卵巢功能已经衰退,雌激素主要来源是肾上腺产生的雄激素经芳香化酶作用转化而成,很多外周组织如脂肪、肌肉、肝脏及乳腺组织中存在芳香化酶。芳香化酶抑制剂能抑制芳香化酶的活性,从而阻止雄激素向雌激素转化。芳香化酶抑制剂可分为:①甾体类芳香化酶抑制剂,代表药物为依西美坦,与雄激素竞争性占领芳香化酶的活性位点,并以共价键形式与酶不可逆结合,引起永久性酶灭活;②非甾体类芳香化酶抑制剂,代表药物为阿那曲唑和来曲唑,与雄激素竞争芳香化酶活性位点,并以离子键与酶可逆性结合。

二、阻断激素与受体结合

雌激素、孕激素和雄激素均属于类固醇类激素,具脂溶性,易穿过细胞膜进入细胞内,并通过与受体结合,形成活性复合物,进入细胞核,激活 DNA 转录,刺激细胞增殖。因此,通过阻断这些激素与其受体的结合,可以抑制肿瘤细胞的生长。常用的受体拮抗药物包括:①选择性雌激素受体调节剂（selective estrogen receptor modulator,SERM）:通过与雌激素竞争性结合雌激素受体（estrogen receptor,ER）,阻断雌激素的促肿瘤增殖作用,是目前应用最为广泛的乳腺癌内分泌治疗药物;②雄激素受体（androgen receptor,AR）拮抗剂:与内源性 AR 竞争性结合,抑制雄激素进入细胞核,阻断雄激素对前列腺癌的促进作用。由于单用此药可加速 LH 和 FSH 的生成,使血浆中睾酮和雌二醇水平增加,故常常需与 GnRHa 联合应用于前列腺癌的治疗。

第二节　内分泌治疗药物的分类

要点:

1. 药物治疗是肿瘤内分泌治疗的主要手段,具有副反应低、耐受性好的独特优势。
2. 内分泌药物可分为减少激素产生药物、阻断激素与受体结合药物和其他药物三大类。
3. 不同类别和作用机制的内分泌药物往往具有协同作用,常可联合使用。

药物治疗是肿瘤内分泌治疗的主要手段。根据作用机制不同,将内分泌药物分为以下 3 类:①减少激素产生药物;②阻断激素与受体结合药物;③其他。（表 4-6-1）

表 4-6-1　肿瘤内分泌治疗药物分类

药物分类		代表药物	药理作用
减少激素产生	中枢水平抑制激素产生	戈舍瑞林 亮丙瑞林 地加瑞克	竞争性地与 GnRH 受体结合,拮抗 GnRH 受体,减少 LH 和 FSH 的分泌,进而减少雌激素和雄激素产生
	外周水平抑制激素产生	阿那曲唑 来曲唑 依西美坦	与芳香化酶可逆性或不可逆结合,抑制酶活性,阻断雄激素转化为雌激素
阻断激素与受体结合	选择性雌激素受体调节剂	他莫昔芬 托瑞米芬	与雌激素竞争性与 ER 结合,抑制雌激素作用;氟维司群还可以降解 ER
	选择性雌激素受体下调剂	氟维司群	
	雄激素受体拮抗剂	氟他胺 比卡鲁胺	竞争性结合 AR,抑制雄激素作用
其他	激素类	己烯雌酚 甲地孕酮 丙酸睾酮	与相应受体结合拮抗其他性激素,反馈性抑制 GnRH 的产生,进而减少外周性激素合成与分泌
		甲状腺素	抑制 TSH 分泌
	生长抑素类似物	奥曲肽	抑制生长激素、胰岛素、胰高血糖素、胃泌素等激素分泌

第三节　内分泌治疗的临床应用

要点:

1. 内分泌治疗是激素受体阳性乳腺癌以及前列腺癌的重要治疗方式,此外适合内分泌治疗的肿瘤还包括子宫内膜癌、甲状腺癌、胰腺内分泌肿瘤、卵巢颗粒细胞瘤和消化道类癌等。

2. 乳腺癌内分泌治疗药物包括选择性雌激素受体调节剂、芳香化酶抑制剂、促性腺激素释放激素类似物、选择性雌激素受体下调剂、孕激素以及 CDK4/6 抑制剂等靶向药物。

3. 前列腺癌内分泌治疗方法包括去势治疗(手术及药物去势)、抗雄激素治疗(甾体类及非甾体类抗雄激素药物)、靶向和其他药物治疗以及联合治疗(最大限度雄激素阻断、最小雄激素阻断以及间歇雄激素阻断)。

内分泌治疗是激素依赖性肿瘤重要的全身治疗手段,在肿瘤的治疗中发挥着重要作用。下面重点介绍几种常见肿瘤的内分泌治疗。

一、乳腺癌的内分泌治疗

内分泌治疗是激素受体阳性乳腺癌的重要治疗手段,不仅能够降低术后患者的复发风险,提高无病生存率和总生存率,而且能够延长复发转移患者的无进展生存期,改善患者的生活质量和延长总生存期。

1. 乳腺癌内分泌治疗的生物学基础　乳腺是一个激素反应器官,正常乳腺上皮细胞含有多种激素受体,如雌激素受体(ER)和孕激素受体(PR),其生长发育有赖于多种激素的协调作用。乳腺发生

NOTES

癌变后,部分癌细胞可以保留全部或部分激素受体,生长发育仍受激素环境影响,即为激素依赖性肿瘤。而有些细胞在癌变过程中,受体保留很少或完全丧失,生长不再受激素的调控,则属非激素依赖性肿瘤。雌激素主要通过 ER 介导的基因转录促使乳腺癌细胞增殖,此外还可促进癌细胞自分泌和旁分泌多种生长因子,如胰岛素样生长因子、表皮生长因子等,进一步促进乳腺癌细胞增殖,并对乳腺癌恶性表型的维持起重要作用。

2. 乳腺癌内分泌治疗指征和疗效影响因素 ER 和/或 PR 表达阳性率≥1% 的激素受体阳性乳腺癌可以行内分泌治疗。乳腺癌内分泌治疗的疗效与激素受体状态相关,ER 或 PR 表达百分比越高,强度越强,从内分泌治疗获益的可能性越大。此外还受以下因素影响:①是否绝经;②肿瘤转移部位;③肿瘤负荷;④其他生物学指标(如 EGFR、cerbB-2)等。

3. 乳腺癌内分泌治疗的方法

(1)手术及放射去势治疗:由于具有创伤性和不可逆性,已逐渐被药物去势所取代。

(2)内分泌药物治疗:具有毒副反应小,治疗期间患者生存质量高等特点,是激素受体阳性乳腺癌的主要治疗方法。根据药物不同的作用机制,大致可以分为以下几类。

1)选择性雌激素受体调节剂:代表药物为他莫昔芬、托瑞米芬。该类药物作为雌二醇竞争性拮抗剂,通过与雌激素受体结合,抑制由雌激素诱导的肿瘤细胞增殖。该类药物适用于任何月经状态的激素受体阳性乳腺癌患者。

2)芳香化酶抑制剂(AI):代表药物为非甾体类 AI 来曲唑、阿那曲唑以及甾体类 AI 依西美坦。AI 类药物通过抑制芳香化酶而阻断雄激素向雌激素转化,仅适用于卵巢功能达到绝经期标准的患者。对于卵巢仍有功能的尚未绝经乳腺癌患者,AI 不仅无法有效降低体内高水平的雌激素,还会诱发异常排卵,并导致严重内分泌失调。对于绝经前患者,如需使用 AI 类药物,需同时采用药物性卵巢去势或者接受双侧卵巢切除术。

3)促性腺激素释放激素类似物:代表药物为戈舍瑞林、亮丙瑞林。GnRHa 通过负反馈作用抑制垂体功能,发挥药物性卵巢去势作用。其优势在于不良反应相对较小,停药后卵巢功能可恢复,因此容易被年轻患者尤其是希望保留生育功能的患者所接受。

4)选择性雌激素受体下调剂:代表药物为氟维司群。该类药物能够特异性结合 ER,通过阻止雌激素与 ER 结合并促进 ER 蛋白的降解而阻断雌激素介导的基因转录。

5)孕激素:代表药物是甲地孕酮和甲羟孕酮。该类药物能通过负反馈抑制垂体分泌黄体生成素和促肾上腺皮质激素。由于孕激素具有增强食欲的作用,因此还被用于晚期伴恶病质患者的支持治疗。

(3)内分泌联合靶向治疗:对于激素受体阳性的晚期乳腺癌,内分泌药物联合 CDK4/6 抑制剂的疗效显著优于内分泌单药。由于 PI3K/AKT/mTOR 通路异常激活以及表观调控异常与内分泌耐药密切相关,因此应用 PI3K/AKT/mTOR 通路抑制剂及 HDAC 抑制剂有望为内分泌耐药的晚期患者提供治疗新策略。

1)CDK4/6 抑制剂:细胞周期蛋白依赖性激酶(CDK)在细胞周期的进程中起到重要作用,CDK4/6 可与 D1 型细胞周期蛋白(CyclinD1)形成 CDK4/6-CyclinD1 复合体,当 cyclinD-CDK4/6 异常高表达时,视网膜母细胞瘤蛋白被过度磷酸化,肿瘤细胞能不受控制地由 G_1 期转向 S 期,进而无限增殖。CDK4/6 抑制剂是靶向 CDK4/6 的特异性药物,可以将恶性细胞阻滞于 G_1 期,从而抑制其分裂和增殖。目前上市的 3 种 CDK4/6 抑制剂包括帕博西尼(palbociclib),瑞博西利(ribociclib)以及阿贝西利(abemaciclib),被批准联合 AI 类药物或氟维司群治疗晚期激素受体阳性乳腺癌。临床研究显示,晚期一线治疗激素受体阳性乳腺癌患者,CDK4/6 抑制剂 palbociclib 联合来曲唑相较来曲唑单药 PFS 延长显著(20.2 个月 vs.10.2 个月)。

2)PI3K/Akt/mTOR 通路抑制剂:PI3K/Akt/mTOR 信号通路调节乳腺癌细胞的增殖和存活,其过度活化是内分泌治疗耐药的重要原因。PI3K/Akt/mTOR 通路抑制剂能够逆转内分泌耐药,提升内分泌疗效。目前用于激素受体阳性乳腺癌的代表药物包括 PI3K 抑制剂阿培利司（alpelisib）、Akt 抑制剂卡帕塞替尼（capivasertib）和 mTOR 抑制剂依维莫司。临床研究显示，针对 AI 耐药的晚期乳腺癌患者，依维莫司联合依西美坦相较单药依西美坦 PFS 延长显著（11.0 个月 vs. 4.1 个月）。

3）组蛋白脱乙酰酶（HDAC）抑制剂：HDAC 在表观遗传调控方面发挥重要作用，其过度表达与肿瘤的发生发展密切相关。HDAC 抑制剂的抗肿瘤机制包括抑制肿瘤细胞周期、诱导肿瘤细胞凋亡、抑制血管生成等多方面，其代表药物为西达本胺、恩替诺特。

4. 乳腺癌内分泌治疗的应用

（1）新辅助内分泌治疗：是指术前进行的内分泌治疗，其目的是使乳腺癌原发病灶和区域淋巴结降期，从而提高乳腺癌的局部控制率，并为可能需要行乳房切除术的患者提供保留乳房的机会。对于需要术前新辅助治疗而又不适合化疗、暂时不适合手术或无须即刻手术的激素依赖性乳腺癌患者，可以考虑新辅助内分泌治疗。绝经后患者新辅助内分泌治疗可以选择 AI、AI 联合 CDK4/6 抑制剂或氟维司群治疗，而绝经前患者推荐卵巢功能抑制（ovarian function suppression，OFS）+AI 或 OFS+AI+CDK4/6 抑制剂治疗。

（2）辅助内分泌治疗：辅助内分泌治疗不仅可以降低局部和远处复发风险，还可以提高总生存率。临床上需要根据患者的月经状态和复发风险制订辅助内分泌方案。对于激素受体阳性乳腺癌患者的辅助治疗，若 ER 表达呈弱阳性（阳性率 1%~9%），在完成辅助化疗后可酌情考虑辅助内分泌治疗。而 ER 阳性率 >9%，不论其年龄、月经状况、肿瘤大小和区域淋巴结是否转移，术后都应该接受至少 5 年辅助内分泌治疗。对于绝经前乳腺癌患者，低复发风险者建议应用他莫昔芬；中复发风险者考虑 OFS+ 他莫昔芬；淋巴结≥4 个阳性的高复发风险者推荐 OFS+AI。对于绝经后的患者，建议使用 AI。对于初始治疗满 5 年且耐受性良好的患者，可考虑后续强化内分泌治疗。

（3）解救内分泌治疗：晚期转移性乳腺癌治疗的主要目的是缓解症状、提高生活质量和延长生存期。对于晚期乳腺癌患者，符合原发灶或复发转移灶激素受体阳性、肿瘤进展缓慢、既往内分泌治疗获益是解救内分泌治疗的指征。内分泌治疗使用方便、疗效确切、毒性相对较小、患者生存质量较高。针对晚期激素受体阳性乳腺癌患者一线治疗，内分泌联合靶向药物治疗获益显著，是首选方案。晚期内分泌治疗策略需综合评估患者既往用药方案、无病间期、疾病负荷等而个体化地选择治疗方案。内分泌治疗获益的患者，在兼顾药物长期使用耐受性的同时尽可能持续治疗直至疾病进展。

二、前列腺癌的内分泌治疗

内分泌治疗是前列腺癌的主要治疗方式之一。初治前列腺癌患者术后给予内分泌治疗可以改善生存，降低局部复发风险；而晚期前列腺癌患者接受内分泌治疗可以阻止和延缓肿瘤的生长。

1. 前列腺癌内分泌治疗的生物学基础　前列腺是雄激素依赖性器官，在前列腺组织中睾酮经 5α- 还原酶催化作用而转化为双氢睾酮（DHT），DHT 对正常前列腺组织和前列腺癌细胞的生长起到促进作用。前列腺癌细胞广泛表达雄激素受体，内分泌治疗通过阻断雄激素合成、抑制其作用途径，以及增强负反馈调节等，达到抑制癌细胞生长的作用。

2. 前列腺癌内分泌治疗的指征　对于初治前列腺癌患者，需根据其危险因素分层结果决定是否需要内分泌治疗。初治极低危和低危（T1c-2a 期，PSA≤10ng/ml，Gleason 积分≤6）患者不需要内分泌治疗；初治中危、高危、极高危局限性前列腺癌患者，存在区域淋巴结转移的前列腺癌患者以及晚期前列腺癌患者，均需接受内分泌治疗。

3. 前列腺癌内分泌治疗的方法

（1）去势治疗

1）手术去势：双侧睾丸切除术是去势治疗的"金标准"，但会对患者的生活质量和心理状态造成严重影响。

2）药物去势：主要包含三类药物，分别是雌激素（代表药物为己烯雌酚、聚磷酸雌二醇、炔雌醇）；促黄体素释放激素（LHRH）类似物（代表药物为戈舍瑞林、亮丙瑞林、曲普瑞林）；LHRH 拮抗剂（代表药物为阿巴瑞克、地加瑞克）。药物去势和手术去势疗效相当，但约 10% 患者接受 LHRH 类似物后 DHT 无法达到去势水平，这部分患者仍需行手术去势。

（2）抗雄激素治疗：抗雄激素药物与雄激素受体结合，竞争性抑制 DHT，从而阻断细胞素的摄取作用，促进细胞凋亡，包括甾体类和非甾体类药物两类。

1）甾体类抗雄激素药物：主要由羟基孕酮的衍生物合成，除了有阻断雄激素受体的作用外，还有抑制垂体分泌 LH 及肾上腺分泌雄激素的作用。代表药物：环丙孕酮、甲地孕酮、甲羟孕酮。

2）非甾体类抗雄激素药物：作用机制单一，仅仅是与雄激素受体结合，因此又称纯抗雄激素。该类药物能竞争性抑制 DHT 对前列腺癌细胞的刺激作用。代表药物：氟他胺、比卡鲁胺、尼鲁米特。

（3）靶向及其他药物治疗：前列腺癌特异性地分泌大量前列腺特异性抗原（PSA）、人腺激肽释放酶-2（HK2）和前列腺特异性膜抗原（PSMA），设计合成被 PSA/HK2/PSMA 水解活化的前药能靶向治疗前列腺癌。靶向及其他药物包括：阿比特龙、能被 PSA/HK2/PSMA 等水解激活的前药、MDV3100、激素联合抗真菌药物等。

（4）联合治疗：分为最大限度雄激素阻断治疗、最小雄激素阻断治疗以及间歇性雄激素阻断治疗三类。

1）最大限度雄激素阻断：应用手术或药物同时阻断睾丸和肾上腺来源的雄激素，常用的方法为去势与抗雄激素药物联合应用。

2）最小雄激素阻断：联合非那雄胺和氟他胺治疗晚期前列腺癌，现在临床治疗已不提倡应用。

3）间歇性雄激素阻断：指患者接受内分泌治疗直到睾酮下降至去势水平、PSA 降到正常水平以下，此时停止治疗；而后根据肿瘤发展情况再次开始内分泌治疗，如此循环反复。临床研究显示相较持续内分泌治疗，间歇性内分泌治疗未见优势。

4. 前列腺癌内分泌治疗的应用

（1）初治患者：根据危险分层选择治疗方式。对于初治中危前列腺癌患者（T2b 期，或者 PSA>10ng/ml 并且 <20ng/ml，或者 Gleason 积分为 7），建议根治术或放疗联合同期 4~6 个月内分泌治疗。对于初治的高危/极高危局限性前列腺癌患者（T2c 期，或 PSA>20ng/ml，或 Gleason 积分≥8），根治术或放疗后应用 1~3 年内分泌治疗。而对于存在区域淋巴结转移的初治前列腺癌患者，未行手术者选择放疗联合内分泌治疗。对于非转移性去势抵抗性前列腺癌患者，则需根据 PSA 倍增时间（PSADT）进行分层，PSADT 小于 10 个月的患者应用内分泌治疗获益较大，可选择阿帕他胺、达罗他胺或其他二线内分泌治疗。

（2）晚期前列腺癌患者：内分泌治疗是晚期前列腺癌患者的主要治疗方式，具体治疗方案需要根据患者情况进行个体化治疗。对于前列腺癌治疗后复发以及转移患者的常用内分泌治疗包括雄激素剥夺治疗（ADT），ADT 联合阿比特龙、阿帕鲁胺或比卡鲁胺以及泼尼松，ADT 联合化疗等。

对于晚期前列腺癌患者，解救内分泌治疗能够有效缓解症状、提高生活质量和延长生存期，已被推荐为一线治疗方法。虽然内分泌治疗对大多数前列腺癌有明显的疗效，但几乎所有患者最终将转变为去势抵抗性前列腺癌。去势抵抗性前列腺癌的发生机制可能与性腺外雄激素产生增多、AR 变异或表达增加，导致癌细胞对雄激素更为敏感有关。此时雄激素受体信号通路仍然是重要治疗靶点，选择新型内分泌药物或二线内分泌治疗对某些去势抵抗性前列腺癌患者仍有效。

三、其他肿瘤的内分泌治疗

1. 子宫内膜癌　子宫内膜癌分为雌激素依赖型肿瘤和非雌激素依赖型肿瘤两型。雌激素依赖型肿瘤占子宫内膜癌 80% 以上，多见于绝经前患者，组织类型多为高分化腺癌，对孕激素等内分泌治疗敏感。孕激素通过与 PR 结合进入细胞核，影响细胞内 DNA 的转录反应，抑制 DNA 和 RNA 的复制。

Whitney 等发现,他莫昔芬和间歇性甲羟孕酮联合使用可有效治疗晚期或复发性子宫内膜癌。

2. 甲状腺癌　甲状腺癌细胞表面存在 TSH 受体,与 TSH 结合而促进肿瘤细胞的增殖。补充甲状腺素可以抑制垂体前叶 TSH 的分泌,从而抑制 TSH 对甲状腺组织的刺激,达到治疗肿瘤的目的。口服甲状腺素对生长缓慢、分化良好型甲状腺癌疗效较好,可用于不适合手术切除或术后复发转移的晚期患者,也可以用于预防术后复发。

3. 胰腺内分泌肿瘤　胰腺神经内分泌肿瘤(PNET)是源于神经内分泌系统多能干细胞的一类异质性肿瘤,占胰腺肿瘤的 3%~7%,PNET 发病的中位年龄为 56 岁,女性稍多于男性,多数呈散发。既往根据细胞来源,PNET 分为类癌、胰岛细胞瘤和 APUD 瘤。根据是否导致临床症状,PNET 分为功能性和无功能性,功能性 PNET 可持续分泌超生理水平的肽激素,引起相应的临床表现。奥曲肽是一种人工合成的含有 8 个氨基酸的生长抑素类似物,其保留了生长抑素中发挥生物学活性的四肽序列,能够抑制生长激素、胰岛素、胰高血糖素、胃泌素等激素的分泌,奥曲肽和生长抑素的长效制剂等可缓解因激素大量分泌引起的症状,并可抑制肿瘤生长。

4. 卵巢颗粒细胞瘤　卵巢颗粒细胞瘤中存在孕激素受体并且能分泌雌激素,这构成了内分泌治疗颗粒细胞瘤的生物学基础。对于一线化疗失败的颗粒细胞瘤,甲地孕酮可诱导肿瘤缓解。考虑到颗粒细胞瘤分泌雌激素的激素依赖性特点,有研究尝试使用激素类药物治疗复发和转移性卵巢颗粒细胞瘤,如促性腺激素释放激素激动剂、孕激素、他莫昔芬或芳香化酶抑制剂,均有小样本个案报道显示肿瘤缓解或稳定,患者受益。对于化疗不能控制的复发或持续性肿瘤可以作为治疗选择。

5. 消化道类癌　内分泌治疗是转移性消化道类癌的治疗首选,最有效的内分泌治疗药物(生长抑素类似物)是长效的兰瑞肽和奥曲肽。兰瑞肽和奥曲肽具有抑制生长激素、胰岛素、胰高血糖素、胃泌素及胃酸分泌的作用,因此除治疗作用外,还可以用于缓解多种消化道内分泌肿瘤患者的神经内分泌症状,如胃泌素瘤、血管活性肠肽瘤、类癌综合征、胰岛素瘤、生长激素释放激素瘤、胰高血糖素瘤和胰源性异位 Cushing 综合征等。

第四节　结语与展望

内分泌治疗是肿瘤综合治疗的重要手段,其价值越来越受到重视。内分泌治疗虽然给患者带来了较高的临床获益率,但仍有许多问题亟待解决,比如副作用的避免和有效缓解,用药时间的合理确定,与分子靶向治疗联合的疗效等。目前内分泌治疗抵抗已成为临床常见问题,以乳腺癌为例,约有 30% 激素受体阳性患者存在内分泌治疗原发耐药,并且几乎绝大部分初治有效的患者在应用内分泌药物一段时间后会出现继发性耐药。目前对内分泌治疗耐药机制的探索主要集中在 ER 基因的异常表达、生长因子信号通路的异常激活及其下游信号的上调、细胞周期调控蛋白表达异常、细胞自噬和凋亡的调控异常等,但内分泌耐药的具体机制及应对措施尚有待进一步研究。目前认为乳腺癌患者发生内分泌耐药后,需根据患者属于原发性或继发性耐药、既往治疗情况及转移灶部位、患者状态来个体化选择治疗方式。可以考虑联合应用靶向药物治疗、换用其他机制内分泌药物或选择化疗。随着对肿瘤认识的深入及新的内分泌药物的出现,内分泌治疗的模式将不断完善,疗效也将会进一步提高。综合考虑患者肿瘤的特点,患者的身体状况,评估肿瘤对治疗的反应性、治疗可能的获益情况等因素后制订个体化的治疗方案,将是肿瘤内分泌治疗的发展方向。未来将不再局限于对器官或细胞水平上的激素生理、药理作用、激素释放调节的研究,而是深入到分子水平对激素的基因调控机制、激素与受体的相互作用机制及受体的信息转化和传递等一系列问题进行深入细致的研究。从而推动新药的研发,提高个体化治疗水平、降低药物不良反应、克服激素耐药等。

(张清媛)

思考题:

1. 外周水平抑制激素产生的治疗方式都有哪些?
2. 腺癌内分泌治疗的常见药物及其作用机制有哪些?
3. 前列腺癌内分泌治疗方法都有哪些?
4. 乳腺癌内分泌治疗效果的影响因素都有哪些?
5. 简述乳腺癌内分泌耐药后的治疗方法。
6. 简述适合内分泌治疗的肿瘤瘤种以及具体治疗药物。

第七章
肿瘤的介入治疗

第一节 概　论

要点:

1. 介入放射学是利用介入器材对相关疾病进行治疗或取材诊断的一门学科。

2. 介入放射学技术依据操作途径,可分为经血管性和非经血管性介入技术。

3. 肿瘤介入治疗是临床介入放射学的重要组成部分之一,与介入放射学一样,随着新技术、器材及药物的不断出现,肿瘤介入治疗也取得了长足的进步,已经成为肿瘤治疗的一个重要方法。

一、概念

介入放射学(interventional radiology, IR)是在医学影像设备的引导下,利用穿刺针、导丝、导管及其他介入器材对相关疾病进行治疗或取材诊断的一门学科,即在超声、X 线、CT 及 MRI 等成像技术的引导下,通过经皮穿刺途径或人体生理腔道,将探针、导管或其他器械置于病变部位进行诊断和治疗。随着介入技术的发展及涉足学科的增加,介入放射学的概念也逐渐向介入医学(interventional medicine)演变。

介入放射学技术依据操作途径可分为经血管性和非经血管性介入技术;依据临床应用可分为综合介入放射学、心脏介入放射学、血管介入放射学及神经介入放射学。肿瘤介入治疗以其微创、高效、安全、可重复性强等优点,为肿瘤治疗提供了一条新途径。肿瘤的介入治疗涉及介入放射学的多项技术,包括经皮穿刺活检、经皮引流术、经导管灌注栓塞治疗、管腔成形术、肿瘤消融等。本章将按照经血管性、非经血管性介入技术的分类方法系统介绍肿瘤的介入治疗。

二、肿瘤介入治疗的发展简史

肿瘤介入治疗是伴随着介入放射学的兴起而产生和发展起来的一系列新型治疗技术,是临床介入放射学的一个重要组成部分,也是肿瘤治疗领域中最富活力和极具前途的分支学科之一。早在 1886 年,Menetrier 对肺部肿块作穿刺,以求诊断肺癌,但是由于技术、设备等原因,成功率较低且并发症多。20 世纪 50 年代以后,在 X 线、CT、MRI 等影像设备的精确导向下,穿刺活检的准确率可达 85%~95%,因为安全、可靠、并发症少,已在临床上广泛应用。1953 年,瑞典放射学家 Seldinger 创立的经皮血管穿刺技术奠定了现代介入放射学的基础。1971 年,Ansfield 报道了经肝动脉灌注氟尿嘧啶治疗肝癌;1974 年,日本学者 Doyon 将碘化油通过导管注入肝癌的供血动脉内进行栓塞治疗,1979 年 Nakakuma 等把碘化油与抗癌药混合后注入肝癌供血动脉,再用可吸收明胶海绵栓塞肝动脉,使肝癌的介入治疗取得了突破性进展,目前仍然是不可切除肝癌和大部分术后复发肝癌的首选治疗方法。与此同时,肺癌、肾癌及妇科恶性肿瘤等实体瘤的经动脉介入治疗也得到了广泛应用。最近 10 多年来,载药微球及放射性微球也在临床上得到了较多的应用,使肿瘤的经血管介入治疗有了更多的选择。腔内支架植入术是 20 世纪 90 年代肿瘤介入放射学发展的另一个重要内容。胆道、食管、胃肠道、气管等恶性肿瘤腔内支架植入术及门静脉癌栓堵塞开通、支架植入联合放射性粒子植入等,已成功应用并缓解晚期肿瘤患者梗阻和压迫所引起的并发症。经过二十多年的发展,目前国内外已研制出包括功能性支架在内的各种管腔内支架。热消融(射频、高能聚焦超声、微波、激光)、冷冻消融、不可逆电穿孔及放射性粒子组织间近距离治疗等肿瘤介入治疗技术作为肿瘤微创治疗的一部分,已广泛应用于临床。

我国自 20 世纪 70 年代末期开展的介入放射学就是以肿瘤的介入治疗为开端而起步的,其中以上海中山医院林贵教授为代表的肝癌介入治疗及贵阳医学院刘子江教授为代表的肺癌介入治疗尤为突出,近 30 年来,以滕皋军院士为代表的介入医学专家在肝癌的规范化治疗及晚期胆管癌、食管癌放射性支架治疗等方面都取得了巨大的成就。40 余年来,肿瘤的介入治疗取得了长足的进步,治疗技术和方法不断改进完善,治疗范围不断拓展延伸,技术水平、治疗效果不断提高。目前,肿瘤的介入治疗已具备了较为完整的理论体系,形成了独具特色的学科特点,并因创伤性小而效果显著得到了医学界和患者的普遍认可。

第二节 肿瘤的经血管介入治疗技术

要点:

1. 肿瘤经血管介入治疗是将导管选择或超选择性置入实体瘤供血动脉,进行药物灌注,或加用栓塞剂进行栓塞。

2. Seldinger 穿刺技术为介入操作的基本穿刺法。

3. 经动脉化疗栓塞常用的栓塞剂包括碘化油和明胶海绵等。

肿瘤的经血管介入治疗是在血管造影的基础上,通过导管向病灶供血血管内注射药物或栓塞剂,以达到治疗肿瘤目的的方法。其技术包括经导管动脉灌注化疗术、经导管动脉化疗栓塞术、经导管动脉放射栓塞术及其他经血管相关介入技术等。

一、介入治疗基础知识

(一)肿瘤经血管介入治疗原理

肿瘤生长很大程度上依赖血液供应营养,且主要由动脉供血,阻断肿瘤血供可抑制肿瘤生长甚至导致肿瘤坏死,而从供血动脉内注入化疗药物可以使肿瘤局部的药物尤其是游离状态的药物浓度大为提高,分布到其他部位的药物相对较少,达到疗效提高而副作用降低的效果。肿瘤经血管介入治疗主要是在影像设备引导下,经皮穿刺置导管于供血动脉内,通过血管造影明确肿瘤供血动脉后,将导管选择或超选择性置入实体瘤供血动脉,再经导管进行药物灌注,可以团注法或留置导管持续性灌注,对于富血供性肿瘤可加用栓塞剂进行栓塞。总体来说,疗效明显、全身副作用小、安全系数高。

(二)肿瘤血管性介入治疗所需器械

1. **穿刺针** 为肿瘤血管性介入治疗最基本的器材。穿刺针的主要目的在于建立通道,再通过导丝导入各种导管进行下一步操作,或直接经建立的通道注入药物等。穿刺针有两种,一种由锐利的针芯和外套管构成,另一种为中空穿刺针。普通穿刺针的针长 2.5~7.0cm,其外径是用 G(Gauge)表示,一般 18~22G 等,数值越大,穿刺针越细(表 4-7-1)。

2. **导管** 介入放射学的主要器材,根据使用目的可分为造影导管、引流导管、球囊扩张导管等,分别用于造影、栓塞、引流、扩张狭窄管腔之用。导管由于使用部位和用途的不同,因而长短、粗细、形状可以不同。导管直径用 F 表示(French,1F 定义为直径除以周长,即 $1/\pi$,单位 mm)。

3. **导丝** 可利用其交换送入导管,或利用导丝导向性能将导管选择性或超选择性导入靶血管,头端分为直形、J 形等。根据物理特性不同可以分为超滑导丝、超硬导丝、超长交换导丝、微导丝等,

表 4-7-1 常用穿刺针针径

针径/G	外径/mm	内径/mm	针径/G	外径/mm	内径/mm
14	2.1	1.6	21	0.8	0.6
16	1.6	1.4	22	0.7	0.5
18	1.2	1.0	23	0.6	0.3
19	1.0	0.8	25	0.5	0.25
20	0.9	0.7			

直径用英寸表示。

4. 导管鞘 为了避免导管反复出入组织或管腔壁对局部造成损伤而使用的一种器材。它由带防反流阀的导管鞘、扩张器和引导导丝组成,用硅胶制成的防反流阀在防止血液外溢的同时,可以反复通过相应口径的导管,而血管壁不会受损。导管鞘外套管的直径用 F 表示。

5. 数字减影血管造影(DSA) 即将血管造影的影像通过数字化处理,把不需要的组织影像删除掉,只保留血管影像,这种技术称为数字减影血管造影技术。其特点是图像清晰,分辨率高,为观察肿瘤血供情况及介入治疗提供了近似真实的图像,为经血管介入操作的必备条件,目前已普遍使用(图 4-7-1)。

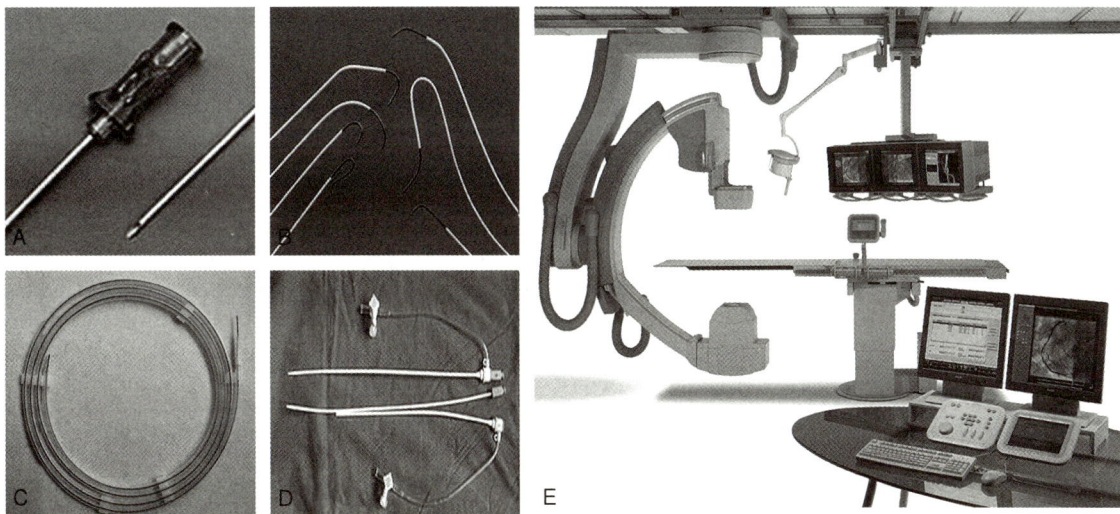

图 4-7-1 肿瘤血管性介入治疗基本器材及设备
A. 动脉穿刺针;B. 各形导管;C. 导丝;D. 动脉鞘;E. DSA。

(三) Seldinger 穿刺法

Seldinger 穿刺技术为介入操作的基本穿刺法,是由瑞典放射学家 Seldinger 于 1953 年首先采用的经皮穿刺血管插管技术。操作时用尖刀片在穿刺处沿皮纹方向挑开皮肤 2~3mm,皮肤开口应位于血管的正前方血管穿刺点的下方 1~2cm 处,以便斜行穿入血管。穿刺时穿刺针的斜面应朝上,以利于导丝推进。经典方法是用带针芯的穿刺针以 30°~40° 角穿刺,穿透血管前后壁,退出针芯后缓缓向外退外套管,直至血液从针尾射出即引入导丝,退出套管针,通过导丝引入导管鞘,即可进行有关插管操作(图 4-7-2)。现在改良的 Seldinger 技术用的是中空的穿刺针,穿透血管前壁即可见血液流出,不用穿透血管后壁,可减少出血。

NOTES

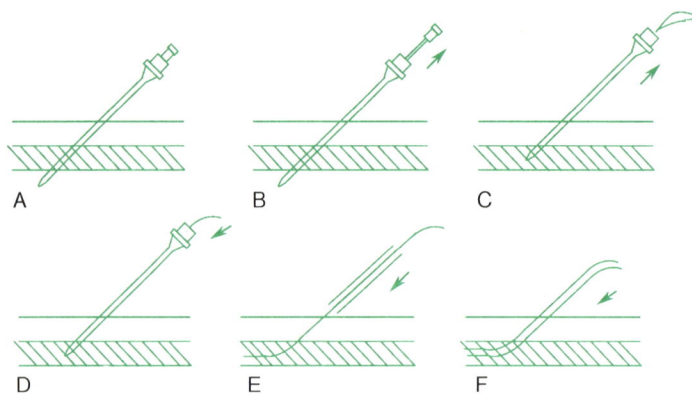

图 4-7-2　Seldinger 穿刺法

A. 带针芯的穿刺针穿透血管前、后壁；B. 退出针芯；C. 后退穿刺针管至血喷出；D. 引入导丝；E. 退出穿刺针留下导丝后插入导管；F. 导管顺导丝进入血管，退出导丝，留下导管。

二、介入治疗常用方法

（一）经导管动脉灌注化疗术

经导管动脉灌注化疗术（transcatheter arterial infusion chemotherapy，TAI），即通过介入放射学方法，建立由体表到达靶动脉的通道（导管），再由该通道注入化疗药物达到局部治疗肿瘤的一种方法。

1. 术前准备　包括穿刺针、导丝、导管鞘、导管等常规器材及药物注射泵等特殊器材。灌注用化疗药物根据肿瘤病种不同而异。

2. 临床应用　TAI 目前在临床上常用于治疗肝癌、肺癌、盆腔恶性肿瘤等实体瘤。在行 TAI 时，先进行选择性动脉造影，了解病变的性质、大小、血供情况，必要时进行超选择性插管进行 TAI 治疗。TAI 的入路主要有股动脉、桡动脉，经股动脉插管操作方便，成功率高，术后患者需要卧床；桡动脉较细，穿刺难度相对大，但患者术后即可下床活动，近来有应用增多的趋势。

3. 并发症　并发症较少，主要包括①消化道反应：可以是化疗药物本身引起的胃肠道反应，也可以是药物进入胃肠道动脉造成胃肠道损伤而引发，主要有胃肠道出血、腹泻和呕吐等；②骨髓抑制：大多数抗肿瘤药物都有不同程度的骨髓抑制作用，持续灌注时更易出现，常见的有白细胞和血小板减少；③肝毒性：许多抗肿瘤药物对肝有一定程度的损害作用，尤其是在肝本身疾病和有潜在疾病如原发性肝癌、病毒性肝炎、肝硬化等情况下更容易发生肝毒性反应；④肾毒性：临床上常用的化疗药如顺铂（DDP）就很容易出现肾毒性；⑤心脏毒性：对心脏有毒性的抗肿瘤药物主要是蒽环类抗癌抗生素如多柔比星（ADM），可以引起急性、亚急性和慢性心脏毒性，其他如大剂量环磷酰胺和 5-氟尿嘧啶（5-FU）等也可引起心肌损伤。

4. 疗效评价　动脉内药物灌注术使药物能高浓度进入病变区，从而提高对局灶性病变的治疗效果，减少药物的毒副反应。血供丰富的肿瘤疗效要优于相对乏血供性肿瘤，但对于后者仍可延缓肿瘤生长、减轻症状，提高患者的生存质量并延长生存期。以支气管动脉灌注化疗治疗肺癌为例，有效率为 80%~97%，从组织学类型而言，小细胞未分化癌疗效最好，其次为鳞状细胞癌、腺癌。一般认为，中央型、支气管动脉供血丰富的肿瘤疗效优于周围型、供血欠丰富的肿瘤。灌注且能行动脉栓塞，疗效可提高。TAI 合并放疗、经皮穿刺药物或无水乙醇注射、消融治疗等可提高疗效。术前行灌注化疗有利于提高手术切除的成功率。

（二）经导管动脉化疗栓塞术

经导管动脉化疗栓塞术（transcatheter arterial chemoembolization，TACE），指经导管向肿瘤供血动脉内注入化疗药物及栓塞剂，即在阻断肿瘤血供的同时发挥化疗药物的作用，从而达到治疗肿瘤的目的。

1. 栓塞剂 理想的栓塞剂应具备的条件：无毒、无抗原性、生物相容性好、易得、易消毒、不透 X 线、易经导管注入等。栓塞剂种类较多，按物理性状分固体性、液体性；按栓塞血管部位分为外周性（末梢栓塞剂）和中央性（近端栓塞剂）；按能否被机体吸收，分为可吸收性和不可吸收性；按栓塞血管时间的长短，分为长期（1 个月以上）、中期（48 小时~1 个月）、短期（48 小时以内）。目前肿瘤介入治疗常用的有以下几种栓塞剂：

（1）碘化油：属于末梢栓塞剂，有趋瘤性（可能与肿瘤血管的虹吸作用、瘤内缺乏清除碘化油的单核细胞或淋巴系统有关），可较长时间栓塞肿瘤血窦，而在正常组织内易于清除，也可作为化疗药物载体和示踪剂，主要用于肝癌的栓塞治疗。

（2）明胶海绵：是一种无毒、无抗原性的蛋白胶类物质，有颗粒状成品，应用较广，可机械性阻塞血管，并可形成继发性血栓，栓塞血管时间为 2~4 周，也可用于穿刺道的封堵。

（3）其他：聚丙烯酸微球（embosphere）、聚乙烯醇（polyvinyl alcohol, PVA）颗粒均为永久性栓塞剂，按照粒径大小可机械性阻塞不同粗细的血管，前者致血栓性弱，后者致血栓性强。载药微球及放射性微球（钇-90 微球）分别用于肿瘤的化学性和放射性栓塞治疗。另外，弹簧圈、无水乙醇等都属于永久性栓塞剂，也可用于肿瘤栓塞治疗。

2. 临床应用

（1）手术前辅助性栓塞：适用于富血供肿瘤如脑膜瘤、鼻咽血管纤维瘤、肾癌和盆腔肿瘤等，有利于减少术中出血、肿块完整切除及避免或减少术中转移。

（2）姑息性栓塞治疗：适用于不能手术切除的恶性富血供肿瘤，可改善生活质量及延长生存期。部分肿瘤行栓塞术后病情改善，肿块缩小，可行二期手术切除。

（3）相对根治性栓塞治疗：适用于少数良性富血供肿瘤如子宫肌瘤、肝血管瘤和少数恶性肿瘤。

3. 并发症 主要包括①组织缺血：其发生和血流动力学的变化以及选择栓塞材料不合适有关。如门静脉阻塞和肝硬化门静脉高压时门静脉血流减少，栓塞肝动脉可导致肝梗死，甚至肝衰竭。②非靶血管栓塞：主要发生于插管不到位，栓塞剂的选择和释放不适当，严重程度视误栓的程度和具体器官而定。可发生神经、肺、胆管、胃肠道、脾、肢体末端、皮肤等梗死，严重者可致残或致死。③脊髓损伤：罕见，但却是栓塞后最严重的并发症之一，如肺癌行支气管动脉灌注化疗和栓塞术时误栓脊髓动脉。④栓塞后综合征：与肿瘤和组织缺血、坏死有关，可发生在大多数栓塞术后，表现为恶心、呕吐、疼痛、发热、肠淤张或麻痹性肠梗阻等，对症处理后几天即逐渐减轻、消失。

4. 疗效评价 良、恶性肿瘤手术前行供血动脉栓塞治疗，可以减少术中出血，也可以使肿瘤发生缺血萎缩，便于手术中分离切除。对于晚期恶性肿瘤行供血动脉化疗栓塞，可以促使肿瘤变性坏死，是姑息性治疗的重要措施。另外恶性肿瘤化疗栓塞后还有改善肿瘤微环境，释放肿瘤性抗原，重塑机体免疫功能，增加免疫治疗的效果。

第三节 肿瘤的非经血管性介入诊疗技术

要点：

1. 非经血管性介入诊疗技术是在医学影像设备引导下对非心血管部位作介入性诊疗的技术。
2. 肿瘤消融分为物理消融、化学消融及不可逆电穿孔消融。
3. 射频消融是微创、安全、有效的肿瘤治疗方法，但也存在并发症。
4. 放射性粒子组织间治疗肿瘤在适应证、禁忌证、规范化操作、疗效评价等方面仍存在一定争议。

非经血管性介入放射学是研究在医学影像设备引导下对非心血管部位作介入性诊疗的技术。经皮非血管性介入技术对肿瘤的诊断和治疗具有安全、有效、并发症少等优点。

非经血管肿瘤介入诊疗技术众多，如穿刺活检、管腔成形术、引流术、造瘘术、肿瘤局部灭活等。

NOTES

管腔成形术包括球囊导管扩张及支架植入,如气管、食管、胆道等恶性狭窄的支架治疗;引流术如肝囊肿、脓肿及恶性梗阻等的引流。肿瘤的局部灭活治疗方法很多,现在超声、CT及MRI引导下经皮穿刺肿瘤的温度消融技术已广泛应用,不可逆电穿孔即纳米刀消融也逐渐推广,高强度聚焦超声治疗(海扶刀)及组织间近距离 ^{125}I粒子内照射也都取得了不错的效果。

一、介入治疗基础知识

(一)肿瘤非血管性介入诊疗原理

肿瘤非血管性介入诊疗是在医学影像设备的引导下,利用各种器械,通过血管以外的途径,如经人体生理腔道或直接穿刺病灶,对诸多良、恶性肿瘤进行取材诊断及利用物理、化学及生物方法等进行治疗的技术。

(二)肿瘤非血管性介入诊疗所需器械

肿瘤非血管性介入所使用的器械较多,各有特色,各系统有各种不同的引流管及导管,穿刺针也有不同,有时也可互相通用,本节就通用的器械进行简述。

1. **穿刺针**　肿瘤的非血管性介入治疗所用穿刺针的主要目的同样在于建立通道,经建立的通道采取病理组织、抽吸内容物、注入药物等。现用穿刺针均为薄壁的金属针,其长度一般比经血管性介入治疗所需穿刺针长且带有刻度,通常为5~20cm,针的粗细亦用G表示。

2. **引流管**　引流管根据插入的部位与引流内容不同而有不同的外形和规格,通常用于囊腔或管道的引流,可根据情况选用。

3. **导丝、导管**　凡能用于血管的导丝、导管大都可用于非血管性操作,不再赘述。

4. **引导装置**　B超、X线透视、CT、MRI及DSA等影像设备可以根据病情需要用于非血管性介入治疗,使治疗可视化。

5. **支架**　用于支撑狭窄管腔以达到恢复管腔流通功能。狭义的支架仅指金属支架,广义上可以分为内涵管和金属支架。金属支架根据其扩张的特性,可分为自膨式和球囊扩张式两种。

二、介入诊疗方法

(一)经皮穿刺活检

精准的病理诊断对恶性肿瘤治疗方案的选择起着关键作用。经皮穿刺活检(percutaneous needle biopsy,PNB)即用穿刺针经皮直接穿刺病灶,利用针头特殊装置取出病变组织,是病理取材的重要途径。风险较高的部位也可用细针直接抽吸涂片行细胞学检查。

1. **活检穿刺针的种类**　目前活检针种类很多,但大致可分为3种。①抽吸针:针的口径较细,对组织损伤小,只能获得细胞学标本;②切割针:口径较粗,针尖具有不同形状,活检时可得到组织条或组织碎块;③环钻针:主要用于骨组织病变的活检,针尖有尖锐的切割齿,便于穿过较硬的骨、软骨组织,取得组织学标本(图4-7-3)。

2. **穿刺活检导向方法**　经皮穿刺活检既不同于盲目穿刺活检,也不同于开放式活检,而是应用影像技术引导穿刺针,精确刺中靶病灶。目前常用的导向手段为X线透视、超声、CT及MRI等。

3. **并发症**　穿刺活检术的严重并发症发生率很低,常见并发症有①气胸:较常见,与穿刺针在肺内走行的距离、病灶大小、穿刺针的粗细及穿刺路径的选择有关,少量气胸可自行吸收,严重者需引流;②出血:亦较常见,通常可自行停止;③其他并发症:如胆汁性腹膜炎、肉眼血尿、一过性瘫痪等,主要是由于操作过程中损伤邻近组织器官、血管及神经所致。

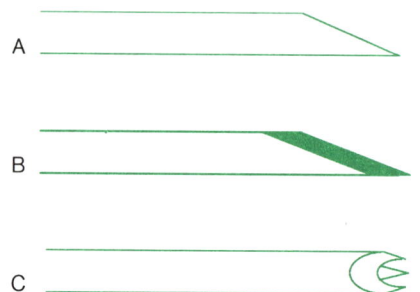

图4-7-3　常用活检穿刺针针头形状
A.Chiba针;B.Turner针;C.Franseen针。

（二）非血管管腔狭窄扩张成形术

当恶性肿瘤侵及消化道、气道、胆管、泌尿道等，造成管腔发生狭窄或阻塞时，可通过球囊成形术及内支架植入术来重建管腔，缓解症状，改善生活质量，从而得到肿瘤有效治疗的机会。

1. 器材　非血管管腔成形术及内支架植入术常用的器材有球囊导管和支架。球囊的直径及大小有不同的规格，需选用不同规格的导管鞘。支架的使用依据病变不同而异，主要包括 Z 形支架及网状支架两种。

2. 操作　术前明确病变的部位、范围及程度。入路的选择应根据管腔而定，开放性管腔如消化道、气道、泌尿道等，可经体外管腔口进行介入操作；封闭管腔如胆道，需经皮肝穿胆管或术后遗留 T 形管进入操作。在操作时，先进行管腔造影确认导管位于管腔之内，然后置换球囊导管将球囊置于狭窄的中心部位，或当狭窄段较长时置于远侧狭窄部位，逐步向近心端扩张。扩张时球囊充胀程度应根据病变部位、性质而定。扩张后重复进行造影，结果满意时可撤出球囊（图 4-7-4，图 4-7-5）。

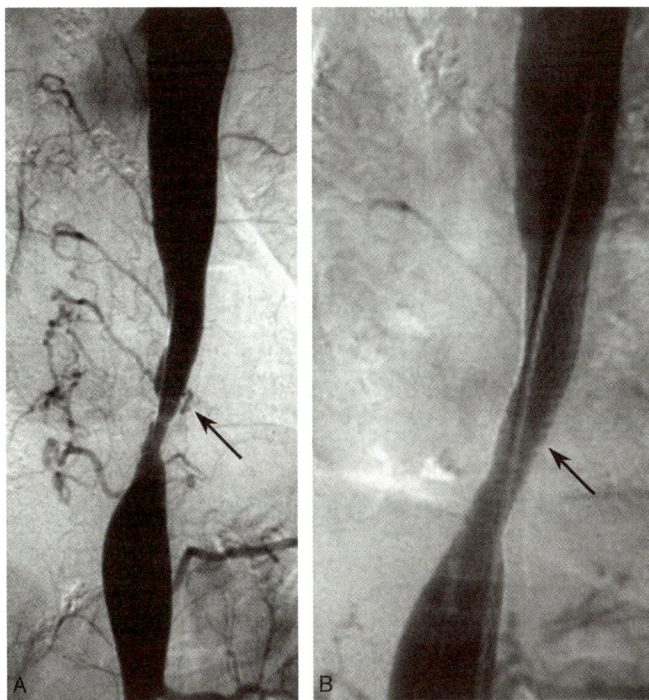

图 4-7-4　食管癌支架术

A. 食管癌病变区管腔变窄，造影剂通过受阻；B. 食管支架术后造影剂通过管腔顺畅。

必要时可在病变处置入支架，支撑已扩张的管腔。支架选择的主要原则是：①支架大小、支撑力合适，能撑开管腔，保持管腔通畅；②支架能较牢固地贴附于管腔壁上，减少移位的可能性；③尽可能防止肿瘤组织通过支架网眼长入支架腔内；④支架材料能耐受消化液、胆汁、尿液的浸泡及内容物沉积，可保持长期通畅性。对于有管腔瘘的患者，可选用合适大小和类型的覆膜支架。

3. 并发症　因实施成形术的器官不同，并发症亦不尽相同。主要有①消化道：包括胸骨后疼痛、胃肠道穿孔、反流性食管炎及术后再狭窄等；②气道：早期并发症包括异物感、咳嗽、胸痛、支架移位等；晚期包括复发性阻塞、气管-食管瘘、支架上皮化等；③胆道：包括胆汁瘘、胆道感染、菌血症、败血症、支架移位和再狭窄等；④泌尿道：包括泌尿系感染、输尿管穿孔、金属内支架阻塞等。

NOTES

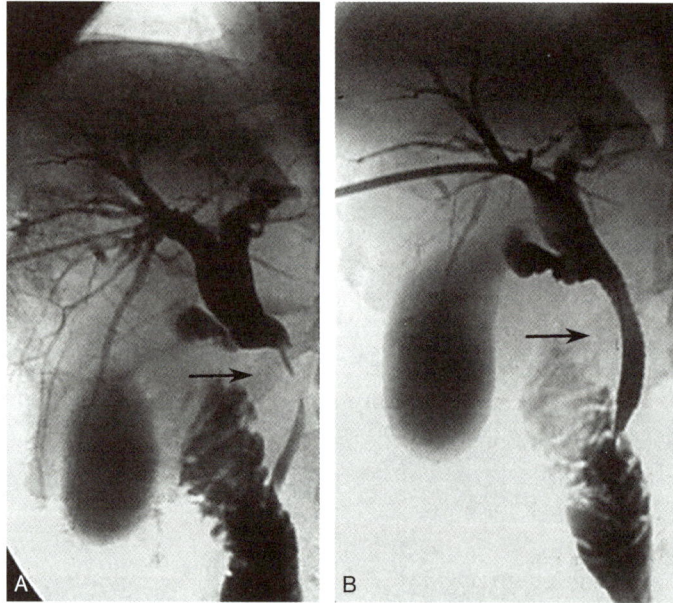

图 4-7-5 胆管癌支架术

A. 胆管癌支架术前胆总管下段变窄,肝总管、肝内胆管扩张;B. 胆道支架术
后造影剂通过胆总管下段顺畅。

(三) 经皮穿刺引流术

经皮穿刺引流术一般包括囊肿、脓肿引流及腔道梗阻后的引流,最常见的与肿瘤相关的引流术是经皮肝穿刺胆道引流(percutaneous transhepatic cholangial drainage,PTCD)。由于恶性肿瘤(如胆管癌、胰头癌)造成肝外胆道梗阻,临床出现黄疸,PTCD 可行胆道内或胆道外胆汁引流,从而缓解梗阻,减轻黄疸,以利手术或作为姑息性治疗。行 PTCD 前需先做经皮肝穿刺胆管造影,确定梗阻的部位、程度、范围与性质。PTCD 有内外引流之分,通过穿刺针引入导丝,而后拔出穿刺针,沿导丝送进末段有多个侧孔的导管,导管在梗阻段上方的胆管内,其内口亦在该处,胆汁经导管外口连续引流,是为外引流;若导管通过梗阻区,留置于梗阻远端的胆管内或进入十二指肠,胆汁则沿导管侧孔流入梗阻下方的胆管或十二指肠,是为内引流(图 4-7-6)。

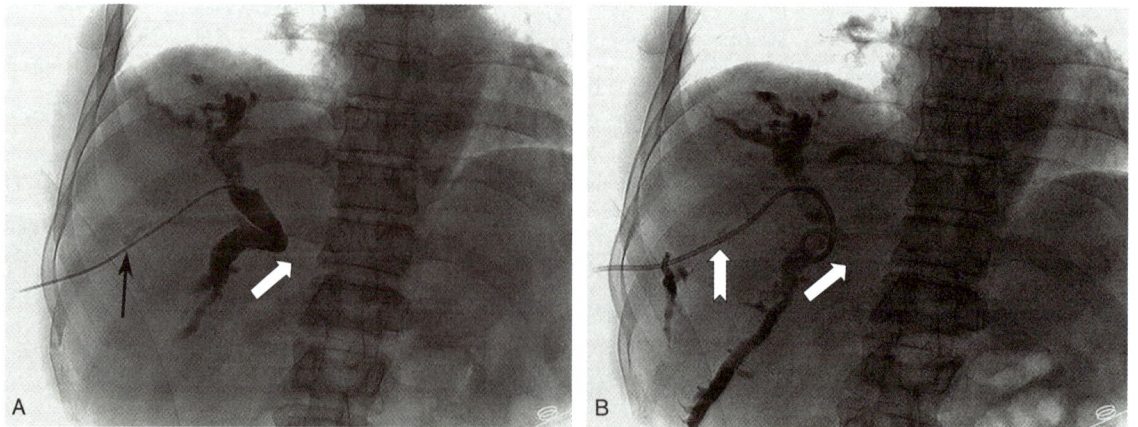

图 4-7-6 经皮肝穿刺胆道引流术

A. 胆管癌 PTCD 引流术前造影示右肝管造影剂截断,右肝管闭塞(空心箭头),黑箭头所示为较细造影导管;
B. PTCD 引流术后(鱼尾箭头为引流管)。

（四）经皮肿瘤消融术

经皮肿瘤消融（percutaneous tumor ablation）是指在明确肿瘤的部位和性质后，在影像设备引导下用消融针穿刺肿瘤，利用物理或化学的方法直接杀灭肿瘤组织，分为物理消融、化学消融及不可逆电穿孔消融。物理消融又可以分为热消融与冷冻消融，即将肿瘤组织加热至 70℃以上或降温至−150℃以下保持一定时间使其坏死，热消融有射频、微波、激光及高能聚焦超声（海扶刀）等，以射频、微波最为常用。冷冻消融根据冷媒不同分为氩氦刀和氩氮刀，与热消融相比，其最大的优势是术中疼痛轻微，肿瘤细胞也不是凝固坏死而是直接崩解，从而释放大量的肿瘤性抗原，刺激机体免疫系统，故提升免疫功能更加明显。化学消融，即经瘤内注射药物（乙醇、乙酸、化疗药物），利用化学药物的蛋白凝固作用或其他作用使肿瘤细胞凝固坏死或凋亡。不可逆电穿孔消融是将电极插入肿瘤组织内并在极短的时间内加上超高压电场，造成肿瘤细胞膜产生纳米级的小孔导致胞内容物流出，从而引起细胞凋亡。因为对神经、血管等损伤很小，所以特别适用于高位部位比如肝门区肿瘤、胰腺癌等的消融治疗，在提高机体免疫功能上也是所有消融治疗中最强的。下面以射频消融和无水乙醇消融为例进行说明。

1. 经皮射频消融治疗

（1）操作：麻醉后经皮穿刺，精确定位穿刺、适形治疗。消融针有单极与多极针两种，后者可以张开成球形。将电极针置入肿瘤中心，接通电源，利用射频电流使癌组织升温到 60~95℃，使肿瘤组织凝固坏死。治疗时间、温度或功率根据耐受情况、肿瘤大小调整，一般来说，消融的病灶 <5cm，一次消融的肿瘤在 3 个以内，当然通过多针联合、多点消融及消融时瘤内注入无水乙醇、稀盐酸等也可以扩大消融范围。

（2）应用：射频消融适用于肝癌、肺癌、胰腺癌、肾癌、肾上腺癌、盆腔肿瘤等实体瘤，无论是原发灶还是转移灶，初治病变还是常规治疗失败病例，也无论是何种病理类型，射频治疗均能够杀死。

（3）并发症：射频消融是微创、安全、有效的肿瘤治疗方法，但也存在并发症，最常见的为治疗部位疼痛、出血，严重并发症为空腔脏器穿孔，大出血及心血管意外等，但发生率较低。术前精心准备、术中规范手术操作及合理的术后处理很重要。

2. 经皮无水乙醇注射治疗（percutaneous ethanol injection，PEI） 1983 年，杉浦等对实验性小鼠肝癌灶注射无水乙醇治疗获得成功，Livraghi 报道了临床应用无水乙醇治疗小肝癌后，这一方法逐步得到推广。PEI 的理想适应证是肿瘤直径≤3cm，不超过 3 个结节。对直径 >5cm 的肝癌也可配合经导管介入治疗使用。由于受无水乙醇在肿瘤组织内浸润范围的限制，因此需要多点、多方位、多次穿刺注射适量无水乙醇。据报道，无水乙醇的肿瘤灭活率可达 70%~75%，直径 <3cm 肝癌的 1 年、5 年存活率可分别达 90%、36%。因为总体完全消融率不如温度消融，现在通常作为补充治疗或者辅助治疗。

（五）放射性粒子组织间近距离治疗肿瘤

1. 发展简史 放射性粒子组织间近距离治疗肿瘤有近百年的历史。1901 年 Pierre Curie 首先提出近距离治疗术语（brachytherapy），其定义为将具有包壳的放射性核素埋入组织间进行放射治疗。Grossman 于 1982 年首次报道 100 例前列腺癌 ^{125}I 粒子组织间插植治疗结果，5 年全组生存率 83% 和 9 年生存率 52%。虽然有多种放射性核素粒子用于临床治疗，但 ^{125}I 粒子因为易得、易存、使用方便、辐射能量及半衰期恰当（约 60 天）、治疗效果确切，现在是应用最广泛的粒子源。计算机治疗计划系统（treatment planning system，TPS）的出现、3D 打印模板、粒子链（条）和放射性支架的发明等，使放射性粒子治疗肿瘤的技术获得了新的活力。放射性粒子组织间近距离治疗肿瘤具有精度高、对正常组织创伤小等优势，临床应用显示了广阔的前景。

2. 常用设备 放射性粒子治疗肿瘤需要三大基本条件：①放射性粒子；②三维治疗计划系统与质量验证系统；③粒子治疗的相关辅助设备，如粒子植入引导系统、粒子装载设备、粒子植入针和穿刺模板等（图 4-7-7）。

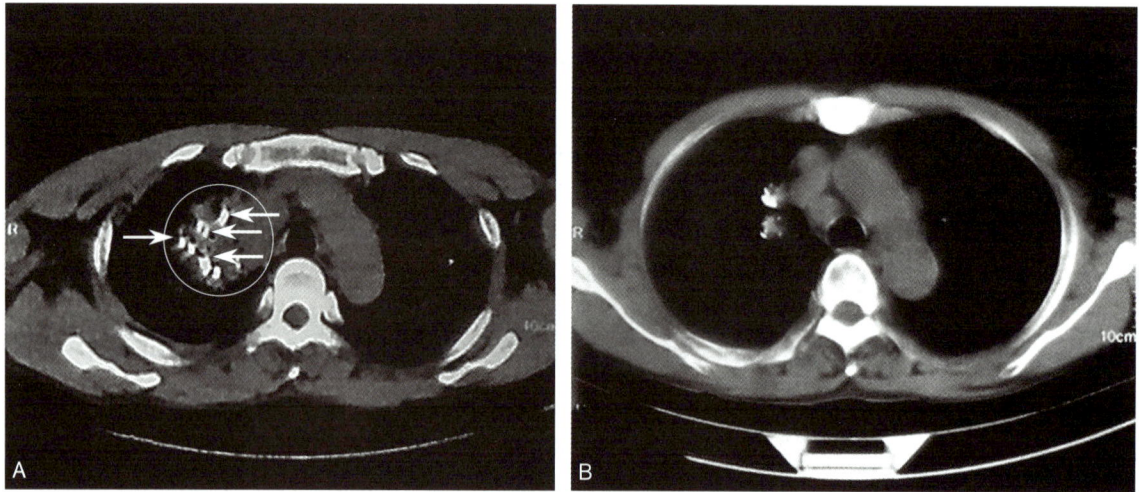

图 4-7-7 ^{125}I 放射性粒子植入治疗肺癌

A. ^{125}I 放射性粒子植入肺癌病灶内(箭头所示为粒子);B. ^{125}I 放射线粒子植入术后 1 个月复查示肿块明显缩小。

3. 临床应用 适宜粒子植入治疗的病种十分广泛,包括脑胶质瘤、脑转移瘤、鼻咽癌、口咽癌、舌癌、肺癌、乳腺癌、胆管癌、肝癌、前列腺癌,妇科肿瘤、软组织和骨肿瘤等。在美国,早期前列腺癌的放射性粒子组织间治疗已成为标准治疗手段,在头颈部复发肿瘤的治疗中,粒子植入也显示了其独特的优势。其并发症包括出血、疼痛、气胸、感染、粒子植入后移位造成非肿瘤组织放射损伤等。目前,放射性粒子组织间治疗肿瘤在适应证、禁忌证、规范化操作、疗效评价等方面仍存在一定争议,但已经出台了相关的指南及专家共识,相信随着研究的逐渐深入,该疗法必将更加完善从而提升肿瘤综合治疗水平。

第四节 常见肿瘤的介入治疗

要点:

1. 原发性肺癌经动脉灌注化疗作为姑息治疗,可以增加肿瘤的近期疗效,获得比全身静脉化疗更高的有效率。

2. 肿瘤冷冻消融后引发的免疫增强效应要明显高于热消融。

3. 肝动脉化疗栓塞(TACE)是中晚期肝癌最有效的治疗方法。

4. 恶性肿瘤的微创联合治疗包括与多种治疗的联合。

一、原发性支气管肺癌

原发性支气管肺癌(primary bronchogenic carcinoma),简称肺癌(lung cancer),绝大多数起源于支气管黏膜上皮,是最常见的肺部原发性肿瘤。近半个世纪以来,世界上许多国家和地区肺癌的发病率和死亡率都有所增加,有些工业发达的国家更为明显,我国许多地区肺癌亦呈增长趋势。近 20 年的追踪发现,每年的肺癌新增病例以约 0.5% 的速度增长,目前已成为严重危害人民生命和健康的常见病,也是全世界最常见的恶性肿瘤之一。

(一) 支气管动脉灌注化疗术

在介入放射刚兴起时,支气管动脉灌注化疗(bronchial artery infusion,BAI)治疗肺癌曾经是非常普遍的一种方法,尤其是对于中央型肺癌,并且取得了很好的近期疗效。但随着新的化疗药物尤其是靶向、免疫治疗的兴起,现在已逐渐减少,但仍然是一种重要的方法。

1. 适应证与禁忌证

（1）适应证

1）可以手术切除的肺癌，术前辅助局部化疗。

2）肺癌手术后复发，局部介入灌注化疗。

3）不愿意接受手术治疗或因各种原因不能行手术切除或手术不能切除的各期肺癌。

4）与静脉化疗合用或配合放疗、消融、粒子植入治疗等。

（2）禁忌证

1）恶病质或心、肝、肺、肾衰竭。

2）高热、严重感染或外周白细胞计数明显低于正常值。

3）严重出血倾向和碘过敏等血管造影禁忌。

2. 介入操作

（1）患者准备：包括①实验室检查，如血常规、出凝血时间、肝肾功能、电解质、心电图等常规检验；②术前禁食4小时；③若使用较大剂量顺铂者可提前进行水化；④知情同意签字。

（2）器械和药物准备：①导管选择5F或4F导管，操作者可根据自己的习惯和动脉的实际情况准备多种导管，如Cobra、Simmons管等，备用微导管。②化疗药：以铂类药物为主，联合应用2~3种化疗药。常用药物及一次性剂量：卡铂200~400mg或顺铂60~100mg、依托泊苷100~400mg、白蛋白紫杉醇100~300mg等，可参照静脉化疗方案给药，但动脉内慎用吉西他滨及长春瑞滨。③其他：皮质醇及平喘药，心电监护仪、急救器材和药物等。

（3）操作过程：行选择性支气管动脉插管造影，明确后用微导管超选至靶动脉肿瘤端缓慢灌注，并注意：①肺癌可有多支血管供血，一侧肺肿瘤还可以通过侧支从对侧肺及邻近部位体动脉获得血供，因而在开始治疗前行CT血管造影（CTA）尽可能明确肿瘤供血动脉很重要；②对与肋间动脉共干者，尽量用微导管跨越肋间动脉开口；③对血管造影肿瘤染色不完整、CT增强扫描强化显著而造影上染色不明显或治疗效果不满意者，更应考虑到多支血管供血的可能（图4-7-8）。

3. 并发症　支气管动脉化疗灌注术的并发症主要包括①脊髓损伤：由于肋间动脉常与支气管动脉共干，而前者有分支至脊髓供血动脉，当行支气管动脉造影及化疗灌注时有可能造成脊髓损伤，出现截瘫等严重并发症；②食管损伤：食管动脉或其供血支可源于支气管动脉，行BAI时化疗药物可引起食管坏死、穿孔和食管气管瘘等；③肋间动脉损伤：可引起所支配范围内的皮肤发红、疼痛甚至坏死。

4. 疗效评价　肺癌主要由支气管动脉供血，这是支气管动脉灌注化疗治疗肺癌的理论基础。

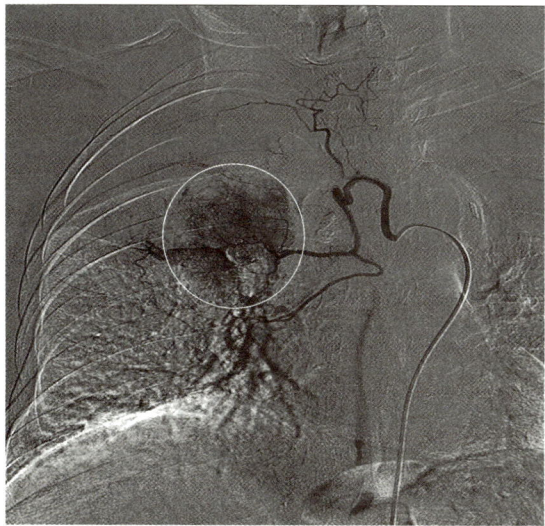

图4-7-8　肺癌支气管动脉化疗灌注

BAI使药物不经过血液稀释和肝脏代谢，直接作用于肿瘤，因而肿瘤局部药物浓度较高；动脉给药再循环到静脉，使其具有较长药物接触作用时间，提高了对肿瘤细胞的杀伤作用；同时动脉灌注减少了化疗药物的总剂量，从而减轻对正常组织的损伤。作为姑息治疗，可以增加肿瘤的近期疗效，获得比全身静脉化疗更高的有效率，但BAI的5年生存率依然较低，远期疗效并未比静脉化疗有明显提高。

NOTES

(二) 其他治疗肺癌的介入术

1. 支气管动脉化疗栓塞术 利用明胶海绵、PVA颗粒、载药微球等栓塞肺癌供血动脉可有效控制肿瘤进展，但由于栓塞不当有可能引起脊髓动脉等的栓塞而造成严重后果，所以应慎重使用。

2. 射频消融 射频消融治疗肺癌有较多的应用，对于3cm以下的肺肿瘤尤其是周围性肿瘤疗效满意，单侧3个病灶以内通常可以一次消融，多个病灶也可以分次消融。为避免同时出现双侧气胸而危及生命，原则上一次只能做一侧肺的肿瘤消融。因为肺组织较软，多极针穿刺时肿瘤易移位，选择单极针较合适。

3. 微波消融 微波消融与射频消融都是热消融，但较射频消融效率更高，热沉效应小，邻近血管的病变也可以取得较好的消融效果，但因为有拖尾效应，靠近胸膜的病灶易损伤胸膜引起气胸，严重者甚至出现支气管胸膜瘘。与射频消融类似，消融针的靶区不宜穿透胸膜、叶间裂以免引发严重气胸或支气管胸膜瘘。

4. 冷冻消融 与热消融相比，冷冻消融时几乎无疼痛，且冷冻消融引起的胸膜损伤可以修复，不易造成支气管胸膜瘘，另外肿瘤冷冻消融后引发的免疫增强效应要明显高于热消融，故近年来冷冻消融在肺癌的治疗中逐年增加。对于3cm以下的肺肿瘤可以作为根治性手段，而对于较大或者高危部位的大肿瘤也可以作为辅助治疗手段减瘤，增加其他方法尤其是免疫治疗的疗效。对于胸膜下或需要穿透叶间裂的病灶，冷冻消融更具优势。

5. 经皮放射性粒子组织间内照射治疗 经皮放射性粒子组织间内照射治疗肺癌已经被广泛应用于临床，术前通过TPS计算所需^{125}I粒子的数量并设计分布方案，然后在CT引导下布针，通过穿刺针将粒子植入。小的病灶可以得到根治性治疗，大的病灶肺也可以使肿瘤缩小或生长减慢，与化疗、免疫治疗联合可以得到"1+1>2"的效果。

二、原发性肝癌

原发性肝癌(primary hepatic carcinoma, PHC)简称为肝癌，分为肝细胞肝癌及胆管细胞肝癌，前者为主，是我国最常见的难治性恶性肿瘤之一。近50多年来，肝癌的基础研究和临床治疗都取得了很大的进步，特别是近30年来，介入微创治疗不断发展和日臻成熟，近年来靶向及免疫治疗的兴起，肝癌的整体疗效也有了很大的改善。因为影像医学的突飞猛进及人们健康意识的提高，早期肝癌的检出率已经大幅提高，但能根治性手术切除或消融治疗的还是相对少数，大部分肝癌患者发现时已是中晚期，其中绝大部分需要接受以TACE为主的综合治疗；而在日本，精细TACE治疗也已成为小肝癌根治性治疗的方法之一。另外，肝癌有多中心发生或多发的特点，手术切除后容易复发。当肝癌直径超过5cm时，肿瘤侵蚀门静脉和肝静脉分支的概率大大增加，导致肝癌肝内播散和远处转移，即使常规影像学检查发现的直径<3cm的小肝癌，手术切除后病理检查也可以看到很高比例的微血管侵犯，提示相当一部分可能已有肝内播散。肝硬化背景、肝癌发生的多中心性、肝癌的肝内播散问题，使得肝癌的外科治疗显得力不从心，理论上术后复发可再进行外科切除，但再次手术难度加大，特别是在有肝硬化的背景下，术后容易出现肝功能不全；因此，创伤小、疗效显著的介入治疗也就显得日益重要。

肝癌的介入治疗有多种技术方案可供选择，包括经导管灌注化疗、经导管化疗栓塞及经皮消融治疗等。

(一) 肝癌的动脉化疗栓塞

1. 肝动脉化疗栓塞的理论基础 肝动脉化疗栓塞(TACE)是中晚期肝癌最有效的治疗方法，TACE可显著提高局部药物浓度及阻断肿瘤的血供，两者协同作用能取得更好的疗效。正常肝脏接受肝动脉和门静脉的双重血供，肝动脉供血量为20%~30%，供氧量占50%，门静脉供血70%~80%，供氧50%，而肝细胞癌90%~95%的血供来自肝动脉，栓塞肝动脉可以阻断肿瘤的血供，使肿瘤坏死缩小，控制肿瘤的生长，而对正常肝组织影响很小。此外，化疗栓塞还具有化学药物直接杀伤肿瘤的作用。

2. 适应证和禁忌证

（1）适应证

1）不能手术切除、肝移植或患者不愿手术切除的肝癌,瘤体占肝体积 70% 以下,肝功能为 Child A、B 级者,拟消融治疗的小肝癌消融前碘化油标记。

2）大肝癌术前栓塞,使肿瘤体积缩小,术中出血减少,利于手术切除。

3）肝癌术后复发,不宜手术切除者。

4）肝癌未能完全手术切除者或考虑有残留病灶。

5）肝癌破裂出血。

（2）禁忌证

1）肝功能严重障碍或合并严重黄疸。

2）全身广泛转移。

3）肿瘤体积超过肝脏体积的 70%。

4）严重的代谢性疾病（如糖尿病）未予控制者。

5）严重心、肺、肾功能不全,大量腹腔积液、全身状况差或恶病质。

6）严重感染。

3. 介入操作

（1）介入器械:穿刺针、导管鞘、超滑导丝、导管等器材,常用导管为 RH 导管、Cobra 导管、Yashiro 导管等。

（2）化疗药物:肝细胞肝癌常用的化疗药物为蒽环类（表柔比星等）、铂类（奥沙利铂等）、三氧化二砷、氟尿嘧啶等。胆管细胞癌则用奥沙利铂、吉西他滨及紫杉醇类。根据患者肝功能及全身情况,选择二联或三联用药。肝功能较差的患者可减量用药。

（3）栓塞剂:常用栓塞剂为碘化油、明胶海绵、聚丙烯酸微球、聚乙烯醇颗粒及载药微球等,需要根据肿瘤的部位、大小、数量、供血、肝功能等综合因素决定,通常碘化油的用量为 10~20ml,对巨块型肝癌一般也不要超过 30ml,以免碘化油通过潜在侧支进入肺甚至体循环造成脑梗死,引发严重并发症。碘化油常与化疗药物混合成乳剂使用,这样可增加栓塞部位的药物浓度并延迟药物释放,形成化学性栓塞。

（4）操作过程:采用经皮股动脉或桡动脉穿刺插管,选用 4~5F 肝动脉或 Cobra 导管先行腹腔动脉造影,以全面了解肝动脉解剖形态、有无血管变异、肿瘤的部位、大小、数量、供血类型、有无动-静脉瘘以及有无门静脉癌栓等情况,根据造影所见作相应的介入治疗。通常以微导管超选至肿瘤供血分支,经导管灌注化疗药物,接着将混合成乳剂的化疗药物与碘化油在透视下缓慢注入,出现碘化油反流时应停止注射,最后用颗粒栓塞剂栓塞供血动脉,既可减少肿瘤内的碘化油被血流冲走,也可以增加肿瘤的缺血坏死（图 4-7-9）。TACE 治疗原则:①尽量使用复合性栓塞,先用末梢类栓塞剂行周围性栓塞再行中央性栓塞,碘化油与化疗药物（粉剂）混合成乳剂使用;②尽可能栓塞靶动脉末梢,避免栓塞剂进入非靶器官;③有肝动静脉瘘或动-门脉瘘及较大分支、主干癌栓时,需要看瘘流量大小选择合适的方法进行栓塞,或采用肝动脉灌注化疗（hepatic arterial infusion chemotherapy,HAIC）;④对于巨大的肿瘤,首次 TACE 时不必苛求彻底栓塞以免出现较严重的并发症,可以分次行 TACE,间隔时间相应缩短;⑤若不采用 HAIC,化疗药物尽量选用细胞周期非特异性药物;⑥按需 TACE,而不是定时 TACE。

4. 并发症 TACE 术后发生并发症的原因及并发症的种类很多,以下主要介绍常见并发症的处理原则。

（1）胆囊炎:发病率较高,由于胆囊动脉源于肝右动脉,化疗药物或/和栓塞剂容易进入该支动脉,造影时若胆囊动脉显影更应注意,微导管越过胆囊动脉即可避免。一旦发生给予禁食、抗炎、对症

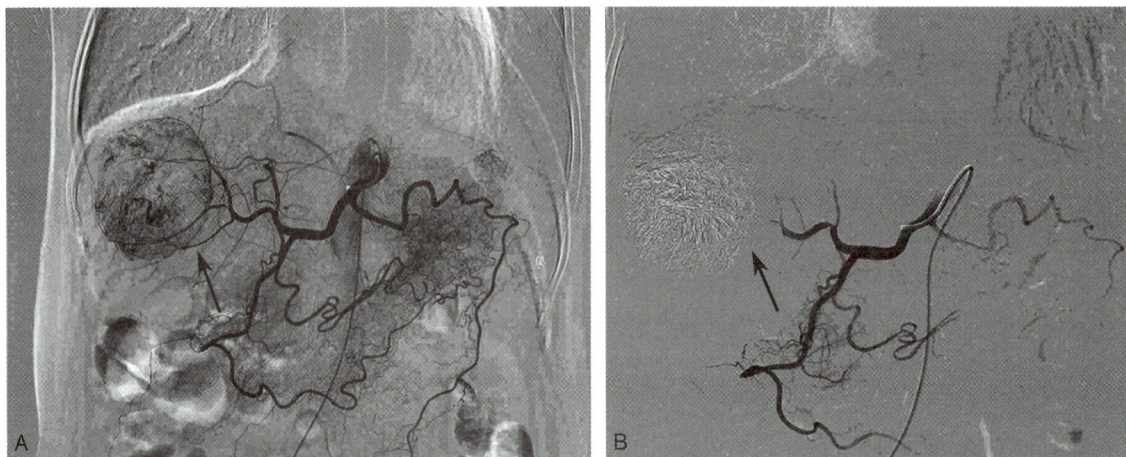

图 4-7-9　原发性肝癌的介入治疗

A. 肝癌化疗栓塞前造影示肿瘤具有丰富的供血动脉;B. 肝动脉化疗栓塞后肿瘤的供血动脉被完全阻断。

处理后基本上都会恢复,严重者可行引流。

（2）继发感染或肝脓肿形成:大肝癌 TACE 后出现大些,一旦发生应用大剂量抗生素治疗,脓肿局限化以后可穿刺引流。

（3）肝功能损伤或衰竭:栓塞后多数患者有一过性肝功能异常,大多于 3~7 天恢复至栓塞前水平,术后常规保肝治疗即可。

（4）上消化道出血:与术后应激反应、药物反流至胃造成胃黏膜损伤有关,术中导管越过胃相关动脉开口(如胃右动脉),缓慢注射药物及栓塞剂避免反流,术后止吐、抗酸、保护胃黏膜可预防或减少出血的发生。

（5）其他:出现腹腔积液或腹腔积液增多、胸腔积液等,需要补充白蛋白、利尿治疗。用奥沙利铂及载药微球易出现胆管损伤甚至发生胆汁瘤,有时需要引流。

5. 疗效分析　有学者统计,肝癌 TACE 后 3 年生存率可以达到 40% 左右。2016 年,Lencioni R 等对 30 多年 101 项临床研究 10 108 例患者的资料进行 meta 分析,ORR 为 52.5%,总体死亡率 0.6%。TACE 现已被公认为肝癌非手术切除外科治疗中疗效最好的措施之一,它可使肝癌缺血、坏死、缩小甚至消失,也可使部分中晚期肝癌缩小,从而获得二期手术切除的机会。现在联合靶向及免疫治疗,疗效又有了更进一步的提高,无论是肿瘤的转化治疗还是晚期肝癌的生存期均有了较明显的提高。

(二) 肝癌的消融治疗

随着消融器械的持续创新与改进,小肝癌发现比例的提高及治疗理念的变化,近 20 年来,经皮消融治疗肝肿瘤应用越来越多,并且取得了很好的临床效果。对于大肝癌,TACE 联合微波、射频及冷冻消融更是将肝癌的消融治疗适应证大为拓宽。因为不可逆电穿孔对血管、胆管及神经损伤较小,所以特别适用于肝门部、大血管旁的肿瘤消融。下面就以无水乙醇消融及射频消融为例进行介绍。

1. 无水乙醇消融(percutaneous ethanol injection,PEI)　系化学消融,可单独用于治疗小肝癌,也可与 TACE 和射频消融术(RFA)联合使用,联合治疗时也可用于大肝癌。

（1）原理:无水乙醇注入瘤体内后,肿瘤细胞出现脱水、细胞内蛋白凝固,同时肿瘤血管内血栓形成进一步促使肿瘤细胞坏死、纤维化。

（2）方法:选用的穿刺针规格通常为 21~22G,长度 15~20cm,在 B 超或 CT 引导下穿刺,到位后注射适量无水乙醇。其原则是:①多点注射;②注射速度要慢,防止药物流入血管、胆道或流出针道进入腹腔;③在观察到有针道反流时,应更改针尖注射位点或停止注入无水乙醇;④单次注射总量一般在

20ml 以内,原则上不超过 30ml。

（3）疗效:分析研究表明,小肝癌选择 PEI 肿瘤灭活效果显著,与 TACE 联合应用效果更好,但因总体消融效果不及物理消融,现在多作为辅助治疗。

2. 射频消融术(radiofrequency ablation,RFA) 射频消融是近 20 多年来发展较快的一种治疗肿瘤方法,对直径在 3cm 以下的肿瘤疗效较佳,尤其适合肝功能较差、不能耐受或拒绝外科手术者。

（1）原理:利用高频电流使组织离子产生振动、相互摩擦产生热量。在局部温度达 45~50℃,组织脱水,蛋白质变性、细胞膜崩解;70℃时,组织产生凝固性坏死;100℃时,局部组织碳化。

（2）方法:根据肿瘤大小、部位选择相应规格的单极针或多极针,在 B 超或 CT 引导下穿刺肿瘤组织,到位后开始消融(根据产品特性及肿瘤情况选择温度、阻抗或功率模式),若是多极针则视情况打开至合适大小开始消融。肿瘤较大,可以多点消融(图 4-7-10)。

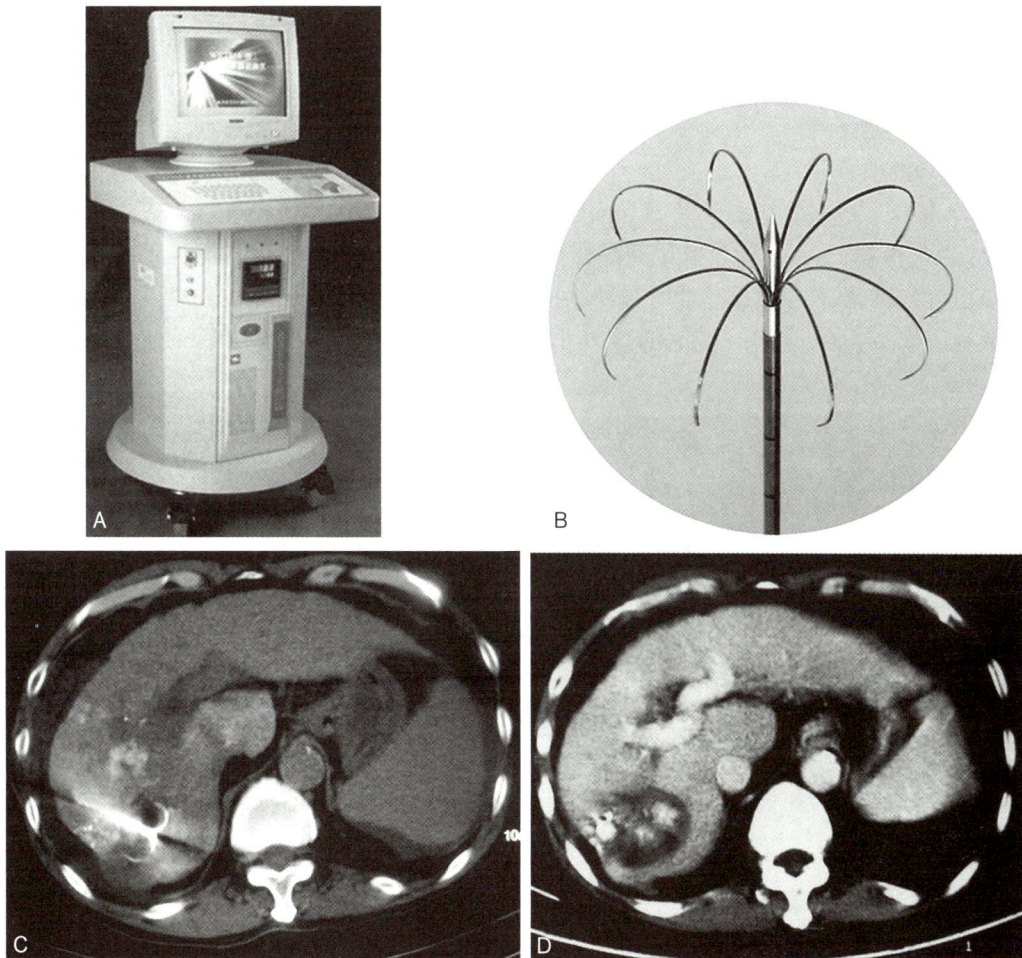

图 4-7-10 肝癌射频消融术
A. 射频消融系统;B. 射频消融针;C. 肝癌射频消融术中;D. 射频消融术后 3 个月,肿块明显坏死。

（3）并发症:肝癌的射频消融相对比较安全,较常见的并发症是术中穿刺部位出血,一般不需要处理。严重并发症包括动脉损伤后出血、邻近脏器尤其是胃肠道损伤及术后感染等,但总体比较少见,术前仔细规划、术中慎重操作多可避免,一旦发生及时处理即可。

（4）疗效分析:据报道,3.0cm 以下的肝癌消融治疗与手术切除总体疗效相当,分层分析,包膜下

NOTES

肝癌手术效果要好于射频消融,而深部肿瘤射频消融要好于手术切除。现在多主张先行 TACE 治疗,然后再行 RFA 治疗,这样疗效更佳。

三、肝海绵状血管瘤

肝海绵状血管瘤(hepatic cavernous hemangioma),简称肝血管瘤,是血管发育异常,并不是真正的肿瘤,占肝脏整个肿瘤类病变的 2%~7.4%。绝大部分血管瘤无须处理,少数不断增长或有临床症状者才需要治疗。

1. 适应证与禁忌证

(1)适应证

1)直径 >5cm,无论部位、范围、数量,可考虑治疗。

2)在短期内有明显增大倾向。

3)血管瘤破裂。

4)手术切除前介入治疗可使肿瘤缩小变硬,减少术中出血。

(2)禁忌证

1)严重肝、肾功能不全。

2)有严重出血倾向。

3)碘过敏的患者。

2. 介入操作　肝血管瘤的经动脉介入治疗与肝癌 TACE 操作类似,微导管超选至靶动脉远端后,将博来霉素粉剂 15mg 与适量碘化油混合成乳剂后缓缓注入,直至瘤内碘化油沉积良好为止(图 4-7-11)。若供血动脉较粗或碘化油有被冲刷掉的倾向,可以再用 PVA 颗粒或聚丙烯酸微球栓塞动脉。巨大血管瘤一次治疗效果不满意的话,6~12 个月后可重复治疗。

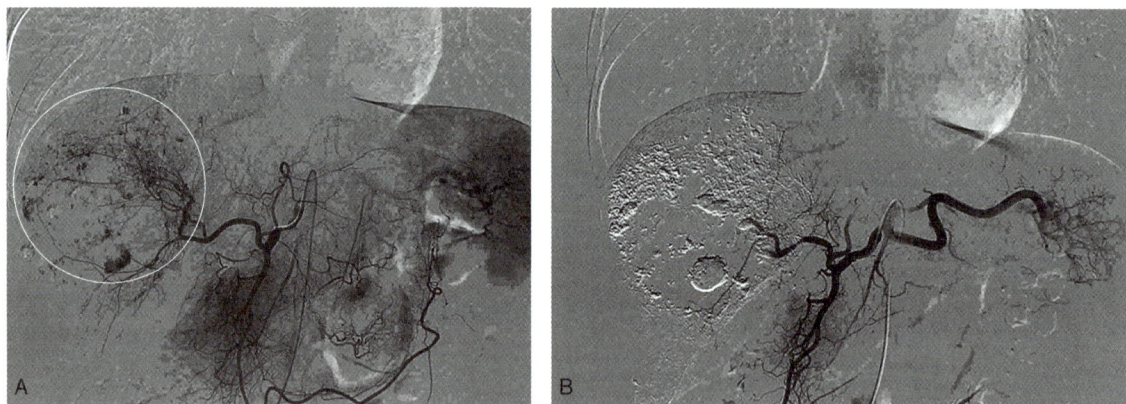

图 4-7-11　肝血管瘤的介入治疗
A.肝动脉造影示肝血管瘤呈"树上挂果征"(白圈);B.肝动脉栓塞后血管瘤的供血动脉被阻断。

3. 并发症　肝动脉栓塞术治疗肝血管瘤主要并发症为胆管损伤,主要原因是过量的博来霉素碘化油乳剂进入供应胆管的血管,术中要严格掌握用量并尽可能超选至靶动脉远端,避免误栓。其他并发症参见本节原发性肝癌。

4. 疗效评价　肝血管瘤介入治疗与手术治疗相比较为安全、损伤小、效果好、恢复快,大多数肝血管瘤用平阳霉素加碘化油栓塞治疗后即缓慢萎缩,无须再次治疗,现在因为平阳霉素停产而用博来霉素替代,效果稍逊。但巨大肝血管瘤往往难以一次达到预期目标,需要分次治疗,或者因瘤内纤维组织较多而血窦不丰富,经动脉栓塞(TAE)效果欠佳,此时可以瘤内直接穿刺注射博来霉素或博来霉素(用对比剂溶解)与碘化油的混合乳剂,疗效明显。影响疗效的因素有:超选择插管技术、肿瘤的大小和数目、肿瘤血供及栓塞剂的用量等。

四、肾癌

　　肾癌（renal cancer）又称肾细胞癌（renal cell carcinoma），约占肾恶性肿瘤的 80%，其余为肾盂癌和肾母细胞瘤，肉瘤少见。肾癌多见于 50~70 岁中老年人，男性比女性多约 1 倍，常为单侧单病灶，有 1%~2% 双侧同时或先后出现，15% 为多灶性，可发生于肾的任何部位，但肾上极较肾下极多见。存在某些遗传因素，有家族性发病倾向。手术切除是肾癌的有效治疗方法，放射治疗、化学治疗、免疫治疗效果均不理想。以前介入治疗通常指手术切除前动脉栓塞以减少术中出血或无法手术切除者的姑息性栓塞治疗，现在动脉栓塞治疗逐渐减少，而消融治疗则逐渐增多。

1. 适应证与禁忌证

（1）适应证

1）无手术指征患者的姑息治疗，栓塞后可使肿瘤缩小，控制出血，缓解疼痛，生活质量提高，部分患者生存期延长。

2）老年体弱或不愿意接受外科手术的患者，也可采用动脉栓塞的方法进行治疗。

3）外科手术前栓塞，减少术中出血以利手术切除。

4）肿瘤消融尤其是冷冻消融术前栓塞，可以提高消融效率并且减少出血的概率。

（2）禁忌证

1）碘剂过敏患者。

2）严重心、肝、肾功能不全患者。

3）严重凝血功能障碍患者。

4）双侧肾脏均有病变，为肾动脉主干栓塞的绝对禁忌证。

2. 介入操作

（1）插管技术：穿刺插管成功后，先用 4~5F 猪尾巴导管行腹主动脉造影，了解双肾动脉情况及有无副肾动脉，换 Cobra 导管或肝动脉导管行患侧肾动脉造影了解肿瘤的血供及范围，有无动静脉瘘、肾静脉及下腔静脉有无癌栓。造影确诊后，用微导管进行超选择插管，然后选用合适的栓塞剂及化疗药物进行栓塞或化疗栓塞（图 4-7-12），若肿瘤巨大需要将肾脏完全栓塞，用普通导管再行肾动脉主干栓塞即可。

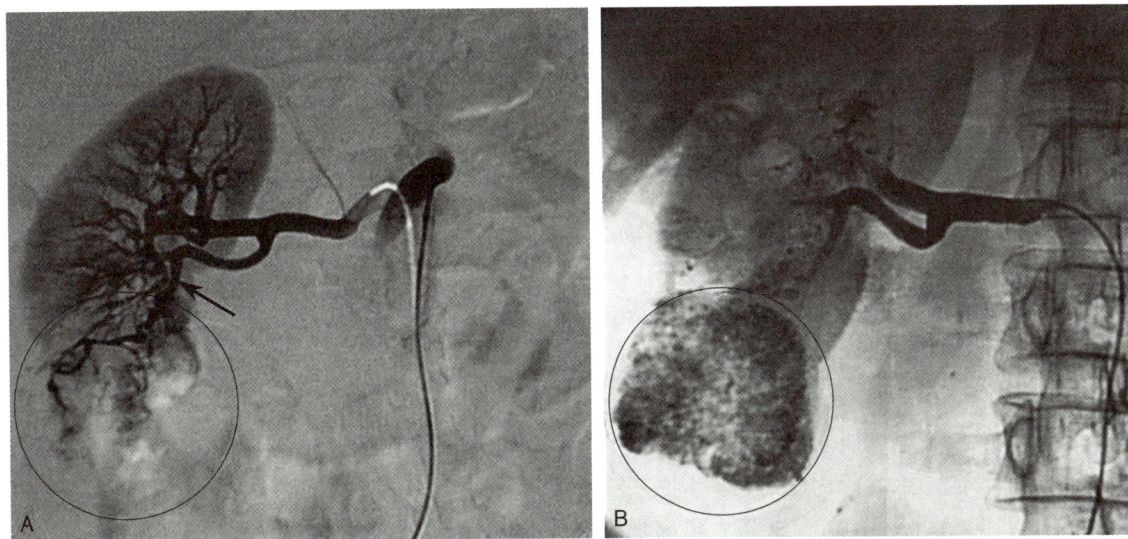

图 4-7-12　肾癌的介入治疗
A. 肾动脉造影示右肾肿块供血丰富；B. 动脉化疗栓塞后供血动脉被阻断。

（2）栓塞剂的选择：根据不同的栓塞目的选用不同的栓塞剂。①外科手术前栓塞：用明胶海绵颗粒进行肾段动脉或主干栓塞即可，也可在明胶海绵栓塞前使用5~10ml碘化油进行肿瘤血窦的栓塞；②姑息性治疗：可用永久性栓塞剂单纯栓塞治疗或联合碘化油化疗药混合乳剂进行化疗栓塞，也可以用载药微球进行化疗栓塞；③为了可能的后续治疗，尽量不用弹簧圈栓塞动脉主干。

3. 并发症

（1）穿刺相关并发症与其他部位者处理相同。

（2）异位栓塞部位包括肠系膜动脉、髂内动脉、下肢动脉及肺，无水乙醇注射时有剧痛，若反流至非靶动脉可能会导致严重的并发症，若有肾动静脉瘘，也可导致肺动脉高压，需谨慎使用。

（3）少数患者可能会出现顽固性呃逆，在使用无水乙醇时更易发生。

4. 疗效评价　肾癌预后较差，未手术者3年生存率不足5%，手术治疗后5年生存率可达30%~50%。晚期不能手术治疗的患者，对放化疗均不敏感，应用介入技术行肾动脉栓塞化疗，对晚期不能手术的患者有较好疗效。对年老体弱、不能耐受手术或不愿意接受手术治疗的早期或中晚期患者，经肾动脉栓塞治疗也是一种较好的选择。

五、子宫肌瘤

子宫肌瘤（uterine fibroid）是源于子宫平滑肌的良性肿瘤，在30岁以上妇女中，其发病率可达20%~40%。病因不明确，但发生率与卵巢功能、生殖因素、肥胖、少运动、遗传因素等相关。大多数学者认为与雌、孕激素有关。子宫肌瘤可发生于子宫的任何部位，肌瘤可多发、单发，瘤体大小不等。按其生长部位可分为3种类型：①肌壁肌瘤；②黏膜下肌瘤；③浆膜下肌瘤。子宫动脉栓塞开始于1970年，最初用于产后出血的止血治疗。1995年，Ravina将这一技术应用于子宫肌瘤，取得了显著的疗效。迄今为止，介入治疗子宫肌瘤已得到了广泛的临床应用。

1. 适应证及禁忌证

（1）适应证

1）30~50岁女性，绝经期之前。

2）肌瘤导致月经过多致贫血，有压迫症状，痛经等。

3）拒绝手术，欲保留子宫及生育能力。

4）子宫肌瘤切除后复发者。

（2）禁忌证

1）碘过敏、孕妇。

2）肌瘤短期内明显增大，怀疑平滑肌肉瘤者。

3）浆膜下窄蒂型肌瘤。

2. 介入操作　穿刺插管成功后，先用4~5F猪尾巴导管行腹主动脉分叉上方造影，观察双侧髂动脉情况，然后换子宫动脉导管或其他合适的导管分别行双侧髂内动脉插管造影，观察子宫动脉走行及肌瘤染色情况，然后用微导管超选至子宫动脉造影，根据子宫肌瘤的大小、范围及供血情况选择合适的栓塞剂栓塞，一般用聚乙烯醇颗粒或聚丙烯酸微球，直径100~700μm，若肌瘤巨大或血供特别丰富，也可加用700~1 000μm颗粒或微球栓塞，用量与肌瘤大小及血供丰富程度有关，直至栓塞满意（图4-7-13）。插管过程中要防止子宫动脉痉挛。

3. 并发症

（1）血管痉挛：子宫肌瘤行动脉栓塞时发生子宫动脉痉挛，通常系由导管、导丝的刺激引起，采用微导管系统非常重要，血管内注射利多卡因或法舒地尔多能缓解。

（2）腹痛：术后几乎100%的患者可出现痉挛性下腹部疼痛，可于栓塞开始即出现，也可在栓塞后24~48小时出现，疼痛持续的时间和疼痛程度与所使用的栓塞剂颗粒大小有关，越小的栓塞剂引起的疼痛越明显，可联合使用非甾体止痛药与强阿片类止痛药以减轻疼痛。

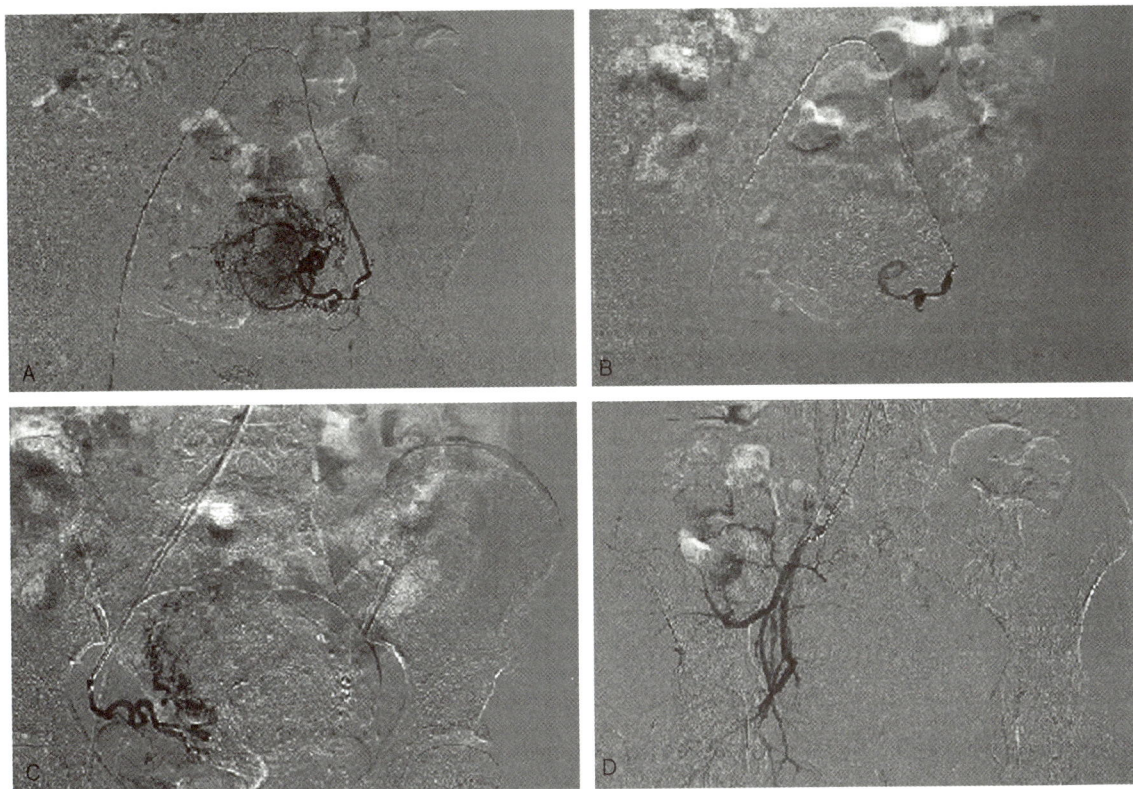

图 4-7-13　子宫肌瘤的介入治疗
A、C. 术前造影见肌瘤供血丰富；B、D. 栓塞后肌瘤供血消失。

（3）栓塞后综合征：除腹痛外，尚可出现发热、恶心、呕吐、食欲下降等，一般在 1 周内缓解。

（4）阴道不规则流血：一般在术后第 1 天发生，持续 3~5 天，是因为子宫内膜缺血坏死后脱落引起的小量出血。

（5）深静脉血栓形成：包括下肢静脉及髂内静脉血栓形成，一旦脱落可以造成肺动脉栓塞，引起严重并发症甚至死亡。主要原因是动脉栓塞后，髂内静脉回流血量减少、术后卧床及穿刺处加压包扎使血液回流变慢，导致容易形成血栓，手术当天使用低分子量肝素抗凝，术后尽早去除包扎并活动下肢可以有效避免，经桡动脉穿刺因为不影响下肢活动，基本上就不会出现。

（6）感染：极少数患者子宫动脉栓塞后可能出现宫腔内感染，尤其是巨大肌瘤栓塞后，适当预防性使用抗生素并保持会阴部清洁非常重要，2 周内严禁坐浴及性生活。

（7）月经量减少或停经：与子宫动脉栓塞后内膜萎缩、子宫动脉卵巢支栓塞后卵巢功能暂时下降有关，可根据具体情况给予观察、中医中药或内分泌治疗。

4. 疗效评价　栓塞治疗 3 个月后，肌瘤体积可缩小 20%~80%，部分患者肌瘤完全消失。肌瘤缩小后，相应的尿频尿急、尿潴留及便秘等压迫症状明显改善。月经量和月经周期可恢复正常，短期随访的结果表明栓塞疗法对子宫卵巢和生育功能几乎无影响。相反，子宫动脉栓塞后随着肌瘤缩小和临床症状改善，月经周期恢复正常，可增加受孕机会。

六、恶性肿瘤的综合微创治疗

除了延长患者生存期外，目前改善和提高癌症患者生存质量也是肿瘤治疗中日益受到重视的问题。在肿瘤的微创治疗过程中，某种治疗技术的单一应用往往难以达到理想的治疗效果，而将多种微创治疗技术综合应用则可以取得较为满意的治疗效果，从而延长患者的生存期，概括起来大致表现为以下几大方面：

NOTES

（一）序贯联合治疗

序贯联合模式以对肿瘤产生最大程度的破坏和最大限度地保护人体生理机能、免疫功能为原则，按照科学的次序将几种微创治疗方法有机结合起来，以达到优势互补、提高疗效的目的（微创治疗模式）。通过微创治疗序贯联合模式的不同机制对肿瘤组织进行破坏和灭活，达到肿瘤所在器官水平的整体（区域性）治疗与病变水平的局部强化治疗的双重治疗目的。

以原发性肝癌为例，采用序贯联合模式，血管性微创治疗与非血管性微创治疗有机结合，即肝动脉栓塞化疗（TACE）与消融治疗两者序贯联合应用。在TACE的基础上，经过肿瘤残留活性成分的影像学判断与分析，对肝内病变进行消融治疗，可使病变区肿瘤组织完全坏死，进一步提高了治疗效果。其优势在于：首先TACE治疗作为器官水平的整体治疗，能有效地阻断肿瘤区的血供，减少了由于血液流动造成的药热量流失，使消融治疗效果明显增强；而在此基础上进行消融治疗，又可以克服单纯TACE治疗后病变完全坏死率较低的不足，最大限度地杀灭碘化油稀疏沉积区或肿瘤边缘残存的活性成分，使肝癌的完全坏死率明显提高。其次，TACE在对肝癌病灶、肝内微小病变进行治疗的同时，可通过碘化油标记肝内病变（包括子灶及微小病变），从而克服消融治疗较易遗漏肝内较小病变和微小转移性病变的不足，为下一步消融治疗提供较为准确的依据。另外，消融治疗可明显延长TACE治疗的时间间隔，减轻了多次反复TACE治疗引起的肝功能损害及其所产生的严重并发症。

（二）精确导向治疗

近年来，随着实时监控设备和技术的出现，以及对微小病灶的精确判断与分析能力的提高，进一步提高了肿瘤治疗的针对性和疗效，例如MRI导向下的超声聚焦治疗可以实时监控肿瘤组织的坏死，从肿瘤功能方面实时指导治疗；PET-CT导向下的微创治疗具有功能显像和高空间分辨率双重优势，对于残存肿瘤病灶及转移性肿瘤具有较高的价值，治疗的准确率可达90%~100%；DSA的类CT功能可以在TACE时精确显示肿瘤供血动脉，避免非靶动脉的栓塞及肿瘤的漏治，也可以在TACE后即刻行经皮介入治疗操作。借助多种手段的影像设备和成像技术，实时监控和精确导向从而达到对肿瘤的精确治疗，体现了21世纪肿瘤微创治疗的全新特色，是肿瘤微创治疗优于传统治疗模式的重要之处。

（三）联合靶向、免疫治疗

肿瘤微创治疗联合靶向、免疫治疗逐渐成为21世纪肿瘤治疗的一种新模式，充分认识靶向免疫治疗在肿瘤治疗中的重要作用，在肿瘤治疗的各阶段恰当地使用可以在很大程度上提高治疗效果，延长生存期。

利用微创治疗的方法快速减轻或去除瘤负荷，改善肿瘤局部微环境，破坏肿瘤组织并释放肿瘤性抗原以增加靶向药物及免疫制剂的效能，激发机体免疫系统，消除残余的肿瘤细胞或介入治疗无法企及的肿瘤病灶，可以达到更广泛地杀灭肿瘤、防止肿瘤局部复发及转移的目的，进一步提高肿瘤治疗的效果。关于肿瘤生物免疫治疗，详见本书相关章节。

第五节　结语与展望

肿瘤介入治疗学是在医学影像设备引导下，以影像诊断学和临床诊断学为基础，结合临床治疗学原理，利用一些特殊器材对肿瘤疾病进行诊断及治疗的一门学科。治疗模式包括经血管性介入治疗及非经血管性介入治疗。其独有的微创、高效、安全、并发症少、恢复时间短、可重复性强以及很少破坏原有解剖结构等优点，得到了国内外的高度认同并广泛应用于临床。肿瘤的介入综合治疗即联合两种或几种微创治疗模式以及联合系统性治疗模式，如免疫治疗或靶向药物治疗等，有助于快速减轻瘤负荷，有效地解决术后残留、复发、转移或初治时介入手段就无法企及的病灶的问题，在很大程度上提高了患者的生存质量并延长了生存期。肿瘤介入治疗这种既有影像诊断又具微创治疗相结合的优势特点，符合未来医学的发展方向，被认为是与内科、外科并列的肿瘤治疗体系。现代肿瘤介入治疗学经过几十年的发展,已初步形成完整的诊疗体系,系统规范化的从业人员培训,规范化的肿瘤相应术式,介入门诊、病房的建立等,都说明介入治疗已经是成熟的诊疗体系。

随着高新科技的不断发展和社会医学观念的不断更新,创伤大、对人体免疫功能损伤大的治疗方法将逐渐向微创治疗和靶向、生物治疗的方向发展。现代肿瘤介入治疗进入 21 世纪,也随着医学的发展而发展,近几年伴随着分子生物学、基因组学、蛋白质组学以及材料学的飞速发展,在传统介入治疗学的基础上,已经有学者提出了分子介入治疗、基因介入治疗、蛋白质介入治疗等崭新的概念,极大地推动介入治疗学在医学领域向着更高级、更深层次的方向发展。在分子影像学的基础上,分子影像探针和分子对比剂研究的不断进步,不但可揭示细胞结构和组织的病理变化,经过改造的探针可同时载药起到实时监测和治疗作用;在基因和蛋白质层面,抑癌基因、反义基因及目的基因治疗等研究有望在疾病的源头达到治愈疾病的目的;材料学方面,纳米材料的高新发展也为分子介入治疗提供了广阔的舞台,如纳米探针以及以纳米颗粒为载体的载药模式研究等。

总之,未来的医学发展,在传统肿瘤介入治疗的基础上,新兴概念的分子、基因、蛋白质等介入诊疗手段必将会走上治疗肿瘤的舞台,为新世纪治疗肿瘤提供更加广阔的选择余地,并为最终治愈肿瘤做出其应有贡献。

(杨继金)

思考题:

1. 什么是介入放射学?
2. 恶性肿瘤介入治疗主要有哪些方法?
3. 原发性肝细胞肝癌 TACE 治疗的基本原理是什么? 适应证及禁忌证有哪些?
4. 简述肺癌温度消融治疗常用的方法及其优缺点。
5. 你觉得肿瘤介入治疗的前景及发展方向如何?

NOTES

第八章
缓和治疗和安宁疗护

第一节　肿瘤缓和治疗原则与方法

要点：

1. 缓和治疗通过识别和控制症状来预防和缓解身心痛苦，从而改善面临威胁生命疾病的患者及其家属的生存质量，应贯穿癌症诊治全过程。

2. 缓和治疗基本用药目录共纳入33种药物，用于缓解16种症状。

一、缓和治疗概述

肿瘤缓和治疗（palliative care）曾称姑息治疗，是临床肿瘤学的重要组成部分，其工作目标是改善癌症患者及家人的生活质量。肿瘤缓和治疗是世界卫生组织（WHO）的全球癌症预防和控制策略的四大战略目标之一。目前，在健康中国战略目标的指引下，肿瘤缓和治疗对于提高患者生存质量，延长患者有质量、有尊严的生存时间有着极其重要的意义。

（一）缓和治疗定义

2002年WHO定义：缓和治疗是一门临床学科，通过早期识别、积极评估、控制疼痛和治疗其他痛苦症状，包括躯体、社会心理和心灵的困扰，来预防和缓解身心痛苦，从而改善面临威胁生命疾病的患者（成人和儿童）及其家属的生存质量。2014年，世界卫生大会通过一项决议，呼吁所有成员国将缓和治疗作为综合治疗的一部分，在疾病早期与治愈性治疗措施共同提供。

（二）缓和治疗的原则

缓和治疗作为癌症综合治疗的重要组成部分，应贯穿癌症诊治全过程（图4-8-1）。随着时代发展，缓和治疗的内涵不断扩大，原则不断细化。2018年WHO将缓和治疗的原则描述如下：

（1）早期发现问题并全面评估和处理。

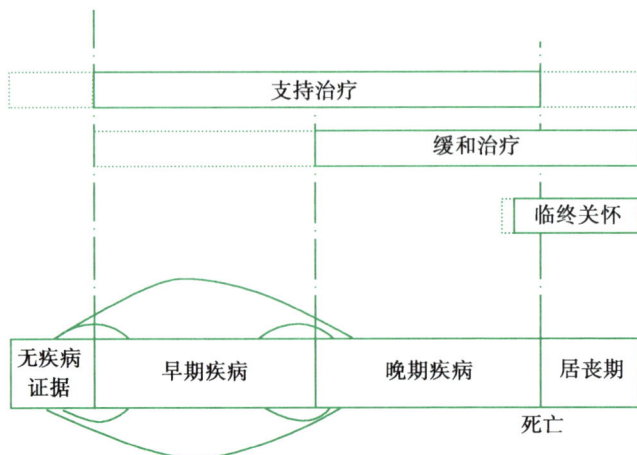

图4-8-1　缓和治疗贯穿癌症诊治全过程

（2）提高生活质量,促进尊严和舒适,也可能对疾病进程产生积极影响。

（3）在整个疾病过程中为患者及其家人提供支持。

（4）与严重或限制生命的疾病问题结合考虑,并加以预防、早期诊断和治疗。

（5）适用于疾病早期,与其他旨在延长生命的治疗共同使用。

（6）为临终时价值不高的疾病缓解和生命维持治疗提供替代方案,并协助关于生命维持治疗的优化利用决策。

（7）适用于有严重或危及生命疾病并长期遭受身体、心理、社会或精神痛苦的患者。

（8）如果需要,在患者去世后为家庭成员提供丧亲支持。

（9）旨在减轻因病致贫对患者和家庭的影响,避免因疾病导致经济困难。

（10）不是加速死亡,而是提供必要的治疗,根据患者的需求和价值观为其提供足够的舒适度。

（11）应由各级卫生服务系统的医务人员提供,包括初级卫生服务提供者,全科医生和专科医生;提供不同层次(基础-中等-专业)的缓和医疗技能培训。

（12）鼓励社区和民众积极参与。

（13）在各级卫生服务系统提供门诊、住院和居家照护。

（14）提供连续性服务,从而强化卫生服务系统。

二、肿瘤缓和治疗方法

（一）缓解症状的对症支持治疗

缓和治疗能有效改善癌症患者生活质量,积极缓解癌症患者的躯体和心理症状。对于晚期及终末期癌症患者,以缓解症状为主要目标的最佳支持治疗(best supportive care,BSC),是患者唯一可能耐受并从中获益的治疗。

1. 药物治疗　缓解症状的基本方法是药物治疗。WHO委托国际安宁缓和治疗协会(International Association for Hospice and Palliative Care,IAHPC)于2007年制订缓和治疗基本用药(essential medicine for palliative care),共纳入33种药物,用于缓解16种症状,具体如下:

（1）癌性疼痛

轻度、中度疼痛:对乙酰氨基酚、布洛芬、双氯芬酸、曲马多、可待因。

中度、重度疼痛:吗啡即释剂或缓释剂、芬太尼透皮贴剂、羟考酮、美沙酮即释剂。

神经病理性疼痛:阿米替林、卡马西平、地塞米松、加巴喷丁。

内脏疼痛:丁溴东莨菪碱。

（2）消化系统症状

厌食:醋酸甲地孕酮,地塞米松,泼尼松龙。

恶心、呕吐:甲氧氯普胺,氟哌啶醇,丁溴东莨菪碱,地塞米松,苯海拉明,奥曲肽。

便秘:番泻叶,比沙可啶,矿物油灌肠剂。

腹泻:口服补液盐,洛哌丁胺,奥曲肽。

（3）精神系统症状

失眠:劳拉西泮,曲唑酮,唑吡坦。

抑郁:阿米替林,西酞普兰(或除帕罗西汀和氟伏沙明外的任何其他等效的5-羟色胺选择性重摄取抑制剂),米氮平。

焦虑:地西泮,劳拉西泮,咪达唑仑。

谵妄:氟哌啶醇,左美丙嗪。

临终躁动:氟哌啶醇,左美丙嗪,咪达唑仑。

（4）呼吸系统症状

呼吸困难:吗啡。

临终呼吸道阻塞:丁溴东莨菪碱。

另外,晚期癌症患者常见的其他5种症状,如骨疼痛、口干、乏力、呃逆、多汗,均缺乏较简单特效的药物,常需要根据不同病因给予不同方法缓解,因此IAHPC未推荐药物及提供相关支持的足够证据。

2. 非药物治疗 包括放松疗法、催眠疗法、暗示疗法、语言疗法、音乐疗法等心理创伤治疗方法;作业疗法;物理治疗;社会支持等。心理和社会支持治疗也为患者家属和陪护人员提供支持帮助。

(二)姑息性抗肿瘤治疗

旨在减轻痛苦、缓解不适,而非治愈疾病,需要权衡利弊,审慎考虑,个体化选择合适的方法和应用时机。

1. 姑息性手术 姑息性肿瘤切除术、转流术、造瘘术、导管引流术、介入术等,主要用于出血、梗阻、穿孔等危重症的解救治疗。例如,胆肠吻合术用于缓解癌症所致的胆道梗阻。

2. 姑息性放疗 用于缓解癌痛、止血、控制局部肿瘤进展等。如缓解骨转移和软组织浸润所致疼痛,处理鼻咽癌、宫颈癌等局部出血。

3. 姑息性抗肿瘤药物治疗 相对低毒的化疗、内分泌治疗、分子靶向药物治疗、免疫治疗等,可能改善患者带瘤生存状况。

第二节 症状与生活质量评估

要点:
1. 生活质量评估常用量表包括KPS评分、ECOG评分和QLQ-C30。
2. 肿瘤症状负荷是指多种原因混杂而导致患者不适的症状群总负荷。

一、生活质量

(一)生活质量定义

WHO对生活质量(quality of life,QOL)的定义为:不同文化和价值体系中个体对其目标、期望及所关心事情的相关生活状况的体验。核心内容包括:①躯体感觉;②生理功能;③日常生活能力;④精神心理状态;⑤适应社会的能力;⑥职业承受能力;⑦健康的自我认识。

(二)生活质量评估常用量表

1. KPS评分 又称卡氏评分,是指由Karnopfsky于1948年制定的身体功能状态量表(Karnopfsky Performance Status,KPS),用于评估癌症患者的生活自理能力及身体活动能力状况(表4-8-1)。KPS评分分为11个等级,评分范围0~100%,分值越高,表示机体状态越好。该量表简便易行,重复性好,但未包括患者的主观感受。

表4-8-1 KPS评分

体力状况	评分
一切正常,无不适或病征	100%
能进行正常活动,有轻微病征	90%
可进行正常活动,但有一些症状或体征	80%
生活可自理,但不能维持正常生活或重的工作	70%
生活能大部分自理,但偶尔需要别人帮助	60%
需要别人更多的帮助,并经常需要医疗护理	50%
失去生活自理能力,需要特别照顾和帮助	40%

续表

体力状况	评分
严重失去生活能力,需住院,但暂时无死亡威胁	30%
病重,需要住院和积极的支持治疗	20%
垂危	10%
死亡	0

2. ECOG 评分　美国东部肿瘤协作组(Eastern Cooperative Oncology Group,ECOG)制定的行为状态评估量表。该量表评估内容类似 KPS,但评分标准不同。ECOG 将正常状态到死亡分为 0~5,分值越高表示机体状态越差(表 4-8-2)。一般认为,ECOG≥3 分的患者不适宜化疗。

表 4-8-2　ECOG 评分

级别	活动水平
0	无症状,活动没有影响
1	有症状,但几乎完全可自由活动
2	有时卧床,但白天卧床时间不超过 50%
3	需要卧床,卧床时间白天超过 50%
4	卧床不起
5	死亡

3. QLQ-C30　欧洲癌症研究与治疗组织(European Organization for Research and Treatment of Cancer,EORTC)的生活质量核心量表 QLQ-C30(Quality of Life Questionnare-Core 30)使用 30 项指标自评生活质量。该量表含 5 个功能量表(躯体、角色、认知、情绪和社会功能)和 3 个症状子量表(乏力、疼痛、恶心呕吐)。EORTC 还针对不同肿瘤类型制定子量表,如肺癌(QLQ-LC13)、乳腺癌(QLQ-BR23)等。

4. 其他量表　如 FLIC 量表、CARES 量表、FACT 量表等。我国肿瘤临床研究常采用孙燕院士 1990 年提出的生活质量 12 项指标评估量表,于世英教授于 2005 年提出的癌症患者生活质量评估量表(QLQ-52)。

二、症状负荷

肿瘤症状负荷(symptom burden)是指多种原因混杂而导致患者不适的症状群总负荷。疼痛、乏力、睡眠紊乱、情感障碍、厌食是加重癌症患者症状总负荷的常见症状。症状负荷通过量表进行动态评估,常用量表包括简明疼痛评估量表(brief pain inventory,BPI)、简明乏力评估量表(brief fatigue inventory,BFI)等某一症状的多维评估表;EORTC 的各种肿瘤症状子量表、M.D.Anderson 癌症中心症状评估量表(M.D. Anderson Symptom Inventory,MDASI)等系列症状的评估量表。

2007 年由 IAHPC 发布的受 WHO 委托制定的缓和治疗 33 种基本药品目录,可以基本满足缓解晚期癌症患者的常见症状,减轻症状负荷,详细情况见本章第一节。

第三节　肿瘤相关症状处理与支持治疗

要点:

1. 肿瘤患者呕吐原因复杂多样,将抗肿瘤药物按致吐风险分级管理,临床上通过药物等方式控制急性和延迟性恶心呕吐,预防用药是关键。

NOTES

2. 晚期癌症患者的肠梗阻常为不全性肠梗阻,通过抗分泌药等恢复肠道内液体分泌-吸收平衡,诊断明确前盲目使用止痛药物可能会掩盖急腹症的病情。

3. 临床上使用 Khorana 预测模型评估静脉血栓栓塞性疾病发生风险,并针对风险较高者预防性抗凝治疗;一旦确诊,注意使用足够时长的抗凝治疗。

4. 各种影像学检查在诊断骨转移上各有所长,应根据怀疑转移的具体部分相结合;骨转移治疗涉及止痛药、双膦酸盐、地舒单抗等药物治疗和放疗、手术、护理及康复治疗,以减少骨相关事件发生。

一、消化系统症状

(一) 呕吐

呕吐(vomit)受脑桥延髓网状区域外侧的呕吐中枢调节,涉及大脑皮层的高位通路、颅内压力感受器、化学感受器触发区、胃肠道的迷走神经感受器通路、迷路系统的神经元通路等。组胺、乙酰胆碱、5-羟色胺和多巴胺等多种神经递质参与呕吐的发生。诱发呕吐反射的刺激物产生的神经冲动作用于呕吐中枢,引发呕吐反射。

1. 病因 肿瘤患者呕吐原因复杂多样,常见原因包括:脑转移、副肿瘤综合征、高钙血症、肾衰竭等肿瘤相关因素;放化疗、阿片类药、抗生素、铁剂等治疗相关因素;胃潴留、肠梗阻等胃肠疾病相关因素;焦虑、恐惧、疼痛等心理精神相关因素;性别、年龄、酒精摄入史、体力状况、晕动病、既往化疗的呕吐控制等其他自身因素。将抗肿瘤药物分为高度、中度、低度和轻微 4 个致吐性风险等级,即未预防处理时呕吐发生率分别为 >90%、30%~90%、10%~30% 和 <10%。

2. 分类 急性恶心呕吐一般发生在给药数分钟至数小时,并在给药后 5~6 小时达高峰,但多在 24 小时内缓解。延迟性恶心呕吐多在化疗 24 小时之后发生,常见于顺铂、卡铂、环磷酰胺和多柔比星化疗时,可持续数天。预期性恶心呕吐是指患者在前一次化疗时经历了难以控制的恶心呕吐之后,在下一次化疗开始之前发生的恶心呕吐,是一种条件反射,主要由于精神、心理因素等引起,常伴随焦虑、抑郁。

3. 治疗 治疗原则是针对原因进行防治。对化疗及阿片类药相关性呕吐,预防性用药是有效防治呕吐的重要策略。联合用药优于单药。

(1) 药物治疗

1) 5-HT$_3$ 受体拮抗剂:格拉司琼、昂丹司琼、托烷司琼、帕洛诺司琼等 5-HT$_3$ 受体拮抗剂,通过竞争性结合呕吐中枢 5-HT$_3$ 受体,有效防治放化疗所致急性呕吐反应。

2) NK-1 受体抑制剂:阿瑞匹坦、福沙匹坦、奈妥匹坦等 NK-1 受体抑制剂,通过抑制呕吐中枢的化学感受器触发区和孤束核的 P 物质神经激肽 1(neurokinin-1,NK-1)受体,可有效防治高度致吐性化疗药物诱导的急性和延迟性恶心呕吐。

3) 激素类:地塞米松等激素类药物常与其他止吐药物联合应用,能减轻非特异性恶心和呕吐反应,对延迟性呕吐效果较好。

4) 多巴胺受体抑制剂:甲氧氯普胺、氟哌啶醇、氯丙嗪等,通过阻断多巴胺受体有效减轻药物或代谢紊乱所致的呕吐。

5) 抗组胺类药物:苯海拉明、异丙嗪等,通过阻断组胺受体减轻呕吐反应。

6) 胃动力药物:多潘立酮等,作用于中枢或外周效应器,恢复胃的排空功能。

7) 其他:奥氮平与 5-HT$_3$ 受体、多巴胺受体、组胺 H$_1$ 受体等多个受体有亲和力,在止吐治疗方面日益受到重视。

(2) 非药物治疗:安静放松的环境,避免接触诱发呕吐的食物;少食多餐,避免进食大量液体性食物,忌酒,勿食甜、腻、辣和油炸食品,少食含色氨酸丰富的食物,如香蕉、核桃和茄子;音乐、心理放松治疗;中药、针灸、艾灸、穴位贴敷、耳穴贴压等;柑橘类水果的香味;进食少量生姜。

(二) 腹泻

腹泻(diarrhea)是指 24 小时内出现 3 次及 3 次以上不成形的粪便。大多数是自限性的,但严重时可出现血性腹泻、脱水、电解质失衡,甚至危及生命。

1. **病因**　细菌、真菌、寄生虫、病毒等感染;化疗、放疗和分子靶向药物等抗癌治疗;恶性肠梗阻、消化道肿瘤、神经内分泌肿瘤以及胰头癌引起的脂肪泻等肿瘤原因;泻药使用不当;饮食不当等。

2. **治疗**　治疗前应明确病因。

(1)一般治疗:保持水、电解质平衡;停止导致腹泻的抗癌治疗;感染性腹泻进行病原学检查,针对病原进行治疗。

(2)止泻治疗

1)洛哌丁胺:用于伊立替康引起的迟发性腹泻,首剂口服 4mg,以后每 2 小时口服 2mg,直至末次水样便后继续用药 12 小时,一般用药最长不超过 48 小时。禁用于感染性腹泻。

2)生长抑素:奥曲肽能够抑制肠道的分泌功能,促进水、电解质的重吸收。奥曲肽应用于洛哌丁胺治疗无效的伊立替康所致的迟发性腹泻以及分泌性腹泻。

3)其他药物:糖皮质激素、蒙脱石散、胰酶、质子泵抑制剂、肠道益生菌等,严重者考虑阿片类药物。

(三)便秘

便秘(constipation)是指排便困难或排便习惯改变,伴或不伴排便疼痛和粪便量少质硬。晚期肿瘤患者便秘发生率为 45%,严重便秘可能引起疼痛、粪便嵌塞性梗阻、食欲下降等,增加恶心呕吐、谵妄等其他不良反应发生风险及程度。

1. **病因**　慢性疾病所致运动少、进食少、饮水少、食物纤维摄入少;阿片类药物、5-HT$_3$ 受体拮抗剂等药物因素;肠梗阻、截瘫、高钙血症等肿瘤因素;痔疮、肛裂、排便环境的改变等。

2. **治疗**　针对病因积极预防性治疗是便秘的治疗原则。适当活动,多饮水,增加食物纤维摄入量,纠正不良排便习惯。药物方面,口服给药优于肠道给药。常用泻药:欧车前、甲基纤维素等容积性泻药;乳果糖、聚乙二醇、甘油等渗透性泻药;多库酯钠、泊洛沙姆、矿物油等粪便软化剂;番泻叶、比沙可啶等刺激性泻药;中药等。根据患者便秘原因及病情选择泻药。便秘严重者可考虑联合应用刺激性泻药和粪便软化剂。灌肠用于粪便嵌塞的解救处理。

(四)恶性肠梗阻

恶性肠梗阻(malignant bowel obstruction,MBO)是指原发性或转移性恶性肿瘤造成的肠道梗阻。晚期癌症并发恶性肠梗阻的发生率为 5%~43%,常见于卵巢癌、结直肠癌和胃癌。按梗阻原因分为机械性肠梗阻和动力性肠梗阻;按阻塞程度不同,分为完全性和不完全性肠梗阻。晚期癌症患者的肠梗阻大多缓慢发病,常为不全性肠梗阻,初始症状常表现为恶心、呕吐、腹痛、腹胀、排便排气减少或消失。肠道内液体分泌-吸收平衡破坏是肠梗阻病理生理过程中最重要的环节。该平衡破坏若不能及时纠正,患者将出现水电解质失衡、酸碱失衡、循环血容量减少、细菌毒素入血、重度感染等一系列病理过程。病情严重时引起多器官功能衰竭,最终导致休克死亡。

1. **病因**　癌症播散(常见于小肠梗阻)和原发肿瘤(常见于结肠梗阻)等癌性病因;手术或放疗引起肠粘连、肠道狭窄及腹内疝,年老体弱者粪便嵌塞等非癌性病因。

2. **治疗**　根据患者病情、预后、进一步接受抗肿瘤治疗的可能性、全身状况以及患者意愿,采取个体化治疗方案。

(1)手术治疗:手术治疗是重要的治疗方法之一,但应严格掌握手术指征。手术治疗适用于机械性梗阻,肿瘤局限,单一部位梗阻,可耐受手术,并且有可能从进一步抗肿瘤治疗获益的患者。

(2)药物治疗:目的是缓解恶性肠梗阻所致的恶心、呕吐、腹痛和腹胀等症状,维持水电解质平衡。常用药物如下:

1)止痛药:推荐选择阿片类药物。进食困难者,首选芬太尼透皮贴剂。抗胆碱类药物用于阿片类药单药控制不佳的腹部绞痛。应注意在诊断明确前盲目使用止痛药物可能会掩盖急腹症的病情。

2)抗分泌药:生长抑素类似物如奥曲肽,通过抑制肠道的分泌功能,促进水电解质的重吸收以缓解恶心、呕吐症状;抗胆碱类药如丁溴东莨菪碱、山莨菪碱等。

　　3)止吐药:促动力药,如甲氧氯普胺(完全性肠梗阻者不宜用此类药);中枢止吐药,如氟哌啶醇、氯丙嗪等;激素类药物。

　　(3)其他治疗:若合并感染行抗感染治疗、注意液体出入量、全胃肠外营养、自张性金属支架、鼻胃管引流、胃造口等。

二、呼吸困难

　　呼吸困难(dyspnea)主观表现为患者感到吸气不足或呼吸费力,客观表现为呼吸频率、深度和节律改变,严重时鼻翼扇动、发绀、端坐呼吸。晚期肿瘤患者呼吸困难发生率12%~70%,终末期发生率高达50%~70%。呼吸困难是患者的主观感受,与客观体征及实验室诊断依据不一定相符,因此临床上主要是根据患者主诉进行诊断。

(一)病因

　　晚期肿瘤患者呼吸困难的常见原因:肿瘤侵犯气道及胸腔;治疗相关性肺损伤;全身衰竭;心肺及代谢合并症。不同病因导致肺源性、血源性、中毒性、神经精神性与肌病性呼吸困难。晚期肿瘤患者的呼吸困难,大多是加重呼吸负担的多种因素共同作用所致。此外,患者的恐惧、焦虑心理也会导致或加重呼吸困难。

(二)治疗

　　需要针对病因治疗。然而对于终末期患者的呼吸困难,病因治疗往往难以实现。此时,对症处理是终末期呼吸困难的重要措施。

　　1. **阿片类药物**　研究表明,80%~95%的终末期肿瘤患者,接受吗啡即释剂可以有效缓解呼吸困难。阿片类药物能够减轻患者对呼吸困难的感受和反应,降低呼吸频率,缓解呼吸困难。

　　2. **支气管扩张药**　如氨茶碱、沙丁胺醇等,有助于缓解呼吸困难。

　　3. **糖皮质激素**　减轻肺组织内炎症反应,扩张支气管。

　　4. **吸氧**　当血氧饱和度<90%时,鼻饲给氧或呼吸机给氧(2~6L/min),并注意监测血氧饱和度。

　　5. **M胆碱受体阻断剂**　如丁溴东莨菪碱,能起到解除平滑肌痉挛,兴奋呼吸中枢,减少呼吸道分泌的作用,已被IAHPC姑息治疗基本用药目录推荐用于治疗临终呼吸道阻塞。

　　6. **其他**　呼吸困难伴焦虑者可选用苯二氮䓬类药物。缩唇呼吸、呼吸操、保持环境安静、加强室内空气流通、放松治疗、按摩等。

三、造血与循环系统症状

(一)静脉血栓栓塞性疾病

　　肿瘤患者的静脉血栓栓塞性疾病(venous thromboembolism disease,VTE)发生率为2.74%~12.10%。VTE包括深静脉血栓形成(deep venous thrombosis,DVT)和肺栓塞(pulmonary embolism,PE)。VTE使癌症患者的死亡风险增加2~8倍。伴VTE患者的1年生存率仅为不伴VTE癌症患者的1/3。

　　1. **病因**　肿瘤相关高凝状态,血管壁损伤,血管受压,长期卧床等。表4-8-3为化疗相关VTE的Khorana预测模型。评分越高,VTE风险越高。

表4-8-3　化疗相关VTE的Khorana预测模型

患者特点	评分
肿瘤原发部位:	
极高风险(胃、胰腺)	2
高风险(肺、淋巴瘤、妇科、膀胱、睾丸)	1
化疗前血小板计数≥$350×10^9$/L	1

续表

患者特点	评分
血红蛋白 <100g/L,或是使用促红细胞生成素	1
化疗前白细胞计数 >11 × 10⁹/L	1
体重指数(BMI)≥ 35kg/m²	1

2. 诊断 由于 VTE 的临床表现及常规检查缺乏特异性,加之终末期癌症患者难以接受较严格的检查,漏诊率高达 80%。

(1) DVT 诊断:典型症状表现为静脉栓塞部位疼痛及远端肿胀不适。多普勒超声检查是诊断 DVT 的首选方法。该方法能较准确、无创地诊断股静脉和腘静脉 DVT,但对盆腔静脉、锁骨下静脉、上腔静脉和下腔静脉等部位 DVT 的诊断较困难。若临床高度怀疑 DVT,但超声结果阴性,可进一步选择血管成像 CT、磁共振增强扫描或有创性静脉造影等影像学检查。

(2) 肺栓塞(PE)诊断:急性 PE 的典型表现有 DVT 病史,临床上无法解释的气促、胸痛、心动过速、呼吸过快、晕厥以及血氧饱和度下降。CT 肺动脉造影作为 PE 初始诊断的首选方法。该检查一旦发现 PE,应进一步完善相关检查明确有无 DVT。还可选择核素肺通气/灌注(V/Q)显像、磁共振肺动脉造影和肺血管造影。肺血管造影为有创检查,应严格掌握适应证。

(3) D-二聚体正常可排除 PE 诊断,但数值高不能用于确诊。

3. 防治

(1) 预防:推荐所有诊断为肿瘤的住院患者使用连续气压装置机械性预防 VTE。分级加压弹力袜用于增强静脉压力,不能替代连续气压装置机。在无抗凝药禁忌证的情况下,若有需要可考虑接受预防性抗凝治疗。

建议对 VTE 风险较高的外科肿瘤手术患者(包括行消化道恶性肿瘤手术的患者、有 VTE 病史的患者、麻醉时间≥2 小时、晚期疾病、围手术期卧床休息几天或更长时间以及年龄≥60 岁患者)进行 4 周抗凝治疗以预防血栓事件。

门诊接受沙利度胺或来那度胺和/或地塞米松治疗的多发性骨髓瘤患者,高危患者常规预防性应用低分子量肝素或华法林,低危患者可考虑应用低分子量肝素或阿司匹林。对起始化疗、Khorana 评分≥2 分、无药物间相互作用且无出血高风险(如胃肠道肿瘤)的门诊肿瘤患者,建议采用利伐沙班作为一级预防。

(2) 治疗:确诊 VTE 后,若无抗凝治疗禁忌证,应立即开始抗凝治疗,药物可选择肠外抗凝剂(普通肝素、低分子量肝素、磺达肝癸钠)、口服华法林以及直接Xa 因子抑制剂(如利伐沙班)。DVT 的治疗持续 3~6 个月,PE 的治疗持续 6~12 个月。但对于肿瘤未控制或持续危险因素的患者,建议无限期延长抗凝治疗。导管相关血栓若未取导管,需抗凝治疗 3 个月或更长时间。

溶栓治疗需注意掌握适应证,可用的溶栓药物包括尿激酶、链激酶,以及新型重组组织型纤溶酶原激活剂如阿替普酶、瑞替普酶和替奈普酶。需要注意溶栓药物有增加出血并发症的可能性。

腔静脉滤网不作为常规治疗手段,只用于进展性下肢远端 DVT,抗凝药禁忌或接受抗凝药物中新发 PE 等情况。

(二)淋巴水肿

淋巴水肿(lymphedema)是由于淋巴循环阻塞,淋巴液集聚于皮下组织所致。

1. 病因 包括肿瘤侵犯、手术、放疗、感染等因素压迫或阻塞淋巴管。上肢淋巴水肿多发生于乳腺癌手术及放疗后,其发生率为 6%~30%。下肢淋巴水肿多发生于盆腔或腹股沟淋巴结切除术及合并盆腔放疗后。

2. 防治

(1) 预防:应告知淋巴水肿高危患者,注意保持患肢皮肤黏膜完整、清洁,适度运动,避免患肢过度用力负重,避免患肢感染、蚊虫叮咬、穿刺、输液、抽血,日常佩戴压力袜,有意识地通过手法淋巴引流进行预防等。

（2）治疗:主要目标是促进组织间的淋巴液回流至体循环中,减少淋巴液的积聚和皮肤纤维化的发生。抬高患肢,利用重力的作用促进淋巴液的回流。弹力袜或者弹力袖用于缓解淋巴水肿,但应当注意调节其松紧度,过松无法有效促进淋巴回流,过紧会加重疼痛并影响血供。综合消肿治疗是目前淋巴水肿公认的疗效最为确切的治疗方法,包括皮肤和指甲的护理,手法淋巴引流,多层压力绷带加压包扎和运动康复4部分。手术包括切除患肢多余纤维和脂肪组织的减容术,以及恢复淋巴组织连续性和功能的显微外科重建术。

四、泌尿系统症状

(一)尿路刺激症状

常表现为尿痛、尿急、尿频。常见病因有:肿瘤侵犯膀胱及尿道内外;治疗相关损伤,如放射性膀胱炎;留置尿管;合并尿路感染;代谢性疾病,如糖尿病性尿崩症;心理因素等。

治疗:首先是针对病因治疗,如抗感染。其次是对症治疗,解痉类药如抗胆碱类药及黄酮哌酯;抗抑郁药如阿米替林。非药物治疗方法包括留置尿管、减少尿管球囊容量、膀胱冲洗、膀胱训练等。

(二)尿潴留及尿失禁

1. 病因　肿瘤侵犯,如肿瘤侵犯膀胱颈部;支配膀胱功能神经受损,如骶神经丛病、脊髓压迫等;治疗相关性并发症,如阿片类药、抗胆碱类药、脊髓及椎管内神经阻滞镇痛;合并疾病,如前列腺肥大、直肠充盈;全身衰竭等。尿失禁应注意鉴别是否为真性压力性尿失禁,即尿道括约肌功能不全性尿失禁。

2. 治疗　针对病因治疗及改善膀胱尿道舒缩功能的药物和非药物治疗。无法缓解时,需及时留置尿管并加强护理,避免继发尿路感染。

(三)肾盂积水

1. 病因　因输尿管梗阻所致。当输尿管梗阻持续一定时间后,梗阻以上部位因尿液排出不畅而压力逐渐增高,管腔扩大,肾内压力升高,肾盏、肾盂扩张,肾实质受压萎缩,最终导致肾功能减退。若双侧梗阻,则出现肾衰竭、尿毒症等严重后果。除肾盂肿瘤、膀胱肿瘤等泌尿系统肿瘤之外,宫颈癌、结直肠癌、卵巢癌、前列腺癌等盆腔和腹膜后的原发或继发肿瘤也可导致输尿管梗阻及肾盂积水。

2. 诊断　临床表现取决于部位及发病时间。急性梗阻常引起腰痛。超声是诊断肾盂积水的常用方法;静脉肾盂造影或逆行肾盂造影用于定位梗阻的确切部位;肌酐值、内生肌酐清除率用于了解双肾总体肾功能,放射性核素肾图可评价单个肾脏肾功能。

3. 治疗　主要治疗方法是引流术,包括经膀胱置放输尿管双J导管,或经皮肤造瘘导管插入肾盂引流。若发展为肾衰竭及尿毒症,需透析治疗。

五、精神症状

(一)失眠

失眠(insomnia)是指睡眠不足、入睡困难、睡眠中断、睡眠质量下降或睡眠时间错乱等睡眠障碍。晚期肿瘤患者约50%可能发生失眠,伴有癌性疼痛时尤为明显。持续时间超过3个月称为慢性失眠,不足3个月称为短期失眠。

1. 病因　疼痛、呼吸困难、恶心、呕吐、大小便失禁、腹泻、瘙痒等躯体疾病;焦虑、抑郁、恐惧等心理因素;利尿药、激素、咖啡碱、氨茶碱等药物治疗因素;环境改变、尿频、睡眠习惯改变等其他因素。

2. 治疗

（1）非药物治疗:缓解躯体症状;改善睡眠环境;帮助舒缓和表达焦虑、害怕的情绪;按摩、音乐等形式放松身心;自我催眠等心理治疗。认知行为失眠治疗可作为慢性失眠的初始治疗。

（2）药物治疗：睡前使用镇静催眠药物，如艾司唑仑、地西泮、劳拉西泮、氯硝西泮等苯二氮䓬类药物和唑吡坦、佐匹克隆等非苯二氮䓬类药物，注意药物对呼吸功能的影响；若伴发抑郁或早醒可选用抗抑郁药如米氮平、曲唑酮；多梦可选用氟哌啶醇；合并食欲缺乏、恶心呕吐可选用小剂量具有镇静作用的非典型抗精神病药物如奥氮平、喹硫平；褪黑素受体激动剂；同时注意调整激素、利尿药的用药剂量。

（二）谵妄

谵妄（delirium）是一种急性的精神错乱综合征。临床表现多样，主要为认知功能障碍、觉醒功能障碍、精神异常。常表现为注意力不集中、言语混乱、理解障碍、短时记忆受损、思维混乱、睡眠周期破坏、妄想、躁动、定向力障碍、幻觉及颜面发红、瞳孔扩大、心悸、出汗等自主神经系统过度亢进症状，具有昼轻夜重的特点。

1. 病因 濒死患者常发生谵妄，约半数患者难以判断原因。相关因素包括：原发性或继发性中枢神经系统肿瘤、副肿瘤神经综合征、脑部放疗所致急性或迟发性脑病、化疗药物、全身状况恶化、焦虑、抑郁、疼痛、脱水、肾衰竭、电解质紊乱（高钙血症、低镁血症、低钠血症、抗利尿激素分泌异常综合征）、缺乏 B 族维生素、戒烟酒、感染及使用精神类、阿片类和激素类药物。

2. 治疗

（1）非药物治疗：避免与患者冲突和对立；减少患者的害怕和怀疑；加强沟通，尊重患者；减少视力、听力障碍；防止意外伤害，必要时对患者进行约束；维持适当而不剧烈的感觉刺激，如夜间微弱的背景灯光和持续的声响；整日照明，避免白天长时间睡眠，维持正常睡眠周期；防止脱水；保持大便畅通等。

（2）药物治疗：首选氟哌啶醇；新型抗精神病药物，如奥氮平、喹硫平、利培酮引起锥体外系副作用小，有镇静作用，能改善患者认知功能；苯二氮䓬类药物单用可加重谵妄程度，应与抗精神病药物合用；脑部肿瘤所致谵妄可用地塞米松；阿片类药物导致谵妄者可考虑药物轮替；脱水者考虑补液；治疗潜在可逆感染；处理高钙血症、低镁血症、抗利尿激素分泌异常综合征等，维持电解质平衡。

（三）抑郁

抑郁（depression）在晚期肿瘤患者中发生率为 29%。抑郁症加重可引发其他严重精神疾病。患者如果每天大部分时间里出现下列症状中至少有 5 项（至少有前 2 项中的 1 项），并且持续 2 周，即可诊断为抑郁：①心情抑郁或低落；②对几乎所有活动失去兴趣和乐趣；③明显的体重减轻或增加；④失眠或睡眠过度；⑤精神运动性阻滞或激越；⑥注意力不集中；⑦乏力；⑧感觉没有价值或有罪；⑨反复出现死亡或自杀念头。

1. 病因 ①躯体因素：疼痛、药物（如激素、化疗、氯丙嗪、甲基多巴）、电解质紊乱、内分泌功能紊乱、营养不良、脑部疾病等。②心理因素：抑郁病史、缺乏表达感情的能力、缺乏亲密和信任的人际关系、丧失独立生活能力、丧失亲人或害怕死亡等。

2. 治疗

（1）非药物治疗：既往有抑郁病史者，可重复试用过去有效的治疗方法；帮助恢复社会交往，鼓励与家人和朋友相处；提供心理支持，恢复正常的自我认知。

（2）药物治疗：三环类抗抑郁药，如地昔帕明、去甲替林；5-羟色胺选择性重摄取抑制剂，如氟西汀、帕罗西汀、舍曲林、西酞普兰；5-羟色胺-去甲肾上腺素重摄取抑制剂，如文拉法辛、度洛西汀；不典型抗抑郁药，如曲唑酮、米氮平、安非他酮。

（四）焦虑

焦虑（anxiety）症状表现为持续紧张、担心，不能分散注意力或注意力不集中，失眠，易激惹，恐慌发作等。严重者可伴有心悸、呼吸困难、口干、吞咽困难、厌食、恶心、腹泻、尿频、头晕、出汗、震颤、肌张力增高、乏力、虚弱和胸痛等躯体症状。

1. 病因 严重疼痛、失眠、恶心、呼吸困难、脑部肿瘤等躯体因素；恐慌、抑郁、谵妄、害怕疼痛、害怕精神创伤、害怕死亡、害怕抗肿瘤治疗等精神和心理因素;激素、地西泮、阿片类、乙醇戒断等药物因素。

2. 治疗

(1)非药物治疗:心理治疗、音乐和艺术疗法、按摩、睡眠疗法。

(2)药物治疗:苯二氮䓬类,如地西泮、劳拉西泮、咪达唑仑;5-羟色胺选择性重摄取抑制剂类抗抑郁药;普萘洛尔;抗精神病药物。

(五)终末期躁动

终末期躁动(terminal restlessness)是患者在临终前数天或数小时前出现的一种意识障碍。通常表现为激越(agitation)增加、颤搐、全身不安,有些患者会表现出呻吟、呜咽和与呼吸困难相关的"死亡哮吼"。

1. 诊断　终末期躁动只有在排除其他可逆性因素的情况下才可以诊断。终末期躁动的可逆性因素:疼痛、尿潴留、恶心、激动、焦虑和恐惧、药物不良反应(如阿片类药)。颅内压升高引起脑水肿,在终末期可引起突发严重的头痛及躁动。

2. 治疗

(1)非药物治疗:帮助调整患者体位;向家属告知病情和处理的选择,明确治疗目的是使患者感到舒服和有尊严;保持环境安静舒适,温度、衣着舒适;发生死亡哮吼者可考虑将患者身体转向一侧,垫高枕头,不要盲目使用吸痰器。

(2)药物治疗:对于有明显痛苦的患者,应给予镇静治疗,如咪达唑仑、氯硝西泮、左美丙嗪、苯巴比妥。发生死亡哮吼者可使用药物减少呼吸道分泌。

六、皮肤症状

(一)肿瘤的皮肤浸润或转移

发病率为5%~10%,多是恶性肿瘤晚期的临床表现之一。常为皮肤及皮下结节、皮肤溃疡。治疗:首先治疗原发病灶;针对皮肤病变进行手术、放疗、冷冻或激光治疗,或5-FU、平阳霉素等化疗药物局部用药。

(二)皮肤副肿瘤综合征

皮肌炎、黑棘皮病等某些皮肤病变的发病与恶性肿瘤密切相关,其特点是皮肤病变随着肿瘤控制而缓解,当肿瘤复发或进展时再度出现。确切发病机制尚不清楚,可能与肿瘤组织分泌生长因子或自身免疫性因素有关。容易出现皮肤副肿瘤综合征的肿瘤,包括鼻咽癌、淋巴瘤、小细胞肺癌等。治疗以控制原发肿瘤为主。

(三)类癌综合征的皮肤表现

类癌综合征是一种少见的副肿瘤综合征,主要发生于类癌,故以此命名,也可见于小细胞肺癌、胰腺癌等。肿瘤分泌5-羟色胺、血管舒张激肽等物质导致一系列症状,表现为皮肤潮红,多始于脸部,然后扩展到颈、胸、四肢,持续时间从数分钟到数小时,可自行缓解,可能伴有皮肤刺痛、心悸、视物模糊、头痛等症状,可自发发作或因情绪激动、疲劳或其他活动诱发。

(四)抗肿瘤治疗引起的皮肤损害

1. 化疗引起的皮肤损害　可造成多种类型皮肤损害,多数呈剂量累积效应,停药后大多可以逐渐恢复。

(1)脱发:化疗药抑制毛发基质内毛囊干细胞的代谢,导致毛干上皮细胞数量减少,体积缩小。表现为毛干的部分缩窄及脆弱,或完全停止生长。化疗药导致脱发的程度与化疗药种类及用药剂量相关。引起脱发的化疗药有多柔比星、柔红霉素、环磷酰胺、依托泊苷、5-氟尿嘧啶等。毛发一般在停用化疗后3~10个月开始再生。采用冰帽等降低头皮温度的措施可以减少脱发,但患者耐受性差。

(2)静脉炎、蜂窝织炎及渗出性坏死:细胞毒类化疗药刺激静脉内壁导致静脉炎,渗出扩散到周围组织还可能导致局部化学性蜂窝织炎,或导致局部组织渗出性坏死。可能引起局部皮肤严重毒性反应的化疗药有长春碱类药物、烷化剂、蒽环类、紫杉类、丝裂霉素、放线菌素 D、奥沙利铂等。当局部皮肤损害发生后,应及时处理,选用相应解毒药物,避免发生感染等加重损害。

（3）手足综合征:手足综合征(hand-foot syndrome,HFS),又称手掌-足底红肿感觉迟钝(palmar plantar erythrodysesthesia,PPE),为氟尿嘧啶类、聚乙二醇化脂质体多柔比星化疗药较常见的不良反应,表现为手足掌及指趾末端麻木、感觉迟钝、感觉异常、麻刺感、疼痛、皮肤肿胀、粗糙、干燥、角化、色素沉着和脱屑。较重时有痛性脱皮性红斑、皲裂,严重者可出现水疱、溃疡。化疗输注期间局部降温可以减少 HFS 发生的频率和严重程度。手足综合征严重时可行对症处理,避免摩擦及受热,使用含油脂的乳膏和 COX-2 非甾体抗炎药,必要时调整化疗药物。

2. 放疗引起的皮肤损害　放疗引起的皮肤损害与照射部位、面积、剂量、射线种类有关。根据病程,可将放疗的皮肤损害分为早期反应和晚期反应。早期反应发生在放疗中至放疗结束后数个月内,表现为皮肤红斑,色素沉着,干性、湿性脱皮,溃疡等。晚期反应出现在放疗后几个月或几年后,表现为花斑样皮肤,皮肤纤维化等。

3. 分子靶向治疗药物引起的皮肤损害　皮肤反应是分子靶向药物最常见的不良反应之一。常见药物是表皮生长因子受体抑制剂,如吉非替尼、厄洛替尼、拉帕替尼、西妥昔单抗等,以及多靶点抑制剂如舒尼替尼、索拉非尼等。主要为脓疱性斑丘疹,一般发生在治疗后 7~10 天,好发于面部和上身,还可出现甲沟炎,毛发生长异常如脱发、睫毛粗长症。治疗上应注意皮肤护理,避免阳光直晒,避免使用含维生素 A 和乙醇的外用药物。轻度皮疹可考虑 1% 或 2.5% 氢化可的松冷霜和/或 1% 克林霉素凝胶;中度皮疹可考虑 2.5% 氢化可的松冷霜,1% 克林霉素凝胶,1% 吡美莫司霜外用,加用多西环素 100mg 口服每天 2 次,或米诺环素 100mg 口服每天 1 次,重度皮疹可能需要停药或减量,并口服糖皮质激素。停药或减量后皮肤损害可因治疗中止而消失。

4. 免疫检查点抑制剂药物引起的皮肤损害　斑丘疹是最常见的皮肤不良反应,可能伴有瘙痒。皮疹面积 <10%,可局部使用润肤剂,激素类药膏或口服抗组胺药物;皮疹面积 10%~30%,需要外用激素及口服激素、抗组胺药物干预;面积 >30% 需要停药,外用和口服激素的基础上联合使用抗组胺药物,控制不佳者加用免疫抑制剂。单纯瘙痒不伴有皮疹的患者,轻度者口服抗组胺药物、外用激素;中至重度者口服或静脉使用激素,口服抗组胺药,γ-氨基丁酸激动剂(加巴喷丁、普瑞巴林),可考虑停药;文献报道支持阿瑞匹坦治疗纳武利尤单抗引起的难治性瘙痒。大疱性皮炎、Stevens-Johnson 综合征、中毒性表皮坏死松解症是严重的皮肤损害,应停药并到皮肤科就诊,考虑大剂量激素治疗。皮肤毛细血管增生症见于卡瑞利珠单抗,可考虑激光或外科切除等局部治疗,伴感染者行抗感染治疗。

七、乏力

癌症相关性乏力(cancer-related fatigue,CFR)是一种持续性的主观疲劳感觉,与癌症或抗癌治疗相关,并且干扰正常生活。癌症患者乏力发生率高达 70%~100%,常被医护人员忽视。

(一)诊断

与正常人的乏力相比,CFR 特点:①程度更严重,与近期活动消耗不成比例,并且不易通过休息来缓解;②对日常生活影响更严重,常让患者感觉抑郁;③对生理功能有重要影响,在抗肿瘤治疗结束后数月甚至数年内可能持续存在。乏力很少单独存在,往往合并睡眠障碍、情绪低落(焦虑、抑郁)、疼痛。

乏力作为一种主观体验,应鼓励患者自我评估。例如,利用 0~10 数字等级量表(0 代表没有乏力,10 代表想象中最严重的乏力程度),1~3 为轻度乏力,4~6 为中度乏力,7~10 为重度乏力。如有中重度乏力,应进行更有针对性的病史采集及体格检查,深入评估乏力持续时间、缓解和加重的因素以及对功能的影响;评估伴随症状;记录合并用药;评价器官功能等。乏力评估量表有癌症功能评估-乏力量表(FACT-F)和简明乏力评估量表(BFI)。同时评估可被纠正的因素:疼痛、抑郁、焦虑、睡眠障碍、贫血、营养不良、运动水平和其他合并症。需动态评估。

(二) 治疗

目前尚缺乏缓解乏力的特效药物。值得注意的是,卧床休息不能缓解 CFR,相反,有计划的活动对缓解乏力更加有效。

1. 宣教　告知患者在抗癌治疗期间可能会出现乏力,并帮助患者制订切实可行的活动计划。

2. 治疗乏力相关因素

3. 非药物性干预措施

(1) 增加活动:鼓励患者尽可能维持正常活动,个体化选择运动类型。运动计划应包括运动类型、强度、时间、频率的安排。

(2) 心理-社会干预:认知行为治疗、放松治疗、心理支持咨询。告知患者如何应对应激,处理与乏力相伴随的抑郁和焦虑。

(3) 注意力恢复治疗:提高认知能力,缓解注意力疲劳。

(4) 非药物性睡眠干预:调整睡眠(规律起居,睡前避免使用刺激物);节制睡眠(避免长时间午睡,限制总时间);建立诱导睡眠的良好环境(黑暗、安静、舒适)。

(5) 营养咨询:处理由于厌食、腹泻、恶心、呕吐导致的营养不良。

4. 药物性干预　药物治疗主要是针对乏力相关因素的治疗。对症处理可以考虑选择性使用中枢兴奋性药物(哌甲酯,匹莫林,莫达非尼)、糖皮质激素、花旗参。

八、骨转移

骨是恶性肿瘤最常见的转移部位之一。骨转移(bone metastasis)常导致严重骨痛和骨相关事件(skeletal-related event,SRE)。SRE 是指骨转移所致的病理性骨折、脊髓压迫、高钙血症、为缓解骨疼痛进行的放疗、为防治病理性骨折或脊髓压迫进行的手术治疗。

(一) 诊断

诊断主要依据影像学检查。骨 SPECT(发射单光子计算机断层扫描)是骨转移诊断的初步筛查手段,不作为确诊依据,可用于恶性肿瘤患者出现骨痛,病理性骨折等临床表现或骨转移风险高的肿瘤的分期检查。骨 SPECT 结果若为阳性,需进一步选择 X 线平片、CT、MRI 或 PET-CT 确诊。CT 诊断敏感度优于 X 线平片;MRI 价格比 CT 贵,敏感性优于骨 SPECT,对诊断软组织受累和脊髓压迫有优势,亦是评价骨转移骨髓内浸润的首选工具,但对于四肢长骨皮质骨转移的诊断有一定局限性;PET-CT 价格昂贵,不推荐作为常规方法。骨活检也是可以考虑的确诊检查手段。骨代谢生化指标尚不能作为骨转移诊断的可靠方法,除碱性磷酸酶外,暂不建议临床常规使用。

(二) 治疗

治疗目标:①缓解疼痛,恢复功能,提高生活质量;②预防或延缓骨相关事件;③治疗骨相关事件。

1. 药物治疗

(1) 止痛药:详见本章癌痛治疗部分。值得重视的是骨转移疼痛大多数需要联合非甾体抗炎药。伴有神经根损伤的患者可加用抗惊厥药。

(2) 双膦酸盐:包括氯膦酸,帕米膦酸,阿仑膦酸,唑来膦酸,伊班膦酸等,通过抑制破骨细胞活性,减少骨吸收,从而减轻骨转移疼痛,降低发生骨相关事件的风险。用药过程中不要拔牙,以防止颌骨坏死,注意肾毒性和低钙血症的发生。

(3) 地舒单抗:特异性靶向核因子 κB 受体活化因子配体(receptor activator of NF-κB ligand,RANKL),抑制破骨细胞活化和发展,减少骨吸收,增加骨密度。

(4) 使用双膦酸盐和地舒单抗时,需注意补充钙剂和维生素 D。

2. 放疗　能有效控制骨转移疼痛,降低发生病理性骨折的风险。治疗方法有体外照射和放射性核素治疗。

（1）体外照射：用于治疗伴有骨痛的骨转移，或负重部位骨转移灶的预防性照射。常用方法：300cGy/次，共10次；400cGy/次，共5次；800cGy/次，共1次。3种照射方法的近期止痛疗效相似，但单次照射再次放疗可能性高于多次照射。

（2）放射性核素治疗：选择性用于骨转移病变广泛但体积小、疼痛不重、全身情况好的患者。该治疗方法骨髓抑制发生率高，且恢复较慢。禁用于硬脑脊膜外病变或骨髓抑制的骨转移患者；慎用于脊柱破坏明显或病理性骨折风险明显的患者。最常用的放射性核素是锶-89（^{89}Sr）。

3. **外科治疗**　手术用于处理病理性骨折。预防性内固定手术用于高骨折风险的骨转移患者。

4. **护理及康复治疗**　指导骨转移患者在日常生活中如何注意避免对骨影响较大的动作和活动，如突然扭转脊柱或肢体、负重、跌倒等。腰托、腰带、颈托等支具康复器械有助于预防骨相关事件的发生，有助于患者的功能恢复。对于卧床不起的患者，酌情进行适当的床上活动，包括肌肉的等长收缩。

第四节　癌性疼痛诊治

要点：

1. 急性疼痛发病机制大多为伤害感受性疼痛。慢性疼痛（>3个月），尤其是长期未得到控制的疼痛，常发展为神经病理性疼痛。

2. 癌痛评估方法包括数字分级评分法、根据主诉疼痛的程度分级法、视觉模拟法和疼痛强度评分脸谱法。

3. WHO癌症三阶梯止痛治疗包括首选口服及无创途径给药、按阶梯用药、按时用药、个体化用药、注意具体细节。

4. 非甾体抗炎药有剂量限制效应，需警惕其不良反应和潜在风险；阿片类止痛药对于控制癌痛非常重要，需注意预防性止吐、通便及处理其他不良反应；辅助用药有助于缓解神经病理性疼痛等难治性疼痛。

癌性疼痛（cancer pain）是指癌症及癌症相关性病变所致的疼痛。癌症患者疼痛发生率为30%~50%，晚期癌症患者疼痛发生率高达75%以上。

一、癌痛病因

1. **肿瘤浸润及破坏作用所致的疼痛**　常见于骨转移、肿瘤压迫或浸润。
2. **肿瘤相关并发症所致疼痛**　如便秘、压疮均可引起疼痛。
3. **肿瘤诊疗创伤及副作用所致疼痛**　如放化疗引起的黏膜炎，手术创伤所致疼痛。
4. **非癌症相关性合并症所致疼痛**　如带状疱疹、痛风、关节炎等。

二、癌痛发病机制及临床表现特点

癌痛依据病程可分为急性和慢性两大类。疼痛持续时间>3个月，被定义为慢性疼痛。依据疼痛发病机制及疼痛性质，可分为伤害感受性疼痛和神经病理性疼痛两大类。急性疼痛发病机制大多为伤害感受性疼痛。慢性疼痛，尤其是长期未得到控制的疼痛，常发展为神经病理性疼痛。癌痛临床表现特点如下：

1. **慢性疼痛**　癌痛大多数表现呈慢性过程，可能持续存在数月甚至数年。
2. **肿瘤危急症及诊疗相关急性疼痛**　恶性肠梗阻、胃肠穿孔、脑转移、脑膜转移、脊膜转移、脊髓压迫、尿路梗阻、急性感染相关的炎性疼痛等肿瘤危急症；放射性口腔黏膜炎疼痛，化疗或分子靶向治疗所致的神经病理性疼痛等肿瘤诊疗的创伤性操作或毒性作用。
3. **暴发性疼痛**　在持续性慢性疼痛的基础上，时常会出现疼痛程度突然加重，表现为暴发性疼痛（breakthrough pain）。例如，恶性肿瘤骨转移及神经病理性疼痛患者反复发作的暴发性疼痛。止痛药物给药间隔期的终末期失败效应（end-of-dose failure），也是暴发性疼痛的常见原因。

4. 神经病理性疼痛　神经病理性疼痛（neuropathic pain）在癌痛中占 40%~60%，临床常表现为灼痛、电击样痛、轻触痛、麻木样痛、枪击样痛等异常疼痛或痛觉过敏，疼痛可出现于感觉缺失区。诊断神经病理性疼痛，需要仔细询问癌痛发病过程、疼痛性质、疼痛感受、情绪及行为、既往止痛治疗等。

5. 复杂性癌性疼痛综合征　肿瘤侵犯或抗癌治疗创伤及毒性作用损伤神经所引起的疼痛，如果止痛治疗不及时，常发展成为复杂性癌性疼痛综合征，该综合征大多数为神经病理性疼痛。

三、癌痛评估

全面评估包括：疼痛原因、性质、程度、止痛治疗史、心理及精神状况、肿瘤病情及全身情况等，同时需注意动态评估。疼痛是患者的主观感受。

（一）数字分级评分法

数字分级评分法（numerical rating scale，NRS）用 0~10 代表不同程度的疼痛，0 为无痛，10 为剧痛，见图 4-8-2。1~3 为轻度疼痛，4~6 为中度疼痛，7~10 为重度疼痛。

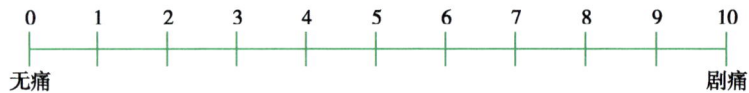

图 4-8-2　疼痛程度数字分级评分法（NRS）

（二）根据主诉疼痛的程度分级法（verbal rating scale，VRS）

0 级：无疼痛。

Ⅰ级（轻度）：有疼痛但可忍受，生活正常，睡眠无干扰。

Ⅱ级（中度）：疼痛明显，不能忍受，要求服用镇痛药物，睡眠受干扰。

Ⅲ级（重度）：疼痛剧烈，不能忍受，需用镇痛药物，睡眠受严重干扰可伴自主神经紊乱或被动体位。

（三）视觉模拟法（visual analog scale，VAS）

画一条长线（一般长为 100mm），线上不应有任何标记、数字或词语（图 4-8-3）。让患者在线上最能反映自己疼痛程度之处画一交叉（×）。评估者根据划"×"的位置估计患者的疼痛程度。

图 4-8-3　疼痛程度视觉模拟法（VAS）

（四）疼痛强度评分脸谱法（Wong-Baker 脸谱）

对儿童或无法交流的患者用前述方法进行疼痛评估可能比较困难。可通过画有不同面部表情的图画评分法来评估，见图 4-8-4。

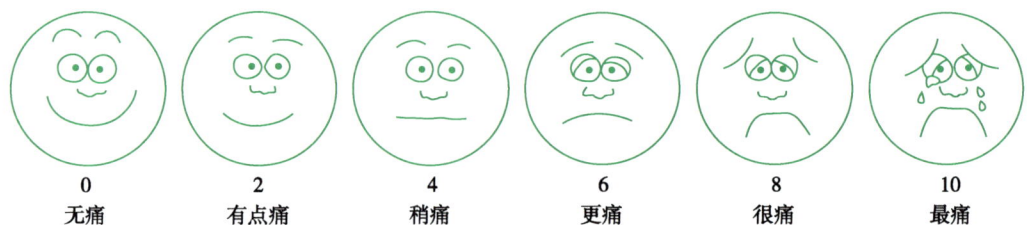

图 4-8-4　疼痛程度评分脸谱法（Wong Baker 脸谱法）

四、癌痛治疗

癌痛治疗目标:持续有效缓解疼痛,限制治疗相关不良反应,最大限度地改善癌痛患者的生活质量。药物止痛治疗是癌痛治疗的基本方法。

(一) WHO 癌症三阶梯止痛治疗方案

1. 首选口服及无创途径给药(by the mouth) 口服用药有效、安全、无创、方便、经济。此外还可选择透皮贴剂等无创途径给药。直肠给药不宜用于粒细胞减少症合并直肠或肛周疾病的患者。需要长期使用止痛药者不宜反复肌内注射或静脉途径用药。输液泵连续皮下输注仅选择性用于无法经口服等非创伤性途径给药的患者。

2. 按阶梯用药(by the ladder) 根据疼痛程度,按阶梯选择不同强度的止痛药。轻度疼痛可选用非甾体抗炎药;中度疼痛可选用弱阿片类药物或低剂量的强阿片类药物,并可联合应用非甾体抗炎药以及辅助药物;重度疼痛首选强阿片类药,并可合用非甾体抗炎药以及辅助药物。对于神经病理性疼痛,可根据病情选用三环类抗抑郁药或抗惊厥药等辅助药物。

3. 按时用药(by the clock) 按药物在体内代谢的半衰期及药物在体内止痛作用持续的时间规律,有计划地按时给药。例如,吗啡缓释片每 8~12 小时给药一次,芬太尼透皮贴剂每 72 小时给药一次。按时给药可以使血药浓度维持在稳定有效的剂量水平,避免过高峰值浓度的毒性作用和低浓度时的疼痛加重及焦虑等症状。

4. 个体化给药(for the individual) 不同患者之间存在较大的个体差异,个体化选择可获得更好的止痛疗效。

5. 注意具体细节(with attention to detail) 重点是监测并及时防治止痛药的不良反应,防止药物滥用。

(二) 常用止痛药物及辅助用药

常用止痛药物包括非甾体抗炎药、阿片类止痛药及辅助用药三大类。

1. 非甾体抗炎药 该类药物对伴有炎症反应的疼痛治疗效果较好,与阿片类药物联合应用时,可以增加止痛治疗的效果,并可减少阿片类药物用量(表 4-8-4)。非甾体抗炎药有剂量限制效应,需警惕其不良反应和潜在风险。严格意义上而言,对乙酰氨基酚不属于非甾体抗炎药。

表 4-8-4 常用非甾体抗炎药

药品	半衰期/h	常用剂量及给药次数	日限制剂量/(mg/d)
阿司匹林	3~4	250~500mg,每日 2~4 次	4 000
对乙酰氨基酚	2~3	325~500mg,每日 2~4 次	1 500
布洛芬	3~4	200~400mg,每日 2~4 次	1 600
吲哚美辛	2~3	25~50mg,每日 3 次	200
双氯芬酸钠	1~2	50mg,每日 2~3 次	200
氯诺昔康	3~5	8mg,每日 1~2 次	16
塞来昔布	8~12	200mg,每日 2 次	400
美洛昔康	20	7.5mg,每日 1~2 次	15
萘普生	12~14	250mg,每日 1~2 次	500
萘丁美酮	24	1 000mg,每日 1 次	2 000

2. 阿片类止痛药 阿片类止痛药是中至重度疼痛治疗的首选药物（表4-8-5）。需要指出的是，哌替啶作用时间短，引起谵妄等不良反应风险高，故不推荐用于癌痛患者。

表4-8-5 常见阿片类药物

药物	半衰期/h	常用剂量及给药次数	作用持续时间/h	给药途径
弱阿片类药物				
可待因	2.5~4	15~30mg，每4~6小时1次	4	口服
曲马多	6~8	50~100mg，每4~6小时1次	4~5	口服
强阿片类药物				
吗啡	1.7~3	5~30mg，每4~6小时1次	4~6	口服、肌内注射、皮下注射
吗啡控释片	3.5~5	10~30mg，每12小时1次	12	口服
芬太尼透皮贴剂	20~25	25~50μg，每72小时1次	72	贴皮肤
美沙酮	7.5~48	5~10mg，每12~24小时1次	8~12	口服
羟考酮控释片	4.5~5.1	10mg，每12小时1次	12	口服
氢吗啡酮	2.3	1~2mg，每2~3小时1次（皮下注射或肌内注射）0.2~1mg，每2~3小时1次（静脉注射）	2~3	皮下注射、肌内注射、静脉注射

3. 辅助用药 抗抑郁药、抗惊厥药、糖皮质激素、NMDA（N-甲基-D-门冬氨酸）受体拮抗剂等辅助药物与止痛药联合使用，有助于缓解神经病理性疼痛等难治性疼痛。灼痛、麻木样疼痛可选择三环类抗抑郁药，如阿米替林、去甲替林、多塞平。电击样疼痛可选择抗惊厥药，如卡马西平、加巴喷丁、普瑞巴林。地塞米松主要用于缓解脑转移、脊髓压迫、脉管阻塞性疼痛。

（三）癌痛处理方法

以国家卫生健康委员会《癌症疼痛诊疗规范（2018年版）》为例，简要介绍如何使用阿片类药物。

对于初次使用阿片类药物止痛的患者，建议按照如下原则进行滴定：使用吗啡即释片进行治疗；根据疼痛程度，拟定初始固定剂量5~15mg，口服，每4小时1次或按需给药；用药后疼痛不缓解或缓解不满意，应于1小时后根据疼痛程度给予滴定剂量（表4-8-6），密切观察疼痛程度、疗效及药物不良反应。第1天治疗结束后，计算次日药物剂量：次日总固定量＝前24小时总固定量＋前日总滴定量。次日治疗时，将计算所得的次日总固定量分6次口服，次日滴定量为前24小时总固定量的10%~20%。依法逐日调整剂量，直到疼痛评分稳定在0~3分。如果出现不可控制的药物不良反应，疼痛强度<4，应考虑将滴定剂量下调10%~25%，并且重新评价病情。

对于已使用过阿片类药物效果不佳者，可根据表4-8-7换用成吗啡即释片后，按照上述规则重新滴定。

表4-8-6 剂量滴定增加幅度参考标准

疼痛强度（NRS）	剂量滴定增加幅度
7~10	50%~100%
4~6	25%~50%
2~3	≤25%

表 4-8-7　阿片类药物剂量换算表

药物	非胃肠给药	口服	等效剂量
吗啡	10mg	30mg	非胃肠道：口服 =1：3
可待因	130mg	200mg	非胃肠道：口服 =1：1.2
			吗啡（口服）：可待因（口服）=1：6.5
羟考酮		10mg	吗啡（口服）：羟考酮（口服）=（1.5~2）：1
芬太尼透皮贴剂	25μg/h（透皮吸收）		芬太尼透皮贴剂 μg/h，q72h 剂量 =1/2 × 口服吗啡 mg/d 剂量
氢吗啡酮	1.5mg	7.5mg	非胃肠道：口服 =1：5

临床上也可参见相关指南，以阿片类药物缓释剂型作为初始用药。

对于疼痛病情相对稳定的患者，可以考虑使用阿片类药物缓释剂型作为背景给药，在此基础上备用短效阿片类药物，用于治疗暴发性疼痛的解救剂量，为前 24 小时用药总量的 10%~20%。每日短效阿片解救用药次数≥3 次时，应当考虑将前 24 小时解救用药换算成长效阿片类药按时给药。

（四）药物止痛治疗的不良反应及处理

1. 阿片类止痛药的不良反应

（1）便秘：发生率约 90%~100%。长期用药者，便秘可能持续存在。应鼓励患者多饮水，多摄取含纤维素的食物，适当活动，预防便秘。可选择番泻叶、比沙可啶等缓泻药。

（2）恶心呕吐：发生率约 30%，一般发生于用药初期。初次用阿片类药物第 1 周内，最好同时给予甲氧氯普胺预防恶心呕吐。治疗恶心呕吐选用甲氧氯普胺、氯丙嗪或氟哌啶醇，必要时可采用 5-HT$_3$ 受体拮抗剂类药物和抗抑郁药物。

（3）嗜睡、过度镇静：少数患者用药最初几天内可能出现思睡及嗜睡等过度镇静不良反应，数日后症状多自行消失。初次使用阿片类药物剂量不宜过高。若增加剂量，增幅不超过当前日用剂量 25%~50%。老年人尤其应注意谨慎滴定用药剂量。

（4）尿潴留：发生率 <5%。镇静药、脊椎麻醉术后、前列腺增生等可能增加尿潴留发病风险。防治方法包括：避免同时用镇静药，避免膀胱过度充盈，为患者提供良好的排尿时间和空间。必要时诱导自行排尿或导尿。

（5）精神错乱及中枢神经毒性反应：谵妄等神经精神异常多发生于老年人、肾功能不全者及反复用哌替啶的患者。防治方法包括避免阿片类药物过量，避免使用哌替啶。

（6）阿片类药物过量和中毒：用药过量可导致呼吸抑制。表现为呼吸次数减少（<8 次/min）和/或潮气量减少、潮式呼吸、发绀、针尖样瞳孔、嗜睡乃至昏迷、骨骼肌松弛、皮肤湿冷，有时可出现心动过缓和低血压。严重时可出现呼吸暂停、深昏迷、循环衰竭、心脏停搏、死亡。

呼吸抑制的解救治疗：立即停止使用阿片类药物；建立通畅呼吸道，辅助或控制通气；呼吸复苏；使用阿片拮抗剂：纳洛酮 0.4mg 加入 10ml 生理盐水中，静脉缓慢推注，必要时每 2 分钟增加 0.1mg。严重呼吸抑制时每 2~3 分钟重复给药，或将纳洛酮 2mg 加入 500ml 生理盐水或 5% 葡萄糖液中（0.004mg/ml）静脉滴注。输液速度根据病情决定，严密监测，直到患者恢复自主呼吸。

（7）药物滥用及成瘾问题：药物滥用是指具有精神作用、依赖作用、引发自杀企图或行为的药物在非医疗情况下的使用。规范化用药、宣传教育及加强管理是避免药物滥用的有力措施。药物成瘾是指习惯于摄入某种药物而产生的一种依赖状态，撤去药物后可引起一些特殊的症状即戒断症状，患者常有精神依赖，有主动索药行为。癌痛患者按医嘱长期使用阿片类药物，尤其是口服或透皮贴剂按时给药，发生成瘾的危险性极小。

2. 非甾体抗炎药的不良反应　长期使用非甾体抗炎药或对乙酰氨基酚，可能发生消化道溃疡、血小板功能障碍、肝肾毒性等不良反应。风险因素包括老年人、有消化道溃疡病史、乙醇过量、重要器官功能不全、肝肾疾病、合用肾毒性药物、长期大剂量使用非甾体抗炎药等。限制甾体类抗炎药的用药剂量(见表 4-8-4),可避免或减少该类药物的不良反应。

(五) 其他治疗

有效的抗肿瘤治疗往往可缓解疼痛。其他对症治疗包括针对骨转移疼痛进行放疗、双膦酸盐、地舒单抗治疗;针对神经根疼痛相关的难治性疼痛的介入治疗(神经阻滞术、神经松解术、神经损毁术、硬膜外、椎管内、神经丛给药途径);心理-认知-行为治疗;按摩,针灸,理疗等。

第五节　肿瘤营养疗法

要点:

肿瘤营养疗法的目的并非仅提供能量及营养素治疗营养不良,更重要的目标在于代谢调节、控制肿瘤,应遵循五阶梯治疗模式。

肿瘤营养疗法(cancer nutrition therapy,CNT)是计划、实施并评价营养干预,以治疗肿瘤及其并发症或身体状况,从而改善肿瘤患者预后的过程,包括营养筛查/评估、营养干预、疗效评价(包括随访)三个阶段,应贯穿于肿瘤治疗的全过程。

一、基本概念

(一) 营养不良

营养不良(malnutrition)是指营养物质摄入不足、过量或比例异常,与机体的营养需求不协调,从而对细胞、组织、器官的形态、组成、功能及临床结局造成不良影响的综合征,包括营养不足和营养过量两方面,涉及摄入失衡、利用障碍、消耗增加 3 个环节。肿瘤营养不良特指营养不足,恶性肿瘤患者发生率高于良性疾病患者,消化道肿瘤患者高于非消化道肿瘤患者,65 岁以上老年人高于非老年人。

根据营养素摄入情况,将营养不足分为三型:

1. 能量缺乏型　以能量摄入不足为主,表现为皮下脂肪和骨骼肌显著消耗与内脏器官萎缩,称为消瘦型营养不足,又称 Marasmus 综合征。

2. 蛋白质缺乏型　蛋白质严重缺乏而能量摄入基本满足者称为水肿型营养不足,又称为 Kwashiorkor 综合征、恶性(蛋白质)营养不良。劣质奶粉(蛋白质不足)造成的大头婴是一种典型的 Kwashiorkor 症。

3. 混合型　能量与蛋白质均缺乏者称为混合型营养不良,又称为 Marasmic Kwashiorkor 综合征,即通常所称的蛋白质-能量营养不良(protein-energy malnutrition,PEM),是最常见的一种类型。

体重及体重指数(body mass index,BMI)是营养不良的常用诊断方法。BMI 的计算方法是体重(kg)除以身高(m)的平方。①理想体重诊断法:实际体重为理想体重的 90%~109% 为适宜,80%~89% 为轻度营养不良,70%~79% 为中度营养不良,60%~69% 为重度营养不良。②BMI 诊断法:在中国标准中,BMI<18.5kg/m^2 为低体重(营养不良),18.5~23.9kg/m^2 为正常,24~27.9kg/m^2 为超重,≥28kg/m^2 为肥胖。

(二) 恶病质

恶病质(cachexia)是以骨骼肌量持续下降为特征的多因素综合征,伴随或不伴随脂肪组织减少,不能被常规的营养治疗逆转,最终导致进行性功能障碍。其病理生理特征为摄食减少,代谢异常等因素综合作用引起的蛋白质及能量负平衡,常发生于进展期肿瘤患者,分为恶病质前期、恶病质期、恶病质难治期。

诊断标准为:①无节食条件下,6 个月内体重下降 >5%;或②BMI<20kg/m^2(欧美人)、BMI<18.5kg/m^2(中国人)和任何程度的体重下降 >2%;或③四肢骨骼肌指数(appendicular skeletal muscle mass index),

即四肢骨骼肌质量（kg）除以身高平方（m²），符合肌肉减少症标准（男性 <7.26kg/m²，女性 <5.45kg/m²）及任何程度的体重下降 >2%。

（三）肌肉减少症

肌肉减少症（sarcopenia）是进行性、广泛性的骨骼肌质量及力量下降，以及由此导致的身体残疾、生活质量下降和死亡等不良后果的综合征。根据发病原因，肌肉减少症可以分为原发性肌肉减少症及继发性肌肉减少症，前者特指年龄相关性肌肉减少症（老化肌肉减少），后者包括活动、疾病（如肿瘤）及营养相关性肌肉减少症。具体标准见表4-8-8。

表 4-8-8　肌肉减少症的诊断标准

以下 3 条标准符合第 1 条及第 2、3 条中任意一条，即可诊断为肌肉减少症
1. 骨骼肌质量减少 *
2. 骨骼肌力量下降　非利手握力 <40kg（男性），<30kg（女性）
3. 身体活动能力下降　步速 <0.8m/s

注：* 一般可以采用如下标注：①与同年龄、同性别、同种族的正常人相比肌肉量下降 2 个标准差；②四肢骨骼肌指数，男性 <7.26kg/m²，女性 <5.45kg/m²。

二、患者主观整体评估

患者主观整体评估（patient-generated subjective global assessment，PG-SGA）包括患者自我评估（体重、摄食情况、症状、活动和身体功能）和医务人员评估（疾病与营养需求的关系、代谢方面的需要、体格检查），分为无营养不良（0~1 分）、可疑营养不良（2~3 分）、中度营养不良（4~8 分）和重度营养不良（≥9 分）。

三、营养干预

（一）肿瘤营养治疗的原则

1. 肿瘤营养疗法的目的并非仅仅提供能量及营养素治疗营养不良，更重要的目标在于代谢调节、控制肿瘤。

2. 能量与蛋白质

（1）能量达标：卧床患者 20~25kcal/(kg·d)，活动患者 25~30kcal/(kg·d)。非胰岛素抵抗状态下三大营养素的供能比例：碳水化合物 50%~65%、脂肪 20%~30%、蛋白质 10%~15%。胰岛素抵抗者应减少碳水化合物在总能量中的供能比例，提高脂肪的供能比例。营养治疗的能量应该满足患者需要量的 70% 以上。

（2）蛋白质达标：严重营养不良肿瘤患者的短期冲击营养治疗阶段，蛋白质给予量应该达到 2.0g/(kg·d)；轻至中度营养不良肿瘤患者的长期营养补充治疗阶段，蛋白质给予量应该达到 1.5g/(kg·d)［1.25~1.7g/(kg·d)］。高蛋白饮食有助于肿瘤患者。

3. 五阶梯治疗模式　应该遵循五阶梯治疗模式（图 4-8-5）。

首先选择营养教育，次选口服营养补充，再选肠内营养，最后选肠外营养。当下一阶梯不能满足目标需

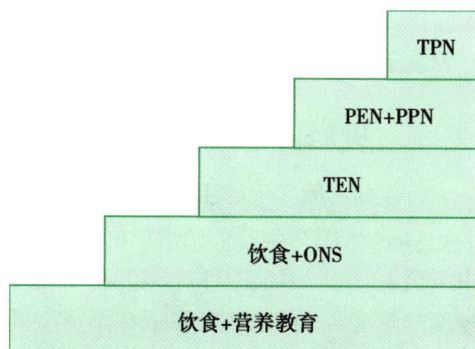

图 4-8-5　营养不良的阶梯治疗模式

TPN，total parenteral nutrition，全肠外营养；PEN，partial enteral nutrition，部分肠内营养；PPN，partial parenteral nutrition，部分肠外营养；TEN，total enteral nutrition，全肠内营养；ONS，oral nutritional supplementation，口服营养补充；营养教育包括营养咨询、饮食指导和饮食调整。

要量 70% 的能量需求时,应该选择上一阶梯。部分肠外营养是指通过肠外途径补充口服摄入不足的部分。研究发现:在等氮等能量条件下,与 TEN 相比,PEN+PPN 能够显著改善进展期肿瘤患者的 BMI、生活质量及生存时间。肠外营养推荐以全合一的方式输注,长期使用肠外营养时推荐使用中心静脉导管或输液港。

(二)疗效评价与随访

1. 疗效评价　实施营养干预的时机是越早越好,考虑到营养干预的临床效果出现较慢,建议以 4 周为一个疗程。营养干预的疗效评价指标分为三类:

(1)近期指标:为实验室参数,如血常规、电解质、肝功能、肾功能、炎症参数(IL-1、IL-6、TNF、CRP)、营养套餐(白蛋白、前白蛋白、转铁蛋白、视黄醇结合蛋白、游离脂肪酸)等,每周检测 1~2 次。

(2)中期指标:人体测量参数、人体成分分析、生活质量评估、体能评估、肿瘤病灶评估(双径法)、PET-CT 代谢活性。每 4~12 周评估一次。

(3)远期指标:生存时间,每年评估一次。

2. 随访　所有肿瘤患者出院后均应该定期(至少每 3 个月一次)到医院营养门诊或接受电话营养随访。

第六节　肿瘤患者的心理评估与干预

要点:

最广泛的筛查心理痛苦的工具是心理痛苦温度计,评分≥4 分意味着患者存在着显著的心理痛苦,需进一步评估或干预。

一、肿瘤患者的心理痛苦

心理痛苦定义为涉及心理(认知、行为、情绪)、社会以及精神领域等多因素所致的令人不快的情绪体验,它可能干扰肿瘤患者对癌症、癌症相关症状及抗肿瘤治疗的有效应对能力,它包含了从一般的脆弱、悲伤、害怕到具有临床意义的抑郁、焦虑、惊恐、社会隔离、存在和精神危机感等一系列由轻到重的症状谱。心理痛苦是肿瘤患者除呼吸、心率、脉搏、血压、疼痛之外的第六大生命体征,可能会加重患者的肿瘤相关症状,降低肿瘤患者的生活质量,甚至影响生存时间。

二、肿瘤患者心理痛苦的评估

目前使用最广泛的筛查心理痛苦的工具是心理痛苦温度计(distress thermometer,DT),包括一个形似温度计的图形和问题清单。温度计图形由下至上具有 0~10 共 11 个刻度("0"代表没有心理痛苦,而"10"代表极度心理痛苦),肿瘤患者可以在图形上圈出最能代表过去一周心理痛苦水平的数字(图 4-8-6)。在不同文化背景下,DT 最佳临界值可能有所不同。总体而言,以 4 分为临界值时,DT 量表的敏感性为 81%,特异性为 72%。如果 DT 评分≥4 分时,意味着肿瘤患者存在显著的心理痛苦,需进一步评估或干预(通常需要心理/精神专业医师参与)。问题清单包含了五方面的问题:实际问题、家庭问题、情绪问题、身体问题、信仰/宗教问题(表 4-8-9)。

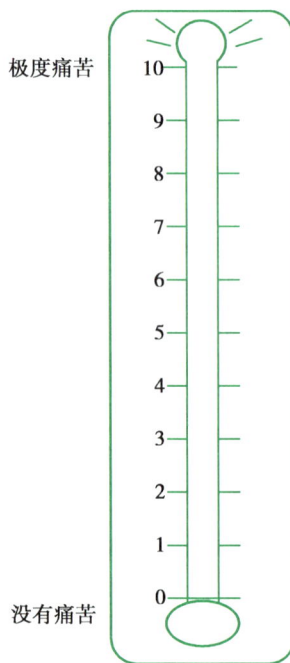

图 4-8-6　心理痛苦温度计

极度痛苦　10
　　　　　9
　　　　　8
　　　　　7
　　　　　6
　　　　　5
　　　　　4
　　　　　3
　　　　　2
　　　　　1
没有痛苦　0

表4-8-9　心理痛苦温度计问题清单

请指出引起您心理痛苦的问题,选择 是 或 否。

是	否	实际问题	是	否	身体问题
		照顾孩子			外表
		家务			洗澡/穿衣
		保险/经济问题			呼吸
		交通出行			排尿改变
		工作/上学			便秘
		治疗决策			腹泻
					进食
是	否	家庭问题			疲乏
		与孩子相处			水肿
		与配偶相处			发热
		生育能力			头晕
		家庭健康问题			消化不良
					记忆力/注意力
是	否	情绪问题			口腔溃疡
		抑郁			恶心
		恐惧			鼻腔干燥/充血
		紧张			疼痛
		悲伤			性
		担忧			皮肤干燥/瘙痒
		对日常活动失去兴趣			睡眠
					物质使用
		信仰/宗教问题			手/脚麻木

其他问题:

其他常用量表包括医院焦虑和抑郁量表(hospital anxiety and depression scale,HADS)、抑郁自评量表(self-rating depression scale,SDS)、焦虑自评量表(self-rating anxiety scale,SAS)、症状自评量表(symptom check list 90,SCL-90)等。通过筛查工具发现患者可能存在显著心理痛苦后,可由心理/精神专业医师通过访谈来对患者的心理状态进行进一步评估或干预。

三、肿瘤患者心理干预

肿瘤患者的心理干预需要肿瘤专科医生、护理人员、精神科医生、心理治疗师以及社会工作者的共同参与。首先应该评估肿瘤患者的心理痛苦和心理需求,然后制订计划并实施,整个干预过程需充分考虑患者的接受程度。此外,还应根据患者心理痛苦的动态变化调整干预计划。

(一)病情告知

《中华人民共和国医师法》第二十五条规定:"医师在诊疗活动中应当向患者说明病情、医疗措施和其他需要告知的事项。需要实施手术、特殊检查、特殊治疗的,医师应当及时向患者具体说明医疗风险、替代医疗方案等情况,并取得其明确同意;不能或者不宜向患者说明的,应当向患者的近亲属说明,并取得其明确同意。"经过沟通技巧培训的肿瘤医师具有更强的与癌症患者沟通的能力和自信。

(二)支持性心理治疗

支持性心理治疗是肿瘤专科医生经过培训后最容易掌握的心理干预措施,主要通过主管医生与患者进行交流及互动,建立积极的治疗关系,减轻癌症患者的心理痛苦。倾听是支持性心理治疗的核心技术,要通过语言或肢体语言不断传递对患者的关注、理解和尊重,给予立足于患者需求的建议。

(三)其他心理干预方式与策略

包括认知治疗、行为心理治疗、团体心理治疗、家庭治疗等。这些心理干预措施多数都需要专业的心理治疗师参与。

第七节 安 宁 疗 护

要点:

安宁疗护是指以临终患者和家属为中心,为疾病终末期患者在临终前通过控制痛苦和不适症状,提供身体、心理、精神等方面的照护和人文关怀服务,以提高生命质量,帮助患者舒适、安详、有尊严地离世。舒适护理、同理心、家庭会议在安宁疗护中十分重要。

安宁疗护(hospice care),又称临终关怀、善终服务等。2017年2月,国家卫生和计划生育委员会相继印发《安宁疗护实践指南(试行)》和《安宁疗护中心基本标准和管理规范(试行)》,将安宁疗护定义为以临终患者和家属为中心,为疾病终末期患者在临终前通过控制痛苦和不适症状,提供身体、心理、精神等方面的照护和人文关怀服务,以提高生命质量,帮助患者舒适、安详、有尊严地离世。安宁疗护涉及医学、护理学、心理学、社会学、伦理学等多学科。

一、临终癌症患者的生理心理表现

(一)临终癌症患者的生理表现

包括生命体征紊乱(血压、心率、呼吸改变)、单个或多个器官功能衰竭。常常表现为:
(1)疼痛:烦躁不安、姿势异常、痛苦面容。
(2)极度乏力与衰竭。
(3)厌食、恶病质、胃肠蠕动减慢或停止、恶心呕吐、便秘、口干。
(4)呼吸困难:出现鼻翼呼吸、潮式呼吸、间停呼吸、临终喉鸣等。
(5)循环衰竭、四肢发绀、皮肤湿冷。
(6)意识障碍、感觉知觉障碍、临终躁动。
(7)肌肉张力消失,不能进行自主躯体活动,易发生压疮,其中疼痛是最突出的症状。

(二)临终癌症患者的心理表现

1. **震惊与否认(shock and denial)** 否认自己患病的事实,企图逃避,到处询问,要求复查,希望是误诊。否认是一种心理防卫机制,可减少不良信息对患者的刺激,使患者能够有较多的时间调整自己。

2. **愤怒(anger)** 当否认无法持续,患者常表现为痛苦、怨恨、嫉妒,以谩骂或破坏性行为发泄内心的不满,以弥补内心的不平。

3. **协议乞求(bargaining)** 患者开始接受现实,配合治疗,希望能延长生命,从而达到某种要求或完成未实现的愿望。

4. **抑郁(depression)** 身体每况愈下,痛苦日益增加而心愿未了,患者悲观绝望,急于交代后事,希望亲友陪伴。

5. **接受(acceptance)** 不再恐惧悲伤,接受即将面临死亡的事实,喜欢独处。

以上5个心理反应阶段因人而异,不一定按以上顺序出现,各阶段持续时间不一样。临终患者常以第 4、第 5 阶段为主。

二、临终癌症患者的安宁疗护

包括舒适护理、生理、心理的综合性治疗。

1. 舒适护理 目的是使患者在生理、心理、社会上达到最愉快的状态,或缩短、降低其不愉快的程度。内容包括向患者和家属解释病情,引导患者和家属倾诉相关焦虑;保持病房环境安静舒适,空气新鲜,温度适宜;让患者衣着舒适,适当进食,抬高患者床头,湿润患者唇部;定时为患者翻身,做好皮肤护理,使用气垫床,避免发生压疮;24 小时监护,主要给予对症治疗;亲人陪护,轻抚患者。必要时,与家属讨论是否需要通过药物治疗让患者进入深度睡眠状态。

2. 生理治疗 针对癌痛、呼吸困难、厌食、乏力等,参考本章其他章节。

3. 心理治疗 患者的病情、人格特征、文化水平、家庭与社会的支持均可影响其心理变化,需综合分析,正确判断其心理承受能力,选择适当的方式告知真实病情。对患者和家属进行适当的死亡教育,尝试着把死亡接纳为一个自然的发展过程,消除其对死亡的恐惧,与其讨论死亡地点的选择、死亡相关安排和关心事项。

三、同理心和家庭会议

(一)同理心(empathy)

同理心又称换位思考、移情、共情等,是站在他人立场,体会其情绪、想法和感受,思考并处理问题的方法。它是医患沟通的有效方法,其过程包括:保持充分的倾听,回应对方说话的内容、情绪感受和弦外之音,再对疾病的诊治进行解释说明,不断重复。应考虑患者和家属生理、心理、社会方面的困扰,做出切合实际的安慰和承诺。沟通过程中,医护人员应坦然、从容地面对患者和家属的情绪,对于家属要求向患者隐瞒病情的要求,应保持温和与开放的态度,了解其背后原因、患者对病情理解及既往应对模式,及时同理,提供专业知识,与家属共同讨论不同选择的利弊,而非直接给予建议,强调患者、家属与医护人员之间的协调和同盟,承诺提供帮助。

(二)家庭会议(family meeting)

家庭会议能够用于讨论患者的病情、治疗方案与照顾计划等相关议题,提供社会心理支持。

1. 会议召开前,医疗团队首先应充分讨论患者病情,选择安静、不受干扰的会场,邀请并确认患方参与者,任命一位会议主持人(通常由高年资医师担任,也可为护士或社工),在家庭成员到来前向全体工作人员简要介绍患者病情。

2. 会议召开时,首先注意观察患者与家属的互动情况和座位安排。由主持人先介绍医疗团队,再请患方自我介绍。说明会议目的及时间,分享临床信息,以开放式的问题提出议题,尽量允许患方每位成员充分表达自己的问题、看法和感受。在解释说明前,先用同理心与其进行情绪上的沟通。

3. 会议结束时,简短摘要,询问有无任何问题,拟订明确的跟进计划,向所有出席者表示感谢,并将会议记录纳入病历中。

四、对家属及照顾者的支持

临终患者家属不仅要承担治疗费用、照顾等工作,而且还要承担心理上的压力,包括个人需求的推迟或放弃,家庭角色与职务的调整和再适应,社会性互动减少等。在安宁疗护中,应充分沟通,满足家属照顾患者的需求。医护人员必须认真进行尸体护理,使患者清洁、整齐、安详地离去。鼓励丧亲者宣泄情绪,进行心理疏导和精神支持,尽力提供生活指导建议,并可通过信件、电话、网络等对丧亲者进行随访,帮助其更好地适应生活。

(袁响林)

思考题:

1. 为什么说肿瘤缓和治疗应贯穿癌症诊治全过程?
2. 生活质量评估常用量表包括哪些? 如何进行评估?
3. 抗肿瘤药物按致吐风险分级管理以及常用止吐药物各是什么?
4. 简述癌痛的评估方法,止痛原则以及常用止痛药物的特点和不良反应。
5. 肿瘤营养疗法的五阶梯治疗模式是什么?
6. 如何使用心理痛苦温度计评估患者的心理痛苦?

第九章
中医药治疗

扫码获取
数字内容

中医对肿瘤的认识有数千年的历史，留下了十分丰富的理论与临证经验。临床实践总结出扶正培本、清热解毒、活血化瘀、软坚散结等基本治法。中医药在肿瘤治疗中的作用主要表现在：与放、化疗同步进行，可以减少放化疗毒性，提高放化疗完成率，增加疗效；对于手术治疗的患者，中医药可促进康复，防止或延缓肿瘤术后复发、转移；对于晚期肿瘤患者，可在一定程度上控制肿瘤进展，减轻临床症状，提高生活质量，延长生存时间。

第一节　概　　述

要点：

1. 中医认为"正虚"是肿瘤发病的根本原因，"痰、瘀、毒"是肿瘤进展和转移的必要病理因素，"扶正培本"是治疗肿瘤的基本原则。

2. 中医防治肿瘤的基本原则是扶正与祛邪相结合、辨证与辨病相结合、局部与整体相结合。

3. 中医药可以提高肿瘤患者生存质量，延长生存期。

4. 中药防治肿瘤具有"多途径、多靶点"的作用特点。

中医药防治肿瘤已有几千年的历史，在我国古代医学文献中，有许多关于肿瘤的记载和论述。早在 3 500 年前的殷商甲骨文中就有"瘤"的记载，两千多年前的《周礼》一书中记载有专治肿瘤类疾病的医师，当时称为"疡医"，负责治疗"肿疡"。公元 1170 年，宋代东轩居士在《卫济宝书》中第一次用"嵒"（岩）字，将"嵒"作为一个特定的病名。宋元时代的医学家论述乳癌时均用"岩"字，直到明代才开始用"癌"字统称乳癌及其他恶性肿瘤，可以认为"癌"字是从"嵒"字演化而来。

中医学认为肿瘤是外邪入侵、饮食不节、内伤七情、正气亏虚等多种病因综合作用的结果，概括起来主要分内因和外因，外因主要指外邪与饮食不节，内因则包括内伤七情与正气亏虚。病机是阐明病因作用于机体之后引起病理变化的机制。中医认为，肿瘤是在正虚的基础上，多种致病因素相互作用，导致机体阴阳失调，脏腑、经络、气血功能障碍，引起病理产物聚结而发生质的改变。结合中医学理论和临床实践，肿瘤病机可以分为脏腑失调、痰凝湿聚、毒热内结、气滞血瘀四方面。但是，肿瘤患者在临床上病情复杂，变化多端，在其发生发展过程中，每个患者的病情不尽相同，即使是同一患者，在疾病的各阶段病情也不断变化，因而上述几种病理多互相关联且复合在一起，很多患者既有正虚、脏腑功能失调，同时又表现有热毒壅盛、血瘀、气滞、痰凝，治疗时应结合患者的具体情况辨证施治。

中医药在肿瘤治疗中始终发挥着不可忽视的重要作用，长期的医疗实践积累了丰富的治疗经验，并形成了"扶正培本"治疗肿瘤的学术体系，提出了"带瘤生存"的理念。现代中医药治疗肿瘤的研究始于 20 世纪 50 年代，中西医结合防治肿瘤是中国防治癌症的特色之一，已广泛应用于肿瘤患者。中医及中西医结合防治肿瘤的研究工作者，在几十年的研究实践中提出了扶正培本、清热解毒、活血化瘀、软坚散结等法则，并运用现代科学方法研究其作用靶点及机制，也指出了扶正与祛邪相结合、辨证与辨病相结合、局部与整体相结合的指导方针。运用中医药及中西医结合治疗恶性肿瘤，越来越被广大学者和患者所接受,已成为恶性肿瘤综合治疗中的有效手段之一。近年来,中医药防治肿瘤的临床与基础研究取得了不少成绩,如开展了中医药防治肺癌的临床循证医学研究、综合方案、诊疗规范指南的制定。多年的临床实践证实,中医药防治肿瘤的作用在于改善患者的症状、延长生存期、减少复发转移等,同样,在中医药理论的指导下,结合现代科学技术,中医药防治肿瘤的机制也得到进一步阐明,主要包括重塑免疫、调控机体内环境、抑制肿瘤、抑制肿瘤新生血管等,揭示了中药防治肿瘤"多途径、多靶点"的作用特点。

第二节　肿瘤常用中医治法与治则

要点:

1. 肿瘤常用治法主要包括扶正培本法、清热解毒法、活血化瘀法、软坚散结法,调理气机升降。
2. 临床应用中医药注意扶正与祛邪的辨证关系、治本治标的缓急、局部与整体的处理。

一、肿瘤常用中医治法

肿瘤常用治法主要包括扶正培本法、清热解毒法、活血化瘀法、软坚散结法,调理气机升降。

(一)扶正培本法

扶正培本是当前中医治疗肿瘤的最大特色。《黄帝内经》"虚者补之""损者益之"都是属于这个治则。肿瘤多为虚证,用扶正培本法扶助人体正气,协调阴阳偏盛偏衰,补益人体虚弱状态,调整机体内环境,提高患者免疫功能,加强抵御和祛除病邪的能力,抑制癌细胞的生长,为进一步治疗创造条件,正如中医所言"养正积自除"。同时扶正培本还可增强机体对化疗的耐受性,减轻化疗的骨髓毒性,消除疲劳,抑制病灶发展、恶化,延长存活时间。因此,扶正培本法应贯穿于肿瘤的全程防治中,具体治疗方法包括益气补血、养阴生津、滋阴填精、温阳固肾、健脾养胃、养肝柔肝等,但在临床应用中应注意扶正与祛邪的辨证关系。

常用中药:天冬、麦冬、沙参、生地黄、龟甲、鳖甲、旱莲草、女贞子、鸡血藤、当归、阿胶、熟地黄、黄芪、党参、人参、黄精、白术、怀山药、附子、淫羊藿、补骨脂、紫河车等。

(二)清热解毒法

清热解毒法在治疗肿瘤中有重要的作用,热毒是恶性肿瘤的主要病因病机之一。恶性肿瘤,特别是中、晚期患者,在病情不断发展时,临床常有发热、疼痛、肿块增大、局部灼热疼痛、口渴、便秘、尿黄、脉数等症状,即热毒内蕴或邪热瘀毒表现,故应以清热解毒为大法治疗。热毒内蕴可形成肿瘤,即热灼血凝,凝结成块;热灼津伤,久积成块等。热邪可以直入,也可诸邪侵入,郁久化热;七情不舒,郁结成热等,同时癌症自身也生热成毒。抗癌中药多为清热解毒药,药理研究提示,清热解毒药如在体外、体内均有较好的抗癌作用,并且还有抗菌、抗病毒、消炎、保肝、利胆、降酶等效应,从而可退热、减轻肿瘤的炎症反应,改善肝功能,这些均有益于肿瘤的治疗。

常用中药:金银花、连翘、白花蛇舌草、半枝莲、半边莲、龙葵、七叶一枝花、山豆根、板蓝根、虎杖、紫花地丁、蒲公英、鱼腥草、夏枯草、败酱草、穿心莲、黄芩、黄柏、苦参、龙胆草、石上柏、土茯苓、大青叶、马齿苋、鸦胆子等。

(三)活血化瘀法

血瘀是发生癌症的主要病理机制,是发生肿瘤的病因。肿瘤多有形,历代医家多认为癥积、石瘕、痞癖及肚腹结块等皆与淤血有关,清代王清任《医林改错》说:"肚腹结块,必有形之血"。临床观察也证明:几乎所有肿瘤患者普遍存在有淤血征象。如体内或体表肿块经久不消,坚硬如石或凹凸不平,皮肤黧黑、有斑块、粗糙、肌肤甲错,局部疼痛,痛有定处,日轻夜重,脉涩,唇舌青紫或舌体、舌边及舌下有青紫点或静脉曲张等。活血化瘀法是肿瘤临床常用治法,不但能祛邪消瘤,亦可配伍其他法对瘀血引起的发热、瘀血阻络引起的出血、血瘀经络所致的疼痛等证起到一定效果。但有一些研究也发现活血化瘀药对肿瘤的生长有促进作用,并有可能促进肿瘤的转移。因此,应用活血化瘀药一定要在中医理论的指导下,有明确血瘀证表现,且无出血禁忌的情况下应用。

常用中药:丹参、赤芍、红花、郁金、延胡索、乳香、没药、五灵脂、王不留行、蒲黄、水蛭、全蝎、蜈蚣、斑蝥、穿山甲、三棱、莪术、桃仁、红花、水红花子、石见穿、血竭等。

(四)软坚散结法

肿瘤古称石瘕、石疽、岩等,多为有形之物,坚硬如石。《黄帝内经》中早已指出:"坚者削之……结者散之","客者除之"。肿瘤是从痰形成,"痰"包括湿、饮、痰,因痰成块者应化结、软坚、消之、散之。所以对于肿瘤多用软坚散结法治疗。

常用中药:龟甲、鳖甲、牡蛎、海浮石、海藻、地龙、瓦楞子、昆布、海蛤壳、夏枯草、莪术、半夏、胆南星、瓜蒌等。

二、肿瘤中医治疗原则

辨证论治是中医的精髓,强调治病必求其本。肿瘤的中医药治疗和其他疾病一样,要按照中医理论进行辨证论治,但要掌握以下治疗原则。

(一)扶正祛邪兼顾

中医学对于疾病的治疗认识,可以概括为"实则攻之,虚则补之"。扶正即是补法,用于虚证,祛邪即是泻法,用于实证。扶正的方法有益气、养血、滋阴、助阳等,祛邪的方法有发表、攻下、渗湿、利水、消导、化瘀等。扶正与祛邪是相辅相成的,扶正有利于抗御病邪,而祛邪则有利于保护正气。针对恶性肿瘤的治则,目前临床常用的有益气健脾、养阴生津、温肾壮阳、活血化瘀、软坚散结、清热解毒、祛湿化痰、疏肝解郁等。从肿瘤的发病机制看,无外乎扶正及祛邪二法。扶正又称为扶正固本、扶正培本,是基于肿瘤的"内虚"理论而确立的一大治疗法则。其目的是通过对肿瘤患者阴阳气血的扶助与调节而改善其"虚证"状态,提高机体自身的抗癌能力,达到祛除肿瘤的目的。祛邪法则是针对癌毒的病机而确立的一大治疗法则。在肿瘤的发生、发展及复发转移过程中,除癌毒之外,还存在痰、瘀等病理产物,然而癌毒是其中最关键的一点,直接决定了恶性肿瘤的恶性程度,而不同于一般的气滞、血瘀、痰凝等所致的慢性杂病。因此,扶正和祛邪是肿瘤治疗中的根本法则。

在肿瘤的治疗过程中,如何把祛邪和扶正有机地结合起来,以孰为先,以孰为后,以孰为主,又以孰为辅,历来争议颇多,尚无定论。主张扶正为主的,认为正气为人之根本,只要正气旺盛,肿瘤则会自然而然地消退,所谓"养正积自消",从而忽视了祛邪治疗的重要作用。其结果轻则姑息养奸,失去了祛邪的机会;重则片面扶正,反而助长了邪气,促使肿瘤组织的生长,使邪气更胜。强调祛邪为主的,认为病邪为本病的根源,只要祛病邪于体外,正气就会自然得以保护,即所谓"邪去正自安",从而忽视了扶正在抗癌中的积极作用。其结果是肿瘤可能消灭了,可正气严重受挫,体质也被摧垮了,两败俱伤,失去了祛邪的意义,甚至还促进了癌的转移扩散。有学者认为,在肿瘤的病理过程中,正气盛,邪还不能自消,邪气去,正还不能自安。这是很有道理的。祛邪是肿瘤治疗的目的,扶正则是为实现这一目的创造条件。通过祛邪可进一步保护正气,两法不可偏废。只有谨守病机,抓住病变的主要矛盾和矛盾的主要方面,辩证地处理肿瘤治疗中祛邪和扶正的关系,使祛邪与扶正有机地结合,立足于祛邪而不忘扶正,扶正气以助祛邪,才能紧紧掌握治疗的主动权。

(二)治本治标权衡

标本,是指疾病的主次本末和病情的轻重缓急情况。标是疾病表现于临床的和所表现的证候,本是疾病发生的病机,即疾病的本质。标本缓急是肿瘤中医治疗的重要原则。就患者与癌瘤的关系而言,患者为本,癌瘤为标,中医肿瘤治疗倡导以人为本、带瘤生存的治疗理念。急则治其标,是指在疾病的发展过程中,如果出现了紧急危重的证候,影响到患者的安危时,必须先行解决,而后再治疗其本的原则。如肝癌患者出现呕血、便血,则肝癌为本,呕血为标,呕血过多会影响患者生命,故急当补血止血,俟出血停止,再消瘤祛积。缓则治其本,是一般病情变化比较平稳,或早期肿瘤患者的治疗原则。肺癌脾虚痰湿咳嗽,脾虚为本,咳嗽为标,在患者无喘促、咯血等危症时,当健脾除痰消积以治其本,脾虚痰湿得治,则咳嗽之标自除。间者并行,甚者独行,在标本俱急的情况下,必须标本同治,以及标急则治其标,本急则治其本的原则。如肝癌肺转移出现咳喘、胸闷、腹胀,小便不利,下肢水肿,肝肾阴虚为本,肺气郁闭为标,标本俱急,在扶正的基础上泻肺逐水、通利小便。如标证较急,当有泻肺逐水为主,以治其标,如只见小便不利,下肢水肿,当时滋补肝肾,通利水道为主,以治其本之急。

(三)辨病辨证相合

中医肿瘤治疗要求既要辨病又要辨证。辨证论治是中医特有的一个概念,"辨证"就是把四诊(望诊、闻诊、问诊、切诊)所收集的资料、症状和体征,通过分析、综合,辨清疾病的病因、性质、部位,以及邪正之间的关系,概括、判断为某种性质的证。论治,又称为"施治",即根据辨证的结果,确定相应的治疗方法。中医临床认识和治疗疾病,既辨病又辨证,但是历代医家和著作重点均放在"证"的区别上,通过辨证进一步认识疾病。在肿瘤的中医治疗中,除了重视"辨证",达到"异病同治""同病异治"的效果,还不应忽视"辨病"的重要性。所谓"辨病",除了辨清中医的病名诊断之外,还要以西医学各种手段来辨明病变部位、病变性质、病理类型及分期等。不同类型的恶性肿瘤,其生物学特性千差万别,有的极易转移,有的生长缓慢,如单纯应用辨证,则可能无法顾及疾病的进展状况。因此,需要辨病和辨证相结合,中西医合参,既能通过辨证论治调节患者机体功能,提高抗病能力,又能根据疾病本身的特性,选用抗肿瘤药物,从而提高中医抗癌的效果。

因此,在肿瘤的治疗中,不能只着眼于辨病,只看到"疾病",只看到"肿瘤",亦不能局限于辨证,看不到不同肿瘤的特异性生物学特性,而要认识到肿瘤发生的内因和外因,即遗传、环境、营养状况、免疫等多种因素综合影响的结果,从而根据不同的肿瘤特性、不同的肿瘤分期、不同的机体状况和症状表现,明确主攻方向,采取不同的措施,解决这一时期的主要矛盾,充分考虑患者在生理、心理及经济等各方面的承受能力,从而使患者真正受益。

第三节　中医药在肿瘤治疗中的临床应用

要点:

1. 肿瘤病位、病理特性不同,其发病特点及发展规律不同,辨证也各有特点。

2. 肺癌多以气阴两虚证为主,胃癌多以肝胃不和证为主,肝癌多以肝郁气滞证为主。

3. 中医药在肿瘤综合治疗中具有重要作用,在结合手术、放化疗、生物、靶向治疗方面,可取得较好临床疗效。

4. 中医药在治疗肿瘤相关并发症方面有一定作用。

长期的医疗实践证明,中医药在肿瘤的综合治疗中发挥重要的作用,一般来讲,对早、中期可切除肿瘤的治疗以手术切除为最佳选择,中医治疗促进手术后的康复,防止或延缓复发和转移;对中、晚期不可切除肿瘤的治疗以放化疗及生物治疗等为主要治疗手段,中医治疗可以减毒增效,改善患者症状;对晚期不能或不愿接受西医治疗的患者,单纯中医治疗可起到改善临床症状、稳定瘤灶的作用。同时,中医药对于常见肿瘤并发症如疼痛、胸腹腔积液、发热的治疗也有一定的优势。总之,中医治疗的目的在于延长患者的生存期,提高生存质量。

一、常见晚期肿瘤的中医药治疗

不能接受手术或放化疗的晚期肿瘤患者,体质弱,并发症多,中医药治疗有明显的优势。由于不同肿瘤病位、病理特性不同,各有其发病特点及发展规律,其辨证也各有特点,如肺癌多以气阴两虚证为主,胃癌多以肝胃不和证为主,肝癌多以肝郁气滞证为主等。因此,中医药对晚期肿瘤的治疗,既应该考虑到疾病本身的特点,又要结合患者的症状,辨病与辨证相结合,才能取得较好的疗效。

（一）肺癌

肺癌属于中医"肺积""息贲""咳嗽""痰饮"等病证的范畴,多由于邪毒犯肺,宣降失司,津液不布,痰瘀互结形成癌肿,癌肿形成耗气伤津,而出现虚实夹杂证。常见症状为咳嗽、胸痛、咯血、发热等表现。临床辨证主要分以下证型,其中以气阴两虚型最为多见。

1. 肺脾气虚型　表现为久嗽痰稀、胸闷气短、腹胀纳呆、水肿便溏、四肢无力、脉沉细或濡,舌质淡苔薄,边有齿痕。治以补益肺脾,方以补中益气汤加减。

2. 肺阴虚型　表现为咳嗽气短、干咳痰少、神疲乏力、潮热盗汗、口干口渴、舌赤少苔或舌体瘦小、苔薄。治以滋阴润肺,方用养阴清肺汤或沙参麦冬汤加减。

3. 气滞血瘀型　表现为气促胸闷、心胸刺痛或胀痛、心烦口渴、大便秘结、失眠唇暗、脉弦或涩、舌紫或有瘀血斑、苔薄。治以行气活血,化瘀解毒,方以桃红四物汤合桑白皮汤加减。

4. 痰热阻肺型　表现为痰多嗽重、痰黄黏稠、气憋胸闷、发热、纳呆、舌质红、苔厚腻或黄,脉弦滑,或兼数。治以清热化痰,祛湿散结,方以二陈汤加减。

5. 气阴两虚型　表现为咳嗽痰少、神疲无力、汗出气短、口干烦热、午后潮热、手足心热、时有心悸、纳呆脘胀、尿少便干、舌质红苔薄或舌质胖有齿痕,脉细为主要表现。治以益气养阴,方药用生脉饮合沙参麦门冬汤加减。

（二）胃癌

胃癌属于中医"胃脘痛""反胃"等病范畴。归纳病因病机,或因素体痰盛,嗜酒过度,痰湿蕴阻或痰热内结;或食积热伏,灼伤阴津,阴液枯涸;或过食生冷,寒凝中焦,败损中阳;或七情郁遏,气滞血瘀;或气血亏损,中气下陷,气机升降失常;或脾肾阳虚,水饮内停等。

1. 肝胃不和型　表现为胃脘胀满,时时隐痛,窜及两胁,呃逆呕吐,脉沉或弦细,舌质淡红,苔薄或薄黄。治以疏肝和胃,降逆止痛,方以逍遥散加减。

2. 胃热伤阴型　表现为胃内灼热,口干欲饮,胃脘嘈杂,食后脘痛,五心烦热,食欲缺乏,大便干燥,脉弦细数,舌红少苔或苔黄少津。治以清热养阴生津,方以麦门冬汤或竹叶石膏汤加减。

3. 脾胃虚寒型　表现为胃脘隐痛,喜按喜温,或朝食暮吐,暮食朝吐,面色苍白,肢冷神疲,便溏,水肿,苔白滑润,脉沉缓。治以温中散寒,健脾和胃,方以理中汤为主加减。

4. 痰瘀互结型　表现为胃脘刺痛,心下痞硬,呕吐痰涎,吐血、便血,痰核累累,皮肤甲错,腹胀便溏,舌紫暗,苔厚腻,脉沉细涩。治以化痰祛瘀,通络止痛,方以小半夏汤合膈下逐瘀汤加减。

5. 气血双亏型　表现为全身乏力,心悸气短,头晕目眩,面色无华,虚烦不寐,自汗盗汗,舌淡苔薄,脉细无力。治以补气养血,方以十全大补汤加减。

6. 脾肾阳虚型　胃脘隐痛,喜温喜按,泛吐清水,宿谷不化,朝食暮吐,暮食朝吐,腹胀,腹大如鼓,消瘦,形寒肢冷,畏寒倦卧,水肿,大便稀薄,五更泄泻,舌质淡,苔白水滑,脉细弱或沉缓。治以温补脾肾,方以脾肾方合附子理中汤加减。

（三）肝癌

中医对肝癌的描述多见于"肝积""积聚",目前还常用"肝积"作为中医对肝癌的诊断名称。其发生不外乎内因和外因两方面,内因包括正气虚衰,脏腑失调,气滞血瘀以及七情内伤;外因主要为六淫之邪和疫疠之气。肝癌的特点是病情发展快,确诊时多属中晚期,并发症多、机体反应差异大,所表现的证型也不一样,一般将肝癌证型分为四型。

1. 肝郁脾虚型　表现为胸胁胀痛,以右侧为甚,胁下痞块,食欲缺乏,倦怠乏力,或恶心嗳气,或便溏,舌淡暗、边有齿痕,苔薄白,脉弦细。治以疏肝和胃,益气健脾,方选柴胡疏肝散加减。

2. 气滞血瘀型　表现为肝区或上腹部刺痛或钝痛,疲乏无力、食欲减退、失眠心烦、肝脾大、质硬、表面结节感。舌质暗或青紫,边有瘀斑,苔薄白或薄黄,脉细涩。治以疏肝理气,活血化瘀,方以复元活血汤加减。

3. **肝胆湿热型**   表现为上腹肿块、右胁疼痛、脘腹胀满或腹大如鼓、心烦口苦、恶心纳呆、目肤黄染,便结溺黄,舌质紫暗、苔黄厚腻、脉弦滑数。治以清热利湿,疏肝健脾,方以茵陈蒿汤合三仁汤加减。

4. **阴虚内热型**   表现为胁肋胀痛,消瘦乏力,低热盗汗,五心烦热,肌肤晦暗,口干不欲饮,尿少,舌质淡红或绛苔少或无,脉细数。治以益气养阴清热为主,方以青蒿鳖甲汤加减。

(四) 结直肠癌

本病属于中医学"脏毒""肠风""锁肛痔""肠覃"等症的范畴。其病因病机分内、外两方面因素。外因有寒气客于肠外,或久坐湿地,或饮食不节,恣食肥甘厚味,损伤脾胃,运化失司,湿热内生,热毒流注大肠,结而为肿。内因为忧思抑郁,脾胃失和,湿热邪毒蕴结,浸淫肠道,气滞血瘀而成肿瘤。因而此病为正气内虚,湿毒内蕴,气滞血瘀而成。

1. **湿热下注型**   表现为时有腹痛,下痢赤白,里急后重,可见发热、恶心及胸闷口干,舌质红苔黄腻,脉象多滑数。治以清热利湿,方以白头翁汤加减。

2. **瘀毒内阻型**   表现为腹痛阵阵,下痢脓血,里急后重,腹部症块坚硬不移,烦热口渴,舌质紫暗或有瘀斑,苔黄或燥而少津,脉象弦数。治以化瘀解毒,方用槐角地榆汤加减。

3. **脾肾阳虚型**   表现为神疲乏力,肢冷困倦,腰膝酸软,五更泄泻,舌质胖淡,苔白根腻,脉象沉细。治以健脾益肾,方用脾肾方加减。

4. **气血双亏型**   表现为面色㿠白,气短乏力,甚则大肉脱,便不成形或有肛脱下坠,舌质淡苔薄白,脉象细弱。治以补气养血,方以十全大补汤加减。

(五) 乳腺癌

乳腺癌属于中医"乳岩"病的范畴,即乳房结块,坚如岩石,其病因多为情志内伤,肝脾气逆,或冲任失调,肝肾亏损,从而使经络受阻,气血痰凝,且久结毒不散,积成坚核而成。其病机特点是正虚邪实,虚实夹杂,临床要因人而异灵活辨证。

1. **肝郁气滞型**   表现为乳房肿块,质地较硬,肤色不变,忧郁不舒,心烦食欲缺乏,胸闷肋痛,舌苔黄,脉弦。治以疏肝解郁,理气散结为原则,方以逍遥散加减。

2. **脾虚痰湿型**   表现为乳房结块,质硬不平,腋下有核,面色萎黄,神疲乏力,胸闷脘胀,大便微溏,纳食不香,舌质暗淡,苔白微腻,脉滑而细。治以健脾化痰,消肿散结,方以香砂六君汤加减。

3. **瘀毒内阻型**   表现为乳中有块,质地坚硬,灼热疼痛,肤色紫暗,界限不清,烦闷易怒,头痛寐差,面红目赤,便干尿黄,舌质紫暗或有瘀斑,苔黄厚燥,脉沉而涩。治法以活血化瘀为主,方以桃红四物汤合青皮甘草汤加减。

4. **气血双亏型**   表现为乳中有块,高低不平,似如堆粟,先腐后溃,出血则臭,面色㿠白,头晕目眩,心悸气短,腰腿酸软,自汗盗汗,夜寐不安,舌质淡苔白,脉沉细。治以益气养血,方以八珍汤加减。

(六) 淋巴瘤

据文献记载,恶性淋巴瘤属"阴疽""石疽""恶核""瘰疬"等范畴。病因病机多与痰郁互结,气血凝滞,耗伤气血,损及阴阳有关。

1. **寒痰凝滞型**   表现为颈项肿物,无痛痒,坚硬如石,无热,形寒肢冷,疲乏无力,面色少华,舌质淡、苔白、脉沉细。治以温化寒积,化痰软坚,方以阳和汤加减。

2. **气郁痰结型**   表现为胸闷不舒,两胁胀满,脘腹、颈项、腋下等处痰核累累,舌淡红,苔薄白,脉沉弦或略滑。治以理气解郁,化痰散结,方以四逆散合加减六君汤。

3. **血燥风热型**   表现为颈项、腋下、脘腹等部一处或多处肿物,发热烦躁,口干欲饮,皮肤瘙痒,主要表现为大便干结,舌红苔黄,脉弦而略数或滑而略数。治以养血润燥,疏风解毒,方以增液汤加减。

4. 肝肾阴虚型　表现为口干盗汗,午后潮热,五心烦热,颧赤,腰膝酸软,消瘦乏力,纳食欠佳,舌质红,少苔,脉细数。治以滋补肝肾,解毒软坚为原则,方以一贯煎加减。

(七) 食管癌

中医认为食管癌属"噎膈"范畴。早在《素问·至真要大论》就有"饮食不下,膈噎不通,食则呕"的描述。此病的发生与七情郁结,脾胃受伤,气滞血瘀,痰食凝结有关。

1. 肝胃不和型　表现为咽部不适,或进食异物感,或胃脘部胀满不舒,时有嗳气,呃逆。胸闷口苦,两胁胀痛,头痛目眩,烦躁失眠,舌苔薄黄,脉弦细。治以疏肝和胃为主,方选逍遥散加减。

2. 脾虚痰湿型　表现为食饮哽噎不下,胸膈胀满,痰涎壅盛,口吐黏条,嗳气频作。乏力,食少便溏,舌淡,舌体胖,舌苔白厚腻,脉滑。治以健脾化湿,方以启膈散加味。

3. 瘀毒内阻型　表现为进食哽噎不下,胸背刺痛。面色晦暗,口唇青紫,舌质暗或有瘀斑,舌下脉络迂曲,脉涩。治以活血化瘀,方用血府逐瘀汤加味。

4. 热毒伤阴型　表现为进食哽噎不下,咽喉干痛。潮热盗汗,心烦口渴,大便干燥如羊屎,小便短赤,舌质红,舌苔净,脉弦细或弦细数。治以滋阴清热,方以沙参麦门冬汤加味。

5. 气血双亏型　表现为噎塞梗阻日重,食水难下。面色萎黄无华,消瘦无力,甚则大肉脱,大骨枯槁,舌淡苔薄,脉弱。治以益气养血,方以八珍汤加味。

(八) 鼻咽癌

鼻咽癌近似于中医学的"鼻渊""上石疽""失荣""控脑砂""真头痛"等疾病范畴。鼻流浊涕不止者为鼻渊,鼻渊中有恶者,始转为鼻出血,进而鼻流腥秽血水,此肺热所致,或因气血凝滞,津液停结,或因肝胆郁火、灼耗津液、凝结成痰、累及耳道致耳鸣、耳聋,甚者流脓;若入连脑者头痛,又称"真头痛",若痰结于少阳,颈项结瘰核者,称"上石疽""失荣"。

1. 热毒上扰型　表现为面红目赤、头痛鼻塞、流涕带血、咽干齿痛,或微咳,舌尖红、苔薄黄、脉弦数。治以疏风清热解毒,方用清瘟败毒饮加减。

2. 肝郁气结型　表现为耳胀鼻塞、耳鸣耳聋、颈项肿核、情志抑郁、心烦易怒。舌边红、苔薄黄或白,治以软坚散结,疏肝解郁,清热泻火,方以丹栀逍遥散加减。

3. 肺胃阴虚型　表现为鼻塞耳胀,口干舌燥、咽痛干咳、五心烦热、大便干,舌质红、苔薄黄或剥苔、脉沉细而数。治以滋阴清热,方选麦门冬汤合竹叶石膏汤加减。

4. 瘀毒内阻型　表现为胸闷气短、痰浊腥秽、心烦口渴、头晕目眩、复视舌謇、口眼歪斜,舌质暗或瘀斑、苔黄厚、脉滑数。治以泻火解毒,通窍散结,方以黄连解毒汤加减。

5. 气血双亏型　表现为喘促咳嗽,头晕心悸,少气懒言,畏寒自汗,或有手足麻木,舌淡苔白,脉沉细无力。治以气血双补,方以八珍汤加减。

二、中医药与肿瘤综合治疗

肿瘤的发生发展是多种因素相互作用的结果,也是全身疾病在局部的一个体现,往往同时存在错综复杂的情况,因此,任何一种单一的疗法均很难取得十分可靠的疗效。

纵观现代肿瘤治疗的历史发展和演变,虽然产生了诸多新技术、新疗法,其三大支柱仍然是外科治疗、放射治疗和化学治疗。中医药治疗恶性肿瘤历史悠久,在改善肿瘤患者的机体状况、减轻放化疗毒副反应、提高患者生活质量等方面,都取得了很好的效果。然而目前尚未有单纯应用中医药治愈肿瘤的大量证据,多见于个案报道,因此目前中医药在肿瘤综合治疗中仍处于辅助地位。目前的观点倾向于强调在最大限度消灭肿瘤(手术、放疗、化疗、局部治疗)的同时,重视对少量残余肿瘤的调变及肿瘤宿主机体的改造(如生物治疗、中医中药),争取使肿瘤细胞"改邪归正",降低侵袭转移潜能,使肿瘤宿主机体不适合肿瘤的生长,即主张"带瘤生存",机体与肿瘤"和平共处",强调姑息治疗,重视临终关怀。

三、中医药与其他治疗相结合

中医药与其他治疗结合,主要目的是提高疗效,减轻其他治疗的不良反应,保证治疗的顺利进行,延长生存期并改善患者的生活质量。

(一)中医药与化疗结合

化疗药物毒副反应较大,影响机体免疫功能,有的药物甚至还具有远期毒性。中医学认为,化疗主要损伤气血,使患者肝肾亏损,脾胃失调,累及骨髓。因此,化疗患者出现的中医证候主要以气血不足、脾胃不和、肝肾阴虚为主,治疗当以补益气血、健脾和胃、滋补肝肾为主。

1. 机体虚弱　主要表现为疲乏无力、精神不振、心悸、气短、头晕、眼花、失眠、汗多、食欲缺乏、二便失调等。中医辨证多属脾肾两亏,治疗以健脾益肾为主,常用参苓白术散、保元汤加减,药物选用:生黄芪、党参、太子参、沙参、黄精、枸杞子、菟丝子、女贞子、旱莲草、何首乌、山萸肉、杜仲、五味子等。

2. 消化道反应　主要表现为化疗后胃脘饱胀、食欲减退、恶心呕吐、腹痛腹泻等症。中医辨证多属脾胃虚寒或肝胃不和,治宜以健脾和胃、降逆止呕为主,常选用香砂六君子汤、旋复代赭汤加减,药物选用:党参、焦白术、茯苓、炙甘草、陈皮、半夏、广木香、砂仁、竹茹、麦冬、代赭石、枳壳、生姜、大枣等。

3. 骨髓抑制　主要表现为化疗后白细胞计数下降、血小板减少和贫血等症状。中医辨证一般属肝肾不足、气血双亏,治疗多以滋补肝肾、补气养血为主,常与八珍汤、十全大补汤加减,药物选用:熟地黄、当归、白芍、川芎、阿胶、紫河车、鸡血藤、何首乌、石苇、淫羊藿、鹿茸、肉苁蓉、菟丝子、枸杞子等。

(二)中医药与放疗结合

中医认为放射线属热毒之邪,易伤阴耗气,损伤脾胃运化功能,影响气血生化之源。中医辨证多以热毒伤阴为主,治疗原则以清热解毒、益气养阴为主。

1. 全身反应　主要表现为放疗及放疗后干咳无痰或少痰,口干咽燥,食欲缺乏,低热乏力,大便干结。舌红苔少,脉细弱。辨证为热毒伤阴,治疗以清热解毒、益气养阴凉血为主,方以竹叶石膏汤合清营汤加减,常用药物:金银花、连翘、沙参、麦冬、生地黄、玄参、芦根、赤芍、牡丹皮、知母、牛蒡子、紫花地丁、太子参等。

2. 局部反应　主要包括放射性皮炎,放射性肺炎,放射性咽炎、口腔炎、食管炎,放射性膀胱炎等。

(1)放射性皮炎:主要表现为皮肤红、热、痛,严重者局部破溃,中医辨证为热毒灼伤皮肤之证,治以清热解毒,方以四黄煎加减,药物选用:黄连、黄柏、虎杖等浓煎湿敷患处,每日4~6次。放疗后皮损长期不愈合可选用生肌玉红膏加四黄膏适量外敷患处。

(2)放射性肺炎:主要表现为干咳无痰或少痰,胸闷气短,口干咽燥,食欲缺乏,乏力,严重者会出现呼吸困难、发绀。中医辨证属气阴两虚,痰瘀互结,治以益气养阴,化瘀祛痰为主,多选用清燥救肺汤加减,药物选用太子参、天冬、麦冬、沙参、百部、百合、花粉、女贞子、苦杏仁、桔梗、枳壳、全瓜蒌、炙杷叶等。急性期以麻杏石甘汤为主,常用麻黄、苦杏仁、生石膏、生甘草、百合、沙参、麦冬、炙杷叶等。出现放射性肺纤维化时,增加活血化瘀之品,如莪术、红花、桃仁、香附、赤芍等。

(3)放射性咽炎、口腔炎、食管炎:主要表现为口干、咽痛、鼻咽分泌物增多、进食困难、大便干结,中医辨证多以热毒伤阴为主,治宜清热养阴解毒,常用北沙参、太子参、西洋参(另煎)、石斛、玉竹、天花粉、女贞子、玄参、生地黄、麦冬、芦根、乌梅、桔梗、金银花、菊花。如有口腔溃疡,则加用胖大海、山豆根、射干、板蓝根等;疼痛明显加入理气通络药如八月札、香附、丝瓜络、青皮等。

(4)放射性膀胱炎:临床表现多以血尿为主,伴有膀胱刺激症状。中医将此病划为"血淋"范畴,是由于火热之邪灼伤血络,迫血妄行所致。其治法多为清热解毒、利尿通淋、凉血止血。常用方剂有小蓟饮子、八正散、石韦散等,常用中药以大蓟、小蓟、白茅根、泽泻、通草、车前子等利尿通淋止血药物为主。

（三）中医药与手术结合

手术是目前治疗恶性肿瘤的主要手段,对于早期癌症常可以达到根治的目的。但手术本身常常给患者带来损伤,耗气伤血,使脏腑、经络、阴阳失调,故术前和术后均需要从全身调理,可以起到改善患者的免疫功能和全身状态、减少术后并发症、预防和减少肿瘤复发转移,改善生活质量的作用。

1. 手术前的中医药调理　手术前予以中药调理,以增加手术的切除率及改善患者的一般营养状况,有利于手术的进行。多使用补气养血的药物,或以健脾益气、滋补肝肾药物为主,常用方剂包括四君子汤、保元汤、八珍汤等。

2. 手术后中医药治疗　手术后的中医治疗是目前最常用的综合治疗措施之一,有助于机体的康复,并为必要的放化疗做条件上的准备,根据不同情况,分以下几种:

（1）调理脾胃:肿瘤患者手术后由于麻醉、出血及手术创伤,特别是一些消化道手术后胃肠功能紊乱,表现为食欲差、进食少、腹胀、大便秘结等,中医多属脾胃不和,以调理脾胃为主,常用香砂六君子汤加减,佐以理气之品,药物如党参、黄芪、白术、茯苓、陈皮、半夏、山药、白扁豆、砂仁、白豆蔻、炒三仙、鸡内金等。

（2）益气固表:手术后绝大多数患者会由于营卫失调而出现虚汗、动则汗出等表虚不固的表现,治疗以益气固表为主,方药常选用玉屏风散加味,药用生黄芪、防风、白术、五味子、麦冬、白芍、浮小麦、煅龙骨、煅牡蛎等。

（3）养阴生津:部分手术患者术后出现胃阴大伤、津液匮乏的表现,主要症状包括口干舌燥、大便干、食欲缺乏、舌红无苔、脉细数等,多以肺胃阴虚津亏为主,治疗以养阴生津为主,方以沙参麦冬汤加味,药用沙参、麦冬、石斛、天花粉、玉竹、黄精、生地黄、玄参、太子参等。

（4）术后长期中药调理:主要针对那些手术后无须行放化疗患者或手术后行放化疗结束后患者,治疗以扶正祛邪为主,一般根据脏腑特性分别辨证,肺癌阴虚患者以养阴润肺为主,消化道肿瘤以健脾和胃为主,乳腺癌以疏肝理气为主,并结合使用清热解毒、软坚散结、活血化瘀等方药,既可提高患者抵抗疾病能力,又可在一定程度上控制残余癌细胞活动,以防止复发与转移,提高长期生存率。

（四）中医药与靶向治疗结合

靶向治疗已然成为精准医疗与个性化治疗肿瘤的重要手段,为广大肿瘤患者带来显著的生存获益。但其不良反应也不容忽视,最常见的主要为皮疹或皮肤干痒和腹泻。在这方面,中医药与之结合的相关临床实践研究尚处于探索阶段,多在中医药理论的指导下,结合既往治疗皮疹、皮炎、腹泻的相关经验试之,也积累了一些经验。

1. 皮疹或皮肤干痒　主要表现为颜面、胸背、两大腿内侧发生散在的黄豆或米粒大小的红疹,可高出皮面,有时能挤出粉渣样物,初发时尚少,日渐增多,抓破后渗液,久则呈黯红,甚痒。中医辨证多为风热或血热,治以祛风清热除湿,辅以凉血解毒,予以消风散或五味消毒饮加减,常用药物:当归、生地黄、防风、蝉蜕、知母、苦参、荆芥、薄荷、苍术、牛蒡子、赤芍、白鲜皮、地肤子、蛇床子等,并配合外洗,外洗多选用苦参、白鲜皮、防风、白芷、野菊花、金银花等。

2. 腹泻　主要表现为腹痛即泻,泻后痛减,大便糊状夹带黏液,胸胁胀闷,嗳气不爽,脘痞纳少,神疲乏力,舌质淡红,苔薄白,脉弦细。中医辨证多为肝郁脾虚,治以疏肝健脾,选用痛泻要方加减,常用药物:白术、白芍、陈皮、防风、木棉花、砂仁、白头翁等,胸胁脘腹胀痛者,可加柴胡、枳壳、香附。也有患者表现为腹泻反复发作,大便夹带黏液脓血,口苦口臭,里急后重,肛门灼热,脘痞呕恶,小便短赤,舌质红,苔黄腻,脉濡数。辨证属湿热内蕴,治以白头翁汤加味,热毒重加马齿苋、败酱草,便血重加牡丹皮、地榆清热凉血。

3. 其他　有些患者应用靶向治疗药物后出现急性肺炎、间质性肺炎和肺损伤,主要症状是咳嗽、胸痛、咳吐黄痰、气短、发热,严重时出现呼吸困难。宜养阴润肺,清热化痰散瘀。常用药物:沙参、玄参、麦冬、天冬、百合、川贝母、黄芩、桑皮、金荞麦、鱼腥草、七叶一枝花、白花蛇舌草、苦杏仁、桔梗等。出现咯血者,可酌加仙鹤草、白及、花蕊石、三七。还有一些患者用药后出现消化道反应,症见恶心呕吐、呃逆嗳气、纳呆、腹胀、便秘，舌苔白腻，脉细滑。中医证属脾失健运，胃气上逆。治宜健脾和胃理气，常用香砂六君子汤加减；腹胀者，加香附、青皮；腹痛者，加延胡索、川楝子；便秘者加枳实、火麻仁、肉苁蓉、玄参。少数患者出现肝区疼痛以及肝功能改变。此乃邪毒郁肝，疏泄不及，治宜疏肝利胆，清热利湿。常用方剂为茵陈蒿汤加减，体虚者酌加生黄芪、党参。

以上简单介绍了中医药在合并化疗、放疗、手术以及生物靶向治疗中的一些经验，主要侧重对这些治疗所带来毒副反应的防治，也介绍了一些常用药物，但在临床应用时患者的症状各不相同，表现也不完全一样，因此切忌生搬硬套，应该在中医药理论的指导下辨证用药，最好由有经验的专业医师诊治。

四、肿瘤常见并发症的中医药治疗

(一) 癌性胸、腹腔积液

癌性胸、腹腔积液多由恶性肿瘤或转移癌引起的并发症，预示疾病已进入晚期。胸、腹腔积液属于中医学"水饮"范畴，其发病之因，由于邪毒滞于体内，损伤脏腑，正气虚弱，脏腑功能失调，气血水湿运化失司，痰浊瘀毒聚结，邪毒流于胸胁，阻滞三焦，水饮积结而发。其形成主要根于肺、脾、肾三脏亏虚，故属本虚标实之证，治疗宜急则治标为主，兼顾本虚，宜攻补兼施、标本同治、软坚抑癌、实脾利水、温阳化气。胸腔积液多选用葶苈大枣泻肺汤、小陷胸汤加减，常用药物：葶苈子、大枣、椒目、茯苓、白术、桂枝、山药、龙葵、射干、瓜蒌、薤白、法半夏等；腹腔积液多以己椒苈黄汤、实脾饮加减，常用药物：防己、椒目、葶苈子、大黄、大腹皮、槟榔、厚朴、木瓜、附子等。

(二) 癌性发热

癌性发热为恶性肿瘤中、晚期常见症状。因癌灶生长过速，新陈代谢产物在体内淤积，供血不足引起组织坏死、液化和溃烂导致。中医病机主要由气血亏损，阴阳失调，痰湿、瘀毒内聚，蕴结日久，化火化热引起。多表现为低热，缠绵难愈，身热每因劳累、烦躁加重，或口干咽干，五心烦热，午后夜间发热为主，舌红苔少，脉细数。辨证多属气虚或阴虚，治以益气养阴，清热解毒，方以补中益气汤或青蒿鳖甲汤、秦艽鳖甲散加减，气虚型药物多选用：党参、白术、茯苓、猪苓、白扁豆、薏苡仁、黄芪、陈皮、黄精、白花蛇舌草、五味子、蒲公英、野菊花等；阴虚型药物多选用：秦艽、地骨皮、银柴胡、金银花、连翘、玄参、知母、黄柏、生地黄、鳖甲、牡丹皮等。

(三) 癌性疼痛

晚期癌症疼痛发生率可达 80%，多由于肿瘤局部浸润或沿血道、淋巴道扩散转移引起区域神经受累或骨转移，或癌肿迅速生长，压迫或侵犯神经末梢或神经干，或并发梗阻、继发感染。中医学将其多分为毒邪蕴结、气滞血瘀、正虚不荣型。毒邪蕴结多表现为持续性锐痛，多伴发热便秘，治疗以清热解毒为法，方用仙方活命饮加减，药物有蒲公英、金银花、连翘、土茯苓、白花蛇舌草、野菊花、紫花地丁等；气滞血瘀型多表现为刺痛或胀痛，痛有定处，或伴胸腹胀满，舌紫有瘀斑，治疗以理气活血、化瘀止痛为法，方选柴胡疏肝散、失笑散、血府逐瘀汤加减，药用香附、柴胡、乌药、延胡索、川楝子、莪术、川芎、赤芍、桃仁、红花、土鳖虫等；正虚不荣型疼痛多以隐痛，绵绵作痛为主，得温则缓，按之痛减，治疗以健脾益气、缓急止痛为法，方以六君子汤、芍药甘草汤加减，药用白术、黄芪、党参、白芍、当归、甘草等。

中药作为防治肿瘤的手段之一，已经引起了人们的极大关注和高度重视，并且也取得了一定成绩。但肿瘤作为临床症状复杂、病情多变的一类疾病，只有以辨证论治为核心，及时、准确地把握疾病的发展动态，并结合患者的具体情况、身体强弱、病期早晚，注意瘤体局部与机体整体的辨证关系，根据疾病的标本缓急，结合不同疾病的病变规律合理用药，辨病与辨证相结合，共性与个性统一，才能更加有效地治疗肿瘤。

(朴炳奎)

思考题：

1. 中医药治疗恶性肿瘤的基本原则与治则是什么？
2. 常见肿瘤的主要证型、代表方药是什么？
3. 中医药与现代医学结合治疗肿瘤的特点是什么？
4. 中医药防治肿瘤的现代医学机制研究有哪些？
5. 中医药防治肿瘤的临床研究策略有哪些？

第十章

肿 瘤 急 症

肿瘤急症（oncology emergencies）是指肿瘤患者在疾病发生、发展或治疗过程中出现的一切严重危及生命、需紧急处理的病症。肿瘤急症可分为三大类：①结构破坏或阻塞压迫性急症，由肿瘤对正常组织结构的破坏及肿瘤的占位效应所致；②代谢性急症，是指肿瘤发生发展过程中出现的代谢系统急症；③肿瘤治疗相关急症，是指对肿瘤的各种治疗措施所导致的医源性急症。对肿瘤急症的准确诊断和及时处理对保障肿瘤患者生命安全至关重要，也将在一定程度上改善患者预后。

第一节　结构破坏或阻塞压迫性急症

要点：

1. 肿瘤结构破坏或阻塞压迫性急症可涉及多系统，起病急、危害大。

2. 结构破坏或阻塞压迫性急症的治疗多以紧急对症处理为主，待患者一般情况稳定后再考虑原发病灶的治疗。

一、心血管系统急症

（一）上腔静脉综合征

上腔静脉综合征（superior vena cava syndrome，SVCS）为临床常见急症，呈急性或亚急性发作，由上腔静脉外部受压和/或内部梗阻阻断血液回流引起，在合并气管压迫时又称上纵隔综合征（superior mediastinum syndrome，SMS）。肿瘤的压迫是引发SVCS的最主要原因，其中肺癌约占75%且以右肺多见，淋巴瘤约占10%，其他纵隔内原发或转移性肿瘤也可压迫上腔静脉导致SVCS，如胸腺瘤、生殖细胞肿瘤、间皮瘤、中纵隔淋巴结转移癌等。

1. 病理生理　上腔静脉长6~8cm，为一薄壁、低压大静脉，位于中纵隔内，是头颈、上肢及上胸部静脉血回流进入右心房的主要通道。其由胸骨、气管、右支气管、主动脉、肺动脉、肺门及气管旁淋巴结等结构包绕。病变累及这些结构时，均可造成上腔静脉压迫导致SVCS。

当上腔静脉部分或完全受阻后，静脉压力升高导致奇静脉系统、胸廓内静脉等侧支循环逐渐建立，引起浅表静脉曲张、面部淤血、呼吸困难及颅内压升高等典型临床表现。

2. 临床表现　SVCS的临床表现取决于基础疾病、阻塞的进展速度、阻塞程度和侧支循环充分程度等。其特征性症状有面颈部肿胀发绀、呼吸困难、胸痛、上肢水肿、结膜充血及颅内压升高所致的头痛、头晕等。

查体可见颈静脉、胸壁静脉扩张，上肢、面部水肿，毛细血管扩张，发绀，呼吸急促，声音嘶哑，喘鸣以及颅内压升高所致视盘水肿等体征。

3. 诊断　SVCS因其典型表现，诊断一般并不困难。但原发病的诊断、阻塞部位的确定有时却不易判断，常需借助影像学、病理学等检查方法。

胸部X线片可见纵隔增宽，多数可见上纵隔肿块，其中75%~80%为右侧肿块。胸部增强CT及MRI可提示阻塞部位、阻塞原因等信息，并可区分外部压迫与内部梗阻，还可为原发肿瘤的分期提供帮助，对SVCS的诊断具有重要意义（图4-10-1）。

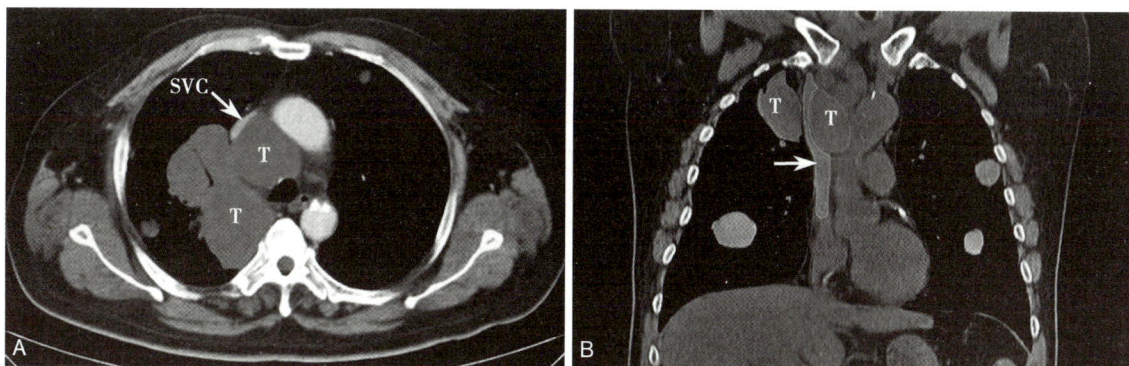

图 4-10-1 上腔静脉综合征 CT 表现

A.横断位,右上肺癌与纵隔转移淋巴结融合,压迫上腔静脉;B.冠状位,右上肺癌与纵隔转移癌,压迫上腔静脉。SVC,上腔静脉;T,肿瘤。

多数情况下,应在治疗前进行积极的病理学检查,包括 CT 或超声引导下穿刺活检、支气管镜活检、痰细胞学检查及肿大淋巴结活检等,必要时也可行纵隔镜或胸腔镜检查。这些检查可进一步明确原发病的诊断,确定组织类型。若患者病情极重,难以完成检查,可考虑先行局部放疗,病情缓解后再行病理学检查。

4. 治疗

(1)一般治疗:头高位卧床、吸氧、抗凝、利尿、限盐饮食以降低静脉压、减少心排出量。可采用激素抗水肿治疗,但应注意尽量通过下肢静脉进行输液,以免加重症状。

(2)放射治疗与化学治疗:恶性肿瘤引起的 SVCS 的放射或化学治疗需考虑肿瘤的病理类型。大部分 SVCS 与肺癌或淋巴瘤有关,其症状缓解率可达 70%~100%。一般主张开始即大剂量放疗并联合激素和/或化疗,以迅速缩小肿瘤,缓解症状。对化疗敏感的小细胞肺癌、非霍奇金淋巴瘤和生殖细胞肿瘤,也可先行化疗,并根据症状的严重程度决定是否合用放疗。

(3)介入治疗:对于病情危重、急需缓解症状的患者,可在静脉造影下行血管支架置入术恢复上腔静脉血流,为下一步诊治争取时间。对于血栓性 SVCS,还可行抗凝溶栓治疗。

(4)手术治疗:手术是治疗 SVCS 的有效手段之一,可选择转流术、上腔静脉成形术、血管替换术等。对于疾病晚期患者,也可采用姑息手术缓解上腔静脉压力、减轻脑水肿以延长生存。

5. 预后 大部分 SVCS 患者经治疗可有效缓解症状,但预后不佳。例如,非小细胞肺癌所致的 SVCS 患者 1 年生存率仅为 15%~20%,偶有个别患者可生存 5 年以上。

(二)恶性心包积液与心脏压塞

恶性心包积液(malignant pericardial effusion)是指恶性肿瘤引起的心包腔液体过度积聚,是晚期癌症患者常见并发症之一。恶性心包积液所致的心脏压塞发展迅速,常危及患者生命。恶性心包积液多为肺癌、乳腺癌、食管癌、淋巴瘤、黑色素瘤等恶性肿瘤所致,而原发性心脏肿瘤少见。

1. 病理生理 正常人心包腔有 25~30ml 液体,当液体量超过 150~200ml,心脏受到压挤,即可产生心脏压塞,引起血流动力学改变。患者心腔内压力升高,心室舒张障碍,心搏出量减少,心率加快,导致肺循环和体循环淤血。

2. 临床表现 恶性心包积液的症状与积液的生成速度相关。在心包积液进展缓慢的患者中,临床表现可不典型。主要表现为胸闷、症状加重时端坐呼吸、胸痛或心前区闷胀感。次要表现为恶心、吞咽困难、声嘶、呃逆等。其他还有咳嗽、虚弱、乏力、厌食、心悸等不典型表现。

3. 诊断 心包积液量较少、血流动力学改变不明显时体格检查可无阳性表现。存在中到大量心包积液时,可出现颈静脉压升高、静脉怒张、奇脉、心音遥远,伴发心包炎时偶及心包摩擦音。

超声检查为最简便且最有价值的检查方法,可同时评估心包积液量及血流动力学改变(图 4-10-2)。

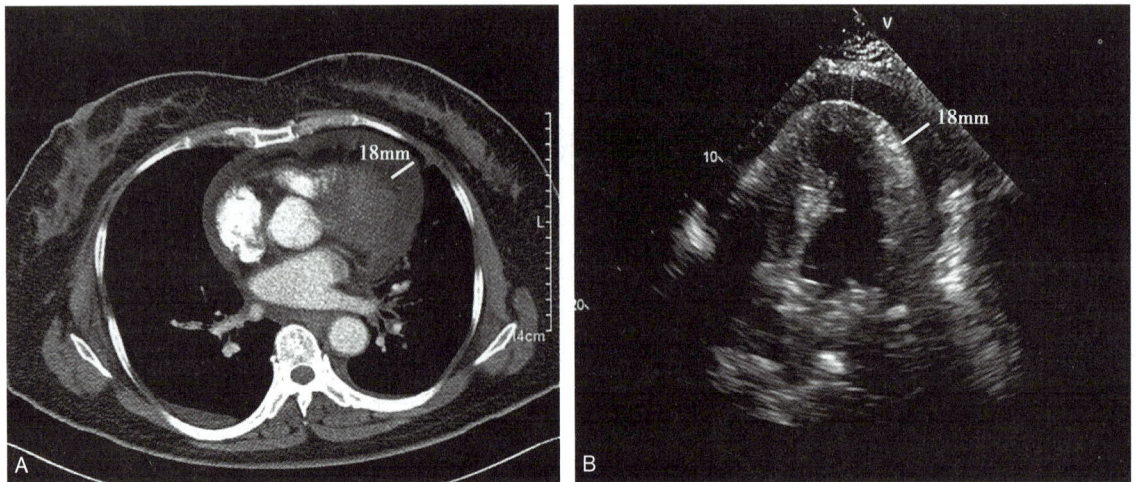

图 4-10-2　恶性心包积液的影像学表现

A. 胸部增强 CT,中到大量心包积液,深度 18mm;B. 心脏超声:中到大量心包积液,深度约 18mm。

心包积液 <250ml 时,胸片常难以发现异常;积液量≥300ml 时,心影普遍增大,尤其向两侧扩张,腔静脉明显,心膈角呈锐角;大量积液时,心影呈烧瓶状或梨状。也可选择胸部 CT、心脏磁共振(CMR)等检查手段(图 4-10-2)。

诊断性心包穿刺,恶性心包积液常为渗出性或血性,血性心包积液送检阳性率较高,但阴性并不能排除恶性心包积液。

4. 治疗　无血流动力学改变时,治疗原则为控制原发病,同时进行对症治疗。引起血流动力学改变,伴有心脏压塞症状的急症时,应积极解除心脏压塞。

(1)一般治疗:吸氧,调整体位以缓解压迫症状;静脉补液、血管升压药物仅可作为紧急处理手段,对总体预后无帮助;不建议扩血管及利尿治疗,以免加重症状。

(2)心包穿刺导管引流术:出现急性心脏压塞症状的患者可紧急施行此项治疗方法,在抢救患者生命的同时也可明确诊断,以便合理选用化疗药物,减轻患者痛苦,提高生存率。

(3)外科治疗:恶性心包积液与心脏压塞常发生于肿瘤晚期,大多已失去手术治疗机会。多数晚期肿瘤患者体质差,不推荐全心包切除术;心包开窗术可缓解心脏压塞症状 3.5~13 个月。

(4)化学治疗与放射治疗:所患肿瘤对化疗敏感且心包积液发展缓慢、暂无心脏压塞症状的患者,全身化疗可使肿瘤缩小并减少心包积液产生。放射治疗可使部分恶性心包积液得到控制。

(5)心包硬化剂或化疗药物灌注治疗:其目的在于使心包壁层与脏层粘连。常用的药物有四环素、博来霉素、氮芥、氟尿嘧啶、丝裂霉素、滑石粉等;副作用有胸痛及短暂发热。

(6)介入治疗:可行超声引导下心包穿刺术、心包置管术或经皮球囊心包切开术。

5. 预后　恶性心包积液患者的预后较差,据文献统计患者的中位生存时间一般为 2~10 个月。

二、呼吸系统急症

(一) 恶性气道梗阻

恶性肿瘤引起的气道梗阻(airway obstruction)一般由喉部、气管、主支气管或肺叶支气管堵塞引起,管腔狭窄程度通常超过 50%。气道梗阻常继发于头颈部肿瘤、肺癌及肺转移癌,在部分患者中可为首发症状。严重气道梗阻需紧急处理,稍有延误即可导致死亡。

1. 病理生理　恶性肿瘤引发气道梗阻的因素可分为气道内部因素和外部因素。内部因素包括喉部肿瘤、气管肿瘤、气道内肿瘤出血、痰栓形成等。原发性气管肿瘤少见,多为恶性,好发于气管下段。外部因素则多为机械性压迫,如甲状腺肿瘤、巨大结节性甲状腺肿、纵隔肿物、恶性淋巴瘤或恶性肿瘤淋巴结转移等。

2. 临床表现 梗阻程度不同,其临床表现亦不同。梗阻较轻者可无临床症状,重者出现呼吸困难、喘鸣等表现。患者面色苍白、大汗、焦虑面容,可伴有发音困难、吞咽困难、阵发性剧咳等。由恶性肿瘤引起的呼吸困难以吸气性呼吸困难为主,活动或体位改变可加重症状。

3. 诊断 根据典型的症状和体征较易作出诊断。喉镜、硬质或软质支气管镜能够在直视下评估病灶,是重要的辅助检查及治疗手段。此外,胸部正位片、胸部 CT 等是常用的影像学评估手段。

4. 治疗 对于可通过手术根治的恶性肿瘤引起的气道梗阻,应综合评估手术指征。对于其余患者,治疗的目标应为恢复气道通畅,缓解症状并预防气道梗阻继发的肺部感染。

(1)一般治疗:包括监测心电图及生命体征,鼻导管或面罩吸氧,保持患者头偏向一侧,挺伸下颌以尽可能减少颈部气道梗阻,也可采用甘露醇脱水,皮质激素抗水肿治疗。对于呼吸衰竭的患者,可采用气管插管机械通气。

(2)气管切开或气管插管:对于高位气道梗阻是比较有效的急救方法。当梗阻发生在气管上 1/3 时,可采取气管切开。该方法不仅可解除梗阻,还可抽吸呼吸道分泌物,减少肺部感染。

(3)气管支架植入:气管内镜下支架植入可快速缓解气道压迫症状。但需要指出,支架植入可导致局部受压水肿,影响放化疗效果,对有根治可能的患者,应考虑植入时机。

(4)支气管镜下减瘤术:对于腔内肿物引起急性气道梗阻的患者,经支气管镜下减瘤术是缓解气道梗阻的姑息性治疗方法,包括支气管镜下激光消融、电切术、氩等离子体凝固术、冷冻消融术等。

(5)化学治疗与放射治疗:对化疗敏感的肿瘤,可以考虑全身化疗。对于气管压迫,采用局部放疗时应慎重;若肿瘤对放疗不敏感,放疗可能诱导局部水肿而加重病情。

5. 预后 恶性肿瘤引起的急性气道梗阻的患者预后很差,死亡率可达 40%。接受系统性治疗患者的中位生存时间为 1~8 个月。

(二)大量咯血

24 小时内咯血量 >600ml 或单次咯血量 >100ml,则为大量咯血(massive hemoptysis)。咯血常见于支气管肺癌、喉癌和其他非恶性疾病。约 20% 的肺癌患者在病程中可出现咯血,其中约 3% 为大咯血。

1. 病理生理 引起咯血的肿瘤常为累及气道的中央型病灶。咯血的病因包括肿瘤血管生成、肿瘤剥落引起基底部血管裸露、瘤体坏死、肿瘤导致的支气管-血管瘘以及咳嗽或医源性损伤等。

除了失血引起的血容量减少,肿瘤性大咯血的风险主要源于呼吸道积血引发的通气障碍。成人的传导气道容量约为 150ml,因此当急性出血大量进入气道时即可引起患者通气障碍、血氧饱和度下降,甚至危及生命。

2. 临床表现 急性大咯血的临床表现取决于出血速度、是否能维持气道通畅及患者的一般情况。少量咯血可仅表现为痰中带血,大量咯血时血液从口鼻涌出,并可被吸入对侧肺部,常阻塞呼吸道,造成窒息死亡。

3. 诊断 咯血应与呕血及口腔、鼻腔出血仔细鉴别。气管镜检查可提示出血点定位、病因、出血凶险程度并可作为治疗手段。CT、X 线平片等有助于原发肿瘤的诊断。

4. 治疗 急性大咯血的治疗原则为保持气道通畅并维持氧合。一般治疗包括严密监测患者生命体征,绝对卧床,采用患侧卧位,吸氧、镇静;补液,给予止血药物治疗,必要时输注全血或浓缩红细胞、血浆等血制品。如大量咯血,应考虑气管插管,或选择性左/右主支气管插管以保护健侧肺部通气功能。血凝块是阻塞气道的最常见因素,应及时清理呼吸道凝血块,防止窒息。经验丰富的医师可于支气管镜下止血,内镜下止血效果不佳时也可行动脉介入栓塞止血。

5. 预后 恶性肿瘤引起的大咯血死亡率相当高。仅接受姑息治疗的患者死亡率高达 75%,积极的综合治疗可将患者的死亡率降至 17%。

三、神经系统急症

(一)脊髓压迫症

脊髓压迫症(spinal cord compression)是恶性肿瘤严重的神经系统并发症之一,由脊椎或椎管内占位性病变压迫脊髓、脊神经根及其供应血管造成。一旦出现应及时治疗,否则极易导致不可逆性神经损害,例如截瘫、感觉障碍及括约肌功能丧失等。其在癌症患者中的发病率为 5%~10%。

1. 病理生理 恶性肿瘤脊椎转移是导致脊髓压迫的主要原因,常见来源有乳腺癌、肺癌、前列腺癌、肾癌、黑色素瘤和淋巴瘤,原发性脊髓肿瘤罕见。胸椎脊髓受累最为多见,约占 70%,其后依次为腰椎、颈椎和骶椎。20%~35% 的患者存在多处椎体受累。

常见压迫机制有椎体转移病变突入硬膜外腔直接压迫脊髓,转移病变引发椎体病理性骨折,使脊柱稳定性丧失或骨折碎片损伤脊髓。另外,髓内转移所致的血管受压或脊髓广泛受累可引发脊髓梗死,恶性淋巴瘤、肉瘤自后纵隔或腹膜后经椎间孔侵入椎管内压迫脊髓,也可导致脊髓压迫症。

2. 临床表现 疼痛是脊髓压迫症最早、最常见的症状,可见于 80%~95% 的患者,多位于背部或颈部,呈神经根区域分布或带状分布。疼痛多为持续性,咳嗽和排便时加重,卧床不缓解。癌症患者如出现严重背部疼痛且呈神经根分布,应考虑脊髓压迫症的可能。

神经系统受损的表现取决于脊髓受压层面及受压部位。常见有运动障碍、感觉障碍、括约肌功能障碍及自主神经功能障碍等,其中运动障碍对病变的定位很有帮助。体格检查可见受压层面感觉过敏,受压层面以下运动感觉障碍,脊柱压痛阳性,屈颈、直腿抬高可触发神经根性痛。如有楔形骨折,可见脊柱侧弯。

3. 诊断 诊断需结合特异性临床表现,既往肿瘤病史,体格检查,脊椎 MRI、X 线平片或 CT 等影像学评估手段,综合判断脊髓受压层面及病变性质。

MRI 可显示脊髓受压部位、病变区域等信息,是影像学检查的首选方法(图 4-10-3)。脊椎 X 线平片可见椎体受损、椎旁肿块,甚至椎弓根消失。CT 及脊髓造影可在 MRI 无法进行时,为诊断提供有用信息。

4. 治疗 恶性肿瘤引起脊髓压迫患者的治疗需基于患者一般情况、脊柱稳定性、疾病分期及神经功能等多方面进行考量。常见治疗措施包括疼痛管理等一般治疗、手术、放疗和化疗等。治疗的关键在于早期诊断和迅速处理。如脊髓压迫症早期予以糖皮质激素,可减轻疼痛及神经水肿并保护神经功能。可能存在椎体骨折的患者,应保持仰卧位。

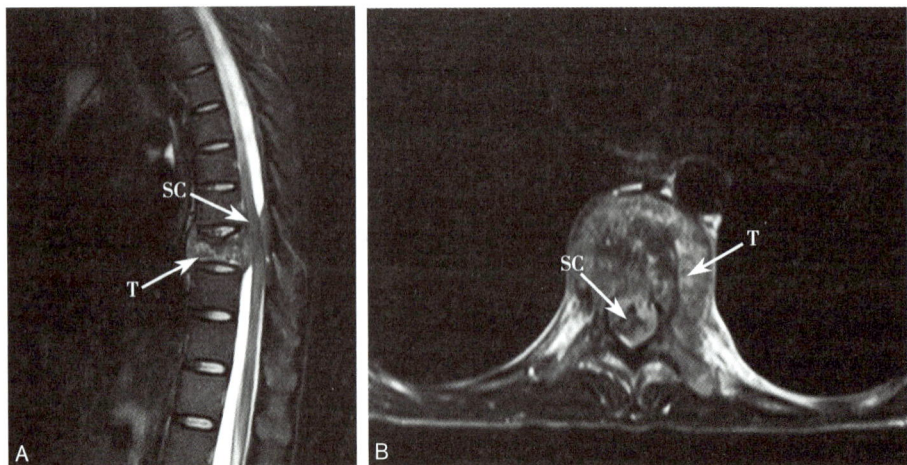

图 4-10-3　脊髓压迫综合征 MR 图像

A. 矢状位,胸椎转移瘤合并病理性骨折,压迫脊髓;B. 横断位,胸 9 椎体平面,胸椎转移瘤压迫脊髓。SC,脊髓;T,转移瘤。

（1）放射治疗：放疗是脊髓压迫症的主要治疗方法,其效果与肿瘤的病理类型有关。放疗敏感的淋巴瘤、成神经细胞瘤等确诊后即刻放疗有望获得良好疗效。

（2）外科治疗：手术联合放射治疗是脊髓压迫症的常见治疗手段。手术治疗的目的主要是减压及稳定脊椎。虽然有时手术难以彻底切除肿瘤,但可缓解脊髓压迫。近期研究显示,对于实体肿瘤造成单一部位脊髓压迫的患者,立即行手术解除压迫并术后辅助放疗,可获得良好疗效。

（3）化学治疗：化疗对于急性脊髓压迫无明显效果,但对化疗高度敏感的肿瘤,如非霍奇金淋巴瘤所致脊髓压迫症的患者,应行系统化疗。

5. 预后 肿瘤合并脊髓压迫症患者的预后差异较大,其平均生存周期为 3~16 个月。

（二）颅内压增高

颅内压增高（increased intracranial pressure）是肿瘤临床常见神经系统并发症,多由颅内占位性病变或脑组织水肿引起颅内容物体积增加造成。引起颅内压增高的恶性肿瘤以转移癌多见,其中肺癌约 20%,肾癌约 10%,黑色素瘤约 7%,乳腺癌约 5%。颅内原发性肿瘤以胶质瘤最常见。转移灶的部位以大脑多见,小脑次之,继以脑干。颅内压增高可引发脑疝,致患者呼吸循环衰竭,因此对颅内压增高的及时诊断和正确处理十分重要。

1. 病理生理 成人颅腔容积固定,为 1 400~1 500ml。其内容纳脑组织、脑脊液和血液 3 种内容物,使颅内保持一定的压力,称颅内压。在颅脑肿瘤的患者中,由于肿瘤的占位效应以及肿瘤新生血管破坏血脑屏障引起局部水肿,当颅脑内容物体积增加超过阈值时,即可导致颅内压增高。

2. 临床表现 颅内肿瘤引起颅内压增高的症状取决于肿瘤部位、大小以及进展速度。主要临床表现有头痛、呕吐、视觉障碍等。头痛是常见症状之一,见于约半数患者,性质多为胀痛或撕裂痛,常伴恶心、呕吐等,其典型规律为晨起较重,咳嗽、弯腰或低头活动时加重。

癫痫可见于 10%~20% 的患者。其他常见表现有颈强直、意识障碍、生命体征变化等。初期意识障碍仅表现为嗜睡、反应迟钝,严重病例可出现昏睡、昏迷、瞳孔散大等。生命体征变化有血压升高、脉搏缓慢、呼吸不规律等。

3. 诊断 全面详细询问病史和仔细的神经系统检查,可发现许多颅内病变在引发颅内压增高之前已有的一些症状体征。当发现头痛、恶心呕吐及视盘水肿时,颅内压增高的诊断即可大致确立。

头颅 MRI 在颅脑肿瘤的诊断上具有较高的准确性,可作为优先检查手段（图 4-10-4）。CT 及增强 CT 是颅内占位性病变的常用检查,不仅可对绝大多数病变定位,还有助于病变定性。腰椎穿刺对颅内占位性病变伴颅内高压的患者有一定的危险性,应慎重进行。

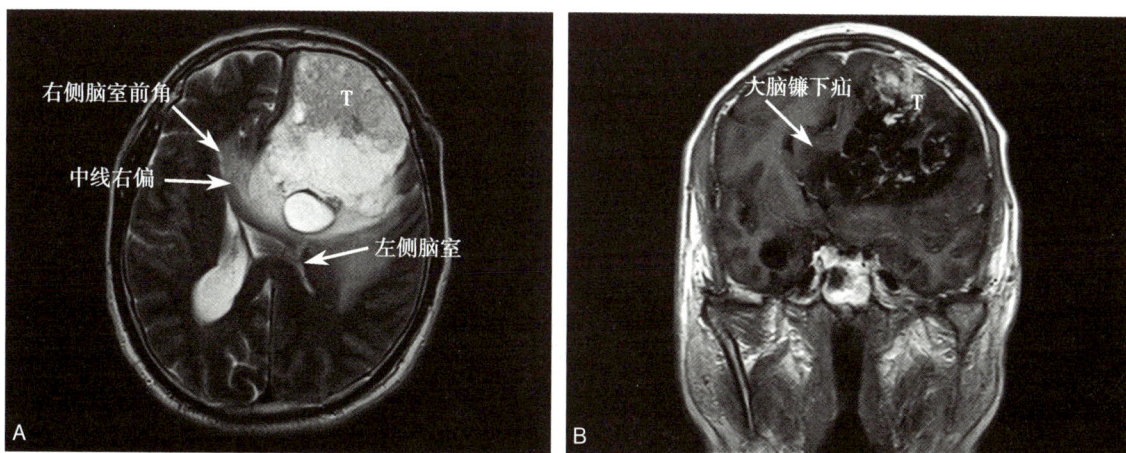

图 4-10-4 脑膜瘤引起颅内压升高 MR 图像

A. 横断位,左额部肿物压迫左侧脑室,中线右偏,右侧脑室前角受压,余部梗阻性扩张;B. 冠状位,大脑镰下疝。T,肿瘤。

4. 治疗　治疗原则为选择最有效及最容易的方法祛除病因,尽快降低颅内压。一般优先采取内科治疗,随后应用放疗和手术治疗。

（1）一般治疗:对于颅内压增高患者,应严密监测其精神状态、生命体征和瞳孔表现等。大剂量类固醇类激素静脉注射,能更好地通过血脑屏障,减轻肿瘤周围脑组织水肿;但对有溃疡病史、出血性及代谢性疾病的患者应谨慎使用。癫痫持续状态的患者应给予抗惊厥治疗,但无症状患者不建议预防性抗癫痫。对于颅内压增高的患者应严格限制液体入量,并应用甘露醇等行脱水治疗。

（2）外科治疗:手术以明确诊断、缓解症状,为放化疗创造条件为主要目的,对脑组织原发肿瘤及单一转移瘤患者可行肿瘤切除减压术。对脱水疗法无法改善患者症状或脑室阻塞致大量脑积水,应紧急行减压手术。

（3）放射治疗:全脑放射治疗或立体定向放疗常用于无法完全切除的肿瘤或肿瘤脑转移者。

5. 预后　恶性肿瘤引起颅内压增高患者的预后与患者的卡氏功能状态评分（Karnofsky performance status）、系统性疾病情况及原发肿瘤情况相关。接受姑息治疗患者的中位生存时间为 1~2 个月。

四、肿瘤相关急腹症

（一）消化系统出血

解剖上通常依据 Treitz 韧带将消化道（gastrointestine,GI）出血分为上消化道出血及下消化道出血;依据脏器可分为实质性脏器出血如肝癌、胆管癌出血和空腔脏器出血如胃癌、结肠癌等;依据病因可分为原发性出血及医源性操作、药物等引起的继发性出血。依据其出血部位、出血量、出血速度不同,临床表现亦不相同,应注意鉴别。

1. 病理生理　上、下消化道出血的临床表现存在差异。起于上消化道的出血在肠道中停留时间相对较长,血液中 Fe^{3+} 在肠道细菌作用下还原为 Fe^{2+} 而呈黑色;下消化道出血病因以结直肠癌为主,右半结肠内容物尚为半流体,因此右半结肠出血常混于粪便中,左半结肠内容物较成形,左半结肠癌出血多黏附于粪便表面,加之在肠道中留存时间较短,因而多为鲜血样便。

2. 临床表现与诊断　上消化道出血量 >5ml 可表现为便隐血阳性,出血量 >50ml 时可出现黑便,当短时间内大量出血达 250~500ml 时可出现"咖啡渣"样物甚至呕鲜血。失血量较大出现血流动力学改变时可出现球结膜苍白、乏力、黑矇、心悸等低血容量表现甚至失血性休克。需指出的是上消化道大量出血时也可出现血便,应与下消化道出血相鉴别。

部分患者可存在腹部压痛,对于失血量较多或慢性失血的患者,查体常有贫血表现,听诊肠鸣音活跃。黑便具有重要的诊断意义,其常提示出血点位于上消化道。对无呕血病史的患者,鼻胃管灌洗液发现咖啡渣样或血性液体对上消化道出血有提示作用。消化道出血患者的血清学检查常提示血氨升高,在上消化道大出血者中血氨可 >90mg/dl,血红蛋白常低于 80g/L。早期内镜检查是明确消化道出血病因的最佳方法,并可在直视下进行止血操作,为后续治疗争取时间。近年来,胶囊内镜在消化道出血评估中的应用逐渐增多。

动脉造影对恶性胆道出血的定位具有重要作用,也可作为这类肿瘤的止血手段。

3. 治疗　消化道肿瘤大出血患者的治疗原则为积极纠正血流动力学异常,迅速控制出血。一般治疗包括心电监护、建立静脉通路,积极补液,合理输血,纠正凝血功能异常、吸氧等。对于怀疑上消化道出血的患者可尝试留置鼻胃管,引出的咖啡色或血性液体可帮助诊断并为内镜检查提供更好的视野。消化道肿瘤出血患者可尝试内镜下止血,有助于控制出血稳定病情,为后续治疗争取时间。对于不明胆道出血的患者可行选择性动脉造影明确出血部位并止血。内镜等治疗无效或不能明确的消化道肿瘤大出血则存在急诊手术探查指征。术中应仔细探查以明确出血部位,处理出血病灶。

（二）消化道梗阻

消化道梗阻（gastrointestinal obstruction）为肿瘤常见并发症,以肠梗阻多见。其中,食管及贲门部肿瘤虽然梗阻症状明显,但多不需紧急外科处理。

引发肠梗阻的肿瘤,常见于结直肠癌、卵巢癌和胃癌,小肠肿瘤临床少见。梗阻原因可能是肠腔内肿瘤的占位效应,也可能是肿瘤对肠壁的外部压迫,前者多见于结肠肿瘤,后者多见于卵巢及子宫颈部肿瘤。同时,肿瘤合并肠套叠、疝气或肿瘤患者术后粘连、放射性肠炎也可导致肠梗阻。梗阻根据病因可分为机械性、动力性和血运性梗阻;梗阻部位可能为单处或多处。其中动力性肠梗阻可能与肿瘤侵袭或药物治疗导致自主神经功能紊乱有关。

1. **病理生理**　肠道一旦梗阻,近端肠管内容物潴留,肠管膨胀,呕吐,大量水、电解质丢失,使患者出现脱水、低钠、低钾、低血容量、酸碱平衡失调、肾功能损害、休克等一系列症状。结直肠因主要功能为储存粪便,且吸收水分和电解质功能较小肠弱,故梗阻后水、电解质丢失也相应缓慢。

2. **临床表现与诊断**　肠梗阻临床症状通常包括腹痛、呕吐、腹胀及肛门停止排气排便,具体临床表现可因梗阻部位、性质不同而异。梗阻后期可能出现腹膜炎表现,如病情持续进展,可出现持续性腹痛阵发加重的肠缺血绞窄表现,甚至出现肠穿孔、感染性休克等严重并发症。

查体可见患者口干、皮肤弹力减退等脱水征象,腹部膨隆,可见肠形及肠蠕动波,可闻及肠鸣音亢进或减退。触诊可触及扩张的肠管,如伴发绞窄性肠梗阻或腹膜炎,可有压痛和腹膜刺激征等表现。

腹部 X 线或 CT 可见梗阻近端肠腔明显扩张,远端肠腔无气体,扩张的肠腔中往往有气液平面,提示更为急性的梗阻,因为此时液体尚未被吸收(图 4-10-5)。另外对于疑似或确诊肠梗阻的患者,应进行实验室检查来评估是否有代谢紊乱,为后续治疗提供依据。

依据患者肿瘤病史、典型临床表现、查体及影像学结果等,不难作出肠梗阻的诊断。注意鉴别梗阻性质、部位及原因,同时要评估肿瘤负荷。

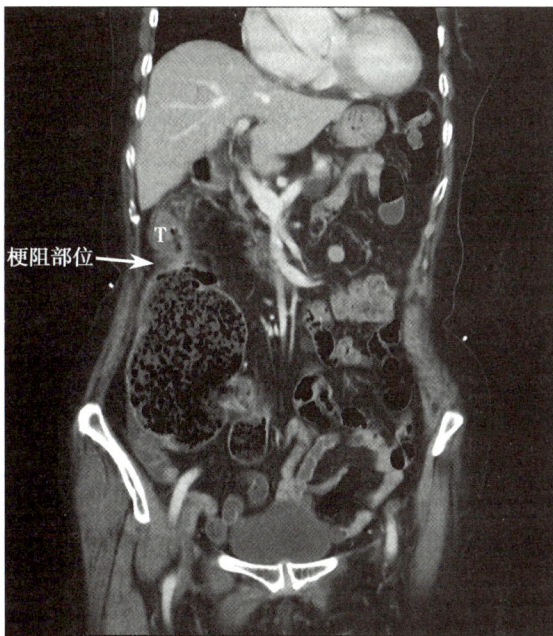

图 4-10-5　结肠肿瘤梗阻 CT 表现

急诊 CT 提示结肠右曲肠壁增厚,近端升结肠明显扩张。T,肿瘤。

3. **治疗**　一般治疗包括持续胃肠减压,导尿观察尿量,静脉补液,根据检查结果纠正电解质及酸碱平衡紊乱。

手术治疗目的在于切除肿瘤,解除梗阻,恢复肠管通畅。某些梗阻是由粘连、套叠或疝气等所致,手术应先解离粘连,复位肠管,然后再切除肿瘤。如肿瘤不能切除或患者一般状态不佳,则应行肠道短路术,梗阻上、下端吻合以缓解肠腔阻塞。结直肠梗阻如无法切除肿瘤,应行造瘘术或扩张后放置支架,以解除梗阻,恢复消化道通畅。

(三) 消化道穿孔

肿瘤合并穿孔多见于胃癌和结直肠癌,但发病率低,临床少见。

1. **病理生理**　肿瘤可直接穿透肠壁导致穿孔,如结肠癌。同时,肿瘤导致的肠梗阻可进展为肠穿孔。肠梗阻时肠内压力不断增加,当肠内压力超过肠道灌注压时,肠道发生缺血、坏死,从而在梗阻近端发生穿孔。当肠梗阻导致的压力过高时,肠道受到机械性损伤,而无明显坏死。穿孔后,游离气体在腹腔内的不断蓄积导致腹内静脉受到压迫,或损害膈肌导致呼吸功能不全,引起的炎症可导致腹腔间室综合征。

2. **临床表现与诊断**　胃癌合并穿孔,多为溃疡型胃癌,癌组织多低分化或分化不良,其临床表现与穿孔类型有关。如急性穿孔表现有突发性上腹剧痛，呈刀割或烧灼样，阵发性加剧，初于上腹部，很快扩张至全腹，伴发腹膜炎体征，患者呈急性痛苦面容，可有腹肌紧张、压痛反跳痛明显、肠鸣音消失、肝浊音界消失及休克等表现。局限性穿孔可仅表现为上腹部肿块。

结直肠癌穿孔多见于左半结肠和乙状结肠。大肠内存在大量细菌，一旦穿孔进入腹腔，轻者形成局限性脓肿，重者病情迅速恶化，很快出现败血症、休克等表现。

3. 治疗 胃癌穿孔治疗包括留置胃管，持续吸引、胃肠减压，补液，应用抗生素行手术治疗，如病情允许，力争一期行胃癌根治术。否则可仅行穿孔修补术，争取以后择期再行胃癌根治术。

结直肠癌穿孔治疗包括胃肠减压，静脉输液，抗生素、抗休克治疗，尽快手术以中止污染、引流腹腔、切除病灶。但结直肠癌一旦穿孔，预后较差。

(四) 腹部肿瘤破溃

腹部肿瘤破溃可见于多种类型的良恶性肿瘤，常见的良性或交界性肿瘤包括胃肠道间质瘤、巨大肝血管瘤、腹腔黏液性肿瘤、良性妇科肿瘤、腹腔畸胎瘤等。恶性肿瘤破溃以贴近肝脏表面的肝癌多见，约占肝癌患者中的 10%。此外，恶性肿瘤破溃还见于肾母细胞瘤及腹腔继发恶性肿瘤等。

1. 病理生理 腹部肿瘤破溃按病因可分为自发性或继发性破溃。常见的继发性破溃因素包括外力冲击、剧烈运动、腹压增高(如分娩、用力排便、咳嗽等)以及医源性操作(如穿刺、内镜检查、术中肿瘤破溃等)。血供丰富的肿瘤在破裂后可大量出血造成低血容量性休克，腹腔积液常引起继发性腹膜炎。此外，良性、交界性肿瘤如黏液性肿瘤、间质瘤以及恶性肿瘤的破溃极易引起腹腔播散，是复发及不良预后的风险因素。

2. 临床表现与诊断 腹痛常为腹部肿瘤破溃的首发表现，在破溃出血的患者中疼痛性质多为持续钝痛，随积血范围增大，腹痛范围随之进展；大量失血患者可出现心悸、乏力、黑朦、干渴等低血容量表现；腹腔积液明显的患者可出现腹部膨隆，盆腔积液明显的患者可有肛门坠胀感、里急后重等表现；部分患者存在发热。

肿瘤破溃引起血性腹腔积液的患者，腹部查体通常可触及肌紧张、压痛、反跳痛等腹膜刺激表现，以肿瘤破裂区域较著。积液量 >500ml 的患者可及移动性浊音。听诊肠鸣音常减少，音调低弱。盆腔积液患者肛门指诊可及直肠前壁波动感。腹腔诊断性穿刺可抽出血性腹腔积液。

对于怀疑肿瘤破溃的患者，腹部 CT 是常用的影像学检查手段，可提示病灶的部位、腹盆腔积液范围等(图 4-10-6)。增强 CT 的诊断准确率更高，对于活动性出血的患者，增强 CT 中对比剂外溢部位对出血位置有提示作用。此外，腹部 B 超因其简单易行，可作为动态评估的有效手段。

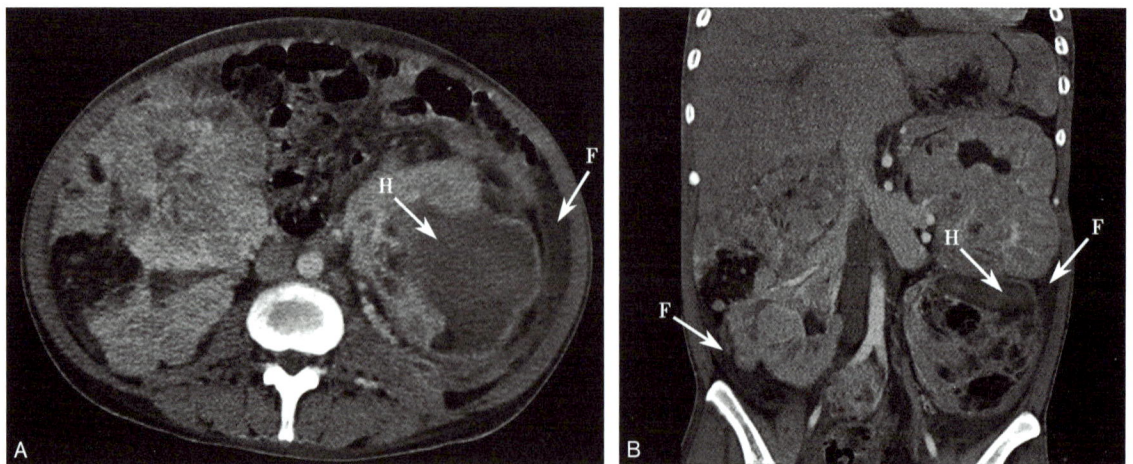

图 4-10-6 肾肿瘤破溃 CT 图像
双肾多发错构瘤，左肾下极错构瘤破裂伴血肿形成，腹盆腔积液。A 和 B. 左肾下极肿瘤破裂血肿形成，腹腔积液。H，肿瘤破裂血肿；F，腹盆腔积液。

3. 治疗 对于肿瘤破溃引起大出血的患者,稳定血容量、明确诊断、迅速止血是最重要的治疗手段。一般治疗包括心电监护、绝对卧床、开放静脉通道维持体液平衡、吸氧、输血、积极完善术前准备等。腹部肿瘤类型众多、病症繁杂,诊治手段不一而同。对于存在活动性出血患者,医师需依据患者病情灵活选择止血手段。以肝癌破裂出血为例,可选择介入下肝动脉栓塞术(TAE)、剖腹探查止血、急诊肝切除术等。如肿瘤破溃的出血量较少、血流动力学稳定,也可在动态复查的基础上采取保守治疗,待病情稳定后限期手术。

五、其他肿瘤相关急症

(一) 恶性肿瘤大出血

大出血通常指短时间内出血量超过800ml或超过总循环血量的20%。依据病因可分为原发性出血和因外力、医源性操作、用药等引起的继发性出血。在血液系统肿瘤中发生率约30%,在实体瘤中依据肿瘤部位不同,还可并发多种急症。如气道出血引起气道梗阻、消化道出血诱发氮质血症、中枢神经系统肿瘤出血引起颅内压增高、脑疝及卒中发生等。恶性肿瘤引起的大出血是肿瘤学常见急症,死亡率极高,需积极处理并注意鉴别。

1. 病理生理 恶性肿瘤大出血常伴随血流动力学改变,进而导致失血性休克。出血量和出血速度是决定休克发生的关键因素。

2. 临床表现与诊断 前面已详述多种系统出血引起的如大咯血、腹部肿瘤破溃出血、消化道出血等,本小节以胃癌大出血为例。胃癌组织缺血坏死,癌组织溃疡、侵蚀血管可并发大出血。胃癌急性出血>500ml者,则有大量呕血及便血,如出血量超过800ml,则可出现休克症状,如心悸、烦躁、面色苍白、四肢厥冷、心率加快、血压下降等。

实体瘤大出血的辅助检查多采用CT或增强CT、B超等快速、方便动态评估的手段。对于腹腔内脏器大出血或穿孔的诊断,也可采用诊断性腹腔穿刺等方法。

3. 治疗 恶性肿瘤引起大出血者,除积极的抗休克治疗如心电监护、吸氧、迅速建立静脉通路补液、输血、对凝血功能异常引起出血的患者积极纠正凝血功能等措施外,还应仔细了解肿瘤病史,评估病情。依据患者的一般情况、疾病阶段、出血部位灵活选择治疗方法,如局部压迫止血、内镜下止血、介入下血管栓塞止血等。对于手术指征明确者,应积极准备急诊手术探查。术中应迅速清除积血和凝血块,找到出血部位并止血,然后再考虑处理出血癌灶。

(二) 病理性骨折

病理性骨折可分为真性骨折和濒临性骨折,后者为骨骼即将骨折但未完全骨折,常继发于良性病变或恶性肿瘤。良性病变包括骨巨细胞瘤、血管瘤等,恶性肿瘤包括各种原发性骨肿瘤、骨转移瘤、多发性骨髓瘤或淋巴瘤。其中转移性骨肿瘤在病理性骨折中占比最大,常来源于肺癌、乳腺癌和前列腺癌,发生于椎体、股骨、骨盆和肱骨。

1. 病理生理 病理性骨折病因分为全身性疾病和局部疾病。以转移性骨肿瘤为例,原发灶肿瘤细胞随血液循环附着于骨骼毛细血管,侵入周围软组织,导致骨质减弱,骨结构稳定性下降,进一步自发地或在轻微外伤后即发生病理性骨折。

2. 临床表现与诊断 骨折部位的疼痛为最常见表现。发生在胸腰椎的病理性骨折常表现为坐位或站立位的疼痛,当骨折发生在胸腰椎连接处时,部分患者也会因不稳定的脊柱后凸而在卧位感到疼痛。发生在颈椎的病理性骨折表现为伸屈颈时伴随疼痛,寰枢椎连接处的病理性骨折表现为转头时的疼痛,可能伴随枕神经痛。发生在四肢的病理性骨折除疼痛外常伴有肢体变形和运动障碍,如下肢病理性骨折的患者可突然无法行走。骨盆的病理性骨折可出现放射至臀部的疼痛。病理性骨折也可导致皮肤变色水肿、放射性疼痛(神经引起)、开放性伤口和骨骼暴露等。

病理性骨折通常由影像学确诊。不同肿瘤引起的转移性骨肿瘤在X线片上表现各异:来源于肺癌、甲状腺癌或肾癌的患者,常表现为溶骨性;来源于前列腺癌和支气管肺癌的患者,常为成骨性;来源于乳腺癌、卵巢癌或睾丸癌的患者则为混合性改变。CT 可明确肿瘤侵袭骨皮质、髓腔及周围软组织的程度和范围,也可明确原发病灶位置。MRI 对软组织和跳跃式转移的呈现更加准确,尤其适合脊柱转移的患者,可用于评估髓腔和脊柱外病变范围。病理学诊断是“金标准”。

3. 治疗   转移性骨肿瘤发生病理性骨折的治疗,包括原发肿瘤治疗和骨折处理。转移性骨肿瘤病理性骨折的治疗目的主要为缓解疼痛,尽量保存患肢功能,改善远期疗效,提高患者的生活质量。

对于原发肿瘤和转移病灶局部骨质破坏引起的疼痛,可通过使用麻醉性镇痛药物、放射治疗、激素和双膦酸盐等缓解。对于病理性骨折引起的疼痛,则需要骨科治疗以重建或加强骨结构。对发生真性骨折的患者,根据骨折部位和类型给予骨折固定或关节置换术;对濒临性骨折的患者进行风险评估,对风险高的患者进行预防性固定手术。

第二节　代谢性急症

要点:

1. 肿瘤代谢性急症主要由激素异常分泌、电解质紊乱等因素引起,常累及全身多系统。
2. 相比治疗,肿瘤代谢性急症更重要的是进行临床预判和科学预防。

一、肿瘤溶解综合征

肿瘤溶解综合征(tumor lysis syndrome,TLS)是由肿瘤细胞自发性或治疗后死亡,细胞内物质快速释放入血所致,表现为高尿酸血症、高钾血症、高磷酸血症及低钙血症等一系列严重代谢异常综合征。TLS 常见于对细胞毒性药物非常敏感且增殖快速的血液恶性肿瘤患者,如高度恶性淋巴瘤、急性白血病等,偶见于实体肿瘤。

1. 病理生理   肿瘤细胞自发性或治疗后死亡,细胞内容物如 DNA、钾、乳酸等快速释放入血。细胞内钾、乳酸入血导致高钾血症、酸中毒;DNA 被分解产生大量尿酸、磷酸盐,导致高尿酸血症、高磷酸盐血症;血液中大量磷酸盐使得钙磷比例失调,钙螯合作用增强,产生大量磷酸钙,进而导致低钙血症。尿酸、磷酸钙及其他核酸代谢产物超出肾脏的清除能力,沉积于肾小管内,损害肾功能,甚至引发急性肾损伤,进一步加重高钾血症、高尿酸血症及酸中毒。

2. 临床表现   TLS 多发生在化疗后 48~72 小时。典型表现为三高一低(高钾血症、高尿酸血症、高磷酸血症和低钙血症)及肾衰竭。TLS 所致非特异性临床表现根据代谢异常的严重程度而定,主要表现为恶心、呕吐、气短、充血性心力衰竭、心律不齐、尿浑浊、水肿、肌肉痉挛等。

(1)高钾血症可引起感觉异常和无力,严重时引起室性心律失常及心搏骤停,心电图特征性表现为 QRS 波增宽和 T 波高耸。

(2)严重的低钙血症可致神经肌肉兴奋性增强,表现为手足搐搦、腕和足的痉挛、口周和指(趾)尖麻木针刺感、腱反射亢进、癫痫等。

(3)急性肾衰竭时可出现水肿、少尿或无尿等表现,发展至尿毒症则表现为疲劳、虚弱、食欲缺乏、口腔金属味、易激惹、瘙痒。

(4)高尿酸血症可引起关节痛及肾绞痛。

3. 诊断   实验室肿瘤溶解综合征(lab tumor lysis syndrome,LTLS)指化疗前 3 天或 7 天内出现≥2 个的实验室异常,包括以下 4 项:

(1)血钾≥6.0mmol/L 或高于基线水平 25%。

(2)血尿酸≥476mmol/L(或 8mg/dl)或高于基线水平 25%。

(3)血磷≥2.1mmol/L(儿童)/≥1.45mmol/L(成人)或高于基线水平 25%。

(4)血钙≤1.75mmol/L 或低于基线水平 25%。

临床肿瘤溶解综合征（clinical tumor lysis syndrome, CTLS）是指在 LTLS 的基础上合并≥1 个以下临床表现：①血肌酐≥1.5mg/dl 正常值上限；②心律失常或猝死；③癫痫发作。

4. 治疗与预防 TLS 关键在于预防。发生 TLS 的高危因素包括：

（1）生长旺盛的肿瘤细胞：血液系统恶性肿瘤发生率高于实体瘤，在儿童以淋巴系统恶性肿瘤多见，如急性淋巴细胞白血病和霍奇金淋巴瘤。

（2）肿瘤负荷：具有高白细胞计数（>25×10^9/L）、巨大肿块（>10cm）、广泛转移、骨髓或多器官受累者是 TLS 的高危人群。

（3）乳酸脱氢酶（LDH）：治疗前 LDH 增高可作为反映肿瘤负荷的一项重要预测因子，>2 倍正常上限多提示高危。

（4）基础状态：低血压、脱水、酸性尿、少尿等因素均易引起 TLS 的发生，肾脏的肿瘤浸润及既往肾毒性药物应用所致的肾衰竭可促使 TLS 发生并引起严重后果。

（5）药物影响：具有强大杀伤功能的药物（皮质类固醇、环磷酰胺、顺铂、甲氨蝶呤、依托泊苷）及某些靶向药物均可引起 TLS。同时噻嗪类利尿药、阿司匹林、顺铂、乙醇、肾上腺素、茶碱等药物因能增加尿酸水平而增加 TLS 的风险。

对于具有以上 TLS 危险因素的患者，在进行化疗前及化疗期间应至少每日一次测血清电解质、磷、钙、尿酸、肌酐水平。对于高风险患者，在治疗开始后 24~48 小时之间，每 6 小时检测上述实验指标。检测过程中一旦血清值发生异常，即应给予适当的治疗，并且每 6~12 小时重复检测异常的值，直至化疗完成或达到正常实验室值。放化疗前采取充分水化、利尿及预防性使用别嘌醇等措施，有助于 TLS 的早期诊断和预防。

充分水化是预防和治疗 TLS 最基本的措施。除已有急性肾衰竭或尿路梗阻表现及心脏负荷过重的患者，应于化疗前 24~48 小时即进行静脉补液，液体原则上不加钾离子，而且应持续至化疗完成后 48~72 小时。一般每天补液量为 3L/m^2，并维持尿量 >100ml/（m^2·h）或 3ml/（kg·h）（若患者体重 <10kg）。

TLS 出现后，主要治疗措施除静脉补液水化外，还包括应用利尿药维持尿量，保证尿酸排泄；给予别嘌醇对抗高尿酸血症；应用碳酸氢钠纠正酸中毒，碱化尿液；口服氢氧化铝磷结合剂降低血浆磷酸盐；注射葡萄糖酸钙、输注葡萄糖溶液及胰岛素以治疗高钾血症，补充血钙，并及时予心电监护。

如出现急性肾衰竭，应予补液和电解质平衡治疗，应用利尿药使代谢产物排除，避免使用静脉注射碘剂进行增强造影检查。若出现明显少尿或无尿、积极治疗后仍存在严重高钾血症、高磷酸盐血症或 TLS 病情恶化，应行透析疗法。另外，应用尿酸分解剂对预防及治疗 TLS 也有一定的帮助。

二、类癌危象

类癌危象（carcinoid crisis）是类癌综合征的严重表现，可能由肿瘤操作或麻醉触发。其特征性临床表现有皮肤潮红、腹泻、支气管痉挛、心动过速、心律失常、严重低血压等。类癌危象可危及生命，需紧急处理。

1. 病理生理 现已从各种不同的胃肠胰腺神经内分泌肿瘤中鉴定出多达 40 种分泌产物，其中最突出的为 5-羟色胺、组胺、速激肽、血管舒缓素和前列腺素。这些激素的多度分泌导致了类癌危象的对应临床表现。例如，5-羟色胺的合成过程可能导致烟酸缺乏，患者可出现皮肤粗糙脱屑、舌炎、口角炎和意识模糊。此外，5-羟色胺刺激肠道分泌和蠕动，抑制肠道吸收，是类癌综合征患者发生腹泻的最可能原因。5-羟色胺还可能刺激成纤维细胞生长和纤维化形成。这些效应可导致类癌综合征相关的腹膜纤维化和心瓣膜纤维化。组胺可导致此类肿瘤相关的非典型性潮红和瘙痒。血管舒缓素可将血浆中的激肽原裂解成激肽，而该裂解过程的一种短寿命产物缓激肽是一种强效血管扩张剂，可能是部分类癌患者发生潮红的原因。激肽还有刺激肠蠕动，增加血管通透性的作用。

NOTES

2. **临床表现**　类癌危象常表现为血压大幅波动,以低血压为主;突然出现的严重而普遍的皮肤潮红,常持续数小时至数日;腹泻可明显加重并伴有腹痛;中枢神经系统症状常见,如轻度头晕、眩晕,严重者可致嗜睡或深度昏迷;其他心血管异常表现,如心动过速、心律失常。

3. **诊断**　当患者有提示性症状,如其他原因无法解释的慢性严重腹泻和/或皮肤潮红时,通常考虑其存在类癌综合征。生化检查提示血 5-羟色胺(5-HT)和尿 5-羟吲哚乙酸(5-HIAA)明显增高。

4. **治疗**　所有存在类癌综合征和/或无类癌综合征但尿 5-HIAA 水平升高的患者,都应接受预防性和术中奥曲肽治疗。当类癌危象发生时,单纯的液体复苏通常不能缓解症状。钙和儿茶酚胺类可能促使介质从肿瘤中释放,会加重类癌综合征,而非减轻。应该通过静脉输注奥曲肽(500~1 000μg)来支持血压,也可按 50~200μg/h 的速度持续静脉滴注奥曲肽。另外,联用 H_1 和 H_2 受体拮抗剂能够减轻组胺所致的潮红。

三、电解质紊乱

(一)高钙血症

高钙血症(hypercalcemia)是常见肿瘤并发症之一,晚期肿瘤患者中发生率为 10%~20%。高钙血症可危及生命,属应及时处理的肿瘤急症之一,常见于多发骨髓瘤、乳腺癌、肾癌、肺癌、成人 T 细胞白血病/淋巴瘤等患者中。严重的高钙血症是预后不良的征象。

1. **病理生理**　高钙血症的发生涉及多种因素,可能是由肿瘤侵袭局部骨骼形成破骨性骨吸收造成,也可能是体液因子造成。肿瘤骨转移能够激活破骨细胞,促进骨质吸收,从而导致骨破坏和高钙血症。常见于转移性乳腺癌和多发性骨髓瘤。前列腺癌尽管骨转移率很高,但却很少引起高钙血症。这提示肿瘤骨转移引起的高钙血症不仅仅由于骨受累,而是取决于特定的肿瘤-骨骼相互作用。

体液因子,如甲状旁腺激素相关蛋白(parathyroid hormone-related protein,PTHrP)多由肿瘤细胞分泌,可导致体液相关的恶性高钙血症(humoral hypercalcemia of malignancy,HHM)。高达 80% 的恶性高钙血症是由肿瘤释放到体循环中的 PTHrP 引起的。PTHrP 的作用类似甲状旁腺激素,可促进破骨细胞作用,增加骨钙吸收入血,并促进肾小管对钙进行重吸收,导致高钙血症。呼吸道、消化道和泌尿生殖道的鳞状细胞癌通常会导致这种“体液”性高钙血症,但这也可见于乳腺癌、肾癌、宫颈癌、子宫内膜癌和卵巢癌。

2. **临床表现**　高钙血症的表现涉及多系统,且多呈非特异性。其严重程度随血钙水平、癌症进展情况及患者状态等而有所不同。

全身表现有失水、体重减轻、食欲减退、瘙痒、烦渴等。神经系统表现可有意识模糊、反射减退、肌肉无力、嗜睡、癫痫等。胃肠道系统可有恶心呕吐、便秘、肠梗阻等表现。

高钙血症还可导致渗透性利尿、肾功能不全等。心脏可有心动过缓、Q-T 间期缩短、T 波增宽、心律失常等表现。

3. **诊断**　高钙血症的诊断有赖于实验室检查。实验室检测获得的血清钙浓度以白蛋白浓度进行校正,获得血清游离钙浓度,后者与临床表现直接相关。当血钙浓度高于 1.29mmol/L 时诊断为血钙升高,其升高的速度和幅度决定是否需紧急治疗。

4. **治疗**　数据显示,因高钙血症住院的癌症患者 30 天死亡率接近 50%。无症状性高钙血症,且血钙水平≤3.25mmol/L 可仅行一般治疗,如血钙水平 >3.25mmol/L 且患者有自觉症状,应给予紧急处理。

治疗包括两方面:降低血钙浓度和病因治疗。这里主要介绍前者。

降低血钙浓度的治疗主要包括水化、利尿和早期使用特异性降钙药物,常用降钙药物包括磷酸盐(适于轻度高钙血症且肾功能正常者)、糖皮质激素(多适用于高钙血症且原发肿瘤对化疗敏感者,如骨髓瘤、恶性淋巴瘤、白血病及部分乳腺癌)、降钙素(降钙作用快,但作用时间短)、双膦酸盐(直接抑制破骨细胞活性及骨吸收,为肿瘤相关高钙血症常用药)和普卡霉素(即光神霉素,能够抑制破骨细胞 RNA 合成,从而减少骨的重吸收)。

(二)低钠血症

1. 病理生理 抗利尿激素分泌失调综合征(syndrome of inappropriate secretion of antidiuretic hormone,SIADH)是癌症患者出现低钠血症的主要原因。抗利尿激素通过与加压素受体 2 型结合来促进远端小管中的游离水吸收,从而导致血钠浓度降低。SIADH 常见于起源于或累及肺、胸膜、胸腺和脑的肿瘤。10%~45% 的小细胞肺癌患者会出现 SIADH。此外,某些化疗药物也可引起 SIADH。需要注意的是,这些药物也可以通过各种其他机制产生低钠血症,因此需要仔细评估以确定接受这些药物治疗的患者低钠血症的潜在病因。

2. 临床表现 SIADH 患者可能出现胃肠道和神经系统症状。尽管偶尔会出现视盘水肿和病理反射,但很少有与 SIADH 相关的体格检查结果。实验室检测常显示低钠血症、血清渗透压降低和尿液浓缩。

3. 诊断 低钠血症可分为轻度(131~135mmol/L)、中度(126~130mmol/L)或重度(<125mmol/L)。血清钠的测量应在血糖的基础上进行校正。当排除肾功能不全和甲状腺功能减退症后,有效渗透压 <275mOsm/kgH$_2$O 并且尿渗透压超过 100mOsm/kgH$_2$O 时诊断为 SIADH。另外,尿钠 >40mmol/L 且没有摄入过多钠盐、低尿酸血症小于 4mg/dl 和血尿素氮(BUN)<10mg/dl 都支持 SIADH 的诊断。

4. 治疗 积极治疗低钠血症本身可以改善患者的预后。液体限制(限制为每天 500~1 000ml)是 SIADH 管理的重中之重。缓慢校正血清钠可避免脑桥中央髓鞘溶解症。当低钠血症迅速发展时,可使用高渗盐水。

第三节 肿瘤治疗相关急症

要点:
1. 肿瘤治疗相关急症以全身治疗后的医源性损害、全身过敏反应为主,也可见局部不良反应。
2. 肿瘤治疗相关急症的治疗关键在于快速停止引起对应损害的治疗方式。

一、化疗药物外渗

化疗药物外渗(chemotherapy extravasation),许多化疗药物可对组织产生化学性刺激,漏出或渗出到血管外可表现为局部皮下或深部组织肿胀、疼痛甚至坏死、溃疡。常见此类药物如放线菌素 D、丝裂霉素、多柔比星、卡莫司汀等。随着对药物外渗风险的认识不断加深,化疗药物外渗事件的发生率似乎有所下降。来自 MD 安德森癌症中心的数据表明,在 15 年间,基于化疗给药次数,严重外渗损伤的发生率从 0.1% 下降至 0.01%。

1. 病理生理 根据细胞毒性药物的潜在局部毒性,可将化疗药物分为发疱性药物和刺激性药物。发疱性药物外渗可能产生更严重、更持久的损伤,导致组织坏死。发疱剂外渗可能引起皮肤全层丢失,甚至是皮下结构丢失。由于蒽环类药物广泛用于各种化疗方案,且能够引起严重的组织坏死,所以它们是能引起外渗损伤最重要的细胞毒性化疗药物。刺激性药物如铂类化合物、紫杉烷类和拓扑异构酶抑制剂会引起炎症反应,但不会引起组织坏死。需要注意的是,刺激性与发疱性化疗药物之间并无绝对界限。

2. 临床表现 化疗药物外渗的临床表现和严重程度各不相同。其症状可能在外渗发生后立即出现,也可能在随后的几天或几周内出现。在大多数情况下,最初是输注部位会有局部烧灼感或麻刺感,伴红斑、疼痛、起泡、硬化和变色。溃疡可能几天都不会出现,也可能随着药物扩散到邻近组织持续恶化数个月。在严重的病例中,可能会出现皮肤和皮下组织坏死,导致感染、瘢痕、治疗延迟、功能缺陷、截肢。

3. 诊断 化疗药物外渗通常由疼痛、红斑、肿胀等局部症状或静脉周围渗液而诊断。一旦怀疑，即使无症状，也需要停止输液并立即进行治疗。

4. 治疗 外渗性损伤最好的治疗方法是预防。一旦发生化疗药物外渗，应停止输液，抬高患肢。局部皮下疼痛或肿胀可立即皮下注射生理盐水稀释药物，冷敷，应用针对性解毒剂等。不愈合性的溃疡通常需要清创和皮肤移植。

二、全身化疗相关输液反应

全身化疗相关输液反应（infusion reactions to systemic chemotherapy）可分为标准输液反应和全身性过敏反应。几乎所有化疗药物均有可能引发输液反应。输液反应是指不能用药物已知毒性解释的预期外反应。全身性过敏反应是由肥大细胞和/或嗜碱性粒细胞广泛激活引起的全身性过敏反应，最常见的为铂类药物和紫杉烷。而有些化疗药物没有超敏反应成分，无肥大细胞或嗜碱性粒细胞的活化，这些药物引起的输液反应称为标准输液反应。

1. 病理生理 传统观点认为，全身性过敏反应是由IgE介导的变态反应，导致从肥大细胞及嗜碱性粒细胞暴发性释放血管活性介质。在IgE介导的过敏反应中，易感个体反复暴露于药物，导致致敏或产生药物特异性IgE抗体。IgE抗体覆盖在肥大细胞和嗜碱性细胞的表面，与IgE受体结合。当再次给药时，药物与IgE结合，导致细胞表面IgE受体交联，触发级联反应。近年来，全身性过敏反应的定义已扩展至包括导致肥大细胞和嗜碱性粒细胞广泛活化的任何反应，即肥大细胞和嗜碱性粒细胞还可以通过非IgE介导机制，或者被其他免疫细胞（包括T淋巴细胞和巨噬细胞）激活。

2. 临床表现 输液反应可累及身体的任何器官系统。多数反应程度轻微，但也可发生严重甚至致命的反应。输液反应最常见的症状和体征有：潮红、瘙痒、心率及血压改变、呼吸困难或胸部不适、背痛或腹痛、发热和/或寒战、恶心、呕吐和/或腹泻、各种类型的皮疹、喉头发紧、缺氧、抽搐、头晕。涉及以上症状的输液反应统称为标准输液反应。全身性化疗药物输液反应大多为标准输液反应。

全身性过敏反应是一严重的输液反应，其最常见症状和体征如下。①皮肤症状：潮红、瘙痒、荨麻疹或血管性水肿；②呼吸系统症状：反复咳嗽、突发鼻充血、呼吸急促、胸闷、哮鸣、喉部闭合或窒息感或音质改变、缺氧；③心血管症状：眩晕、心动过速、低血压、高血压或意识丧失；④胃肠道症状：恶心、呕吐、腹部绞痛或腹泻；⑤神经肌肉症状：濒死感、管状视野、头晕或抽搐、严重背痛、胸痛、盆腔痛。

尽管全身性过敏反应和标准输液反应的临床表现有重叠之处，但荨麻疹、反复咳嗽、哮鸣、喉头发紧/声音改变以及低血压是由肥大细胞和嗜碱性粒细胞释放介质引起的，提示全身性过敏反应；而发热及明显肌肉疼痛均不是全身性过敏反应的特征，这些症状和体征提示标准输液反应。

3. 诊断 如果出现以下3个标准中的任何一个，应高度怀疑全身性过敏反应：①在接触有害物质的几分钟到几小时内迅速发病，包括皮肤或黏膜组织的变化，呼吸损伤。②暴露于可疑的变应原后，下列2个或2个以上的体征或症状迅速进展：皮肤/黏膜组织受累（如荨麻疹或血管性水肿）、呼吸损伤、血压降低或相关症状、持续的胃肠道症状。③患者接触已知变应原后的低血压。

4. 治疗 轻至中度标准输液反应是最常见的输液反应，其治疗原则是暂停输注以及对症治疗。全身性过敏反应及严重输液反应则需要停止输注并立即使用肾上腺素和抗组胺药。

三、出血性膀胱炎

出血性膀胱炎（hemorrhagic cystitis，HC）是急性或缓慢加剧的膀胱弥漫性出血，可由多种原因引起，如化疗药物毒性作用、放射损伤、病毒感染等。化疗药物如异环磷酰胺、环磷酰胺和白消安等烷化剂类药物治疗后可并发出血性膀胱炎。其中异环磷酰胺和环磷酰胺获准用于多种儿童和成人恶性肿瘤；白消安多联合环磷酰胺用于造血干细胞移植（hematopoietic stem cell transplantation，HSCT）前的预处理。放射性出血性膀胱炎常发生于宫颈癌、膀胱癌、前列腺癌及直肠癌放射治疗后。未行尿路上皮保护的患者经异环磷酰胺分次给药治疗后,出血性膀胱炎的总体发生率为18%~40%;与尿路保护剂美司钠联用后,肉眼血尿少见(<5%)。环磷酰胺单次和累积剂量越大,出血性膀胱炎的发生率越高,总体发生率在10%~40%。

1. **病理生理**　环磷酰胺和异环磷酰胺引起出血性膀胱炎的机制:毒性代谢产物丙烯醛经肾脏过滤,富集于膀胱,诱导复杂炎症反应,引发后续免疫活性细胞活化、多种促炎症因子释放以及活性氧、一氧化氮的上调激活。最终导致蛋白质生成中止和尿路上皮完整性受损,伴膀胱黏膜肿胀、出血和溃疡。放疗引起出血性膀胱炎的机制:最初膀胱黏膜水肿且脆性增加,后可出现进行性动脉内膜炎,导致黏膜下血管闭塞、缺血和再灌注损伤,引起黏膜和黏膜下层纤维化,伴毛细血管扩张、脆弱易出血。

2. **临床表现**　表现多样,轻者可出现轻度血尿和膀胱刺激症状,严重者则出现伴血凝块的肉眼血尿,甚至危及生命的持续性出血,永久性膀胱挛缩。此外,患者可有下尿路症状,如尿急、尿频且每次尿量少、尿不尽感和排尿疼痛伴烧灼感。

3. **诊断**　根据既往任何泌尿外科疾病或手术、化疗和放疗病史,抗凝药物、非处方药和非常规药物使用情况,结合血尿和下尿路症状等典型临床表现不难诊断。需行尿液分析和尿培养以排除细菌感染。部分患者可能需要膀胱镜、尿细胞学和上尿路影像学检查。

4. **治疗**　不同原因引起的出血性膀胱炎,治疗方法基本相同,首要止血、控制感染,并根据病因和出血程度选用不同方法处理。治疗措施有及时停药、水化利尿、清除血块,应用1%~4%甲醛溶液、去甲肾上腺素、凝血酶等冲洗或灌注膀胱止血以及动脉栓塞止血等。

四、其他肿瘤治疗相关急症

1. **放射性皮炎**　放射性皮炎是癌症放疗最常见的副作用之一,累及约95%的放疗患者,尤其是乳腺癌、头颈部癌、肺癌或肉瘤患者。放射性皮炎可引起疼痛和不适,严重影响患者的生存质量,还有可能迫使放疗提早中止,导致疾病治疗不充分。治疗取决于皮肤损伤程度,轻症者只需常规皮肤护理,重者可能需要手术清创和皮瓣移植。

2. **急性放射性消化道损伤**

(1)急性放射性胃炎:以恶心、呕吐、食欲减退为主要临床表现。

(2)急性放射性肠炎:表现为恶心、呕吐、痉挛性腹痛、腹泻,偶有出血,严重时可致肠梗阻、穿孔及瘘管形成,乙状结肠受损可出现腹痛、里急后重、便血等症状。

(3)急性放射性肝炎:可有恶心、乏力、腹腔积液等表现。

治疗以对症治疗为主。

3. **免疫治疗相关急症**

(1)皮肤和黏膜毒性:常见表现包括躯干或四肢上呈网状、斑丘疹状、淡红色的皮疹和白癜风。大多数可局部用糖皮质激素乳膏治疗。

(2)腹泻与小肠结肠炎:建议维持口服补液。

(3)肝毒性:多表现为无症状的实验室检查结果异常,有时伴发热。

(4)肺炎:少见,多无特征性影像学或病理表现。

(5)内分泌疾病:甲状腺功能减退症最常表现为非特异性症状,如乏力,通常需要甲状腺激素替代治疗。甲状腺功能亢进发生率较甲状腺功能减退低,治疗应与原发性甲亢类似。垂体炎通常表现为乏力、头痛等,根据垂体产生的激素水平偏低可建立诊断,急性期使用大剂量糖皮质激素和激素替代治疗通常是必要的。

(丁克峰)

思考题：

1. 什么是上腔静脉综合征，其临床表现是什么？
2. 大量咯血的治疗原则和常见方法是什么？
3. 什么是肿瘤溶解综合征，诊断依据有哪些？
4. 高钙血症的临床表现是什么？
5. 化疗药物引起出血性膀胱炎的机制是什么？

第十一章
多学科综合治疗

据国际癌症研究机构（IARC）统计，2020年全球癌症新发病例达1 929万例，死亡996万例（约每天死亡2.7万）；2020年中国新发癌症病例457万例，死亡病例300万例，新发及死亡人数均位居全球第一。随着人口老龄化和环境因素的影响，估计到2050年癌症新发病例将增至2 700万，死亡达1 750万。目前，癌症的治疗效果远不如人意，肿瘤本身生物学行为复杂、异质性强，无论外科手术、化学治疗或放射治疗以及近年兴起的生物治疗和靶向治疗，单独施行均难以达到满意效果。单独的科室诊治已经难以适应个体化、多维度、整合模式的肿瘤治疗现状。因此，多学科综合治疗团队（multidisciplinary team，MDT）综合模式治疗已趋向共识。

第一节　多学科综合治疗概论

要点：

1. 多学科综合治疗的概念。

2. 医学发展模式经历了生物学模式向生物-心理-社会医学模式转变的过程。

3. 治疗方法简单相加并不能达到治愈恶性肿瘤的目的，综合应用多种手段才能更好地控制或消除肿瘤，由此产生了多学科综合治疗的概念。

4. 恶性肿瘤实质上是全身性疾病，其发生、发展与基因失调、基因表达紊乱相关，是由多因素、多阶段，多种分子事件参与的过程。

一、医学模式的演变

医学模式是指在不同历史阶段和科学发展水平的条件下，人类与疾病作斗争时观察和处理医学领域中各种问题的思想和方法。它反映了人类对自身生命、生理、病理、预防、治疗等问题的基本观点，从而指导医疗卫生实践活动。简言之，医学模式的核心就是医学观。人类历史上，医学模式经历了五次大转变。

（一）神灵主义医学模式（spiritualistic medical model）

古代生产水平低，科学技术落后，人类对健康和疾病的理解与认识不多，认为人的生命和健康是上帝神灵的恩赐，视疾病为神灵惩罚或妖魔缠身，所以保护健康和治疗疾病只能有赖于祈祷和巫术，以求神灵的宽恕。这就是人类最早的医学观，即神灵主义医学模式。

（二）自然哲学医学模式（nature-philosophical medical model）

随着社会生产力的发展，科学水平的提高，人类对自然界认识的能力也不断提高，对健康与疾病有了初步的观察和了解，产生了粗浅的理性概括。中国以《黄帝内经》为代表，形成了以天人相应思想为特色，以阴阳五行病理学为理论基础的整体医学观，提出了心理上的"七情"（喜、怒、忧、思、悲、恐、惊）和环境中的"六欲"（风、寒、暑、湿、燥、火）以及内外因的病理学说。国外以古代希腊医学"四体液"学说为代表，认为有机体的生命决定于血、黏液（痰）、黄胆汁和黑胆汁。这些学说表明当时的人们已把健康、疾病与外界环境以及心理活动联系起来进行观察和思考，并包含了朴素唯物论与自然辩证法的成分。

（三）机械论医学模式（mechanistic medical model）

15世纪欧洲文艺复兴运动带来了工业革命，机械生产替代了手工生产，推动了生产力的发展。当时机械学和物理学有了很大的发展，18世纪法国医生拉美特利甚至认为"人是爬行的机器，是一架会自己发动自己的机器……，体温推动它，食物支持它。疾病是机器某部分故障失灵，需要修补完善。"这种观点促进了自然科学和医学科学的发展，使得人们开始用机械唯物主义观取代唯心主义生命观，并相继发现了血液循环、创立了器官病理学和细胞病理学等。但是用机械论解释一切自然现象和人体现象，忽视了人类机体的生物属性和社会特性，存在对人体观察的片面性和机械性的缺陷。

（四）生物医学模式（ecological model）

18世纪下半叶至19世纪，工业革命高潮时期，细胞学说、进化论和能量守恒定律的发现，动摇了形而上学、机械论的自然观，工业化、都市化使传染病问题日益突出，推动了细菌学的发展。由于生物科学的进步，医学科学发展进入了新的历史时期。随着解剖学、组织胚胎学、生理学、细菌学、生物化学、病理学、免疫学及遗传学等生物学体系的不断形成，使人类从生物学观点来认识生命现象以及健康与疾病的关系。生物医学模式对医学的发展起了巨大的促进作用，20世纪上半叶，预防接种、杀菌灭虫、抗菌药物这三大法宝，使急、慢性传染病和寄生虫病的发病率和死亡率明显下降。可见，生物医学模式是近代医学发展的标志和核心，在过去起着主要作用，在现在和未来医学发展中仍将发挥重要作用。但是，从纯生物学角度理解疾病和健康，忽视了心理、社会因素对疾病和健康的重要性乃至决定性作用。

（五）生物-心理-社会医学模式（bio-psycho-social model）

随着医学科学的发展和疾病谱与死亡谱的改变，生物医学模式逐渐暴露出局限性，人们越来越认识到疾病的致病因素除生物因素外，还有许多重要的生理与社会因素，疾病的表现形式已由单因单果向多因多果形式发展，医学模式也由生物学模式向生物-心理-社会医学模式转变。生物-心理-社会医学模式是指人们从生物、心理和社会三方面联合，对健康与疾病问题所形成的一种认识。

二、多学科综合治疗的概念

（一）多学科综合治疗的定义

20世纪80年代，随着医学模式由生物医学模式向生物-心理-社会模式转变，临床肿瘤学也发生了深刻的变化，肿瘤的定义由最初的某一部位的局部疾病发展为具有复发、转移特征的全身性侵袭性疾病。肿瘤发生的原因是在自身免疫力降低和机体内环境紊乱的条件下，在基因水平上出现的表达失衡与恶性突变。肿瘤是全身疾病的局部表现，所以在肿瘤治疗中应兼顾自身机体、局部肿瘤与治疗手段，以及三者间的相互作用关系。肿瘤的发生发展机制、早期诊断和疗效的控制，都是受多方面因素制约的复杂过程，单一治疗手段如手术、化疗或放疗，对恶性肿瘤治疗均显得不足，于是产生综合治疗（synthetic therapy）或多模式综合治疗的理念。但治疗手段或方法简单相加并不能达到目的，必须合理地综合应用才能更好控制或消除肿瘤，在迅猛发展的细胞分子生物学和现代临床治疗学基础上，以新的医学模式观点，对多学科综合治疗团队概括理解为：根据患者的身心状况、肿瘤部位、病理类型、侵袭范围（病期）和发展趋势，结合分子生物学的改变，有计划地、合理地应用现有的多学科各种有效治疗手段，以最适当的经济费用取得最大限度消除或控制肿瘤的治疗效果，同时最大限度地改善患者的生存质量。

"多学科综合治疗"这一概念不仅强调了患者机体状况（生理和心理两方面）和肿瘤情况（部位、类型、进展情况和生物学特性），也强调了有计划和合理应用不同学科所有有效治疗手段，同时强调了成本-效益的社会医学观点以及卫生资源的合理应用。治疗上，不将根治肿瘤作为唯一目的，而是控制肿瘤，使其与机体处于相对稳定状态，从而谋求患者有更好的生活质量，不致因强烈的治疗手段使机体功能严重受损甚或丧失。

(二)基本原则

在多学科综合治疗共识的基础上,如何制订更好的治疗方案,应考虑到患者能否耐受、能否延长无瘤生存期和总生存期、能否提高患者生存质量、能否符合成本-效益的原则,所以在制订方案时应遵循下列几个基本原则。

1. **局部处理与全身治疗并重的原则**　一般而言,恶性肿瘤的发展过程由局部到全身,早期的肿瘤多局限于器官局部,由小变大,继而由局部浸润发展为远处转移,但是何时发生转移目前尚未能准确预测。所谓局部与全身并重的原则是指,在处理局部病变时应考虑到对全身的治疗;而在针对晚期发展进行全身治疗时,不忘对局部加以适当处理。从乳腺癌治疗发展史可见一斑。20世纪60—70年代盛行乳腺癌根治术和扩大根治术,随着对乳腺癌的生物学特性有进一步了解,手术范围缩小,施行改良根治术或单纯切除加腋淋巴结清扫,但加强了全身化疗和内分泌治疗,生存率明显提高,患者生活质量也较扩大根治术提高。美国胃肠肿瘤研究组GITSG-7175随机对照临床研究表明,直肠癌术后放化疗与单纯手术相比具有显著优势,5年局部复发率11% vs. 20%;远处转移率26% vs. 36%;5年生存率59% vs. 44%。然而,晚期结直肠癌如不处理原发灶,仅进行全身化疗,在治疗中可能发生急性肠梗阻、穿孔或出血,这样往往危及生命,所以在化疗前应对局部进行适当处理,施行姑息性切除或行肠造口术。由此可见,局部与全身的治疗在多学科综合治疗中同样重要。

2. **分期治疗的原则**　目前临床上常根据TNM分期对患者进行施治,同一恶性肿瘤不同TNM分期,其综合治疗方案应是不同的;相同的TNM和相同的分期在不同的恶性肿瘤中所应采用的综合治疗方案也是不同的。因此,这种分期的多样性便决定了综合治疗方案的多样化。Ⅰ期乳腺癌可以采用保乳手术加上放化疗,但Ⅰ期非小细胞肺癌则以根治性肺叶切除为主。不能切除的胰腺癌肝转移和结肠癌肝转移,均属Ⅳ期。但是,二者的治疗方式却并不相同,对结肠癌原发病灶仍要求根治性切除,辅以有效的化疗后再行肝病灶切除;对胰腺癌则不宜要求根治性切除,只能做减瘤手术,避免过大的创伤,因为晚期胰腺癌肝转移至今未有良好对策,强行施行胰十二指肠切除徒增患者痛苦。因此,不同肿瘤、不同分期应有不同的综合治疗方案。

3. **个体化治疗的原则**　临床上常遇到同一肿瘤、同一病理类型、同一分期、同一治疗方法,但预后却不一样,有的长期生存、有的却过早死亡。究其原因,可能是因为以下两点:一是同类肿瘤有异质性;二是需要根据患者具体情况具体状态(如功能状态、心理状况和社会影响等)进行具体分析。所谓个体化治疗,就是要根据具体患者的预期寿命、功能状态、心理状况、治疗耐受性、期望的生活质量、患者的愿望以及肿瘤异质性来设计具体的多学科综合治疗方案。

治疗前应对患者进行综合评价,如评价患者功能状态的行为状态(performance status,PS)和日常生活能力(activities of daily living,ADL)、评价伴随病情况的伴随病等级(comorbidity scale)、评价生存质量(quality of life,QOL)等。个体化治疗是多学科综合治疗规范化的最高境界,也是未来发展的方向。

4. **生存率与生存质量并重的原则**　随着生物-心理-社会医学模式的建立,提高患者生活质量已成为恶性肿瘤治疗的重要目的之一。目前的趋势主要表现在:一是尽量减少破坏性治疗手段,正在从巨创向微创甚至无创发展,例如乳腺癌手术趋向于保守及乳房再造;骨肿瘤保留肢体的术式;直肠癌的保肛手术;腹腔镜手术从多孔发展到单孔甚至通过自然腔道内镜手术(natural orifice transluminal endoscopic surgery,NOTES)进行。二是重视姑息和支持治疗,尽可能减少晚期癌症患者的痛苦,最突出的是世界卫生组织(WHO)倡导的癌症三阶梯止痛法。

所谓生存率与生存质量并重的原则,就是综合治疗既能延长患者生存又能通过治疗使生存质量明显改善,如果只顾消除肿瘤病灶,获得患者生存,而漠视患者生存质量,让患者痛苦地生存,这是医疗观念上极大的错误。然而,目前尚未有令人满意的评价患者生存质量量化评价表,因为不同肿瘤患者有不同的生存质量评价体系。

以往癌症治疗片面追求彻底消除病灶提高生存率,而现在则既要生存又要有良好的生存质量,所以近年已有一个共识,把癌症作为一种慢性病,如高血压、糖尿病一样,不勉强一下子去除原发灶,在保证生存质量情况下,让"人"与"瘤"并存。

5. 不断求证更新的原则 多学科综合治疗的模式、方案尚无固定,不同肿瘤不同,不同时期也不同,处在不断探索中。结直肠癌的辅助化疗从 20 世纪 50 年代开始,由原来认为无效加以否定,到 20 世纪 90 年代初确立 5-氟尿嘧啶(5-FU)/左旋咪唑(Lev)为 III 期结肠癌有效的术后化疗方案,随后又证明 5-FU/CF 方案更好,随着几种新药如奥沙利铂(oxaliplatin)、伊立替康(irinotecan)、卡培他滨(capecitabine)的问世,更优的辅助化疗方案如 FOLFOX、XELOX 等相继应用,这都是经过不断求证,不断进行临床试验的结果。乳腺癌的外科治疗从扩大根治术发展到目前保乳手术加放化疗和内分泌治疗,也是不断求证的典型例子。

6. 中西医并重的原则 中医药是我国的伟大宝库,是几千年来我国人民与疾病斗争过程中积累起来的理论和实践的结晶。中医学着重辨证施治,对肿瘤治疗强调了调节和平衡的原则,通过双向调节、整体调节、自我调节和功能调节等方法恢复和增强机体内部的抗瘤能力,从而达到阴阳平衡治疗疾病的目的。

临床上应用手术、化疗、放疗等消除或打击肿瘤,往往对机体正常组织器官和功能严重损害,而配合中医中药的方法能有效地提高机体防御能力,减少手术、化疗、放疗的副作用,保证人的生存质量,巩固和加强肿瘤治疗效果。这就是中西医结合治疗肿瘤的优越性所在。

7. 成本与效果并重的原则 恶性肿瘤多学科综合治疗比单一治疗的费用高得多,这是我们不得不考虑的问题,如何权衡疗效的提高与经济上的代价,要考虑下列几点:

(1)成本最低原则(cost minimization):如果有多种治疗模式或方案,而疗效基本一致,宜选用费用最低的模式或方案。如可切除的皮肤基底细胞癌既可用手术切除,又可用放射治疗,宜选择较简单的手术切除。

(2)成本-效果原则(cost-effectiveness):有两种可选择的方案,其效果与成本进行比较。

(3)成本-效用原则(cost-utility):这是一种同时考虑生存时间和生存质量的经济分析方法,其衡量单位是质量调整生命年(quality-adjusted life year,QALY),在同样成本的情况下,选择在预算内能达到最大质量调整生命年的治疗模式。

(4)成本-效益原则(cost-benefit):用货币为单位进行计算,效益大的首选。

在制订多学科综合治疗方案时,考虑成本与效果是为了有效利用有限的卫生资源,也是从患者和患者家属的立场着想,并无违背人道主义。

三、多学科综合治疗的生物学基础

细胞分子生物学理论和技术飞速发展,为恶性肿瘤多学科综合治疗奠定了良好的基础。

TNM 分期常用于估计预后和指导治疗,特别是多学科治疗具体方案的选择。但是,TNM 分期尚不能准确预测抗癌治疗效果,临床上常常观察到同一分期、同一病理类型的同一种恶性肿瘤,用同一治疗手段疗效却不相同,预后也不一样。如何选择不同治疗手段、如何综合有序进行,这些问题都不能完全依靠 TNM 分期解决。细胞分子生物学研究已经证明恶性肿瘤存在着异质性问题,譬如 *K-ras* 基因突变与否左右着结肠癌靶向药物西妥昔单抗的应用,如果结肠癌已有 *K-ras* 基因突变,此时应用西妥昔单抗无效;如果结肠癌 *K-ras* 基因呈野生型表达,则西妥昔单抗治疗有良好效果;乳腺癌基于免疫组化检测的雌激素受体(ER)、孕激素受体(PR)和 Her-2 三种蛋白的表达状态进行分子分型,三种蛋白均为阴性的三阴性乳腺癌对化疗药物或内分泌治疗药物敏感性差,预后不佳;微卫星高度不稳定性(MSI-H)或错配修复功能缺陷(dMMR)结直肠癌患者的预后较差,对奥沙利铂为基础的药物化疗不敏感,但应用免疫检查点抑制剂 PD-1/PD-L1 效果更好。其实,这仅仅是反映恶性肿瘤异质性的冰山一角,在细胞分子生物学水平上,还有更多生物学指标能预示肿瘤预后和预测治疗疗效。与多学科综合治疗有关的生物学指标概括如下。

（一）肿瘤标志物

肿瘤标志物是肿瘤本身分泌产生或肿瘤与宿主机体相互作用产生的，存在于体液、组织或细胞内的标志着新生物出现的物质。目前研究最多且在制订治疗方案中被认为最有价值的肿瘤标志物为甲胎蛋白（AFP）、人绒毛膜促性腺激素（hCG）、癌胚抗原（CEA）、ER、PR、CA19-9、CA12-5、CA72-4 等。

以乳腺癌为例，ER 和 PR 在指导乳腺癌多学科综合治疗方案的制订上有极为重要的价值。ER 和 PR 的表达状态联合 Ki67 及 Her-2 的表达情况，可以决定乳腺癌的分子分型（Luminal 分型），有助于不同分期患者的多学科治疗方法，如是否加用内分泌治疗、化疗的强度，是否联合放疗等（其他肿瘤标志物可参考第三篇第二章肿瘤分子诊断）。

（二）癌基因和抑癌基因

肿瘤多学科综合治疗生物学基础研究也在于癌基因和抑癌基因的研究。癌基因（oncogene）研究较多的有 ras、c-myc、c-erbB-2。ras 基因是第一个被鉴定的人类癌基因，也是人类肿瘤最常见的癌基因（参见第一篇第四章癌基因、抑癌基因与表观遗传学）。突变率与结肠腺瘤不典型增生程度直接相关，可作为腺瘤伴恶性潜在性的信号。但 ras 突变预后意义的研究结果不一致，至今还没有足够资料表明 ras 可以作为分期、预测预后的指标。K-ras 基因状况与 EGFR 单抗（如西妥昔单抗）疗效明确相关，只有 K-ras 基因野生型的结肠癌患者才能从西妥昔单抗治疗中获益，所以转移性结直肠癌患者在开始治疗前检测 K-ras 基因突变状态，能够指导西妥昔单抗等抗 EGFR 单克隆抗体的选择。

c-myc 基因的改变包括过度表达和基因放大，它是腺瘤前阶段突变基因，定位于 8q24 区段，半数以上的结直肠癌中该基因可发生过度表达，表达水平较正常细胞可高达 3~40 倍，在生长快的正常细胞中其表达水平也较高，可见其对调控细胞增殖起着重要作用，c-myc 基因还具有调节 ras 基因的功能。

c-erbB-2 也称 Her-2/neu，是一种具有酪氨酸激酶活性的分子量为 185kDa 的糖蛋白，与表皮生长因子受体密切相关。其活化的机制主要是基因扩增，常伴有过度表达。c-erbB-2 阳性的乳腺癌患者复发危险性增高，具有侵袭性、预后较差的特点，这提示 c-erbB-2 可能与耐药机制有关，或者通过未知机制作为耐药的标志。

抑癌基因正常时起抑制细胞增殖和肿瘤发生的作用。肿瘤的发生一方面是癌基因活化，另一方面可能是抑癌基因失活或突变而丧失正常的调节细胞生长的能力。研究颇多的有 p53 基因，它是一个细胞周期依赖性基因，位于 17 号染色体短臂上（17p13.1），长 16~20kDa，由 11 个外显子组成，正常自然存在的 p53 基因为野生型（WT-P53），具有抑制细胞转化作用，保持细胞周期正常运转，调节细胞周期进展。近年来对细胞凋亡的研究较多（参见第二篇第二章细胞死亡与肿瘤）。凋亡功能被抑制，结果将导致肿瘤的发生。WT-P53 与诱导凋亡相关，WT-P53 在大多数肿瘤发生中突变、重排、易位，其 P53 蛋白的功能被抑制，WT-P53 失活使细胞增生转化而发生癌变。不少研究发现结直肠癌和乳腺癌组织如检测到突变的 P53 蛋白是预后不良的表现，但是由于检测突变型 p53 基因的单克隆抗体尚无统一标准，因此结果参差不齐，加上缺乏前瞻性随机研究结果，所以目前尚不宜将 p53 分析列入肿瘤患者的治疗预测和监控。

此外，与肿瘤治疗敏感性预测相关的基因还有很多，例如生长因子家族（growth factors，GF），它包括表皮生长因子（EGF）、转化生长因子（TGF）、血管内皮生长因子（VEGF）等，又如多药耐药基因（multidrug resistance gene，MDR），它包括 MDR1，MDR2，MDR3。MDR1 基因几乎在所有人类肿瘤细胞均有不同程度表达，那些对化疗不敏感或疗效差的肿瘤 MDR1 基因往往有较高的表达水平。

（三）分子分型

与治疗关系尤为密切的是分期。正确的肿瘤分期是判别病变范围、制订最佳治疗计划、比较疗效、统计预后和科研合作交流的重要条件与标准。国际沿用的 TNM 分期始于 20 世纪 40 年代，近 80 年来，在多个国家癌症机构支持配合下，国际抗癌联盟（UICC）对癌症 TNM 分期方案作了多次修订，逐步完善并成为国际公认和采用的标准。长期的肿瘤病理学研究显示,很多情况下肿瘤具有相似的病理形态,但却会表现出不同的临床症状,并且对于临床治疗的反馈也往往不同,这对肿瘤的临床治疗造成了很大的困扰。过去20年的肿瘤分子病理学研究显示,组织病理学相似的肿瘤常常隐藏了大量的分子差异,而且分子病理学的差异往往会严重影响肿瘤的临床特点和治疗效果。因此,1999年美国国家癌症研究所(NCI)提出肿瘤分子分型的概念,即通过综合的细胞分子水平分析,使肿瘤的分类基础由形态学转向以分子特征为基础的新的肿瘤分类系统。肿瘤的分子亚型在不同癌症的临床前诊断和临床治疗中起到了有效的指导作用,医生可以通过不同的肿瘤分子亚型制订肿瘤的最佳治疗策略,从而改善肿瘤患者的预后并且降低肿瘤复发率。

乳腺癌是一种高度异质性的肿瘤,随着人类基因组计划的完成及分子生物学技术的应用,以肿瘤形态学结合基因表达特征的分子分型概念已被医学界认同。

显然,一个好的分子分期、分型对临床实践具有极大价值,对于解决肿瘤在异质性、治疗方案设计、预后预测、追踪观察等方面所产生的问题都有指导意义。按 TNM 分期,对临床低分期但分子生物学指标检测呈高危险的病例进行辅助治疗;而对临床高分期但分子指标呈低危险的病例则避免使用强烈辅助治疗。这样更为个体化的治疗明显提高患者的生存质量。例如,结肠癌分子水平上可分为微卫星稳定性(MMS)、微卫星低度不稳定性(MSI-L)、微卫星高度不稳定性(MSI-H)3类。通过错配修复基因 $hMLH_1$ 和 $hMLH_2$ 检测,MSI-H 患者就算高危 II 期(T_4)也可以不予辅助化疗或忌用氟尿嘧啶单药治疗;而 MSI-L 患者应进行辅助治疗。因此,MSL-H 患者预后良好,加了辅助 5-氟尿嘧啶化疗未能获益,甚至有害处。

目前,肿瘤的分子分型研究正处于高速发展阶段,在很多单肿瘤以及泛癌研究中都取得了实质性的进展,这为改善和优化当前肿瘤的治疗方法以及发现新的治疗策略提供了机会。然而,目前的研究队列大小有限且较为分散,不同研究机构的组学数据不统一,分型方法也存在一定的局限性,造成很多组学分子特征难以综合以得到普遍认可的分型结果。但我们仍然相信,随着时间的推移,数据的积累,算法的优化以及更多大规模研究结果的呈现,肿瘤分子分型的研究终将在协助肿瘤的早期检测、预防和治疗中起到关键作用。

(四) 多基因参与的多阶段发病机制

目前公认恶性肿瘤是机体细胞在内外各种有害因素长期作用下,在基因水平上丧失正常调控,发生过度增生及异常分化而形成的新生物。所以恶性肿瘤实质上是基因疾病,其发生与基因失调、基因表达紊乱相关,是多因素、多阶段,各种分子事件发生发展而形成的。

以结直肠癌为例,其由正常肠黏膜细胞在外因(理化因素和生物源性因素)和内因(遗传或获得性的基因不稳定、微卫星不稳定及染色体不稳定)交互作用下,逐步发生发展演进过程中,分子事件包括初级遗传性事件(primary genetic events)和次级分子事件(secondary molecular events),前者为基因结构的突变(显性作用的原癌基因如 *C-myc*、*ras* 突变;隐性作用的抑癌基因如 *APC* 基因、*MCC* 基因、*DCC* 基因、*p53* 基因突变或丢失);后者为发展演进过程中基因表达改变,均未涉及基因结构上的变化,如蛋白质、酶水平变化及其翻译修饰中磷酸化,以及乙酰化或糖基化作用。随着这些分子事件发生,形态上发生有所表现,包括上皮过度增生或有腺瘤形成、原位癌及癌的浸润与转移等各阶段。

第二节　各种治疗方法的发展与评价

要点:

1. 恶性肿瘤治疗常用的治疗方法包括手术、药物治疗、放疗、介入、物理疗法及中医中药治疗等。

2. 实体肿瘤如消化道肿瘤的治疗手段以手术为主,对于非实体肿瘤如恶性淋巴瘤、白血病则以药物治疗为主,有些肿瘤如鼻咽癌、生殖细胞肿瘤则对放疗更敏感。

一、恶性肿瘤治疗的历史回顾

恶性肿瘤是人类最古老的疾病之一。古生物病理学家发现公元前 3400 年人类已有骨肿瘤。公元前 3000 年古埃及木乃伊已有肿瘤存在的证据。古埃及纸草文(公元前 2800 年)记载皮肤"溃疡""乳房隆起的肿块"。被誉为"医学之父"的希波克拉底(Hippocrates)(公元前 460 年)描述了 6 种癌瘤类型,并认为肿瘤由体液中黑胆汁积聚而成。后来盖伦发展了希波克拉底的体液学说,治疗以纠正"体液失调"着手,采用许多有机物和无机物治疗,但是基于当时的科学水平,这种治疗措施未能取得明显效果。我国对肿瘤认识也很早,追溯到几千年前殷墟甲骨文就有"瘤"这个病名,两千多年前的《周礼》一书已记载有专治肿疡的医生,称之为"疡医",至今日本和朝鲜仍将肿瘤称为"肿疡"。

现代外科则以手术治疗理念为主。这种治疗理念始于 1809 年,McDowell 为一妇女切除了 10.2kg 重的卵巢肿瘤,术后患者生存了 30 年。1846 年 10 月 16 日,Warren 在美国麻省总医院首次施行乙醚麻醉切除颌下腺。1867 年,Lister 开始推介消炎药物在外科中的应用。由于麻醉和消炎药物的发明,肿瘤外科得到长足发展。乙醚麻醉应用前,美国麻省总医院总共施行 385 次手术,但随着乙醚麻醉的不断普及,在 19 世纪最后 10 年,该院每年施行手术可达 20 000 次。值得一提的是,Billroth 在 1860—1890 年首次施行了胃切除术、喉切除术和食管切除术,为胃癌、喉癌、食管癌根治性切除开辟了新途径;1890 年,Halsted 提出原发癌瘤连同区域淋巴结整块切除的原则,并据此设计了乳腺癌根治术,即沿用至今的著名的 Halsted 术式,其合理的手术原则和良好的疗效对肿瘤外科的发展有很大的促进作用。随后按此原则出现了许多癌瘤根治术式,如前列腺癌根治术(Young,1904)、子宫颈癌根治术(Wertheim,1906)、经腹会阴直肠癌切除术(Miles,1908)、肺叶切除术(Graham,1933)、胰十二指肠切除术(Whipple,1935)、肝癌肝规则切除术(Lortat-Jacob,1952)。肝移植成功(Starzl,1963)使肿瘤外科在治疗肝癌领域又迈上了一个新的台阶。近 20 年来,随着显微外科技术、微创外科技术、麻醉水平的提高及抗生素的广泛应用,肿瘤外科日臻完善,除了根治性切除术,更有器官移植、重建和康复手术得到应用。至此,几乎人体所有重要器官的恶性肿瘤都可经手术治疗。

放射治疗(radiation therapy,RT)是恶性肿瘤治疗第二个主要手段,至今已有 100 多年历史。1895 年 11 月 8 日,德国物理学家 Conrad Röntgen 发现 X 线,为放射治疗奠定了物质基础。放射治疗最初用于脱毛(1897 年),其后用于治疗皮肤癌、白血病和淋巴瘤。由于对其副作用认识不足而疏于防护,一位放射治疗先驱者因超量接触 X 线,手部发生皮肤癌以致要截肢,后来死于全身转移(1903 年)。放射治疗的第一个里程碑是居里(Curie)夫妇提炼出放射元素镭(1898 年),次年由于错误地把镭放在口袋引致皮肤烧灼,从而引发人们对于镭在临床应用中作用的重视。1920 年,当放疗第一次治愈早期喉癌,无需让病人接受永久性致残的气管切开术时,是放射治疗的第二个里程碑。1905 年,美国 Abbe 医生首次用镭插植在肿瘤中进行治疗,开拓了肿瘤放射治疗的另一种方法——组织间插植疗法。第一次世界大战后,X 线照射与镭的联合应用使肿瘤治疗进入一个新阶段。首先是研制出剂量测定仪,通过深部 X 线照射和联合镭敷贴治疗宫颈癌获得良好效果。1942 年 Fermi 设计第一个核反应堆,1948 年安装了第一台 ^{60}Co(钴)治疗机,1953 年第一台直线加速器问世。这样,深部 X 线、^{60}Co、直线加速器便形成目前肿瘤放疗的基本格局。近二三十年来,电子计算机技术的发展使放疗技术不断更新,三维治疗计划系统、立体定向放射治疗技术、适形调强放射治疗,加上近年来中子治疗、质子治疗的发明,使放射治疗如虎添翼。

肿瘤的第三种治疗手段是药物化学疗法。最早的尝试是 1865 年 Lissamer 应用 Fowler 溶液(亚砷酸溶液)治疗白血病。现代化疗从 20 世纪 40 年代才逐渐开展。医学家发现,第二次世界大战期间所应用的化学武器中的芥子气可以使骨髓和淋巴系统受抑制,并将其应用于肿瘤治疗。1942 年耶鲁大学首次进行氮芥治疗淋巴瘤的临床试验,1946 年发表治疗结果,使得学界对这一新兴的治疗方式十分重视。从此,化学疗法成为治疗肿瘤的重要手段之一。随后,一些抗癌新药相继问世。特别是

1957 年 5-氟尿嘧啶和环磷酰胺的合成,使化学治疗更为广泛应用,成为肿瘤化疗的里程碑之一,迄今 5-氟尿嘧啶和环磷酰胺还是化疗的基础药物。后来,1959 年 Sulivan 创用的动脉连续灌注的给药方法,开创了化疗抗癌的新方法。1961 年 Rousselot 创立 5-氟尿嘧啶肠腔化疗加全身化疗,提高了结直肠癌根治术的效果。同年李明秋联合应用甲氨蝶呤、苯丙酸氮芥和放线菌素 D 治疗睾丸肿瘤获得成功,开创了肿瘤联合化疗的先河。1968 年,Karnofsky 正式提出肿瘤内科学(medical oncology)的概念,这标志着肿瘤化疗从过去单一寻找新药发展到包括药物治疗、细胞增殖动力学的应用、肿瘤病理学和免疫学在内的一个新学科。细胞增殖动力学的研究,促使了代谢类化疗药的发展和大剂量化疗的应用。十余年来,分子靶向药物治疗蓬勃发展,肿瘤内科治疗又上升一个新的水平。分子靶向药物伊马替尼(imatinib)治疗胃肠道间质瘤和慢性粒细胞白血病取得治愈性效果,其非细胞毒性的抗肿瘤机制完全不同于传统化疗的药物,许多靶向药物如利妥昔单抗、吉非替尼、厄洛替尼、索拉非尼、贝伐珠单抗、西妥昔单抗、舒尼替尼、曲妥珠单抗等也在临床广泛应用(表 4-11-1)。免疫治疗以肿瘤免疫检查点抑制剂的临床研究最为成熟和充分,应用最为广泛。免疫检查点是一类免疫抑制性的分子,可以调节免疫反应的强度,从而避免正常组织的损伤和破坏,是免疫耐受的主要原因之一。免疫检查点疗法就是通过共抑制或共刺激信号等一系列途径,以调节 T 细胞活性来杀伤肿瘤细胞的治疗方法。该疗法改变了癌症治疗并获得 2018 年诺贝尔生理学或医学奖,为更多的转移性癌症患者提供了长期的临床缓解和治愈可能。常用的免疫检查点抑制剂如 PD-1 抑制剂被批准用于多种肿瘤类型,包括皮肤癌、泌尿生殖系统肿瘤、肺癌、头颈癌、乳腺癌、淋巴瘤、妇科肿瘤和胃肠癌等,对高度微卫星不稳定性(MSI-H)/错配修复缺陷(dMMR)或高肿瘤突变负荷(高 TMB)的癌症患者有奇效。

表 4-11-1　肿瘤治疗发展大事记

时间 / 年	报道者	重大事件
1809	McDowell	巨大卵巢肿瘤切除
1846	Warren	应用乙醚麻醉切除颌下腺
1867	Lister	发明防腐消毒
1860—1890	Billroth	首次成功切除胃、喉、食管
1878	Volkmann	直肠癌切除
1880	Kocher	甲状腺切除手术
1890	Halsted	根治性乳房切除(整块原则)
1895	Röntgen	发现 X 线
1896	Beatson	应用卵巢切除治疗乳腺癌
	Curie(居里)夫妇	提炼出放射元素镭
1904	Young	根治性前列腺切除
1906	Wertheim	根治性子宫切除
1908	Miles	腹会阴联合直肠切除
1912	Martin	脊索切断缓解疼痛脊髓侧束切断止痛
1910—1930	Cushing	开展脑瘤手术
1913	Torek	胸段食管癌切除术
1927	Davis	成功切除肺转移癌
1933	Graham	全肺切除术
1935	Whipple	胰十二指肠切除术
1941—1948	Fermi	设计第一个核反应堆
		^{60}Co 机生产和临床应用

续表

时间/年	报道者	重大事件
1945	Huggins	肾上腺切除治疗晚期前列腺癌
1946	Gilman	氮芥治疗淋巴瘤
1952	Lortat-Jacob	肝规则性切除
1953	Vickers	安装第一台加速器
1957	Charles Heidelberger	合成抗代谢药物 5-氟尿嘧啶（5-FU）
1961	李明秋	联合化疗治疗睾丸肿瘤
1963	Starzl	肝移植术
1967	Stone	快中子治疗
1967	Margulis	提出介入放射学（interventional radiology）
1968	Karnofsky	提出肿瘤内科学
1967	Hounsfield G	发明计算机体层摄影术（CT）
1976	Morgan	发现白介素（IL-2）
1985	Rosenberg	倡导过继性免疫疗法
1991	Rosenberg	首例黑色素瘤基因治疗
1998	Axel Ullrich	治疗乳腺癌的单克隆抗体上市
2001	Nicholas Lydon	分子靶向药物伊马替尼问世
2011	Goldstein	首个免疫检查点抑制剂伊匹木单抗（ipilimumab）上市

除了上述传统的三大疗法之外，近 20 年还崛起了一些新的治疗方法，如生物治疗、介入治疗、物理治疗（激光、微波、冷冻、热疗等），还有我国特色的中医中药治疗，这些治疗方法也有着一定的疗效。

二、各种治疗方法在多学科综合治疗中的地位

前述的多学科综合治疗的概念中强调应用现有的各种有效手段，而现有的各种疗法在综合治疗中发挥不同作用，其应用也随着人们对肿瘤治疗的认识加深而有所改变。

在诸多治疗手段中，临床上仍以手术、放疗、化疗为主，因其各有特点，互为补充。迄今，约有 60% 的肿瘤主要靠外科手术治疗，尤其是实体肿瘤。但有些肿瘤由于部位特殊，肿瘤位于隐匿部位，无法通过手术治疗，例如鼻咽癌通常以放射治疗为主。对于非实体肿瘤如恶性淋巴瘤、白血病，放射与手术不能治愈，药物治疗则起着更为重要的作用。可见，在肿瘤治疗中这三种治疗手段各有千秋，都有无法代替的地位。特别是在当代肿瘤治疗中更需三者有机结合，以求良好效果。

从治疗效应来看，外科手术和放射治疗都属局部治疗方法，它们的目的主要是消除或杀灭局部肿瘤，阻止其发展和扩散，但当肿瘤业已发展扩散时，它们显得无能为力。化疗则属于全身效应的方法，它除了能控制局部肿瘤发展之外，更多着重于抑制肿瘤发展和扩散。基于对肿瘤细胞增殖动力学的认识和对抗肿瘤药物机制的认识，肿瘤内科专家不断推出各种联合化疗方案，对恶性肿瘤实施辅助化疗、新辅助化疗和晚期患者化疗。现在单纯化疗对妊娠期的绒毛膜上皮癌、霍奇金病、睾丸癌、急性淋巴细胞白血病、非霍奇金淋巴瘤（某些亚型）和毛细胞白血病可能达到治愈，其次是急性粒细胞白血病、卵巢癌、小细胞肺癌。当然制订化疗方案时应明确治疗目的是根治还是姑息，如果以姑息为目的，在制订具体方案时不应给患者带来太大的风险和痛苦，必须衡量利弊；若以根治为目的，则应最大限度地消灭肿瘤细胞，并采用必要的巩固和强化治疗，以达到治愈目的。近年来，诱导缓解→扶正治疗→消除肿瘤→巩固治疗＋扶正治疗的治疗模式和程序已广泛应用于临床。

肿瘤生物学治疗是 20 世纪 80 年代以来随着免疫生物学、肿瘤免疫学和细胞分子生物学的发展

而形成的,其核心内容是利用任何生物学物质或生物制剂来直接或间接地修饰机体和肿瘤的相互关系,从而改变机体对肿瘤细胞的生物学应答而起到抗瘤效应。现在临床上应用的肿瘤生物治疗方法有细胞因子疗法、特异性主动免疫治疗、继承性细胞免疫治疗、抗体介导的被动免疫治疗、分化诱导治疗等。

介入放射学自 20 世纪 60 年代兴起,它是指在 X 线、CT、超声等引导下,将特制的穿刺针、导管插入所要到达的人体部位,进行 X 线诊断与治疗的技术,分为血管性介入放射学和非血管性介入放射学。血管内灌注化疗药物治疗肝肿瘤已是一种成熟的姑息性治疗措施,并获得一定疗效。非血管性介入包括瘤内注射、瘤内激光治疗、瘤内微波治疗、瘤内射频治疗等,这些疗法均属辅助性姑息性治疗,对局部病灶控制有一定作用,以补放、化疗之不足。

肿瘤热疗(tumor hyperthermia)是用加热治疗肿瘤的一种物理方法,即利用有关物理能量在组织中沉淀而产生热效应,使肿瘤组织温度上升到有效治疗温度(41~43℃),并维持一段时间,以达到既使肿瘤缩小或消除,又不损伤正常组织目的的一种治疗方法。肿瘤热疗与化疗、放疗联合已显示有一定的协同效应及临床应用前景,但现阶段只作为辅助性治疗。

中医中药的辨证论治和扶正祛邪的观点与施治,能配合手术、放疗、化疗,增强患者体质,减少毒副反应,在肿瘤治疗中可以发挥"保驾护航"作用。

第三节　多学科综合治疗的基本条件与模式

要点:

1. 肿瘤多学科综合治疗不局限于治疗肿瘤病灶,应全面评估治疗目的、可行性和预期效果,关注患者心理和对治疗的实际需求。

2. 肿瘤单病种多学科专家团队的建立要根据不同肿瘤、不同分期、不同个体状况采用不同的模式,在循证医学基础上不断改进。

多数疾病的发生发展均涉及多个系统器官,不能简单地将某种疾病视为局限于单个器官的孤立的疾病。治疗肿瘤这种发病机制复杂的疾病更是如此。肿瘤治疗不应仅限于对肿瘤病灶消长的关注,还应全面评估治疗目的、可行性和预期效果,关注患者心理和对治疗的实际需求。例如胰腺癌不仅是胰腺的肿瘤性病变,还可引发全身多系统损害,如胰腺内外分泌功能紊乱,引起糖尿病、营养不良等内分泌代谢相关疾病;肿瘤梗阻引起黄疸、肝功能损害等肝胆相关疾病;肿瘤转移到相应器官脏器,引起相应脏器的病变或功能改变。因此胰腺癌的治疗要涉及消化内科、肝胆外科、肿瘤科、放射科、影像科及营养科等。目前各科室在胰腺癌的处理上各有建树,却不能互通有无。因此这就需要多学科进行诊疗,以个体化治疗为出发点,探寻胰腺癌的最佳治疗模式。

一、基本条件

1. 医院应为具有相当水平的、设备先进、学科齐全的肿瘤专科医院或设有肿瘤科的综合医院或地区的医疗中心。

2. 组建肿瘤单病种多学科综合治疗团队(MDT),其核心应包括肿瘤外科、化疗科(肿瘤内科)、放疗科、病理科、影像科(超声、X 线、CT、MRI、PET-CT)、介入治疗科和专科护理,必要时邀请其他学科专家参加。MDT 应有学术地位较高、临床经验丰富、善于团结多学科专家和有相当组织能力的带头人。一般 MDT 有 15~16 人。

3. 应制定共同遵守的规章制度,包括会议、执行与反馈、记录和资料收集、统计与分析。多学科专家团队讨论必须在固定时间、地点召开,与会专家亦应相对固定(即定时、定点、定员,"三定")。会议必须设有相应设备(多学科媒体、荧屏、体格检查设备等)。

4. 医院领导和各科主任支持,鼓励专家参加 MDT,提供有关设备和便利多学科诊疗的措施。

二、实施流程

1. 讨论会前,一线医生整理好患者病历资料和影像资料,如有条件可先将影像资料交影像科医师细读;如对病理诊断有疑问,先请病理科医生复阅病理玻片。

2. 讨论会开始,一线医生汇报病历,提出讨论要点。

3. 影像科专家介绍影像检查结果,显示超声、X 线、CT、MRI、PET-CT。

4. 讨论发言,各抒己见。

5. 带头人总结,决定诊疗方案,责成相关学科执行。

6. 会议记录连同病历资料输入计算机保存。

三、模式

多学科综合治疗的模式是多种多样的,也是根据不同肿瘤、不同分期、不同个体状况采用不同的模式。模式的建立必须通过严格的临床试验并与时俱进,在循证医学基础上不断改进。

(一) 能手术的实体恶性肿瘤

1. 单纯手术治疗。

2. 手术 + 化疗。

3. 手术 + 放疗或放化疗。

4. 新辅助治疗-手术-辅助治疗。

(二) 不能手术的恶性肿瘤

1. 放化疗-生物治疗,靶向药物治疗,中医中药治疗。

2. 诱导化疗-放化疗-生物治疗,中医中药治疗。

3. 诱导化疗-化疗-放疗, ± 生物治疗。

4. 对症支持治疗。

无论肿瘤能否手术或放化疗,可考虑中医中药治疗,对患者的营养支持,对症处理、心理辅导和康复治疗都要根据患者情况有序进行。

众所周知,结直肠癌肝转移应用多学科综合治疗已经获得良好效果。结直肠癌肝转移十分常见,初诊时约 20% 已有肝转移;肠癌切除术后异时性肝转移达 50%。所幸结直肠癌肝转移手术切除效果良好,术后 5 年生存率可达 30%~50%。但是目前发现能切除的肝转移仅占 10%~15%。如何使不能切除的肝转移转化为可切除? MDT 专家可根据患者全身情况、肿瘤情况决定是否将原发灶与肝转移同期或分期切除、先化疗后手术或先手术后化疗。确实不能完全切除者,需加消融治疗、插管化疗等治疗方案。切除术后还可以在辅助化疗的基础上加用生物治疗。总之,经多学科综合治疗后肝转移 R_0 切除率提高,生命延长。

第四节 多学科综合治疗存在问题与发展方向

要点:

1. 肿瘤多学科综合治疗缺少规范化的模式和指南。

2. 医务工作者应树立多学科综合治疗的观念,加强学科间联系,加强相关基础及临床研究,组织专病多学科诊治队伍。

尽管肿瘤多学科综合治疗在世界已获得共识,但实践迄今仍处在探索阶段,存在不少问题有待解决。

NOTES

一、存在问题

(一)缺乏多学科综合治疗观念,临床实践中存在随意性和盲目性

不少医师,特别是非肿瘤专科医师,对肿瘤患者施治时只凭个人经验或对各种治疗方法的作用片面了解,在"宁滥勿缺"的思想指导下,随意将一种或几种治疗方法用上,造成过度治疗。也有的医师只相信自己熟悉的学科,认为"一把刀"或"某一仪器设备"或"某一化疗方案"就可以达到根治肿瘤的目的,造成治疗不足,使患者治疗后短期内复发转移。造成这种随意性、盲目性的原因是医师缺乏多学科综合治疗观念,缺乏指导规范的多学科综合治疗的临床实践指南,以及缺乏监督遵守"指南"的机制。

医师在临床工作中需要有指导性的文件,才不致随意、盲目地制订治疗方案。但这种指导规范的多学科治疗的模式或方案,必须通过严格的多中心前瞻性随机对照的临床试验,获得有意义的结果后才能得以应用。凡是没有经过大样本临床随机对照研究验证的临床治疗手段,无论是单一学科还是多学科,都不能称为模式,都不应该作为临床工作的指南。目前,临床肿瘤诊疗多以美国 NCCN 临床实践指南、欧洲 ESMO 共识和国家卫生健康委员会公布的诊疗规范为指导。但并不是所有医师都经过培训,这些"指南""共识"或"规范"尚未广泛宣传推广。2018 年我国第一批肿瘤多学科诊疗试点医院名单中,国内 33 家大医院(包括肿瘤专科医院和"三甲"综合医院),实施多学科综合治疗不到一半。按病种分析,实施多学科综合诊疗比例不同,其中乳腺癌 38%,肺癌 38%,大肠癌 49%,前列腺癌 47%,卵巢癌 49%,鼻咽癌 35%,肝癌 54%,食管癌 46%,胃癌 47%,淋巴瘤 44%。大医院尚且如此,二级医院组建多学科综合治疗团队难度更大。

(二)多学科发展不均衡,有些治疗方法尚不够成熟

现代肿瘤治疗的长河中,最成熟又被广泛认可的是外科手术,其次是放疗和化疗。近年出现的高温疗法、电化学疗法、冷冻疗法等新治疗方法,增加了人们对付癌症的武器,但作为多学科综合治疗组成部分,这些新方法尚不成熟,应通过临床试验正确认识这些方法并做出适当评价。对新方法、新技术的"过热",既对患者不利,也对新方法、新技术的自身研究不利。就是目前盛行的微创手术,也有适应证所限,不宜一律"微创",有时"微创"也会给患者带来"巨创",所以"微创"也应该"有所为,有所不为"。当然,"过热"的对立面是墨守成规、遵循守旧。经过 200 年现代癌症治疗方法的演进,取得不少的成就,使某些医师形成墨守成规的认识观念,不愿也不去探索新的方法,这种观念同样不利于肿瘤多学科综合治疗方法的发展。

(三)就医环境和条件不足

肿瘤治疗设计多方面,然而医学发展使临床专科越分越细,分科越细对专科专一范围的疑难问题越容易搞深搞透,但由于"太专",在思维方法上比较容易出现重专科而忽视整体的现象,加上目前医疗体制和就医程序所限,患者就诊只进入某一专科,很少得到多学科医师共同诊治。另一方面,目前医疗保障制度和卫生资源所限,在一定程度上使肿瘤患者难以接受多学科综合治疗。

二、发展方向

(一)加强组织领导,建立多学科综合治疗的规章制度

多学科综合治疗模式必须有组织、有领导、有措施,才能得以推广。欧洲一些国家为此立法,违规就要处罚。国内尚未为此立法,但医院领导层应为此制定规范,不然难以持之以恒地实施。

(二)加强医师培训

无论在读医学生或在职医师都应树立多学科综合治疗的观念,认真学习和推广现有临床实践指南和诊疗规范,并应建立监督机制。

(三)切实加强细胞分子生物学研究

多学科综合治疗中各种治疗手段的合理应用尚有很大困难,尽管目前对估计治疗效应的"预测

因子"研究相当热门,但真正能为肿瘤临床所用的预测因子寥寥无几,所以未来对这方面的深入研究,寻找更多更有意义的预测因子,指导制订前瞻性的有效综合治疗方案,将为真正的个体化多学科综合治疗奠定必不可少的基础。今后,药物治疗的地位会不断提升,特别是分子靶向和免疫治疗。我国药品监督管理局药物临床试验登记与信息公示平台登记数据显示,2020年肿瘤药物临床试验达到722项,年增长率为52.3%,靶向药占比76.6%,免疫药占比22.9%。可以想象,未来外科手术和放射治疗的应用范围可能受限。

(四)组织大样本多中心随机临床试验

为了制定具有指导性的临床实践指南,必须通过大量的临床试验总结和随机临床试验。美国国家综合癌症网络(National Comprehensive Cancer Network,NCCN)组织专家组对几十种肿瘤编写出临床实践指南,每年都在临床试验基础上进行更新。近年来,中国肿瘤专家参与讨论并出版了临床实践指南的中国版,无疑对我国肿瘤的多学科综合治疗起到了促进作用。但是,由于我国的医疗条件和就医环境等有别于美国,所以我们还应通过自身的临床试验制定我国的临床实践指南,这项工作正在不断完善。

(五)加强学科间联系,组织专病多学科诊治队伍

恶性肿瘤从开始发病就不是一个局部疾病,而是全身性的,涉及整个生命的根本问题,因此治疗时既要针对局部又要统观全身,牵涉多个学科。所以真正做到多学科综合治疗必须组成一个由多学科医生参加的治疗研究的整体,其中应有病理医生、内科医生、外科医生、放疗科医生、放射科医生,甚至还要有心理、免疫、内分泌专业医生等,成立专家会诊中心,设立单病种专家组及首席专家,打破以往"一对一"的医疗模式,实行"多对一"高级医疗服务。

(六)各学科自身研究的深化

外科手术的精细化和微创化,内科化疗新的和更好的药物不断出现,新的放射治疗技术如容积旋转调强放疗(VMAT)、图像引导放疗(IGRT)、调强放射治疗(IMRT)、自适应放疗(ART)、重离子治疗和射波刀等在多学科综合治疗中使用的研究等(参见第四篇第二章放射治疗),为多学科综合治疗方案增添更多选择。

随着医学科学的发展,肿瘤的多学科综合治疗也必将日臻完善,对各种治疗方法的效果评价及临床使用,也应在严谨、科学的临床试验的基础上,按照循证医学的原则加以选择,以最大限度地提高肿瘤的临床治愈率和生存率,并尽可能提高患者的生存质量。

(王振宁)

思考题:

1. 简述现代医学模式经历的演变过程。
2. 简述多学科综合治疗的概念。
3. 肿瘤的主要治疗方法有哪些?
4. 肿瘤的多学科综合治疗主要有哪些学科,主要治疗策略有哪些?
5. 多学科综合治疗相关的生物学基础有哪些?

推 荐 阅 读

［1］郭启勇. 介入放射学. 4 版. 北京：人民卫生出版社，2017.

［2］谭红专. 现代流行病学. 3 版. 北京：人民卫生出版社，2019.

［3］詹思延. 流行病学. 8 版. 北京：人民卫生出版社，2017.

［4］周岱翰. 中医肿瘤学. 北京：中国中医药出版社，2011.

［5］卞修武，张培培，平轶芳，等. 下一代诊断病理学. 中华病理学杂志，2022，51（1）：3-6.

［6］邵向阳，徐伟文. 下一代测序（NGS）技术的发展及在肿瘤研究的应用. 分子诊断与治疗杂志，2016，8（5）：289-296.

［7］孙苗苗，张智弘. 人工智能在病理诊断中的应用. 中华病理学杂志，2019，48（4）：338-340.

［8］宋春花，王昆华，郭增清，等. 中国常见恶性肿瘤患者营养状况调查. 中国科学：生命科学，2020，50（12）：1437-1452.

［9］General Practice Branch of Cross-Strait Medicine Exchange Association. 姑息治疗与安宁疗护基本用药指南. 中国全科医学，2021，24（14）：1717-1734.

［10］ANDERSON NM，SIMON MC. The tumor micro-environment. Curr Biol，2020，30（16）：R921-R925.

［11］ARINA A，GUTIONTOV SI，WEICHSELBAUM RR. Radiotherapy and Immunotherapy for Cancer：From "Systemic" to "Multisite". Clin Cancer Res，2020，26（12）：2777-2782.

［12］BINNEWIES M，ROBERTS EW，KERSTEN K，et al. Understanding the tumor immune microenvironment（TIME）for effective therapy. Nat Med，2018，24（5）：541-550.

中英文名词对照索引

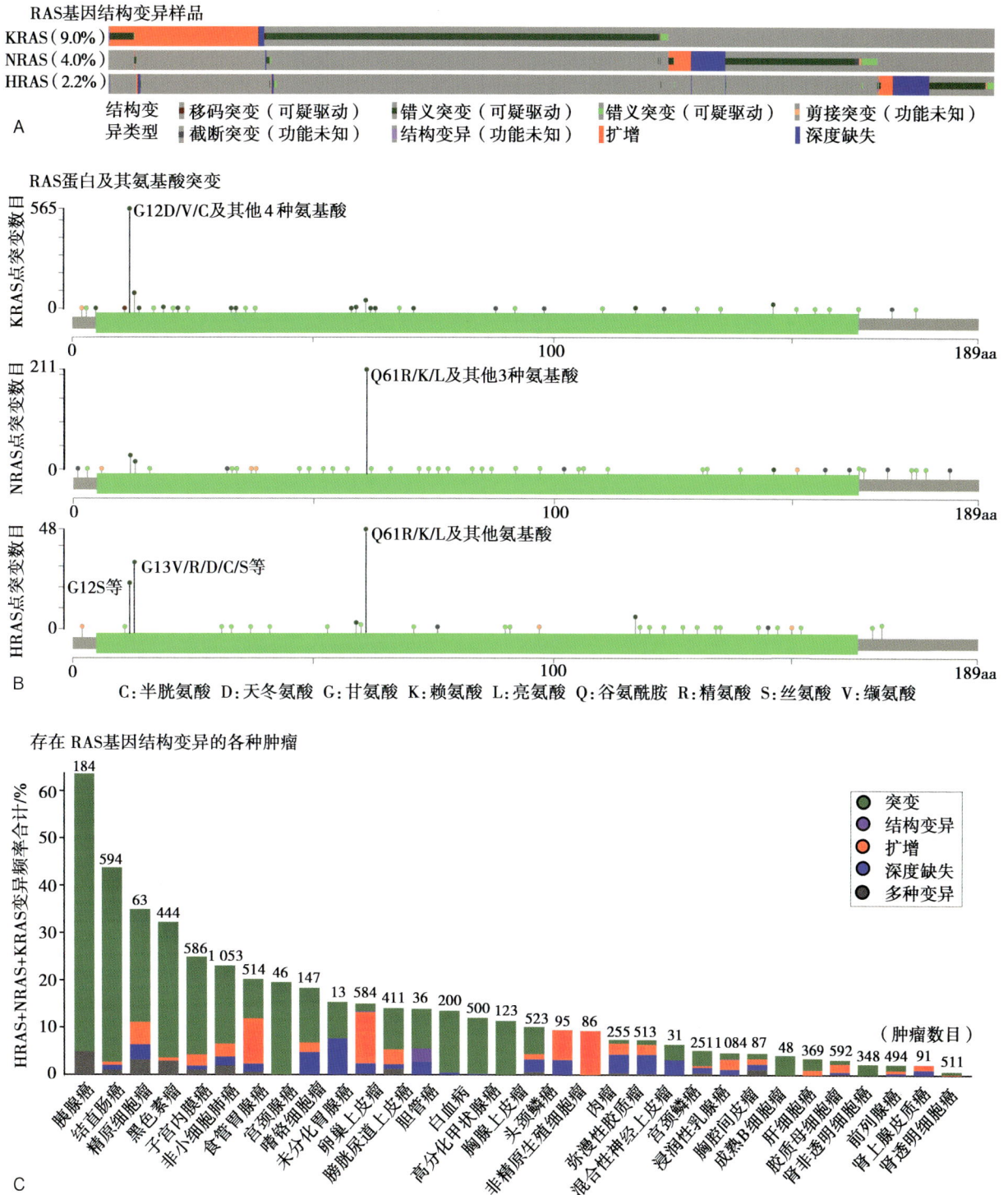

彩图 1-4-1　TCGA 泛癌基因组图谱中 *KRAS*、*NRAS*、*HRAS* 基因在 10 967 份人肿瘤样品基因组中的 DNA 序列/结构变化情况

A. 肿瘤样品中三个 *RAS* 基因的点突变和扩增等结构变化(仅列出存在变化的样品);B. 肿瘤样品中检出的三个 *RAS* 蛋白质氨基酸残基突变的位置及频数分布;C. 不同组织学类型肿瘤组织中三个 *RAS* 基因结构变异频率及测定样品数。

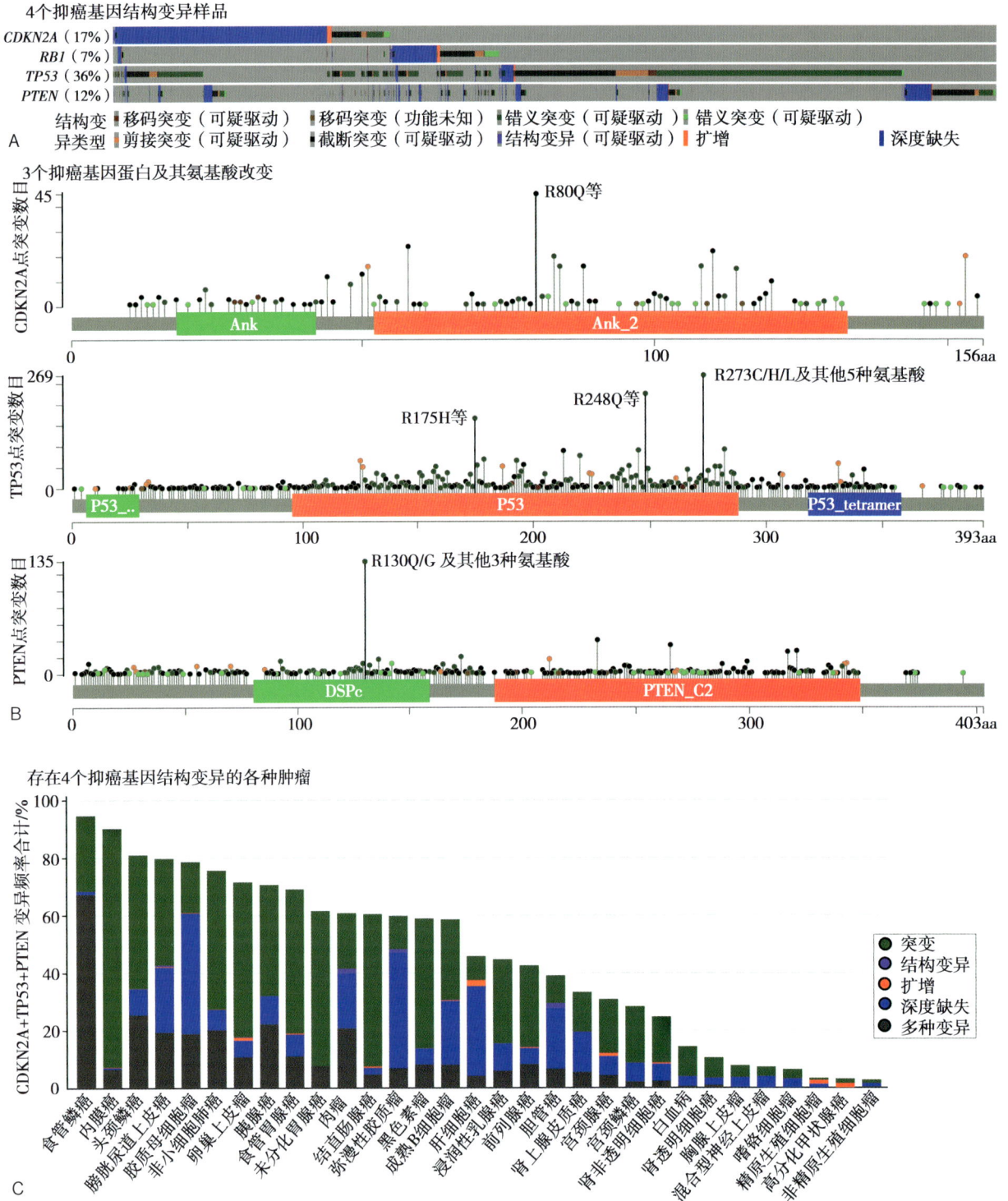

彩图 1-4-2   TCGA 泛癌基因组图谱中抑癌基因 *CDKN2A*、*RB1*、*TP53*、*PTEN* 在 10 967 份人肿瘤基因组中的 DNA 序列/结构变化情况

A. 肿瘤样品中 4 个抑癌基因的点突变和缺失等各种结构变化分布状态（未检出变化的样品未列示）；B. 肿瘤样品中检出的 CDKN2A/P16^{INK4A}、TP53 和 PTEN 蛋白质的氨基酸残基突变的位置及频数分布；C. 不同组织学类型肿瘤组织中 3 个抑癌基因结构变异频率（不同肿瘤样品数目见文末彩图 1-4-1）。

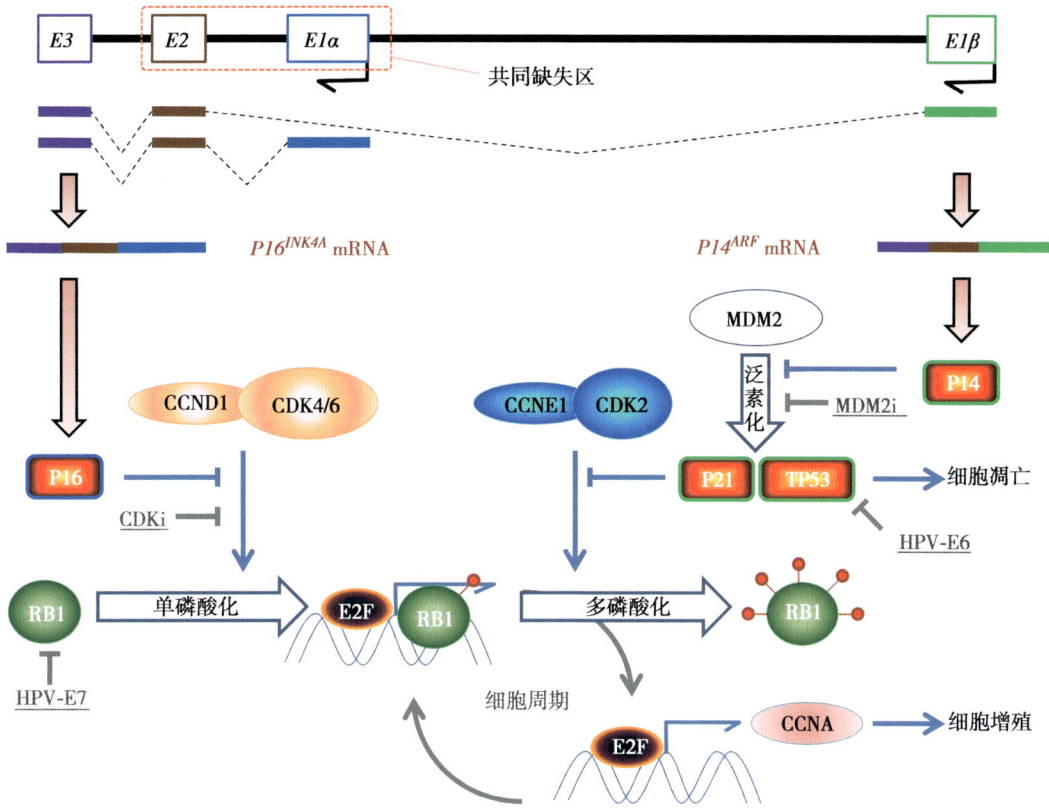

彩图 1-4-3　控制细胞周期和细胞凋亡的 CDKN2A-TP53-RB1 抑癌基因相互作用网络

抑制细胞循环素激酶(CDK)的活性,抑制 RB1 磷酸化和 TP53 及 P21^{CIP1} 蛋白泛素化降解,预防异常的细胞周期 G_1-S 转换,促进受损细胞凋亡。HPV 的 E6 和 E7 蛋白产物能够结合 TP53 和 RB1 蛋白,阻断其功能,驱动肿瘤发生。肿瘤靶向治疗药物 CDK4/6 和 MDM2 抑制剂能抑制其靶分子活性,发挥治疗肿瘤作用。

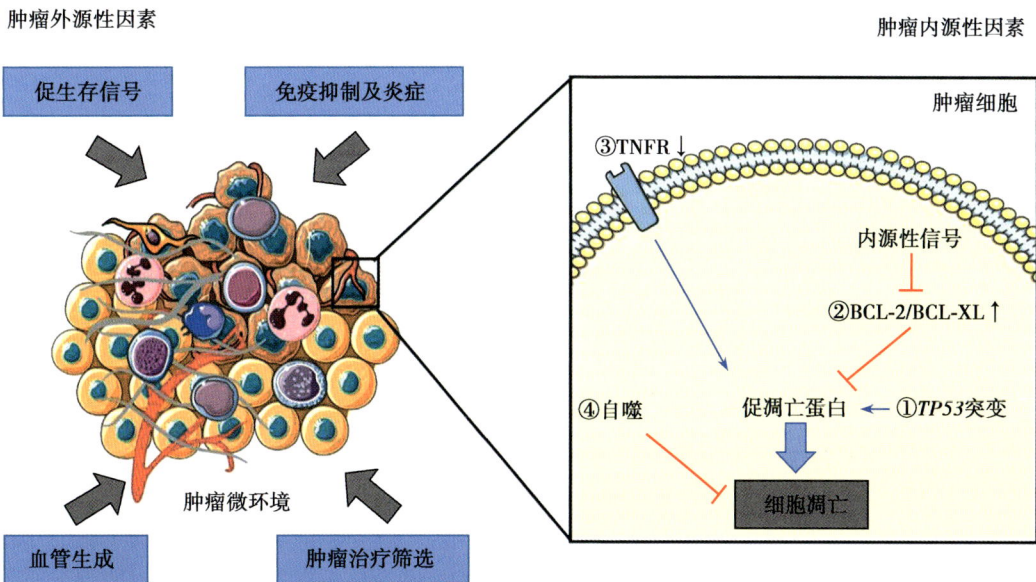

彩图 2-2-3　肿瘤细胞死亡抵抗的机制示意图

肿瘤细胞死亡抵抗的原因主要有肿瘤内源性和外源性因素,内源性因素包括:①抑癌基因 TP53 突变;②BCL-2 家族基因突变或表达异常;③TNF 受体家族的突变;④细胞自噬等。肿瘤外源性因素包括:肿瘤微环境中促生存信号、异常的营养供给(主要是血管生成)、免疫抑制和炎症及肿瘤治疗对死亡抵抗及耐药细胞的筛选。

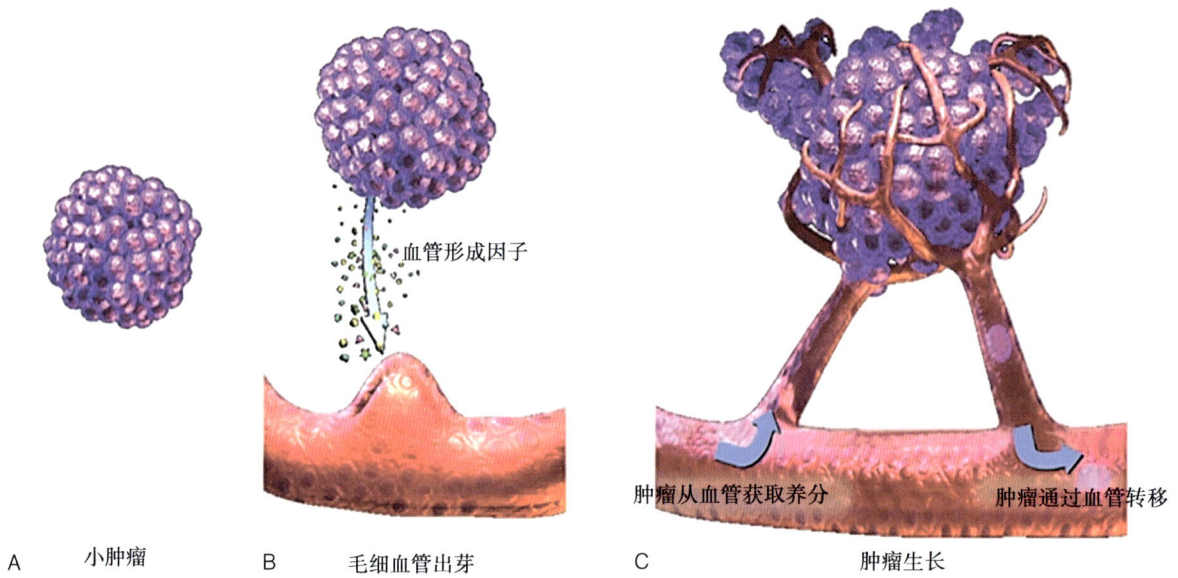

A   小肿瘤   B   毛细血管出芽   C   肿瘤生长

血管形成因子

肿瘤从血管获取养分   肿瘤通过血管转移

彩图 2-4-1   肿瘤血管形成过程图

肿瘤分泌血管生成因子,诱发新生血管生成,促使肿瘤细胞能得到充足的氧和血液供应,最终肿瘤转移扩散。

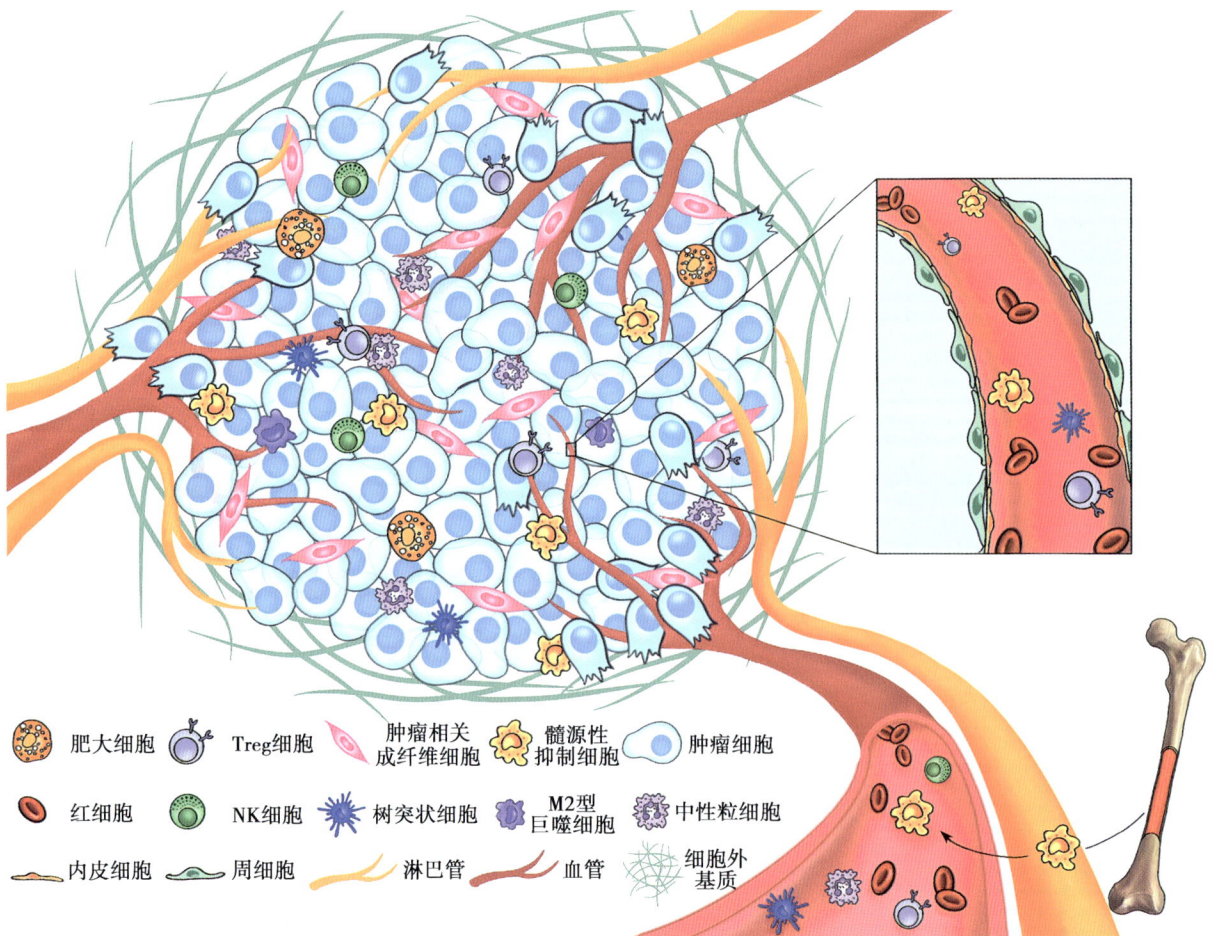

肥大细胞   Treg细胞   肿瘤相关成纤维细胞   髓源性抑制细胞   肿瘤细胞

红细胞   NK细胞   树突状细胞   M2型巨噬细胞   中性粒细胞

内皮细胞   周细胞   淋巴管   血管   细胞外基质

彩图 2-5-1   肿瘤微环境组成示意图

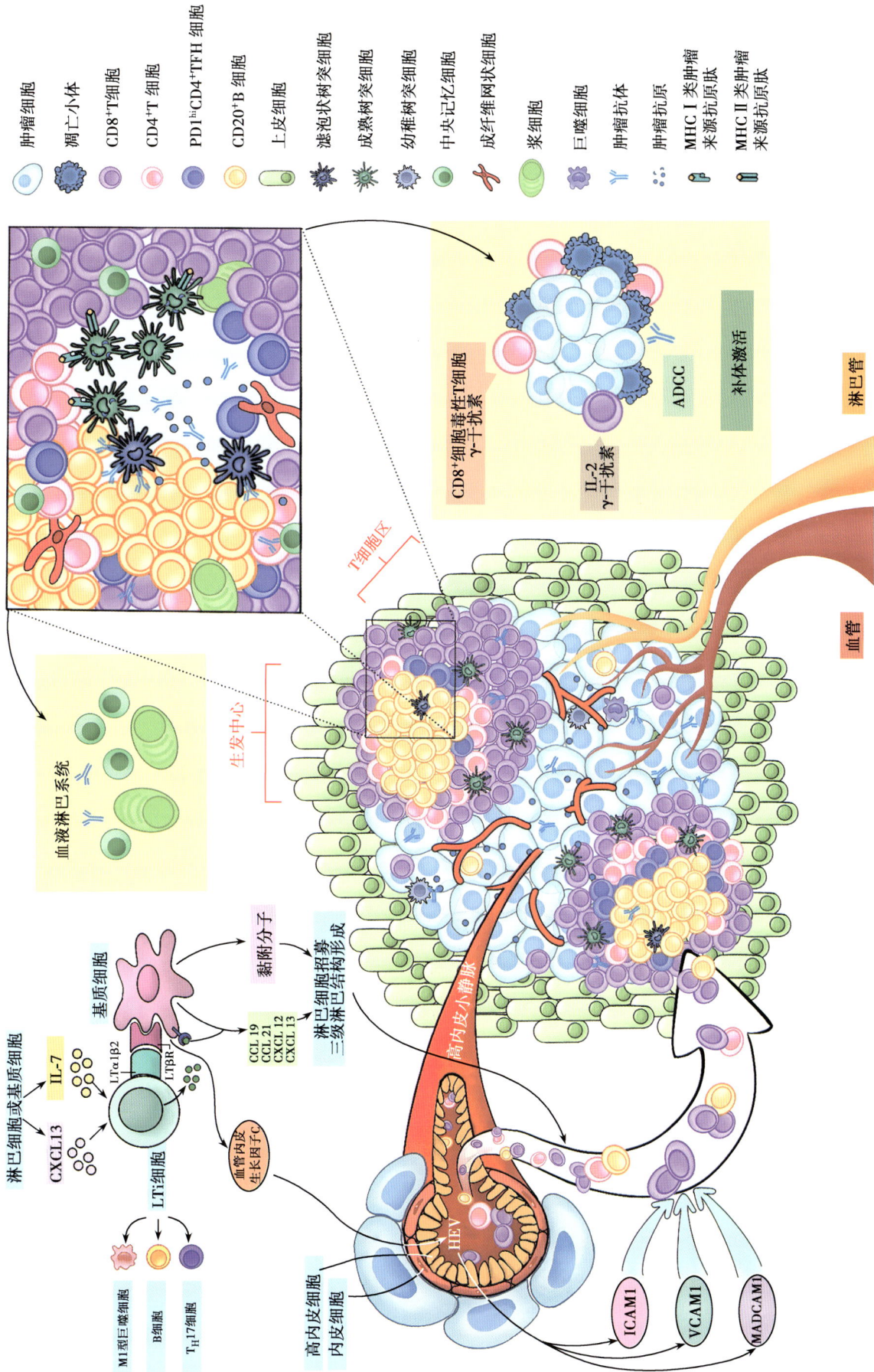

彩图 2-5-2　肿瘤微环境中三级淋巴结构示意图

图例：

肿瘤细胞
凋亡小体
CD8⁺T 细胞
CD4⁺T 细胞
PD1ʰⁱCD4⁺TFH 细胞
CD20⁺B 细胞
上皮细胞
滤泡树突状细胞
成熟树突细胞
幼稚树突细胞
中央记忆细胞
成纤维网状细胞
浆细胞
巨噬细胞
肿瘤抗体
肿瘤抗原
MHC Ⅰ类肿瘤来源抗原肽
MHC Ⅱ类肿瘤来源抗原肽

CD8⁺细胞毒性T细胞
γ-干扰素
IL-2
γ-干扰素
ADCC
补体激活

T细胞区
生发中心
血液淋巴系统

淋巴管
血管

淋巴细胞或基质细胞
CXCL13
IL-7
基质细胞
黏附分子
淋巴细胞招募
三级淋巴结构形成
CCL19
CCL21
CXCL12
CXCL13
LTα1β2
LTβR
LTi细胞
血管内皮生长因子C

M1型巨噬细胞
B细胞
T_H17细胞

高内皮细胞
内皮细胞
高内皮小静脉
HEV

ICAM1
VCAM1
MADCAM1

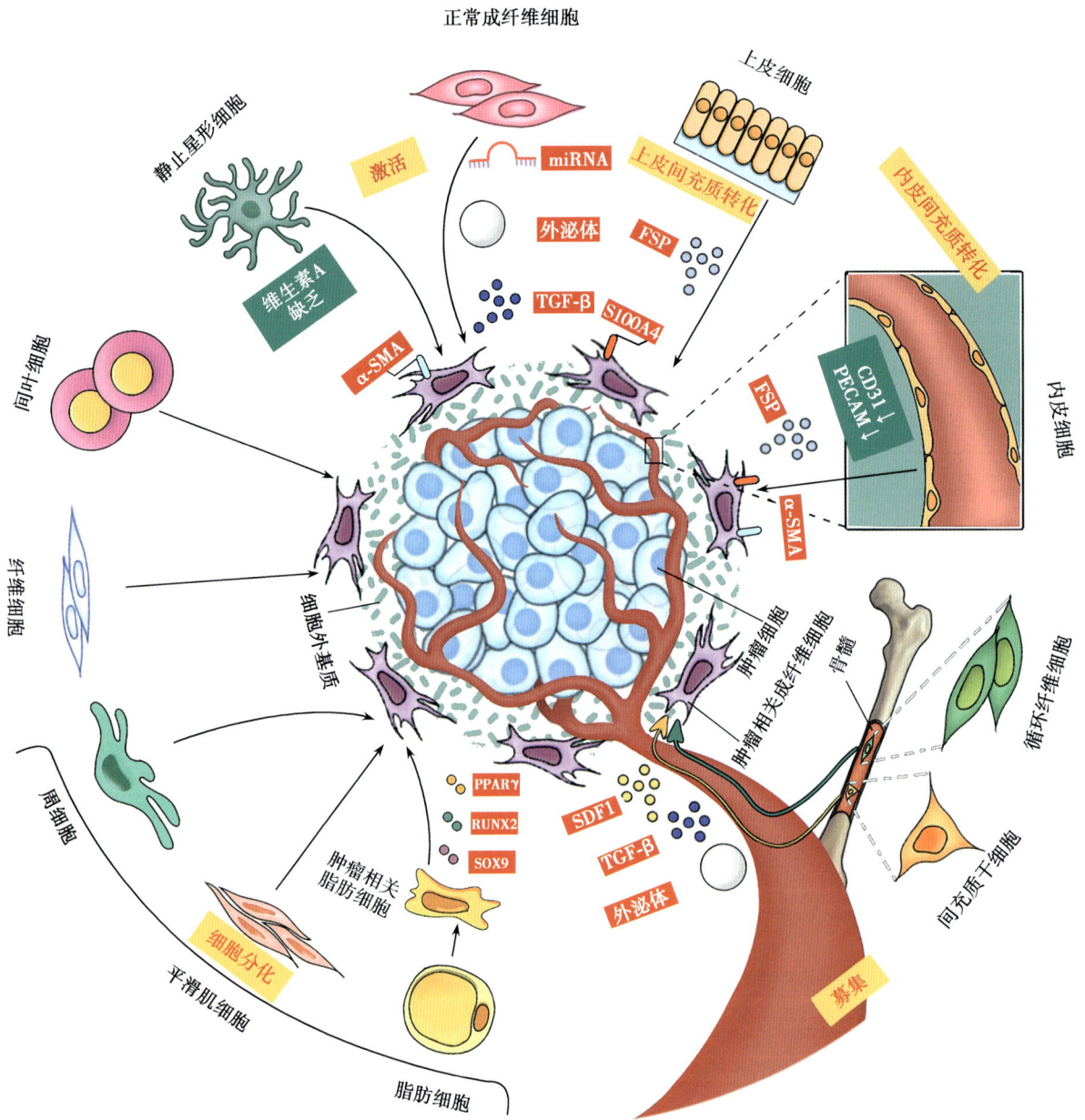

彩图 2-5-4　肿瘤相关成纤维细胞的来源

■—过程或机制 ■—生物学功能

基质重构
基质交联
蛋白质水解
外力介导的基质重构
基质生成

肿瘤生长

代谢的影响
乳酸穿梭
丙氨酸和天冬氨酸穿梭
氨基酸耗竭

癌症侵袭

肿瘤相关成纤维细胞

干扰T细胞功能

可溶性分泌因子
血管内皮生长因子
外泌体
肝细胞生长因子和生长
停滞特异性蛋白6的生成

巨噬细胞和内皮细胞
的相互作用

与免疫系统的相互作用
TGF-β激活
IL-6生成
CXCL12生成
CCL2生成

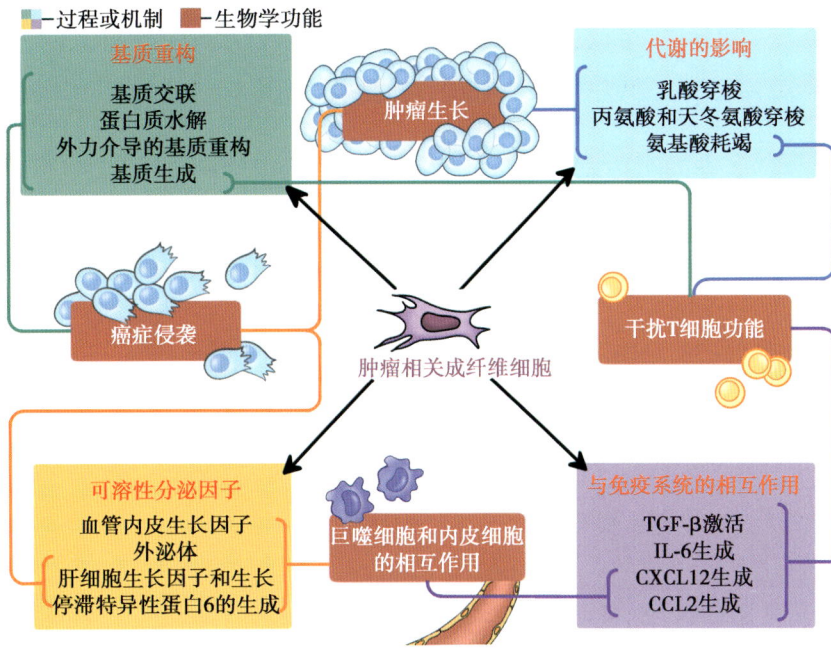

彩图 2-5-5　肿瘤相关成纤维细胞在肿瘤发生发展中的功能示意图

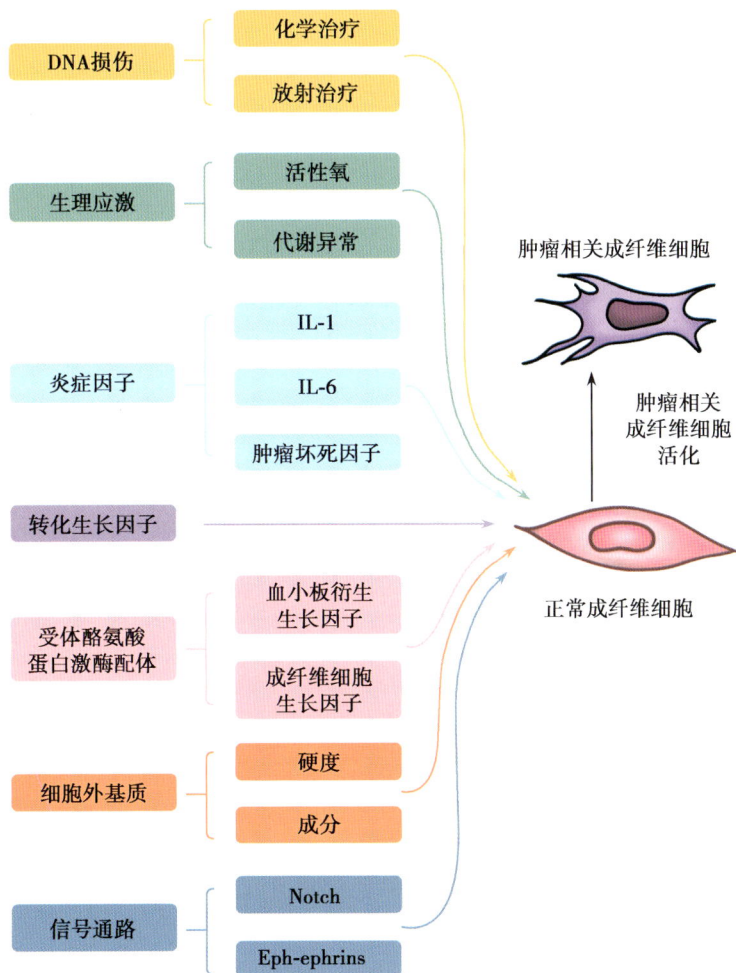

DNA损伤
化学治疗
放射治疗

生理应激
活性氧
代谢异常

炎症因子
IL-1
IL-6
肿瘤坏死因子

转化生长因子

受体酪氨酸
蛋白激酶配体
血小板衍生
生长因子
成纤维细胞
生长因子

细胞外基质
硬度
成分

信号通路
Notch
Eph-ephrins

肿瘤相关成纤维细胞

肿瘤相关
成纤维细胞
活化

正常成纤维细胞

彩图 2-5-6　肿瘤相关成纤维细胞的活化示意图

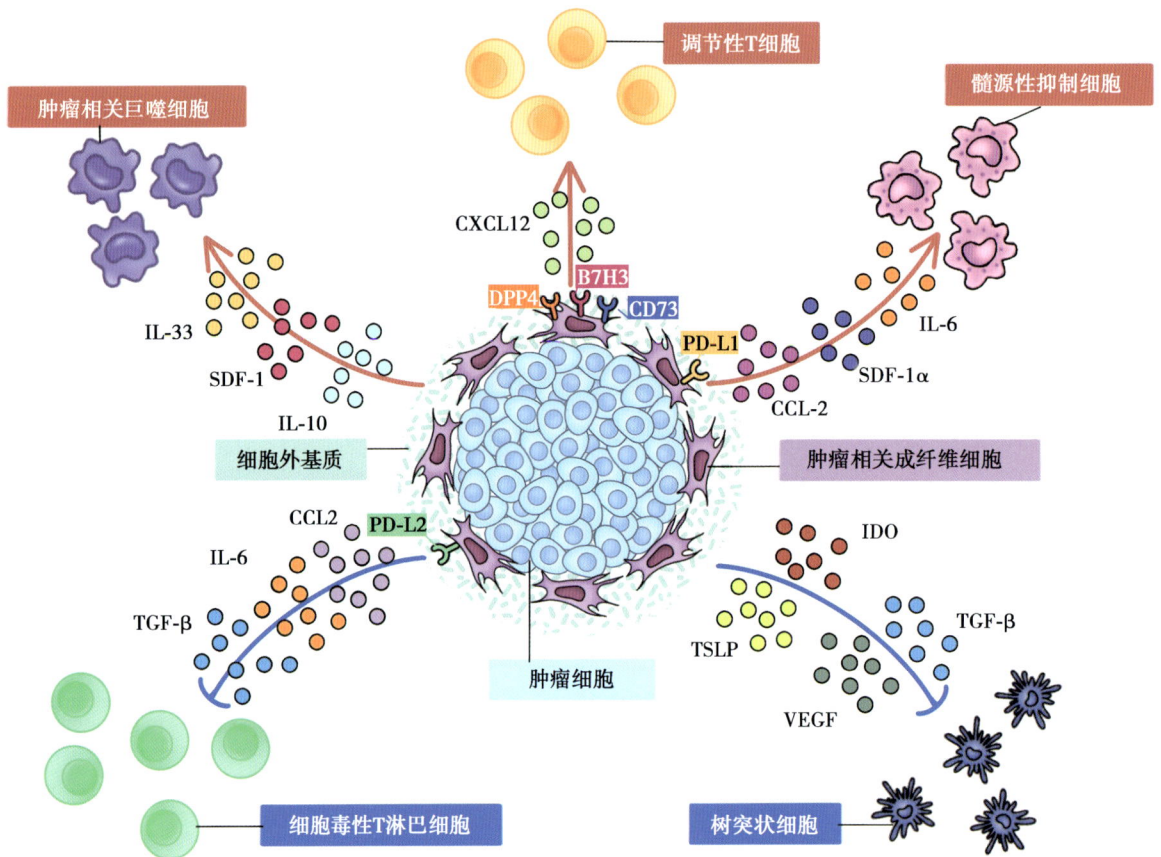

调节性T细胞

肿瘤相关巨噬细胞

髓源性抑制细胞

CXCL12

B7H3

DPP4　CD73

IL-33

PD-L1

SDF-1

IL-6

IL-10

SDF-1α

细胞外基质

CCL-2

肿瘤相关成纤维细胞

CCL2　PD-L2

IDO

IL-6

TGF-β

TSLP

TGF-β

VEGF

细胞毒性T淋巴细胞

树突状细胞

彩图 2-5-7　肿瘤相关成纤维细胞与免疫细胞的相互作用示意图

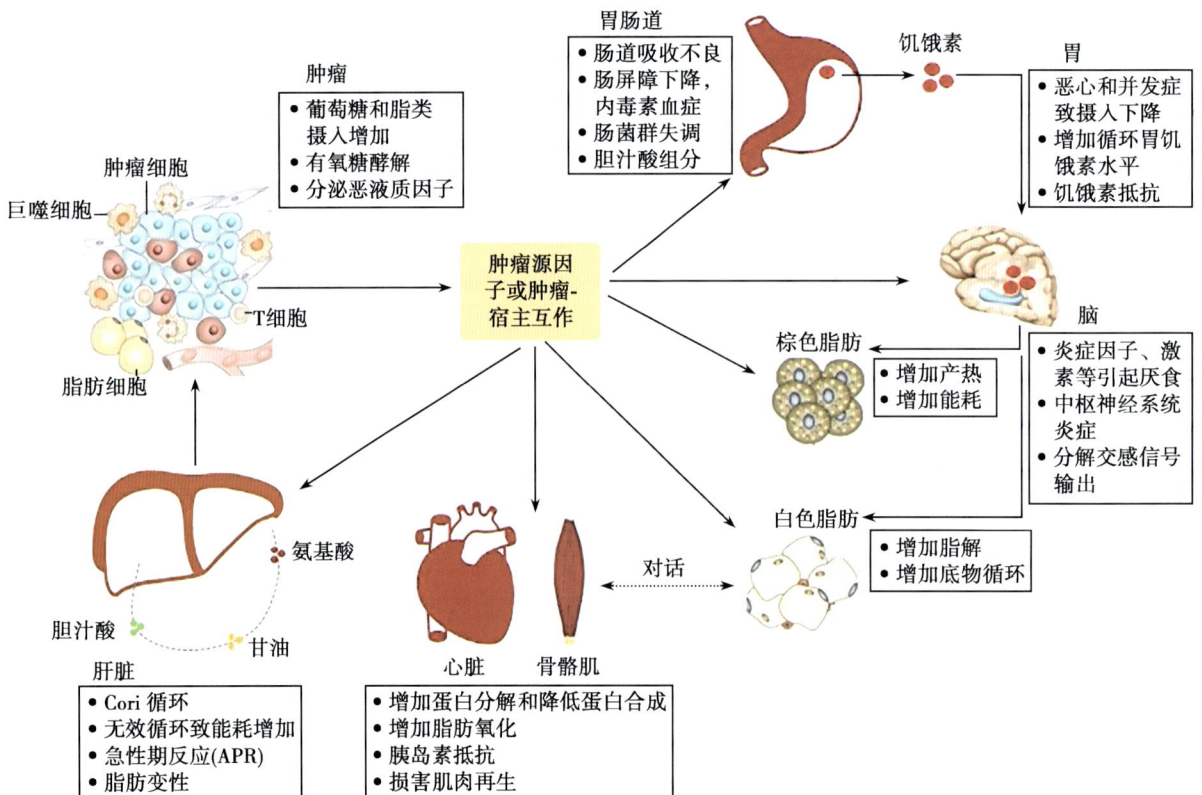

胃肠道
- 肠道吸收不良
- 肠屏障下降，内毒素血症
- 肠菌群失调
- 胆汁酸组分

饥饿素

胃
- 恶心和并发症致摄入下降
- 增加循环胃饥饿素水平
- 饥饿素抵抗

肿瘤
- 葡萄糖和脂类摄入增加
- 有氧糖酵解
- 分泌恶液质因子

肿瘤细胞

巨噬细胞

T细胞

脂肪细胞

肿瘤源因子或肿瘤-宿主互作

棕色脂肪
- 增加产热
- 增加能耗

脑
- 炎症因子、激素等引起厌食
- 中枢神经系统炎症
- 分解交感信号输出

氨基酸

胆汁酸

甘油

白色脂肪
- 增加脂解
- 增加底物循环

肝脏
- Cori 循环
- 无效循环致能耗增加
- 急性期反应(APR)
- 脂肪变性

心脏　骨骼肌

对话

- 增加蛋白分解和降低蛋白合成
- 增加脂肪氧化
- 胰岛素抵抗
- 损害肌肉再生

彩图 2-6-1　恶病质患者高能耗代谢及机制

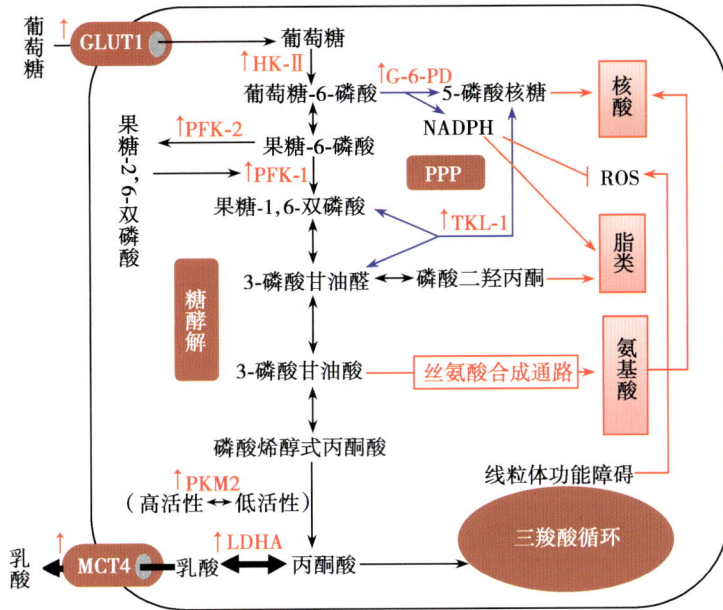

彩图 2-6-2　肿瘤细胞糖代谢

注:GLUT 1:glucose transporter-1,葡萄糖转运体 1;G-6-PD:glucose-6-phosphate dehydrogenase,葡萄糖-6-磷酸脱氢酶;HK-Ⅱ:hexokinase Ⅱ,已糖激酶Ⅱ;LDHA:lactate dehydrogenase isoform A,乳酸脱氢酶 A;MCT4:monocarboxylate transporter 4,单羧酸转运载体 4;NADPH:nicotinamide adenine dinucleotide phosphate,烟酰胺腺嘌呤二核苷酸磷酸;PFK-1:phosphofructokinase 1,磷酸果糖激酶-1;PFK-2:phosphofructokinase 2,磷酸果糖激酶-2;PKM2:embryonic pyruvate kinase M2,胚胎型丙酮酸激酶 M2;PPP:pentose phosphate pathway,磷酸戊糖通路;ROS:reactive oxygen species,活性氧自由基;TKL-1:transketolase 1,转酮醇酶 1。

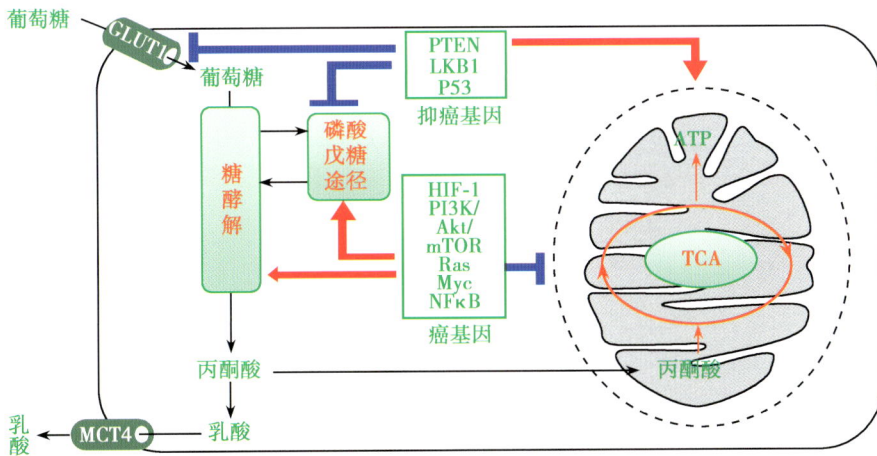

彩图 2-6-3　癌基因与抑癌基因对糖代谢影响

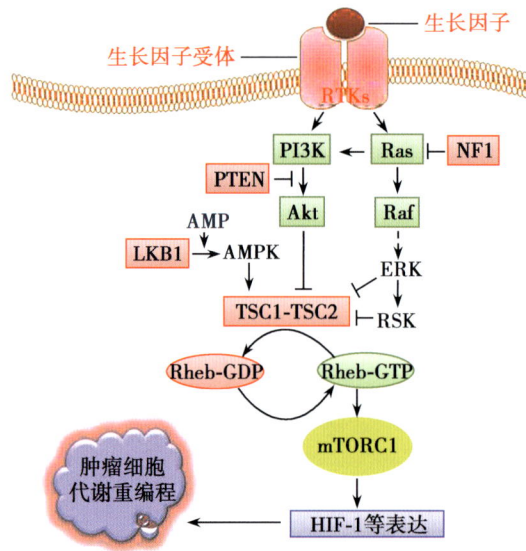

彩图 2-6-4　生长信号转导与肿瘤代谢重编程

注:绿色表示癌基因编码分子组成的生长信号通路,而红色表示抑癌基因编码分子。Akt/PKB:Akt/protein kinase B,Akt/蛋白激酶 B;AMP:adenosine monophosphate,腺苷一磷酸,AMPK:AMP-activated protein kinase,AMP 激活的蛋白激酶;ERK:extracellular signal-regulated kinase,细胞外信号调节激酶;HIF-1:hypoxia-inducible factor 1,缺氧诱导因子 1;LKB1:live kinase B1,肝脏蛋白激酶 B1(丝氨酸/苏氨酸激酶 11,STK11);mTORC1:mammalian target of rapamycin complex 1,哺乳动物雷帕霉素靶蛋白复合物 1(丝氨酸/苏氨酸蛋白激酶);NF1:neurofibromatosis type 1,神经纤维瘤蛋白 1;PI3K:phosphoinositide 3-kinase,磷脂酰肌醇 3 激酶;PTEN:phosphate and tension homology deleted on chromosome ten,磷酸酶和张力蛋白同源分子;Raf:一种丝氨酸/苏氨酸蛋白激酶;Ras:rat sarcoma,一种小分子 GTP 结合蛋白,Rheb:Ras homolog protein enriched in brain,脑中富含的 Ras 同源分子蛋白(GTP 结合蛋白);RSK:ribosomal S6 kinases,核糖体 S6 激酶;RTKs:receptor tyrosine kinases,受体酪氨酸激酶;TSC:tuberous sclerosis complex,结节性硬化症复合物。

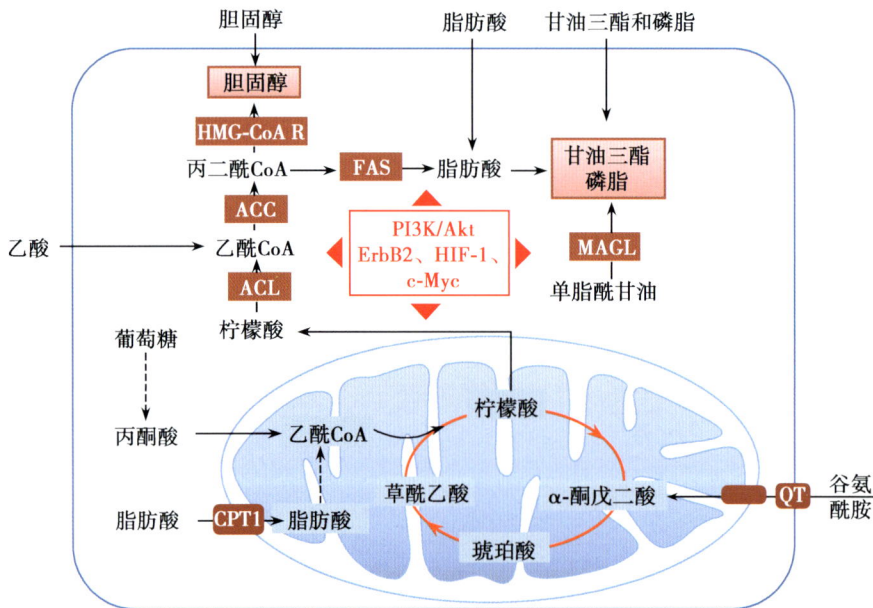

彩图 2-6-5　肿瘤细胞脂类代谢

注:ACC,acetyl CoA carboxylase,乙酰辅酶 A 羧化酶;ACL,ATP citrate lyase,ATP-柠檬酸裂解酶;CPT1,carnitine palmitoyltransferase 1,肉碱棕榈酰转移酶 1;FAS,fatty acid synthase,脂肪酸合酶;HMG-CoA R,3-hydroxy-3-methyglutaryl-coenzyme A reductase,3- 羟基-3- 甲基戊烯基辅酶 A 还原酶;MAGL,monoacylglycerol lipase,单酰基甘油脂肪酶;QT,glutamine transporter,谷氨酰胺转运载体。

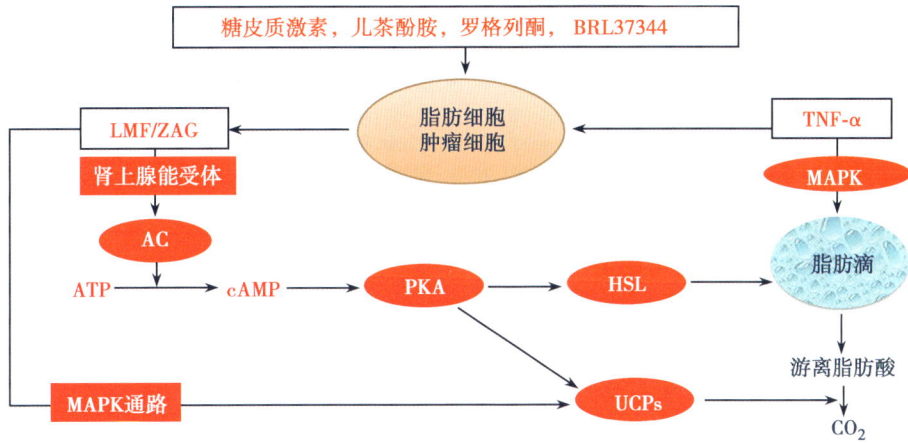

彩图 2-6-6　肿瘤患者脂肪分解及可能机制

注:AC,adenylate cyclase,腺苷酸环化酶;HSL,hormone-sensitive lipase,激素敏感脂肪酶;LMF/ZAG,lipid mobilizing factor / Zn-alpha2-glycoprotein,脂肪动员因子/锌-α2-糖蛋白;MAPK,mitogen-activated protein kinase,丝裂原活化蛋白激酶;PKA,protein kinase,蛋白激酶 A;TNF-α,tumor necrosis factor-alpha,肿瘤坏死因子-α;UCP,uncoupling protein,解偶联蛋白。

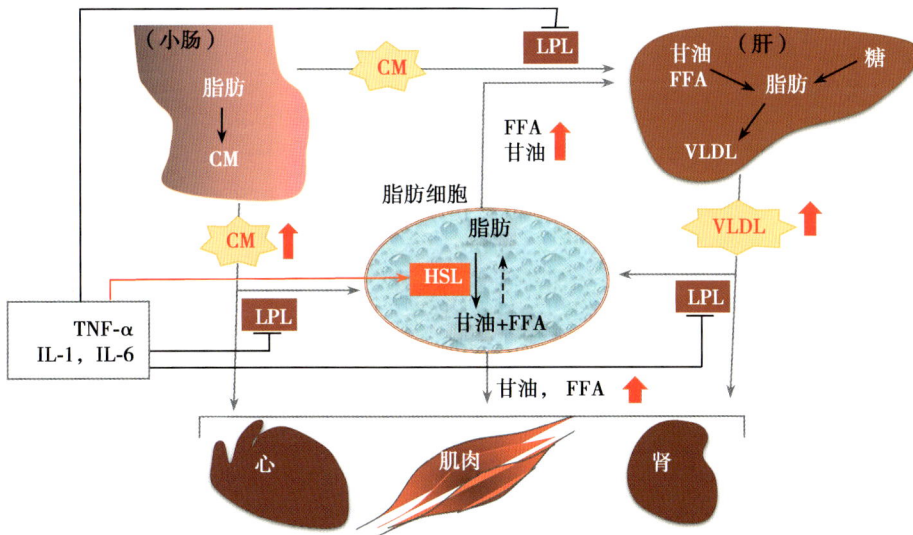

彩图 2-6-7　炎症对肿瘤患者血脂代谢的影响

注:CM,chylomicron,乳糜微粒;FFA,free fatty acid,游离脂肪酸;HSL,hormone-sensitive lipase,激素敏感脂肪酶;IL-1,interleukin-1,白介素-1;IL-6,interleukin-6,白介素-6;LPL,lipoprotein lipase,脂蛋白脂肪酶;TNF-α,tumor necrosis factor alpha,肿瘤坏死因子-α;VLDL,very-low density lipoprotein,极低密度脂蛋白。

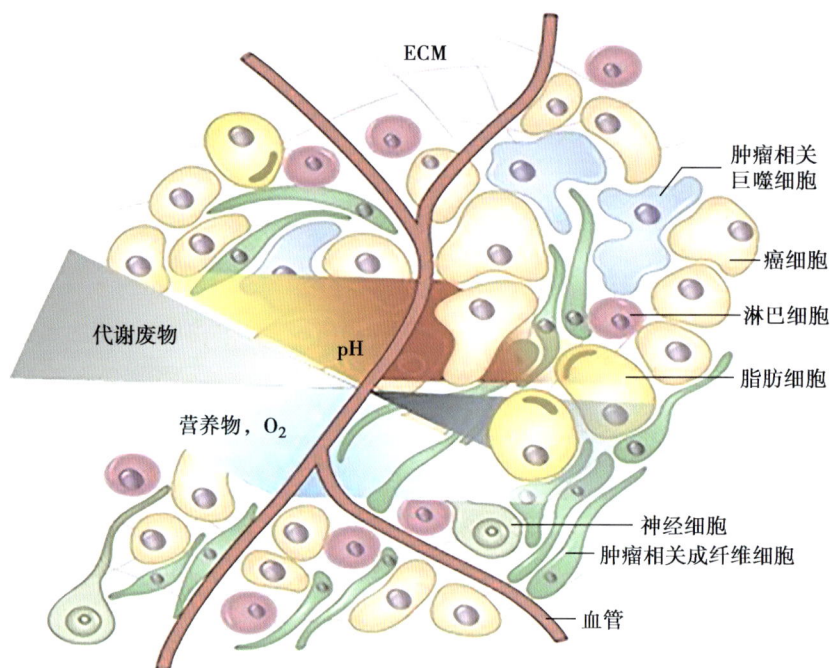

彩图 2-6-11   肿瘤微环境

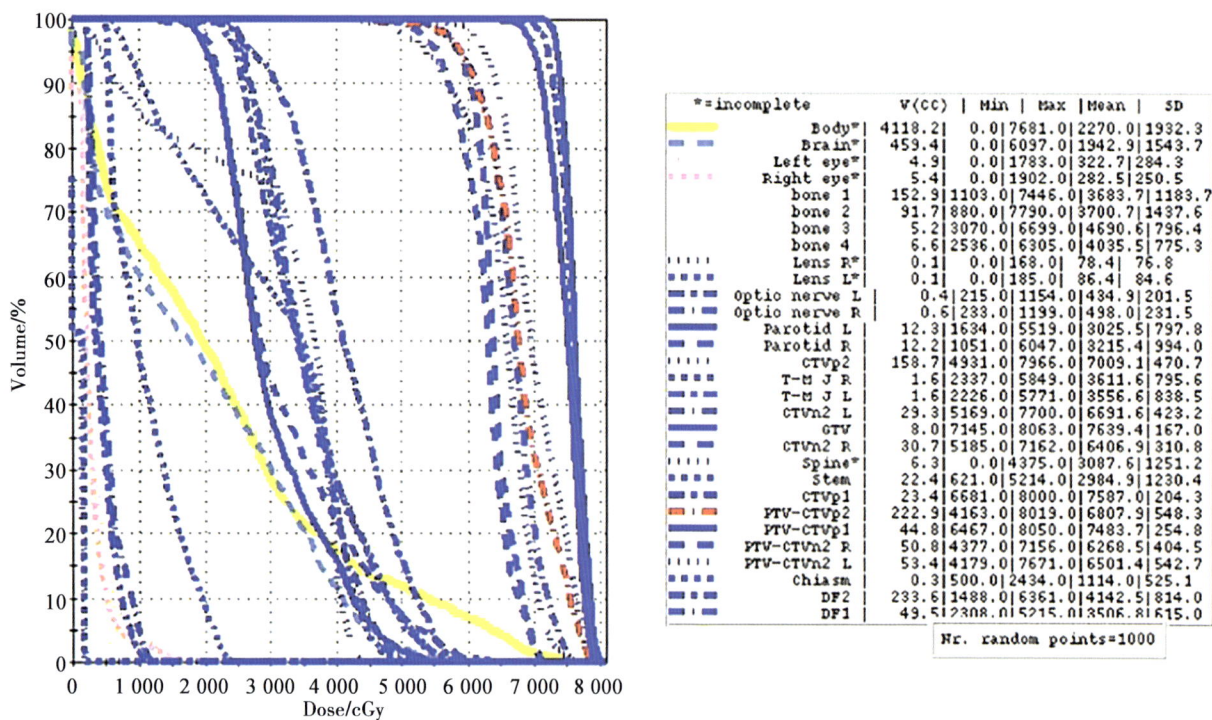

彩图 4-2-9   放射治疗计划评估-剂量体积直方图

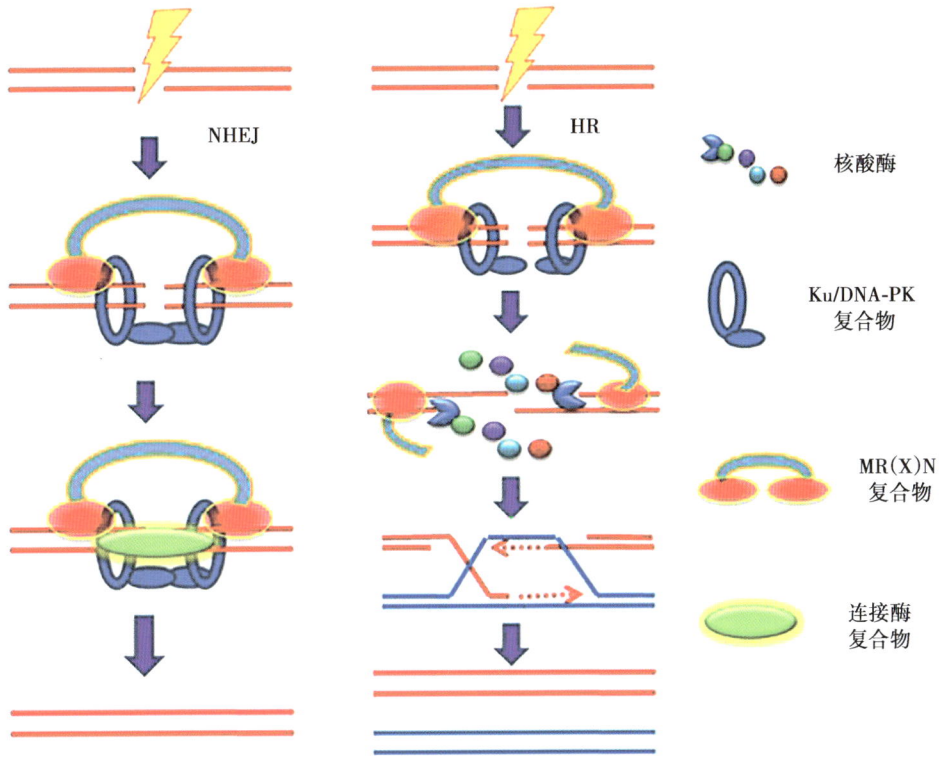

彩图 4-2-12　射线诱导 DNA 损伤修复机制：非同源末端连接、同源重组

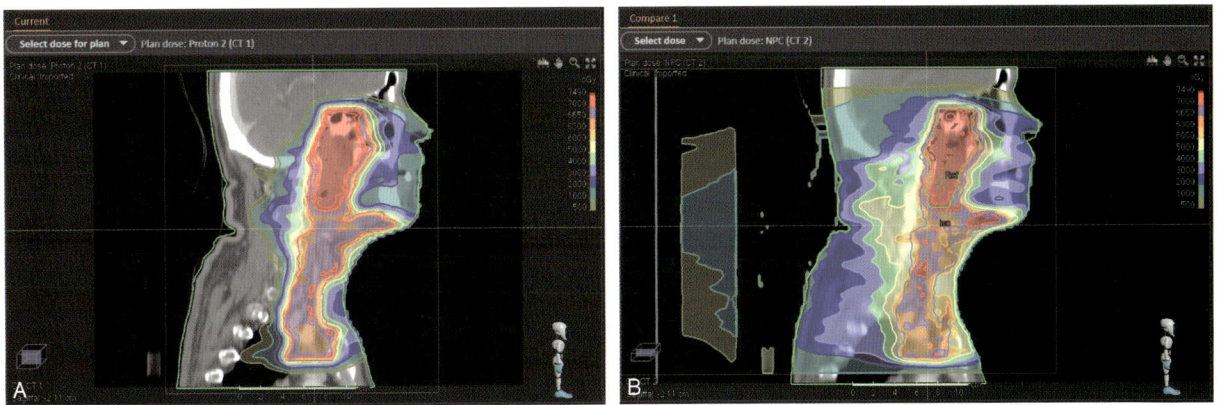

彩图 4-2-18　分别采用质子调强放疗（A）和高能 X 线调强放疗（B）治疗鼻咽癌的靶区剂量分布示意图

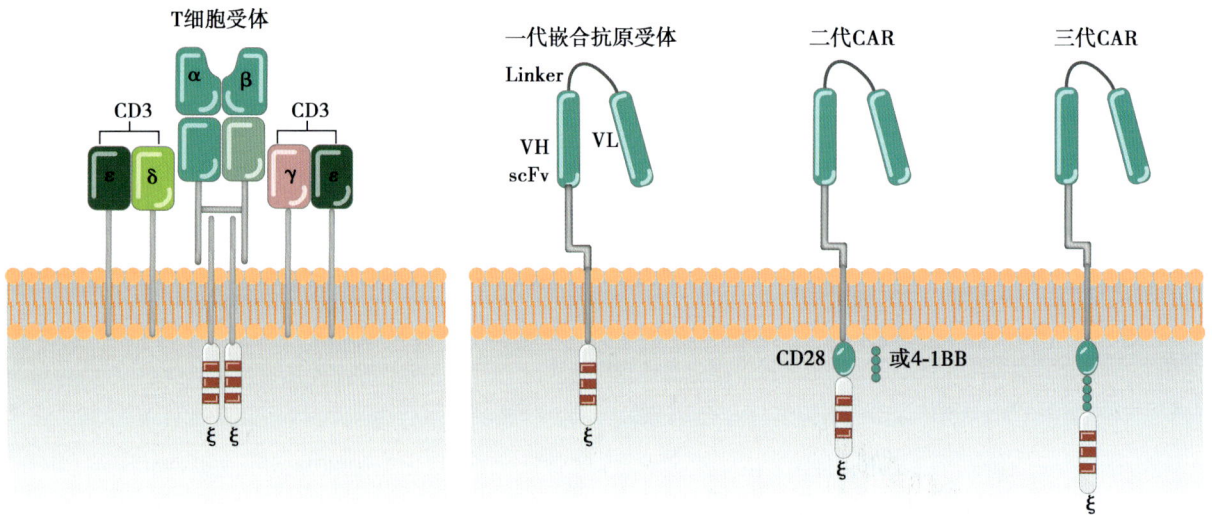

彩图 4-4-1　基因修饰 T 淋巴细胞

TCR：T 细胞受体；scFv：单链可变区；VH：重链可变区；VL：轻链可变区

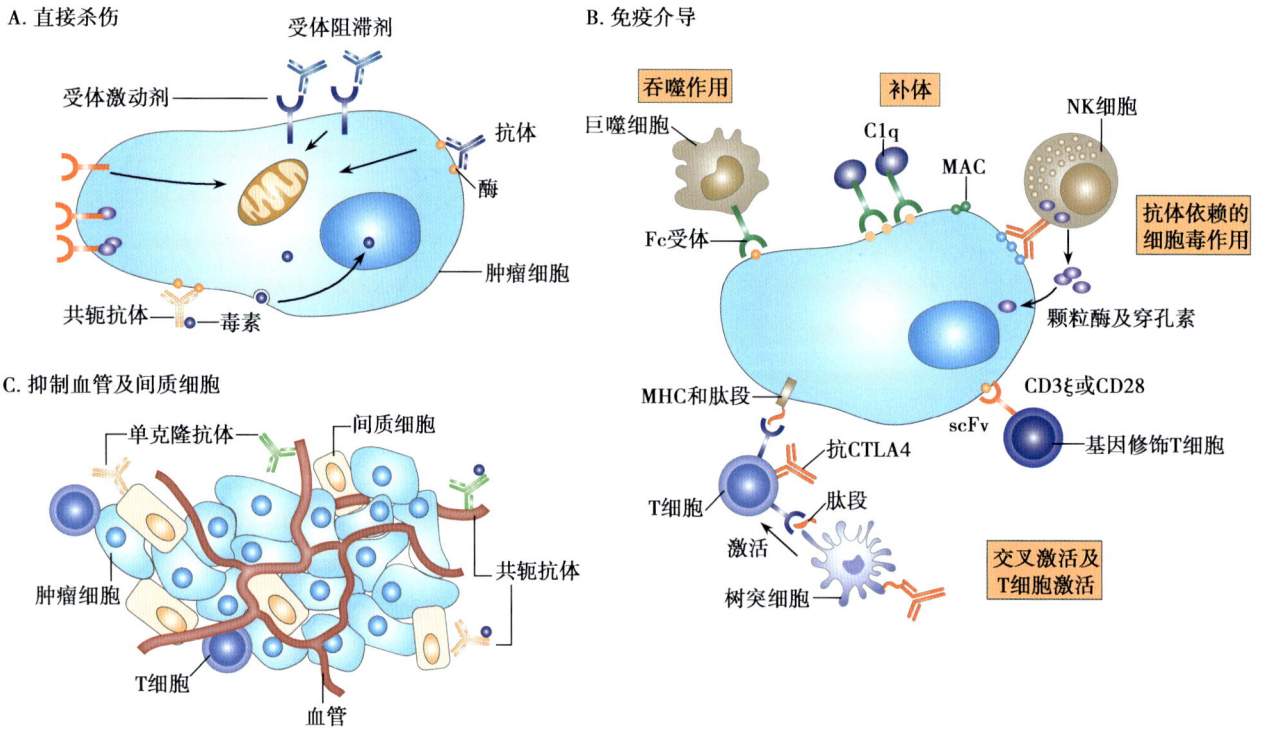

彩图 4-4-2　肿瘤抗体治疗的作用机制

A. 抗PD-(L)1抗体杀伤肿瘤机制

肿瘤抗原

肿瘤细胞　　抗原提呈细胞

PD-L1　　MHC

PD-(L)1抑制剂　　肿瘤抗原

PD-1　　TCR

直接杀伤

T细胞　　T细胞

肿瘤特异性T细胞扩增

B. 抗CTLA-4抗体杀伤肿瘤机制

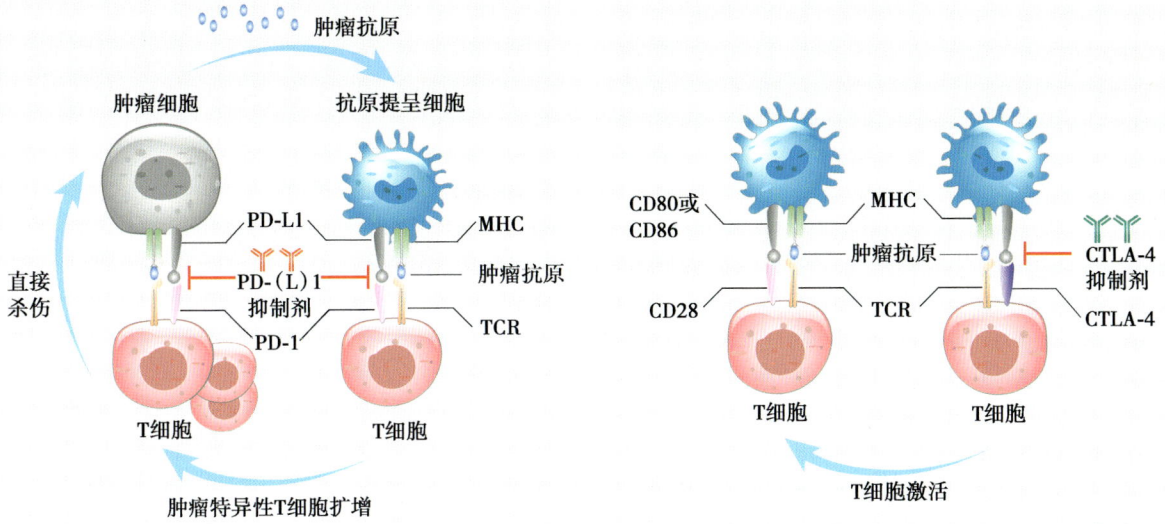

CD80或CD86　　MHC

肿瘤抗原　　CTLA-4抑制剂

CD28　　TCR　　CTLA-4

T细胞　　T细胞

T细胞激活

彩图 4-4-3　免疫检查点抑制剂单抗作用机制

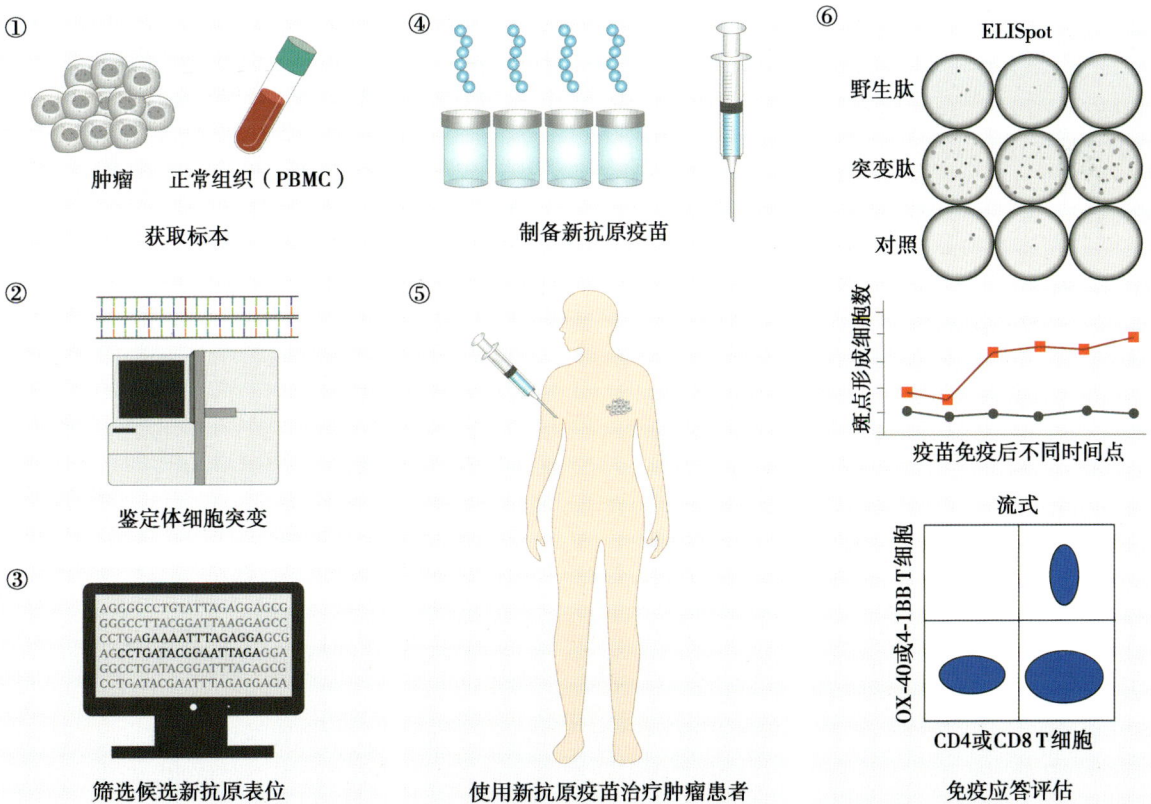

① 肿瘤　正常组织（PBMC）
获取标本

② 鉴定体细胞突变

③
AGGGGCCTGTATTAGAGGAGCG
GGGCCTTACGGATTAAGGAGCC
CCTGAGAAAATTTAGAGGAGCG
AGCCTGATACGGAATTAGAGGA
GGCCTGATACGGATTTAGAGCG
CCTGATACGAATTTAGAGGAGA
筛选候选新抗原表位

④ 制备新抗原疫苗

⑤ 使用新抗原疫苗治疗肿瘤患者

⑥ ELISpot
野生肽
突变肽
对照

斑点形成细胞数

疫苗免疫后不同时间点

流式

OX-40或4-1BB T细胞

CD4或CD8 T细胞

免疫应答评估

彩图 4-4-4　基于新抗原的个体化疫苗免疫治疗策略示意图